青岛卫生健康年鉴

Qingdao Municipal Health Yearbook 2021

青岛市卫生健康委员会 主办

青岛市卫生健康委员会医院发展中心 承编

中国海洋大学出版社

· 青岛 ·

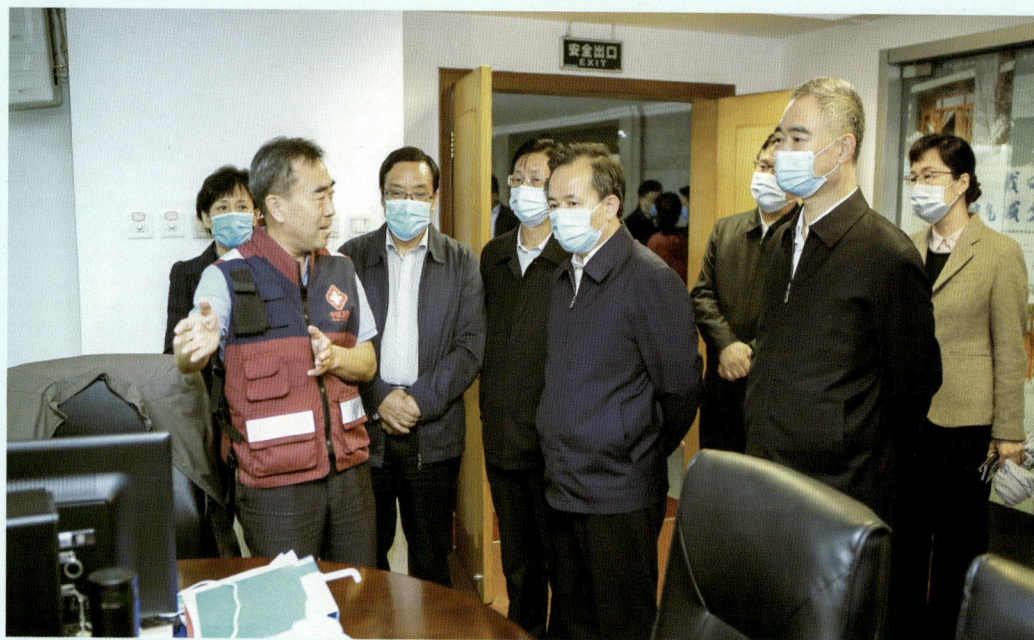

2020年10月14日，山东省委副书记、省长李干杰（前排中）一行到青岛市疾病预防控制中心调研检查新冠肺炎疫情防控工作。李干杰一行实地查看中心微生物检测实验室和疫情防控组，详细了解核酸检测能力、流调溯源、信息发布等情况，对疾控工作人员在疫情防控中发挥的作用给予充分肯定，并向一线工作人员表达慰问和感谢。

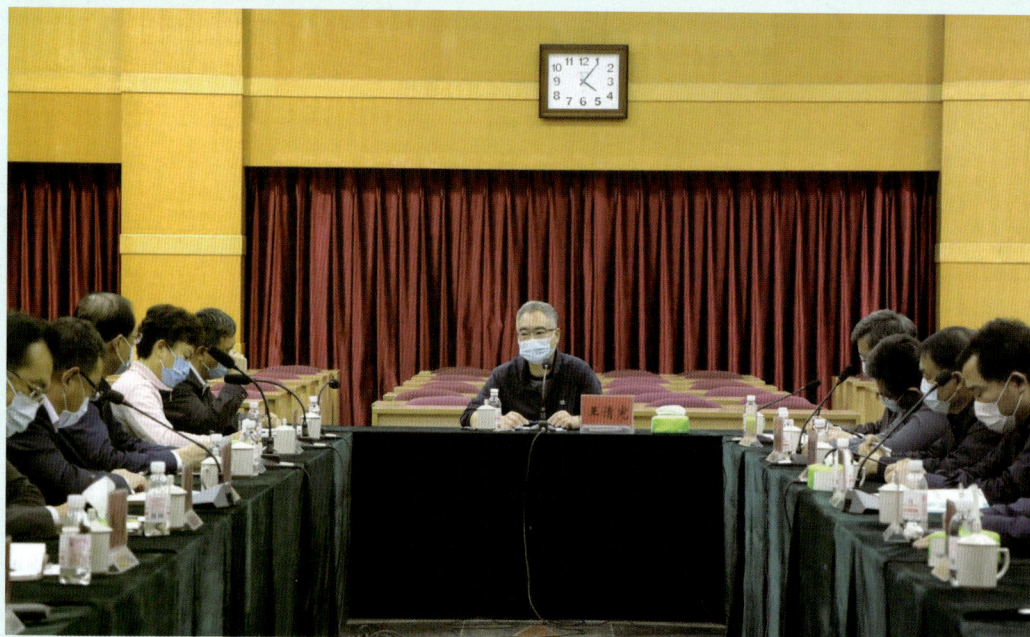

2020年10月11日，山东省委常委、青岛市委书记王清宪到青岛市疾病预防控制中心调研新冠肺炎疫情防控工作，并在市疾控中心组织召开疫情防控工作会议。

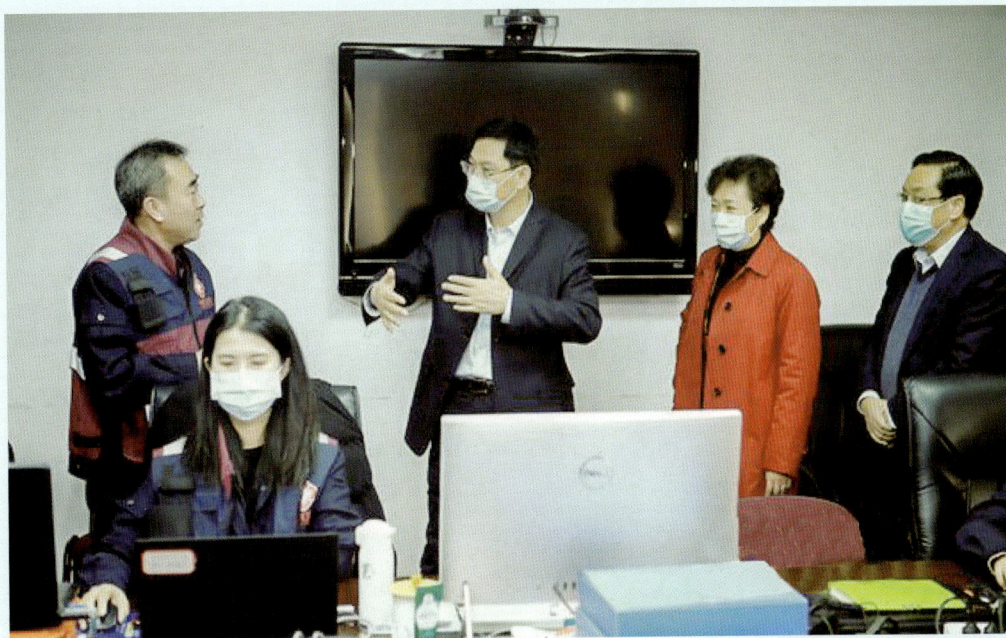

2020年11月27日，青岛市委副书记、市政府党组书记赵豪志（中）到青岛市疾病预防控制中心调研常态化疫情防控工作有关情况，并主持召开全市疫情防控工作座谈会。副市长栾新（右2）陪同调研。

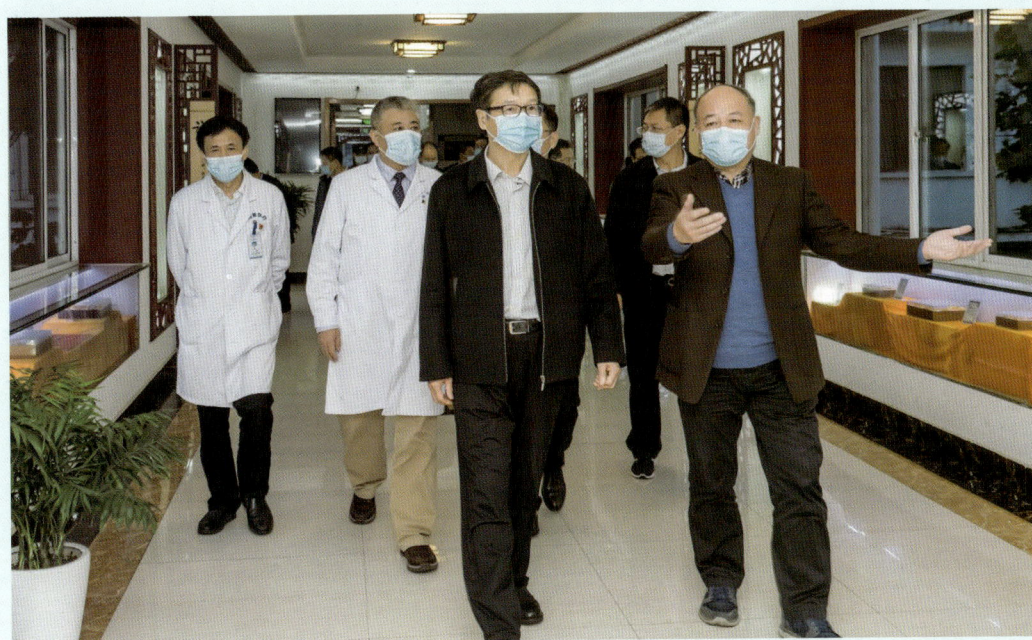

2020年11月18日，国家中医药管理局党组成员、副局长孙达（前排左1）一行，以中医药传承创新发展和中医药"走出去"等为主题到青岛调研指导工作。

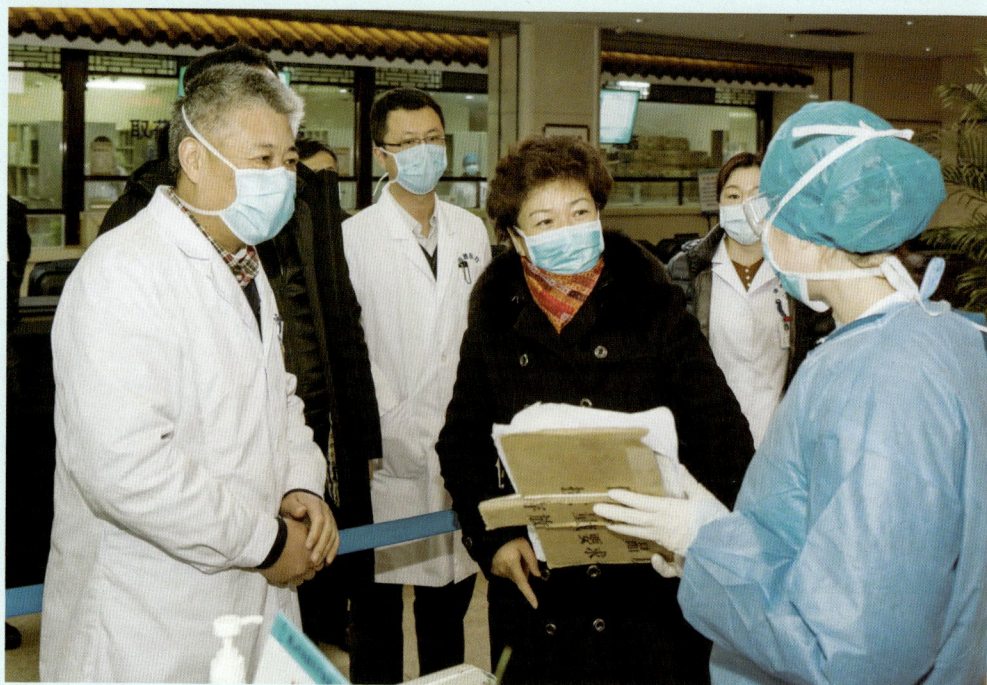

2020年2月21日，青岛市副市长栾新（前排中）到青岛市中医医院（市海慈医院）督导疫情防控工作。

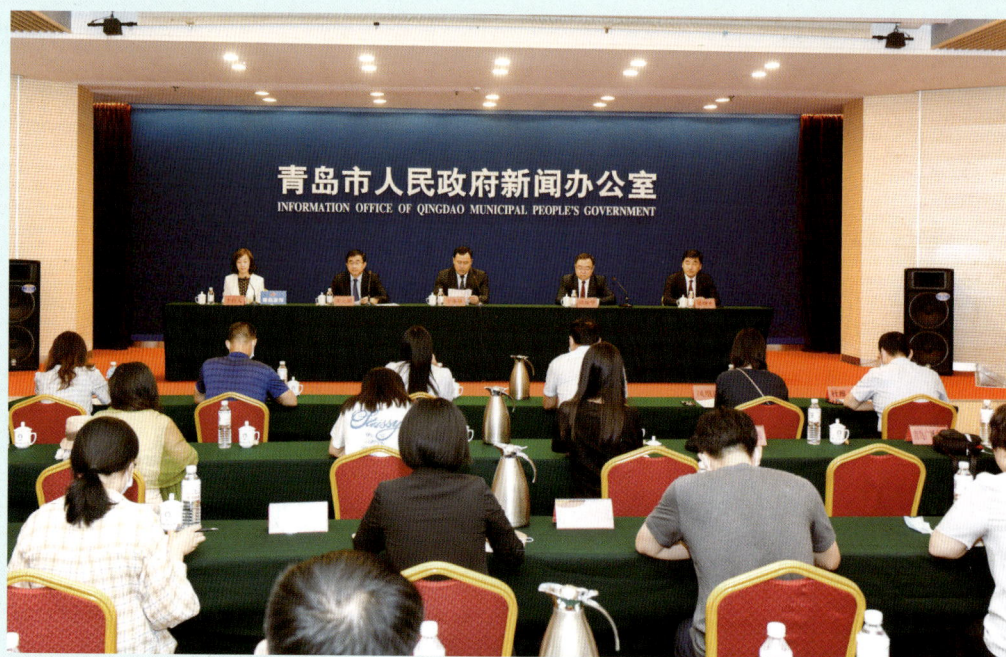

2020年，青岛市卫生健康委员会在青岛新闻中心举办多场疫情防控情况新闻发布会。图为7月28日发布会现场。

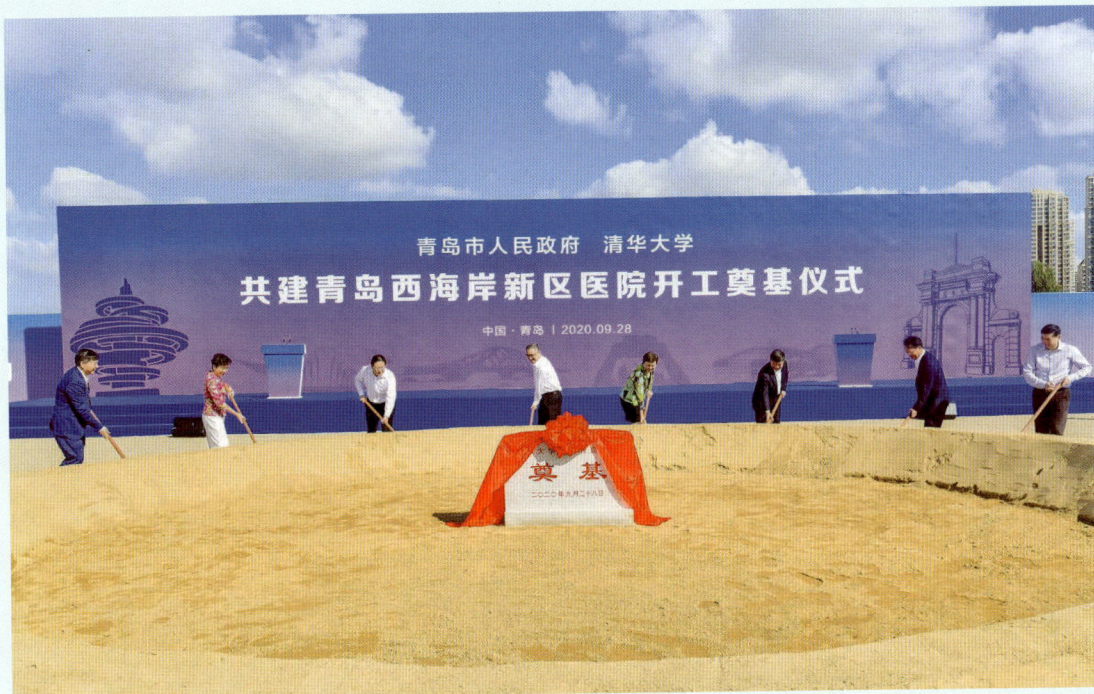

2020年9月28日，青岛市人民政府、清华大学共建青岛西海岸新区医院开工奠基，项目正式进入建设实施阶段。图为奠基仪式现场。

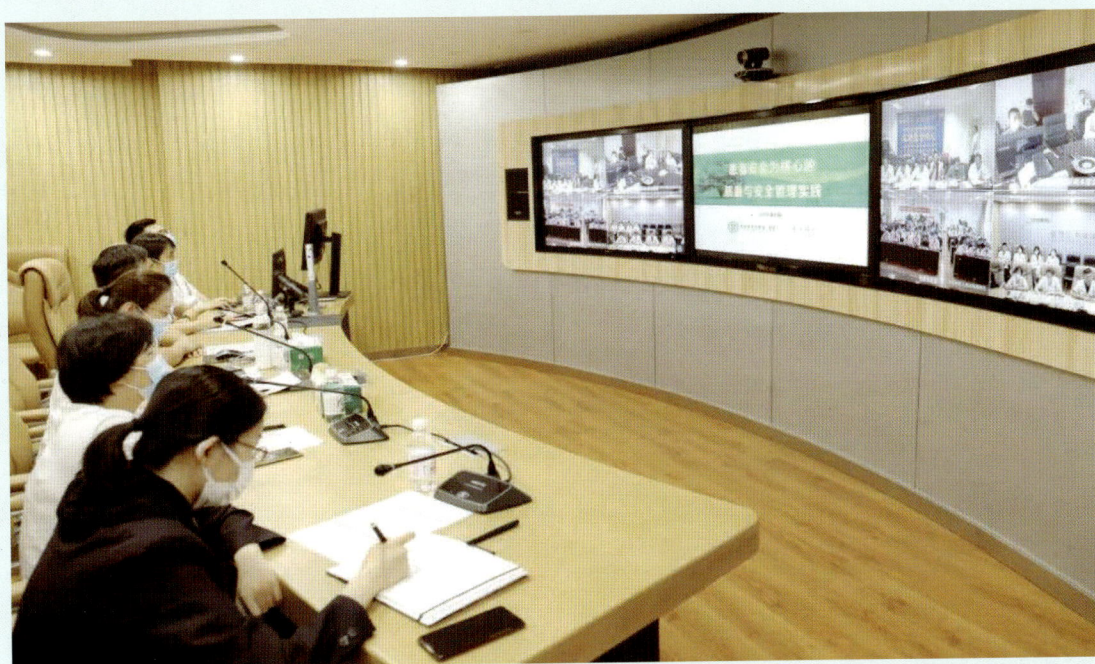

2020年，青岛市卫生健康委员会印发对口支援和扶贫协作工作实施方案，细化分工，抓好落实。图为青岛市市立医院与对口帮扶单位举办远程视频研讨会。

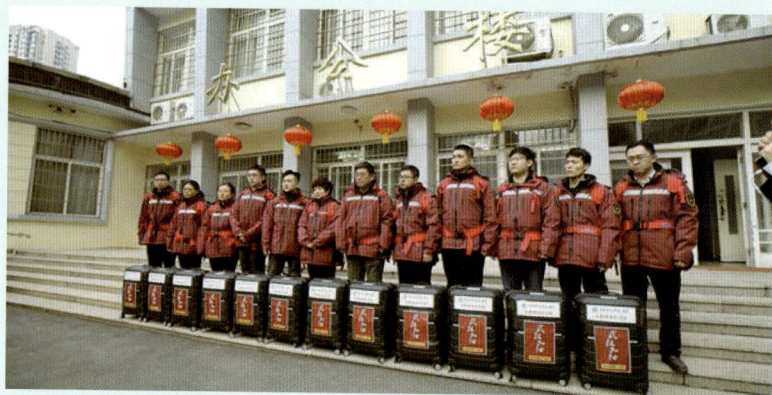

2020年，武汉发生新冠肺炎疫情以后，青岛市卫生健康委员会先后派出五批援助湖北医疗队开展抗疫工作，在当地圆满完成各项医疗救治任务。图为大年初一，青岛市市立医院选派医护人员作为青岛市首批医疗队出征湖北黄冈。

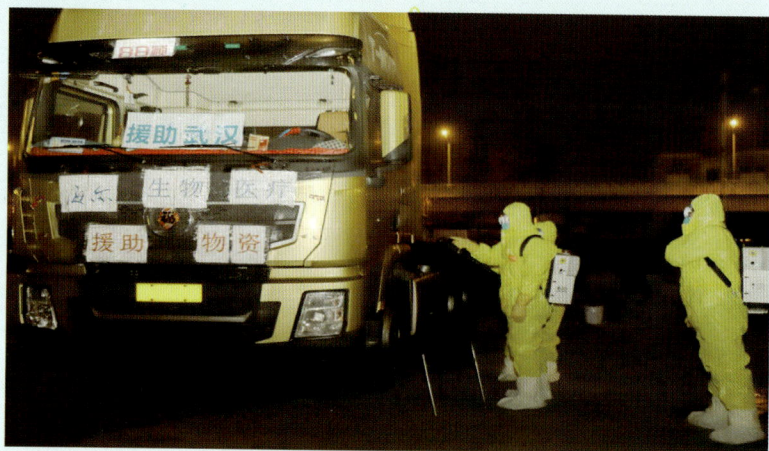

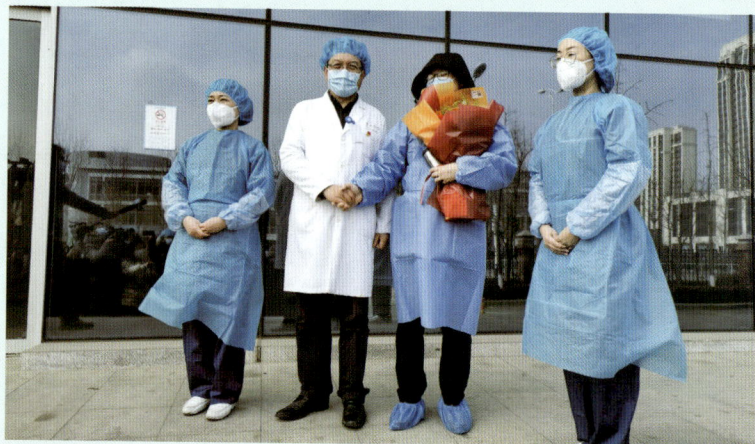

2020年，随着青岛市首例新冠肺炎病例的出现，全市广大卫生健康工作者紧急行动，全力投入疫情防控工作，各级卫生健康部门组建疫情防控应急处置专业队伍加强防控。图为基层卫生院医务人员夜间冒着雨雪在高速公路出入口执勤。

2020年1月28日，青岛市疾病预防控制中心应急消杀组会同崂山区疾病预防控制中心对运送援鄂物资返程车辆进行消杀处置。

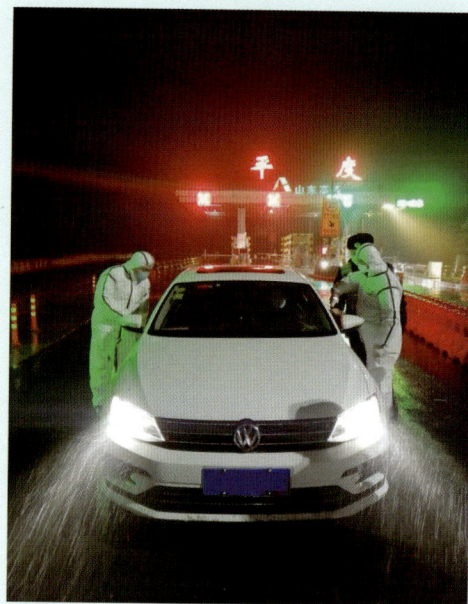

2020年1月29日，山东省第一例新冠肺炎患者在青岛大学附属医院西海岸院区出院。

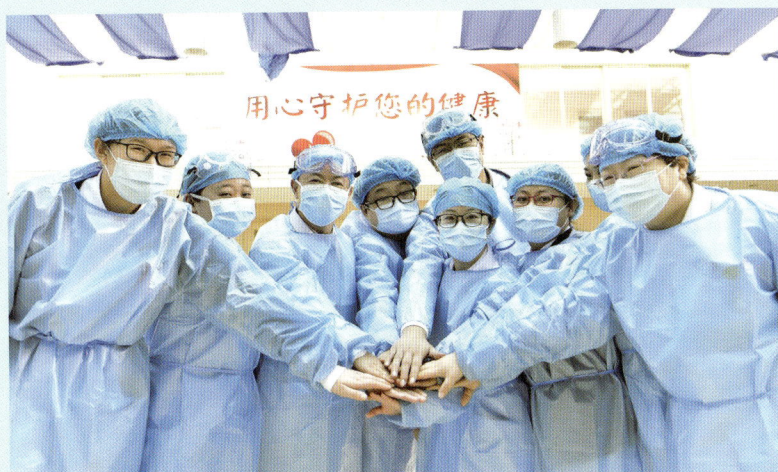

2020年，青岛市广大医务工作者大力弘扬习近平总书记倡导的"敬佑生命、救死扶伤、甘于奉献、大爱无疆"的崇高职业精神，努力做好新冠肺炎救治工作。图为医务人员誓师表达共战疫情的决心。

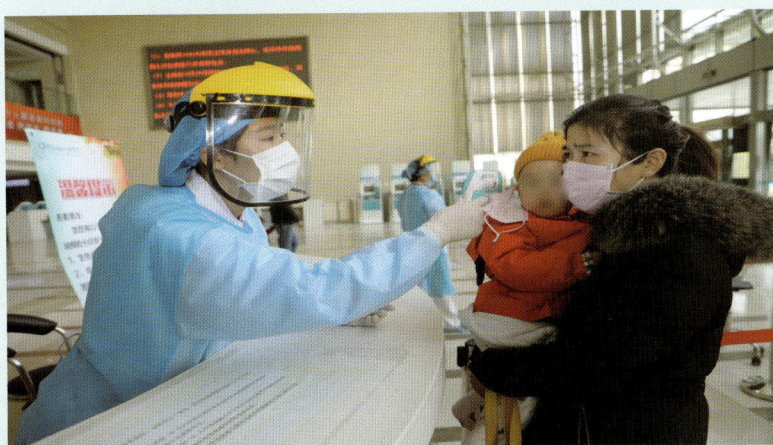

2020年2月3日，为做好常态化疫情防控工作，青岛市妇女儿童医院儿童就诊预检处的"白衣战士"仔细测试患儿体温。

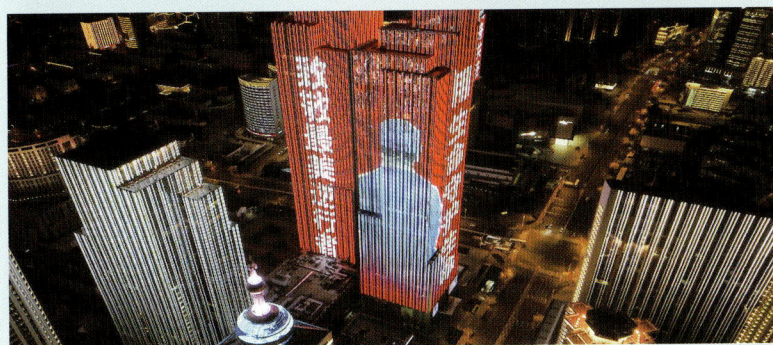

2020年2月7日，为弘扬全市医务工作者大爱无疆的敬业精神，青岛市举办"致敬最美逆行者"主题灯光秀。

2020年3月30日，中共青岛市委宣传部授予青岛市抗击新冠肺炎疫情医务人员群体"青岛楷模"称号。

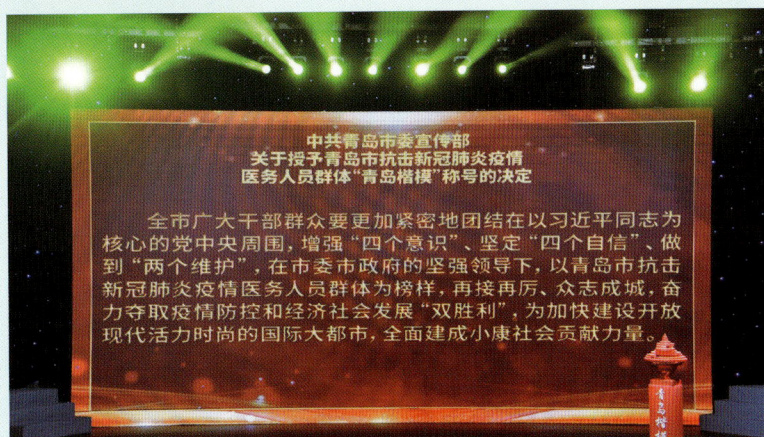

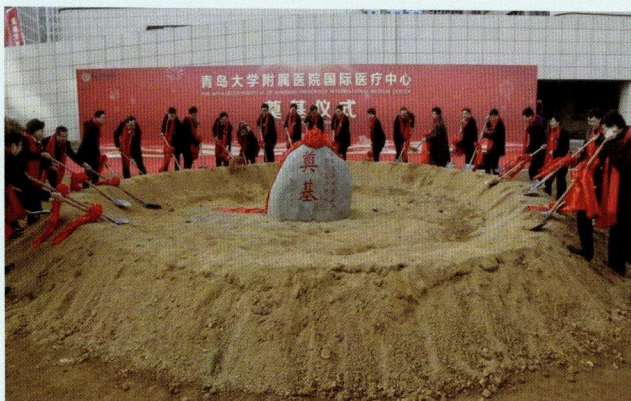

2020年1月12日，青岛大学附属医院国际医疗中心奠基仪式在崂山院区举行。

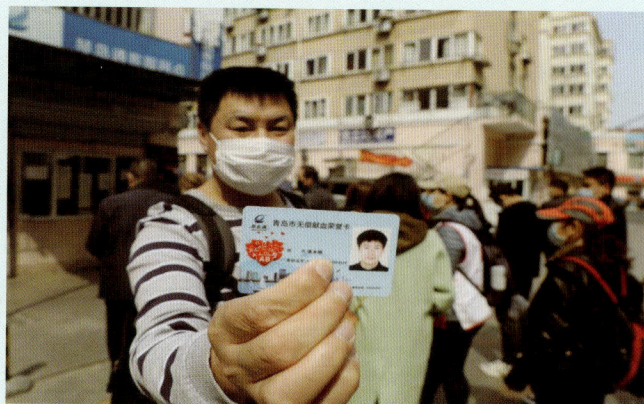

2020年4月1日，青岛市无偿献血者"三免政策"开始实施，全市顺利启动"无偿献血荣誉卡"办理业务。图为爱心市民成功办理荣誉卡。

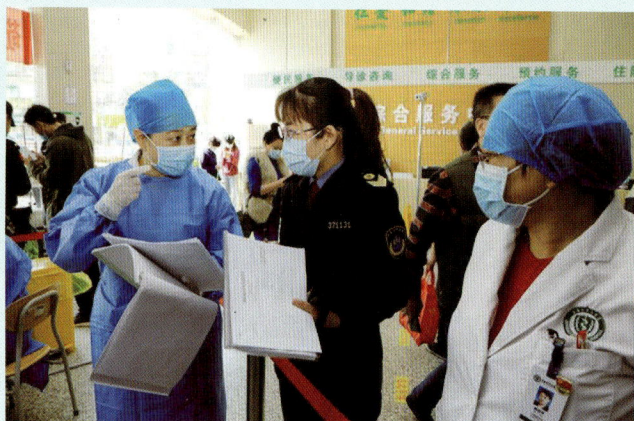

2020年4月29日，为适应常态化疫情防控工作要求，在全市医疗机构开展院感防控自查整改回头看工作。图为监督人员在医疗机构内询问检查。

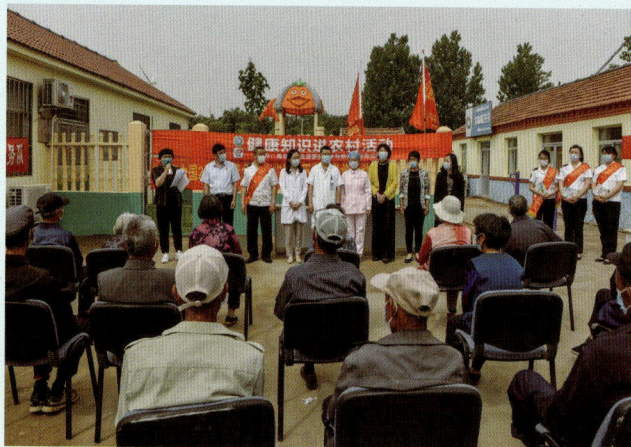

2020年6月2日，由青岛市卫生健康委联合《半岛都市报》主办的"健康知识进农村"活动在西海岸新区六汪镇大沟村举行。

编 辑 说 明

一、《青岛卫生健康年鉴》创刊于 1997 年，创刊名《青岛卫生年鉴》。《青岛卫生健康年鉴》是由青岛市卫生健康委员会主办的行业性年鉴，系统地反映青岛市卫生健康行业各方面的工作情况，每年编辑出版一卷，已连续出版 24 卷。本年鉴旨在逐年记述上一年度青岛市卫生健康行业的基本情况，为有关部门查询资料信息，交流情况，推动卫生健康事业的全面发展提供服务。

二、《青岛卫生健康年鉴》2021 卷共设 11 个栏目：(1)特载；(2)专文；(3)综述；(4)2020 年青岛市卫生健康工作大事记；(5)工作进展；(6)青岛市卫生健康机构工作概况；(7)青岛市区(市)卫生健康工作概况；(8)卫生健康界人物；(9)典型经验材料与调研报告；(10)统计资料；(11)附录。

三、本年鉴根据全年卫生健康工作大事，选择刊登市卫生健康委及部分单位 216 张照片，制作 54 幅宣传彩页，图文并茂地反映了青岛市卫生健康系统整体形象。

四、本年鉴采取分类编排法，为便于国内外读者查阅，编辑了索引，目录使用汉、英两种文字。

五、本年鉴由青岛市卫生健康委机关各处室、委直属单位、各区(市)卫生健康局及有关医疗卫生单位撰写供稿，并经单位领导审查，由《青岛卫生健康年鉴》编辑部组织统编。凡涉及的卫生健康统计数字均以青岛市卫生健康委规划发展与信息化处统计资料为准，截止时间为 2020 年 12 月 31 日。

六、本年鉴是青岛市卫生健康委机关各处室、委直属各单位、各区(市)卫生健康局及中央、省驻青有关医疗卫生单位领导和广大作者通力合作的结果，谨向他们表示衷心的感谢，并希望继续得到支持。疏漏、错误之处，热诚欢迎批评指正。

《青岛卫生健康年鉴》编辑部

2021 年 12 月

审稿人名单（按姓氏笔画排序）

丁文龙	于衍萍	马桂莲	王 伟	王万春
王寿鹏	王绍美	王春霞	王秋环	王爱莹
王新生	尹 君	史伟云	兰克涛	邢立泉
邢泉生	邢晓博	刘振胜	刘焕芳	闫家安
江 威	池一凡	孙顺昌	苏 华	李 蕾
杨 岩	杨九龙	何贤德	宋 岩	宋守正
张红梅	张春玲	赵军绩	胡建光	逄金华
逄淑涛	姜瑞涛	徐 建	徐美丽	高汝钦
焉传祝	盛学岐	董 夏	董 蒨	韩锡宏
税 源	温成泉	管 军	管 勇	薛立群

撰稿人名单（按姓氏笔画排序）

丁 慧	王 伟	王 钦	王文静	王世梅
王红星	王爱媛	王新元	牛 静	孔润泽
朱天心	刘爱慧	孙 帅	孙 宇	李 君
李艳妮	杨金月	吴 寒	宋玉鹏	宋晓慧
宋康康	张 燕	张 蕾	张真真	周 晓
周 骞	祝 博	徐 媛	高献青	郭梦君
葛传军	董 霄	臧 洁	戴晓丽	

目　　录

特　　载

专　　文

综　　述

2020年青岛市卫生健康工作大事记

工作进展

新型冠状病毒肺炎防控救治工作

体制改革

法治建设

规划发展与信息化建设

疾病预防控制

医药管理

青岛市卫生健康机构
工作概况

青岛市区（市）卫生健康
工作概况

市南区

市北区

李沧区

崂山区

城阳区

青岛西海岸新区

即墨区

胶州市

卫生健康界人物

典型经验材料与调研报告

统计资料

附　录

索　引

CONTENTS

Special Features

Special Articles

Overview

Highlights of Health Work in Qingdao in 2020

Work Progress

General Situation of Main Work of Health Institutions in Qingdao

General Hospitals

General Situation of Health Work in Qingdao

Shinan District

Figures in the Field of Health

Typical Experience Material and Research Report

Statistics

Appendixes

Index

特　载

敢于担当负责　勇于攻坚克难
奋力夺取疫情防控和事业产业发展全面胜利
——在 2020 年全市卫生健康工作暨党的建设工作会议上的报告

隋振华

（2020 年 4 月 11 日）

同志们：

今天，我们召开 2020 年全市卫生健康工作暨党的建设工作会议。这次会议是在全市卫生健康系统深入学习贯彻党的十九届四中全会精神、决战决胜全面建成小康社会，全市疫情防控形势持续向好、经济社会秩序加快恢复的背景下召开的一次重要会议。主要任务是，以习近平新时代中国特色社会主义思想为指导，全面贯彻党的十九大和十九届二中、三中、四中全会精神，深入贯彻落实习近平总书记关于统筹推进疫情防控和经济社会发展工作的重要指示精神，总结 2019 年卫生健康工作和党建工作，安排部署 2020 年重点任务，奋力夺取疫情防控和健康事业健康产业发展的全面胜利。下面，我讲三点意见。

一、2019 年卫生健康工作回顾

2019 年，在市委、市政府的坚强领导下，全市卫生健康系统在较短时间内平稳有序地完成了机构改革任务，以建设长江以北地区一流医疗中心城市为目标，深化医药卫生体制改革，实施健康青岛行动，加快推动卫生健康工作理念、服务方式从"以治病为中心"向"以人民健康为中心"转变。我市被纳入国家区域医疗中心建设布局，新增社会心理服务体系、紧密型县域医共体建设 2 个国家级试点，省级卫生镇街、卫生村创建数量位居全省前列，市民人均期望寿命 81.16 岁，主要健康指标达到世界发达国家平均水平，市卫生健康委荣获全市 2019 年度经济社会发展综合考核优秀等次。

（一）聚焦"不忘初心、牢记使命"主题教育，压实全面从严治党主体责任。建立第一时间学习传达贯彻习近平总书记重要讲话、重要指示精神制度，全委党员干部树牢"四个意识"，坚定"四个自信"，坚决做到"两个维护"。委机关和委属单位参加了第一批"不忘初心、牢记使命"主题教育，在扎实做好学习教育、调查研究、检视问题、整改落实等"规定动作"的同时，结合行业实际，积极探索创新，委党组成员采取"四不两直"方式，深入基层调查研究，查摆了在党的建设、为民服务、工作作风以及卫生健康改革发展方面的 35 个工作短板和具体问题，确立了 12 个立行立改事项，迅速整改落实。主题教育期间，我委代表青岛市接受了中央、省委主题教育巡回指导组的督导检查，

获得好评。机构改革后,及时选举成立了委机关党委、机关纪委,加强对全委党建工作统一领导和统筹规划。贯彻落实中央和省、市委加强公立医院党的建设有关要求,出台了《关于加强公立医院基层党支部建设的意见》,组建了全市医院党建工作指导委员会,指导全市公立医院修订医院章程,制定《党委议事规则》《办公会议事规则》等文件,弘扬"支部建在连上"光荣传统,13 家委属公立医院全部实行党委领导下的院长负责制。出台了《关于加强论坛等学术活动管理的通知》,强化意识形态阵地建设。加强医德医风建设,深入开展漠视侵害群众利益问题专项整治,开展红包问题专项治理,努力营造风清气正的行业生态,全市二级以上公立医疗机构医务人员共登记主动上交红包 942 个,共计 148.15 万元;拒收红包 1653 个。开展述理论、述政策、述典型,推进"三化一型"高素质干部队伍建设,处室主要负责人平均年龄由 2018 年底的 50.21 岁降至 46.25 岁,40 岁左右处长由原来的 2 名增加到 7 名。加强纪检监察工作,严格监督执纪问责。

(二)聚焦创建国家区域医疗中心,重点突破高水平医院建设。市政府出台了《关于加快建设一流医疗中心城市的意见》,明确建设国家区域医疗中心、构建整合型医疗卫生服务体系、打造生命健康产业发展技术支撑平台三大任务。运用市场化、法治化手段,通过嫁接提升一批、引进建设一批、融合盘活一批,引进优质医疗资源,统筹优化布局,盘活提升现有资源,加快建设高水平医院,构建"医院有品牌、专科有特色、团队有名医"的高水平医院学科体系。市委主要领导同志出席山东中医药大学附属青岛医院、山东省立医院青岛院区、中日友好国际医院合作项目签约仪式,市政府主要领导同志对我委"嫁接、引进、盘活"资源的做法给予了充分肯定。

(三)聚焦体制机制创新,深化改革先行先试。推进全国社会心理服务体系建设试点,市委、市政府出台了《关于加强社会心理服务体系建设的意见》,成立市委、市政府主要领导挂帅的领导小组,总结推广胶州"敞亮工程"、城阳"瑞阳心语"等创新典型,开发向市民开放的"暖青心语"心理测试小程序,打造社会心理服务"青岛模式"。全面推开国家紧密型县域医共体建设试点,围绕"让市民少得病、少跑腿、少住院、少花钱",推行区市、镇街、村居三级医疗机构一体化管理,促进分级诊疗,强化慢性病综合防控,国务院深化医药卫生体制改革领导小组简报刊发介绍我市经验。在全国率先试点建立疾病控制、妇幼保健、院前急救

和采供血机构保障与激励相结合的运行新机制,既实行财政全额保障政策,又落实"两个允许"要求,激发体制活力,增强公共卫生保障能力。在全国率先打造智慧城市血液物联网,实行血液采集到临床使用全过程智能监管。

(四)聚焦平台思维"双招双引",面向全球整合优质资源要素。转变打法路数,破除隶属关系和所有制限制,为各区(市)、各级各类公立、民营医疗机构和医疗企业,搭建起博鳌亚洲论坛全球健康论坛大会招商引资平台、走进名校招才引智平台、世界华人医师大会平台、北京大学医学部合作平台、青岛与日本和韩国医养健康产业及学科合作平台等各类平台,让资源要素通过平台发生互动耦合、实现价值倍增。博鳌亚洲论坛全球健康论坛大会促进 25 个国内外合作项目签约、落地,其中 17 个产业投资项目预计总投资 369 亿元。全年引进 2 个高层次人才团队,30 名省级以上专业水平高层次人才,971 名硕士、博士和副高级以上人才,1237 名本专科人才落户青岛,各类人才引进数量实现成倍增长。有 51 个学科进入《中国医院科技量值(STEM)排行榜》全国学科百强榜单,同比增长 37.84%,居计划单列市首位。

(五)聚焦共建共享全民健康,努力当好市民健康"守门人"。坚持预防为主,关注生命全周期、健康全过程,制订《推进健康青岛行动实施方案》,开展 16 项行动,努力让广大市民享有公平可及、系统连续的健康服务。全年处置 2 例以上聚集性疫情 1783 起,全市无重大传染病暴发流行,有力地保障了公共卫生和市民生命安全。强化综合监督执法,监督检查各类单位 4.1 万户次,查办案件 2817 起。建立全周期出生缺陷防治模式,每年避免 1500 余例缺陷儿出生。建成 15 个危重症孕产妇救治中心、10 个新生儿救治中心。建成各类医养结合机构 877 个。向"三高"患者免费提供 7 种基本药物。确定 3353 家健康扶贫定点医疗机构,13527 名省定贫困群众全部落实基本医疗保障待遇。建成 41 个卒中、胸痛等专病中心和 11 个癌症规范化示范病房,初步形成心脑血管急症"30 分钟救治圈"。累计引进 88 位省级以上知名中医药专家。选派 302 名二级以上医院医师帮扶基层,12 名三级医院骨干医师挂职平度、莱西薄弱镇卫生院副院长。

(六)聚焦流程再造,持续改善医疗服务。着力疏通市民关注的堵点难点痛点问题。优化院前急救调度机制,在市内六区新设 20 个院前急救站,城区 120 平均响应时间缩短到 11.7 分钟;引进北京优质企业

整合 4 家机构和企业,建成省内首家非急救转运社会化服务平台,满足市民出院、转院等服务需求。实施改善医疗服务 60 条措施。推出"优化预防接种服务新 10 条",建设智慧接种门诊。破除"幼儿入园指定体检机构"陈规,筛选了 175 家医疗机构供家长自主选择,体检结果全市幼儿园互认。解决群众就医"一院一卡、重复发卡、互不通用"问题,加快推进社保卡和诊疗卡就诊"一卡通"。延长社区卫生服务中心工作日服务时间,开设双休日门诊,方便市民看病就医。

以上成绩的取得,是市委、市政府坚强领导的结果,是各级党委、政府及有关部门大力支持的结果,更是全系统广大干部职工兢兢业业、辛勤付出的结果。我代表市卫生健康委,向关心、支持卫生健康事业发展的各级党委政府、相关部门和社会各界表示衷心的感谢,向全系统广大干部职工致以诚挚的问候!

同时,我们也必须清醒地看到,卫生健康发展不平衡不充分的一些突出问题和深层次矛盾尚未根本解决,还存在不少问题和短板。一是医疗卫生服务水平与广大市民对更高水平医疗卫生服务的期望还有较大差距,市民健康获得感不强,社会公众评价不高,基层基础设施配置和人员配备不平衡,在医疗技术水平、医德医风等方面还存在一些突出问题。二是医改进入"深水区",剩下的全是难啃的"硬骨头",存在城市医疗集团建设尚未取得突破、分级诊疗制度框架不清晰、家庭医生签约服务做得不实等突出问题。三是国家区域医疗中心建设刚刚起步,重点学科建设任务非常艰巨,亟待做出更大努力。四是一些同志仍然被传统的、既有的思想束缚着,思维方式和工作方法还没有完全提升和转变,突出表现在"大卫生、大健康"理念尚未完全树立、健康事业和健康产业共同发展的理念没有树牢、"双招双引"第一战场第一责任人意识树得不强、运用市场化法治化思维发展公益性事业的能力不足等方面。五是风险防控意识需要进一步增强,必须克服盲目乐观、松劲懈怠的思想,深刻认识卫生健康各项工作显现的风险和长期潜在的风险、全局性系统性风险和局部性风险、外部输入的风险和自身面临的风险,严抓特殊时期安全管控,坚决不能有任何事故发生,这是各项工作的底线、红线,更是我们的职责所在。我们必须增强责任意识,拿出切实措施,加快推进解决。

二、慎终如始,善作善成,夺取疫情阻击战的最后胜利

这次新冠肺炎疫情,是新中国成立以来在我国发生的传播速度最快、感染范围最广、防控难度最大的一次重大突发公共卫生事件。全市卫生健康系统认真贯彻习近平总书记重要指示精神和党中央决策部署,按照省、市工作要求,始终坚持把人民群众生命安全和身体健康放在第一位,贯彻落实坚定信心、同舟共济、科学防治、精准施策的总要求,采取最全面、最严格、最彻底的防控举措,坚决遏制疫情扩散蔓延势头,推动全市疫情防控工作取得了阶段性成效。

(一)坚持顶格推进,把投身疫情防控第一线作为践行初心使命、体现责任担当的试金石和磨刀石。自网络了解到武汉出现不明原因肺炎后,委党组立即研究部署,第一时间成立了防控工作领导小组和工作机构,第一时间形成了风险研判信息专报,第一时间制订了防控工作方案预案,第一时间做好了药品器械、试剂设备等应急物资储备以及培训演练等准备;各区(市)及时入手,提前谋划,做好各项准备工作,为打好疫情防控主动仗奠定了基础。建立高效运行机制,每天召开视频调度会议,紧跟上级工作要求,研究部署疫情防控工作,对全系统各层面、各环节、各链条防控工作作出系统、全面、具体部署;通过明察暗访、督导、调研等方式,下沉到防控一线,查找社区、医疗机构发热门诊、定点医院留观隔离病房、精神卫生医疗机构、医养结合养老机构等特殊场所的薄弱环节,督促整改落实。坚持公开、透明原则,第一时间发布全省首例新冠肺炎疑似病例、确诊病例、死亡病例,准确、及时、全面公布疫情,绝不容许任何缓报、瞒报、漏报。

(二)坚持把医疗救治工作摆在第一位,在科学精准救治上下功夫,最大限度提高治愈率、降低病亡率。落实"四集中"原则,集中实力最强的医院、最好的专家、最优秀的医护人员、性能最好的生命支持设备,坚持医疗与护理相结合、医疗与管理相结合、中西医相结合,多学科联合,省市级专家驻点保障,"一人一案"优化诊疗方案,提升救治能力,并及时总结推广成功经验。全市建立了包括 7 家市级定点医院、8 家区(市)级定点医院、1 家市级备用医院和 36 个发热门诊在内的医疗救治网络,组建了 26 个市、区(市)和医院三级专家组和 68 个应急医疗梯队,在 17 家医院 20 个院区统一部署建设了远程会诊视频系统,连同全市院前急救网络和采供血网络,构成了应对新冠肺炎疫情的核心医疗救治体系。后期根据疫情发展形势和救治工作需要,将符合条件的患者全部转运至 2 家定点医院集中救治,严格落实"筛查甄别—转送救治—康复出院—隔离观察"各个环节的工作,进一步提升了防控和收治工作质量。全市 306 名医务人员闻令而动,迅速集结驰援湖北,工作中建章立制,规范服务,在没有硝烟的战场与病魔较量、同时间赛跑,完成了最大可能的治愈率;撤回时井然有序,表现出了良好的组织纪律性和专业素质,为全市广大医务人员群体争了光,赢得了荣誉。

(三)坚持重心下沉、关口前移,构筑起群防群控的严密防线。落实"四早"要求,抓住社区防控关键环节,持续推进疫情防控和医疗服务"双下沉",选派各级医疗卫生机构医务人员参与社区(村)防控小组,落实网格化防控措施,做到"不落一户、不漏一人"。充分发挥36家医院发热门诊预检分诊、监测报告"两张网"作用,紧紧扭住核酸检测这一枢纽环节,不断提升检测能力、效率和质量,形成了由各级疾控中心、医疗机构和第三方检测机构等18家单位共同参与的实验室检测网络,最大日检测能力达到6100余人份。全市组建了33支疫情防控应急处置专业队伍,构建起"2小时内完成网络直报、12小时内完成检测、24小时内完成流调"的工作闭环,基本做到了应隔尽隔、应收尽收、应检尽检、应治尽治。推进分区分级差异化精准防控,细化落实15个防控技术方案,推广进企业、结对子、抓防控、帮复工的好做法,精准指导加强重点单位、公共场所和重点人群防护,提供公共卫生专业建议、心理援助服务、健康防护指导,对全市养老院、社会福利院、精神病院、监所等人群开展核酸检测,开展公共交通、商场超市、公共娱乐设施、公共场所等环境监测,全力助力复产复工复学。在全市选派经验丰富的人员队伍支援机场和海关,统筹市、区(市)疾控实验室检测力量,配合海关检疫部门开展新冠病毒核酸检测,稳妥有序做好入境可疑人员分流收治工作,全力防范境外疫情输入。全市组建了37个心理危机干预专家组,开通了23条24小时免费心理援助热线,普及推广"暖青心语"小程序等线上心理咨询平台,助力打赢"抗疫"心理阻击战。

在这场严峻斗争中,全市卫生健康工作者在"健康所系,性命相托"的使命召唤下,踊跃请战,各级党组织和广大党员、干部冲锋在前、英勇奋战,全市医务工作者和援鄂医疗队白衣执甲、逆行出征,广大基层公立和民营医疗卫生机构医务人员不惧风雨、坚守各封控卡点、居民社区,大家临危不惧、义无反顾地冲在疫情防控和治病救人第一线,为广大市民提供了最坚实的后盾,全面展现了新时代卫生健康工作者的精神风貌、意志品质、技术水平和应急能力,是当之无愧的"青岛楷模"! 在此,我代表市卫生健康委,向同志们致以最崇高的敬意和最诚挚的感谢!

成绩来之不易,必须倍加珍惜;成果难守易失,必须巩固拓展。抗疫不是一战定乾坤的歼灭战,不能指望总体控制住之后就高枕无忧。最近一段时间,有些人觉得防控最困难、最艰巨的阶段已经过去了,没有必要再绷紧神经了,麻痹思想、厌战情绪慢慢"抬头"。在部分人群密集的公共场所,有的人放松防控要求,完全摘掉了口罩;有的地方还存在一些不遵守防疫法规、不服从管理的现象,甚至有的管理人员也开始产生懈怠情绪;有的大局意识还不够强,没有妥善处理好局部与整体的关系。这些苗头倾向,极易带来防控漏洞,造成疫情反弹,必须坚决遏制。疫情防控,最大的敌人是心存侥幸、思想麻痹。思想上松一寸,行动上就会散一尺。只有思想上的发条紧而又紧,行动上的措施才能实而又实。必须正视,新冠病毒具有传染性强、传播速度快、防控难度大的特点,稍有疏忽、麻痹大意,病毒就可能乘虚而入,在极短的时间内导致疫情反弹。这是新冠病毒的传播规律,是不以我们的意志为转移的。当前,我们还远没有到彻底消灭病毒的时候,对病毒的了解还远不够充分,还没有对付病毒的特效药物。同时,疫情防控外防输入、内防反弹,需要两线作战,工作难度不是降低了,而是加大了,工作压力不是减小了,而是增大了;境外疫情加速蔓延,输入性风险显著增加,无症状感染者带来挑战,零星散发病例和局部暴发疫情风险仍然存在,疫情防控日益进入常态化,这一切都要求我们必须认真贯彻落实习近平总书记重要讲话和重要指示批示精神,因应国内外疫情新形势,适应疫情防控常态化要求,坚决克服麻痹思想、厌战情绪、侥幸心理、松劲心态,坚持外防输入、内防反弹,把不确定的风险研判得更精准、把握得更全面,把确定的措施落实得更扎实、防范得更严密,思想不放松、工作不松劲,慎终如始,一鼓作气,坚持到底,直至彻底消除各种隐患,不给病毒留下任何可乘之机。

三、扎实做好2020年卫生健康工作

2020年是全面建成小康社会和"十三五"规划收官之年,也是建设长江以北地区一流医疗中心城市的攻坚之年。全市卫生健康工作的总体要求是:以习近平新时代中国特色社会主义思想为指导,全面贯彻党的十九大和十九届二中、三中、四中全会精神,深入贯彻落实习近平总书记关于统筹推进疫情防控和经济社会发展工作的重要指示精神,落实习近平总书记对青岛工作的重要指示要求,坚持稳中求进工作总基调,坚持新发展理念,坚持新时代卫生与健康工作方针,落实省、市委"重点工作攻坚年"部署,坚持"学深圳、赶深圳",落实15个攻势,锐意改革开放,奋力攻坚克难,系统性、整体性、协同性推进"攻山头、筑高地,促改革、强基层,小切口、转作风,抓关键、增活力",努力在建设长江以北地区一流医疗中心城市上取得新战果,在推动健康事业和健康产业共同发展上取得新突破,坚决打赢疫情防控的人民战争、总体战、阻击战,为加快建设开放、现代、活力、时尚的国际大都市作出新的贡献。全市卫生健康系统要迅速发起12项改革创新攻坚行动。

(一)扎实推进全面从严治党攻坚行动

一是要坚持把政治建设摆在首位。深入学习贯彻习近平新时代中国特色社会主义思想,树牢"四个意识",坚定"四个自信",坚决做到"两个维护",健全推动党中央决策部署和习近平总书记重要指示批示落实机制。围绕"决胜小康、岗位建功"推进全委党的建设,发挥领导干部骨干带头作用、基层党组织战斗堡垒作用、党员先锋模范作用,建立健全"不忘初心、牢记使命"制度机制,持续推进"两学一做"学习教育常态化、制度化。以党的政治建设为重点,开展委机关、委属单位党的建设专项督查,切实把党的全面领导落实到卫生健康工作的各领域、各方面、各环节,确保政令畅通、令行禁止。持续推进主题教育查摆问题、市委巡察反馈问题整改工作。落实主管主办责任,加强对所属网站、"两微一端"及各类学术活动等意识形态阵地的建设和管理。积极稳妥做好重大突发事件和热点敏感问题的舆论引导与处置工作。

二是要全面增强基层党组织政治功能和组织力。认真落实《中国共产党支部工作条例(试行)》,弘扬"支部建在连上"光荣传统,全面推进党支部标准化规范化建设,坚持抓两头带中间,及时调整和设置公立医院基层党组织,切实做到一个一个支部提升,一个一个阵地巩固,让党的旗帜在每一个基层阵地高高飘扬。全面加强公立医院党的建设,落实党委领导下的院长负责制,将温馨清廉医院建设、科室每月收受红包申报上交例会制度、服务质量及收受红包问题投诉查处等情况,作为医院党委书记抓基层党建工作述职评议考核的重要内容。注重在医疗专家、学科带头人、优秀青年医务人员等群体中发展党员,做好在抗击新冠肺炎疫情一线发展党员工作。

三是要加强"三化一型"干部队伍建设。牢牢抓住处长一级"关键少数",以提升处长组织力执行力破解"中梗阻",突出组织力执行力衡量标准,严格选拔配备,加强激励约束,推动处长在事业发展和急难险

重任务面前站出来、顶上去。坚持在疫情防控第一线考察、识别、评价干部,激励广大党员、干部在疫情防控斗争中挺身而出、英勇奋斗、扎实工作、经受住考验。深入开展"述理论、述政策、述典型",提高思想力、决断力、动员力,提升"想透、说清、干实"本领,掀起创新改革、实干作为的新高潮。

四是要持之以恒正风肃纪反腐。严格落实中央八项规定及其实施细则精神和省、市委实施办法,对顶风违纪行为从严查处、通报曝光。持续纠治形式主义、官僚主义,形成求真务实、清正廉洁的新风正气。坚持勤俭节约、反对铺张浪费,带头过紧日子。认真落实问责条例,实事求是运用"四种形态",特别是在用好"第一种形态"上下功夫,抓早抓小、防微杜渐。强化对权力运行的制约和监督,突出对权力、资金、资源集中的重点部门和关键岗位的监督,健全和落实廉政风险防控机制。利用已查结的违纪违法典型案件,持续开展警示教育。支持纪检监察机关依规依纪依法履行职责,推动机关纪委强化监督责任,深化标本兼治,一体推进不敢腐、不能腐、不想腐,持续净化机关政治生态。

五是要深入推进党的群团工作。坚持和完善党建带群建工作机制,增强群团组织政治性、先进性、群众性。开展岗位练兵、技能竞赛、巾帼建功等活动。关心干部职工身心健康,加强心理疏导和人文关怀,营造良好机关氛围。

六是要层层压实全面从严治党主体责任。贯彻《党委(党组)落实全面从严治党主体责任规定》,坚持党组(党委)班子带头、以上率下、以机关带系统,增强党建工作合力。强化领导班子成员"一岗双责",抓好分管单位党建工作。针对党建和业务"两张皮"问题,研究制定推动党建和业务深度融合、相互促进的有效措施。切实强化制度意识,以严明的纪律维护制度,加强党内法规制度执行情况的督促检查,敢于亮黄牌、掏红牌,对执行不力、落实不好、问题突出的严肃问责并进行通报。建立健全机关党委、机关纪委工作规则,建设高素质专业化党务干部队伍。健全完善公立医院党建工作指导委员会、民营医疗机构行业党委工作机制,更好发挥其职能作用,实现党的组织、党的工作全覆盖。

(二)扎实推进公共卫生应急管理改革攻坚行动

这次抗击新冠肺炎疫情,是对卫生健康治理体系和治理能力的一次大考。虽然当前疫情防控工作取得了阶段性成效,但也暴露出我们在重大疫情防控体制机制、公共卫生应急管理体系等方面存在的明显短

板和不足。比如,重大突发公共卫生事件应急响应机制有待完善,相关应急预案的操作性和针对性有待增强。重应急、轻预防的倾向仍未扭转,各级传染病医疗机构投入相对不足,医疗物资等战略储备不足。基层疾控机构普遍存在空编情况,部分区(市)疾控机构基础设施建设滞后,实验室检测能力不强。医疗机构和疾病预防控制机构紧密结合、连续服务、有效衔接的工作模式和工作机制亟待加强。应对突发事件的宣传教育不够深入,市民缺乏有效防范的知识和手段,容易产生恐慌心理。新媒体时代我们在突发重大事件中的舆情应对机制和能力面临重大考验,全市卫生健康系统全体党员、干部和职工都要增强舆情风险意识,进一步提高政治敏锐性,稳妥有序地做好特殊时期的常态化工作。对这些问题,我们要深刻反思,总结经验、吸取教训,针对这次疫情暴露出来的短板和不足,抓紧补短板、堵漏洞、强弱项,该坚持的坚持,该完善的完善,该建立的建立,该落实的落实,完善重大疫情防控体制机制,健全公共卫生应急管理体系。

一是要加强重大疫情应急指挥机制建设。修订《青岛市传染病疫情处置应急预案》,完善跨领域、跨部门及口岸卫生安全联防联控机制,以社区(村)为单位,广泛动员群众参与,着力构建平战结合、科学高效、功能完善的公共卫生和重大疫情防控体系。加强公共卫生现代化信息系统建设,充分发挥疫情网络直报系统和哨点医院作用,运用大数据、人工智能、云计算等数字技术,提高风险预警和应急处置能力。建设市级公共卫生应急培训演练中心,加强相关防治人员重大疫情应对全员培训和演练,提升重大疫情应急响应能力。

二是要改革完善疾病预防控制体系。要强化各级疾控机构建设。加快建设青岛市公共卫生中心,打造区域性公共卫生中心实验室。加强各级疾病预防控制中心标准化建设,区(市)级要尽快建成生物安全二级实验室。改革完善公共卫生科研创新体制机制,调动高等学校、科研院所、企业等方面的积极性,加大科研攻关力度,提高突发急性传染病及群体性不明原因疾病监测、预警、报告、实验室检测和流行病学调查处置水平。要提升基层防控能力。按照"区(市)管街(镇)用"原则,在社区卫生服务中心、镇卫生院设置首席全科医师和首席公共卫生医师。优化医疗卫生资源投入结构,加强基层医疗卫生机构基础设施建设和物资配备,创新医防协同机制,打造基层传染病防控示范基地。要改革完善公共卫生人才保障机制。推进疾病控制、妇幼保健、院前急救、采供血等公共卫生

机构管理机制改革试点,既实行财政全额保障政策,又落实"两个允许"要求,建立保障与激励相结合的运行新机制。推进各级疾病预防控制中心核编与空编补齐,重点加强现场流行病学和灾难救援应用型人才引进和培养。

三是要强化重大疫情救治体系。要加强公共卫生医疗体系建设。坚持平战结合、补齐短板,完善公共卫生医疗服务资源区域布局。开工建设青岛市公共卫生临床中心,推进青岛市胸科医院改扩建工程,全面提升15家急性传染病救治定点医院服务能力,加强感染性疾病科、传染病隔离病房及重症监护室建设,配置负压担架、负压救护车、负压病房。全市二级及以上综合医院发热门诊设置要全部达到国家规范标准,三级综合医院全部建立符合生物安全二级及以上标准的临床检验实验室。持续加强分级诊疗等制度建设,推动公共卫生与医疗服务高效协同、无缝衔接,建立健全分级、分层、分流的传染病等重大疫情救治机制。要加强中西医协同。建立健全传染病防治和公共卫生事件应急处置中西医协作机制,完善中西医联合会诊制度,使中医药深度介入传染病防控和临床救治。支持一线临床技术创新,及时推广有效救治方案。要加强心理危机干预。制订突发公共卫生事件心理援助应急预案,健全突发公共卫生事件心理危机干预队伍体系和宣教体系,提高突发事件心理干预能力。

四是要坚决打赢新冠肺炎疫情防控阻击战。要严格落实防控境外疫情输入重点任务。加强全市统筹和调度,全力做好入境人员转运、治疗、隔离、留观等工作。支持开放核酸检测资源,调配仪器设备、试剂等物资,协助海关在口岸开展实验室核酸检测。提前做好定点医院和隔离病房准备,加强药品、防疫物资和抢救设备保障工作,坚决防范外部疫情输入。组织专门力量,对境外疫情形势密切跟踪、分析研判,及时提出应对预案建议。要严格分区分级差异化精准防控。保持工作机制不变、工作力度不减,严格按照"早发现、早报告、早隔离、早治疗"要求,落实属地责任、主管责任、主体责任,继续抓好社区(村)基层疫情防控,突出重点场所、重点人群、重点环节,将防控措施细化至具体单位、场所等最小社会单元。严格落实居家和集中隔离人员防控措施,做好服务保障、心理疏导和关心关爱工作,一旦发生病例,迅速采取坚决措施进行处置。要持续做好患者医疗救治。坚持把患者救治放在首位,严格落实"集中患者、集中专家、集中资源、集中救治"原则,"一人一案"强化多学科联

合诊疗,做好中西医结合、抗病毒治疗和营养支持,努力缩短治愈时间。严格做好确诊病例和无症状感染者后续管理,落实出院患者健康管理各项措施,一旦发现异常,立即组织救治。要精心关心关爱医务人员。严格执行疫情防控一线医务人员有关待遇政策,全力抓好各项保障措施落实。继续加强医务人员个人防护,做好心理疏导,合理安排轮班值守,做好援鄂医疗队返青后的休整、服务等工作,切实保障医务人员健康安全。

(三)扎实推进"双招双引"攻坚行动

委机关各处室处长和委属各单位、各区(市)卫生健康局党政主要负责同志要切实担负起"双招双引"第一责任人的责任,真正把"双招双引"作为推动事业产业发展的根本动力,各尽其责、各尽其能,主动向前跨一步,牢牢把"双招双引"抓在手上,久久为功,抓出成效。

一是要推进区域医疗中心建设。实施区域医疗服务能力"攀登计划",创新体制机制,整合省、市优质医疗资源,围绕创伤、肿瘤、心血管、神经、呼吸、儿科、妇产、急诊、老年医学、感染性疾病等专业及全市优势专科进行布局建设,推进创建综合类别国家区域医疗中心和综合、专科类别省级区域医疗中心取得积极进展。强化重大项目顶格推进,运用市场化、法治化手段,引进全球高端资源要素,加快建设高水平医院。开工建设山东省立医院(青岛)、山东中医药大学附属青岛医院、市精神卫生中心新院区,协调加快清华大学附属青岛医院、山东大学齐鲁医院(二期和蓝谷)、韩国延世大学世福兰斯医院、青岛国际友好医院、同济大学附属东方医院胶州医院、青岛大学附属医院国际医疗中心、市妇女儿童医院西海岸院区等项目建设。

二是要推进人才队伍建设和医学科技创新。出台《青岛市卫生健康人才引进和培养补贴暂行办法》,加大力度引进能够承接重大任务、取得尖端成果、作出卓越贡献的高端人才。完善医学学科布局,实施重点学科和优秀人才项目。加快精准医疗、智慧医疗发展,推进大数据、新材料、人工智能在医学领域的应用。推进医疗机构加强临床试验和研究,完善医学伦理科研审查制度,推动生物医药"产、学、研、用"良性互动。鼓励支持医疗机构参与新药、医疗器械临床试验,打造生命健康产业发展技术支撑平台。

三是要建立平台整合资源要素机制。用好中国—上海合作组织地方经贸合作示范区、中国(山东)自由贸易试验区青岛片区、康复大学(筹建)、博鳌亚洲论坛全球健康论坛大会、世界华人医师大会等重大平台,面向全球拓展招引渠道,联通"一带一路"国家,吸引国内外优质资源,推进医养健康产业发展。扩大"招才引智名校行"等活动影响力,为全市不同所有制、不分隶属关系的各级各类公立和民营医疗机构牵线搭桥,推动人才、项目落地和全程跟踪服务。深耕与日韩合作,推动学科合作、人才交流、产业促进,协调加快中日韩国际生命健康科学城、中日未来健康合作创新先行区等项目建设,培育医养健康产业"雁阵型"集群。

(四)扎实推进深化医改攻坚行动

按照中央部署要求,今年要基本建立中国特色基本医疗卫生制度。要抓紧对标各项医改目标任务,精准把握各项改革的进度和要求,坚持出台方案、健全机制、推进落实一起抓,推动各项改革措施向基本建立中国特色基本医疗卫生制度靠拢。

一是要健全完善医改工作推进机制。充分发挥深化医改领导小组办事机构综合协调作用,出台《全市推广福建省和三明市医改经验深化医改工作方案》《2020年度全市深化医改重点工作安排》,完善督察调研、监测分析、考核评价等工作制度,持续深化医疗、医保、医药改革联动。结合青岛城市功能定位,组织编制好"十四五"卫生健康事业发展总体规划、深化医改规划和各专项规划。做好"十三五"各项规划终期评估,全面完成各项目标任务。

二是要完善分级诊疗制度。推进城市医联体、县域医共体网格化布局建设,聚焦一体化联动运营管理、外部激励、内部成本控制等关键环节,完善医保支付、药品配备使用、人事管理、服务价格、财政投入等配套政策,引导各级各类医疗机构落实功能定位,推动实现管理整合、资源盘活、服务融合,形成顺畅的转诊机制,为患者提供系统、连续、全方位的服务。年内市内四区各建成1个成效明显的紧密型城市医联体,六个区(市)国家紧密型县域医共体建设试点责任清单和任务清单全面落地,6月底前都要取得阶段性成果。

三是要深化公立医院综合改革。全面实施二级以上公立医院绩效考核,落实预算管理、全成本核算与控制等经济运营管理制度,落实药品和医用耗材集中带量采购制度,总结推广建立健全现代医院管理制度试点工作经验,年底前全市公立医院基本建立现代医院管理制度,推动公立医院实现"三个转变、三个提高":在发展方式上,从规模扩张型转向质量效益型,提高医疗质量;在管理模式上,从粗放管理转向精细管理,提高效率;在投资方向上,从投资医院发展建设转向扩大分配,提高待遇。

四是要推进基层卫生健康服务综合改革。完成基层医疗卫生机构标准化建设任务,配齐配强人员和设施设备,切实让基层医疗卫生机构在分级诊疗中发挥应有作用。加大基层人才引进培养力度,启动"岛城基层名医"评选,推行镇街卫生院和政府办社区卫生服务机构"公益一类保障、公益二类管理",在镇街卫生院(公立社区卫生服务中心)培育和打造100个特色专科科室,提升基层基本医疗服务能力。持续推进"优质服务基层行"活动,开展基层卫生服务综合评价工作,将基层综改、服务能力、家医签约服务等重点目标与任务纳入评价指标体系,把握评价导向与结果应用。支持二级以上综合医院延伸举办社区卫生服务中心,在办公楼宇、高端园区、企事业总部、高等院校试点举办功能性社区卫生服务站。

(五)扎实推进健康青岛建设攻坚行动

推进健康青岛行动是落实预防为主方针、推动从以治病为中心向以人民健康为中心转变的重要制度安排,是当前和今后一个时期推进卫生健康工作的重要抓手,必须持之以恒推进,确保实现预期目标。

一是要全面推进健康青岛行动。充分发挥爱国卫生运动优势,统筹实施《推进健康青岛行动实施方案》《青岛市创建国家健康示范城市三年攻坚方案(2020—2022年)》,将16项推进健康青岛专项行动相关指标要求融入卫生创建和健康城市、村镇、社区、单位、企业、家庭等建设之中,建立动态监测和评估机制,有效整合资源,形成工作合力。年内力争每个区(市)新申报国家卫生镇街不少于2个,全市省级卫生镇街比例达90%以上、省级卫生村比例达40%以上。广泛动员开展"爱国卫生月"等专项活动,积极推进控烟行动。

二是要加强公共卫生服务。要强化重大传染病防治。抓好流感、手足口病、麻疹等重点传染病管理。推进第四轮国家艾滋病综合防控示范区创建工作。建设智慧化接种门诊,加强规范化管理,年内完成全市11处疾控中心、217处预防接种门诊和6处接种站智慧化升级。要强化慢性病综合防控。深化国家慢性病综合防控示范区建设和动态管理。以高血压、糖尿病健康管理,心脑血管疾病、癌症早期筛查干预为切入点,探索防治结合服务新模式。做实家庭医生签约服务,依托医联体推行家庭医生服务"1+1+1"组合签约,逐步将二级及以上医院预留基层专家号源比例提高至30%以上,全面普及"三高共管、三级协同"

一体化防治融合健康管理,完善服务绩效动态评价机制。要强化职业病防治。扎实推进尘肺病防治攻坚行动,逐级签订目标责任书,加大工作力度,摸清底数,强化督查,做好源头防范,纳入治理范围的职业病危害申报率和定期检测率、职业健康检查率及培训率、新增建设项目"三同时"实施率和用人单位监督检查覆盖率均达95%以上。根据职业病发病情况,对用人单位实施分级管理,深入开展重点行业领域职业病危害专项治理,推动职业病高危企业整改落实率达95%以上。要做好食品安全工作。完成食品安全风险监测任务,加强二级及以上哨点医院食源性疾病信息化建设,提升基层食品安全工作水平。要加强血液保障体系建设。新建改造献血屋9座。落实无偿献血"三免政策"。构建覆盖全市的智慧血液管理平台,加强血液质量安全管理。

三是要全面打赢健康扶贫攻坚战。这是今年卫生健康工作的"硬任务",也是"军令状"。全系统要深刻认识脱贫攻坚收官之年工作的极端重要性,进一步增强政治责任感和历史使命感,在原有工作基础上,再接再厉,精准发力,确保各项任务目标高质量落地落实。要持续做好建档立卡贫困人口大病救治和家庭医生签约服务,加大健康扶贫政策宣传力度,提高群众知晓率。全面核查"八个一工程""三免两减半""先诊疗后付费""三个一批"等政策落实情况,核查健康扶贫信息系统贫困人口疾病信息和救治信息,逐人核实、逐人过关,确保应享尽享。扎实推进对口支援和东西部扶贫协作,实施"心耳康复·光明行动",提升帮扶实效。深入推进健康扶贫领域腐败和作风问题专项治理。

(六)扎实推进中医药传承创新攻坚行动

一是要改革完善中医药发展政策机制。贯彻落实全国中医药大会精神,以市委、市政府名义出台《青岛市中医药传承创新发展实施方案》和重点任务分工方案,深化国家中医药综合改革试验区建设。完善中医药工作跨部门协调机制,强化青岛市中医药工作联席会议办公室统筹职能,聚焦中医医疗机构绩效考核、服务评价、中医专科专病联盟建设以及中医药补偿机制和支付方式改革等重点领域和环节,进一步优化中医药发展环境。

二是要提升中医药传承创新能力。利用现代信息和人工智能技术,创新名老中医工作室建设模式,促进中医药活态传承,推进名老中医药学术思想、临床经验转化应用。深化"十百千万"工程,推进中医药高层次人才培养机制、模式创新。推进以中医理论为基础的医疗器械、技术产品研发,服务生物医药产业发展。

三是要推进中医药国际化和服务贸易。办好博鳌亚洲论坛全球健康论坛大会传统医学论坛、国医大师论坛。依托中国—上海合作组织地方经贸合作示范区,推动知名药企总部落户我市,鼓励社会力量建设高质量中医药海外中心、国际合作基地和服务出口基地,支持企业、医疗机构、高等学校、科研机构等协同创新,加快开发中药保健品、药酒、药妆等,大力发展中医药服务贸易。推进中医药和旅游的深度融合,打造中医医疗健康旅游品牌。

四是要健全中医药服务体系。加强中医医疗机构建设和综合医院中医药工作。加快建设中国中医科学院青岛技术合作平台,推进山东中医药大学青岛中医药科学院项目进展,加快省级中医专科专病诊疗中心建设。打造60个精品国医馆、100个中医特色村卫生室和一批国药坊,进一步提升基层中医药服务能力。加强治未病服务体系建设,支持社会力量举办中医医疗机构、推拿按摩馆、药膳馆等,开展中医特色治疗服务。弘扬中医药文化,举办第五届"三伏养生节"和第九届"膏方节"等活动,推出10名养生文化传播使者,举办200场中医科普(养生)大讲堂,向社会广泛推介10项家庭中医药适宜技术。推广使用"e家中医"手机APP,实施"送汤药上门""送膏方上门",探索集中煎药、集中配送。

(七)扎实推进社会心理服务体系建设攻坚行动

一是要搭建医疗机构心理服务专业平台。全市80%二级以上综合性公立医院开设心理门诊或精神科;精神专科医疗机构心理门诊开设率达到100%,为患者提供心理疏导、药物治疗和心理治疗相结合的服务。指导妇幼保健机构、中医医疗机构、基层医疗卫生机构等各级各类医疗机构开展心理健康咨询和心理疏导等服务,妇幼保健机构、二级以上中医医疗机构开展心理健康服务工作率分别达到90%、50%,镇街卫生院(社区卫生服务中心)心理咨询室开设率达到100%,新培训获得心理健康指导师证书的基层医疗卫生机构医生200名。

二是要积极培育社会心理服务组织。成立青岛市社会心理服务协会,制定社会心理服务发展行业标准和服务规范,加强分类指导和监管,加快推进全国社会心理服务体系建设试点工作。办好24小时免费心理援助热线,加快推广"暖青心语"等"互联网+心理健康"服务平台。设立1个市级、10个区(市)级社会心理健康指导中心,依托专业机构、社会力量和专

家资源,搭建全市心理健康评估与筛查体系。加强志愿者队伍建设,全年心理健康服务志愿活动不少于12场次。广泛开展多种形式的心理健康科普宣传,城市和农村居民心理健康核心知识知晓率分别达60%以上和50%以上。

三是要加强重点人群心理健康服务。完善精神卫生综合管理机制,建立健全精神卫生医疗机构、社区康复机构及社会组织、家庭相互衔接的精神障碍社区康复服务体系,严重精神障碍在册患者规范管理率达85%以上、居家心理服务覆盖率达50%以上,严重精神障碍在册患者治疗率、精神分裂症患者治疗率均达85%以上。高度重视艾滋病病毒感染者和患者等特殊人群的心理健康服务,加强人文关怀和心理疏导。

(八)扎实推进"一老一小"照护服务和妇幼健康攻坚行动

一是要积极应对人口老龄化。进一步强化市老龄工作委员会工作职能,以市委、市政府名义出台《关于积极应对人口老龄化的实施意见》,扎实推进老龄工作。会同有关部门出台《关于推动和完善老年健康服务体系建设的实施意见》,着力构建健康教育、预防保健、疾病诊治、康复护理、长期照护、安宁疗护等综合连续、覆盖城乡的老年健康服务体系,全年增加老年护理康复床位2000张以上。深化国家医养结合试点,推进山东省医养结合示范先行市建设,实施社区(镇街)医养结合能力提升工程,鼓励社会力量发展老年照护服务机构,为老年人提供早期、系统、专业、连续的康复医疗服务。

二是要加快推进婴幼儿照护服务发展。以市政府办公厅名义出台《关于促进3岁以下婴幼儿照护服务发展的实施意见》,建立健全支持婴幼儿照护服务业发展的政策体系,支持多方力量在社区新建、改扩建一批婴幼儿照护服务机构或服务点。到2020年底,各区(市)均建成具有示范效应的婴幼儿照护服务机构。加强婴幼儿照护服务监管,建立托育服务信息管理系统,完善托育机构质量评估制度和公示制度。推进8个"支持社会力量发展普惠托育服务专项行动"试点项目落地。进一步完善人口监测机制,全面落实计划生育奖励扶助政策,促进全面两孩政策平稳实施。

三是要强化妇幼健康服务。深入实施母婴安全和健康儿童行动计划,持续巩固母婴安全五项制度,进一步提升危重孕产妇、新生儿救治能力,推进妇女生命全周期和儿童生长全过程健康管理。推进妇幼

健康项目实施,做好产前筛查、新生儿代谢性疾病筛查等项目,探索开展妇女宫颈癌 HPV 基因检测工作。积极探索推进"3＋1＋N"妇幼健康服务网络建设,打造技术协作型城市妇幼健康联合体 1 个、县域妇幼健康专科联盟 3 个以上,支持"半岛妇女儿童医学联盟"提质扩面。积极创建国家级孕产妇保健特色专科、妇女更年特色专科等专科(学科)。

(九)扎实推进"互联网＋医疗健康"攻坚行动

一是要加快推进互联网诊疗服务。组织全市具备条件的医疗机构申办互联网医院,依托医联体搭建互联网诊疗服务与管理平台,推进互联网诊疗服务规范发展。会同医保、市场监管等部门试点推进医保药互联网诊疗一体化管理。推进智慧医院、智慧基层医疗卫生机构建设,加快"互联网＋"数字化转型,推动基于电子病历的医院信息平台建设。建设市级医学影像诊断平台,在部分三级和区(市)级医院建设影像诊断中心,完善远程医疗服务体系。

二是要完善信息平台建设。以"一号通用、一码通行、一生服务、一网共享"为目标,运用市场化、法治化手段,加快启动健康青岛信息服务管理平台建设。推进医疗信息互联互通和标准化成熟度测评,推动医联体内医学检验、医学影像、病理等项目互联互通、信息共享。加快全行业综合监管信息系统建设,构建线上线下一体化监管体系。加快电子健康卡普及应用,推进电子健康卡和电子社保卡二维码"两码融合"。加强行业网络安全监督管理。

三是要完善基层医疗卫生信息化服务。建设市级互联网家庭医生签约服务信息平台,搭建市级公共卫生信息数据中心和基层卫生绩效评价监管平台,推广 DUCG 和智医助理等智慧医疗在基层应用。

(十)扎实推进温馨清廉医院建设攻坚行动

一是要全面推进医疗机构无障碍就医。牢固树立"以病人为中心"理念,从门诊服务抓起,全方位、多角度、深层次改善服务流程。改进门诊导医服务,充实临床一线医务人员,强化主动服务意识,全程引导患者就诊。进一步扩大分时段预约诊疗和集中预约检查检验比例,力争预约时段精准到 30 分钟,尽可能缩短患者到院后就诊等待时间。优化预约诊疗流程,避免门诊二次预约导致重复排队情况。强化医疗资源调配,鼓励开展门诊取药、门诊治疗、住院床位、日间手术、停车等医疗相关流程的预约服务,提高就诊便利性。针对老年人、残疾人等特殊群体,提供预约诊疗志愿者服务。

二是要增强医疗服务舒适化程度。推进国家分娩镇痛试点医院建设,发挥好辐射带动作用,通过帮扶、协作、接收进修等形式,将分娩镇痛技术向医联体内其他医疗机构推广。鼓励医院开设麻醉门诊、疼痛门诊,加强儿童、老年人、肿瘤患者的镇痛服务,支持有条件的医院探索建立无痛诊疗中心、儿童镇静中心,不断满足群众对医疗服务舒适化的新需要。积极应用快速康复理念指导临床实践,提高手术患者医疗服务质量,缩短手术患者平均住院日。

三是要继续优化急诊急救服务。完善非急救转运社会化服务平台,增加非急救转运服务供给,加强相关工作管理,保证医疗质量和安全。完善院前医疗急救中心(站)与院内急诊信息共享机制,建立起基于胸痛中心、卒中中心、创伤中心、危重孕产妇救治中心、危重儿童和新生儿救治中心的急危重症患者救治体系和院前院内信息共享网络,实现急危重症患者医疗救治快速、高效、高质量。

四是要加强医德医风建设。建立健全党委主导、院长负责、党务行政工作机构齐抓共管、群团组织积极参与的医德医风工作机制。实行医德"一票否决"制,将医德表现与医务人员晋职晋级、岗位聘用、评先评优和定期考核等直接挂钩。持续开展红包问题治理,始终保持高压态势。完善行风监督员工作机制,定期开展行风和改善服务监督工作,指导医院查找并解决影响医患双方满意度的突出问题。出台《青岛市大型公立医院巡查工作方案(2020—2022 年)》。开展打击欺诈骗保、规范医疗行为专项行动,严肃查处损害群众利益行为。

五是要加强卫生健康文化建设。结合新冠肺炎疫情防控实际,深入挖掘、精心组织培育、收集储备具有鲜明行业特点的先进典型素材,统筹做好行业先进典型、市级先进典型和全省全国重大典型的推介宣传。发动各医院挖掘文化创建的丰富内涵和成果,将医院文化建设与制度流程、行业规范贯穿融合,引导医务人员弘扬和践行敬佑生命、救死扶伤、甘于奉献、大爱无疆的崇高职业精神,把医院文化培育成核心竞争力。组织好"医师节""护士节"纪念活动,积极选树身边"青岛好医生""青岛好护士",增强医务人员职业荣誉感和归属感。

(十一)扎实推进深化制度创新加快流程再造攻坚行动

要坚持"刀刃向内",以机关自我革命激发全社会创新活力,奋力打造市场化、法治化、专业化、开放型、服务型、效率型"三化三型"政务服务环境。

一是要深化"放管服"改革。做好《基本医疗卫生与健康促进法》的宣传贯彻实施工作,对现行地方性法规、规章、规范性文件等进行全面清理。按照"能减则减、能简则简、能并则并"的原则,研究提出深化"放管服"改革的若干举措。围绕"一窗受理一次办好"改革要求,继续完善权责清单和政务服务实施清单动态调整机制,不断提升企业和群众办事的便利性。建立完善增量政策措施公平竞争审查机制,持续开展存量政策措施清理工作,进一步优化营商环境。制定促进社会办医持续健康规范发展的政策措施,进一步激发卫生健康领域市场活力。

二是要建立决策实施公开机制。建立重大决策公开答辩制度,对贯彻落实上级重大决策部署和涉及群众切身利益事项,邀请"两代表一委员"和卫生健康领域有影响力、引领力的企业家、专家学者等各界人士参与,充分研究论证,使决策过程成为统一思想、完善提升的过程,提高政策精准度和操作性,让群众得到更全面、更优质、更高效的健康服务。

三是要建立创意创新激励机制。广泛激发企业家、专家学者等社会各界的想象力、创新力,将各方面创意创新导入卫生健康决策过程。主动对接卫生健康领域有影响力、引领力的企业家,鼓励企业家提出创意和想法,列出需要提供的政策和服务,实行"一业一策""一企一策"精准扶持。为行业协会商会设置收发文"户头",开辟信息"直通车",充分赋予市场主体知情权、发言权。

四是要再造机关运行流程。对机关内部流程进行扁平化再造,将有关事务决策执行由多个层级(主要负责同志↔分管负责同志↔处室负责人↔一般工作人员)压减为 2 个层级(顶格领导↔所有工作人员),运行时限压减 50% 以上。要实行重大事项"由上而下"顶格协调,主要负责同志或分管负责同志直接配置力量和资源,减少运行层次和环节,最大程度提高决策执行效率。对于涉及多个处室的重要工作,建立相关处室共同参加的工作专班,主要负责同志或分管负责同志指定一个处室牵头,明确任务分工,统筹人员力量,实行"一口对外"。要聚焦提高效率,打破内部掣肘,改革组织架构和机关内部办事流程,按照同类事项一条线运行、一个领导分管、一个处室负责到底的原则,建立适应性组织结构,加强业务、信息、流程整合,提升处室动态适应性,实行"限时办结、一次办好"。

(十二)扎实推进行业安全风险防控攻坚行动

一是要树牢底线思维防范化解风险。始终将防范化解卫生健康领域重大风险摆在全年工作的首要位置,加强组织领导,强化政治自觉和责任担当,聚焦问题导向,全面、动态开展重大风险隐患排查,确保无死角、无遗漏、全覆盖。健全完善各类风险防控预案,做到"一事一案一策",加强培训和演练,强化风险研判,建立横向到边、纵向到底、全覆盖的风险防控长效工作机制和网络体系,坚决守住不发生系统性重大风险的底线。

二是要严格管控安全生产风险。深化"平安医院"创建工作,统筹推进医疗纠纷预防与化解、医疗机构安全防范能力建设、卫生健康领域扫黑除恶专项斗争等重点任务落实。健全警医联动、联防联控机制,坚决打击涉医违法犯罪行为,维护医患生命安全。开展安全生产双重预防体系建设和"智慧消防"建设,全面提升消防安全"四个能力"和智能化管理水平。

三是要扎实做好信访工作。压实信访工作领导责任和主体责任,推进信访积案控增减存工作。严格落实首接首办责任制,加强信访规范化办理,做实做细群众工作,提高初次信访事项一次性解决率。加强法制信访建设,完善信访矛盾多元化解机制。加强重点人员和重点群体稳控,落实属地责任,完善上下联动机制,依法依规、积极稳妥将矛盾纠纷化解在基层。

四是要加强医疗安全监督管理。组织开展 18 项医疗核心制度落实情况医疗机构自查和专家督查活动。充分运用信息化手段,加强医疗服务全过程监管。加强限制类医疗技术的质量管理与控制,推进临床路径管理,加强对国家重点监控合理用药药品的监管,推进医用耗材临床应用管理。做好医疗纠纷处理工作。加强医疗机构院内感染控制措施和发热门诊预检分诊制度的落实,开展全员培训,坚决避免院内交叉感染和感染暴发。加强医疗废物分类管理,推进医疗废物集中收集"小箱进大箱"工作,加强各区(市)医疗废物"中转站"建设,保障医疗生态环境安全。严格落实生物安全管理措施,确保实验室生物安全。

五是要加强医疗卫生行业综合监管。完善医疗卫生行业综合监管体系,建立医疗卫生行业信用监管制度。建立卫生健康行刑衔接机制,完善分类分级监督办法,实施多部门联合监督执法。强化"双随机、一公开",抽查事项清单实现全覆盖,总体抽查比例不低于上级规范标准。开展"蓝盾行动",在全市组织开展尘毒危害、非法医疗美容、人类辅助生殖技术、疫苗预防接种、消毒产品、血液透析等重点领域专项整治,严肃查处违法违规行为,全年办案总数和监督员人均办案继续保持全省前列。

同志们,今年卫生健康事业改革发展和疫情防控的任务艰巨而繁重。全市卫生健康系统要把思想行动高度统一到中央决策部署和省、市工作要求上来，坚持目标导向、问题导向和结果导向，进一步增强节点意识和拼抢意识，拿出过硬措施，付出超常努力，按照"目标分解到月、进度安排到周、责任落实到人"的要求，对照已经明确的指标任务，盘点梳理第一季度工作，找出因为疫情而滞后的事项，认真分析矛盾问题存在的原因，强力推动各项工作，切实把失去的时间抢回来、把落下的任务补起来。只要我们心往一处想、劲往一处使，同心协力、守望相助，人人履好职、尽好责、勇担责，就一定能够赢得疫情防控阻击战和健康事业、健康产业发展的全面胜利！

专　　文

关于促进 3 岁以下婴幼儿照护服务发展的实施意见

青政办发〔2020〕2 号

为贯彻落实《国务院办公厅关于促进 3 岁以下婴幼儿照护服务发展的指导意见》（国办发〔2019〕15号），促进我市 3 岁以下婴幼儿（以下简称"婴幼儿"）照护服务发展，经市政府研究同意，现提出以下实施意见。

一、总体要求

以习近平新时代中国特色社会主义思想为指导，坚持以人民为中心的发展思想，以满足人民群众对婴幼儿照护服务的需求为目标，逐步建成主体多元、管理规范、安全健康的婴幼儿照护服务体系，促进婴幼儿健康成长、广大家庭和谐幸福、经济社会持续发展。到 2020 年，全市普遍开展家庭婴幼儿早期发展指导，各区(市)均建有具有示范效应的婴幼儿照护服务机构，婴幼儿照护服务需求得到初步满足；到 2025 年，基本形成多元化、多样化、覆盖城乡的婴幼儿照护服务体系，婴幼儿照护服务水平明显提升，婴幼儿照护服务需求得到进一步满足。

二、主要任务

（一）加强对家庭婴幼儿照护服务的支持和指导

1. 全面落实产假政策。鼓励用人单位灵活安排工作时间，为婴幼儿的父母保留工作岗位、提供就业指导和职业技能培训。加强对家庭婴幼儿照护指导。

依托相关机构通过多种方式提供科学育儿指导服务，规范指导内容，完善相关制度，建立工作网络，加大知识宣传，提高家庭婴幼儿照护能力。做好婴幼儿家庭基本公共卫生服务、妇幼保健服务工作。积极开展新生儿访视、膳食营养指导、生长发育监测、安全防护指导、预防接种等服务。〔市教育局、市人力资源社会保障局、市卫生健康委、市市场监管局，团市委、市妇联、市总工会、市计生协会，各区(市)政府按职责分工负责，以下均需各区(市)政府负责，不再一一列出〕

（二）加快发展多种形式的婴幼儿照护服务机构

2. 支持发展非营利性婴幼儿照护服务机构。鼓励基层政府、社区、社会组织等，采取单独或联合的形式举办非营利性婴幼儿照护服务机构。引导多方力量在社区开办婴幼儿照护服务机构。（市民政局、市卫生健康委、市发展改革委按职责分工负责）

3. 鼓励幼儿园兴办托育机构或开设托班。支持有条件的新建配套幼儿园统筹考虑托育服务需求，积极探索幼儿园、托育机构一体化建设。（市教育局、市卫生健康委按职责分工负责）

4. 支持用人单位举办婴幼儿照护服务机构。鼓励机关、企事业单位举办婴幼儿照护服务机构，有条件的可向社会开放。鼓励国有和国有控股企业、二级以上公立医疗机构率先建立婴幼儿照护服务机构。（市卫生健康委、市发展改革委、市总工会按职责分工

负责）

5. 支持社会力量举办婴幼儿照护服务机构。引导和支持社会组织、企事业单位和个人，依法举办各类婴幼儿照护服务机构，提供全日托、半日托、计时托、临时托等多样化婴幼儿照护服务。（市卫生健康委、市发展改革委按职责分工负责）

（三）加强婴幼儿照护服务设施建设

6. 统筹推进社区婴幼儿照护服务设施规划建设。新建居住区要建设与常住人口规模相适应的婴幼儿照护服务设施及配套安全设施；老城区和已建成居住区无婴幼儿照护服务设施的，要通过购置、置换、租赁等方式分期分批建设；支持农村社区新建或改扩建婴幼儿照护服务设施。（市自然资源和规划局、市住房城乡建设局、市卫生健康委、市发展改革委、市民政局按职责分工负责）

7. 盘活用好公共设施资源。综合利用社区服务中心（站）、社区卫生服务站、居家社区养老服务中心、儿童之家等公共服务资源，拓展婴幼儿照护服务功能。鼓励基层政府和机关、企事业单位利用回收或闲置的房屋、场地、设施等，改建为婴幼儿照护服务设施。（市民政局、市卫生健康委，市妇联按职责分工负责）

8. 支持社会力量建设婴幼儿照护服务设施。鼓励社会力量采取独资、合资、公办民营、民办公助等多种形式参与婴幼儿照护服务设施改造和建设。支持社会力量在产业聚集区域、就业人群密集区域建设婴幼儿照护服务设施。（市发展改革委、市民政局、市市场监管局按职责分工负责）

9. 加快推进公共场所无障碍设施和母婴设施建设与改造。鼓励开辟服务绿色通道为婴幼儿出行、哺乳等提供便利，机场、车站、商场、医院等公共场所要按要求设置母婴室（哺乳室），支持用人单位设置母婴室（哺乳室）。（市卫生健康委、市发展改革委、市自然资源和规划局、市住房城乡建设局、市交通运输局、市文化和旅游局、市地铁办，市妇联、市总工会、民航青岛监管局按职责分工负责）

（四）规范婴幼儿照护服务机构管理

10. 规范登记和备案。举办非营利性婴幼儿照护服务机构，符合条件的依法在机构所在区（市）行政审批部门注册登记；举办营利性婴幼儿照护服务机构，在机构所在区（市）行政审批或市场监督部门注册登记。婴幼儿照护服务机构经核准登记后要及时向区（市）卫生健康部门备案。登记机关要及时将有关信息推送至区（市）卫生健康部门。（市卫生健康委、市

市场监管局、市行政审批局按职责分工负责）

11. 加强卫生保健和疾病防控。婴幼儿照护服务机构对照护的婴幼儿健康负主体责任，要积极做好卫生保健和疾病防控工作。各级妇幼保健机构、疾病预防控制机构、卫生监督机构要对婴幼儿照护服务机构加强卫生保健指导监督，督促并组织从业人员进行卫生保健培训和健康体检。（市卫生健康委负责）

12. 夯实安全责任。婴幼儿照护服务机构要落实安全管理主体责任，建立健全安全管理制度，公安、市场监管、应急管理等部门要依法加强监管。婴幼儿照护服务机构要实行职业资格准入和污点禁入制度，避免虐童行为发生，对婴幼儿照护服务用品要进行严格的安全评估和风险监测。（市公安局、市卫生健康委、市应急局、市市场监管局按职责分工负责）

13. 严格监督管理。婴幼儿照护服务机构要严格落实设置标准、管理规范，监管部门要建立健全登记备案、信息公示、质量评估等制度，实施动态管理，运用互联网等信息化手段，实现公众对婴幼儿照护服务机构的监督评价和全过程监管。（市卫生健康委、市民政局、市市场监管局、市行政审批局按职责分工负责）

三、保障措施

（一）加强政策支持

1. 允许利用教育、医疗卫生、福利、商服等类别用地发展托育服务。托育用地可采取划拨或有偿使用方式予以保障，有偿使用底价按教育、医疗卫生、福利等用地评估价评估后确定。（市自然资源和规划局、市发展改革委按职责分工负责）

2. 鼓励提供公租房免费用于发展托育服务；鼓励使用村集体建设用地建设托育机构；鼓励采取政府和社会资本合作方式发展普惠托育服务；鼓励人员密集地区的国有营业场地优先用于托育机构建设，以较低的租赁价格提供给托育服务机构使用。（市财政局、市自然资源和规划局、市住房城乡建设局、市发展改革委按职责分工负责）

3. 托育机构用水、用气、用热执行与学校、幼儿园相同的价格政策；鼓励通过建设补贴、运营补贴或以奖代补等形式支持普惠性托育机构发展；鼓励金融机构为托育机构提供低息贷款；鼓励商业保险机构开发托育机构综合责任保险。（市发展改革委、市财政局，青岛银保监局按职责分工负责）

4. 支持高等院校和职业院校开设托育人才培养、婴幼儿照护等行业管理专业。对参加婴幼儿照护职

业培训的人员发放学业或职业资格证书。将托育从业人员列入急需紧缺职业(工种)目录和政府补贴性培训目录并落实相关政策。(市教育局、市人力资源社会保障局按职责分工负责)

5. 卫生健康部门及医疗、卫生、保健机构要为辖区内托育机构提供管理、医疗、儿童保健、膳食营养、疾病防控等方面技术指导。鼓励将托育机构作为儿科等相关科室医护人员的基层服务定点单位,服务时长计入基层服务时间。(市卫生健康委负责)

6. 为社区提供托育服务的机构,按照上级规定享受税费优惠政策。其中,提供社区托育服务取得的收入,免征增值税;提供社区托育服务取得的收入,在计算应纳税所得额时,减按90%计入收入总额;用于提供社区托育服务的房产、土地,免征契税、房产税、城镇土地使用税,免征不动产登记费、耕地开垦费、土地复垦费、土地闲置费;用于提供社区托育服务的建设项目,免征城市基础设施配套费;确因地质条件等原因无法修建防空地下室的,免征防空地下室易地建设费。(市财政局、市税务局、市发展改革委、市民政局、市卫生健康委按职责分工负责)

(二)加强信息支撑

7. 加快建立婴幼儿照护服务信息管理平台,对婴幼儿照护服务机构的申办过程、综合监管、信息公开、诚信记录、人员信息、业务数据等进行信息化管理。

(市卫生健康委、市大数据局、市民政局、市市场监管局、市行政审批局按职责分工负责)

四、组织实施

(一)加强组织领导

建立健全组织领导体系和工作协调推进机制。婴幼儿照护服务发展工作由卫生健康部门牵头,有关部门、群团组织和行业组织按分工落实相关职责。将婴幼儿照护服务列入重点民生工程,纳入社区公共服务体系、人口综合调控机制建设。将婴幼儿照护服务机构建设纳入城乡公共服务设施配套建设规划、健康产业优惠政策体系。探索建立婴幼儿照护行业协会。

(二)加强示范引领

开展婴幼儿照护服务机构标准化建设,建设和发展一批示范性托育服务机构和社区托育服务设施。鼓励各级将婴幼儿照护纳入政府办实事。加强婴幼儿照护服务典型经验宣传,营造良好的社会氛围。

(三)加强督导和考核评估

落实监管责任,定期对婴幼儿照护服务工作开展情况进行督导和考核评估。对履行职责不到位、发生安全事故的,严格按照有关法律法规追究责任。

发文机关:青岛市人民政府办公厅
发文时间:2020年4月17日

2020年全市卫生健康工作要点

2020年全市卫生健康工作坚持以习近平新时代中国特色社会主义思想为指导,深入贯彻落实习近平总书记关于统筹推进疫情防控和经济社会发展工作的一系列重要讲话精神,落实习近平总书记对青岛工作的重要指示要求,坚持新时代卫生与健康工作方针,落实省、市委"重点工作攻坚年"部署,坚持"学深圳、赶深圳"落实15个攻势,系统性、整体性、协同性推进"攻山头、筑高地,促改革、强基层,小切口、转作风,抓关键、增活力",努力在建设长江以北地区一流医疗中心城市上取得新战果,在推动健康事业和健康产业共同发展上取得新突破,坚决打赢疫情防控的人民战争、总体战、阻击战,为加快建设开放、现代、活力、时尚的国际大都市作出新的贡献。迅速发起12项改革攻坚行动。

一、全面从严治党攻坚行动

坚持把政治建设摆在首位,树牢"四个意识",坚定"四个自信",坚决做到"两个维护",围绕"决胜小康、岗位建功"推进全委党的建设,建立健全"不忘初心、牢记使命"制度机制,持续推进"两学一做"学习教育常态化、制度化。加强"三化一型"干部队伍建设,坚持在疫情防控第一线考察、识别、评价干部。深入开展"述理论、述政策、述典型"。严格落实中央八项规定及其实施细则精神和省、市委实施办法,健全和落实廉政风险防控机制。制定全面从严治党年度任务和责任清单,健全完善公立医院党建工作指导委员会、民营医疗机构行业党委工作机制,促进主体责任层层落实。

二、公共卫生应急管理改革攻坚行动

加强重大疫情应急指挥机制建设,建设市级公共卫生应急培训演练中心。加快建设青岛市公共卫生中心,加强各级疾病预防控制中心标准化建设,提升基层防控能力。推进疾病控制、妇幼保健、院前急救、采供血等公共卫生机构管理机制改革试点。强化重大疫情救治体系,开工建设青岛市公共卫生临床中心,全面提升 15 家急性传染病救治定点医院服务能力,制订突发公共卫生事件心理援助应急预案。坚决打赢新冠肺炎疫情防控阻击战。

三、"双招双引"攻坚行动

实施区域医疗服务能力"攀登计划",推动综合类别国家区域医疗中心和综合、专科类别省级区域医疗中心创建取得积极进展。强化重大项目顶格推进,加快建设高水平医院。出台《青岛市卫生健康人才引进和培养补贴暂行办法》,实施 2020—2022 年度重点学科和优秀人才项目。鼓励支持医疗机构参与新药、医疗器械临床试验。用好重大平台,吸引国内外优质资源。扩大"招才引智名校行"等活动影响力。

四、深化医改攻坚行动

完善分级诊疗制度,年内市内四区各建成 1 个成效明显的紧密型城市医联体,六个区(市)国家紧密型县域医共体建设试点责任清单和任务清单全面落地。全面实施二级以上公立医院绩效考核,年底前全市公立医院基本建立现代医院管理制度。完成基层医疗卫生机构标准化建设任务,启动"岛城基层名医"评选,在镇街卫生院(公立社区卫生服务中心)培育和打造 100 个特色专科科室,持续推进"优质服务基层行"活动。出台《突破平度莱西基层医疗卫生机构能力提升攻坚方案(2020—2022 年)》。

五、健康青岛建设攻坚行动

统筹实施《推进健康青岛行动实施方案》《青岛市创建国家健康示范城市三年攻坚方案(2020—2022年)》,年内力争每个区(市)新申报国家卫生镇街不少于 2 个,全市省级卫生镇街比例达到 90% 以上、省级卫生村比例达到 40% 以上。广泛动员开展"爱国卫生月"等专项活动,积极推进控烟行动。加强公共卫生服务,完成全市 11 处疾控中心、217 处预防接种门

诊和 6 处接种站智慧化升级,深化国家慢性病综合防控示范区建设和动态管理,强化职业病防治,新建改造献血屋 9 座。全面打赢健康扶贫攻坚战,实施"心耳康复光明行动"。

六、中医药传承创新攻坚行动

深化国家中医药综合改革试验区建设。创新名老中医工作室建设模式,深化"十百千万"工程。推进中医药国际化和服务贸易。加快建设中国中医科学院青岛技术合作平台,推进山东中医药大学青岛中医药科学院项目,加强省级中医专科专病诊疗中心建设。打造 60 个精品国医馆、100 个中医特色村卫生室和一批国药坊。加强治未病服务体系建设。

七、社会心理服务体系建设攻坚行动

加快推进全国社会心理服务体系建设试点工作,搭建医疗机构心理服务专业平台,全市 80% 二级以上综合性公立医院开设心理门诊或精神科,精神专科医疗机构、镇街卫生院(社区卫生服务中心)心理门诊(咨询室)开设率达到 100%。办好 24 小时免费心理援助热线,推广"暖青心语"等"互联网＋心理健康"服务,设立 1 个市级、10 个区(市)级社会心理健康指导中心,广泛开展多种形式的心理健康科普宣传。加强重点人群心理健康服务。

八、"一老一小"照护服务和妇幼健康攻坚行动

深化国家医养结合试点,完善老年健康服务体系建设,全年增加老年护理康复床位 2000 张以上。建立健全支持婴幼儿照护服务业发展的政策体系,各区(市)均建成具有示范效应的婴幼儿照护服务机构。持续巩固母婴安全五项制度,打造技术协作型城市妇幼健康联合体 1 个、县域妇幼健康专科联盟 3 个以上,积极创建国家级孕产妇保健特色专科、妇女更年特色专科等专科(学科)。

九、"互联网＋医疗健康"攻坚行动

加快推进互联网诊疗服务,推进智慧医院、智慧基层医疗卫生机构建设。完善远程医疗服务体系,建设市级医学影像诊断平台。以"一号通用、一码通行、一生服务、一网共享"为目标,运用市场化、法治化手段,加快启动健康青岛信息服务管理平台建设。加快电子健康卡普及应用,推进电子健康卡和电子社保卡二维码"两码融合"。加强行业网络安全监督管理。完善基层医疗卫生信息化服务,推广 DUCG 和智医

助理等智慧医疗在基层应用。

十、温馨清廉医院建设攻坚行动

牢固树立"以病人为中心"理念,从门诊服务抓起,全方位、多角度、深层次改善服务流程,全面推进医疗机构无障碍就医。增强医疗服务舒适化程度,推进国家分娩镇痛试点医院建设。完善非急救转运社会化服务平台。完善院前医疗急救中心(站)与院内急诊信息共享机制。实行医德"一票否决"制,将医德表现与医务人员晋职晋级、岗位聘用、评先评优和定期考核等直接挂钩。持续开展红包问题治理。完善行风监督员工作机制。结合新冠肺炎疫情防控实际,大力宣传推广"青岛楷模"医务人员典型,组织好"医师节""护士节"纪念活动,积极选树身边"青岛好医生、青岛好护士"。

十一、深化制度创新加快流程再造攻坚行动

做好《基本医疗卫生与健康促进法》的宣传贯彻实施工作。按照"能减则减、能简则简、能并则并"的原则,研究提出深化"放管服"改革的若干举措。围绕"一窗受理一次办好"改革要求,继续完善权责清单和政务服务实施清单动态调整机制。制定促进社会办医持续健康规范发展的政策措施,进一步激发卫生健康领域市场活力。建立重大决策公开答辩制度。广泛激发企业家、专家学者等社会各界的想象力、创新力,实行"一业一策""一企一策"精准扶持。

十二、行业安全风险防控攻坚行动

健全完善各类风险防控预案,做到"一事一案一策"。深化"平安医院"创建工作,维护医患生命安全。加强法制信访建设,完善信访矛盾多元化解机制。组织开展18项医疗核心制度落实情况医疗机构自查和专家督查活动。加强对国家重点监控合理用药药品的监管。落实落细医疗机构院内感染控制措施和发热门诊预检分诊制度。加强医疗废物分类管理,推进医疗废物集中收集"小箱进大箱"工作。严格落实生物安全管理措施。完善医疗卫生行业综合监管体系,建立医疗卫生行业信用监管制度。

综　　述

2020 年卫生健康工作综述

卫生健康事业概况

2020 年,面对突如其来的重大疫情,全市卫生健康系统坚决听从党中央统一指挥,在市委、市政府的坚强领导下,全员动员、全面响应、全速行动,统筹疫情防控和卫生健康事业改革发展,各项工作取得重要进展。

2020 年,全市有卫生健康机构 8531 个(含村卫生室),比 2019 年增加 214 个,增长 2.51%,其中,医院 357 个、专业公共卫生机构 95 个、基层医疗卫生机构 8044 个、其他卫生机构 35 个。卫生院 103 个;社区卫生服务机构 296 个(其中:社区卫生服务中心 90 个、社区卫生服务站 206 个);村卫生室 4073 个;门诊部、诊所、卫生所、医务室 3572 个;妇幼保健机构 12 个;疾病预防控制机构 41 个;专科疾病防治机构 6 个、卫生监督机构 12 个;急救中心(站)7 个;采供血机构 1 个;计划生育技术服务机构 16 个;其他卫生机构 35 个。全市各级各类卫生健康机构提供总诊疗人次 6730.73 万,比 2019 年减少 12.27%;提供住院服务人次 138.88 万,比 2019 年减少 25.17%。全年户籍人口出生 6.59 万人,同比减少 25.78%,其中,二孩出生 3.18 万人,占总出生人数的 48.27%,同比减少 30.47%;人口自然增长率 2.49‰,同比降低 1.54 个千分点,育龄妇女总和生育率 1.12,同比减少 0.39,户籍出生性别比为 106.81,保持正常。

打赢疫情防控阻击战

落实"四早"筑牢疫情监测"三道防线"。筑牢高危人群筛查防线,实行重点人员核酸检测"应检尽检";筑牢外防输入防线,强化人物同查、人物同检、人物同防,筛查出的境外输入确诊病例、无症状感染者占全省总数的 70% 以上;筑牢联防联控防线,抽调 130 名医护人员支援机场和海关,组织基层医疗卫生机构出动医护人员 52 万人次,参与筛查重点地区入青返青人员 66.7 万人、交通路口等检查检测 641.1 万人次,为全市疫情防控提供及时充足的专业技术力量。

夯实疫情防控"五个基础"。狠抓核酸检测能力建设,全市核酸检测机构增加到 51 家,日检测能力从不足 200 份(单人单管)提升至 20 万份(单人单管)。提升救治能力,建立 1 家市级定点医院、5 家区(市)级备用医院;新建、改扩建 42 个医疗机构发热门诊,隔离留观室增加到 334 间;新建 181 个社区发热哨点诊室;设置 10 家入境人员定点医院。严格做好医疗机构应急物资储备,强化一线人员保障,满足 30 天运转需要。严格院感防控,深刻吸取教训,严格落实入院患者管理和陪护制度,优化发热门诊布局,保证做到发热患者与普通患者、入境患者与本地患者人流物流物理隔离。提高应急处置能力,组建疾控、医疗等各类应急力量 375 支 4477 人。

做好突发疫情应急处置"五项工作"。启动应急响应,确保2小时内完成网络直报、12小时内完成检测、24小时内完成流调。按照风险等级,逐步扩大核酸检测范围直至实现全市人口全覆盖,主动发现感染源。以密切接触者管理为重点划大"包围圈",坚决做到集中隔离、核酸检测、健康管理"3个100%"。实行"四集中"救治,"一人一策"对症治疗。及时公开发布疫情信息。疫情发生以来,快速稳妥处置了多起突发疫情。大港疫情排查检测重点人员21.8万人,在世界上首次从冷链食品外包装上分离出新冠活病毒,首次证实病毒"由物传人"。市胸科医院发生疫情后,5天内完成1000万人核酸检测和病毒溯源,展示了中国力量、青岛速度。

服务全市两个统筹大局,为"六保""六稳"做好健康保障。制定实施覆盖全场所、全人群的65类防控技术指南,对1188家重点场所单位和300多所大学、中学进行现场指导培训;对第二十二届科协年会、第30届青岛国际啤酒节、CBA联赛复赛等35项重大活动赛事进行"一会一案"防控研判,组织专题培训540人次、指导演练130多次;派出695名疾控、医务人员保障2020年夏季高考等32场次各类考试。大力推行线上咨询、预约诊疗服务,新建38家"互联网＋发热咨询门诊",31家医院设置互联网医院。组建35个心理危机干预专家组,向社会公布23条免费心理服务热线,累计接听答复市民来电超过1.1万个,实施心理危机干预1459人次。

推进公共卫生应急管理改革

设立青岛市委重大疾病和传染病(艾滋病)防治工作领导小组,市委、市政府主要领导任组长顶格推进。出台疾控体制机制改革方案,市、区(市)两级疾控机构共增编790名,市疾控中心增加预防医学研究、公共卫生政策研究等新职能。10个区(市)疾控中心全部建成生物安全二级实验室,开工建设市公共卫生临床中心,全面提升15家急性传染病救治定点医院服务能力。建立公共卫生机构激励与约束并重的绩效考核评价体系,激发公共卫生体制活力。

加大"双招双引"力度

加强重点学科和人才队伍建设。市校共建"青岛大学青岛医学院",新增加青岛市市立医院等6家大学附属医院;与上海交通大学附属瑞金医院等3家优质医院签署合作协议,推动创建国家区域医疗中心。举办2020年世界华人医师年会,发布"双一流"高校毕业生吸聚计划,充分发挥各类平台作用,引进各级各类人才2947名,比2019年增长31%,引才数量占全市事业单位人才招聘总数的64%。加快建设高水平医院,全市卫生重点项目达到20个,总投资估算超过260亿元,全部建成后将增加床位1.61万张,是近10年来青岛市医疗卫生建设投入最大、建设项目最为集中的时期。推进健康养老产业发展三年行动,明确20项攻坚任务,推动建设覆盖全产业链、全生命周期、特色鲜明、布局合理的健康养老产业体系。

推进健康青岛建设

出台健康青岛行动实施方案以及16项健康青岛行动三年计划,推进胶东经济圈卫生健康一体化发展合作,打造半岛健康城市群。强化公共卫生服务,对全市预防接种门诊进行智慧化升级,12种免疫规划疫苗报告接种率均达到95%以上。实施无偿献血"三免政策",有8000多名市民受益。深入开展爱国卫生运动,国家卫生镇街比例达到20%,省级卫生镇街比例达到100%。推进健康扶贫,改造全市152家贫困人口定点医疗机构信息系统,实现就医精准识别;实施"心耳康复·光明行动",免费救治青岛、菏泽、陇南、安顺四市2216名患者。

推进中医药传承创新

设立青岛市促进中医药发展工作领导小组,市委、市政府主要领导任组长顶格推进。举办第四届国医大师论坛,新增中医学术流派传承工作室5个、特色技术4项,支持上药国风参与建立山东省中药经典名方制剂实验室。推动胶东五市共同打造半岛中医联盟。加强基层中医药服务能力建设,建成155个国医馆、60个精品国医馆、100个中医特色村卫生室。

提升基层卫生健康服务能力

深化国家紧密型县域医共体建设试点,建成18个县域医共体覆盖近4000家基层医疗卫生机构,投入使用60个医学影像、检查检验等集中服务中心,全年完成远程影像诊断3000多人次、远程医疗诊断1.2万人次。新建、改扩建基层医疗卫生机构434处,创建109个省、市级示范标准村卫生室,评选出50名首届"岛城基层名医"。组织15个城市医院对口帮扶平度莱西45个镇街卫生院,选派421名二级以上医院医师驻点支援。

推进照护服务和妇幼健康工作改革创新

在省内率先出台促进3岁以下婴幼儿照护服务发展政策措施,10个区(市)均建成具有示范效应的婴幼儿照护服务机构,12个托育项目成功申报国家试点,争取中央支持资金920万元。健全完善老年健康服务体系,启动省级安宁疗护城市试点,全市医疗卫生机构增加老年护理康复床位2153张。推进"半岛妇女儿童医学联盟"提质扩面,新组建3个妇幼健康服务联合体,孕产妇和婴儿死亡率降至5年内最低水平。全省妇幼保健机构建设暨妇幼健康工作现场推进会在青岛召开。

全面加强卫生健康综合监督执法

全年市、区(市)两级卫生监督执法机构检查各类单位5.03万余户次,同比增长18.54%;监督覆盖率99.96%,同比提高0.32%;行政处罚案件4703件,同比增长49.73%;人均办案17.35件,同比增长60%,重点指标均居全省前列。与青岛市公安局建立工作联动制度,实现卫生行政执法行刑衔接和执法联动。在全国首创建立"标准化+"全过程记录测评体系。率先将公共场所消毒全过程记录纳入A级单位评审标准,评出2020年第一批住宿场所A级单位56家。海水淡化标准化走在全省前列,正式实施全国首个海水淡化饮用水卫生管理省级、市级地方标准,并通过国家团标申请立项。

切实加强职业健康管理

实施尘肺病防治攻坚行动,逐级签订尘肺病防治攻坚行动目标责任书,限时完成各项规定任务。印发《青岛市尘肺病防治攻坚行动实施方案》,并对区(市)进行督导调度。按照《青岛市矿山、冶金、化工、建材、汽车制造、铅酸蓄电池生产等行业领域开展尘毒危害专项治理工作方案》,开展重点行业专项整治。各级

卫生健康行政部门共检查纳入治理范围企业560家次,发现问题和隐患1135项,行政处罚企业3家,罚款6.1万元。

大力推进健康教育和健康促进

突出抗疫主题宣传,每日编发青岛市新型冠状病毒肺炎疫情通报,官网设置"新型冠状病毒感染的肺炎疫情防控"专栏,发布科普知识640篇。强化先进典型宣传,"青岛市抗击新冠肺炎疫情医务人员群体"被市委宣传部授予首期"青岛楷模"荣誉称号,1人获国务院"全国抗击新冠肺炎疫情先进个人"表彰,11人获省委、省政府"山东省抗击新冠肺炎疫情先进个人"表彰。会同市文明办组织开展"青岛好医生、青岛好护士"推荐评选活动。印发《健康青岛健康知识普及行动方案(2020—2022年)》,建立健康科普专家库,开展健康教育讲座。全市居民健康素养水平达到24.38%。市级以上健康促进区(市)实现全覆盖。打造市级"健康大学堂"128个,市级健康促进医院36个、健康促进学校12个、健康促进机关10个、健康促进企业10个、健康促进社区(村)20个、健康促进示范家庭390个。官网发布信息3394条;"青岛卫生健康"微信公众号发布信息5903条,粉丝达239843人,年增长18万余人;"青岛卫生健康"微博发布信息2280条,粉丝达10.8万人,年增长6万余人。

加快推进老年健康服务体系建设

联合青岛市发展改革委等七部门在全省率先出台《关于健全完善老年健康服务体系建设的实施意见》,启动老年健康促进行动和攻坚行动,出台《健康青岛老年健康促进行动(2020—2022年)》《"一老一小"照护和妇幼健康工作攻坚行动》。出台《青岛市健康养老产业发展三年行动方案(2020—2022年)》,聚焦现代医疗、健康管理与促进、老龄健康等领域,确定20项攻坚任务,推动建设覆盖全产业链、全生命周期、特色鲜明、布局合理的健康养老产业体系。全市签约微医集团青岛互联网医院总部、九如城医养综合体等健康养老产业项目20个,签约金额245.4亿元。

2020 年全市卫生健康工作暨党的建设工作会议概述

2020 年 4 月 11 日，全市卫生健康工作暨党的建设工作会议召开。会议以习近平新时代中国特色社会主义思想为指导，全面贯彻党的十九大和十九届二中、三中、四中全会精神，深入贯彻落实习近平总书记关于统筹推进疫情防控和经济社会发展工作的重要指示精神，总结 2019 年卫生健康工作和党建工作，安排部署 2020 年重点任务。市政府副市长栾新作出批示，市卫生健康委主任、党组书记隋振华作工作报告。

会议指出，2019 年，在市委、市政府的坚强领导下，全市卫生健康系统聚焦"不忘初心、牢记使命"主题教育，压实全面从严治党主体责任，聚焦创建国家区域医疗中心，重点突破高水平医院建设，聚焦体制机制创新，深化改革先行先试，聚焦平台思维"双招双引"，面向全球整合优质资源要素，聚焦共建共享全民健康，努力当好市民健康"守门人"，聚焦流程再造，持续改善医疗服务。

会议强调，要慎终如始，善作善成，始终坚持把人民群众生命安全和身体健康放在第一位，采取最全面、最严格、最彻底的防控举措，坚决遏制疫情扩散蔓延势头。要坚持顶格推进，把投身疫情防控第一线作为践行初心使命、体现责任担当的试金石和磨刀石，坚持把医疗救治工作摆在第一位，在科学精准救治上下功夫，最大限度提高治愈率、降低病亡率，坚持重心下沉、关口前移，构筑起群防群控的严密防线。

会议要求，2020 年，全市卫生健康系统要迅速发起 12 项改革创新攻坚行动。一是扎实推进全面从严治党攻坚行动，坚持把政治建设摆在首位，全面增强基层党组织政治功能和组织力，加强"三化一型"干部队伍建设，持之以恒正风肃纪反腐，深入推进党的群团工作。二是扎实推进公共卫生应急管理改革攻坚行动，加强重大疫情应急指挥机制建设，改革完善疾病预防控制体系，强化重大疫情救治体系，坚决打赢新冠肺炎疫情防控阻击战。三是扎实推进"双招双引"攻坚行动，推进区域医疗中心建设，推进人才队伍建设和医学科技创新，建立平台整合资源要素机制。四是扎实推进深化医改攻坚行动，健全完善医改工作推进机制，完善分级诊疗制度，深化公立医院综合改革，推进基层卫生健康服务综合改革。五是扎实推进健康青岛建设攻坚行动，全面推进健康青岛行动，加强公共卫生服务，全面打赢健康扶贫攻坚战。六是扎实推进中医药传承创新攻坚行动，改革完善中医药发展政策机制，提升中医药传承创新能力，推进中医药国际化和服务贸易，要健全中医药服务体系。七是扎实推进社会心理服务体系建设攻坚行动，搭建医疗机构心理服务专业平台，积极培育社会心理服务组织，加强重点人群心理健康服务。八是扎实推进"一老一小"照护服务和妇幼健康攻坚行动，积极应对人口老龄化，加快推进婴幼儿照护服务发展，强化妇幼健康服务。九是扎实推进"互联网＋医疗健康"攻坚行动，加快推进互联网诊疗服务，完善信息平台建设，完善基层医疗卫生信息化服务。十是扎实推进温馨清廉医院建设攻坚行动，全面推进医疗机构无障碍就医，增强医疗服务舒适化程度，继续优化急诊急救服务，加强医德医风建设，加强卫生健康文化建设。十一是扎实推进深化制度创新加快流程再造攻坚行动，深化"放管服"改革，建立决策实施公开、创意创新激励机制，再造机关运行流程。十二是扎实推进行业安全风险防控攻坚行动，树牢底线思维防范化解风险，严格管控安全生产风险，扎实做好信访工作，加强医疗安全监督管理，加强医疗卫生行业综合监管。

会议以视频形式召开，各区（市）、西海岸新区卫生健康局，委属各单位，驻青医疗机构设分会场，部分区（市）和单位在会上作交流发言。

2020 年机构设置及主要领导名录

（截至 2020 年 12 月）

青岛市卫生健康委员会

薄　涛	主任、市中医药管理局局长
赵宝玲	党组副书记（正局级）
张　华	党组副书记、副主任，市疾病预防控制中心党委书记（正局级）
杜维平	党组成员，市计划生育协会常务副会长（正局级）
赵国磊	党组成员、副主任，市中医药管理局专职副局长
隋振华	正局级领导干部
魏仁敏	二级巡视员
董新春	市计划生育协会专职副会长
王达友	市计划生育协会专职副会长
吕富杰	副局级领导干部

委属单位

名称	主要领导姓名、职务	
青岛市卫生健康委综合监督执法局	王　伟	局长
青岛市市立医院	杨九龙	党委书记
	管　军	院长
青岛中医医院（市海慈医院）	赵军绩	党委书记
	池一凡	院长
青岛市中心（肿瘤）医院	宋　岩	党委书记
	兰克涛	院长
青岛市第三人民医院	邢晓博	党委书记、院长
青岛市胸科医院	宋　岩	党委书记
	兰克涛	院长
青岛市第五人民医院	辛善栋	党委书记
	丁文龙	院长
青岛市第八人民医院	张红梅	党委书记
	温成泉	院长
青岛市第九人民医院	杨九龙	党委书记
	管　军	院长
青岛市胶州中心医院	邢立泉	党委副书记、副院长（主持工作）

（续表）

名称	主要领导姓名、职务	
青岛市妇女儿童医院	邢泉生	党委书记、院长
青岛市第六人民医院	刘振胜	党委副书记、副院长（主持党委、行政工作）
青岛市精神卫生中心	孙顺昌	党委书记
	王春霞	院长
青岛市口腔医院	王爱莹	党委书记
	王万春	院长
青岛市疾病预防控制中心	高汝钦	党委副书记、主任（副局级）
青岛市妇幼保健计划生育服务中心	江　威	主任
青岛市急救中心	董　夏	党支部书记（正处级）
	盛学岐	主任
青岛市中心血站	闫家安	党委书记
	逄淑涛	站长
山东省青岛卫生学校	王秋环	党委书记
	宋守正	校长
山东省青岛第二卫生学校	马桂莲	党委书记
	姜瑞涛	校长
青岛市卫生健康科技教育中心	王者令	主任
青岛市卫生健康人才综合服务中心	徐　建	主任
青岛市卫生健康发展研究中心	管　勇	副主任
青岛市公立医院经济管理中心	刘焕芳	副主任
青岛市干部保健服务中心	李慧凤	主任
青岛山大齐鲁医院	苏　华	党委书记
	焉传祝	院长

青岛市市南区卫生健康局

党组书记：尹　君
局　　长：于衍萍
党组成员、副局长：郑宝东、刘　洁、杨　光

青岛市市北区卫生健康局

党委书记、局长：徐美丽
党组成员、副局长、三级调研员：陈祥国
党组成员、副局长：安效忠、李　娟

副处级领导干部：董少远

二级调研员：李友良、杨仁庆

四级调研员：殷　龙、王雅郁

青岛市李沧区卫生健康局

党组书记、局长：李　蕾

党组成员、副局长：黄　磊、宫　伟、张红燕、刘继章

青岛市崂山区卫生健康局

党组书记、局长：王绍美

副　局　长：金善超、徐晓东

青岛市城阳区卫生健康局

党组书记、局长：韩锡宏

党组副书记：宋淑青

党组成员、副局长：江喜范、张明福、韩香萍、韩通极

党组成员：牛锡志、陈正杰、刘世友

二级调研员：孙开旬

副　局　长：于　芝

青岛西海岸新区卫生健康局

党组书记、局长：薛立群

副　局　长：张秀山、杨学军、安玉灵、周淳莉、徐　刚

青岛市即墨区卫生健康局

党组书记、局长：杨　岩

副　局　长：梅亦工、于朝晶、王　娟

胶州市卫生健康局

党组书记、局长：王寿鹏

副　局　长：刘汝芳

党组成员、副局长：卿　军

党组成员，市人民医院党委书记：张建顺

党组成员，市中医医院党委副书记、院长：刘晓丽

党组成员，市疾病预防控制中心党总支书记、主任：赵建磊

党组成员，市人民医院党委委员、副院长：侯湘波

副科级干部：杨维昂、吴淑芹

平度市卫生健康局

党组书记、局长:胡建光
党组成员、副局长:郑美英、郭源圣、邢德相
党组成员、计生协会专职副会长:王锡海
党组成员:吴　洲
党组成员、爱国卫生运动委员会办公室主任:姜　丽
副　局　长:郭雅丽、王景宏

莱西市卫生健康局

党组书记、局长:何贤德
党组成员,老龄工作服务中心主任:徐鹏程
党组成员:张代波
党组成员、副局长:田晓芳、姜　宇
党组成员:臧田华
党组成员、副局长:徐玉华
党组成员:李　宏

2020 年青岛市卫生健康工作大事记

1 月

1月2日，在青岛市卫生健康委、市中医药管理局的支持下，青岛市中医医院（市海慈医院）与中国中医科学院西苑医院正式签署战略合作协议。双方根据协议将全方位开展中医医疗、教研合作，协同发展。

1月9日，青岛西海岸新区、青岛大学附属医院、迈胜医疗集团三方合作框架协议签署仪式在府新大厦举行，市委副书记、市长孟凡利出席签约仪式，并会见迈胜医疗集团董事长、亚布力中国企业家论坛主席田源一行。根据协议，三方将充分发挥各自优势，在质子治疗及临床研究等方面开展全方位合作。

1月10日，中共中央、国务院在北京隆重举行国家科学技术奖励大会。青岛大学附属医院完成的"基于小儿肝胆胰计算机辅助手术系统研发、临床应用及产业化"项目，获得国家科技进步二等奖。该项目由青岛大学附属医院与青岛海信医疗设备股份有限公司、复旦大学附属儿科医院共同完成，项目成果在全国超过 100 家医院得到应用，完成手术达 6800 余例。

1月12日，青岛大学附属医院国际医疗中心奠基仪式在崂山院区举行，青岛市委常委、副市长薛庆国，青岛市人大常委会副主任、市总工会主席刘圣珍，青岛市政协副主席杨宏钧，青岛大学校长夏东伟，山东省卫生健康委员会副主任秦成勇，青岛市政府相关部门、区领导，部分国家驻青总领事馆、企业、协会、商会、医院负责人等参加奠基仪式。

1月15日，为落实健康中国行动，推进健康青岛建设，市政府办公厅印发《推进健康青岛行动实施方案》。

1月20日，自国家公布武汉市发生新型冠状病毒感染肺炎疫情后，青岛市全面加强预检分诊和发热门诊筛查诊疗工作，对收治的一名来自武汉的不明原因肺炎患者进行核酸检测，检测结果为阳性，确定为新型冠状病毒感染的肺炎疑似病例，将该病患送至定点医院隔离治疗，对密切接触人员实行医学观察。

1月21日，青岛市新型冠状病毒感染的肺炎疑似病例经中国疾病预防控制中心复核、国家卫生健康委诊断专家组确认为山东省青岛市首例输入性新型冠状病毒感染的肺炎确诊病例。

青岛市政府召开全市新型冠状病毒感染肺炎疫情防控工作电视电话会议，进一步部署全市疫情防控工作，要求各级各部门狠抓各项疫情防控措施的落地落实，维护广大人民群众生命健康安全，确保广大市民度过一个安定祥和的新春佳节。

1月25日，由青岛市市立医院医务人员组成的青岛市第一批援助湖北医疗队到达济南遥墙机场，与山东省其他医疗机构医疗队会合，奔赴湖北开展医疗援助。山东省委书记刘家义在机场为医疗队送行。

1月27日，青岛市政府就全市疫情防控工作召开新闻发布会。会上公布青岛市新型冠状病毒感染的肺炎确诊病例数以及纳入医学观察的密切接触者人数。青岛市卫生健康委员会介绍首例确诊病例救治情况及防疫措施。武汉疫情发生后，按照市委、市政府统一部署，全市广大卫生健康工作者紧急行动，全力投入疫情防控阻击战，各级组建疫情防控应急处置专业队伍，实行 24 小时应急备勤，加强实验室检测、流行病学调查、密切接触人员跟踪管理，确定 15

所定点医院,公开 33 个设有发热门诊的医疗机构名单,第一时间主动公开青岛市疫情信息,努力争取疫情防控主动权。

为积极防控新型冠状病毒感染的肺炎流行,增强群众自我防范意识,正确引导患者就医,减少交叉感染的风险,青岛市多家医院开通互联网服务。青岛市市立医院互联网新冠肺炎咨询门诊正式上线接诊,青岛大学附属医院互联网门诊开通"新型冠状病毒感染肺炎"免费咨询窗口。

省委常委、市委书记、市新型冠状病毒感染肺炎疫情防控指挥部总指挥王清宪到市南区、市北区、崂山区,深入社区、医院、商场,调研督导检查新型冠状病毒感染肺炎疫情防控工作和市场供应情况,慰问奋战在疫情防控一线的医护人员和干部职工。青岛市委常委、市委秘书长祝华,副市长栾新参加调研。

1 月 28 日,由青岛市中心医院医护人员组成的青岛市第二批援助湖北医疗队,踏上奔赴疫情防控主战场的征程。青岛市第二批援助湖北医疗队包括 3 名医生、9 名护士。

1 月 29 日,青岛市首例新型冠状病毒感染的肺炎确诊患者在青岛大学附属医院治愈出院。

1 月 30 日,由青岛思达心脏医院和青岛颐生健中西医结合骨伤医院医护人员组成的青岛市第三批援助湖北医疗队出发驰援武汉汉阳医院。

2 月

2 月 2 日,由青岛大学附属医院医护骨干组成的青岛市第四批援助湖北医疗队踏上征程,飞赴湖北。

2 月 9 日,由青岛市 6 家医疗机构的医务人员组建的山东省青岛市援鄂医疗队和青岛大学附属医院援鄂医疗队,从青岛流亭国际机场启程,奔赴湖北。省委常委、市委书记、市新型冠状病毒肺炎疫情防控指挥部总指挥王清宪到机场送行并讲话,市委副书记、市长、市新型冠状病毒肺炎疫情防控指挥部总指挥孟凡利为两支援鄂医疗队授旗。青岛市接到组派医疗队援助湖北应对新型冠状病毒肺炎通知后,连夜组建两支援鄂医疗队,各医疗队迅速完成梯队构建、人员选拔、物资准备等工作,连夜进行专项培训和组织动员。每支医疗队 132 人,除领队和联络员各 1 人外,还有 30 名临床医生、100 名护理人员。这是青岛市派出的第五批援助湖北医疗队。

2 月 16 日,山东省首例新型冠状病毒感染的肺炎危重患者在青岛大学附属医院治愈出院。

2 月 19 日,青岛市新冠肺炎疫情防控指挥部召开第 27 次工作例会,传达山东省有关通知要求,听取青岛市疫情防控工作各条战线工作情况汇报和专家意见建议,分析研判当前疫情防控形势,安排部署下一步工作。市委副书记、市长、市新冠肺炎疫情防控指挥部总指挥孟凡利主持会议并讲话。

2 月 21 日,青岛市一例新型冠状病毒感染的肺炎孕妇患者经专家团队精心救治,在青岛市妇女儿童医院治愈出院。

2 月 22 日,青岛市新冠肺炎疫情防控指挥部召开第 30 次工作例会,传达学习中共中央政治局会议精神,听取青岛市疫情防控工作各条战线情况汇报和专家意见建议,调度工作推进落实情况,安排部署下一步工作。省委常委、市委书记、市新冠肺炎疫情防控指挥部总指挥王清宪主持会议并讲话。

2 月 24 日,青岛市新冠肺炎疫情防控指挥部召开第 32 次工作例会,省委常委、市委书记、市新冠肺炎疫情防控指挥部总指挥王清宪强调,要在全面做好社区防控的同时,严防境外疫情输入,强化风险评估和口岸检疫,严格落实来青人员信息登记、体温检测和隔离留观等管控措施,主动做好外籍人员沟通解释和服务保障工作,坚决防止疫情输入扩散。

2 月 25 日,青岛市新冠肺炎疫情防控指挥部召开第 33 次工作例会,传达上级有关会议精神,听取青岛市疫情防控工作各条战线情况汇报和专家意见建议,认真分析疫情防控工作中的新情况、新问题,安排部署下一步工作。市委副书记、市长、市新冠肺炎疫情防控指挥部总指挥孟凡利主持会议并讲话。

2 月 27 日,青岛市新冠肺炎疫情防控指挥部召开第 35 次工作例会,传达中共中央政治局常务委员会会议、全省统筹推进新冠肺炎疫情防控和经济社会发展工作部署会议及有关文件精神,听取青岛市疫情防控工作各条战线情况汇报和专家意见建议,认真分析研判疫情防控形势,安排部署下一步工作。市委副书记、市长、市新冠肺炎疫情防控指挥部总指挥孟凡利主持会议并讲话。

新型冠状病毒感染的肺炎疫情发生以来,青岛市卫生健康委员会创新诊疗模式,联合青岛海信医疗设备股份有限公司,利用信息化手段,统一部署建设远程会诊视频系统。青岛市建立新型冠状病毒感染的肺炎医疗救治市级专家会诊制度,指导所有确诊病例及部分疑似病例进行规范化治疗,旨在通过医疗远程会诊系统的建设,实现市卫生健康委远程会诊指挥中心和青岛大学附属医院、青岛市市立医院、青岛市胸科医院、青岛市妇女儿童医院等 17 所救治医院 20 个院区之间、每家医院之间、每家医院的远程会诊中心及留观区、隔离病房之间的互联互通。

3 月

3月2日,青岛市唯一一例新型冠状病毒感染的肺炎婴幼儿在青岛市妇女儿童医院治愈出院。

3月12日,青岛市新冠肺炎疫情防控指挥部召开第 49 次工作例会,听取青岛市疫情防控工作各工作组情况汇报和专家意见建议,安排部署下一步工作。会议指出,近日青岛市发生一起输入病例和一起新增病例,表明疫情输入风险加大。各级各部门各单位要认真贯彻落实党中央和省、市的各项决策部署,坚决避免麻痹大意、松弛懈怠心理,持续做好"外防输入、内防扩散"的工作,全面梳理排查,堵塞工作漏洞,并根据疫情发展形势以及工作中存在的问题,借鉴外地经验,不断调整完善防控措施,在精细精准防控上下功夫,巩固扩大来之不易的抗疫成果。要进一步抓好社区(村)、重点部位、重点场所、重点人员疫情防控,加大对机场、火车站、汽车站、大型商超、办公楼宇等人员密集场所的督导检查、抽样检测力度,严防境外输入性风险和社区传播扩散风险。要主动回应群众关切,及时、准确公布相关信息。要通过加强宣传、组织发动、集中培训等方式,尽快提高山东省电子健康通行码的知晓率、普及率,抓好有关政策的落地落实,及时解决经济运行中面临的困难和问题,提高企业复工达产率,努力实现全年经济社会发展目标任务。青岛市委常委、副市长薛庆国主持会议并讲话,副市长栾新出席。

3月16日,青岛市新冠肺炎疫情防控指挥部召开第 53 次工作例会,传达上级有关文件精神,听取青岛市疫情防控各工作组情况汇报,安排部署下一步工作。会议指出,随着新冠肺炎疫情在全球多个国家的传播,青岛市疫情防控工作仍面临严峻复杂的形势,各级各部门各单位要时刻绷紧疫情防控这根弦,认真学习领会和贯彻落实习近平总书记重要讲话、重要指示精神,按照中央和省、市的部署要求,牢固树立"四个意识",坚定"四个自信",做到"两个维护",坚决克服麻痹思想、懈怠心理、松劲心态,坚决打赢疫情防控人民战争、总体战、阻击战。要进一步做好严防境外

疫情输入工作,坚持关口前移,强化远端管控,全面掌握由青岛口岸或经其他口岸来青的每一位入境人员的相关情况和活动轨迹,切实做到全覆盖,确保不漏一人,并严格落实各项防控措施。要继续做好社区(村)、各类人群集聚场所的防控工作,加强对特殊人群的关爱兜底工作。会议强调,要全面落实分区分级防控措施,放宽人员流动限制,助力企业复工复产。要全面贯彻落实中央和省、市有关推动企业复工达产的政策措施和省有关会议精神,既要抓好现有政策的落地落实,又要大胆改革创新,转变作风,真抓实干,奋力夺回疫情造成的损失。各级各部门要拧紧安全生产责任链条,压实企业主体责任、区(市)属地责任和部门监管责任,对排查出的安全隐患要立即整改,坚决守住安全生产底线,为统筹疫情防控和经济社会发展工作营造安全稳定的环境。青岛市委常委、副市长薛庆国主持会议并讲话,副市长栾新出席。

3月17日,青岛市新冠肺炎疫情防控指挥部召开防范境外疫情输入工作专题会议,听取青岛市有关工作情况汇报,研究部署下一步工作任务。省委常委、市委书记、市新冠肺炎疫情防控指挥部总指挥王清宪主持会议并讲话,市委副书记、市长、市新冠肺炎疫情防控指挥部总指挥孟凡利出席。会议指出,当前,新冠肺炎疫情在境外呈现快速扩散态势,青岛市境外疫情输入风险进一步加大,全市各级各部门各单位要深入贯彻落实习近平总书记重要讲话、重要指示精神,严格按照党中央、国务院和省委、省政府部署要求,不断完善各项防控措施,严密细致做好防范境外疫情输入工作。要不断细化优化工作流程,坚持关口前移,海关、边检、机场等部门进一步加强协调配合,确保各项工作举措落实落细。要全面周到地考虑各种情况,根据疫情防控形势的不断变化,进一步完善工作预案,调整优化与之相适应的组织体系、运行机制,保障防控的长效化,同时强化"青烟威"三地联防联控,提高协同作战能力。会议强调,要全面加强入境人员疫情防控工作,对来自所有国家和地区的入境人员一律实施 14 天集中隔离或居家隔离措施。要耐心细致做好入境人员隔离期间的服务保障工作,体现城市的温度。要做好北京口岸入境来青人员接送、转运、分流相关工作,转运过程中确保防护安全、交通安全。要按照国家和省的要求,做好对外援助和国际合作,在共同抗疫中深化国际友谊。青岛市委常委、副市长薛庆国,市委常委、秘书长祝华,市委常委、宣传部部长孙立杰,副市长栾新出席会议。

3月20日,青岛市新冠肺炎疫情防控指挥部召开第57次工作例会,传达省有关文件精神,听取青岛市疫情防控各工作组情况汇报,安排部署下一步工作任务。副市长、市新冠肺炎疫情防控指挥部副总指挥栾新主持会议并讲话。会议指出,全市疫情防控积极向好的态势在不断拓展,但境外疫情呈现扩散蔓延态势,境外疫情输入风险还在加大,疫情防控这根弦绝不能放松,不获全胜绝不轻言成功。全市各级各部门各单位要不折不扣地贯彻落实好党中央、国务院决策部署和省委、省政府工作要求,坚决克服懈怠侥幸心理,继续把防境外疫情输入作为防控工作的"主战场",抓实抓细各项防控措施,落实好入境人员提前申报登记制度,严格按照规定对所有入境人员实行集中隔离,对正在居家隔离人员加强管控,确保不出纰漏。要保证集中隔离点的建筑安全、消防安全、特种设备安全、卫生健康安全和饮食安全,对隔离人员做好服务保障和关心关爱工作,保证各项工作规范有序。会议强调,要持续加大工作力度,切实统筹好疫情防控和经济社会发展工作,做到两手抓、两手都要硬。要下更大的力气抓好经济运行,确保各项政策措施落实落地,并适时出台激发市场活力的政策措施,尽快全面恢复正常的生产生活秩序,最大限度地降低疫情对经济发展的影响。要进一步强化安全意识,落实安全生产责任,突出抓好森林防火工作,坚决守住安全生产底线,坚决杜绝重特大事故发生,为统筹疫情防控和经济社会发展工作营造安全稳定的环境。

3月21日,青岛市20名援助湖北医疗队成员在圆满完成黄冈大别山区域医疗中心支援任务后,正式撤离。首批返程的20名成员中,包括青岛市第一批援助湖北医疗队8人和第二批援助湖北医疗队12人。这两批援助医疗队跟随山东省援助湖北医疗队在黄冈参与救治新型冠状病毒感染的肺炎患者411人,其中重症、危重症92人。

3月26日,由非公立医疗机构医务人员组建的青岛市第三批援助湖北医疗队的9名成员顺利返回青岛,开始为期14天的隔离休整,成为首批返回青岛的援助湖北医疗队。

3月30日,青岛市第四批援助湖北医疗队10人圆满完成救援任务,正式撤离。第四批10名队员跟随山东省第三批援助湖北医疗队接管的隔离病区参与救治新型冠状病毒感染的肺炎患者96人,其中重症77人、危重症19人。

3月30日,中共青岛市委宣传部授予青岛市抗击新冠肺炎疫情医务人员群体"青岛楷模"称号。

3月31日,青岛市第五批援助湖北医疗队264人圆满完成各项任务,从武汉乘机返回青岛。省委常委、市委书记王清宪,市委副书记、市长孟凡利到机场迎接,代表市委、市政府和全市人民向医疗队表示崇高敬意和衷心感谢。第五批援助湖北医疗队整建制接管华中科技大学同济医学院附属同济医院(光谷院区)E1病区的两个重症病区,经过51天的日夜奋战,圆满完成各项医疗救治任务,累计救治新型冠状病毒感染的肺炎患者201人。

4 月

4月1日,青岛市部署开展主题为"防疫有我,爱卫同行"的第32个全国爱国卫生月活动。

青岛市无偿献血者"三免政策"开始实施,全市顺利启动"无偿献血荣誉卡"办理业务。

4月5日,青岛市第一批、第二批20名援助湖北医疗队结束14天的隔离休整,平安返回青岛。市卫生健康委、市市立医院和市中心医院代表,以及援助湖北医疗队成员家属参加欢迎仪式。

4月11日,全市卫生健康工作暨党的建设工作会议召开。会议以习近平新时代中国特色社会主义思想为指导,全面贯彻党的十九大和十九届二中、三中、四中全会精神,深入贯彻落实习近平总书记关于统筹推进疫情防控和经济社会发展工作的重要指示精神,总结2019年卫生健康工作和党建工作,安排部署2020年重点任务。市政府副市长栾新作出批示,市卫生健康委主任、党组书记隋振华作工作报告。会议以视频形式召开,各区(市)、西海岸新区卫生健康局,委属各单位,驻青医疗机构设分会场,部分区(市)和单位在会上作交流发言。

4月15日,由青岛市抗癌协会主办,青岛市中心医院、青岛市肿瘤医院和青岛市癌症中心承办的第26届"全国肿瘤防治宣传周"青岛专题活动在青岛市中心(肿瘤)医院启动。

青岛市第五批援助湖北医疗队的264名医护人员结束为期14天的隔离休整,与同事、家人欢聚团圆。第五批援助湖北医疗队包括来自青岛大学附属医院、青岛市市立医院、青岛市中医医院(市海慈医院)、青岛市胶州中心医院、青岛市第八人民医院、青岛市第六人民医院等6家公立医院的263名医务人员和青岛盈海综合门诊部的1名医务人员。

4月23日,青岛市副市长栾新一行到市妇女儿童医院督导检查新冠肺炎疫情防控工作,市卫生健康委、市北区政府、市北区卫生健康局等相关单位领导陪同检查。

4月25日,青岛市启动《职业病防治法》宣传周活动,青岛市卫生健康委员会在乾程工业园举行《职业病防治法》宣传周现场宣传活动启动仪式。

4月27日,青岛市新冠肺炎疫情防控指挥部办公室印发通知,加强新型冠状病毒检测工作。

4月29日,为适应常态化疫情防控工作要求,不断查补短板漏洞,近期市新冠肺炎疫情防控指挥部疫情防治组组成5个监督检查工作组,成员包括院感专家、护理专家、援鄂医务人员、疾控专家和监督执法人员等40余人,按照属地化管理和"谁审批、谁负责、谁监管"的原则,对全市各级各类医疗机构、集中隔离点等重点人群聚集场所开展拉网式排查和监督检查。

4月,青岛市出台《关于促进3岁以下婴幼儿照护服务发展的实施意见》《关于印发青岛市3岁以下婴幼儿照护服务机构登记和备案办法(试行)的通知》。

5 月

5月1日,青岛市卫生健康委领导一行到青岛大学附属医院西海岸院区、青岛西海岸新区中医医院、青岛市疾病预防控制中心,看望慰问奋战在新冠肺炎疫情救治一线的医务人员并督查疫情防控工作。

5月12日,青岛市"5·12"国际护士节庆祝大会在山东省青岛卫生学校召开。会上,2020年第一季度"青岛好医生、青岛好护士"评选结果揭晓。对2020年"中华护理学会杰出护理工作者"、"山东最美护士"、"山东优秀护士"及青岛市"最美白衣天使"等获奖人员进行表彰。获奖代表在大会上发言。

5月19日,青岛大学附属青岛市第三人民医院挂牌仪式在青岛市第三人民医院举行。

5月25日,青岛市妇女儿童医院顺利通过山东省卫生健康委产前诊断现场校验。

5月26日,青岛市新冠肺炎疫情防控指挥部办公室印发《关于进一步强化社区和公共场所常态化疫情防控措施的通知》,对严格落实疫情防控责任、落实人员查验、加强公共环境管理、做好个人防护和客流量控制以及及时开展督导检查等方面的工作进行部署。

由青岛市市立医院5名医疗、管理骨干组成的援助贵州医疗队启程,奔赴安顺市人民医院开展为期三个月至一年的对口帮扶工作。

为深入贯彻落实习近平总书记关于统筹推进疫情防控和经济社会发展工作的一系列重要讲话精神,青岛市卫生健康委以视频会议形式召开"提高协同性"专题"三述"交流研讨会。

6 月

6月1日,青岛市首家肿瘤营养门诊——青岛市中心医院肿瘤营养门诊开诊。

6月2日,由青岛市卫生健康委联合《半岛都市报》主办的"健康知识进农村"活动在西海岸新区六汪镇大沟村举行。

6月4日,青岛市卫生健康委员会调研组一行赴莱西调研公共卫生体系建设和健康扶贫工作落实情况。先后到莱西市疾病控制中心、人民医院、水集中心卫生院、宏远健康颐养中心等地,现场查看各医院预约门诊服务、预检分诊流程、发热门诊、发热哨点诊室设置、院内感染防控、核酸检测能力、医养结合等情况,详细了解常态化疫情防控工作措施、公共卫生体系建设和发展等情况。

6月10日,青岛市首批113个发热哨点诊室投入使用。其中市南区4个、市北区12个、崂山区4个、城阳区2个、李沧区10个、西海岸新区25个、即墨区2个、胶州市17个、平度市26个、莱西市11个。

6月17日,2020年青岛市健康科普大赛全面启动,此次科普大赛由青岛市卫生健康委员会主办,青岛市疾病预防控制中心、青岛市医学会科学普及专科分会协办。

6月19日,健康中国行动青岛推进委员会印发《健康青岛行动(2020—2022年)》,标志着健康中国行动在青岛全面启动。

6月28日,青岛市第六批援藏医疗队在西藏日喀则市桑珠孜区人民医院创新开展人才培养活动,青岛市市立医院副院长李永春通过远程会诊系统给桑珠孜区人民医院医生授课。

6月29日,青岛市卫生健康委员会调研组一行到市妇女儿童医院实地查看感染楼发热门诊、隔离病房、急诊科、核酸采样点、PCR实验室等区域,详细调研医院核酸检测能力、预检分诊等常态化疫情防控措施及日常诊疗工作开展情况,听取医院关于互联网医院及信息化建设等方面的汇报。

6 月 30 日,为进一步加强全市医疗机构医院感染管理工作,普及新冠肺炎医院感染防控知识,提升医院感染防控技能水平,由青岛市卫生健康委、市总工会、团市委、市妇联联合主办,青岛市第六人民医院承办的青岛市第八届"健康杯"医院感染技能大赛在市疾病预防控制中心举办。

7 月

7 月 1 日,青岛市副市长栾新率队到贵州省安顺市考察调研对口帮扶合作工作并召开座谈会。安顺市委常委、副市长高嵘主持会议,副市长周丽莉、市政协副主席刘飞参加会议。座谈会上,青岛市卫生健康委员会与安顺市卫生健康局围绕东西部健康扶贫协作进行沟通交流,就共同关注的问题进行探讨。

7 月 2 日,为确保 2019—2020 年度国家重大慢性病防治项目顺利开展,青岛市疾病预防控制中心相关项目负责人对项目点胶州市心血管病高危人群早期筛查与综合干预项目、全国伤害监测项目及住院伤害监测项目开展情况进行业务督导。

7 月 10 日,青岛市人大常委会副主任、市总工会主席刘圣珍,市人大教科文卫委员会副主任委员鲍洪义等一行 7 人视察青岛市公共卫生应急体系建设情况并召开座谈会。市卫生健康委领导陪同视察。视察中,刘圣珍一行实地查看市公共卫生中心项目建设现场,了解项目建设进展情况,并考察市疾控中心微生物检验实验室和疫情防控组,看望慰问新冠肺炎疫情防控一线工作人员,了解流调工作和新冠病毒检测工作情况。

7 月 15 日,青岛市政府副市长栾新、市政府副秘书长于冬泉等一行调研青岛市妇女儿童医院国际部。栾新一行实地查看青岛市妇女儿童医院国际部儿保科、产康中心、儿外科病房、LDR 病房等区域,了解入院筛查、预检分诊等常态化疫情防控措施及国际部门诊部、住院部运行情况,听取国际部开业两年来的发展成果及铁山路院区建设发展规划的汇报,对医院提供人性化服务、满足患者个性化需求等工作给予充分肯定,并要求进一步规范、加强妇儿诊疗工作,做强做精做细妇儿医疗服务。

7 月 16 日,为落实山东省委、省政府加快胶东经济圈一体化发展部署,青岛市卫生健康委、潍坊市卫生健康委在潍坊共同签订《青岛—潍坊卫生健康领域合作框架协议》。

7 月 26 日,青岛市妇女儿童医院西海岸院区举行奠基开工仪式。院区位于西海岸新区珠山南路与世纪大道交叉口东南处,占地面积约 7.2 万平方米,总投资约 25 亿元,规划建筑面积 26 万平方米,设计总床位 1060 张。

7 月 28 日,青岛市政府新闻办召开健康青岛行动新闻发布会,发布会现场,市政府副秘书长于冬泉主要从三个方面介绍"健康青岛"行动。市卫生健康委、市教育局、市体育局现场回答记者提问。

8 月

8 月 7 日,胶东经济圈卫生健康一体化发展联席会议在青岛市市级机关会议中心召开,青岛、烟台、威海、潍坊、日照五市卫生健康委签署《胶东经济圈卫生健康一体化发展合作框架协议》。青岛市副市长栾新出席会议并致辞。

8 月 13 日—14 日,山东省卫生健康委党组书记、主任袭燕一行到青岛市调研新冠肺炎疫情防控工作。青岛市政府副秘书长于冬泉、市卫生健康委主要领导等陪同调研。调研组到青岛市妇女儿童医院进行考察座谈,在青岛大学附属医院健康管理中心实地考察中心常态化疫情防控措施落实及业务工作开展情况,到青岛市疫情防控指挥部机场工作组考察机场工作组统筹做好国际入境航班和国内重点疫区疫情防控工作情况,在城阳区人民医院对医院发热门诊建设、患者就诊流程、核酸检测能力等情况进行考察。袭燕对青岛市疫情防控工作给予肯定,并强调要充分认识疫情防控形势的严峻性和复杂性,认真贯彻国家部署和省委、省政府要求,科学研判,提前部署,精准布控,进一步规范设置发热门诊,提高核酸检测能力,严格集中隔离管理措施,切实做到"外防输入,内防反弹"。

8 月 18 日,青岛市公共卫生临床中心项目开工仪式在青岛高新区举行。青岛市政府副市长栾新、山东省卫生健康委二级巡视员张韬出席,青岛市政府副秘书长于冬泉主持开工仪式。为进一步补齐全省公共卫生短板,提高公共卫生应急医疗救治和应对突发重大传染病防控能力,省委、省政府决定建设山东省公共卫生临床中心,并在青岛和菏泽设立分中心。青岛市公共卫生临床中心作为省公共卫生临床中心青岛分中心,是山东省完善平战结合、科学高效的重大疫情防控体制机制的重大举措,是构建体系健全、功能完善的公共卫生体系中的关键一环,对全省、全市应对突发重大公共卫生事件能力的提高具有重要意义。青岛市公共卫生临床中心项目选址高新区,占地面积约12万平方米,投资估算15.8亿元,建设内容主要包括综合医院门诊医技楼、综合医院住院楼、感染性疾病病区等,总建筑面积16.7万平方米,设置停车位1558个,设计床位1000张。

主题为"弘扬抗疫精神,护佑人民健康"的青岛市2020年"中国医师节"庆祝大会在青岛市市立医院召开,市政府副市长栾新出席会议并讲话,市政府副秘书长于冬泉主持会议,市卫生健康委通报受表扬医师名单。

8月26—27日,山东省疾病预防控制中心疫苗临床观察所所长王连森、科研教育培训部主任丁淑军一行对青岛市疫苗临床试验现场资格开展考核评估。

8月28日,山东省妇幼保健机构暨医院管理工作研讨会在青岛市妇女儿童医院召开。

9 月

9月8日,全国抗击新冠肺炎疫情表彰大会在北京人民大会堂隆重举行。青岛市市立医院副院长、青岛市第五批援助湖北医疗队二队领队李永春荣获全国抗击新冠肺炎疫情先进个人,并在北京人民大会堂颁奖现场领奖。青岛市援助湖北医疗队的事迹先后被《央视新闻》《人民日报》、人民网、湖北卫视、《健康报》等多家权威媒体报道。武汉市总工会授予36个集体"武汉市工人先锋号"的荣誉称号,李永春带队的青岛医疗队位列其中,这也是山东援助湖北医疗队中唯一受表彰的队伍。李永春带领的援助湖北医疗队接诊病人104名,其中重症84人,危重症12人,创造患者零死亡、零插管、队员零感染的"青岛奇迹"。

9月12日,为加强出生缺陷防治宣传教育,青岛市启动预防出生缺陷系列宣传活动。

9月15日,"青岛市肺癌一体化诊疗中心全市模式暨肺癌筛查防治公益行动"项目在青岛市中心医院正式启动。此次筛查项目由中华社会救助基金会发起,青岛市中心医院牵头,旨在推动完善青岛的肺癌早筛体系。

9月18日,青岛市卫生健康委召开新闻发布会,公布青岛市首次口腔健康流行病学调查相关情况。青岛市首次口腔健康流行病学调查项目由青岛市口腔医院、青岛市疾控中心牵头,青岛市口腔医院具体实施。项目严格按照全国口腔健康流行病学调查标准进行,历时7个月,涵盖10个区(市)90个调查点,对3岁、5岁、12岁、15岁、35~44岁以及65~74岁六个年龄段人群进行调查。

9月21日,由世界华人医师协会、中国医师协会、青岛市政府主办,青岛市卫生健康委、市科技局、市北区政府、百洋医药集团共同承办的2020世界华人医师年会暨抗击新冠肺炎互联网医疗论坛在青岛香格里拉大酒店开幕。第十二届全国政协副主席李海峰,国家卫生健康委党组成员、全国老龄办常务副主任、中国老龄协会会长王建军,世界华人医师协会终身荣誉会长、中国医师协会原会长张雁灵,中国工程院院士廖万清,中国工程院院士董家鸿,中国科学院院士樊嘉,市委副书记王鲁明出席开幕式。世界卫生组织荣誉总干事、清华大学万科公共卫生与健康学院院长陈冯富珍通过网络连线方式发表视频致辞。开幕式上颁发第三届"世界杰出华人医师霍英东奖",重点表彰奖励在新冠肺炎疫情防控工作中具有突出贡献的华人医师。国家创伤医学中心科研成果转化基地在开幕式上正式揭牌并落户青岛。国家卫生健康委医政医管局、山东省卫生健康委有关负责人,青岛市政府领导栾新、卞建平和有关区(市)、部门负责人参加开幕式。

9月24日,由山东省卫生健康委主办,青岛市卫生健康委和市妇女儿童医院承办的"山东省妇幼保健机构建设暨妇幼健康工作现场推进会"在青岛召开。省卫生健康委党组书记、主任袭燕作重要讲话,青岛市政府副市长栾新出席会议并致辞,省卫生健康委党组成员、副主任秦成勇主持会议。会上,袭燕总结近年来山东省妇幼保健机构建设工作成绩,交流经验,分析形势,并部署下一步妇幼健康工作任务。青岛市卫生健康委、山东省妇幼保健院、聊城市东昌府区妇幼保健院、青岛妇女儿童医院分别进行经验交流。会议专设现场观摩环节。

青岛市首个"多发性骨髓瘤诊疗中心"揭牌仪式在青岛市市立医院举行。北京大学人民医院路瑾教授等业界多位专家出席揭牌仪式。

9月25日—27日,中国合格评定国家认可委员会(CNAS)专家组一行3人对青岛市中心血站进行第二次ISO15189医学实验室认可复评审。经过评审,评审组专家认为,青岛市中心血站实验室质量管理体系运行情况良好,质量体系和技术能力满足

CNAS 认可要求,同意向 CNAS 推荐维持认可。

9 月 26 日,青岛市在对青岛港大港公司"应检尽检"人员进行定期例行检测时,发现 2 例新型冠状病毒感染肺炎无症状感染者。青岛市卫生健康委立即组织市、区两级疾控中心开展流行病学调查,密切接触者的追踪排查、病毒溯源、采样及核酸检测。全市排查到密切接触者 209 人,全部实行集中隔离观察,血清抗体检测结果均为阴性,其中 147 人完成第二轮核酸检测、62 人完成首轮核酸检测,核酸检测结果均为阴性;排查到密切接触者的密切接触者 232 人,全部实行集中隔离观察,核酸检测结果均为阴性;一般接触者、社区排查人群及相关从业人员 151089 人,完成核酸检测 139658 份,结果全部为阴性;采集冷链产品和环境样本 26589 份,完成核酸检测 21271 份,仅在封存的该批进口冷链产品采集的 1440 份样本中检出阳性 51 份。2 名无症状感染者在定点医院进行隔离观察,身体状况稳定,CT 检查未发现临床症状,IgM 血清抗体检测结果阴性,属早期感染。

按照山东省统一部署,青岛市持续对 14 类重点人员实行"应检尽检"核酸检测,其中医疗卫生机构、口岸检疫、冷链食品等相关行业从业人员每 14 天检测 1 次。开展的三轮"应检尽检"定期检测累计检测重点人群 57.31 万人次,此次 2 名无症状感染者就是在对青岛港大港公司"应检尽检"人员进行定期例行检测时发现的。

青岛市政府新闻办召开发布会,青岛市卫生健康委员会党组成员、副主任,青岛市中医药管理局专职副局长赵国磊,青岛市疾病预防控制中心副主任张华强就青岛市近期疫情防控工作情况进行通报,并回答记者提问。

9 月 26—27 日,由山东省卫生健康委和山东省总工会主办,山东省癌症中心、山东省肿瘤医院承办的全省重点癌症筛查及诊断技能竞赛省级决赛在济南举办。青岛市代表队以理论成绩全省第一名、总成绩全省第二名获得团体二等奖。

9 月 28 日,青岛市人民政府、清华大学共建青岛西海岸新区医院开工奠基,项目正式进入建设实施阶段。这是青岛市和清华大学贯彻落实《"健康中国 2030"规划纲要》的具体实践,也是一项重大民生实事工程,将打造清华大学中国北方医疗中心。该项目总投资约 45 亿元,于 2019 年 10 月 27 日签约落户西海岸新区海洋活力区,由青岛市政府和清华大学合作共建,美国 HDR 公司为设计单位,青岛西海岸新区承建,融创中国全资代建。该项目创新"一址两院"运营管理模式,将在青岛西海岸新区建设包括一个市级三级公立医院和一个国际医院,重点设置肝胆胰中心、消化中心、妇儿中心、心脏中心、神经心理中心、肿瘤中心、急救创伤中心"七大中心",按照公益性与社会化统筹、医教研统筹、医疗预防康养统筹"三个统筹"战略,建设国家级区域医疗中心,引领健康中国新模式。

10 月

10 月 3 日,青岛市卫生健康委在市疾病预防控制中心召开加强进口冷链食品疫情防控专家讨论会。专家组从强化进口冷链食品风险防控、加大进口冷链货物摸排力度、加大进口冷链食品相关从业人员核酸检测力度和规范进口冷链食品消毒处置措施等四个方面提出具体意见和建议,落实全链条管理,做到全要素管控。

10 月 9 日,青岛市人民政府与青岛大学共建青岛大学青岛医学院签约仪式在市级机关会议中心举行。省委常委、市委书记王清宪,青岛大学党委书记胡金焱出席签约仪式并共同为青岛大学青岛医学院揭牌。根据合作协议,双方将充分发挥青岛大学学科、医疗、人才及科研优势,整合青岛医学医疗资源,探索建立市校共建共管的医教研一体化发展模式,进一步强化在临床、教学科研、学科建设、成果转化等方面的合作,共同推动一流医学学科和一流医院建设,不断提升青岛及胶东半岛医药卫生与健康水平,助力青岛创建国家区域医疗中心、打造长江以北地区一流医疗中心城市。签约仪式上,副市长栾新与青岛大学校长夏东伟签署《青岛市人民政府与青岛大学共建"青岛大学青岛医学院"战略合作协议》,青岛市市立医院、青岛市中医医院(市海慈医院)、青岛市中心医院、青岛市第三人民医院、青岛市妇女儿童医院、青岛市口腔医院和青岛开泰耳鼻喉头颈外科医院等 7 所医院分别与青岛大学医学部签约,正式纳入青岛大学直属附属医院管理体系。市领导祝华出席签约仪式,栾新、夏东伟分别讲话,青岛大学附属青岛市妇女儿童医院院长邢泉生发言。市直有关部门负责人,青岛大学和相关医疗机构负责人参加签约仪式。

10 月 17 日,国家卫生健康委副主任于学军、疾控局一级巡视员雷正龙,国务院办公厅秘书三局一级巡视员王政敏一行先后到青岛市中心血站、青岛市妇女儿童医院调研疫情防控和采供血有关工作。省卫生健康委党组副书记、省疾控中心党委书记马立新，青岛市副市长栾新，市南区委书记赵燕、区长高健，市北区委书记张新竹、区长张永国，市卫生健康委党组副书记赵宝玲等陪同。国家卫生健康委办公厅委主任办秘书高勇，医政医管局医疗资源处处长王毅，国务院办公厅秘书三局三级调研员朱一彬一同参与调研。督导组一行实地参观青岛市中心血站重点业务部门和窗口部门，了解采供血业务流程和疫情防控常态化形势下采供血业务的开展情况。到市妇女儿童医院感染楼详细了解发热门诊及隔离病房建设、"三区两通道"设置、接诊流程及应急处置能力等情况，到预检分诊处、门诊大厅及病房楼等区域，实地考察常态化疫情防控措施落实及业务发展情况。座谈会上，督导组听取医院关于新冠肺炎疫情防控工作以及探索富有妇幼健康特色的高质量发展模式情况汇报。

10月20日，全市卫生健康系统集中开展疫情防控"大讨论，大排查，大整改"活动动员部署会在市级机关会议中心召开。会议学习中央领导关于青岛疫情处置工作的系列重要批示精神，传达省、市疫情处置工作指挥部全体会议精神，就青岛市疫情防控工作中存在的问题进行认真分析，要求各单位坚持问题导向、底线思维，扎扎实实开展"大讨论、大排查、大整改"活动，找问题、补短板。

10月28日，由青岛西海岸新区管委与青岛大学附属医院合作共建的青岛西海岸肿瘤医院开工奠基，项目正式进入建设实施阶段。该项目为政府举办非营利性公立医疗机构，由青岛西海岸医疗健康发展有限公司承建，总投资约23亿元，规划建设三级甲等专科医院，设计总床位1000张。规划总建筑面积16.6万平方米。

11 月

11月3日，为全面做好常态化疫情防控和秋冬季疫情防控工作，提升全市新冠肺炎疫情防控心理危机干预水平，进一步做好青岛市社会心理服务体系国家试点工作，由青岛市卫生健康委员会主办，市精神卫生中心承办的青岛市新冠肺炎疫情防控心理危机干预技能专项培训班开班。

11月18日，青岛市卫生健康委组织开展对口联系活动。市卫生健康委邀请民建、民盟、民革、九三学社、致公党、农工民主党、民主促进会等民主党派市委秘书长，无党派人士代表和市委统战部一处、市政府办公厅议案处负责人视察市疾病预防控制中心并召开座谈会，市委统战部一级巡视员王振海、市卫生健康委党组副书记赵宝玲陪同参加有关活动。

国家中医药管理局党组成员、副局长孙达一行，以中医药传承创新发展和中医药"走出去"等为主题到青岛调研指导工作。

11月23日，青岛市卫生健康委举办全市安宁疗护知识讲座暨试点工作部署会。青岛市计划生育协会专职副会长董新春出席会议并讲话，市卫生健康委老龄健康处处长卢成梁主持会议，上海中医药大学公共健康学院副研究员荆丽梅、聊城市人民医院宁养院院长高杰分别就安宁疗护国内外经验和发展、居家安宁疗护实践经验作报告。各区（市）卫生健康局分管领导、科室负责人，委属医院、驻青医疗机构分管领导，各区（市）开展安宁疗护工作的医疗机构分管领导和相关医护人员近百人参会。

青岛市卫生健康委联合市发展改革委等四部门印发《青岛市安宁疗护试点工作实施方案》，探索以市级安宁疗护技术指导中心为引领、区（市）级安宁疗护中心或病区为支撑、社区卫生服务中心（站、镇卫生院）和护理院、医养结合机构等开展安宁疗护服务为主体，构建安宁疗护服务网络，推动建立起主体多元、功能健全、模式多样、服务规范的安宁疗护服务体系。

11月25日，青岛市副市长栾新以"聚力改革 守正创新 推动中医药高质量发展"为题，代表青岛市在全省中医药大会上发言。青岛市"全省中医药杰出贡献奖"代表吉中强、郑心在济南主会场参会。

11月27日，青岛市委副书记、市政府党组书记赵豪志到青岛市疾病预防控制中心调研青岛市常态化疫情防控工作有关情况，并主持召开疫情防控工作座谈会。调研中，赵豪志详细了解市疾控中心建设规划及核酸检测能力、流调溯源、信息发布等情况，与专家探讨常态化疫情防控具体问题，并在座谈会上强调，全市各级各部门要高度重视冬春季常态化疫情防控，坚决贯彻落实习近平总书记重要讲话、重要指示批示精神，按照党中央、国务院决策部署和省委、省政府工作安排，把疫情防控作为当前工作的重中之重，再接再厉持续抓细抓实各项防控措施，不断巩固来之不易的防控成果，为全市经济社会持续健康发展营造安全稳定环境。

12 月

12 月 11 日，山东省政府新闻办召开新闻发布会，介绍青岛胶州新冠肺炎无症状感染者疫情流调溯源情况。此次疫情的传播链和证据链清晰完整，是一起被新冠病毒污染的冷链产品引发的感染，排除社区传播的可能。

12 月 14 日，国家卫生健康委员会、全国老龄工作委员会办公室联合发布《关于表彰 2020 年全国"敬老文明号"和全国"敬老爱老助老模范人物"的决定》。青岛市市立医院东院门诊导医组获 2020 年全国"敬老文明号"荣誉称号。

工 作 进 展

新型冠状病毒肺炎防控救治工作

防控救治组织体系

2020年,湖北武汉出现不明原因肺炎后,青岛市卫生健康委员会党组立即研究部署,第一时间成立防控工作领导小组和工作机构,第一时间形成风险研判信息专报,第一时间制订防控工作方案预案,第一时间做好药品器械、试剂设备等应急物资储备以及培训演练等准备;各区(市)及时入手,提前谋划,做好各项准备工作,为打好疫情主动仗奠定基础。建立高效运行机制,每天召开视频调度会议,紧跟上级工作要求,研究部署疫情防控工作,对全系统各层面、各环节、各链条防控工作作出系统、全面、具体部署;通过明察暗访、督导、调研等方式,下沉到防控一线,查找社区、医疗机构发热门诊、定点医院留观隔离病房、精神卫生医疗机构、医养结合养老机构等特殊场所的薄弱环节,督促整改落实。坚持公开、透明原则,第一时间发布全省首例新冠肺炎疑似病例、确诊病例、死亡病例,准确、及时、全面公布疫情,杜绝任何缓报、瞒报、漏报。

疫情监测报告体系

新冠肺炎疫情发生以来,全市各级疾病预防控制中心听从指挥、连续作战,全力以赴筑牢疫情防控安全屏障。一是抓好精准流调。在疫情初期203名流调队员基础上,整合各级疾控力量形成80支流调分队、11支骨干力量,实现跨区(市)快速调度。运用大数据技术分析不同场景、各类人员时空轨迹,快速锁定风险人员,累计出动流调力量4.3万人次,处置疫情193起,其中聚集性疫情16起,发送协查函1300余期,努力阻断疫情蔓延。二是抓好检测能力。以更高负荷、更快溯源为导向,全方位提升实验室检测"硬实力"。对全省首个病例、首个输入性病例进行实验室检测确诊,在全省率先运用病毒全基因组测序技术指导流调溯源,疾控系统日检测能力由疫情初期的200人份增至4.96万人份(单管),混样检测(10混1)达49.6万人份,完成人源、物源样本137万余份。各级财政共投入1.2亿元,建成国家公共检测实验室等固定PCR实验室15个,移动P2+实验室正式投入使用。三是抓好严格消杀。指导冷链集中监管仓等重点场所、重点人群做好环境消杀和个人防护,开展应急消毒1000余次,指导重点区域消杀279万平方米。强化"人物同防",积极配合国家、省疾病预防控制中心完成低温消毒技术试点工作,开展冷链、非冷链货物消毒效果评价。四是抓好疫情处置。一旦发现阳性检测病例,各级疾病预防控制中心快速反应,缜密流调、精准溯源,做到2小时抵达现场、4小时完成核心流调、24小时完成报告,将青岛市聚集性疫情全部控制在一个潜伏期内,未造成社区传播,更未造成病例输出,形成疫情处置"发现早、处置快、研判准、信息实"的青岛特色。特别是大港疫情处置成为全国冷冻食品行业相关疫情常态化防控典范,协助中国疾病预防控制中心在国际上首次从冷链食品外包装上发现活病毒,为WHO疫情溯源和全国防控策略调整提供重要科学依据。五是做好科学研判。密切关注国内外疫情态势,发布疫情研判183期,为全市不同阶段防控策略调整提供精准建议。开展青岛国际啤酒节等重要活动风险评估70余次,助力疫情防控和经济社会统筹发展。六是做好市区联动。设立市、区联动组,向10区(市)派驻38人,同吃同住同防控,全面指导集中隔离点、学校、企业等各类重点场所防控工作,发现问题就地解决。

医疗救治体系

落实"四集中"原则,集中实力最强的医院、最好的专家、最优秀的医护人员、性能最好的生命支持设备,坚持医疗与护理相结合、医疗与管理相结合、中西医相结合,多学科联合,省、市级专家驻点保障,"一人一案"优化诊疗方案,提升救治能力,并及时总结推广成功经验。

统筹全市医疗资源,明确定点医院和发热门诊。建立包括1所市级定点医院、1所市级备用医院、5所区(市)级备用医院和43家(44个院区)发热门诊、6家入境人员专用发热门诊、184个基层发热哨点诊室在内的医疗救治网络,连同全市院前急救网络和采供血网络,构成应对新冠肺炎的医疗救治体系,有力保障青岛市新冠肺炎患者收治、驰援湖北武汉等地、防止境外疫情输入等任务。截至2020年11月14日,青岛市收治确诊病例131例,治愈出院130例;转运发热病人6863人次,使用负压车转运1855人次。

组建专家团队,合理调配医疗救治力量。先后组建26个市、区(市)和医院三级救治专家组、24名市级院感专家、68个应急医疗梯队和若干点对点帮扶小组,做好援助湖北、支援青岛市集中收治定点医院和包机入境的准备工作。紧急申请财政支持,联合青岛海信医疗设备股份有限公司,为17家医院的20个院区统一部署建设远程会诊视频系统,提高诊疗效率,防范医源性感染风险。组建35个心理干预专家组,开通23条免费心理援助热线,打好心理防疫战。积极推进互联网诊疗服务,通过线上线下双渠道,全力开展抗疫工作。

救治工作

推进预检分诊、发热门诊标准化建设工作。印发

《关于进一步加强发热患者接诊服务工作的通知》等文件,进一步规范各医疗机构的发热门诊工作,严格落实预检分诊制度,完善发热患者隔离处置流程,杜绝漏诊和机构内交叉感染。印发《关于加强新冠肺炎疫情防控期间机构建设及病人收治工作的通知》《关于进一步加强预检分诊和院感防控工作的紧急通知》,全市各级各类医疗机构在落实对所有来院人员进行"一看一测一查一问"的基础上,进一步加强预检分诊力量,将专科医生或经过专门培训的医生、高年资护士充实到预检分诊一线,实现对发热患者筛查的关口前移。积极推广"互联网＋医疗健康"服务,疫情初期便鼓励开通"网上发热咨询门诊",并加快办理"互联网医院"资质。38家"互联网＋发热咨询门诊",累计提供网上发热咨询服务3.9万人次,累计配送药品21299盒,减少患者就医交叉感染风险,减轻各医院门诊接诊压力。采取专家现场指导、制定设置指引、闭环式跟踪督导、加大财政投入等方式,按照"四个一批"模式,不断提高发热门诊接诊能力。截至2020年11月,全市设置发热门诊的机构由疫情初期的33家增加至42家(44个院区),其中有7家机构按照入境人员管理部署,发热门诊的隔离留观室由上半年的199间增加至334间,累计接诊139559人次,其中入境人员专用发热门诊接诊2065人次。

积极推进核酸检能力建设。推进核酸检能力提升,根据国家、省、市疫情防控工作部署,分别印发《关于加强核酸检测能力建设工作的通知》《关于印发新冠病毒核酸检测能力建设工作实施方案的通知》等通知,推进全市二级以上综合医院、中医医院、妇幼保健院以及疾控机构开展核酸检测能力建设,强化人员能力建设,满足全市核酸检测工作需求。截至2020年11月6日,青岛市有51家医疗卫生机构(11家疾控机构、32家医疗机构、8家第三方机构)具备检测能力,日检测量达到19.5万份以上,有效地保障全市核酸检测工作需求,在2020年10月11—16日的全员核酸检测工作中,为完成10924141人检测发挥积极作用。加强监测人员培训。为确保检测工作生物安全,组织市疾病预防控制中心、市临床检验质控中心采用线上培训、现场教学等方式分4批次对全市相关人员组织1200多人次培训,分3批次组织全市各级各类医疗卫生机构中检验科、病理科、输血科、中心实验室具备检验资质的2100多人参加省临检中心新冠病毒核酸检测专项培训,储备检测队伍。加强督导促进规范化发展。在全市开展及拟开展核酸检测的医疗机构生物实验室定期进行督导检查,通过拉网式检

查及时发现的问题,现场进行指导。印发《关于规范医疗机构新冠肺炎核酸检测采样点有关工作的通知》,指导各采样点规范设置标准、采样流程,有效防止检测过程中感染事件的发生;加强检测能力提升,推进 3 家城市检测基地、2 家公共检测实验室建设,实现检测能力满足全市自主检测需求。

防御体系

精准防控、重点管理。制发《青岛市医疗机构新冠肺炎院感防控工作网格化管理工作方案》《青岛市新冠肺炎医院感染防控工作手册(试行)》等文件,针对各医疗机构不同岗位、不同人群、不同区域实行分级分类分区管理,建立全员防控、规范防护工作机制,完善工作流程、明确工作职责,全面落实"一岗、一科、一策"防护方案。疫情期间,根据门、急诊区域的诊疗工作特点实行预约诊疗服务,及时分流门急诊患者。严格落实"一人一诊一室"工作要求,合理设置等候区,避免人群聚集。病房(区)实行 24 小时门禁管理,陪护人员实行一人一卡(证),无卡(证)禁入。加大对医院内部全体医务人员、行政管理人员及保洁、保安、餐饮等后勤服务人员的管理力度,每 14 天进行 1 次核酸检测。

多措并举,全员培训。组建市、区(市)、医院三级院感专家组,其中市级专家 21 人,对全市医疗机构的医院感染预防与控制工作进行业务指导。专家组采取"上下联动、分片包干"的工作方式,先后 8 次赴各区(市、辖区)现场指导,进一步规范、强化新冠肺炎各级各类医疗机构内的防控工作。通过视频、网络对全市医疗机构进行院感防控培训,截至 2020 年 11 月,举办市级培训 14 次,对主要部门、重点科室、薄弱环节,有针对性地开展专人专项培训,确保人人掌握防护知识与技能,杜绝院内感染的发生。为进一步普及新冠肺炎医院感染防控知识,组织全市各级各类医疗机构院感、医疗、护理、行政、后勤人员参加知识竞赛活动和专业技能大赛,全面提升医务人员新冠肺炎医院感染预防与控制工作能力。

督查整改,闭环管理。组织开展全市自查督查工作。要求各医疗机构对照《医疗机构新冠肺炎防控工作落实情况自查表》,严格排查工作疏漏,明确整改措施、整改时限。成立 5 个督导组,组织院感、护理、疾控专家,监督执法人员对医疗机构预检分诊、发热门诊疫情防控开展监督检查,并对暗访督查中发现问题的整改情况进行复核验收工作。根据《青岛市应对秋冬季新冠肺炎疫情医疗救治工作方案》要求,结合《青岛市应对秋冬季新冠肺炎疫情医疗救治"大排查、大培训、大演练"工作方案》,抽调医疗、护理、院感、检验、药学等 20 余位专家,对全市 117 个医疗机构进行疫情防治能力现场核验,逐一查清各单位存在的问题,确保疫情防控工作落实、落细、落地。

集中整治,强化措施。全面覆盖,强化落实。根据《关于开展医疗卫生机构院内感染控制工作集中整治行动的通知》要求,2020 年 10 月 22 日至 11 月 21日在全市医疗卫生机构组织开展为期一个月的医疗卫生机构院内感染控制工作集中整治行动。通过现场查看、问询、查看视频监控等多种手段,全面排查梳理存在问题,并针对发现的问题下达限期整改任务通知书。"三大"助力,精准整改。根据国家、省、市新冠疫情防控工作新要求和市纪委纪律检查建议,制发《关于在全市卫生健康系统集中开展"三大活动"打好疫情防控攻坚战的实施意见》,组织全市卫生健康系统开展"大讨论、大排查、大整改"活动,确保常态化疫情防控和院内感染防控管理制度落实到位。驻点指导,确保落实。11 月 11 日印发《关于开展驻点指导推进落实院感集中整治行动的通知》,在各级各类医疗卫生机构自查自纠的基础上,通过组织专家组驻点指导,进一步明确医疗机构院感防控集中整治任务,实现院感防控全员参与、医疗服务全程覆盖,有效杜绝院感风险的发生。

物资保障

2020 年,市卫生健康委深入贯彻习近平总书记重要指示批示精神,认真落实国家、省、市疫情防控工作决策部署,强化政治责任担当,主动作为,多措并举,加强医疗物资保障工作。协调采购医用防护物资、消杀用品 106 余万件,接受捐赠物资 21 万只(件),协调省指挥部、省卫生健康委调拨防护物资和消杀用品 2.2 万件。在全市医疗卫生系统建立紧缺物资调配机制,圆满完成定点医疗机构和援鄂医疗队物资保障工作。监督指导全市医疗卫生机构落实疫情防控重点医疗物资储备工作,建立包括医用防护物资、救治药品、核酸检测物资、消杀用品 43 个品类日常物资储备,满足 30 天运转需要。积极配合市级政府储备建设,组织专家对青岛市医疗物资储备标准进行论证,建立市级政府医疗物资储备(配备)清单和标准。

资金保障

加强财政投入。新冠肺炎疫情发生以来,协调市级疫情防控资金 4.08 亿元,争取上级资金支持 2.34 亿元,为疫情防控和全市公共卫生体系建设提供有力保障。一是严格落实疫情防控投入政策,对开展疫情防控工作的医疗卫生机构所需防护、诊断、设备等经费予以保障 3.05 亿元。二是平战结合,补齐公共卫生短板,保障公共卫生体系建设和重大疫情防控救治体系建设资金 1.99 亿元。三是补助青岛市第三人民医院、青岛市胸科医院 10—12 月运行保障资金及专家、医护人员食宿交通费用 1.17 亿元。四是落实参加防疫一线人员临时性工作补助、伙食补助、家属慰问金等人员补助 0.21 亿元。

关心关爱一线医务人员工作情况

贯彻落实中央和省委保护关心爱护一线医务人员的有关政策要求,协调市委办公厅、市政府办公厅印发《关于为新冠肺炎疫情防控一线医务人员提供全方位保障的通知》。贯彻国发明电〔2020〕10 号文件要求,组织全市卫生健康系统做好一线医务人员认定工作。截至 2020 年 12 月 31 日,全市认定疫情防控一线医务人员 2790 名。

积极协调市有关部门积极履行工作职责,改善一线医务人员工作环境,落实各项福利待遇,激励事业发展,解除其后顾之忧。全年发放慰问金、慰问品 300 余万元,发放临时性工作补助 1100 余万元,发放伙食补助费 260 余万元;组织进行 1804 名一线医务人员免费体检,完成 296 名市本级一线医务人员职称聘任倾斜工作,为 410 名一线医务人员的 420 名子女落实教育照顾政策,"火线提拔"表现突出的干部 3 名。

针对一线医务人员中的编外人员,协调市委编办、市人力资源社会保障局在全省率先实行倾斜性招录政策。其中援助湖北医疗队中的 5 所医院 24 名编外人员,通过"考察"形式纳入所在单位控制总量管理;其他一线医务人员中的编外人员,在面向社会公开招聘中专门设置 144 个特设岗位,不受报名比例限制,并取消笔试环节,采取"面试＋考察"的方式,简化招录程序,加大政策优待力度。

体 制 改 革

深化医改组织领导

健全深化医改组织机制。印发《青岛市深化医药卫生体制改革工作领导小组工作规则》和《青岛市深化医药卫生体制改革工作领导小组秘书处工作细则》,修订市医改领导小组和秘书处工作制度,明确市医改领导小组及其秘书处、成员单位各自承担的深化医改职责任务,建立各成员单位之间日常沟通协调机制。

建立重点工作落实机制。印发《青岛市按疾病诊断相关分组(DRG)付费国家试点工作领导小组工作规则》,成立领导小组,明确职责,定期调度,全面统筹青岛市 DRG 付费试点工作。成立青岛市卫生健康委综合监管工作领导小组,全面加强医疗卫生行业综合监管工作。

深化医改重点工作

全面推进现代医院管理制度建设。发挥典型示范引领作用,以建立健全现代医院管理制度国家及省级试点单位青岛大学附属医院、青岛市中心医院为引领标杆,组织全市 57 所公立医院持续推进落实 14 项改革任务,完善内部治理体系,推动高质量发展。2020 年 9 月,青岛市中心医院在全省推进现代医院管理制度建设视频会上作典型发言;11 月,青岛大学附属医院在国家卫生健康委推进建立健全现代医院管理制度试点工作培训班(东片区)上介绍试点经验。

扎实推进 DGR 付费试点"模拟运行"阶段任务落实。作为山东省内唯一按疾病诊断相关分组付费国家试点城市,按照国家"顶层设计、模拟运行、实际付费"三年三步走的试点工作统一部署要求,成为第一批模拟运行城市,国家 DRG 评估调研组对青岛市的 DRG 模拟运行评估调研工作给予充分肯定。

积极推进县域医共体国家试点工作落地见效。2020 年,6 个区(市)国家级试点工作全部推开,建成 18 个县域医共体覆盖近 4000 家基层医疗卫生机构,投入使用 60 个医学影像、检查检验等集中服务中心,完成远程影像诊断 3000 多人次、远程医疗诊断 1.2 万人次。新建、改扩建基层医疗卫生机构 434 处,创建 109 个省、市级示范标准村卫生室,评选出 50 名首届"岛城基层名医"。组织 15 个城市医院对口帮扶平度莱西 45 个镇街卫生院,选派 421 名二级以上医院医师驻点支援。国家卫健委在西海岸新区召开紧密型县域医共体建设培训班和现场会,推广试点经验。

全力推进公共卫生应急管理改革攻坚行动。设立市委重大疾病和传染病(艾滋病)防治工作领导小组,市委、市政府主要领导任组长顶格推进。出台疾控体制机制改革方案,市、区(市)两级疾控机构共增编 790 名,市疾控中心增加预防医学研究、公共卫生政策研究等新职能。10 个区(市)疾控中心全部建成生物安全二级实验室,开工建设市公共卫生临床中心,全面提升 15 家急性传染病救治定点医院服务能力。建立公共卫生机构激励与约束并重的绩效考核评价体系,激发公共卫生体制活力。

持续深化中医药管理体制机制改革。在市卫生健康综合监督执法局增设中医药执法大队,在市疾控中心新设中医防病业务科室;10 个区(市)中有 6 个设置独立的中医药科。在市中医医院和市口腔医院成功试点的基础上,指导莱西市中医医院遴选出 16 个优势病种,纳入"日间病房"试点范围实行限额结算,全市试点病种达到 19 个。实施中医药适宜技术培训流程再造,在全国率先建立优化中医药适宜技术"O2O"免费网络培训平台,累计培训基层中医药人员 4000 多人次,改变以往传统的集中脱产培训模式,有效解决工学矛盾。

深化医改成果宣传推广

医改宣传培训再上新台阶。创新医改宣传方式,扩大青岛医改影响力。全年医改稿件被《人民日报》《新华社》《光明日报》《工人日报》等中央级媒体采用 48 篇,被《人口健康报》《大众日报》等省部级媒体采用 58 篇。在全省 16 个地市中位列第一。

积极提报典型案例。组织总结的《青岛大学附属医院推动建立现代医院管理制度》和《青岛市创新开展长期护理保险制度国家级试点》两个典型案例被市委改革办、省医改办推荐到省委改革办、中央改革办,占全省医改创新案例的 1/5。组织全市各公立医院总结的 12 个典型案例入选全国现代医院管理典型案例,青岛市妇女儿童医院、城阳区人民医院分别获得优秀组织奖、典型案例示范单位。

法 治 建 设

继续深化"放管服"改革

以优化办事流程、提高服务质量为重点,完成《深化制度创新加快流程再造攻坚行动任务》;及时公布 20 项依申请政务服务事项,全部实现"一次办好"。依申请政务服务事项网办率达 96%,排名市直部门前列;依申请政务服务事项"零跑腿"率 90%,远超省 70% 目标要求。全力打造"办理流程简、办事效率高、服务质量优、群众获得感强"的国内一流营商环境。

推进重点领域立法

牵头修订的《青岛市实施〈中华人民共和国献血法〉若干规定》于 2020 年 4 月 1 日起实施。积极推进《青岛市控制吸烟条例》《青岛市医疗卫生人员权益保障办法》《青岛市公共卫生应急管理办法》《青岛市医院安全秩序管理规定》等法规规章立法调研工作。

加大合法性审查力度

由外聘律师和公职律师组成法律顾问团队,研究和处理复议案件、涉诉案件,对涉及卫生健康全局性的重大决策事项、重大突发事件提供法律咨询和服务,对重大项目、重要合同出具法律意见书,为依法行政提供法律保障。市卫健委对所有上会材料、发文、合同均纳入合法性审查范围,从制定主体、权限、程序、内容等方面进行审查,未经合法性审查不得提交会议讨论,不予上报或发文。2020 年,审查市政府常务会材料 8 件、委发文件 376 件、委上会材料 809 件、合同 95 件。

全面落实行政执法三项制度

严格执行《青岛市卫生行政执法信息公示办法》《青岛市卫生健康委员会卫生健康行政执法全过程记录制度》《重大执法决定法制审核办法》等文件,落实执法公示、全过程记录、法制审核三项制度,规范行政执法行为。依托政务网、卫生健康网站等载体,对行政执法权力清单、责任清单、处罚流程等执法信息进行公示。严格执行重大执法决定法制审核制度,未经法制审核或者审核未通过的,不得作出决定。

自觉接受党内监督、人大监督、民主监督、司法监督。严格落实全面从严治党主体责任和监督责任,认真贯彻《党委(党组)落实全面从严治党主体责任的规定》,不断推进全面从严治党和党风廉政建设向纵深发展。认真研究办理人大代表、政协委员提出的意见建议,办理市人大代表建议、政协委员提案 173 件,所有建议和提案均按期办结。自觉履行人民法院生效判决,积极配合检察机关履行行政监督职责。严格按照规定期限提交做出行政行为的书面答复意见和相关证据依据,及时报告行政诉讼案件情况,及时全面自觉履行行政诉讼生效判决和行政复议决定。2020 年,发生行政复议案件 4 件,被行政复议机关维持 4 件。

加强法治宣传教育

全面贯彻落实国家、省、市法治建设和普法工作意见,深入开展法治宣传教育,认真落实"谁执法谁普法"的普法责任制,组织开展"七五"普法总结验收。认真组织国家宪法日、宪法宣传周、法治宣传教育月等集中宣传活动。开展集中法治宣传活动,大力开展法律"六进",采取人民群众喜闻乐见、寓教于乐的形式开展法治宣传教育活动。运用政府网站、微信等新媒体新技术开展面向社会的普法活动。

加强法治政府建设

认真履行推进法治政府建设第一责任人职责。认真学习贯彻习近平新时代中国特色社会主义思想,全面落实国家、省、市关于法治政府建设的决策部署,充分发挥委党组在推进法治政府建设中的领导作用,及时研究解决有关重大问题,委党组每年专题听取上一年度法治政府建设情况汇报,审议年度法治政府建设工作报告。

将法治政府建设纳入部门总体规划和年度工作计划。认真组织实施市卫健委《关于贯彻落实法治政府建设的实施意见》,印发《2020 年卫生健康系统法治政府建设工作计划》,明确时间表、路线图,认真落实法治政府建设情况报告制度,并将报告通过政府网站向社会公开。开展法治政府建设定期检查和专项督查,确保各项任务顺利完成。完善考核指标和考核方式,强化法治政府建设考核评价。

自觉运用法治思维和法治方式完善矛盾纠纷多元化解机制。完善政府信息公开制度,拓宽公开渠道,规范工作流程。深入开展"向市民报告、听市民意见、请市民评议"活动,充分发挥网络在线问政、行风在线、政务服务热线等互动平台作用,及时解决热点问题。推进以人民调解为主体,院内调解、人民调解、司法调解、医疗风险分担机制有机结合的医疗纠纷预防与处理制度建设,维护患者的合法权利。规范信访工作程序,畅通群众诉求表达、利益协调和权益保障渠道。

树立重视法治素养和法治能力的用人导向。把法治观念、法治素养作为衡量干部德才的重要标准,把遵守法律、依法办事作为考察干部的重要内容。在相同条件下,优先提拔使用法治素养好、依法办事能力强的干部,加强法治工作队伍建设。

落实委党组理论学习中心组集体学法制度。把宪法法律和党内法规纳入党组理论学习中心组学习内容,每年举办 2 次法治专题讲座,每季度开展集体学法活动,加强对工作人员的法治教育培训,组织全委党员干部参加青岛干部网络学院网上学法考法活动,参考率、合格率均达到 100%。

规划发展与信息化建设

推进医疗卫生重点项目建设

建立协调推进机制,成立工作专班,明确任务,厘清责任,合力推进项目。市级医疗卫生建设项目实行"一个项目、一名领导、一个专班、一套方案"的跟踪服务机制。建立定期调度机制,市级项目实行周调度,区(市)级项目实行月调度,协调解决工作难题,加快项目实施。

医疗卫生重点项目进展顺利。市公共卫生临床中心项目开工建设,进行基坑整理;市精神卫生中心项目完成PPP实施方案审批和社会资本方招标;山东大学齐鲁医院(青岛)二期项目办理完成土地证变更等手续;市公共卫生中心项目进入主体施工;山东中医药大学附属青岛医院项目办理土地使用手续,同步进行设计方案优化等工作;市第八人民医院东院区项批复初步设计及概算;市公共卫生应急备用医院项目设计方案确定,6个楼座的钢结构全部完成加工,12月底竣工。

高标准做好规划评估编制工作

稳步推进"十三五"规划评估工作。围绕青岛卫生健康重点领域,对青岛市"十三五"卫生计生事业发展规划及区域卫生规划实施情况进行梳理评估。

高质量开展"十四五"规划编制工作。委托国家卫生健康发展研究中心编制青岛市卫生健康"十四五"规划,形成"十四五"卫生健康规划建议文本,根据党的十九届五中全会会议精神修改完善"十四五"卫生健康规划建议文本,征求意见,进一步组织专家论证,完善规划。

持续推进"互联网＋医疗健康" 便民惠民服务

互联网诊疗服务持续改善。全市累计建成互联网医院31家,6个区(市)基本实现基层居民健康档案无纸化,建成市级"互联网＋区域影像诊断平台"。

推进智慧医疗工程建设,制发《青岛市智慧医疗工程建设实施方案》,完成青岛西海岸新区人民医院与山东省惠民便民服务平台的对接,指导胶州市参加国家区域互联互通成熟度四级甲等测评工作,并通过测评。42家主要二级以上公立医院全部完成电子健康卡受理环境改造工作,28家医院完成线上改造。

基层医疗卫生信息化服务有序完善。完成市级基本公卫数据中心、市级基本公卫督导平台需求设计、招标采购工作,胶州市DUCG智能辅助系统覆盖辖区内所有基层医疗机构,累计开展智能辅助诊断6000余例。

促进健康服务业发展

按照市委经济运行应急保障指挥部工作部署,为统筹做好疫情防控和经济社会发展工作,印发《关于促进健康服务业发展工作的通知》,成立促进健康服务业发展工作专班,建立定期联系走访制度和月调度制度,加快恢复健康服务业企事业单位正常运营秩序。每月召开调度会通报落实经济运行指标运行情况,针对卫生和社会工作从业人员工资总额经济指标情况,印发《青岛市卫生健康委员会关于促进健康服务业发展工作情况的通报》,通报专班联系走访及80家医疗机构工资总额增长情况,推进各专班走访联系覆盖面。2020年,1—9月健康咨询及相关服务业营业收入指标增速为0.9%,实现营业收入持平目标。前三季度卫生和社会工作从业人员工资总额指标增速为8.8%。

疾病预防控制

疾病预防控制体系建设

推进疾控体系建设改革。抓住疫情防控机遇，加快疾控体系建设，全市两级疾病预防控制机构编制总数从 2017 年的 1365 名进一步扩增至 1470 名，2020 年招聘 249 人，其中市级 36 人。省、市拨付 5700 万元防控资金全部投入防控一线，另投入 2349 万元用于国家公共检测实验室建设。市公共卫生中心项目一期大楼稳步建设中。深化青岛市公共卫生机构绩效改革，以多劳多得、优劳优酬为导向，制订内部绩效考核和分配方案，新增 47.8% 奖励性绩效。推进事业单位改革，青岛市疾病预防控制中心整合市卫生健康宣传教育中心、发展研究中心、培训服务等事业单位，加挂青岛市卫生健康大数据中心，进一步强化公共卫生政策研究、健康教育科普、信息化建设、中医防病等职能。推进全省疾病预防控制中心试点改革，突出深化绩效改革、开展有偿服务、完善人才激励、鼓励科研实践、推进公共卫生信息化建设等重点任务，进一步建设专业化、现代化的疾病预防控制体系。

慢性非传染病防治

构建健康管理全程服务体系，成功创建首批省级慢性病综合防控示范市。完善慢性病监测评估，全市审核上报 24.1 万条慢性病监测数据，发布全市居民死因、恶性肿瘤、心脑血管、伤害监测报告。在李沧、崂山、城阳和西海岸新区开展重点慢性病机会性筛查工作，全年累计完成 9.6 万人门诊重点慢性病机会性筛查风险评估，2.1 万人次心脑血管疾病、癌症项目人群的重点慢性病筛查和干预工作。组织完成全市居民健康状况和危险因素调查，完成 8 个区（市）4850 人的慢性病危险因素调查工作。深入开展"一评二控三减四健"专项行动，引导居民践行健康的生活方式。组织全市 10 个区（市）5320 人参加"万步有约"精英赛和拓展赛，在全市范围开展全民生活方式宣传月活动。巩固重点学科建设和推进示范引导项目，加快科研成果转化和适宜防治技术推广。

结核病防治

2020 年，青岛市报告活动性肺结核患者报告数量比上年同期下降 11.28%。全市各项工作指标均保持在较高水平，病案报告及时性和准确性为 100%，肺结核患者治疗成功率为 94.67%，高危人群耐药筛查率为 97.75%。青岛市结核病防治工作圆满完成耐多药筛查和管理等核心工作指标，为"十四五"规划奠定基础；持续拓展青岛市结核病示范管理服务内容，推广结核菌分子快速筛查、电子药盒辅助管理、无影膜夹层杯集菌涂片检测、数字 X 光片自动阅片等信息化技术；青岛市学校结核病防控形成标准化操作流程，常态化考核机制；打造结核病立体化宣传模式，持续推进健康促进活动；高层次，高水平，大专家，大课堂精彩纷呈；启动"免费诊疗"新模式，试点开展结核病人诊疗费用零支付。

地方病防治

2020 年，青岛市报告境外输入性疟疾病例 13 例，发病率为 0.14/10 万，与上年同期相比下降 31.58%。青岛市疾病预防控制中心在全市二级以上医疗机构和镜检站积极开展"三热"（疟疾、疑似疟疾、不明原因发热）病人血检工作，实行消除疟疾月报告制度。做好全市地方病监测与防治工作。开展青岛市重点人群碘营养调查，对青岛市 8～10 岁儿童、孕妇进行抽样检测，检测 8～10 岁儿童尿样 2000 份，孕妇尿样 1000 份，检测结果表明青岛市居民尿碘含量中位数达到国家消除碘缺乏病的标准，碘摄入量适宜，碘营养状况理想。对全市 7 个饮水型氟中毒病区（市）开展以村为单位的全覆盖监测，监测病区村 1146 个，检测氟斑牙 23982 人，覆盖人口 946444 人。5 月，青岛市顺利通过省重点地方病消除考核评估，评价结果显示，青岛市 10 个碘缺乏病区各项指标均符合国家消除碘缺乏病标准；7 个饮水型氟中毒病区水氟含量合格率大于 95％,氟斑牙发病率低于 30％,达到国家控制饮水型氟中毒标准,全市总体实现重点地方病消除和控制目标。

艾滋病防治

2020 年,全市发现并报告艾滋病病毒感染者及艾滋病病人数量与上年基本持平,新发现 HIV/AIDS 病例报告准确及时率达到 100％。全市抗病毒治疗比例 94.3％,病毒抑制率 97.8％。持续加强 HIV 抗体筛查工作,尤其是加强社会组织及医疗机构等主动检测的宣传动员、物资保障及技术支持。全市开展 HIV 抗体筛查 10 万余人次。依托"十三五"国家重大科技专项"精准导向的艾滋病高危人群综合干预技术研究"子课题,在男男性行为人群中深入推广快速抗病毒治疗,平均治疗启动时间压缩至 20 天,比上年缩短 1/4,为彻底实现"一站式"服务及快速治疗的工作机制提供依据和经验。全面推进青岛市第四轮国家级艾滋病综合防治示范区创建工作,持续加大示范区艾滋病防治宣传力度,进一步探索建立控制经性传播的"青岛模式",指导社会组织深度参与示范区创建工作。

免疫规划

2020 年,全市免疫规划工作在做好新冠疫情防控的基础上,科学统筹预防接种服务,有序完成因新冠疫情导致的疫苗迟种补种工作。圆满完成市办实事智慧门诊建设项目,对全市的 11 处疾病预防控制中心、217 处儿童预防接种门诊、6 处儿童预防接种站、65 处产科接种室、11 处成人门诊进行智慧化的升级,获得山东省"技能齐鲁"职业技能大赛、第二届山东省移动互联网及 5G 应用创新技能大赛疫情防控专项奖,成为全国公共卫生同行中免疫服务工作上的一个标志性样板。顺利完成疫苗电子追溯系统建设,实现疫苗全流程闭环可追溯。进一步完善预防接种服务体系,新增预防接种门诊 20 个,其中成人预防接种门诊 7 个。保持高水平免疫规划疫苗接种率,做好免费水痘疫苗接种工作,12 种疫苗报告接种率均在 95％以上,乙肝疫苗首针及时接种率为 97.03％。做好预防接种疑似异常反应处置,完成 NRA 评估准备工作。研究制发《青岛市重点人群新型冠状病毒疫苗紧急使用工作方案(试行)》,并开始重点人群新冠病毒疫苗紧急使用工作。

医 药 管 理

深化医药卫生改革

推进城市医联体建设工作。进一步优化分级诊疗流程,推进城市医联体建设。根据市内四区公立社区服务中心设置情况,结合城市医联体建设方案,由 7 家三级医院牵头组建覆盖 13 个服务网络的城市医联体,将市内四区公立社区服务中心(市南区 7 家、市北区 10 家、李沧区 15 家、崂山区 5 家)全部纳入城市医联体建设范围。多次召开城市医联体建设推进工作会议,推动优质医疗资源下沉基层,吸引居民到基层首诊;以优先配备使用国家基本药物为引领,整合医联体内药师队伍资源,在紧密型医联体内部建立上下级医疗机构用药衔接制度,搭建起上级医院药师支持基层提升药学服务机制。

启动二级公立医院绩效考核。启动二级公立医院绩效考核,对参加考核机构进行论证,组织 15 家二级公立医院参加国家、省公立医院绩效考核工作,组织全市二级以上公立医院分管领导及负责人在内的 300 多人进行关于绩效考核指标体系中满意度调查情况的线上培训。印发《关于进一步规范青岛市公立医院绩效考核工作的通知》,区分二级、三级公立医院考核指标体系,全面推进青岛市公立医院绩效考核工作不断完善,提升医院精细化管理水平、促进可持续发展。

医疗服务体系建设

推进改善医疗服务攻坚行动。印发《关于深入落实改善医疗服务 60 条等措施进一步提升群众就医体验的通知》，并按照"四不两直"原则，组织全市医疗机构进行现场检查。各医院实施预约服务，完善就诊指引，提供优质、便民服务，采取注重隐私保护、进行健康宣教、改善就医环境、提高服务效率等措施。各医院全面推行分时段预约诊疗服务，预约挂号和预约检查时段三级医院分别精确到20分钟、30分钟，二级医院分别精确到30分钟、40分钟，实现患者一次就诊挂一次号提供连续诊疗服务。13家三级医院开展日间手术近3万台次，45家医院开展多学科诊疗近40万人次，为疑难患者提供一站式、个性化、一体化的综合诊疗服务。各医院均开展无障碍医院建设，在门急诊、住院入口处设立应急停车位，在门诊设置导诊台为患者提供咨询、导诊、轮椅借用等便民服务，提供自助挂号、充值、缴费、查询、打印检查检验结果等自助服务，并有专人指导使用。深入开展门诊、住院服务流程再造工作，各医院均公开公布检验、影像检查结果报告时间，强化室间质控管理，在二级及以上公立医院实现检验结果一单通。

打造区域医疗中心。根据《创建国家、省区域医疗中心工作实施方案》部署，推进11家承建医院区域医疗中心建设进程。2020年，市区域医疗中心专项资金3108万元拨付到位，按照预算报告，指导11家机构从人才队伍建设、科研、医疗设备配置等方面规范资金使用。印发《关于推进国家区域医疗中心建设工作的通知》，督促各机构成立工作专班、建立工作方案、制定工作台账、拟定分阶段和总目标等措施，加紧推进区域医疗中心建设进度。

完成"六大中心"建设。按照《关于开展"六大中心"建设完善重点疾病防治康复体系的实施意见（2018—2020年）》目标，推进全市符合建设条件的医疗机构规范中心建设及申报程序，推进中心创建工作。2020年，推进胸痛中心区（市）全覆盖和5家机构创建国家胸痛中心，全市实现卒中中心县域全覆盖，推动19家医疗机构通过省卒中学会卒中中心现场审核，全市完成三级创伤中心建设，推进青岛市市立医院创建省级创伤中心，19家设置肿瘤病房的医院全部完成癌症规范化病房建设任务。

优化护理服务工作。根据国家卫生健康委部署，联合中国银保监会青岛监管局制定《关于开展老年护理服务和评估工作的通知》，将医疗机构对老年护理需求评估工作纳入《青岛市失能失智人员照护需求等级评估实施办法》，全市二级及以上医疗机构对60周岁及以上老年人开展护理需求评估。对老年护理专科护士、老年护理护士进行规范化培训，完善青岛市老

年护理服务体系，增加老年护理服务供给，提高老年人健康水平。组织开展医疗护理员职业技能培训和规范管理工作。对全市二级及以上医疗机构医疗护理员从业情况进行摸底调查，全面掌握医疗机构医疗护理员配置、培训、持证上岗、签订劳务用工合同、人员管理等相关情况，并撰写《青岛市医疗护理员从业情况调查分析报告》，为开展医疗护理员培训试点工作奠定基础。召开医疗护理员培训和管理工作座谈会，结合疫情防控工作需要，研究制定切实可行的管理规定。结合青岛市医疗护理员从业情况摸底调查和新冠肺炎疫情期间医疗机构加强陪护人员从业管理情况，联合市财政局、市人力资源管理局、市市场监督管理局制定《关于开展医疗护理员职业技能培训和规范管理工作的通知》，增加护理服务人力资源的供给，提高医疗护理员职业技能和服务能力，满足人民群众多样化、差异化健康服务需求，规范医疗护理员从业管理。

拓展互联网诊疗服务。开通"互联网＋发热咨询门诊"。根据全市疫情防控工作的需要，为方便市民和发热患者进行线上咨询，制发《关于做好"网上发热咨询门诊"上线服务工作的紧急通知》。38家医院开通"互联网＋发热咨询门诊"，免费提供线上咨询服务，累计服务3.8万人次。加快互联网医院建设。制发《进一步加快互联网医院建设的通知》，按照"能上尽上"的原则，推动具备条件的医疗机构建设互联网医院，在线开展部分常见病、慢性病复诊。截至2020年11月11日，青岛市建成互联网医院31家，其中二级以上公立医院21家，厂企、社会办医院4家，第三方独立设置6家。同时不断丰富线上服务内涵，满足人民群众就医需求，积极开展药品配送服务，累计配送21210盒。建设完善智慧医院系统。提高以电子病历为核心的医疗机构信息化水平，组织全市134家二级以上医疗机构开展2020年度电子病历系统应用水平分级评价。加强智慧医院建设，推动信息技术与医疗服务深度融合，二级以上医院逐步开展智能导医分诊、候诊提醒、诊间结算、移动支付、检查检验结果推送等线上服务。组织二级以上公立医院参加2020年度医院智慧服务分级评估工作。建设医联体双向转诊智慧平台，与49家医联体单位建立信息化平台，均实现医联体间检验、检查、门诊病历及出院记录可实时查阅互认共享。构建线上线下一体化服务，实现临床诊疗与患者服务的有机衔接。

优化院前急救服务工作。紧急采购3部负压救护车，提高院前急救转运能力，突出做好新冠肺炎患

者及相关人员的点对点转运工作,1月22日以后累计转运发热病人6640人次,使用负压救护车1820人次。积极打造"海、陆、空"立体救援模式,青岛市航空医疗救援运行项目正式启动,通过政府采购,由中标企业提供2架空客H135直升机纳入青岛市院前急救网络体系,为加快推动航空医疗救援体系的建立,印发《关于协助选取直升机临时起降点的通知》,要求各区(市)、各有关医疗机构积极协助市急救中心和中标企业,建设直升机起降点,共同做好直升机临时起降点的选取工作。积极组织开展航空医疗救援培训和演练,理顺工作职责和程序,完善直升机起降的各个环节,优化相关工作方案和流程,提高协同反应水平,确保航空安全和医疗安全。2架全新轻型双发空客H135救援直升机提供急救飞行训练达300余小时,参与救治转运伤病员4人。非急救转运96120平台有序运行,纳入青岛市黄岛区中心医院、青岛新惠康老年病医院等5家机构,设置12个服务值守站点,有服务车辆31辆,日均转运订单60余单,累计订单超过13000单,其中,跨省、跨市长途订单近1100单。

医疗质量安全

加强医疗机构执业管理。协调配合行政审批服务部门,严格按照医疗机构基本标准,强化审批事前指导工作。在医疗机构执业登记、变更注册和校验过程中,认真履行行政许可事项现场踏勘工作职责,对医师、护士等基本执业要求、对医疗机构医疗质量管理等进行核查,确保医疗机构高质量运行,为群众提供优质、便捷的医疗服务。办理医疗机构行政许可129家次,其中,医疗机构注册登记18家次,变更登记59家次,校验52家次。

全面提升血液安全。直面疫情,做好采供血保障工作。通过疫情防控指挥部办公室印发《关于加强新型冠状病毒感染肺炎疫情防控期间血液保障工作的通知》《关于开展第十五个公务员献血活动的通知》《致青岛市民的无偿献血倡议书》等文件,全方位引导社会各界人士积极参与无偿献血。《青岛市实施〈中华人民共和国献血法〉若干规定》于4月1日正式实施,全力保障"三免政策"落地,享受"三免政策"的市民8000余人。积极与市政府督查室及各区(市)政府沟通协调,完成市办实事(新设五处献血屋和更新四处献血屋)。开拓无偿献血思路,加大招募力度。加大团体单位招募,新增34家。开展"战疫情 献热血"

"返岗复工献血两不误""世界献血者日"等主题献血活动,吸引爱心市民参与无偿献血。开发"热血战疫"小程序,仅十天有32267人进行爱心接力,预约献血。进行"一对一"电话精准预约,献血履约率为25.3%,预约献血成功率较平时增长170.95%,效果非常显著。推广机采血小板微信预约模式,预约比例从年初40%提升至80%。依托血液物联网继续在全市推广智慧血液管理模式,2020年由市财政为17家医疗卫生机构投入1400余万元,逐步构建覆盖全市的智慧血液管理平台。

加强医疗废物管理工作。建立医疗废物管理联席会议制度。建立医疗废物督查机制和报告制度。建立工作台账,协调相关部门,加强医疗废物源头管理工作。开展医疗废物转运排查工作。对全市7970家医疗卫生机构医疗废物产生转运处置情况进行排查。加强监督管理,确保处置安全。联合市生态环境局、市发改委等13部门,印发《青岛市医疗机构废弃物综合治理工作实施方案》和《关于印发青岛市医疗卫生机构废弃物专项整治工作实施方案的通知》,重点整治医疗机构不规范分类收集、登记和交接废弃物,市、区两级监督执法机构检查医疗机构7574家次,覆盖全市全部二级以上医院和绝大部分乡镇卫生院、个体诊所、村卫生室,责令整改1410家,立案处罚380起,罚款13.4万元。按照属地管理负责的原则,建立医疗废物处置收集点,负责辖区内基层医疗机构医疗废物的统一收集暂存管理,全市建立医疗废物收集点220处,7114家基层医疗卫生机构与收集点签订暂存管理合同,基本实现全市基层医疗卫生机构医疗废物收集"小箱进大箱"工作全覆盖。

健全投诉调处机制。2020年,办理政务服务热线投诉事项2752件次,医疗纠纷337件次,政民互动178件次,承办信访事项45件次。开展医疗纠纷预防与处理培训工作。积极推进区(市)级设立医疗纠纷行政调解中心,落实属地化责任,建立工作队伍,制定工作流程。健全以医疗责任保险体系为主体的诉前调解机制,会同市医调委、市中级人民法院共同研究非诉讼多元调解机制,采取多种方式,公正公开、便捷高效地为群众调处医疗纠纷,构建和谐医患关系。

药政管理

加强重点监控合理用药药品监管。继续做好重点监控合理用药药品监管工作,各医疗机构将临床科室、医师重点监控药品使用情况纳入医疗机构监管,在医疗机构内建立公示制度。青岛市临床药学质控中心每月对全市二级以上公立医院合理用药情况进行通报。重点监控合理用药药品采购总金额占药品采购总金额的比重不断下降，2020年比上年下降5个百分点，从8%下降到3%以下，达到合理的区间，并在不断下降。

开展高值医用耗材重点治理工作。加强高值医用耗材管理，规范医疗机构临床使用行为，严格执行《医疗机构医用耗材管理办法（试行）》，落实《山东省卫生健康委员会关于印发山东省高值医用耗材重点治理清单（第一批）的通知》要求，对全市二级以上综合医院、中医院以及心血管病、眼科、口腔、耳鼻喉、骨科等使用高值医用耗材的专科医院的血管介入类、非血管介入类、骨科植入类、眼科、口腔科等植入、置入类等高值耗材进行重点治理。委托青岛市医用耗材管理质控中心对有关医疗机构以上26个品种使用情况进行重点监控，定期进行通报。

不断推进国家基本药物制度综合试点工作。强化基本药物优先配备使用。组织各区（市）卫生健康局、二级以上公立医疗机构分别制定《×××区市基层医疗卫生机构基本药物优先配备使用管理办法》《×××医院基本药物优先配备使用管理办法》，建立优先使用激励约束机制。委托青岛市临床药学质控中心对二级以上公立医疗机构基本药物配备使用情况、基本药物处方点评情况、基本药物使用培训情况进行督导，定期进行通报。举办基本药物技能大赛。促进上下级医疗机构用药衔接，明确城市医联体和县域健共体牵头单位与其他成员单位在用药衔接方面的权利义务和职责分工。加强短缺药品监测预警与应对，公立医疗机构实施短缺药品信息直报制度。依托全民健康信息平台、药品集中采购平台及医疗机构信息系统建立药品使用监测体系。以"高血压、高血糖、高血脂"患者基本药物全额保障为创新点，在全市范围内将基本药物制度与分级诊疗制度、家庭医生签约服务、慢性病健康管理、健康扶贫等有机结合，以降低慢性病患者个人费用负担，减少患者药费支出。家庭医生签约服务制度得到规范和落实，慢病管理人群达103万人，签约率达72.5%，基层门急诊人次同比提高10.7%，基层门急诊人次占比同比提高近3个百分点，减免药费310余万元。积极推进总药师制度。青岛西海岸新区中心医院获得第六届MKM中国药师业技能大赛一等奖。探索实行药师门诊服务，整合医联体（健共体）内药师队伍资源，建立统一的药学服务标准或规范，建立二级以上医疗机构药师支持基层提升药学服务工作机制。扩大基本药物制度覆盖范围，组织协调李沧区、崂山区采取政府购买服务方式，在非政府办基层医疗卫生机构扩大实施基本药物制度。

行业作风

树典型、引风尚。结合新冠肺炎疫情防控情况，挖掘抗疫救治先进典型，会同宣传部门在全市醒目位置滚动宣传，弘扬不惧艰险、逆行而上的伟大"抗疫精神"。制定《关于做好2020年5·12护士节相关工作的通知》，以"致敬护士队伍，携手战胜疫情"为主题，营造社会关心关爱护士、尊重支持护士的氛围。

畅渠道、正风气。拟定《关于畅通投诉沟通渠道改善医疗服务工作的通知》，在院内显要位置公开院主要领导手机号码，接听市民投诉，方便群众沟通。根据《医院投诉管理办法（试行）》，在医院显著位置公布投诉管理部门、工作地点、接待时间、联系电话，确保问题立查立改。进一步完善行风建设工作机制，加强各部门、各处室协同配合，形成医院党委主导、院长总负责、党务部门齐抓共管、群团组织积极参与的行风建设工作机制，营造风清气正的医疗服务环境。

统筹协调

实施"心耳康复光明行动"。按照扶贫职责分工，印发《关于"心耳康复·光明行动"医疗救治近期工作安排的通知》《关于加快推进"心耳康复·光明行动"医疗救治工作的通知》，确定定点医院和技术支持医院，与菏泽、陇南、安顺建立"心耳康复·光明行动救治联络群"，及时解决工作推进过程中复筛、手术、康复、报销等问题，加快推进医疗救治工作。截至2020年11月11日，青岛市88名救助人员救治工作全部完成；陇南市2名先心儿童抵达青岛接受手术治疗；陇南市、菏泽市6名失聪儿童救治工作完成，由当地残联做好患者后续康复治疗；陇南市完成白内障患者康复手术69例，菏泽市完成白内障患者康复手术376例，安顺市完成138例，陇南市完成74例。

开展漠视侵害群众利益问题专项整治工作。制发《规范医疗服务、整治过度医疗专项整治方案》并部署实施，与派驻第十八纪检监察组、市医保局及专家组成两个联合察访组，对市级及市内三区8个单位、两个区（市）24个单位进行集中察访，查实冒用他人名义开具病情诊断书，造成不良影响问题线索1个，诚勉谈话 1 人；结合医疗机构年度检验组织专家现场踏勘，"四不两直"核查 31 家医疗机构，暂缓校验 8 家，针对发现的问题责令停业整改，整改完毕后再次组织现场核查；对市医保局提供部分定点医疗机构涉嫌违反医疗管理规定的线索，进行专家组研判，进行专项督查并针对发现问题下达监督意见书。

推动突破平度莱西攻势。制发《青岛市卫生健康委员会突破平度莱西攻势 2020 年度工作方案》，明确以构建权责明晰分级诊疗体系为目标，以县域常见病、多发病诊疗为重点，坚持县级医院强学科、基层机构强弱项，充分发挥医疗联合体和城乡对口支援优势和作用，大力推动平度、莱西两市提升医疗服务整体能力。市级以上医院根据对口支援协议，累计安排专家 173 人次，提供门急诊服务 1931 人次，开展手术 376 人次，组织查房讲座等 635 场次，开展义诊活动 3 次，开展远程诊疗 40 次，外派上级医院进修 34 人。

2020 年，莱西市人民医院通过市级 C 类重点学科 1 个，实现市级重点学科零的突破。青岛市平度中心医院项目顺利竣工并取得"医疗机构执业许可证"。

继续开展救护车专项整治。推进落实疾病应急求助、首先交通事故社会救助、老年人、优抚对象等各种惠民措施。做好高考、中考、医师资格考试、医师定期考核、征兵查体、康复助残等各项工作。持续做好突发公共事件应急处置，确保医疗救援和重大活动保障工作及时、高效和规范开展。

完成疾病应急救助申请资料审核。对各医疗机构提报的 2018、2019 年度 117 份疾病应急救助基金申请材料进行初审、联审，最终有 89 份申请资料合计 144.391019 万元符合疾病应急救助条件，并通过市财政局对医疗机构完成支付。初审完成 2020 年上半年疾病应急救助材料，65 份申请材料 30.734547 万元符合条件。

基 层 卫 生

健共体试点工作

青岛市首创将构建一体化医疗服务共同体（简称"医共体"）拓展为构建一体化健康服务共同体（简称"健共体"），6 个试点区（市）建成 18 个由县级医院牵头的县域健共体，126 家镇街卫生院及社区卫生服务中心、3600 余家村卫生室及社区卫生服务站参与其中，围绕医学影像、远程医疗、检查检验、病理诊断、消毒供应等方面建成 60 个集中服务中心。2020 年，健共体完成影像远程诊断 3000 余次，医疗远程诊断 1.2 万余人次，集中供应消毒产品 1.8 万余件，集中检查检验 8500 余人次，健共体外住院人次占比比 2018 年下降 5 个百分点以上，部分区（市）健共体内基层诊疗人次占比达到 65％左右。国家卫生健康委在青岛市西海岸新区、山东省日照市和浙江长兴县举办的县域医共体培训班上，青岛市西海岸新区三次进行经验交流发言。2020 年 12 月 11 日，山东省医院协会医共体分会在青岛市西海岸新区成立。

基层服务能力提升

2020 年，全市基层医疗卫生机构（镇街卫生院、社区卫生服务中心、社区卫生服务站、村卫生室），"四类五化"达标率为 100％。印发《青岛市基层医疗卫生服务能力提升行动三年计划》，明确目标任务和时间表、路线图，计划利用三年时间，推动全市基层医疗卫生服务提档升级。全市新建基层医疗卫生机构（含卫生院、社区卫生服务中心、中心村卫生室、村卫生室）163 家、改扩建 271 家。新创建 100 个省、市级示范标准村卫生室，超额完成年度任务目标。青岛市 18 家基层医疗卫生机构达到国家"优质服务基层行"活动推荐标准，14 家基层医疗卫生机构被省卫生健康委确定为第二批社区医院。2020 年全市新建成 50 个基层特色专科科室，总计建成 100 个基层特色专科科室，给予每个特色专科科室 5 万元的资金补助。

基本公共卫生服务项目实施

在山东省率先全面推开部署随访数据自动采集

和取消纸质健康档案工作,建设市级基本公卫数据中心和监管平台,强化项目质量控制和绩效监控,基层智慧化服务水平进一步提高。截至2020年底,全市6个区(市)基本具备取消纸质档案的条件,完成率60%,超额完成省规定的30%的目标任务。省卫健委、省财政厅组织开展的2019年全省基本公卫第三方绩效评价显示,青岛市基本公共卫生服务项目实施总体水平居全省前列。全面推广"三高共管、三级协同"医防融合服务模式,制定机构建设标准、分级服务清单和工作流程图,举办全市"三高共管、三级协同"培训及基层糖尿病、高血压诊疗培训,提高基层慢病诊疗水平。青岛市基层卫生工作经验被国家卫生健康委编入《基层卫生综合改革典型案例》,"三高共管"工作经验在全省推广。

基层卫生人才队伍建设

全面落实加强基层医疗机构卫生人才队伍工作措施,10个区(市)均建立基层医疗机构设置首席全科医师和首席基本公卫医师制度。利用青岛市第三人民医院培训基地,对12名挂职业务院长进行实地培训。强化乡村医生队伍建设,2020年,全市招聘乡村医生103人,着力解决乡村医生后备才人不足问题;制发《关于做好全市乡村医生执业考核工作的通知》,组织指导区(市)对全市4700余名乡村医生进行考核,对2018年以后新进297乡村医生进行审核备案。建立乡村医生信息化管理系统。开展首届岛城基层名医评选活动,全市范围内推荐选拔50名优秀的医师表彰为青岛市首届岛城基层名医,其中7人被评为山东省第二届齐鲁基层名医。深化城乡医院卫生支农工作,全年选派421名二级及以上医院医师支援基层医疗卫生机构,全面落实市委、市政府提出的突破平度、莱西攻势任务部署,将135名支援医师集中选派到平度、莱西镇街卫生院,并挑选45名工作能力强的医师挂职业务院长。

全面推进健康扶贫工作

2020年,全市确定137家医疗机构作为贫困人口定点救治医院,贫困人口出院时实现基本医疗保险、大病保险、医疗救助、医疗商业保险、医疗机构减免等"一站式"结算。统一制作10.5万余份印有健康扶贫优惠政策知识的宣传品发放到定点医疗机构、村卫生室,提高群众对健康扶贫政策的知晓率。组织1126个家庭医生签约团队,重点加强高血压、糖尿病、结核病、严重精神障碍4类慢性疾病贫困患者规范管理。及时将30种大病纳入救治范围,艾滋病、结核病、氟骨症病等重大传染病和地方病得到有效控制。

卫 生 应 急

新冠肺炎疫情防控

迅速建立启动高效统一的新冠肺炎疫情防控指挥体系。2020年,牵头组织由市委、市政府主要领导担任总指挥的青岛市疫情防控指挥部,并根据防控需要进行调整充实,建立联防联控、群防群治、协同高效的工作机制以及应急响应、物资调配、督导检查的保障机制;落实"外防输入内防扩散"防扩策略、及时实施分区分级差异化精准防控、严防疫情输入扩散。同步成立青岛市卫生健康委员会领导小组和指挥部机制,建立工作例会和专家咨询制度,召开全系统工作例会,传达上级部署和要求,通报疫情防控进展,解读最新防控和救治策略,听取基层工作建议和意见,形成全系统上下联动、及时部署、精准施策、快速响应、有效落实的工作机制。

发挥疫情防控指挥综合协调职能。充分发挥市防控指挥协调组、文秘组纽带和桥梁作用,协助解决各区(市)、各单位防控工作中遇到的问题和困难,在应急指挥体系建设、防国内和境外疫情输入、机场、海港、冷链食品等重点关键环节防控方面,提出专业要求,指导制定防控规程,发挥卫生应急专业支撑作用。建立"日报告和零报告"制度,每日汇总上报新冠肺炎病例"日报告和零报告"168期,审核汇总疫情防控和医疗救治等各类数据报表1585套,无差错事故。

建立24小时公文流转和疫情防控应急双值守制

度。2020 年,启动重大突发公共卫生事件一级响应,负责做好市防指办综合协调组和文秘组 24 小时专人值守,及时转办上级来文、印发各类文件,确保各类急、要件第一时间进行处置。建立委疫情防控办和委行政值班室双应急 24 小时值班制度。着重就"九个必报""三同时一报告"和及时报告、全程跟踪续报等值班要点进行规范和强化。

公共卫生应急管理改革攻坚行动

制订并组织实施《公共卫生应急管理改革攻坚行动实施方案》,明确 15 个协作处室的职责分工,细化重点任务和目标,并分解制定时间表、路线图、责任处室,确保攻坚任务按项目化、工程化推进,完成阶段性攻坚任务。

牵头组织市政府 18 个责任单位推进市级改革攻坚任务,经全面自查梳理,市卫生健康委承担任务 18 项,完成 9 项。完成市人大、市政协体系建设实地调研考察和视察工作,邀请北部战区海军驻青单位召开军地双方年度协作会议,双方就 2020 年卫生应急工作情况进行工作交流,完成军民融合发展攻势作战任务。

强化应急物资保障支撑,确保常备不懈、集约高效。按照"平战结合、战时急需、急用、紧缺"的原则,采取分级储备制度,实行公共卫生应急物资装备储备等基础信息备案制和动态管理。会同有关处室,参与确定医疗设备器械、防护用品、药品消杀类等四大类 40 项市级应急物资保障体系建设(医疗卫生类)项目实物储备和商业储备目录和数量。

卫生应急核心能力建设

及时部署包括新冠肺炎疫情防控在内的全市卫生应急年度工作任务以及年度应急预案修编演练和卫生应急培训等重点工作,组织各区(市)各医疗卫生机构检查梳理重大传染病、生物安全管理、应急保障等安全隐患,建立整改档案清单,强化基础环节和核心能力建设。

完善卫生应急预案体系和工作流程,增强预案可操作性。制订《青岛市新冠肺炎疫情控制应急预案》《青岛市洪涝灾害卫生应急预案(试行)》。2020 年,市级各类卫生应急预案 26 个,全市医疗卫生机构现有各类预案 1286 个,全市各级医疗卫生机构修编各类预案 257 个。

完善卫生应急工作方案。建立平战结合的卫生健康系统突发公共事件卫生应急工作领导小组(指挥部)工作机制,为做好常态化疫情防控,制订青岛市《新冠肺炎疫情常态化防控工作方案》《不明来源新型冠状病毒肺炎病例应急处置实施方案》《应对秋冬季新冠肺炎疫情医疗救治工作方案》《青岛市秋冬季新冠肺炎疫情防控工作实施方案(修订版)》等工作方案,细化工作措施,确保应急响应及时规范有力有序开展。

加强卫生应急培训演练,提升青岛市卫生应急队伍素质和救援能力。联合北部战区组织开展化学中毒、核辐射联合演练(桌面推演);组织市疾控中心、市急救中心和相关医疗卫生机构联合开展新冠肺炎等重大传染病突发事件卫生学处置和紧急医学救援、突发化学中毒、生物恐怖事件应急处置和紧急医学救援演练。2020 年,组织医疗卫生机构举办专业培训 1200 余次,培训近 22 万人次;组织各类针对性演练 642 次,参加演练近 3 万人次。

不断强化紧急医学救援基地建设,调整充实综合类、急性传染病防控类、中毒事件处置类、核辐射事件类等市卫生应急救援支队,充分发挥专家咨询作用。新冠肺炎疫情发生后,专门组建由应急管理、预防医学、临床医学、卫生管理、社会学、心理学、法学、新闻等相关领域 45 名专家组成的专家咨询组,定期召开专家咨询会,在"防输入防扩散"等关键节点提出预警预测建议,助力市指挥部决策部署。

组建市级卫生应急培训演练中心。结合青岛市医疗卫生机构特点,依托省级紧急医学救援基地市市立医院(综合类及灾难医学救援)、市中心医院(中毒类和核辐射类紧急医学救援)组建市级紧急医学救援培训演练中心;依托市疾病预防控制中心组建市级突发公共卫生事件卫生应急处置培训演练中心;依托市急救中心组建市级现场急救和转运培训演练中心。明确建设的总体要求、建设目标和主要任务。

提高监测预警的针对性、特异性和敏感度。依托传染病、肠道病、不明原因肺炎、流感、因病缺课等 5 大监测体系,发挥 657 个公共卫生监测点,280 个传染病疫情网络直报点,53 个肠道病哨点,18 个流感监测医院,1000 多家学校因病缺课网报点等监测网络,严格实行疫情和突发公共卫生事件信息网络直报制度,并完善月评估、信息通报和共享制度,以及重点传染病风险常态化专题评估制度,实现预警信息快速汇总、分析、研判和发布功能,提升突发公共卫生事件预知、预警、预防和处置实效,确保信息灵敏、指令畅通。

规范三大类 15 项突发事件信息报告制度。建立公共卫生信息及时报告和信息共享制度,在全系统实行行政和专业 24 小时"双值班、信息双报,信息快报",落实信息核实、专家研判、及时预警的管理机制,为及早启动应急响应提供重要基础和依据;建立指挥机构和现场处置点联络员制度。实行"日报告、零报告、点对点报告、重要情况随时报告"等制度,畅通指令和信息通达,确保责任人明确、目标明确、措施明确、反馈时效明确。

中医药工作

中医药事业发展规划

2020 年 1 月,青岛市人民政府办公厅印发《推进健康青岛行动实施方案》,在全国范围内率先将"中医药传承创新发展行动"纳入"健康青岛行动"实施方案,作为一项专项行动重点推进,并在《健康青岛行动(2020—2022 年)》中,将"中医药传承创新发展行动"细化为"综合改革再深化""中医临床优势培育""基层中医药服务能力提升"等十大行动予以专门推进,推动中医药事业产业双轮驱动、融合发展。2020 年 11月,青岛市与烟台、潍坊、威海和日照四市签署《胶东经济圈一体化发展半岛中医联盟协议》,成立胶东五市半岛中医联盟,建立工作推进、信息互通机制,发挥五市特色优势,在推进中医药综合改革、搭建中医专科联盟、共商共建共享中医药国际交流合作平台等方面开展合作,打造胶东经济圈中医药发展共同体。

中医机构建设

青岛市改革完善中医药管理体制,成立市促进中医药发展工作领导小组,由市委书记任组长、市长任第一副组长,顶格推进中医药改革创新发展工作;以市委编委名义印发通知,就加强中医药行政机构和促进单位建设有关事项作出部署安排,将市卫生健康委(市中医药管理局)中医药行政管理处室从 1 个扩增为 3 个,处室正式工作人员从 5 人增加至 8 人,同时在市卫生健康委综合监督执法局增设中医药监督执法大队,在市疾病预防控制中心新设中医防病业务机构。

2020 年,青岛市有中医医院 47 家,其中三甲中医医院 4 家,中医医院床位数 7038 张,中医类别执业医师 6232 人。青岛市着力集聚高端中医药资源,引进优选项目,建设中国中医科学院青岛技术合作平台,与山东中医药大学共建附属青岛医院。加强落户青岛的山东省十大区域中医诊疗中心肺病诊疗中心建设,扩增为 4 个病区 120 张床位。释放民间中医活力,实施中医诊所备案制管理,社会办中医医院开业 37 家,中医诊所累计备案 312 个。医保支付方式改革形成"青岛模式",中医门诊优势病种纳入"日间病房"管理实现提质扩面,新增中风后遗症、乳痈、项痹 3 个病种,全市试点病种达到 19 个。纳入"日间病房"医保结算管理的病种医疗费实行限额结算,累计为病人节约费用 1284 万元,节约医保基金 1725 万元,有效减轻群众就医负担。在即墨区、西海岸新区分别打造中医"智能医共体"和中医"健共体",培树省级中医紧密型医共体典型。探索建立中医经典门诊和经典病房 3 个,开展以中医药治疗手段为主的综合诊疗服务。在 3 家综合(专科)医院开展中医药适宜技术全科化,推广"简、便、廉、验"的中医药适宜技术,缓解"看病贵"难题。加强基层中医药工作龙头建设,2 家区级中医医院晋升山东中医药大学附属医院,基层中医药医教研协同能力大幅提升。完善基层中医药服务网络,恢复重建胶州市中医医院,实现青岛市县级公立中医医院全覆盖;建成 155 个国医馆、60 个精品国医馆、100 个中医特色村卫生室。

中医药科研工作

2020 年,青岛市建立 5 个老中医工作室专家临诊示教观摩室,新增齐鲁医派中医学术流派传承工作室 5 个、齐鲁医派传承项目 9 个、特色技术 4 项,研究推广中医药医疗器械产品 3 项,推进名老中医药专家学术思想、临床经验转化应用。全市 88 项中医药科研课题获山东省中医药科技项目立项,75 项获青岛市中医药科技项目立项,中医药科研实现新突破。

中医药人才培养

青岛市与山东中医药大学共建青岛中医药科学院,该科学院下设的中医研究院挂牌成立,泰山学者领衔的 20 人专家团队入驻并立项开展多个研究项目,占地 210 亩的研究生院正加紧建设。建成 4 个国家级名老中医药专家传承工作室,2 个国家级基层名老中医药专家传承工作室,8 个省级传承工作室,13 个市级传承工作室。加强中医药人才培养,在全省率先相继启动中医类别全科医生转岗培训、中医类别住院医师规范化培训。支持上药国风参与建立山东省中药经典名方制剂实验室,开展中药特色传承人才培养。实施中医药适宜技术培训流程再造,在全国率先建立中医药适宜技术"O2O"免费网络培训平台,累计培训基层中医药人员 4000 余人次。致力打造名中医团队,开展中医药杰出贡献奖、中医药名家、基层名中医的评选,全市省级中医药杰出贡献奖 2 人,新增省名老中医 1 人、省中医药名家 5 人、省基层名中医 9 人,评选出青岛市中医药名家 20 人、青岛市基层名中医 25 人。

中医药健康服务

青岛市推出"中医药特色服务电子地图",汇聚全市中医药特色突出的 172 家医疗机构,实现快捷搜索、精准查找、一键导航,方便市民获得优质中医药服务。充分发挥线上线下中医药服务便民优势,组织引导全市二级以上医院开展"代煎中药和送药上门"服务活动,累计送各类汤药 35.9 万剂,受益群体达 5.6 万人次。坚持中医药与养老事业融合发展,推动公立中医类医院设立老年病科,引进青岛国金中医养老院等大型中医康养建设项目 4 个,总投资额 32.4 亿元。推进中医药和旅游深度融合,锻造中医药康养旅游打卡圣地。青岛崂山湾国际生态健康城入选全国首批健康旅游示范基地,青岛玫瑰圣地中医药健康旅游基地获评山东省首批中医药健康旅游示范基地,青岛海泉湾康养旅游基地、灵山岛森林康养旅游基地入选山东省首批康养旅游示范基地。

中医药文化建设

青岛市持续开展中医药文化宣传活动,弘扬中医药健康养生文化。依托第五届"三伏养生节"、第九届"养生膏方节"和"中医中药中国行"等活动,组织全市各级各类医疗机构开展养生保健(治未病)义诊、冬病夏治穴位贴敷、中医膏方义诊、"治未病＋"服务、慢性肺病中医膏方调补、中医膏方传统工艺制作展示等活动,开展"治未病＋"服务 2.84 万次,11.62 万人次接受免费养生保健指导服务,8.83 万人次接受穴位贴敷、推拿、拔罐等中医药保健服务。组织开展"传承中医文化 弘扬中华国粹"、中医防疫专题宣传、中医膏方知识巡讲和中医养生保健知识科普宣传等专题活动,累计举办专题讲座 526 场次,受众达 6.32 万人次;累计发放宣传资料 17 万份,并推出《中医膏方,佑您健康》科普宣传微视频,在全社会营造了珍视中医药、热爱中医药的良好氛围。组织参加全国中医药文创产品设计大赛,1 人获优秀"中医礼物奖",1 人获最佳设计奖,3 人获最佳人气奖。组织参加第六届全国悦读中医活动,市第三人民医院获"优秀成员单位"称号,1 人获"悦读中医好感悟"称号。组织开展第二批山东省中医药文化宣传教育基地和中医药文化建设示范单位申报推荐工作,全市 6 家单位获评省级中医药文化宣传教育基地和中医药文化建设示范单位。

对外交流合作

青岛市积极拓展"一带一路"国际化合作交流,不断扩大中医药国际影响力。以上合示范区、中以(青岛)国际客厅等功能平台为载体,全力构建青岛市中医药国际交流合作新平台。协调增设"国际客厅"中医药服务及产业资源内容,深化中医药领域对外开放交流;协调推进上合示范区港青健康产业园、冠龙生物制药有限公司、蓝耘智合大健康产业项目建设,拓展"一带一路"国际市场,推进中医药产品"走出去"。依托青岛市中医医院建立中医药国际交流合作基地,与荷兰青白中医学院达成长期中医临床教学交流合作,每年均接收外籍学员来青跟师学习。设在青岛西海岸新区中医医院的"国际学生中医药文化体验基地"为来自美国、俄罗斯、加拿大、巴基斯坦、乌兹别克斯坦等国家的国际学生提供中医药文化交流体验达到 6 批次,近 70 人。

科技教育与交流合作

重点学科建设

开展 2017—2020 年度青岛市医疗卫生重点学科建设和优秀人才培养项目绩效评价工作,委托第三方对项目进行绩效评价,并提出 6 条改进措施。开展"青岛市卫生系统重点学科岗位胜任能力提升三年培训计划"项目,与北京大学继续教育学院签署《青岛市卫生系统重点学科岗位胜任能力提升三年培训计划合作协议》,培训计划于 2020 年 10 月启动,分为 5 个阶段、按模块陆续开展。完成 2020 年省级临床专科申报工作,印发《关于做好我市 2020 年省级临床重点专科申报工作的通知》,申报省级重点学科 58 个,经评审,推荐 3 级医院 35 个省级重点专科、区(市)级医院 6 个省级重点专科。

病原微生物实验室安全工作

完善组织架构,调整青岛市病原微生物实验室生物安全管理工作领导小组和青岛市病原微生物实验室生物安全专家委员会,并明确各部门和人员的职责分工。新冠肺炎疫情期间,着重加强实验室生物安全和新型冠状病毒实验室检测生物样本管理工作。2020 年 4 月印发《关于进一步加强青岛市新冠病毒检测实验室生物安全管理的实施意见》。联合市公安局、市发展改革委、市科技局等 9 个部门,起草并印发《青岛市生物安全风险防控工作方案》。

规范安全培训,落实各级责任。完成新冠病毒生物安全全员培训考核,并多次组织参加国家和省级网上培训。印发《关于进一步规范青岛市医疗机构实验室从业人员培训的通知》《关于举办 2020 年度青岛市病原微生物实验室全体从业人员培训的通知》,完成新冠病毒生物安全全员培训,涉及 860 余家单位,培训 3136 人,并考核合格。

加强督导,精准防控。2020 年 3 月至 10 月,累计对核酸检测重点实验室完成 6 轮督导检查,对全部实验室完成 2 轮督导检查,均印发督导检查通报,并组

织"回头看"。迎接省卫健委、公安厅联合督查组督导检查,并就联合督导组的反馈意见《关于省联合督查组对我市病原微生物实验室生物安全检查的通报》。组织专家对先后新开展核酸检测的 28 家重点实验室进行专项督导检查,并就发现的问题进行通报,完成整改,形成闭环管理。先后 2 次组织各区(市)进行全市范围内病原微生物实验室生物安全检查,对全市病原微生物实验室的生物安全、备案及实验室管理情况进行全面摸排。

应急演练,现场防控。根据《青岛市实验室生物安全事件应急预案》,由市病原微生物实验室生物安全管理工作领导小组牵头组织青岛市市立医院、市疾控中心等部门联合制定《新冠病毒标本转运车辆发生交通事故应急演练脚本》和《核酸实验室疑似新冠病毒标本少量洒溢应急演练脚本》,在实验室和全市范围内进行应急演练,多部门共同参与。

科研和奖励申报

推荐申报中华医学科技奖 1 项,组织申报山东医学科技奖 36 项,获得二等奖 1 项、三等奖 10 项。组织推荐山东省科技奖 7 项,组织推荐青岛市科学技术奖励,共获得奖励 33 项,其中科技进步奖一等奖 2 项、二等奖 18 项、三等奖 12 项,自然科学奖二等奖 1 项。推荐山东省适宜推广医疗卫生技术项目 2 项。推荐青岛大学附属医院孙运波为第十三届中国医师奖候选人。

伦理工作

组织委属各单位、各区(市)卫生健康局,对各自辖区内医疗卫生机构伦理委员会成立情况进行汇总,对医疗机构开展医学伦理工作自查工作进行督导检查。完成 10 家伦理委员会备案工作。

住院医师规范化培训

夯实基地制度建设,完善更新组织框架,教学培

训实现"精细化"管理。"招才引智",强化师资培训力度,开展线上培训,外派师资前往北京、济南等地共4批42人次。采取多维化考核模式,完成2020年招录考试工作,全市四家住培基地共计282名招收计划,其中青大附院、市市立医院、市中心医院全部超额完成住培全科等紧缺专业招录。组织国家级住培结业考核山东考区青岛考点的理论和实践能力考核工作,参与结业考试726人,全市结业考核平均通过率为94.86%,整体考核通过率为省内前列。组织2020级规培学员的减免考试,其中26名规培学员考核合格,予以减免培训。积极开展筹备2020年度结业考试规培学员业务水平测试。以绩点值绩效考核为抓手,强化院级督导机制,全力提升基地综合教学水平。

全科医生培训

青岛市万人口全科医师数达到2.84人,提前达到国家要求的每万人口有2～3名全科医师的标准。完成2019—2020年度全科医生转岗结业理论考试和操作考试,考试合格220人。组织青岛市2020年全科医生转岗培训报名,169人报名参培。招收住院医师规范化培训全科专业学员44人。继续开展全科医师岗位胜任力培训,受疫情影响,开展线上培训9期,培训人数近2000人。派出40名师资赴北京、济南等地参加全科师资培训,提升能力和水平。

学会、协会工作

按照脱钩工作有关要求,对青岛市基层卫生协会、青岛市老摄影家协会、青岛市民营口腔协会、青岛市非公立医疗机构协会逐个分析情况,制订脱钩工作方案提报委党组会,经研究通过《青岛市卫生健康委关于4个协会资产权属初步鉴定意见及国有资产使用方案》并上报。在新冠疫情防疫期间,各专科分会举办网络(视频)和线下小型学术会议,举办50～100人以下的小型学术会议30余次,线上参与人数达20万余人。对三年届期已满的专科分会开展换届改选工作,组织完成骨科学分会等10个分会换届改选工作。向山东省医学会推荐委员141名。

继续医学教育

完成2020年国家级继续医学教育项目3项,省级继教项目20项,市级继教项目236项。参加继教项目人员达6万余人次。完成2021年国家级、省级继续医学教育项目的申报,申报国家级项目33项、省级项目144项。开展青岛市基层医疗机构负责人及基层医生对慢病管理的认知调查,组织青岛市基层慢病管理能力提升工程之呼吸病防诊治体系与能力建设启动仪式,通过直播形式,多名省内知名专家对基层版哮喘指南和基层版慢阻肺指南及2020年基层医疗机构呼吸疾病规范化防诊治体系与能力建设标准进行解读。

交流合作

为增进世界华人医师之间的交流与合作,助力全球抗疫,2020年9月21日,世界华人医师年会暨抗击新冠肺炎互联网医疗论坛在山东省青岛市开幕。此次大会由世界华人医师协会、中国医师协会、青岛市人民政府主办,青岛市卫生健康委员会、青岛市科学技术局、青岛市市北区政府、百洋医药集团共同承办。第十二届全国政协副主席李海峰,国家卫生健康委党组成员、全国老龄办常务副主任、中国老龄协会会长王建军,世界华人医师协会终身荣誉会长、中国医师协会原会长张雁灵,山东省政协原副主席、民进山东省委原主委栗甲,中国工程院院士廖万清,中国工程院院士董家鸿,中国科学院院士樊嘉等领导和嘉宾出席会议。世界卫生组织荣誉总干事、清华大学万科公共卫生与健康学院创始院长陈冯富珍博士特别通过网络连线方式,为会议发表视频致辞。

为更好地践行健康中国战略,进一步加强青岛市卫生健康委与上海交通大学医学院附属瑞金医院的长期紧密合作关系,充分发挥各自资源优势,深化医疗卫生领域合作,促进双方医疗卫生事业的快速发展,2020年10月,双方签署合作协议。

为提升青岛医学医疗品牌,抢抓创建国家区域医疗中心重大机遇,建设长江以北地区一流医疗中心城市,充分发挥青岛大学教学、科研、人才等优势对青岛市经济社会发展的推动作用,2020年10月9日,青岛市人民政府与青岛大学签订共建"青岛大学青岛医学院"战略合作协议。

稳步推进青岛市中心医院与北京大学肿瘤医院合作,有6名学科带头人到北京大学肿瘤医院进行长期进修。受疫情影响,两院以开展远程会诊、教学查房多种模式的线上合作内容,开展远程培训150余次,会诊病人280例。青岛市妇女儿童医院与复旦大学附属儿科医院签署协作框架协议;青岛市市立医院与复旦大学上海医学院附属红房子妇产医院达成初步合作协议;青岛市市立医院与复旦大学附属中山医院全学科合作确定合作协议。青岛市卫生健康委与四川大学华西医院商定共同举办"现代医院管理论坛";青岛市市立医院与四川大学华西医院达成初步合作协议。完成引进俄罗斯自闭症专家安德烈落户青岛市民营机构政建集团的任务。

综合监督与食品安全监测

疫情防控督导检查

印发《青岛市新型冠状病毒感染的肺炎疫情社区防控卫生监督工作参考指南(试行)》《青岛市医疗机构新冠肺炎疫情依法防控自查督导暂行规定》等相关文件,督促医疗机构落实疫情防控主体责任。多次组织召开督导检查专题会议,研究部署监督检查相关工作,成立由委领导带队,一级调研员和处长任组长,院感、护理、疾控、卫生监督等专家为成员的5个督导检查工作组,开展循环式不间断多轮次督导检查、暗访督查,覆盖全市医疗机构、医养结合机构、疗养院、留验站、集中隔离点(服务点)。疫情发生以来,督导检查发现各类问题累计4000多条次,并对问题逐条对账销号,逐项整改清零,印发《督查工作专报》18期、《监督检查情况通报》28期、《问题整改复核验收情况通报》10期,形成工作部署、督导检查、通报问题、限期整改、复核验收、约谈促改全链条监管。

医疗卫生行业综合监管

在全省实现四个"率先":率先建立健全综合监管协调机制,成立以市政府分管领导为组长的市专项工作领导小组,建立医疗卫生行业综合监管部门联络员会议制度,定期召开协调推进会议;率先以市政府授权件形式印发文件,明确任务分工;率先组织学习培训,邀请国家卫健委领导及相关省市专家举办医疗卫生行业综合监管制度建设培训班,系统学习研讨和领悟医疗卫生行业综合监管制度建设精神;率先纳入医改重点工作组织开展综合督导。从督察指标、具体检查内容、建档立卷、谈话提纲等方面重点部署落实,对照22条项74条督察指标,逐条逐项梳理,形成44卷

工作档案。9月7日至10日,山东省督察组对青岛市开展实地督察并给予充分肯定。

监督执法重点目标任务

2020年,市、区两级卫生监督执法机构检查各类单位5.03万余户次,同比增长18.54%;监督覆盖率99.96%,同比提高0.32个百分点;行政处罚案件4703件,同比增长49.73%;人均办案17.35件,同比增长60%,是省下达人均办案7件任务指标的2.5倍。完成国家"双随机"监督任务3003项,完结率达100%;立案处罚"双随机"单位506件,同比增长185.88%。青岛市监督执法重点指标均居全省前列。全市监督执法工作情况在有关会议上得到省领导的肯定和表扬。公共场所量化分级、执法规范化、综合监管等经验在全国、全省会议上作典型发言。

专项重点整治行动

坚持问题导向,在全市范围内开展打击非法医疗美容、乡村医生依法执业、人类辅助生殖技术和产前诊断、预防接种、医疗废物、血液透析等12项"蓝盾行动"专项整治行动,通过召开年度工作部署会、月工作调度会、月通报、半年督导稽查等形式,直面问题、重点突破,推进各项整治有序开展。专项整治期间,市、区两级卫生监督执法机构立案处罚1069起,严厉打击违法违规行为,保障人民健康权益。

食品安全风险监测

规范食品安全风险监测工作流程,严格资金过程管理,强化监测质量控制,全面提高资金使用绩效,切实提高监测效能。《青岛市提高专项资金使用绩效全

面推动食品安全风险监测工作》的做法在《山东卫生健康情况》（2020 年第 4 期）予以刊发，并在全省推动食品安全风险监测工作推进会上作典型发言。由青岛市牵头，会同临沂、东营、滨州三市完成全省其他类标准跟踪评价工作。《市政府推进健康青岛行动实施方案》印发后，率先起草制定《健康青岛合理膳食行动（2020—2022 年）》，组织全市卫健部门、行业协会、医疗机构、社区及群众代表 300 余人开展"合理膳食促健康　欢乐幸福过大年"专家讲座和系统培训，普及合理膳食理念，推广合理膳食健康生活方式。组织合理膳食进机关、进学校、进家庭等"六进"活动，创新科普宣传思路，先后在公众号上发表《青岛人的饺子江湖》《逛地摊的正确姿势》等科普宣传文章 2 篇，自编自导自演科普宣传片《合理膳食之电梯广告》，被中国青年报《我看见》栏目转载，并参加第四届健康中国微视频大赛。

执法规范化和创新工作

"护士刘某泄露患者个人信息案"获评全国卫生健康执法优秀典型案例；"某医学美容诊所未按规定填写病历资料案"等 6 个案件获评全省卫生健康执法优秀典型案例，委监督执法局获全省案例评查团体一等奖。全市 10 名（市局 5 名）监督员被推荐为全省监督执法办案能手。建立公共场所消毒全过程记录测评体系，属于全国全省首创。探索建立卫生行政执法责任制，该项目被列入 2020 年青岛市社会科学研究项目。

老龄健康服务

概况

青岛市是全国老龄化发展速度快、基数大、程度高、高龄化态势突出的城市之一。截至 2019 年底，全市 60 岁以上户籍老年人口 186.8 万人，老龄化率 22.54%，80 岁以上户籍老年人口 28.08 万人，占老年人口的 15.03%。

老年健康促进行动

会同七部门在全省率先出台《关于健全完善老年健康服务体系建设的实施意见》。启动老年健康促进行动，研究出台《健康青岛老年健康促进行动（2020—2022 年）》，牵头相关处室制定出台《"一老一小"照护和妇幼健康工作攻坚行动》，实施老年健康促进行动和攻坚行动。召开全市老年健康工作视频会议，部署 2020 年老年健康工作任务。继续实施老年健康综合管理试点示范行动，为老年人提供健康综合管理服务；继续实施老年健康教育促进行动，促进老年人形成健康生活方式，提高老年人预防老年疾病能力；实施老年人心理健康关爱行动和老年健康教育促进行动，有关部门在全市联合开展养老机构及内设医疗机构健康养老、政策落实、标准规范、关爱服务等工作专项提升行动，并发挥市、区（市）两级指导中心作用，加强行业工作指导、监督和管理；启动老年康复护理服务提升行动，鼓励和支持医疗机构开设老年病医院、康复护理机构或床位。

推进医养结合服务融合发展

在全市开展医养结合工作监测统计工作，截至 2020 年 10 月底，全市医养结合机构 155 家（不含签约），医养结合机构在院老人 14547 人，其中，完全失能/重度障碍老人 7432 人，部分失能/中轻度障碍老人 4537 人，自理老人 2878 人，医疗卫生机构为养老机构老人提供的服务量 184155 人次，医养结合机构的医疗卫生机构为养老机构老人提供的门、急诊及住院服务量 160836 人次，为老年人提供上门医疗服务量 19162 人次。在医养结合规范化建设方面，对辖区内符合条件的医养结合服务品牌进行摸排，组织专家评审，择优推荐"圣德医养""万林到家""锦云村养老"等 7 家品牌；在市南区、市北区、李沧区、城阳区、黄岛区、即墨区、胶州市等 7 个区（市）被确定为山东省医养结合示范先行县（市、区）基础上，推荐崂山区、平度市、莱西市为山东省医养结合示范县（市、区），形成示范县(市、区)全覆盖。推荐市南区金湖路街道、市北区敦化路街道等 15 个镇街为山东省医养结合示范乡镇(街道),使全市有 30 个街镇成为示范乡镇(街道),确保医养结合工作有序推进;培育医养结合工作新典型新经验,鼓励社会力量发展老年照护服务机构,为老年人提供早期、系统、专业、连续的康复医疗服务,发挥典型引领作用,带动全市医养结合工作全面发展。青岛市被山东省确定为省级安宁疗护试点城市,为全面推进试点工作,加快安宁疗护服务发展,会同四部门出台《青岛市安宁疗护试点工作实施方案》。

健康老龄化战略

开展健康老龄化政策理论研究,起草《关于积极应对人口老龄化的实施意见》。启动实施老年健康素养提升行动项目,在全市选取若干个社区为 65 岁及以上老年人提供"五个一健康服务包"健康干预服务,以强化失能失智的"四早"(早发现,早诊断、早治疗、早干预)措施;开展以"弘扬养老孝老敬老传统,共建共享老年友好社会"为主题的"敬老月"活动,开展"健康青岛·幸福银龄"——青岛市庆祝老年节系列公益活动,举办青岛市第九届老年文艺调演,"银龄欢歌大舞台"为 10 家养老机构老年人送慰问品、送健康知识、送精神食粮;联合市民政局、青岛日报报业集团举办 2020"银华飞扬 情暖重阳"敬老服务大会;联合《青岛日报》组织 51 支志愿队开展"青岛爱心陪伴"大型公益活动,自主策划丰富多样的志愿活动,和老人一同欢度重阳节。完成青岛市"十三五"老龄事业发展和养老服务体系建设规划评估工作;完成十九届中央委员,全国政协委员、社会和法制委员会副主任黄树贤率调研组来青专题调研"推进老年人长期护理和意外伤害保险制度发展"方面的工作情况的座谈,并作"青岛市老龄健康工作及开展老年人意外伤害险情况汇报";牵头有关单位完成《关于我市实施老年人权益保障"一法两条例一规定"推进老年人权益保障工作情况的报告》。

健 康 产 业

概况

2020 年,健康养老产业专班围绕"增链条、聚资本、引人才、强技术"的思路,聚力"双招双引",优化产业生态,推动全市健康养老产业加快发展。出台《青岛市健康养老产业发展三年行动方案(2020—2022 年)》,聚焦现代医疗、健康管理与促进、老龄健康等领域,确定 20 项攻坚任务,推动建设覆盖全产业链、全生命周期、特色鲜明、布局合理的健康养老产业体系。全市签约微医集团青岛互联网医院总部、九如城医养综合体等健康养老产业项目 20 个,签约金额 245.4 亿元。

妇 幼 健 康

妇幼健康服务体系建设

2020 年,山东省妇幼保健机构建设妇幼健康工作推进现场会在青岛召开,青岛市卫生健康委及市妇幼保健院在会上作典型发言。加强对医疗保健机构早孕建册、风险筛查与评估、专案管理、综合救治及业务评审等"孕产全周期"的业务指导。创新制定高危孕产妇信息周报管控制度、孕产妇风险预警研判制度。开展孕产妇救治医疗骨干实训和新生儿复苏技术巡回培训、危重孕产妇救治业务骨干包片对口临床实训等,组织各类专业培训 20 多场次,培训医务人员 8000 余人次。构建权责清晰的管理机制,不断强化区(市)属地化管理意识,推动监管重心下沉,做到"早提醒、早指导、早改进"。

打造全省妇幼健康宣教"样板城市"。在全省率先开展婚姻登记处妇幼健康宣教工作,在婚姻登记处设立 11 个"妇幼健康宣传驿站",加强全市妇幼健康宣教与健康促进工作。编制疫情防控形势下的健康教育材料,利用大众媒体广泛宣传。编制《母婴健康安全知识小百科》《母子健康手册——健康教育分册》,录制"妇幼健康"宣教小视频,面向全市市民广泛宣传。推进助产机构"孕妇学校"建设,拓展"互联网+"服务,扩大宣教覆盖面。平度市创新试点健康教育与信息化相结合的模式,运用网络平台、手机终端开展宣教和妇幼保健服务提醒,方便群众查询和办事。

创新开展妇幼健康联合体建设。出台《关于推进妇幼健康联合体建设的指导意见》,在城市医疗集团、县域医共体建设中构建"四位一体"资源整合型妇幼健康服务网络。推进市级妇幼保健机构"一院多区"布局,建设一批临床与保健相结合、突出妇女儿童特色的学科专科群,提升妇幼健康优质服务的可及性和便捷性。获评国家级孕产期、更年期特色专科 2 个,省级孕产期保健特色专科 2 个。推进县域妇幼保健机构提档升级,10 个区(市)妇幼保健机构改扩建工作压茬推进,完成 2 家县级妇幼保健机构二级甲等妇幼机构等级评审,启动平度市妇幼保健院二级甲等评审工作。全市 11 家妇幼保健机构加入"半岛妇女儿童医学联盟",李沧区、西海岸新区和平度市完成辖区妇幼健康服务联合体建设,城阳区率先建成区级出生缺陷综合防治中心。2020 年 11 月,青岛市成立全省首个区县级胎儿心电监护专科联盟,母婴安全新技术深入到基层助产机构。

母婴安全管控

全面落实母婴安全五项制度,印发《关于做好 2020 年母婴安全管控工作的通知》,实施孕产妇妊娠风险评估与分级管理。建立 2020 年危重孕产妇台账,实施高危专案管理,动态管控高危孕产妇 34172 人次,逐一"销号",提升高风险孕产妇管理水平。调整充实市级危重孕产妇和新生儿(儿童)救治专家组实现多科参与母婴安全保障。组织市级孕产妇危重

症及死亡病例评审、新生儿死亡评审及全市危重孕产妇救治技能竞赛,持续提升高危孕产妇和高危儿管理质量和母婴安全保障能力。全市助产机构活产数为 70467 人,孕产妇死亡率为 4.26/10 万,婴儿死亡率 1.67‰。

妇幼公共卫生服务

扎实推进农村妇女"两癌"检查项目,全市宫颈癌、乳腺癌检查覆盖率超 90%。加强 0~6 岁儿童健康及托幼机构管理;开展爱婴医院复核评估工作;指导疫情防控形势下全市托幼(育)机构卫生保健工作开展,辖区托幼机构管理覆盖率 100%。加强孕产妇健康管理,在全市推广使用孕产妇健康管理系统手机APP。加强计划生育服务与计生药具管理。

出生缺陷防控

全面落实出生缺陷一级预防项目。全市免费孕前优生健康检查目标人群覆盖率 138.38%。全市叶酸发放工作进展顺利,目标人群叶酸累计服用率 97.08%,均达到国家和省级标准。加强出生缺陷二级防控,产前筛查率 99.82%,项目管理单位严格质量控制。扎实推进出生缺陷三级防控工作。全市新生儿遗传代谢病筛查率达 99.92%,听力筛查率达 99.68%,先心病筛查率 99.15%,均高于国家和省级标准。

妇幼健康事业规划

全面开展《中国妇女发展纲要(2011—2020 年)》《中国儿童发展纲要(2011—2020 年)》及青岛市"十三五"时期妇女儿童发展规划卫生健康领域目标任务落实情况的评估,确保各项指标全面达标,高质量完成省妇儿工委组织的终期评估。平度市妇幼保健院完成国家基层妇幼保健机构建设项目任务。市妇幼保健院"一院多区"建设取得突破,城阳院区建成启用、西海岸园区破土动工、康复院区建设有序推进。全省首个基层妇幼保健机构"国医大师"工作室落户莱西市。

新冠疫情防控

坚持"一手抓疫情防控、一手抓母婴安全",印发

《关于切实做好新冠肺炎疫情防控期间孕产妇安全管理工作的通知》，落实国家、省、市新冠肺炎疫情防控要求，从孕产妇保健管理、新冠肺炎孕产妇就诊、新冠肺炎孕产妇救治等方面加强管理与指导，切实保障疫情时期孕产妇、儿童基本医疗服务，确保母婴安全管控总体向好。持续做好妇幼健康便民服务，妇幼保健线上咨询 51559 人次、电话咨询 73371 人次、线上孕妇保健培训 60262 人次、线上儿童保健授课 7098 人次。依托"青岛市妇幼保健中心"微信公众平台，发布原创科普宣传文章 61 篇，阅读量 7.73 万次。

职 业 健 康

尘肺病防治

2020 年，以政府名义逐级签订尘肺病防治攻坚行动目标责任书，落实地方政府责任，限时完成各项规定任务。会同市人社局等 10 部门印发《青岛市尘肺病防治攻坚行动实施方案》，召开全市尘肺病防治攻坚行动业务培训推进会议，推动尘肺病防治攻坚行动目标任务落实。联合市人社局等 5 部门开展职业性尘肺病人随访与回顾性调查，初步建立全市职业性尘肺病人信息台账，为下一步开展尘肺病人救助行动打好基础。

重点行业专项治理

2020 年，按照《青岛市矿山、冶金、化工、建材、汽车制造、铅酸蓄电池生产等行业领域开展尘毒危害专项治理工作方案》，开展重点行业专项整治。纳入此次重点治理范围的企业 290 余家，其中，矿山（非煤）企业 14 家、冶金企业 8 家、化工企业 114 家、建材企业 108 家、汽车制造（含改装）企业 46 家。各级卫生健康行政部门检查纳入治理范围的企业 560 家次，发现问题和隐患 1135 项，行政处罚 3 家，罚款 6.1 万元。开展尘毒危害专项执法检查，对非煤矿山、冶金、建材等行业开展专项调查，基本掌握辖区内用人单位粉尘危害情况，组织对 6 家陶瓷生产企业、35 家耐火材料制造企业、1 家石材加工企业、1 家宝石加工企业开展"回头看"，巩固提高治理成效。开展职业病危害企业申报摸底核查工作，强化纳入治理范围粉尘危害重点行业职业病危害项目申报。全市粉尘危害重点企业 1971 家，纳入治理范围的非煤矿山 13 家、冶金企业 12 家、建材企业 111 家（含水泥企业 12 家）；纳入治理范围的用人单位粉尘危害申报率、粉尘浓度定期检测率均达 95.5％以上，主要负责人、职业健康管理人员和劳动者培训率达 95％以上，接尘劳动者在岗期间职业健康检查率达 98％以上。

职业病防治网络体系建设

2020 年，市级及各区（市）卫生监督、疾病控制机构积极优化人员配置，设立职业卫生相关科室，配备监督员和专业技术人员，各区（市）在街道、镇依托安监办、计生办、监督工作站等设职业健康专兼职监督管理人员约 200 人，初步建立市、区（市）、镇（街道）三级职业病防治网络。加强基层职业卫生监督执法装备设备建设，利用国家卫健委安排的专项资金为 10 个区（市）级卫生监督执法机构配备 8 类 11 台执法取证、现场快检设备，并全部发放到位。发挥职业健康技术服务机构作用，在劳动者职业健康检查、放射性职业病危害预评价和控制效果评价等方面提供服务，满足用人单位需求。

执法监督

2020 年，全市各级卫生监督机构按照分级分类监管思路，加大对用人单位的监督执法力度，处罚一批，震慑一批，督促用人单位落实职业病预防措施。组织实施《健康青岛职业健康保护行动（2020—2022年）》，组织全市卫生监督机构加强重点行业、重点企业的监督检查工作，对非煤矿山、冶金、建材等重点行业深入企业严格执法，落实重点行业领域建设项目职业病防护设施"三同时"制度，督促用人单位落实职业病预防措施。截至 10 月底，共监督检查用人单位 1467 家，立案 235 起，10 个区（市）均有行政处罚案件,实现区(市)职业卫生突破"零监督、零处罚"的目标。监督检查技术服务机构 14 家、立案 4 家,监督检查职业健康查体机构 36 家、立案 5 家。

抽取 4200 人对职业健康核心指标个案数据进行复核,即墨区完成接尘劳动者免费健康检查达 500 人,尘肺病主动监测工作完成率 100%。

职业人群健康管理

2020 年,组织开展全市职业病危害现状调查工作,制发《青岛市 2020 年职业病危害现状调查工作方案》。完成粉尘危害专项调查工作,建立粉尘危害基础数据库,对矿山、冶金、化工等"六大行业领域"尘毒危害专项治理进行评估抽查,推选出 4 家专项整治效果突出的企业作为典型上报省卫健委。组织对 13 种尘肺病、11 种肿瘤、铅中毒、苯中毒、噪声聋及布鲁氏菌病等重点职业病进行监测,在 10 个区(市)抽取 335 家单位作为监测点,开展用人单位工作场所职业病危害因素主动监测,调查了解职业病危害因素分布及浓度(强度)水平。开展尘肺病主动监测与筛查试点工作,在即墨区和平度市设立尘肺病主动监测点,市级

职业病防治宣传培训

2020 年,在青岛电视台插播《职业病防治法》宣传片,在青岛交通广播开展有奖知识竞答活动,在《青岛早报》、微信公众号等媒体上开设专版,宣传职业病防治知识。各区(市)组织职业健康有关人员深入企业通过座谈会、义诊等形式开展职业病防治知识宣传。组织各区(市)卫生健康局、市疾病预防控制中心、青岛市中心医院、职业健康检查机构和各有关单位的项目负责人、业务骨干等参加重点职业病监测项目工作推进指导和业务培训会议,并对直报员进行为期 2 天的网络报告培训,提高直报质量。举办噪声等物理因素职业健康检查技术培训班,培训主检医师、听力检查专业技术人员 100 余人。

人口监测与家庭发展

计划生育基础管理服务工作

改善计划生育目标管理责任制。科学设置指标体系,完善考评方式,简化程序,增强可操作性,完成对各区(市)2019—2020 年度责任书执行情况考核,全市 10 区(市)均高质量完成《责任书》确定的年度工作指标。召开全市 3 岁以下婴幼儿照护工作推进会、工作培训会、现场会等会议。"全面两孩"政策落实平稳、扎实有序。2020 年,全市户籍人口出生 6.6 万人,其中二孩出生 3.18 万人,占总出生 48%;出生人口性别比 106.81。推动计划生育公共服务、行政征收、行政给付事项实现"网办"和"一次办好",完善计划生育网上办事权责清单。深入开展优质服务先进单位创建活动,城阳区、西海岸新区政府获评新一轮全国计划生育优质服务先进单位。扎实开展人口监测工作,完善指标体系,优化监测网络,形成 2020 年全市人口信息监测分析报告。

计划生育家庭扶助保障

优化奖扶特扶金发放、一次性养老补助、再生育审批、婚育证明出具、独生子女证补办等服务事项流程,简化办理手续。按照省确定的"提高失独家庭特别扶助金标准",完成将全部独生子女死亡、伤残家庭扶助金标准分别提高到每人每月 750 元、600 元。全面落实各项计生家庭扶助保障政策。2020 年,全市为 30.47 万农村部分计划生育家庭奖励扶助对象发放扶助金 2.86 亿元;为 1.74 万名特别扶助人员发放扶助金 1.35 亿元;为 34.38 万人发放独生子女奖励费 4480.13 万元;为 24509 名企业退休职工发放一次性养老补助 5.29 亿元;为 22019 名城镇其他人员发放年老奖励 2.48 亿元;为 67513 人发放住院分娩补助 3375.65 万元;为 12118 名特殊家庭购买护理险 1451.29 万元,配备落实双岗联系人 19326 人;在全市开通特殊家庭成员绿色就医通道 139 家;为 169 名符合政策的特殊家庭成员申请保障性住房。

婴幼儿照护、母婴设施建设

在全省率先印发《关于促进3岁以下婴幼儿照护服务发展的实施意见》等三个文件,率先搭建政策体系框架。成功申报12个国家普惠托育服务专项行动项目试点,新增普惠性托位920个,920万元补助资金全部到位。22家机构完成备案,12家机构获评市级托育机构示范点,1家托育机构成功获评省级普惠性托育示范机构。全市有托育机构(含办托班的幼儿园)350家,可提供托位9639个。创造一些典型经验做法,青岛市推动3岁以下婴幼儿照护服务的做法在全省人口监测与家庭发展工作会上作经验介绍,城阳区的创新做法、胶州市的有关经验被国家卫健委《工作交流》刊发,《人民日报》、新华社、中央电视台等媒体机构予以报道。加快推进公共场所、用人单位母婴设施建设,全市建成各类母婴场所389个,设施415处,建设总面积5631.7平方米,配置率达到100%。

健 康 教 育 与 宣 传

2020年,全市卫生健康宣传暨健康教育工作,围绕中心、突出重点、服务大局,深入开展社会宣传、典型宣传、新闻宣传和舆论引导,大力推进健康教育和健康促进工作,全市居民健康素养水平比上年提升2.54个百分点,尊医重卫的社会氛围进一步浓厚,有力地推进了健康青岛建设进程。

抗疫主题宣传

及时发布新冠肺炎疫情情况。每日编辑发布青岛市新型冠状病毒肺炎疫情通报,及时向社会公布新冠肺炎确诊病例、无症状感染者、密切接触者相关情况,遇有突发情况紧急发布,编发疫情通报397篇、核酸检测情况通报18篇、疫情简报256篇。针对大港疫情、市胸科医院疫情、胶州疫情,召开14场新闻发布会,回答记者71个问题,回应社会关切。

大力宣传疫情防控科普知识。委官网开设"新型冠状病毒感染的肺炎疫情防控"专栏,发布科普知识638篇。"青岛卫生健康"微信每日发布3～5条疫情防控科普知识。组织系统内各单位网站、新媒体和报纸、网络、电视等新闻媒体同步开展疫情防控科普知识宣传,多次组织专家参与新闻媒体访谈节目、传播疫情防控知识。协调移动、联通、电信三大通信公司向全市上千万手机用户发送疫情防控科普短信22条。印发《青岛市新冠肺炎常态化防疫指引手册》10万份,以新媒体形式推出8句话《疫情防控行为准则》,制播疫情防控科普短视频21条。

突出抗疫主题宣传。会同市委宣传部设计制作"致敬最美医务人员"公益宣传海报,334张一线抗疫人员海报在全市1万余块户外LED大型电子显示屏和地铁、公交、楼宇电子屏等全天候滚动播出36天252万次,在全社会营造礼遇、学习、关爱医务人员的良好氛围。在全市卫生健康系统推出"抗疫前沿"系列报道,包括"不获全胜,决不收兵""抗疫巾帼风采""援鄂战地日记""致敬医护,共抗疫情""抗疫感悟"等,深入报道卫生健康系统抗疫故事、英雄事迹。推出306名"援鄂英雄榜",组织媒体全面报道援鄂队员的工作、经历和感悟,反映战疫医务人员亲情的公益宣传片《隔空的爱》在国家、省、市等多家媒体播出。市委宣传部、市卫生健康委、市档案馆、市广播电视台联合举办2020战疫特别纪念册发行仪式暨珍贵档案馆藏仪式,永存战疫中的青岛记忆。

先进典型宣传

精心培育先进典型。挖掘基层先进典型400余人,建立先进典型数据库。"青岛市抗击新冠肺炎疫情医务人员群体"被市委宣传部授予首期"青岛楷模"荣誉称号。1人获国务院"全国抗击新冠肺炎疫情先进个人"表彰,11人获省委、省政府"山东省抗击新冠肺炎疫情先进个人"表彰,14人获省部门"抗击新冠肺炎疫情先进个人"表彰,4人获评全市抗击疫情最美志愿者,2个单位获评全市抗击疫情最佳志愿服务组织。

深入宣传先进典型。组织开展"学习青岛楷模争做新时代最可爱的人"宣传教育活动,举办"学习青岛楷模争做新时代最可爱的人"宣讲比赛,有 2 人入选青岛市百姓宣讲团;展播宣讲视频 53 期,在医疗卫生机构、学校、企业、社区等举办多场宣讲活动。广泛宣传青大附院护士李琳主动发现并成功挽救独居"透析"老人生命的事迹,组织全系统干部职工开展向李琳同志学习活动,《人民日报》刊发报道《一次细心救助网友纷纷称赞》并配发评论员文章《干事业就该多留心》。

强化先进典型品牌宣传。会同市文明办组织开展"青岛好医生、青岛好护士"推荐评选活动。全年评出季度"青岛好医生、青岛好护士"各 40 人,年度十佳"青岛好医生、青岛好护士"各 10 人,市卫生健康委、市文明办官网、官微进行专题展示,全市卫生健康系统自有平台和各类新闻媒体以专版、专栏、专题、专访等形式进行广泛深入报道,累计推出"青岛好医生、青岛好护士"先进事迹展播 80 期。

社会层面宣传

联合新闻媒体开设卫生健康宣传专栏、专版、专题节目等 12 个,讲好医疗卫生故事,传播卫生健康声音。举办青岛市 2020 年"5·12"国际护士节庆祝大会;推出"致敬白衣天使""致敬医师节"等浮山湾灯光秀 3 次;制作"致敬医师节""疫情防控行为准则"等 30 秒公益宣传片,在电视台和地铁、公交、楼宇、卫生医疗机构等处 1.2 万余块电子屏每天循环播放 8 次,累计播出 384 天;"医师节,我想对您说……"情感对话大型网络直播活动参与及浏览超 1000 万人次。组织开展各类主题宣传活动,推出"健康提素百日行动"专题 108 期、"基本医疗卫生与健康促进法"知识问答专题 30 期、"预防新冠肺炎防护知识问答"专题 6 期、"民法典"专题 30 期、"健康扶贫"专题 33 期、"老年健康宣传周"专题 21 期、"妇幼健康"专题 13 期,以及"全国爱眼日""食品安全周""全国高血压日"等系列专题宣传,全市卫生健康系统宣传平台和新闻媒体普发宣传报道,让群众了解卫生健康工作,了解卫生健康知识,更好地服务群众。

健康教育和健康促进

落实《推进健康青岛建设实施方案》,制发《健康青岛健康知识普及行动方案(2020—2022 年)》,明确三年工作任务目标。建立健康科普专家库,在全市遴选聘请市级科普专家 470 人,有 64 人入选省级科普专家库。建立健康科普资源库,组织健康科普专家新录制"健康大学堂"健康教育精品课程 49 讲 72 期共 2160 分钟;编发健康扶贫、妇幼保健、中医药、疫情防控、一封信等健康教育教材 100 万余份;举办 2020 年青岛市健康科普大赛评出获奖作品 503 件;创作推出"健健康康讲科普"系列短视频 26 集。加强健康促进场所建设,平度、莱西两市通过市级健康促进区(市)验收,市级健康促进区(市)实现全覆盖;建成市级健康促进医院 35 家、健康促进学校 14 所、健康促进机关 11 个、健康促进企业 10 家、健康促进社区(村)20 个、健康促进示范家庭 390 个。加强健康教育阵地建设,新建市级健康教育基地 7 个、区(市)级健康教育基地 6 个,市、区(市)两级健康教育基地累计达到 22 个。依托市、区两级健康教育基地,持续开展慢性病防控、中医药、急救、无偿献血、心理卫生、肿瘤、传染病和口腔健康等主题健康教育活动,开展健康教育活动 1000 余场次,参与市民 10 余万人次。加快"健康大学堂"建设,在全市城乡社区(村)建成市民"健康大学堂"127 个,开展线上线下授课活动;会同市广播电台开办"健康大学堂"专题节目,每天一期每期 50 分钟,播出 168 期。广泛开展健康教育,组织"六进"活动 1 万余次,42 万余市民参与;在官微、官网和新闻媒体以及青岛干部网络学院推出"健康大学堂"首批精品课程 33 讲;组织开展"青岛市居民健康素养知识有奖竞答"12 期,参与近 100 万人次;会同《半岛都市报》组织开展"健康知识进农村"系列活动 10 场,向市民传播健康知识。组织开展全市居民健康素养水平监测,问卷调查 6000 人。调查报告显示,2020 年,全市居民健康素养水平达到 24.38%,比上年提升 2.54 个百分点。

改革创新

修订全市卫生健康系统舆情处置工作机制,修改全市卫生健康系统宣传暨健康教育工作考核办法,进一步规范宣传工作流程,每月提报宣传工作计划并组织实施。健全全市卫生健康系统宣传工作队伍,调整充实人员,加强业务培训,舆情应对处置培训视频会、健康教育宣传工作培训会共培训健康教育宣传骨干 200 余人次。运营好委"一站两微",整合全市卫生健康系统宣传平台,统筹做好宣传工作,形成合力。委官方网站发布信息 3146 条。"青岛卫生健康"微信公众号发布信息5832条,粉丝达239463人,年增加17万余人。"青岛卫生健康"微博发布信息2280条,粉丝达10.8万人,年增加6万余人。建立舆情监测处置新机制,做到第一时间发现,第一时间应对处置,全年监测处置舆情267条,办理"政民互动"67条、"12345热线"320件,全部按时办结。

行业安全管理

安全生产工作

2020年,市卫生健康委重点抓好疫情防控期间安全生产管理工作,突出对医疗隔离点、发热门诊等重点部位的监督检查,组织安全检查6次,参与检查人员79人次,排查各类隐患695项,整改683项,隐患整改率达98%;安全生产标准化达标验收85家,完成"智慧安全生产(消防)"建设的单位22个,组织医疗机构开展安全生产培训和演练133次,参与人员8951人次,实现全系统安全生产"零事故"。

全力推进安全生产集中整治行动。以消防安全、防汛安全、房屋安全、工程建设安全、有限空间安全等为重点,集中开展5次安全生产大检查和1次拉网式大排查,排查整改各类隐患695项,组织89场次应急演练。

深化安全生产标准化创建工作。85家医院通过安全标准化验收,建立微型消防站116个、消防通道211处,健全安全生产管理制度332项,修订各项预案295个。

抓好疫情防控条件下安全生产工作。开展消防通道专项整治活动,重点加强医院内部封闭区域的管理,组织暗查暗访7次,暗查医院31家(次),发现锁闭应急门19个,全部整改完毕。

进一步提高应急处置能力。开展安全生产宣传教育培训和实战演练活动。累计开展安全生产培训和演练133次,参与人员8951人次。

大力推广"智慧安全生产(消防)"建设。在委属、驻青22个单位完成"智慧安全生产(消防)"建设,安装消防巡更点1257个、超负荷用电报警器253个、可视化消防报警探头321个、消防水箱报警器15个、烟感报警器175个,投入经费308万元。

着力开展专项整治三年行动。印发《青岛市卫生健康委员会关于印发青岛市医院安全专项整治三年行动实施方案的通知》《青岛市卫生健康委员会安全生产责任清单》,制定安全生产责任清单和制度清单,目标任务全部完成。

信访工作

压实各级责任,全力打赢信访积案攻坚战。2020年,省、市交办信访积案78件,市卫生健康委确定目标要求,按照"三到位一处理"的原则,成立工作专班,落实领导包案,坚持一案一策,实施分类化解,强力推动信访积案化解进度,成功化解积案77件,5年以上信访积案全部化解,5年以下信访积案化解98.7%,超额完成年度工作目标。

聚力控增减存,重复访治理顺利推进。全面排查梳理信访突出问题和重复访事项858件,建立清晰台账,明确限办时间,落实责任到人,全面控制重复访增量。省、市交办信访突出问题791件,化解788件,化解率99.6%;省、市交办重复访事项67件,化解17件,化解率25%,提前超额完成年度目标。

加强全面排查,确保重要时期平稳有序。全力做好"两会"、党的十九届五中全会等重大活动期间的信访维稳工作。按照"排查得早、发现得了、解决得好、控制得住"的要求,自下而上开展矛盾纠纷和隐患排查活动,建立动态管理台账,明确包案领导、责任人、化解整改时限,加强重要敏感信息报告、通报、落地和反馈,及时处理化解4起进京到省越级访苗头,确保重大活动期间医疗秩序安全稳定,实现了"六个不发生"的工作目标。

严格办理流程,法治信访建设初见成效。严格规范信访事项网上办理流程,推进信访事项登记、转办、受理、回复、送达等各个环节的顺畅衔接、严谨规范,全年办理日常信访事项657件,按期办理率100%。建立健全依法处理涉法、涉诉信访问题会商机制,联合信访、公安、法院等部门,依法依规严厉打击以访谋利、缠访闹访、扰乱医疗秩序的等非访行为，督导各医疗机构按照鲁卫医字〔2020〕17 号《关于进一步做好新形势下医疗纠纷综合处置工作的意见》精神，主动对涉医投诉、医疗纠纷处理情况进行排查，对重点事件重点办理，特别是积极引导反复上访、缠访闹访的当事人选择法定处理程序，依法终结。全年通过法律手段，处理化解了 3 起长年非访事项，有效净化了医疗信访环境。

爱国卫生工作

病媒生物防制

2020 年，围绕疫情防控形势不断丰富爱国卫生运动内容，先后印发《关于进一步开展冬春季爱国卫生运动加强环境卫生整治工作的通知》《关于进一步加强爱国卫生运动做好新型冠状病毒感染肺炎预防工作的通知》《关于加强夏秋季爱国卫生运动助推常态化疫情防控工作的通知》，要求各部门、各区（市）动员社会各界紧紧围绕不同时期爱国卫生工作重点内容，认真做好环境卫生整治、病媒生物防制等工作，有针对性地开展新型冠状病毒感染的肺炎防控和传染病防控知识宣传，积极倡导讲卫生、除陋习，营造"每个人是自己健康第一责任人""我的健康我做主"的良好氛围。在全市开展了"病媒生物防制示范街道""灭蚊达标小区"创建活动，全市 13 个镇街、66 个小区创建达标。

控烟工作情况

2020 年，印发《关于在全市党政机关开展无烟示范机关创建活动的通知》，并在世界无烟日前夕采用网络直播方式举办了"无烟示范机关"启动仪式和培训，市直机关 60 余家单位控烟负责人参加现场培训，全市各级党政机 2 万余人进行线上培训。统一编印《青岛市无烟政府机关创建指南》6000 余册、无烟示范机关创建宣传展板 46 套，发放到各机关单位进行摆放展览。策划"'携手无烟、保护未来'2020 年青岛市戒烟大赛""'爱青岛　共无烟'线上公益控烟擂台赛"等系列活动，为无烟机关创建营造良好氛围。创建"青岛市无烟示范机关"399 个。

各控烟监督管理部门加大控烟执法力度，全市开展控烟执法 36776 次，检查场所 86808 个，对 2962 个场所提出警告，责令整改 1090 个，对于整改落实不力的单位处罚金额 8000 余元，劝阻吸烟 9994 人次，处罚 32 人次，处罚金额 3350 元。

健康城市、国家卫生城市创建

2020 年，积极推进健康青岛行动，协调有关部门和处室完成《健康青岛行动（2020—2022 年）》，明确"健康知识普及行动"等 16 项专项行动三年行动目标任务、实施路径。行动方案不仅囊括国家、省确定的目标任务，而且充分体现市委、市政府突出青岛特色，力争走在全省全国前列的要求，28 项指标任务均优于国家要求，19 项指标任务优于省要求。组建成立健康中国行动青岛推进委员会办公室和 16 项专项行动工作组，做好各专项性行动的推进实施。

2020 年，新申报国家卫生镇街 23 个，新申报省级卫生镇街 14 个，新申报省级卫生村 1423 个，全市国家卫生镇街将达到 19 个，占比达到 20%，省级卫生城市 3 个，占比达到 100%，省级卫生镇街 96 个，占比达到 100%。省级卫生村 3075 个，占比达到 51.85%，各项指标均达到或超过上级规定的目标要求。

人 事 管 理

概况

2020 年,统筹做好疫情防控和卫生健康事业发展保障工作,公共卫生机构管理机制创新试点被新华社报道,人才招引工作被《青岛信息》采用,人事工作被《青岛组工信息》采用。

干部队伍建设

坚持党管干部,严格干部选拔任用。把敢担当、有作为、出实绩作为选人用人导向,认真落实市委"三化一型"高素质干部队伍建设要求,在委机关和委属参公单位选拔处级领导干部 10 名,晋升一至四级调研员 36 名,进一步调动干部工作积极性;在委属单位组织民主推荐,选拔处级领导干部 7 名。选派委机关 1 名年轻干部参加深圳体悟实训、1 名优秀干部赴平度挂职锻炼、1 名干部参加省加强农村基层党组织建设工作队;选派委属单位 13 名年轻干部、接收平度莱西 3 名基层卫生健康干部和驻青企业 1 名年轻高学历人才到委机关挂职锻炼,对接引进国家卫生健康委人才交流服务中心副处长到委挂职,借助市委组织部 2020 年"青选计划"平台,接收清华大学等"双一流"高校 8 名青选生。通过多种渠道引进干部,面向全国公开考录、选调具有医学相关专业背景的干部 7 名,面向基层遴选年轻干部 6 名,接收省优选生 2 名,进一步推进委机关干部队伍年轻化、专业化,充实机关工作力量。

事业单位人事管理

深入推进公共卫生事业单位管理机制创新试点,建立单位绩效工资总额与业务评价结果挂钩浮动激励机制。落实职称制度改革,参加山东省人力资源社会保障局、省卫生健康委卫生系列职称制度"双自主"改革试点工作,将青岛大学附属医院平度院区、青岛西海岸新区人民医院作为青岛试点单位;在青岛市市立医院等 5 家单位继续开展卫生系列副高级职称自主评议试点,鼓励用人单位发挥用人主体作用,全方位综合评议卫生人才。

机构改革

完成机关及处室职责任务清单编制,对处室实际承担的全部工作任务进行条目化分解,形成职责任务清单和 359 项工作流程、工作规范,确保各项工作"件件有着落""事事有人干"。全面推进重大疫情防控和中医药管理体制机制改革,协调设立市委重大疾病和传染病(艾滋病)防治工作领导小组、市促进中医药发展工作领导小组,市委书记任组长、市长任第一副组长。加强疾病预防控制体制机制改革,整合疾病预防控制、卫生健康宣传教育等职能,构建统一高效的疾病预防控制体系和公共卫生服务体系。牵头完成青岛市妇女儿童医院和城阳区第二人民医院合作,协助审核《合作框架协议》。积极推进市级计划生育协会机构改革,起草《青岛市计划生育协会机构改革实施方案》。

招才引智

制订《2020 年青岛市卫生健康"双招双引"攻坚行动方案》,优化工作流程,建立协调工作机制。出台《青岛市卫生健康人才引进和培养补贴暂行办法》,整合优化市级、委级和用人单位三个层面资金,大幅度提高引进人才补贴标准。探索"网上招才引智名校行"引才新模式,为全市各级各类医疗机构搭建引才平台,实现人才与用人单位互动耦合。联合委属、区(市)、市直(企业)单位所属医疗机构 36 家公立医院和 84 家事业单位共同开展 2020 年公开招聘工作。创新考试评价方式,根据岗位要求和专业特点,对博士及中高级人才采取"考察"的方式。对紧缺硕士、中级骨干人才和面向新冠肺炎防控一线医务人员的特设岗位采取"面试＋考察"的方式。借助 2020 世界华人医师年会暨抗击新冠肺炎互联网医疗论坛在青召开契机,积极吸引高端人才。发布"双一流"高校毕业生吸聚计划,通过凤凰网、澎湃新闻网等媒体平台进行充分推介宣传。全年引进招聘各级各类人才 2947 名,比上年增长 31%,占全市事业单位人才招聘的 64%。其中,引进 1 个高层次人才团队、18 名省级以上专业水平高层次人才,1120 名硕士、博士和副高级以上人才,1814 名本、专科人才;做好人才选拔培育工作,推荐 4 人当选享受政府特殊津贴专家。全市卫生健康系统新培养 5 名齐鲁卫生与健康领军人才、15 名杰出人才。

职称评审

2020 年,开展卫生、基层卫生系列副高级评审材料的收取、审核和评审工作,有 1499 人通过评审取得卫生系列副高级专业技术任职资格,80 人通过评审取得基层卫生系列副高级专业技术任职资格。完成委属单位卫生系列正高级评审材料的收取、审核和报送工作,有 135 人通过评审取得卫生正高级专业技术任职资格。

执业资格考试

2020 年,全国护士执业资格考试的网上报名、网报信息确认、材料审核、考场编排、人机对话考试等工作顺利实施,3179 名考生参加考试,1990 人合格,考试通过率为 62.60%。发放全市护理学初级(士)资格证书 1990 份;发放全市执业医师和助理执业医师资格证书 2147 份。

干部培训

全年组织举办全市现代医院管理制度、全市卫生健康系统招才引智、全市卫生健康系统党务干部能力提升专题培训班等 13 个班次、19 期,培训 2890 余人次,培训经费 160 余万元。组织选调 11 名市管领导干部、6 名军转干部、12 名处级干部参加各级举办的各类培训班。211 名领导干部顺利通过网上学法考法学习考试,209 名公务员完成青岛干部网络学院在线学习培训任务。

财 务 管 理

国有资产管理

加强国有资产管理。组织委机关、委属单位完成 2019 年度行政事业单位资产年度报告和 2020 年行政事业单位国有资产月报。优化规范资产处置审批流程,完成委机关、委属 12 个单位国有资产处置审核,处置资产账面金额 5012.54 万元。根据财政部门工作要求,组织委属 12 户企业依法关闭注销。研究确定委属行政事业单位闲置房地产盘活方案,提高国有资产使用效益。

项目资金保障

积极落实市委、市政府百日攻坚任务,加快推进市民健康中心建设项目 PPP 实施进度,组织编制 PPP 项目实施方案,经市政府批复后,2020 年 11 月 6 日,通过市公共资源交易大厅公开招标确定社会资本方龙元建设集团和青建集团联合体,保障市民健康中心建设资金需求。

政府采购

规范采购行为,推进医院政府采购工作。简政放权,修订委属单位政府采购管理办法和机关采购内部控制管理规范,进一步完善单位招标采购内控管理制度,强化采购人主体责任。组织召开委属单位招标采购工作培训,学习新修订的《青岛市卫生健康委员会委属单位政府采购管理办法》,部署工作。结合市财政局 2020 年度政府采购项目"双百评估",对委属单位及机关处室政府采购推荐项目采购全流程进行分析评估。在机关党委监督下抽取专家做好财政资金采购项目招标文件论证和履约验收工作,将招标采购内容纳入审计范围,结合漠视侵害群众利益专项整治,对委属13家医院开展医用设备采购专项督查,严格执行政府采购信息公开。

加快采购进度,做好贫困地区农副产品采购工作。委属各单位食堂采购农副产品预留份额不低于总额的15％,将食堂农副产品采购资金以及工会农副产品采购资金纳入统计范围,督导各单位及时激活账号,完成"扶贫832平台"采购128.26万元,超额完成预留采购任务。

统筹做好乙类大型医用设备采购工作。督导办理配置许可委属医院及时追加大型医用设备政府采购预算,委托代理机构组织论证,并按规定发布公告,在省公共资源交易中心组织采购。

内部审计

2020年,在全面委托第三方审计的基础上,将医疗服务收费、委属25家独立核算的工会及12家财务代管的学(协)会经济管理情况全部纳入审计范围;开展领导干部离任审计3项,并配合完成市审计局疫情专项审计和审计署政策措施跟踪审计;积极督导审计问题整改,建立整改台账,明确整改责任人和整改时限,年度内完成问题整改98项,对历史遗留问题持续进行跟踪;积极推进医疗卫生重点项目审计,根据要求委托第三方完成青岛市市民健康中心(一期)、市八医东院区、山东大学齐鲁医院(二期)三个项目前期施工内容的审计;加强疫情捐赠款物审计监管,组织委属单位集中开展疫情防控专项资金和疫情捐赠款物的专项审计,排查管理风险,及时堵塞漏洞,确保专项资金使用合规合法、高效,疫情接受捐赠款管理规范、账目清楚。

对口支援协作

2020年,制发《青岛市卫生健康委员会2020年对口支援和扶贫协作工作实施方案》。青岛市累计派出85名医务人员前往安顺、陇南支援当地新冠肺炎疫情防控和医疗卫生服务保障,青岛医疗专家在贵州省安顺市紫云县九岭村为村民义诊,青岛大学附属医院医生张妍和葛均华主动乘机前往安顺积极参与当地医院疫情防控、人员培训、筹集物资和病房改建等工作。

机 关 党 委 工 作

机关党委人员调整

2020年9月,机关党委领导班子进行调整;增补赵宝玲同志为中共青岛市卫生健康委机关委员会委员,任书记;孙敬友同志不再担任中共青岛市卫生健康委机关委员会书记、委员职务;2020年10月,增补叶扬同志为中共青岛市卫生健康委机关委员会委员、任中共青岛市卫生健康委机关纪律检查委员会书记;刘宇峰同志不再担任中共青岛市卫生健康委机关委员会委员、中共青岛市卫生健康委机关纪律检查委员会书记。

党建工作

机关党建工作。印发《中共青岛市卫生健康委员会党组2020年党建工作要点》《中共青岛市卫生健康委员党组和委属各单位党组织理论学习中心组及党员干部2020年理论学习安排意见》《中共青岛市卫生健康委员党组关于全面落实意识形态工作责任制的实施意见》。2020年2月9日,从部分委属医疗机构组织抽调132名医护人员组成援鄂医疗队,成立青岛市第五批援鄂医疗队委属医疗机构临时党总支,新发展预备党员40名,其中,援鄂一线发展12名,市委市直机关工委审批发展28名;另有重点培养对象30名。为加强基层党支部建设,组织开展以"燃烧激情、建功青岛"为主题的培训,举办党组织书记、纪委书记综合能力培训班,举办学习《习近平谈治国理政(第三卷)》读书班,举办学习贯彻党的十九届五中全会精神专题学习班。疫情防控组织党员捐款654791元。对委机关各党支部书记落实组织生活制度情况进行督导检查并予以通报,积极推动机关党建责任制落实。

公立医院党建工作。制定《中共青岛市卫生健康委员会党组 2020 年党建工作要点》《全面从严治党攻坚行动实施方案》。为全面提升基层党建工作质量，组织召开基层党建重点任务推进会暨党建协作区轮值工作例会；召开医院党建工作指导委员会会议，对公立医院党建工作进行专题研究，加强医院党委班子建设，落实党委领导下的院长负责制，健全公立医院党委与行政领导班子议事决策制度。召开公立医院党委书记调度会、公立医院党建工作会、党建工作推进会及协作区例会等，推动公立医院党建工作落实，督导委属公立医院全部落实"支部建在科室"。

民营医疗机构党建工作。全面加强党对卫生健康行业社会组织的领导，积极推进市管民营医院实现组织和工作全覆盖，印发《2020 年民营医疗机构党建工作要点》，组织召开各民营机构党组织书记、党建联络员的党建工作推进会；根据市"两新"工委的要求，经各单位自荐、行业党委研究，市"两新"工委确定 3 家市级培育对象、1 家省级以上培育对象。组织召开委管"两新"组织党建"百千万提升工程"工作部署会，委属 4 家公立医院分别于 4 家民营医疗机构培育对象结对共建。确定 5 位一级调研员为各民营医疗机构的党建指导员，将委管的全部民营医疗机构纳入党建协作区。

从严治党主体责任

认真学习贯彻中共中央办公厅《党委（党组）落实全面从严治党主体责任规定》，将全面从严治党纳入委党组重要议事日程部署落实。认真贯彻落实市纪委监委派驻第十八纪检监察组集体谈话提醒指出问题整改要求，研究制订《中共青岛市卫生健康委员会党组全面从严治党和党风廉政建设问题整改落实工作方案》，委党组及委属各单位同步开展问题查摆整改，逐级压实主体责任。持续落实"不忘初心、牢记使命"主题教育问题整改整治、形式主义官僚主义突出问题专项整治工作，强化问题整治落实。认真开展"不忘初心、牢记使命"主题教育排查问题整改、漠视侵害群众利益问题专项整治、"大排查、大整改、大提升"行动、巡察整改自查评估、贯彻落实中央八项规定精神情况调度督导、落实市纪委疫情防控排查整改建议等专题整改整治，积极推动整改措施落实。2020 年 8 月 21 日，召开党风廉政建设和行风建设工作暨

审计查出问题整改推进会，进一步压实全面从严治党主体责任。认真传达学习上级意识形态工作通报及有关文件精神，制定委党组《关于全面落实意识形态工作责任制的实施意见》，明确全委各级党组织意识形态工作责任。

纪检监察

开展警示教育。印发《党纪法规和德廉知识学习测试题》；针对"医学界"微信文《医疗腐败渗透各个角落，医院养出了"千万富翁"》，制发《关于开展警示教育的通知》，开展警示教育；印发中秋、国庆、元旦、春节期间加强作风建设，倡导廉洁节俭过节的通知，专题部署开展廉政教育和廉政活动；认真落实市纪委要求，组织 2 次全委处及处以上干部认真观看警示教育专题片；以会议传达、发文部署等形式，通报违纪问题典型案例，部署警示教育。在全系统开展警示教育和医德行风问题整治；积极参与"我为清廉之岛代言"活动，推荐代言人 4 名。

加强纪检干部建设。2020 年，把 7 名政治素质过硬、学历水平较高的年轻干部充实到纪检监察干部队伍中。组织举办委属（代管）单位党组织书记、纪委书记综合能力培训班，委属单位近 20 名纪检干部列席参加学习培训。

群团工作

起草印发《中共青岛市卫生健康委精神文明建设工作要点》；青岛市卫生健康委员会被市文明办表彰 2019 年度青岛市精神文明建设先进集体。组织委属 30 个单位开展形式多样的创建文明单位活动，开展督导检查，新推荐省级文明单位 1 个，市级标兵文明单位 1 个。2020 年，委机关和各单位分别组织各类专家 50 多人次，为共建部队的 200 余名官兵和家属进行防疫知识宣讲、体检和口腔查体及健康咨询，向市双拥办推荐双拥工作宣传先进集体 2 个和个人 2 名。向中央文明办推荐并被批准"中国好人"1 人，向省文明办推荐并被批准"山东好人"3 人，向青岛市文明办推荐并被批准"青岛市文明市民"7 人，组织 7 对援鄂白衣天使参加青岛市援鄂战士集体婚礼。转发市文明办《关于进一步深化文明单位帮扶共建工作的通知》，向四个扶贫村资助党建经费 12 万元，派出专家义诊 100 多人次。创建文明城市，采取"四不两直"方式，对创城工作进展情况进行实地督导检查；制发

《关于转发〈2020 年全国文明城市测评网上申报要求〉〈2020 年全国未成年人思想道德建设工作测评网上申报要求〉的通知》《关于做好卫生健康系统创建文明城市实地考察工作的通知》《关于做好全国文明城市创建公益广告宣传工作的通知》《关于开展创建文明城市督导检查的通知》《青岛市卫生健康委员会关于组织开展创建全国文明城市互检督查工作的通知》

等 5 份文件,向市文明办提供创城相关文字和图片资料 17 个大项 300 余条;对推荐的 24 家实地测评单位的迎检工作进展情况先后进行 3 轮拉网式暗访检查和突击抽查,在迎检准备期间进行 3 次交叉互检督查。组织开展第八届"健康杯"技能大赛,完成市医务工会换届。2020 年,组织职工参与技术革新项目 234 项,职工发明创造 63 项。

离退休干部工作

管理与服务

2020 年,新冠疫情期间,通过多种形式向老干部宣传疫情防疫小知识、小常识,及时通报上级有关疫情联防联控信息。广大老党员带领社区志愿者积极参与小区入户排查、向居民宣传疫情防控知识、悬挂标语、张贴科普图片等工作。组织老干部收听收看山东省委、青岛市委老干部局开展的疫情防控"微课堂"。全委老干部系统有 21 名老干部工作者、249 名离退休老党员为疫情防控捐款捐物,累计 11.073 万余元。全系统有 68 名老干部发挥技术专长返岗到战役一线工作,有 112 名离退休干部积极参加所在区(市)、社区防控和志愿服务。

党支部建设

组织全体党员利用各种方式了解党和国家重要会议精神,开展解放思想大讨论,落实离退休干部党支部书记和成员工作补贴制度,对支部全体党员党费缴纳标准进行测算,协助离退休干部党支部,做好2020 年度离退休干部党员和新退休干部党员党费标准测算、衔接和收缴工作。

"一对一"精准服务保障体系建设

不断改善和提升委机关老干部服务工作质量。

根据《青岛离退休干部数据中心运行管理暂行办法》,指导委属各单位完成数据中心数据审核上报,为委机关 10 名、委属单位 151 名离休干部进行信息采集录入、建档立卡,建立"一对一"联系关怀机制。深化精准服务,抓好离退休干部政治和生活各项待遇落实工作,先后帮助 10 余名老同志解决紧急救助、患病治疗、精神慰藉、家庭矛盾化解等方面的实际困难,帮助老同志解决疫情期间必要的生活需求。先后走访委机关 80 周岁以上老领导 22 人,及时保障委机关 33 名副局级以上老领导保健体检工作。

重点工作

落实离退休干部党建融入城市基层党建工作要求,组织全委 11 个离退休党支部进行专题调研。积极参加全市老干部系统开展的各项赛事活动,组织"我看脱贫攻坚新成就"全市老干部演讲比赛作品筛选及组队报名工作,2 名选手代表卫生健康系统参加比赛,1 人取得优秀奖。积极参加全市老干部工作信息宣传图片征集评比活动,筛选征集 43 幅作品。在全系统组织抗美援朝出国参战 70 周年纪念章颁发及相关活动,开展退役军人"建档立卡"信息填报等工作。

计划生育协会工作

新冠肺炎疫情防控

全市各级计生协会组织、工作者、理事、会员和志愿者积极参与新冠肺炎疫情联防联控、企业复工复产、生产生活帮扶等工作,积极做好疫情防护知识宣传普及,协助守好战"疫"防线。第一时间响应号召,承担上门摸底排查登记、居家健康管理、防疫卡点巡逻值守等工作,在疫情防控工作群、计生协会工作群、网格员群、育龄妇女群等多个微信群转发预防新冠病毒知识、倡议书等。

宣传教育活动

在"5·29会员活动日"期间举办优生优育、健康知识、法律政策等专题讲座。开展"40周年一起'唱'享协会会员倾情献礼"活动,征集会员和居民演唱中国计生协会歌;开展"温暖四十年我和计生协随手拍展播活动"。组织广大会员积极参与"40年我知道"线上答题,"我和协会合张影"征集,中国计生协书画社、剪纸社组织的好作品评选活动。围绕卫生健康中心工作,在"7·11"、世界避孕日、男性健康日等纪念日开展宣传服务活动,倡导新型婚育文明和健康生活方式,提升广大群众的健康意识和健康素养。

青春健康教育

加强青春健康教育项目发展,中国石油大学(华东)获得中国计生协青春健康高校项目。以青岛农业大学、青岛港湾技术学院、中国石油大学(华东)等高校青春健康项目为带动,举办青春健康教育进校园观摩会,开展健康之道青少年家长培训。全市利用青春健康俱乐部开展活动100余场次,参与人数32500人。市南区组织全区中小学、街道、社区、社团组织的40余名志愿者开展项目师资培训,邀请市南区人民法院的法官在嘉峪关小学举办"请不要随便碰我"的儿童自我保护知识讲座。

人口关爱基金募捐救助

推动生育关怀行动与扶贫攻坚相结合,精准帮扶计生困难家庭,元旦、春节及"5·29"期间,组织各区(市)积极开展走访慰问,共走访计生困难家庭1853户,2020年全市募集人口关爱基金597.08万元。继续开展市级特殊家庭帮扶项目,争取市财政项目经费12万元,对200户困难计生特殊家庭进行帮扶救助,发放救助金10万元。

优生优育进万家活动

优化宣传服务阵地,在区(市)、镇街、村居设立融文化大院为一体的会员之家,建立婚育宣传一条街、宣传墙,积极参与"美丽乡村"建设,大力倡导优生优育。加强协会工作宣传,先后制作优生优育、妇科病及艾滋病预防等双语展牌,印制宣传品、小册子,协会会员文艺宣传队自编自演文艺节目。注重融优生优育工作于日常服务之中,拓宽服务领域,实现"新婚必访、孕期必访、产后必访"。关怀青少年生殖健康,以"敞开你的心灵,消除你的烦恼"为主题,积极开展以青少年生殖健康为主要内容的咨询服务活动。

流动人口均等化服务

打造15分钟就医圈。根据流动人口分布情况,统筹优化全市医疗卫生资源,构建起市、区(市)、镇街、社区四级流动人口服务网络。全面落实均等化服务。以新生代农民工、流入已婚育龄妇女和儿童为重点人群,实施精准健康干预,落实个性化随访服务,打通"最后一公里"服务盲区。将流动人口的权利义务纳入社区《居规民约》,享受同等待遇,邀请流动人口代表参加社区市民议事活动。流入党员参与每年社区"星级党员"评选,流入人口家庭与户籍家庭共同参与"社区星级文明户"评选。吸收新市民参与协会志愿服务队,成为社区管理的中坚力量。实现孕育教一条龙服务。将流动人口纳入生育全程服务范围,在流动人口聚集区建立爱心幼儿园,户籍人口和流动人口统一收费标准,解决流动人口子女入园和子女教育问题。

学术团体活动

青岛市医学会

学会组织建设

2020 年,组织完成骨科学分会等 12 个分会换届工作;审批成立 7 个青年委员会和 6 个专业学组。深入学习贯彻习近平新时代中国特色社会主义思想,立足党建强会,加强党对学会工作的领导,组织理论学习 10 次,各党小组理论学习 10 次,领导干部讲党课 4 次,开展专题"三述"5 次,组织开展抗疫党员志愿服务行动,举办纪念中国共产党成立 99 周年活动,邀请市委党校教师对党务工作者进行集中培训,开展抗疫党员先进事迹学习宣传活动,并将先进事迹编写成册,组织党务干部赴临沂参加"传承红色经典,弘扬革命精神"专题培训班,结合学会工作开展形式多样的党建活动,在疫情防控期间,发布《致全市广大党员会员的一封信》,号召党员会员到疫情防控最需要的地方去。

新冠疫情防控

2020 年,学会第一时间落实疫情防控 I 级响应,率先发布关于《全面停止各类聚集性活动的通知》《共同努力抗击新冠肺炎的倡议书》。组织呼吸病学分会、睡眠医学分会、科普分会、老年医学分会、感染病学分会撰写疫情防控期间《突出应急公共卫生事件应急保障管理、保障措施》的建议上报给市科协,并得到充分肯定。制发《关于专科分会举办的学术会议做好疫情防控工作的通知》。按照市卫生健康委统一部署,设立医疗储备物资库,建立一套完整的入库出库制度,做好疫情期间医疗储备物资保障工作。选派优秀党员干部 10 人分两批分别于 4 月 13 日、5 月 14 日赴青岛流亭机场开展疫情防控志愿服务。在学会网站和微信公众号开设"战疫在线专栏",向大众开展科普和防疫政策宣讲。

学术交流活动

2020 年,举办 50～100 人的小型学术会议 72 次,线上和线下参与人数 30 余万人。在疫情防控期间,重症医学分会派出大量医师支援湖北武汉抗议,启动"一带一路"多个国家重症学术交流;医院感染分会成功举办线上"新形势下医院感染防控新理念"培训班;临床药学分会连续 3 年举办"青岛市用药咨询岗位技能培训班",历经 10 周,评选出优秀讲师、优秀学员;老年医学分会在疫情稳定的形势下举办 2020 半岛老年医学高峰论坛、老年心血管病论坛、老年消化病论坛,被中华医学会主任委员王建业教授评价为"城市级学会办出全国级会议";科普分会利用"互联网＋医疗"服务平台,积极开展防疫科普宣传,加强防疫及慢病健康教育宣教,加强基层医师对慢性呼吸系统疾病早期筛查干预能力、健康管理和疾病监测能力。

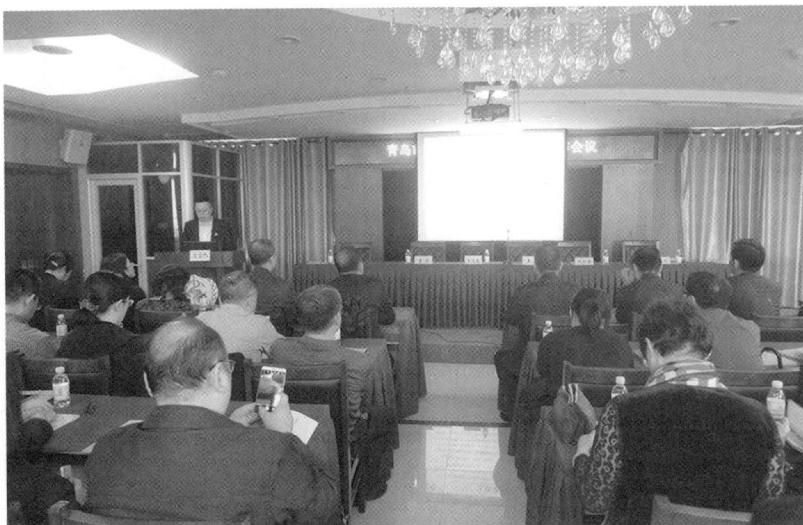

青岛市医学会年度学会工作会议召开。

申报工作

向中华医学会、中国医师协会、山东省医学会举荐人才。推荐青岛大学附属医院刘世国同志申报中华医学科技奖;推荐青岛大学附属医院孙运波同志申报第十三届中国医师奖;向山东省医学会推荐委员142名。推荐青岛市科技奖励申报和山东医学科技奖申报工作。组织青岛市中心医院申报青岛市科技奖1项并获得二等奖;组织市市立医院等14家医疗单位申报36项山东医学科技奖并获得二等奖1项、三等奖10项。组织睡眠医学分会、科普分会、阜外心血管病医院向市科协申报2020年度学会重点活动项目。

科普宣传

组织举办青岛市2020年中国医师节庆祝活动。组织肾脏病学分会、睡眠医学分会、眼科学分会、耳鼻喉科分会、内分泌和糖尿病学分会分别在"肾脏病日""世界睡眠日""爱眼日""爱耳日""糖尿病日",组织会员单位开展义诊、医学知识咨询和科普知识宣传活动。

青岛市预防医学会

概况

2020年,青岛市预防医学会以能力提升为主线,围绕健康中国发展战略,坚持服务新冠疫情防控、服务卫生科技、提高市民科学素养,积极组织开展学术活动、继续医学教育、科普宣传活动等,充分发挥学会在推动健康中国建设中的作用。

疫情防控

2020年1月,新冠肺炎疫情暴发,青岛市预防医学会第一时间向各会员单位、广大预防医学科技工作者发出抗击新冠肺炎疫情倡议书;针对疫情中暴露出的问题和不足,提出关于对公共卫生体系建设的分析及建议,经市科协呈报市委、市政府领导及相关部门参阅;组织传染病专家做客青岛电视台"今日会客厅",回应新冠肺炎防治热点问题,消毒、环境、学校卫生等专业委员会专家多次做客"健康青岛""名医在线"等栏目宣传普及疫情防控知识;广大预防医学科技工作者广泛深入开展新冠肺炎健康科普工作,提高公众自我保护意识和技能,在疫情防控第一线承担使命,勇于担当,为新冠肺炎疫情防控工作贡献力量和智慧。

日常工作

2020年6月,市民政局、市科协对学会法律法规及有关政策的执行情况、活动的开展情况、财务管理和经费收支、党建情况等进行年审,学会顺利通过。

承担政府委托项目,提升学会服务社会的能力。认真组织开展市卫生健康委委托的全市基本公共卫生服务项目评价工作,对10个区(市)20家基层医疗机构开展评价,合计抽样审核1250份不失访电子档案的真实性和规范性,开展4900人的基本公共卫生服务项目居民知晓率及满意度电话调查,居民知晓率达83.04%,满意率达97.36%,编制完成青岛市基本公共卫生服务项目绩效评价报告。

学术活动

2020年,受新冠疫情影响,线上培训教育成为主要形式,通过多种线上工具(腾讯会议、钉钉等APP)以及疾控内网、华医网等开展学术交流和培训,为疫情防控提供学习交流平台。

组织广大会员参加国家卫生健康委、国家疾控中心、山东省卫生健康委、山东省疾控中心等各级各类新冠肺炎防控知识在线专项培训。主要包括全国新型冠状病毒核酸检测、新冠肺炎流行病学调查培训和新冠肺炎防控方案、防护指南培训等,内容涵盖传染

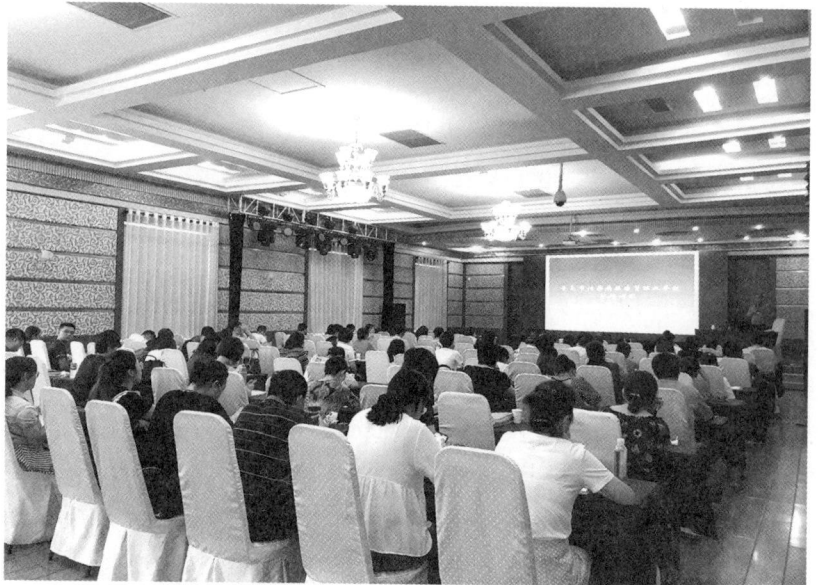

预防医学会组织青岛市传染病报告管理业务技能培训班。

病防制、慢性非传染性疾病防制、卫生检验、健康教育、计划免疫等岗位技能项目,组织会员到省内外或本市参加各级学术会议和专业培训班100余人次。

青岛市中医药学会

学会组织建设

2020年11月21日进行学会换届,选举产生青岛市中医药学会第九届理事会、常务理事会和学会领导,有理事79人,会员1950人。新一届学会理事会按照国家、省、市要求,结合学会实际工作任务,设立5个工作专班:组织保障工作专班、科技创新和学术咨询工作专班、科普文化宣传工作专班、质控监测工作专班、产业化与社会办医工作专班。

学术交流与继续教育

2020年11月21日举办青岛市第四届"国医大师"论坛,邀请国医大师雷忠义、知名中医药专家翁维良教授进行授课,分享临床经验,研讨中医药传承创新发展路径。2020年,青岛市中医药学会承担国家级、省级中医药继续教育项目16项,举办继续教育班8次。

中医药科普宣传

青岛市中医药学会充分发挥会员的专业优势,开展义诊帮扶和中医药科普(养生)大讲堂等活动,组织20余名中医药专家到社区、学校开展义诊活动,诊疗

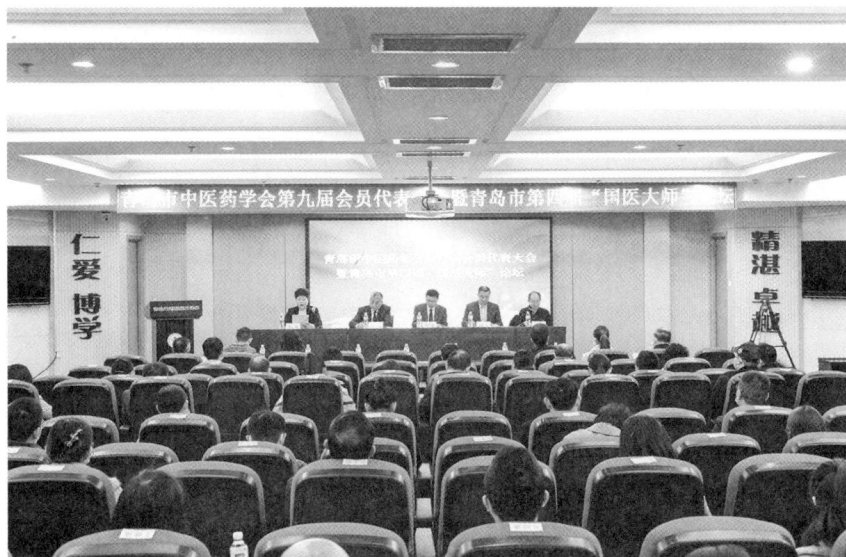

2020年11月21日,青岛市中医药学会第九届会员代表大会暨青岛市第四届"国医大师"论坛举办。

病人400余人;深入社区、乡村、学校、机关开展中医药知识巡讲,利用青岛广播电视台等平台开展养生保健科普讲座,受众达2.3万余人。

承担政府转移职能

青岛市中医药学会积极组织人员参与青岛市科学技术协会在全市科技工作者中开展的"抗疫有我·岗位建功·科创青岛"主题活动,讲好抗疫故事,发挥优秀科技工作者示范引领作用。推荐2名在抗击新冠肺炎疫情中表现突出的一线医护工作者为"最美科技工作者"候选人,向中华中医药学会和山东省中医药学会推荐专业委员126人;申报中华中医药科技奖7项、山东中医药科技奖13项。

青岛市护理学会

学会组织建设

坚持实行民主办会、依法办会。建立健全各项工作和会议制度,重新修订完善护理学会的规章制度,坚持每季度召开一次副理事长会议、每半年召开1次理事会议,定期研究工作、总结经验,及时传达新信息,制订阶段工作计划和目标,重大事情提交常务理事会讨论。

进行部分专业委员会换届工作。护理学会专业委员会有50个,经理事会开会讨论决定,取消医院感染管理委员会,根据学会专委会管理规定,初步确定18个专业委员会进行换届选举工作。各专委会认真落实《青岛市护理学会专业委员会管理办法》,保证各专业委员会工作的规范运行。

积极开展党员教育活动。2020年6月30日,青岛市护理学会在花园大酒店召开专题党课活动,邀请海军航空工程学院青岛分院原社会科学部主任、青岛哲学学会副会长、全军优秀政治理论教员、海军大校李福坤教授,为会员作《当前复杂国际疫情背景下的国家安全环境》专题党课教育。

主要学术活动

积极搭建学术平台,营造学术氛围,加强学术交流。举办2020年青岛市护理学会护理管理能力提升暨年终

表彰大会,100 余名护士长参加此次培训。充分发挥各专业委员会优势,举办各类学术讲座,全市 49 个专业委员会采取线上及线下相结合的方式进行学术交流、专业讲座等活动,在疫情防控的同时积极推动护理队伍的建设和护理学科的发展。

积极开展各项专科培训,推进专科建设工作。召开线上 ERAS 护理之营养专题网络直播培训会,邀请东部战区总医院普通外科叶向红总护士长作题为《营养支持在外科围手术期 ERAS 中的作用》的主题演讲,邀请青岛大学附属医院急诊外科高俊茹护士长从 ERAS 模式下病房全程规范化营养管理进行讲解,吸引全国各地 2860 名同仁在线观看。

召开第三届青岛市优秀循证护理实践项目评选暨证据转化与临床应用培训班。协助政府举办"5·12 国际护士节庆祝大会",有关领导以及获得国家、省、市级荣誉的护理代表,青岛媒体人员等 90 余人参会。

抗击新冠肺炎

2020 年,为支持青岛市疫情防控工作,经理事会

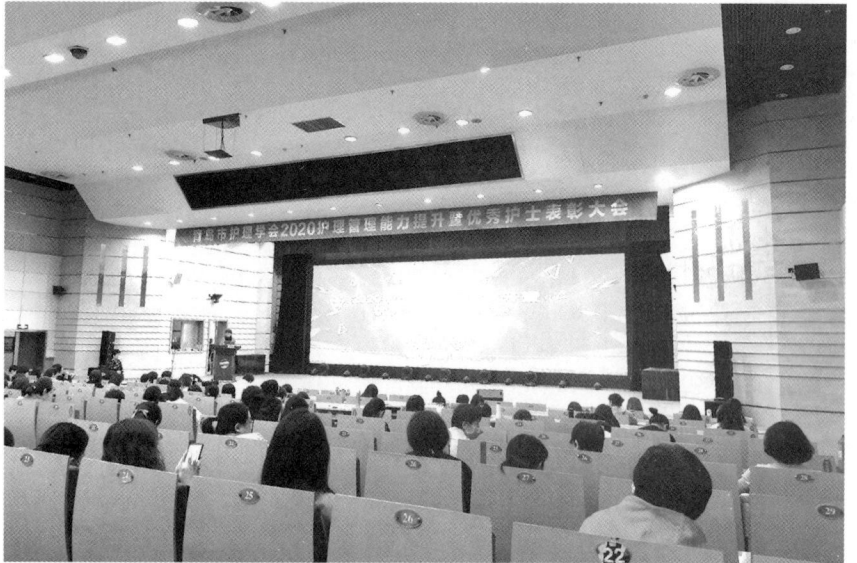

青岛市护理学会 2020 年护理管理能力提升暨优秀护士表彰大会。

开会讨论决定向"青岛红十字会"捐款 20 万元,并收到青岛红十字会的感谢状。为做好青岛市疫情防控,青岛市护理学会向全市护理人员发出倡议书,与全市人民并肩前行,打赢疫情防控攻坚战,为保障青岛人民健康作出贡献。为表彰抗疫英雄,与出版社联合出版抗疫特刊,宣传为抗疫作出突出贡献的人员的光荣事迹。

青岛市卫生健康机构
工作概况

综 合 医 院

青岛市市立医院

概况 青岛市市立医院始建于 1916 年，拥有本部、东院区、西院区、皮肤病防治院、北九水疗养院、徐州路院区 6 个院区，是集医疗、教学、科研、保健、康复、公共卫生六大功能于一体的大型综合性三级甲等医院，是 2008 年北京奥运会和残奥会、2018 年上海合作组织青岛峰会、2019 年海军节医疗保障定点医院。

2020 年，医院占地面积 15.8 万平方米，建筑面积 28.8 万平方米，编制床位 3750 张。年内职工 4535 人，其中，卫生技术人员 4145 人，占职工总数的百分比 91.4%；行政工勤人员 390 人，占职工总数的 8.6%。卫生技术人员中，高级职称 732 人，占 17.7%；中级职称 1674 人，占 40.4%；初级职称 1739 人，占 42.0%，医生与护士之比 1∶0.61。设有职能科室 60 个，临床科室 154 个，医技科室 24 个。

业务工作 2020 年，医院年门诊量 198.1 万人次，比 2019 年同期降低 22.1%，其中急诊 20.5 万人次，同比降低 30.4%。住院病人 102633 人次，同比降低 25.5%。出院病人 103071 人次，同比降低 24.9%。床位使用率 66.7%，同比降低 42.0%。病床周转次数 28.4 次，同比降低 36.8%。完成手术 62135 例，同比降低 9.9%。平均住院日 8.44 天，同比降低 0.2%。

业务收入 2020 年，医院完成总收入 30.87 亿元，同比下降 14.9%，其中，业务收入 27.10 亿元，同比下降 17.3%。

固定资产 2020 年，固定资产总值 24.09 亿元，新增固定资产价值 2.50 亿元，同比增长 11.6%。医院新购 1 万元以上设备 622 台件，100 万元以上设备 15 台件，主要包括超高清电子内镜系统、多功能 X 射线诊断系统、联影 CT 诊断仪、耳鼻喉手术导航系统、大管道椎管狭窄手术系统、GE 高端螺旋 CT、CT 诊断仪、西门子磁共振成像系统、电外科工作站、电子胸腔镜系统、脊柱碳纤维手术床、人工体外膜肺氧合机、电子内窥镜系统等。

基础建设 2020 年，完成发热病房、新冠肺炎发热门诊、新冠肺炎发热病房、产科发热门诊、儿科发热门诊、核酸检测实验室、急诊红区、集中供暖设施等项目改造扩建工作。

双招双引 2020 年，强化人才保障，引进中华医学会呼吸病学分会候任主任委员曹彬、全国医院感染控制专业委员会副主任委员府伟灵、学科带头人钟玉萍等知名专家，选派 117 名青年骨干国内进修，李宾公等 7 人入选齐鲁健康与卫生领军人才培育工程。为加强医疗人才储备，招聘新职工 172 人，包括博士 10 人，硕士 88 人，本科毕业生 74 人，涵盖医疗、行政后勤等多个专业。

学科建设 2020 年，强化专科建设和学科引领，主持发布青岛市脑卒中急救地图 3.0 版，牵头成立青岛首个体医融合试点单位、麻醉技术培训基地和多发性骨髓瘤诊疗中心,顺利通过国家直肠癌基因突变检测能力认证,成为"国家标准化房颤中心卓越中心",挂牌成立全球心脏介入影像培训青岛中心,医院成为山东省综合类别区域医疗中心。

2020年,领衔制定《全球首个 AD 循证预防国际指南》,青岛市神经变性病临床医学研究中心、青岛市呼吸疾病临床医学研究中心获批,成为青岛市首批临床医学研究中心入库单位,挂牌成为青岛大学直属附属医院,15 个学科荣登中国科技量值百强榜,上榜学科数量连续三年位列山东省第四位,入围学科数量居全国地市级医院首位。拥有山东省医药卫生重点学科 7 个,省临床重点专科 17 个,省临床精品特色专科 1 个。青岛市 A 类重点学科 5 个,B 类重点学科 16 个,青岛市重点实验室 4 个。

科研教学 2020年,新增国家自然科学基金 8 项、山东省自然科学基金 1 项、山东省卫健委医药卫生科技发展项目 9 项、青岛市科技立项 2 项、青岛市卫健委医药科研项目 38 项。获得山东省科技进步二等奖 1 项、三等奖 2 项;山东省医学科技进步二等奖 1 项、三等奖 2 项;青岛市科技进步奖 3 项。发表论文 401 篇,其中 SCI 收录论文 176 篇。

2020年,医院在院研究生 556 人,研究生导师共 492 人,获得各级各类继续教育项目 73 项,参加国内外学术会议交流 300 余人次,医院在院规培医师 789 人,规培带教师资 732 人。与复旦大学附属中山医院签署全科医生师资培训合作项目,实施综合性目标绩效考核,提升基地规培教学内涵,住院医师规范化培训结业考核通过率 93.45%。

智慧医疗 2020年,全面推进"互联网＋医疗"服务,实现网上预约、网络就诊、智能支付、线上药品配送等全流程智慧服务。顺利通过电子病历五级认证,成为国家新标准颁布以来第一批通过的单位。借助信息化持续提升叙事护理、磁性护理、加速康复等优质护理服务,医院本部胸外科获批全国加速康复外科示范病房,东院门诊组获评"全国敬老文明号"。

2020年,完善信息化基础建设,信息网络结构更加合理,网络安全制度措施更加完善。完成全院 74 个病区无纸化上线、手术分级管理改造、HIS、LIS 体检系统优化、价格成本等监测数据上报等工作。在数字中国创新大赛智慧医疗赛暨第四届智慧医疗创新大赛山东赛区评奖活动,两个项目作为联合申报单位获三等奖。

卫生改革 2020年,完成市第九人民医院全面融合,组建网格化城市医联体,打造互联网医联体样板。深化基于 DRG 付费的公立医院绩效考核改革,在首届中国医院绩效大会上荣获 2 项最佳案例奖,并在全国作典型交流。创新一站式全流程服务体系,强化患者流向管理,在全国改善医疗服务擂台赛上,再次斩获 6 项最有价值案例奖。

疫情防控 2020年,构筑疫情防控立体化精密防线,建立疫情防控指挥体系和工作专班,连续 132 次的密集调度、精准施策,快速完成发热门诊、隔离病房、核酸实验室规范建设,20 支防控梯队 2600 余名医护人员奋斗在疫情防控第一线、勇挑重担,完成了 11 例确诊病例的识别与诊治。3 人荣获全市十佳好医生或好护士,9 人获评青岛好医生或青岛好护士,80 人获得青岛市五一劳动奖章。选派 56 名医护人员支援抗疫,打造"武汉光谷院区"样板病房,实现"五个零"抗疫目标。400 余人深夜援新疆、驻胸科、守机场、入社区,涌现出 99 名抗疫先模人物。

分级诊疗 2020年,青岛市市立医院医联体单位达 61 家,覆盖青岛各区(市)。全年累计外派专家医联体内开展工作,派出专家 887 人次,诊疗患者 3374 人次,免费接收医联体单位进修医护人员 47 名。为网格化单位提供疫情防控、院感培训、检查检验、处方点评等优质服务。充分发挥远程医疗优势,开展心电诊断、影像会诊超万例。

对口帮扶 2020年,落实健康扶贫各项举措,制订《2020—2022年莱西平度帮扶工作方案》,派出专家 847 人次,诊疗患者 2649 人次。医院自主研发的互联网协同门诊在平度市李园街道卫生院正式上线使用。对口支援工作成效显著,现场指导陇南市第一人民医院成功创建当地首家三级甲等医院,坚持"抗疫、脱贫两手抓",完成 6 批次共 17 名帮扶人员选派工作,诊疗受援地区患者 10382 人次,填补医疗技术空白 50 余项。

党建与精神文明建设 2020年,全面加强党的建设,完善党建工作机制,召开廉政大会等多途径全方位廉政教育。创新推出职能管理大部制改革,全面推行"现场工作法",实行重大任务专班工作模式。持续推进安全生产两个体系建设,打好扫黑除恶收官战,信访积案全部化解,智慧消防、智慧安全生产、智慧后勤建设取得实效。推出"市立人物",涌现出东院急诊科器官捐献团队以及刘居新、孙婷婷、王顺英等救死扶伤的楷模,李永春获全国抗击新冠肺炎疫情先进个人。强化主体宣传和舆论引导,构建融媒体宣传平台,全年发表文章、视频等 5579 篇,医院微信公众号获"2020 年度全国卫生健康行业健康传播最佳案例奖"。抗疫事迹、发展成果在中央电视台、《人民日报》等权威媒体上报道推介,136 幅档案资料被青岛市档案馆永久典藏。

大事记

1 月 17 日,医院两院区发热门诊开诊,全天 24 小时接收有流行病学史(到过武汉、湖北和陆续出现感染病例的地区或有密切接触史)的病人。

1 月 20 日,医院成立新冠肺炎疫情防控工作领导小组、专家组、后勤保障组、信息宣传组,明确工作职责,严格落实防控工作任务。

1 月 25 日,医院组建首批支援湖北医疗队,包括潘胜奇、李猛、孙文欣、王虹、秦贤、朱瑞、张月、徐勤勇 8 名队员,参加山东省第一批支援湖北医疗队。20 时,医院支援湖北医疗队到达济南遥墙机场,与山东省其他医疗机构共计 138 名医疗队队员会合。山东省委书记刘家义在机场为医疗队送行。

1 月 27 日,医院互联网新冠肺炎咨询门诊正式上线接诊,临床科室专业咨询团队提供 24 小时免费专业咨询。

1 月 28 日,医院本部发热隔离病房正式启用,收治医院第一例确诊病人。

1 月 31 日,青岛市市长孟凡利到医院视察新冠肺炎疫情防控工作,并慰问临床一线工作人员。

1 月 31 日,青岛市卫健委确定医院为首批新冠病毒核酸检测医院,核酸检测实验室设在东院区。

2 月 3 日,医院开通全学科免费互联网专业门诊,为患者提供互联网图文咨询服务,患者足不出户就可进行 33 个学科的线上咨询。

2 月 4 日,医院新冠病毒核酸检测实验室建成启用,发出首例阳性报告。

2 月 4 日,中央电视台《新闻联播》播出山东首批援鄂医疗队的新闻报道,医院援鄂医疗队队员王虹接受央视采访。

2 月 6 日,医院收治的首例新冠病毒感染患者,在医务人员精心诊疗下治愈出院。

2 月 8 日,医院紧急选派第二批 48 名医护人员组成援鄂医疗队驰援武汉,医院在 2 小时内完成梯队构建、人员选拔、物资准备工作,连夜进行专项培训和组织动员。副院长李永春担任青岛市第五批援鄂医疗队二队领队。

3 月 7 日,经青岛市卫生健康委员会党组研究决定,李永春同志任青岛市市立医院副院长(正处级,试用期一年)。

3 月 9 日,医院印发恢复日常诊疗服务工作方案,有序恢复日常诊疗服务,全面实施非急诊预约挂号,所有病人实名制就诊。

3 月 18 日,湖北黄冈大别山区域医疗中心新冠肺炎患者全部清零。医院第一批 8 名援鄂队员参与救治新冠肺炎患者 411 人。

3 月 22 日,中央电视台新闻频道播出《重症 ICU 纪实——战时联合医院,吹响生命集结号》,采访医院副院长、青岛市第五批援鄂医疗队二队领队李永春,分享多学科协作、团队作战、提升医疗队战斗力的管理经验。

3 月 27 日,医院在做好新冠肺炎疫情防控的前提下全面恢复正常诊疗工作。

3 月 29 日,青岛市第五批援鄂医疗队二队接管的武汉华中科技大学附属同济医院光谷院区 E1 区九楼重症病房全部清零,医院第二批 48 名援鄂人员圆满完成救治任务,打造了标杆病房,创造"患者零死亡、零插管,零事故、领复发,队员零感染"五个"零"的青岛奇迹,成为光谷院区 17 支国家援鄂医疗队中收治病人过百且零死亡的唯一医疗队。

5 月 11 日,医院举行临床技术创新基金启动暨区域医疗中心建设推进会,2020 年临床诊疗技术创新基金立项资助项目 45 项。

6 月 12 日,医院与莱西市人民医院签订具体的帮扶协议及补充协议,细化和完善具体的帮扶目标、工作要求。

6 月 30 日,国家卫健委正式公布 2019 年度电子病历高等级医院评审结果,医院作为新评审标准出台后全国第一家接受评审的单位,顺利通过五级认证,成为省内第 3 家获得高级别认证的三甲医院。

7 月 1 日,国家卫生健康委发布《关于 2018 年度全国三级公立医院绩效考核国家监测分析有关情况的通报》,医院在全国 1153 家三级综合公立医院中列第 67 名,位居全国前 5%,考核等级为 A+。

7 月 7 日,经青岛市卫生健康委员会党组研究决定,管军同志任中共青岛市市立医院委员会副书记、青岛市市立医院院长;宣世英同志不再担任青岛市市立医院院长。

7 月 7 日,经青岛市卫生健康委员会党组研究决定,管军同志任青岛市市立医院(集团)总院长;宣世英同志不再担任青岛市市立医院(集团)总院长。

7 月 30 日,2020 年中国综合医院手术量排行榜公示,医院以 6.9 万台手术量列全国综合医院第 64 名。

8 月 13 日,医院骨关节与运动医学中心临床团队成功完成山东省首例人工智能辅助全膝关节置换手术。

8 月 21 日，2019 年度中国医院科技量值(STEM)评价全国百强榜揭晓。医院 15 个学科荣登单科百强榜，上榜学科数量连续六年排名山东省第四位，其中口腔医学以全国排名 10 位、神经病学全省第一位，再创历史新高。

9 月 8 日，全国抗击新冠肺炎疫情表彰大会在北京人民大会堂举行。医院副院长、青岛市第五批援鄂医疗队二队领队李永春荣获全国抗击新冠肺炎疫情先进个人。

9 月 22 日，医院与中国海洋大学共建"语言认知康复与医患沟通研究中心"，签署战略合作协议。

9 月 24 日，青岛市首个"多发性骨髓瘤诊疗中心"在医院揭牌成立。

9 月 26 日，全国胸外科加速康复示范病房授牌仪式上，医院胸外科成为山东省首批、青岛市首家胸外科加速康复示范中心项目单位。

9 月 27 日，医院 8 名青年科技工作者中标 2020 年度国家自然科学基金青年项目。

10 月 9 日，青岛大学青岛医学院签约揭牌仪式、青岛大学与共建直属附属医院签约暨揭牌仪式举行，总院长管军与青岛大学医学部负责人签约，并共同为"青岛大学附属青岛市市立医院"揭牌，医院成为青岛大学青岛医学院直属附属医院。

10 月 11 日，青岛市启动全市全员核酸检测，三天内医院近 300 人组成 26 支采样队伍，人均采样达 1000 余人次。医院核酸检测采样队接受中央电视台财经频道、新闻频道采访。

10 月 16—18 日，医院承办市医学会心血管病学专科分会 2020 年学会年会、青岛心血管病高峰论坛暨第五届青岛市冠心病及心脏节律论坛。总院长管军担任大会主席，中国工程院院士张运致辞。

11 月 17 日，一名来自莱州市的重度外伤昏迷患者，虽经当地医院抢救但病情急剧加重，迅速启动航空救援，仅用 50 分钟飞抵医院东院区医疗综合楼 B 楼楼顶停机坪降落，并迅速转入 ICU 紧急救治。

11 月 25—26 日，全国医院擂台赛总决赛(第六季)暨荣誉盛典在武汉举行。医院提交的 16 项案例中有 6 项案例获奖。

11 月 27 日，市卫健委在市第九人民医院召开中层干部会议，宣布市第九人民医院正式融入市立医院集团。实行逐步融合，过渡期一年。

11 月 27 日，经青岛市卫生健康委员会党组研究决定，温成泉同志不再担任中共青岛市市立医院委员会委员、青岛市市立医院副院长；刘学东、王伟民、韩伟同志任中共青岛市市立医院委员会委员、青岛市市立医院副院长(试用期一年)；杨九龙同志任中共青岛市第九人民医院委员会委员、书记；管军同志任中共青岛市第九人民医院委员会委员、副书记，青岛市第九人民医院院长；刘振胜同志不再担任中共青岛市市立医院委员会委员、青岛市市立医院副院长兼中共青岛市第九人民医院委员会委员、青岛市第九人民医院副院长；闫泰山同志任中共青岛市第九人民医院委员会委员、青岛市第九人民医院副院长(负责日常工作)；刘双梅同志任中共青岛市第九人民医院委员会委员、中共青岛市第九人民医院纪律检查委员会书记；袁国宏同志任中共青岛市市立医院委员会委员、青岛市市立医院副院长；郭继梅同志任中共青岛市市立医院委员会委员、青岛市市立医院副院长，不再担任青岛市第九人民医院工会主席(按工会章程办理)；官明德同志不再担任中共青岛市第九人民医院委员会委员、青岛市第九人民医院副院长，保留原职级待遇。

12 月 9 日，医院心脏中心临床团队成功完成国内首批、山东省首例 3.0T 磁共振(3TMRI)兼容心律转复除颤器(ICD)的植入，标志着全球领先的 3TMRI 兼容起搏技术在山东省正式应用于临床。

12 月 14 日，医院召开"党的十九届五中全会精神宣讲工作"动员部署会。

12 月 16 日，医院青岛市神经变性病临床医学研究中心、青岛市呼吸疾病临床医学研究中心获批，医院成为青岛市首批临床医学研究中心入库单位。

12 月 19 日，医院在青岛市卒中质控年会上主持发布"青岛市脑卒中急救地图 3.0 版"，这是山东省首次发布脑卒中急救地图 3.0 版。

12 月 20 日，青岛市首家、全省第二家全球心脏介入影像培训分中心落户医院。

12 月 27 日，首届中国医院绩效大会上，医院提报的两个案例获得最佳绩效实践案例奖。

荣誉称号　2020 年，医院继续保持"全国文明单位""山东省文明单位"荣誉称号，获全国第二届人文创新医院称号，为中国医院最佳绩效实践"卓越医疗服务"单元获奖单位和"全人文化建设"单元获奖单位，被评为山东省抗击新冠肺炎疫情先进集体。

总 院 长：管　军
党委书记：杨九龙
副总院长：谭　兰
纪委书记：刘双梅

工会主席：丁海燕

副　院　长：李永春、王冠军、闫泰山、阎晓然、韩同钦、王国安、袁国宏、郭继梅、刘学东、王伟民、韩　伟

院办电话：82789017（本部）　85937700（东院）

传真号码：82836421（本部）　85968434（东院）

地　　　址：本部：青岛市胶州路1号

东院：青岛市东海中路5号

西院：青岛市朝城路2号甲

皮肤病防治院：青岛市安徽路21号

北九水疗养院：青岛市崂山北宅北九水

网　　　址：www.qdslyy.cn

青岛市中医医院（市海慈医院）

概况　2020年，医院建筑面积11万平方米，实际开放床位2133张。年内职工总数2233人，其中，卫生技术人员2040人，占职工总数91.4%；行政工勤人员193人，占职工总数8.6%。卫生技术人员中，高级职称296人，占14.5%；中级职称692人，占33.9%，初级职称1052人，占51.6%。医生与护士之比1：1.6。设置职能科室36个、临床科室44个和医技科室7个。

业务工作　2020年，完成门、急诊92万人次，比上年下降14.5%，其中急诊71155人次，比上年下降27.7%；入院41281人次，比上年下降9.6%；出院40136人次，比上年下降7.9%；出入院诊断符合率100%，与上年持平；手术21934例次，比上年增长48.8%，手术前后诊断符合率100%；抢救危重病人1527人次，比上年增长32.0%，抢救成功率84.7%，比上年增长19.6%；床位使用率89.5%，比上年下降11.3%，床位周转次数23.3次，比上年下降22.1%；治愈率14.3%，比上年增长2.9%，好转率83.2%，比上年下降1.1%，病死率2.4%，比上年增长26.3%。

业务收入　2020年，业务收入110362.91万元，比上年增长2.96%。全年固定资产总值85035.35万元，比上年增长4.35%。

医疗设备更新　2020年，新购置3.0T磁共振成像系统、256层螺旋CT、方舱CT、大型血管造影系统（DSA）、彩色多普勒超声诊断仪、人工体外膜肺氧合机（ECMO）、电子腹腔镜、超高清电子十二指肠镜、高清胃镜及结肠镜、OSCE临床技能考试管理系统、中医经络腧穴解剖教学平台、综合电动手术床等400余套医疗设备。

基础建设　2020年，调整病区布局，改造病区基础设施约1.5万平方米，新增病床215张（含监护、隔离病床）。新建PCR实验室，改造面积120平方米。新增停车位近200个。

医疗特色　2020年，全面实施住院总医师管理制度、临床药师工作制度、示范查房制度。心脏外科开展各种先天性心脏病的治疗，关节外科新开展3D打印技术应用于胫骨高位截骨保膝手术，肺病诊疗中心开展纤支镜下微创单向活瓣植入肺减容术，神经介入中心开展动脉内支架取栓、抽吸取栓、动脉溶栓、血管成形或支架置入术等，重症医学科采用床旁重症超声协助抢救危急重症患者。心脏康复中心被认证为"国家标准化心脏康复中心"。卒中中心被认定为"山东省高级卒中中心"单位。制订《专科护理队伍建设工程实施方案》，组织培养院内伤口造口、重症专科、骨科、神经科专科护士92名，遴选院内专科护理带教老师58名。成立重症护理专科小组，实行重症监护病区同质化管理，关注危重患者重点环节护理。

科研工作　2020年，扩大重点学科规模，心脏中心、肺病中心、针推康复中心成为首批山东省中医优势学科集群牵头学科。出台科研管理补充规定，细化管理流程。全年科研立项76项，其中，省级16项，市局级60项。7个（A类1个，B类6个）学科入选青岛市医疗卫生重点学科。发表学术论文223篇，其中SCI论文53篇、国内期刊170篇，出版专著28部。16项科研课题获山东省医药卫生科技发展计划项目和中医药科技项目立项；15项科研课题获青岛市中医药科技项目立项；28个项目入选青岛市2020年度医药科研指导计划。

继续教育　2020年，成为国家级中医住院医师规范化培训基地、国家级中医类别全科医生规范化培训基地，配备4000平方米临床技能培训中心。承担10余所高等院校实习生的实习任务。新增齐鲁医派中医学术流派传承工作室建设项目1项；新增齐鲁医派中医学术流派传承工作室培育项目1项；新增齐鲁医派中医药特色技术整理推广项目2项。开展各级继续医学教育项目24项，其中国家级项目1项和省级项目10项。派出12人赴省内外知名综合医院、专科医院进修学习。培养研究生171名，外来进修人员38名，培训乡镇和社区医师58人次，7名医师申请临床医学博士学位。

人才队伍建设　2020年，加强"三化一型"干部队伍建设，组织四期中层干部管理培训班。落实"双招双引"工作部署，引入各类人才129人。获评山东省中医药突出贡献奖、山东省名中医药专家、齐鲁卫

生与健康领军和杰青人才、青岛市名中医药专家、青岛市中医药突出贡献奖等荣誉 20 余人次。

大事记

1 月 2 日，医院与中国中医科学院西苑医院签署战略合作协议。

1 月 9 日，青岛市政协主席杨军来医院调研中医药发展情况。

2 月 9 日，医院组建由 30 名医护人员组成的援鄂医疗队，整建制接管华中科技大学同济医学院附属同济医院光谷院区重症隔离病区开展医疗工作。

2 月 21 日，青岛市副市长栾新视察医院疫情防控期间安全生产工作。

3 月 17 日，院长、主任医师池一凡带领心脏中心专家完成医院首例微创不输血心脏外科体外循环心脏手术，标志着医院外科对疑难复杂疾病治疗的新突破。

3 月 27 日，医院举办专科护理队伍建设工程启动仪式暨首期集团重症专科护士培训班开班仪式。

4 月 8 日，青岛市中医医院（市海慈医院）南院区开诊。

4 月 23 日，青岛市副市长栾新视察医院新冠肺炎疫情防控工作。

5 月 13 日，医院承办山东省卫生健康委员会医院管理中心组织的"优秀医院管理案例公益宣讲系列课程暨青岛市海慈医疗集团'人文医疗、温馨海慈'专场线上沙龙"活动。

10 月 8 日，医院作为市校共建附属医院，签约纳入青岛大学直属附属医院管理体系，加挂"青岛大学附属青岛市海慈医院"。

10 月 26 日，医院中医肾病学、中医妇科学、中医肺病学 3 个重点学科建设项目通过验收，获批山东省首批中医药重点学科。

11 月 18 日，国家中医药管理局党组成员、副局长孙达来院视察调研。

11 月 21 日，医院承办青岛市中医药学会第九届会员代表大会暨第四届"国医大师"论坛和半岛中医联盟签约仪式。

12 月 23 日，山东省卫生健康委党组副书记、副主任，省中医药管理局副局长庄严来医院调研常态化疫情防控、院感防控等工作。

12 月，心血管科、肺病科、康复科获批齐鲁中医药优势专科集群牵头学科。

精神文明建设 2020 年，通过全国文明单位复审，连续 8 年获此称号。结对帮扶平度市仁兆镇门戈庄，推进乡村振兴和健康扶贫工作。成立宣讲队，广泛宣传医护人员在抗疫一线"甘于奋斗、乐于奉献"的模范事迹。结合中国共产党成立 99 周年、新中国成立 71 周年等重要节庆节点，通过专题讲座、实地参观、演讲比赛、主题观影、主题征文等形式，积极开展新时代爱国主义教育，以先进的医院文化凝心聚力，增强医院核心竞争力。

党建工作 2020 年，召开党员代表大会，选举产生新一届医院党委和纪委领导班子。落实"支部建在科室上"，增设 9 个党总支、37 个党支部。建立"中心组带头学、支部集中学、专题培训重点学、网络平台随时学"的党员教育体系。组织 20 次中心组集中学习和 4 次专题"三述"。从"五难"问题入手，开展专项督查 27 次，立行立改问题 42 项。成立援鄂医疗队临时党支部、团支部，3 名队员火线入党。组织 5 支志愿服务队投入院内防控工作，上岗近 1000 人次。1 人获评山东省优秀党员和感动青岛道德模范，5 人获评青岛市好医生或好护士。完成国家级和省级青年文明号复审，急诊科获评"国家级青年文明号"，肺病科等 3 个科室获评"山东省青年文明号"。

荣誉称号 2020 年，医院获中国医院协会"中国医院科学抗疫先进保障团队"称号、获评 2020 年青岛市健康科普大赛优秀组织单位、获"青岛市关心下一代工作先进集体"称号；团委获"山东省五四红旗团委"称号；志愿服务队获"青岛市青年志愿服务先进集体"称号。

党委书记：赵军绩

党委副书记、院长：池一凡

副 院 长：郑 心、朱维平、唐 明、张启顺、张文理、刘庆涛

纪委书记：李志荣

党委委员：高志棣（任期至 2020 年 11 月 30 日）、王 莉

办公室电话：83777008

传 真：83777888

电子邮箱：hcbgs@126.com

邮 编：266033

地 址：青岛市市北区人民路 4 号

青岛市中心（肿瘤）医院

概况 2020 年，职工总数 2336 人，其中，卫生技术人员 2110 人，行政工勤人员 226 人。卫生技术人员中，高级职称 369 人，中级职称 899 人，博士、硕士

生导师 55 人。开放床位 1670 张。省级重点学（专）科 6 个，青岛市 A 类重点学科 1 个，B 类重点学科 10 个，青岛市重点实验室 1 个，名家专病工作室 16 个。发表 SCI 论文 25 篇、国家级论文 13 篇、省级论文 57 篇。国家级副主委 1 名，省级副主委 5 名，市级副主委 26 名，国家级委员 31 名，省级委员 301 名。

业务工作　2020 年，门诊 877954 人次，出院 63357 人次，手术 11686 例，平均住院日 8.2 天。全年实现总收入 14.85 亿元，同比增长 0.28%，其中：医疗收入 13.62 亿元，同比下降 1.97%；总支出 15.06 亿元，同比增长 1.93%；业务收支比 1∶1.01；完成门急诊 87.8 万人次，同比下降 9.55%；出院 6.34 万人次，同比下降 8.2%；手术 1.16 万台次，同比下降 17.39%；医疗服务收入占比达 32.34%，同比增长 1.18%。

固定资产　2020 年，固定资产总值 104606 万元。

医疗设备　2020 年，医院拥有 1 万元以上设备 2213 台，其中 10 万元以上设备 511 台；100 万元以上设备 72 台。

基础建设　2020 年，医院占地面积 62259.5 平方米，总建筑面积 116150.34 平方米，其中临床医疗用房建筑面积 97566.29 平方米、办公用房建筑面积 4646.01 平方米。

疫情应对　2020 年，把好入口和预检分诊关、发热门诊和普通门诊关、住院管理和全员管理关等三道关口，建立岗位职责清单化、网格管理精细化、服务患者便捷化的联防联控体系。10 月，第一时间检出 3 名无症状感染者，为全市疫情防控赢得主动。选拔 12 名医护人员组建援鄂医疗队，按照统一部署进驻大别山区域医疗中心开展救治工作，成功救治 263 名患者。加强日常院感工作，分层次组织疫情防控知识培训和实战演练。坚持分类处置，强化"一科一岗一策"，优先保障急危重症患者救治，多措并举满足群众就医需求。设置"肺炎病房"，收治核酸检测阴性肺炎患者，确保重点人群与普通人群不交叉。

卫生改革　2020 年，深入推进"七大中心"建设，胸痛中心联盟被评为"优秀地市级胸痛联盟"、卒中中心荣获"国家高级卒中中心"称号；成立腹部肿瘤外科、创面修复科，打造前列腺专病等 5 个亚专业，呼吸与危重症医学科成为国家呼吸临床研究中心协作组成员单位。开展新技术新项目 241 项、中医适宜技术 50 项、专病技术 10 项、制订完善应急预案 12 项，开展新冠疫情防控等实战演练 86 次。深化合理用药计分制管理，重点加强关键指标控制，医嘱点评由"月公示"调整为"周公示"，形成特色合理用药评价模式。全年药品收入（不含中药饮片）占医疗收入比例为 28.85%，同比下降 0.62 个百分点。

2020 年，开展三甲复审"回头看"工作，对全部 636 项条款进行自查自评。制定《终末病历三级质控医师管理办法》，强化不良事件全程闭环管理，深化临床路径内涵，出院患者临床路径管理比例达 66%，临床路径完成率达 98%，平均住院日降至 8.22 天。开展流程再造专题品管圈工程，获评全国优秀质量管理小组 1 个、全国质量信得过班组 1 个，其他各类奖项 100 余项。实施智慧医院提升工程，积极推进"互联网＋健康"，完成互联网医院注册工作。完善以电子病历为核心的数据中心和集成平台建设，顺利通过 2020 年电子病历系统功能应用水平分级四级考核。

2020 年，实施管理制度提升工程，综合改革全面推进。出台《关键绩效考核指标（KPI）体系及实施细则（试行）》，进一步完善"四位一体"绩效考核体系，人员经费支出占总支出的 44%，同比增长 0.79 个百分点。建立医用耗材的全周期管理体系，正式启动 SPD 项目，实行集中配送的零库存运行模式，实现"数据可视化、管理智能化、维护简单化"。全年百元医疗收入（不含药品收入）卫生材料消耗 26.53 元，同比下降 0.75 个百分点。修订集团规章制度，编制行政职能部门职责和岗位说明书，推进全员计分制管理，实现规范、科学、创新、高效管理。实施温馨清廉医院建设工程，行业作风持续改进。

对外交流与合作　2020 年，深化"双下沉、两提升"工作内涵，派出专家 1400 余人次，服务群众 2 万余人次。派遣 16 名专家对口帮扶贵航 302 医院和菏泽市第二人民医院，选派 4 名专家挂职莱西市乡镇卫生院业务院长，开展新技术新项目 16 项，开展各类业务讲座 155 次，共培训 2925 人次。开展"两癌筛查""上消化道癌机会性筛查""城市地区癌症早诊早治"，启动"青岛市肺癌一体化诊疗中心全市模式暨肺癌筛查防治公益行动"，服务 3.6 万人次。

人才队伍建设　2020 年，引进各类人才 144 名，组织 17 名重点学科带头人参加北京大学岗位能力培训班，制订中医师承教育实施方案，选拔 5 名指导老师和 7 名继承人。获批各类课题 59 项，启动第二轮科技攀登计划并资助项目 34 项；获市科技进步奖 4 项；发表 SCI 论文 22 篇，获批专利 80 项。签约成为青岛大学青岛医学院直属附属医院，新增导师 10 名，招录硕士、博士研究生 19 名；6 个省级专科护士培训基地通过复审。

党建与精神文明建设 2020 年,强化基层党组织政治功能,推动党建与业务深度融合,组织实施党总支暨党支部换届选举工作。针对"党委—党总支—党支部"三级组织架构的党建管理工作新模式,采取百分制量化考核,考核结果与评先选优挂钩,与党务工作者岗位绩效挂钩。开展"党员积分制管理",落实"双培养"机制,实施党员发展积分制考察模式。完成 94 名中层干部的任职前组织谈话和试用期满考察工作;完成 300 余名中层干部的培训工作。结合推进廉政文化建设"巩固提升年"工作,开通"院长在线、书记在线",对外公布院长热线,调整组成新一届社会监督员队伍。16 个科室拒收红包、礼品 87 人次 15.52 万元。党委主导成立政务热线(信访)投诉责任认定委员会。

大事记

1 月 31 日,正式开通线上发热咨询门诊,开展新型冠状病毒感染的肺炎疫情防控知识咨询。

4 月 15 日,由青岛市卫生健康委指导,青岛市抗癌协会主办,青岛市中心医院、青岛市肿瘤医院和青岛市癌症中心承办的第 26 届"全国肿瘤防治宣传周"专题活动在青岛市中心(肿瘤)医院启动。

6 月 1 日,青岛市首家肿瘤营养门诊——青岛市中心医院肿瘤营养门诊开诊。

6 月 30 日,青岛市中心医院 2020 年首批援助贵航三〇二医院专家为期三个月对口帮扶工作顺利完成。

8 月 18 日,青岛市公共卫生临床中心项目开工仪式在高新区举行。青岛市政府副市长栾新、山东省卫生健康委二级巡视员张韬出席,青岛市政府副秘书长于冬泉主持开工仪式。

9 月 15 日,"青岛市肺癌一体化诊疗中心全市模式暨肺癌筛查防治公益行动"项目在青岛市中心医院启动。

9 月 25 日,山东省副省长孙继业率山东省卫健委等有关领导同志到青岛市公共卫生临床中心调研指导,青岛市市卫生计生协会常务副会长杜维平、青岛市中心医院院长兰克涛及承建方有关负责人陪同调研。

12 月 1 日,青岛市质量管理协会专家组到访青岛市中心医院进行全国优秀质量管理小组现场评审,医院消毒供应中心放馨质量管理小组作为全市卫生健康系统唯一被推荐的 2020 年度全国优秀质量管理小组接受专家的现场检查,市中心医院消毒供应中心放馨质量管理小组以高分通过现场评审。

荣誉称号 2020 年,获山东省文明单位、山东省病案管理示范科室建设单位、青岛市关心下一代工作先进集体称号。

党委书记:宋 岩
院　　长:兰克涛
纪委书记:刘学茆
工会主席:吴雪松
总会计师:潘 蕾
副 院 长:潘 琪、马学真、曲松本、于 华、刘春旺、陈崇涛
院办电话:84961778
总机电话:84961699
传真号码:84863506
电子信箱:qdszxyy@163.com
邮政编码:266041
地　　址:山东省青岛市市北区四流南路 127 号

青岛市第三人民医院

概况 2020 年,职工总数 1150 人,其中,卫生技术人员 1019 人,占职工总数的 88.60%;行政工勤人员 131 人,占职工总数的 11.39%。卫生技术人员中,高级职称 122 人,中级职称 396 人;医生与护士之比为 1∶1.65。开放病床 717 张,设职能科室 27 个、临床科室 30 个、医技及其他科室 8 个。

业务工作 2020 年,门急诊总量 34.81 万人次,其中急诊 5.65 万人次。出院 1.46 万人次,入院与出院诊断符合率 100%;住院手术 0.81 万例,手术前后诊断符合率 100%;出院病人治愈率为 31.52%,好转率为 55.87%,病死率为 1.69%;抢救危重病人 1230 人次,抢救成功率 81.62%。

业务收入 2020 年,总收入 4.78 亿元,其中业务收入 2.92 亿元,同比下降 32.74%。

固定资产 2020 年,固定资产总值 7.38 亿元。

医疗设备更新 2020 年,购置高端超声、DR、超高清电子支气管镜、核酸提取仪等 50 万元以上医疗设备 8 套(台),荧光定量 PCR、输尿管肾镜、便携超声、脉动真空清洗机等 10 万元以上设备 74 套(台)。

卫生改革 2020 年,完善以医疗质量安全核心制度、国家三级公立医院绩效考核、三级综合医院医疗服务能力指南(疑难重症诊治能力、关键技术能力)为基础的医疗质量与安全指标体系建设,建立以重点科室、重点病种、重点患者、重点环节、重点项目、重点指标为着力点的精细化管理模式。落实"支部建在科

室"工作,完成党支部的换届选举工作,28个党支部全面覆盖各科室、部门。信息化水平不断提高,初步建成医院集成平台、数据中心;电子病历五级评级通过省级文审,并开展互联互通上报工作。

医疗特色　2020年,入选市级优秀学科带头人1人、优秀青年医学人才2人。腹腔镜胃癌根治术、经皮置钉技术治疗腰椎爆裂骨折、肿瘤深部热疗和全身热疗技术等技术日益成熟。

科研工作　2020年,获得省市级科研立项13项;发表论文34篇(第一作者),其中SCI论文21篇;参编论著1部(副主编以上);获批发明专利4项、实用新型专利5项。

继续教育　2020年,选派160余人次赴北京、上海、天津等地进修学习和短期培训,外派规范化培训5人。完成继续医学教育项目省级1项、市级19项,远程教育培训5次及多学科诊疗(MDT)研讨会、疑难病例研讨会等各类培训交流10余次;完成240名实习生的临床实习任务,接收284名实习生的临床实习带教工作。

大事记

1月3日,医院召开第八届职工代表大会第九次会议。

2月3日,青岛市副市长栾新一行到医院视察督导新型冠状病毒肺炎疫情防控工作。

2月8日,医院被确定为新型冠状病毒感染的肺炎患者全市备用集中收治医院。

2月17日,市卫生健康委员会批复医院为新型冠状病毒核酸检测医院。

3月25日—11月2日,医院选派2名骨干医师赴西藏日喀则桑珠孜区人民医院参与医疗支援工作。

5月19日,医院举行青岛大学附属青岛市第三人民医院(非直属)挂牌仪式。

6月19日,医院召开第八届职工代表大会第十次会议暨第七届会员代表大会第四次会议。

10月9日,医院与青岛大学签约共建直属附属医院,成为青岛大学直属附属医院。

10月11日,医院作为青岛市新冠肺炎全市备用集中收治医院腾空启用。

10月11日,山东省人民政府副省长孙继业,山东省卫健委党组副书记、疾控中心党委书记马立新来医院视察。

10月13日,山东省委书记刘家义视频连线,党委书记、院长邢晓博汇报定点医院医疗救治、疫情防控工作开展情况。

10月14日,国家卫生健康委副主任于学军、国家卫生健康委办公厅委主任办秘书高勇、卫生应急办公室主任孙阳、医政医管局副局长李大川、医政医管局医疗资源处处长王毅、北京地坛医院副院长蒋荣猛一行,来医院视察疫情防控有关工作。青岛市副市长王文军、市卫生健康委员会副主任张华陪同。

10月17日,国家医政医管局副局长李大川、医政医管局医疗资源处处长王毅、医政医管局医疗管理处副处长王曼莉一行来医院视察疫情防控有关工作。市卫生健康委党组副书记赵宝玲、体改处处长李传荣等陪同。

10月19日,市委组织部常务副部长杨锡祥来医院视察疫情防控有关工作。

10月21日,国家卫生健康委卫生发展研究中心副主任付强、国家委医管中心副主任翟晓辉、国家医政医管局医疗管理处王曼莉、北京朝阳医院副院长童朝晖、北京地坛医院副院长蒋荣猛、北京协和医院内科重症医学科主任杜斌、四川大学华西医院重症医学科主任康焰、山大齐鲁医院呼吸科主任董亮、省中医院肺病科副主任陈宪海来医院检查、会诊。

10月28日,医院成为全国第一批评估通过的"急性上消化道出血救治快速通道"五星级救治基地。

10月29日,国务院应对新型冠状病毒肺炎疫情联防联机制医疗救治组赴山东省开展院感防控专项巡查工作,国家卫生健康委医政医管局副局长邢若齐、国家卫生健康委医管中心副主任翟晓辉、国家卫生健康委发展研究中心副主任付强、北京大学人民医院感染科主任高燕、北京地坛医院副院长蒋荣猛、江苏省人民医院感染管理处主任医师陈文森等来医院检查。

11月2日,青岛市副市长栾新一行来医院视察,市卫健委综合监督执法局局长王伟、医政医管药政处副处长郑德霞陪同。

12月19日,山东省卫生健康委脑卒中防治工程委员会、山东省卒中学会授予医院"山东省卒中防治中心""2020年青岛市卒中质量管理最佳合作奖"。

12月29日,青岛市卫生健康委员会公布医院为青岛市创伤中心单位(县级创伤中心)。

精神文明建设　2020年,获青岛市文明单位标兵、青岛市基层工会规范化建设示范单位等称号。积极开展医疗对口支援和扶贫协助工作,选派2名业务骨干圆满完成援藏工作。推动常态化青年志愿服务,组织各类社区义诊、培训300余次;积极参与支持新冠肺炎疫情防控工作党员捐款、希望工程结对助学、

"春蕾女童"捐助等活动。

荣誉称号 2020年,获青岛市文明单位标兵、青岛市女职工依法维权示范单位、青岛市青年志愿服务先进集体、2020年度青岛市院前急救工作先进集体、2020年度青岛市继续医学教育先进单位、2020年度智慧服务品牌——智慧门诊等荣誉称号。

党委书记、院长:邢晓博
纪委书记:华裕忠
副院长、工会主席:孙彩茹
副 院 长:徐晟伟
党政综合办公室电话:89076678
总机电话:89076600
传真号码:89076611
邮政编码:266041
地 址:青岛市李沧区永平路29号

山东青岛中西医结合医院
(青岛市第五人民医院)

概况 2020年,职工总数557人,其中,卫生技术人员425人,占职工总数的76.30%;行政工勤人员103人,占职工总数的18.49%。卫生技术人员中,高级职称53人,占12.47%;中级职称136人,占32%;初级职称196人,占46.12%。医院医生与护士比1:1.16。医院有编制床位420张,设职能科室24个、临床科室23个、医技科室10个。

业务工作 2020年,诊疗115628人次,收住院病人5051人次,同比下降28.88%;出院病人5115人次,同比下降37.7%。病床周转次数为12.2次,同比下降37.8%。

业务收入 2020年,业务收入10873.04万元,同比下降27.96%。

固定资产 2020年,固定资产总值8454.86万元,比2019年上升20.41%。

医疗设备更新 2020年,新增X射线计算机体层摄影设备、心肺复苏机、中央监护系统、多导睡眠记录仪、呼吸机、生化免疫一体机、眼科超声乳化治疗仪等设备。

基础建设 2020年,山东中医药大学附属青岛医院建设项目在土地规划设计、征地、项目设计方案、医疗设备和信息化建设资金等方面取得重大进展,土地征收和二级流程设计工作陆续开展。

医疗特色 2020年,新开展穴位贴敷联合五音疗法改善气滞血瘀型胸痹患者睡眠、射频消融治疗室

上性心动过速性心律失常、降糖茶治疗2型糖尿病临床观察、内镜下结直肠息肉冷切除术等14项新技术新项目。

科研工作 2020年,获批省中医药科研项目立项1项、市局级医药科研项目立项1项、局级中医药科研项目立项3项;青岛市南科技局项目(脑病科)完成网上结题审核验收;全院职工发表科技论文111篇,其中SCI论文5篇、核心期刊9篇。在重点学科(专科)的建设和人才培养上,开展2个青岛市级重点学科和1名优秀青年人才的建设和培养;组织参加第四批全国中医(西学中)优秀人才研修项目、省西学中培训项目。加强引进类国医大师工作室及名中医药专家工作室建设,提升医院学科建设水平。

继续教育 2020年,组织完成11项继续医学教育项目(市级8项、省级3项)的立项;完成山东中医药大学等实习生带教工作和中医住院医师协同基地规培工作;组织2020年中医住院医师规培结业考核工作并全部通过;组织2名医师参加省中管局组织的中医院住院医师规范化师资培训。

大事记

1月20日,医院成立以院长、党委书记为组长的新型冠状病毒感染肺炎防控应对工作领导小组,明确各成员职责,组织、协调医院卫生应急处置工作,统一指挥、协调、督促、检查现场工作,积极防控应对新型冠状病毒感染肺炎。

1月30日,医院正式上线"山东青岛中西医结合医院互联网发热门诊",提供新型冠状病毒感染的肺炎疫情防控咨询问诊服务。

2月13日,医院住院部四楼外二科病区出现3例新冠肺炎确诊病例(其中1例为无症状感染者),按照规定流程相继转至定点医院救治。该病区于早8时起实行全封闭隔离管理。

2月20日,医院按照发热门诊设置规范要求进行发热门诊改造,增加59.74平方米面积的整体板房,对原有的房间布局进行调整。

3月1日,医院住院部四楼外二科病区通过市、区两级专家评估,该病区解除隔离。

4月13日,医院国医门诊试营业,该门诊开设名中医工作室、中医诊疗、中医针灸理疗、小儿推拿、中医体质辨识、养生保健治未病等医疗服务。

5月11日,启动医院核酸检测实验室建设项目。

5月21日,院长丁文龙带队到对口帮扶单位平度市云山中心卫生院进行调研与交流。

6月30日,医院核酸检测实验室建设项目建设

完工。

7月，医院核酸检测实验室建设项目完成验收并投入使用。该实验室建成后检测能力达到200人/日。

7月17日，医院外一科成功为一名62岁男性患者实施尿道膀胱肿物钬激光切除术，这是医院首例膀胱肿瘤钬激光切除术。

7月31日，医院全面开展全员核酸检测，人员范围包括所有在院在岗职工、外包服务人员和实习进修人员等，每14天检测一次。

8月14日，市人大社会建设委员会副主任委员、社会建设工作室主任邢福栋一行到医院开展"一法两条例一规定"实施情况执法检查。

9月8日，医院通过发热门诊改扩建方案，改造后的发热门诊建设面积700平方米，设置4间诊室和15间留观室。

9月11日，医院受邀派出4位专家助力青岛广电银色年华"健康青岛我行动"第五届全城义诊、颐养大型公益活动，为现场100余名中老年人提供免费诊疗服务。

9月18日，医院承办的青岛市中医类别全科医生转岗培训班举行开班仪式，全面启动培训工作。

10月22日，医院肿瘤科正式开诊。

11月17日，医院老年医疗专护楼整体改造装修工程完工。

党建与精神文明建设　2020年，医院开展学习贯彻党的十九届五中全会精神的全面宣讲工作，成立"党的十九届五中全会精神"宣讲团，党委班子成员、党支部书记、科主任分别与党员干部、一线职工面对面宣讲、交流，深入浅出地宣讲五中全会精神。经过全面规划，积极准备，完成争创市级文明单位标兵申报工作，医院被评为"青岛市精神文明标兵"。

荣誉称号　2020年，获青岛市第七届"健康杯"中医药经典临床技能大赛团体一等奖、团体三等奖；获"青岛市精神文明标兵"称号。

党委书记：辛善栋

党委副书记、院长：丁文龙

副　院　长：孙金芳

纪委书记：张忠国

院办电话：82612230

传真号码：82612230

电子邮箱：qdwybgs@126.com

邮政编码：266002

地　　　址：青岛市市南区嘉祥路3号

青岛市第八人民医院

概况　2020年，医院开放床位1023张，有职工1552人，其中，高级职称180人，博士、硕士330人。

业务工作　2020年，医院完成门诊、急诊量584974人次，同比减少20.7%；出院病人23907人次，同比减少31.8%；床位使用率54.4%，同比下降31.6%；住院手术7659人次，同比降低21.6%，三、四级手术率53.6%；平均住院日9.2天，同比减少0.6天；出入院诊断符合率100%，与2019年持平；手术前后诊断符合率100%，甲级病案率100%。

业务收支　2020年，医院总收入6.27亿元，同比降低6.44%；总支出6.06亿元，同比降低8.99%。

固定资产　2020年，固定资产总值3.42亿元，增长4.51%。

医疗设备更新　2020年，购置更新医疗设备136台件，价值3080万元，其中，螺旋CT 985万元，超高端电子内窥镜系统249万元，射频肿瘤热疗机139万元。

基础建设　2020年，经市政府第89次会议确定，调整青岛市第八人民医院东院区地块总体规划方案和投资规模，医院按流程办理取得"建设工程规划许可证"，并经市发改委批复"初步设计和概算"。调整后的东院区总投资增至9.73亿元，总建筑面积11.15万平方米，床位800张。医院取得基坑整理工程"施工许可证"，按计划完成代建单位、监理单位、造价咨询单位、基坑整理工程施工单位及项目施工总承包单位的招标工作。

卫生改革　2020年，医院通过与崂山区王哥庄街道社区卫生服务中心签订的"教学助长"项目为辖区60多名乡医开展系列教学培训，开展多学科联合会诊，协助成立康复科门诊、糖尿病联合门诊。8月，医院与李沧区永清路社区医院签订紧密型医联体建设协议，开通转诊绿色通道，并派出20余人的医疗团队驻社区医院进行病房共管，实现远程挂号、远程PACS及线上会诊，患者满意率达100%。医院根据疫情形势及时转变教学模式，开展多形式并行的授课模式，派出专业检验人员协助社区医院进行核算采样，派遣院感、疾控专家现场指导社区医院基础设施改造，提高医联体单位新冠肺炎疫情应对能力。全年组织参加义诊活动23场，派出专家71人次，为1537位群众免费咨询义诊；开展健康教育18场（线上培训8场），接受听课、咨询居民累计约590人次。

2020年,将放射一科和放射二科、急诊科和急诊病房、麻醉科和手术室进行整合,成立医学影像部、急诊医学部、麻醉手术部;引进产科学科带头人,整合产科与产房。启动以心内科、急诊科为核心的胸痛中心建设;突出以传统蛇伤治疗为特色的动物伤害学科建设;引进骨科优秀人才,成立骨二科。成立放射防护管理科。派出3名医务人员圆满完成对安顺市平坝人民医院第四个年度的对口帮扶任务。

疫情防控工作 2020年,根据山东省新冠肺炎疫情防控重大突发公共卫生事件Ⅰ级响应部署,医院于1月28日全面复工,迅速进入疫情防控工作状态,全院上下联动,众志成城,做好打赢疫情防控攻坚战的各项准备。2月19日,16名医护人员组成援鄂医疗队,开展为期2个月的武汉疫情一线救治工作,选派多名医疗护理人员积极投身青岛市一线防控工作。6月,新建PCR实验室,顺利通过省临检中心评审。7月,独立开展新冠病毒核酸检测工作。

科研工作 2020年,获批卫生健康委课题立项23项(西医20项、中医2项、政策研究1项),完成课题评价9项。发表国家级、SCI论文共9篇。

继续教育 2020年,成功申办并完成5项省级继续教育项目、7项市级继续教育项目,其中1项被评为青岛市优秀市级继续教育项目。

新技术新项目 2020年,全院开展49项新技术新项目,7项获得院级专项奖励,外出进修14人。

学科合作 2020年,为提升医院规范化诊疗能力,与山东省省立医院签署星火计划战略合作协议。

大事记

2月9日—3月31日,医院选派16名医护人员组成援鄂医疗队,在武汉同济医院光谷院区重症病区执行52天的抗击新冠肺炎任务。

3月20日,医院"崂山点穴流派传承工作室"被评为"2020年齐鲁医派中医学术流派传承工作室建设项目"。

7月9日,医院PCR实验室通过省临检中心现场审核验收。

7月29日,医院PCR实验室独立开展新冠病毒核酸检测工作。

8月28日,医院与李沧区永清路社区医院签订紧密型医联体建设协议。

9月27日,医院被授予"中国医学救援协会动物伤害救治分会常务理事单位"。

9月,医院卒中中心被认证为省"卒中防治中心"。

10月11日,为应对疫情防控工作,医院改建启用内科楼2楼发热门诊留观病房。

11月6日,医院举行方舱CT开机典礼。

12月29日,医院被青岛市卫生健康委认证为"全市癌症规范化诊疗病房单位"。

精神文明建设 2020年,深入开展精神文明、健康教育和社会主义核心价值观教育;青岛市服务名牌——"医惠乡亲"深入人心;开展军民共建活动;围绕抗疫先进典型、知名专家进行宣传报道,传递正能量,扩大影响力,营造医院良好的社会形象。

荣誉称号 2020年,医院获山东省文明单位、山东省卒中防治中心、2020年齐鲁医派中医学术流派传承工作室、青岛市癌症规范化诊疗病房单位、青岛市院前急救工作先进集体等称号。

党委书记:张红梅
院　　长:温成泉
副 院 长:马立学、曹明建
总会计师:鲁　菁
副 院 长:张　栋
院办电话:87895264
传真号码:87896535
电子信箱:qdbyyb@126.com
邮政编码:266100
地　　址:青岛市李沧区峰山路84号

青岛市胶州中心医院

概况 2020年,职工总数1418人,其中,卫生技术人员1273人,占职工总数的89.82%;行政工勤人员145人,占职工总数的10.18%。卫生技术人员中,高级职称188人,占比14.77%,中级职称572人,占比44.93%,初级职称513人,占比40.30%。医生与护士之比1∶1.78。医院编制床位900张,设职能科室25个、临床科室33个、医技科室15个。

业务工作 2020年,门急诊总量497122人次,其中,急诊78359人次,同比减少35.55%。收住院人26149人次,同比减少36.46%。床位使用率59.5%,床位周转率26.9%,入院与出院诊断符合率100%,手术前后诊断符合率100%,抢救危重病人2331人,抢救成功率81.2%,治愈率27.53%,好转率69.37%,病死率0.68%,院内感染率0.93%,甲级病案符合率98.57%。

业务收入 2020年,业务收入4.78亿元,同比下降24.38%。

固定资产 2020年,固定资产总值3.26亿元,同比增长4.62%。

医疗设备更新 2020年,采购西门子62排CT机1台。采购3D4K超高清腹腔镜1套,搭载最新4K摄像系统和3D成像系统。发热门诊和PCR实验室采购方舱CT、核酸扩增仪、核酸提取仪、生物安全柜、离心机、呼吸机等设备。

基础建设 2020年,新建发热门诊占地面积364.8平方米,建筑面积729.6平方米(后扩至876平方米),5月29日竣工,6月23日验收通过后启用。新建核酸检测实验室,占地面积约315平方米,12月1日通过土建验收。按照"一人一诊室"的防控要求,对口腔科门诊、耳鼻喉科门诊、急诊诊室布局进行改造,新建28平方米的急诊抢救缓冲区。各病区均设置过渡病房和缓冲区,配置一体式卫浴等设施,外科楼新安装病区门和门禁系统。门诊楼内部统一铺设墙板,在院区东侧围墙打造花墙景观。在特检科西侧新建一处43平方米公共卫生间,对门诊东侧卫生间进行改建,对门诊楼外墙进行粉刷。

卫生改革 2020年,推进主诊医师负责制。制订主诊医师负责制实施方案和配档表,成立主诊医师负责制管理委员会,选拔确定试点科室。调研推进主诊医师负责制绩效分配制度。制定完善健共体内部运行管理制度及流程,出台《青岛市胶州中心医院健共体章程》《青岛市胶州中心医院健共体建设管理制度》。逐步启动"六个一体化"管理,签订辅助检查工作协议,加强健共体单位间的合作。

医疗特色 2020年,医院成功开展包括自体生长因子创面修复等14项新技术项目,均取得良好的治疗效果。医院成为第四批国家胸痛中心,获评国家级高级卒中中心建设单位、省高级卒中中心,获青岛市"卒中质控管理最佳团队"称号。

科研工作 2020年,胃肠外科科研课题"通过下调RPN2(N-寡糖转移酶复合物)诱导细胞凋亡从而抑制结肠癌的迁移和侵袭的研究"通过评价,达国际先进水平;麻醉科、产科、烧伤整形科、胃肠外科、脊柱创伤外科有8项科研课题通过评价,达国内先进水平。申报青岛市2020年度医药科研指导计划21项,立项8项。获批专利70项,其中,发明专利9项,实用新型专利61项。在各级各类刊物发表论文235篇,其中SCI 17篇、中华级论文2篇、核心期刊论文39篇。出版第一主编专著5部。

继续教育 2020年,承担省继续教育项目5项、市继教项目17项。选派技术骨干35人分别到北京宣武医院、中国医学科学院、北京大学第一医院、上海第六人民医院、上海复旦大学附属华山医院等知名医院进修。

大事记

2月1日,医院成立普通发热门诊。

2月8日,青岛市第五批援鄂医疗队紧急集合,医院派出援鄂医疗队26名医护人员驰援武汉。

2月11日,胶州市首例新冠肺炎患者经医院治疗17天后康复出院。

3月7日,医院正式启动新冠肺炎病毒核酸检测项目。

3月15日,医院成立筛查门诊,设置在普通发热门诊,承担疫情防控期间相关患者的筛查工作。

3月31日,医院援鄂医疗队26名队员安全返回青岛。

6月24日,医院新建发热门诊开诊。

7月8日,国家脑防委对医院卒中中心建设进行现场评审。

11月10日,医院发热门诊方舱CT启用。

11月,医院卒中中心获国家高级卒中中心建设单位。

12月1日,医院PCR核酸检测实验室通过省临床检验质控中心现场验收。

精神文明建设 2020年,医院学习教育培训平台设立"政治文化"学习版块,引领党员干部自觉学习。组织医院重点部门科室负责人参观青岛反腐倡廉基地,加强廉政文化建设。深入贯彻落实对口支援和健康扶贫工作,先后派多名医生对口支援西藏、甘肃徽县、贵州镇宁和菏泽曹县,开展的多项技术项目填补当地医疗空白。捐赠甘肃徽县人民医院价值30余万元的颈颅多普勒设备1台,购买贵州安顺消费扶贫中药饮片5万元。免费接收甘肃徽县人民医院19人次来院短期进修学习。选派医生支援莱西市基层卫生院,选派9名医师到胶州市基层卫生院进行对口帮扶。

2020年,开展健康义诊咨询、爱心陪伴、无偿献血、疫情防控、文明城复审等各类志愿服务活动,常态化开展疫情防控志愿服务4个多月,参与文明城市复审志愿服务1个多月,服务人次和服务时长创历史新高。组织临床科室主任和业务骨干进农村、进社区、进学校等开展健康教育活动25次,健康义诊9次。持续开放健康教育基地,开通健康教育咨询热线,举办健康讲座近200次,接待群众8400人次,并通过广播电视、网络等刊播健康科普300余篇。

荣誉称号　2020 年,医院获国家级高级卒中中心建设单位、青岛市无偿献血突出贡献奖、县级创伤中心等荣誉称号。

党委副书记、副院长(主持工作):邢立泉
党委副书记、总会计师:孟贤涛
副　院　长:宫荣泉

院办电话:58775611
总机电话:87212301
传真号码:87212301
电子信箱:qdsjzzxyybgs@qd.shandong.cn
邮政编码:266300
地　　址:青岛市胶州市云溪河南路 99 号

专 科 医 院

青岛市妇女儿童医院

概况　青岛市妇女儿童医院(青岛市妇幼保健院)是省级儿童专科区域医疗中心,青岛大学附属妇女儿童医院,青岛大学医学部平行二级学科单位。2020 年,医院分设六个院区:辽阳路总院区建筑面积 13.5 万平方米,编制床位 1200 张,发展临床支柱学科,突出妇女儿童医学特色;城阳院区建筑面积约 23.2 万平方米,总床位 1200 张,分两期建设,其中一期建筑面积 8.2 万平方米,设置床位 500 张,打造高水平的区域性综合医学中心;海泊路院区建筑面积 6528.14 平方米,设置床位 131 张,打造血液肿瘤治疗与安宁疗护中心;铁山路院区建筑面积 8369.43 平方米,设置床位 100 张,建设儿童孤独症国际医教中心(青岛)、孤独症诊疗中心和儿童康复中心;武定路院区为国际部暨青岛新世纪妇儿医院,引入优质医疗资源开展高品质服务和中高端医疗服务;西海岸院区于 7 月开工建设,占地 7.2 万平方米,建筑面积 25.3 万平方米,设置床位 1060 余张,将为西海岸新区乃至日照、临沂、潍坊等周边地区妇女儿童提供高品质医疗服务。

业务工作　2020 年,门急诊 1867543 人次,比上年减少 19.6%,其中急诊 186549 人次。出院病人 58041 人次,比上年增长 13.67%,床位使用率73.1%,床位周转次数 38.5 次,入院与出院诊断符合率 99.30%,手术前后诊断符合率 99.55%,门诊抢救危重病 1703 人次、抢救成功率 99.88%,病房抢救危重病 2129 人次、抢救成功率 96.15%,治愈率 71.38%,好转率 27.60%,病死率 0.16%,院内感染率 1.12%,甲级病案符合率 99.98%。

业务收入　2020 年,业务收入 110077.98 万元,比上年下降 9.25%。

固定资产　2020 年,新增固定资产 10665.10 万元,固定资产总值为 146503.04 万元,比上年增长 7.25%。

医疗设备更新　2020 年,医院新购 50 万元以上设备 24 台件,包括大孔径 CT 医疗车、数字化 X 线透视摄影系统、超高清宫腔镜检查镜系统、全自动药剂分包机、彩色多普勒超声诊断仪、超高清腹腔镜、恒温扩增核酸分析仪、超声骨刀等。

基础建设　2020 年,医院完成室外扶梯改造工程、内镜中心改造工程、特检科改造工程、生殖中心改造工程、感染楼改造工程、餐厅及便民商业改造工程 6 项院内基建工程项目,以及门诊药物临床试验办公区改造、综合普外诊室改造、住院药房改造、中医科墙面改造等零星改造工程 130 余项。

卫生改革　2020 年,医院明确"十四五"发展目标,确立"强专科、强综合,建设国内一流医学中心"的发展方向。加强精细化管理,开展常态化成本监测分析与监督审计;全面上线 SPD 项目,全程一码溯源,有效实现耗材使用监管和物流管理一体化;在全院发起"爱岗敬业,爱院如家,建设平安绿色医院"专项行动,并将全院划分为 101 个安全生产网格,实施全覆盖网格化管理。在国家卫健委组织的首届现代医院管理制度高峰论坛中,战略管理、财务管理、人力资源管理、药事管理、医疗质量安全管理、学科建设与科研管理等 6 个案例入选典型案例,被评为全国典型案例示范单位之一。

医疗特色　2020 年,医院建立小儿舒适化内镜中心、儿童意外伤害救治专科、血管瘤治疗专科。妇科、产科、小儿内科、小儿外科、心脏大血管外科等 5

个学科获评省级临床重点专科。在公布的中国医院科技量值排名(STEM)中,入榜学科数量居省内专科医院首位,心血管外科、儿科、妇产科、眼科、变态反应学等5个学科进入全国百强,心血管外科进入全国前20。

科研工作 2020年,医院获批国家自然科学基金项目2项,市科技惠民专项重大项目1项、重点项目1项,省医药卫生科技发展计划项目4项,青岛市医药科研指导计划项目16项,青岛市中医药科研计划项目4项;获山东省科学技术进步奖二等奖1项。完成成果评价3项,其中国际先进水平1项;发表论文144篇,其中青岛突发新冠疫情的应急处置经验在影响因子高达74.699的新英格兰杂志上发表。授权专利43项,主编及参编著作8部。获评齐鲁卫生与健康领军人才1人、杰出青年人才1人。

继续教育 2020年,医院拥有博士生导师12名、硕士生导师53名,统招全日制及在职研究生129名。住院医师规范化培训学员98名,2020年37名学员通过国家住院医师规范化培训考核,合格率达97.37%;在住院医师规范化培训结业考核中,儿内科和儿外科专业基地通过率和临床实践能力考核通过率均为100%。举办继续教育培训班9个,外出进修80余人,来院进修116人,免费接收贵州安顺、甘肃陇南、山东菏泽等地22名医务人员来院进修学习。

大事记

1月16日,作为全国唯一一家医院代表,在2020年全国妇幼健康工作会议上作典型发言,"双中心"文化建设思路被写入工作会议主报告。

2月21日,青岛市唯一一例新冠肺炎孕妇治愈出院。

3月2日,青岛市一例新冠肺炎婴幼儿患者治愈出院。

4月14日,超声医疗国家工程研究中心、超声医学工程国家重点实验室主任王智彪教授、副主任石丘玲教授一行来院,进一步洽谈深化东北亚国际微无创诊疗与研发中心建设事宜。

5月1日,儿内科与出生缺陷综合防治中心合作的论文 Coinfection and Other Clinical Characteristics of COVID-19 in Children 在世界顶尖儿科医学杂志 Pediatrics 发表,并获年度最佳论文。

5月15日,顺利通过省卫生健康委母婴保健技术服务许可校验事项(产前诊断)现场校验。

5月26日,正式上线电子票据系统,医院开出青岛市首张医疗收费电子票据。

6月2日,正式开设门诊多学科联合会诊中心(MDT)。

6月19日,承办国家卫生健康委妇幼司"党旗飘扬,妇幼卫士勇战'疫'"联学联建主题党日活动并作经验交流。

7月16日,在国家卫生健康委公布的2018年度国家三级公立医院绩效考核结果中,医院列全国第27名、全省妇幼专科医院第一名。

7月26日,青岛市妇女儿童医院西海岸院区奠基开工,标志着医院迈入一院多区集团化发展新阶段。

8月13日,省卫生健康委党组书记、主任袭燕一行到医院调研业务发展和疫情防控工作。

8月19日,与中国宋庆龄基金会"一笑慈善基金会"共同举办"一笑慈善基金"西藏察雅站公益活动,为西藏察雅地区唇腭裂患儿实施免费义诊和手术治疗。

8月29日,在"2020中国医院竞争力大会"发布的"2019届儿童医院50强、妇产医院50强"排行榜中,医院位列全国儿童医院、妇产医院50强。

9月10日,受邀加入福棠儿童医学发展研究中心,成为理事单位。

9月24日,承办山东省妇幼保健机构建设暨妇幼健康工作现场推进会,省卫生健康委党组书记、主任袭燕,副主任秦成勇,青岛市副市长栾新,各地市卫生健康委主任和分管领导出席会议。

9月,《胎儿及婴幼儿危重心脏病核心治疗技术体系的建立和临床研究》(第一位)获青岛市科技进步奖一等奖。

10月9日,青岛大学医学部与青岛妇女儿童医院等7家新增直属附属医院签约,医院正式加入青岛大学直属附属医院管理体系,成为青岛大学附属妇女儿童医院。

10月13日,市委、市政府决定建设青岛市公共卫生应急备用医院,委托医院全程参与项目规划设计和流程优化,并托管应急备用医院。

10月17日,国家卫生健康委副主任于学军、疾控局一级巡视员雷正龙,国务院办公厅秘书三局一级巡视员王政敏一行到医院调研创新发展和疫情防控工作。

10月18日,医院参与项目应急备用医院动工。

11月21日,医院与城阳区人民政府签订合作协议,全面托管城阳区第二人民医院老院区和新院区,共同建设"青岛市妇女儿童医院城阳院区"。

12月3日,医院出生缺陷与罕见病临床研究中心、妇女健康与疾病临床医学研究中心获批首批青岛市临床医学研究中心。

12月7日,《儿童危重心脏病诊治核心体系建立与临床应用》(第一位)获山东省科学技术进步奖二等奖。

12月18日,获批省级儿童专科区域医疗中心。

12月19日,在"中国医院影响力排行榜"中,儿科排名全国25位,省内第一。

12月24日,医院与豪克集团(中国)有限公司签订战略合作协议,建设儿童孤独症国际医教中心(青岛)暨青岛市儿童心理健康公益教育基地。

12月31日,医院新生儿医学中心获评首批全国20个国家级新生儿保健特色专科之一。

12月31日,医院参与项目应急备用医院工程建设基本完成。这是首个可以完全实现"平战结合"转换职能的现代化综合性医院,将彻底补齐青岛市前期公共卫生临床中心短板。

荣誉称号 2020年,医院继续保持"全国卫生计生系统先进集体""山东省文明单位",获评"青岛市女职工依法维权示范单位""青岛市市级健康促进医院"。

党委书记、院长:邢泉生
党委副书记:王 琳
纪委书记:张 成
工会主席:高 岩
总会计师:尚 涛
副 院 长:高 杨、泮思林、魏 涛
党委委员:刘 倩、韩春山
院办电话:68661157
传真号码:68661111
电子信箱:qdfeyb@qd.shandong.cn
邮政编码:266034
地 址:青岛市市北区辽阳西路217号

青岛市胸科医院

概况 2020年,青岛市胸科医院占地面积2万平方米,建筑面积1.4万平方米,其中业务用房面积0.9万平方米。2020年职工总数336人,其中卫生技术人员270人,占职工总数的80%;行政工勤人员66人,占职工总数的20%。卫生技术人员中,高级职称33人,占12%;中级职称105人,占39%;初级职称132人,占49%。医护比为1∶1.5。开放床位275张,设职能科室18个、临床科室12个、医技科室6个。

业务工作 2020年,门急诊32085人次,比上年同期下降22.3%;住院病人2519人次,比上年同期增长2.3%;出院病人2740人,比上年同期增长11.2%;床位使用率77.8%,药占比为34.35%。

业务收入 2020年,业务收入6441万元,比上年下降31.96%。

固定资产 2020年,固定资产总值12076万元,比上年增长87.86%。

医疗设备更新 2020年,新购车载移动CT、B超镜等设备。

卫生改革 2020年,根据市卫健委关于市中心医院与市胸科医院融合发展的要求,医院积极配合推进工作,并不断拓展业务增长点,借助集团化的人才、技术、学科和品牌等优势,带动北部医疗水平持续提升,为周边60万群众提供更加优质的医疗服务。

医疗特色 医院是青岛市结核病、耐多药结核病治疗归口定点单位,同时承担着全市呼吸系统传染病突发公共卫生事件定点收治任务。2020年,承担青岛市和日照市新冠肺炎患者的定点收治任务,同时承担了青岛市境外发热门诊任务和新冠肺炎患者出院后复查任务。

作为青岛市结核病质控中心挂靠单位,医院通过青岛市结核病质控中心和医联体等平台,积极发挥市级结核病定点医院的资源优势和龙头作用,指导区(市)结核病防治机构的业务工作,结合疫情防控工作常态化形势,将疫情防控的管理经验、工作措施进行经验分享和交流。同时,积极探索医联体单位内部医疗质量控制和结核病诊疗管理新方法,通过线上培训、远程带教、远程会诊等形式,进一步提高了结核病诊疗管理水平。

医院积极探索结核病的综合治疗方式,在结核病的内科治疗、外科治疗、中西医并重治疗、微创诊疗、介入诊疗以及实验室诊断等方面取得进步。积极开展技术创新,加强结核外科微创诊疗、呼吸内镜诊疗、结核性脑膜炎诊疗、耐药肺结核诊疗、胸腔镜诊疗等亚专科建设。加强医院实验室建设,开展的QFT等国内先进的结核病检验技术,为疾病的早诊早治提供技术支持。

科研工作 2020年,立项青岛市卫生健康委课题2项,参与新冠肺炎课题1项,发表论文22篇。

继续教育 2020年,完成市级继续教育项目5项。安排外出学习培训35人次,外出进修23人次。安排住院医师规范化培训1人,安排卫生支农3人。

大事记

1月22日,山东省卫健委公布医院为首批市级新型冠状病毒感染的肺炎医疗救治定点单位。

2月3日,青岛市副市长栾新来到医院看望慰问坚守在抗击疫情一线的医护职工。

2月9日,医院首例新冠肺炎患者治愈出院,也是青岛市成功治愈的第10名确诊患者。

2月12日,青岛市胸科医院成为山东省新冠肺炎确诊患者集中收治定点医院,集中收治青岛和日照地区的确诊患者。

2月15日,为进一步做好新冠肺炎确诊患者集中救治工作,山东省卫生健康委派专家组进驻青岛市胸科医院,参与新冠肺炎患者的救治工作。

4月15日,青岛市副市长栾新一行到医院看望慰问一线医务工作者。

10月17日,山东省副省长孙继业来到医院督查工作。

11月27日,市卫生健康委决定将医院纳入市中心医疗集团统一管理,成立青岛市中心医院北部院区。

12月4日,医院成功举办青岛市医学会结核病学专科分会2020年年会暨结核病质控中心培训会议。来自青岛市各区(市)结防机构及相关专业的200余人参加会议。

精神文明建设　2020年,积极组织开展文明单位、文明城市创建工作;深化思想道德教育,积极推进普法依法治理工作。开展世界防治结核病日、护士节、医师节等主题宣传活动。充分利用医院官方微信、网站、宣传栏等宣传载体,展示医护人员精神风貌和工作成效。

荣誉称号　2020年,获得山东省文明单位等荣誉称号。

党委副书记、副院长:张春玲

副　院　长:李同霞

副院长兼工会主席:王　淼

纪委书记:刘学弟

党委委员:赵自云

院办电话:84826503　84816945

传真号码:84816945

电子信箱:qdsxkyy@163.com

邮政编码:266043

地　　　址:青岛市重庆中路896号

青岛市第六人民医院
(青岛市传染病医院)

概况　2020年,职工总数530人,其中,卫生技术人员450人,占职工总数的84.9%;行政工勤人员80人,占职工总数的15.1%。卫生技术人员中,高、中、初级职称分别是74人、142人、234人,分别占卫生技术人员的16.4%、31.6%、52%。医生156人,护士239人,医护比为1:1.5。医院编制床位400张,实际开放床位500张,设职能科室27个、临床科室24个、医技科室6个。

业务工作　2020年,门、急诊量105420人次,与2019年同期比减少47050人次,下降30.86%;收住院病人5944人次,与2019年同期比减少2150人次,下降26.56%;病床使用率80.98%,与2019年同期比下降27.54%;病床周转次数12.1次,与2019年比下降24.84%;入、出院诊断符合率98%;手术前后诊断符合率100%;抢救危重病人754人次,抢救成功率91.2%,治愈率18.3%,好转率76.6%,病死率为1.6%;院内感染率1.42%;甲级病案符合率99.14%,较2019年同期增加0.05%。

业务收入　2020年,业务收入18157.77万元,比2019年减少5658.12万元,下降23.76%。

固定资产　2020年,固定资产总值8276.34万元,比2019年增加1402.14万元,同比增长20.4%。

医疗设备更新　2020年,购置发热门诊专用CT机1台、流式细胞仪1台、高清电子肠镜系统1台、实时荧光定量PCR仪1台、强脉冲光治疗仪1台、快速核酸扩增仪2台、快速核酸扩增仪2台、智能药柜1台、全自动内镜清洗消毒机2台。

基础建设　2020年,完成发热门诊建设工作。完成核酸采样集装箱板房的定制加工及安装。修缮、维修院区原有房屋部分建筑。对供水供热管道和院区主干道路进行抢修改造,做好水电暖冷设施维护。稳步推进市公卫临床中心建设,完成两层地下室及三层裙房建设。

卫生改革　2020年,深化公立医院卫生改革,制订感染性疾病区域医疗中心创建实施方案,成立区域医疗中心创建工作专班。开展对口支援和健康扶贫工作,派驻2名感染病专家赴菏泽市传染病医院开展日常诊疗工作;选派业务院长1名协助莱西市梅花山卫生院开展专科建设,定期安排院感专家到基层指导院感防控和医务人员防护。大力发展肝病专科内镜治疗和介入治疗;开设专病门诊;筹备建立艾滋病诊疗中心。推进学科发展人才支撑工程,柔性引进海军医科大学第三附属医院(东方肝胆外科医院)肿瘤综合治疗科主任程树群教授;继续聘请中华医学会感染病专业委员会主任委员王贵强教授为特聘教授并成立"感染性疾病名医工作室"。

医疗特色 2020年,医院上下众志成城,重点围绕新冠疫情防控展开相关工作。医院加强组织领导,迅速成立疫情防控工作领导小组,组建医院新冠肺炎防控应对工作医疗救治专家组和应急处置小分队,科学制发《医院新冠肺炎疫情控制应急预案》等文件、流程30余项。完善制度流程,重新梳理院感制度,再造院感流程,利用线上、线下多种方式组织全员培训、医疗救治专家组培训21次、8000余人次。落实院、科两级培训和应急演练。助力疫情防控一线,选派12名优秀医务人员驰援武汉,选派4名护理骨干到机场参与核酸检测,选派4名援鄂护士支援兄弟医院疫情处置,派出73人次参与青岛市全民核酸检测工作。组建援鄂预备队、应急小分队随时待命。发挥感染病质控中心作用,对全市医疗机构感染科的资源现状及医疗服务能力展开调查,形成青岛市感染性疾病专业质控评估报告。

2020年,医院深入落实改善医疗服务行动,全面梳理"改善医疗服务60条"措施,推进临床路径管理,住院患者临床路径入组率65.06%,超过30%规定要求;入组后完成率86.67%,超过80%规定要求。优化就诊流程,改进服务细节,推行一站式服务、无节假日医保结算服务、送汤药到家服务、用药咨询服务、"互联网+"等便民惠民举措,拓宽预约诊疗服务形式,根据国家卫健委医管中心通报的公立医院互联网满意度调查结果,医院门诊患者满意度得分为95.41分,住院患者满意度得分为97.1分;其中住院患者满意度在山东省173家三级医院中排名第18位,青岛市排名第1位。

科研工作 2020年,全院职工发表论文61篇,其中SCI21篇。有省、市在研科研项目48个,其中有资课题1项。通过青岛市科技成果标准化评价43项,成果达到国际先进水平3项,国内领先水平3项,国内先进水平37项。取得发明专利4项,实用新型专利2项。

继续教育 2020年,举办继续教育培训项目8项,其中省级继教项目1项、市级继教项目7项,举办专业学术讲座,邀请业内知名专家授课,受教育者达2500余人次。

大事记

2月9日,医院派出12名医护人员,编入青岛市第五批援鄂医疗队,奔赴新冠病毒肺炎疫情最为严峻的湖北武汉。

2月11日,医院援鄂医疗队正式接管华中科技大学附属同济医院光谷院区。

3月31日,医院援鄂医疗队圆满完成援鄂任务返青。

5月27日,医院与菏泽市传染病医院签订对口支援协议,派2位感染病专家留驻该院开展日常诊疗工作。

9月18日,医院牵头组织专家对全市医疗机构相关专业医务人员进行"秋冬季常见传染病诊疗"、"新冠肺炎诊疗方案(试行第八版)解读"及"新冠肺炎常态化院感防控"的线上业务培训。

10月12—14日,医院派出73人次参与青岛市全民核酸检测工作。

12月9日,医院牵头组织2020年全市感染性疾病质控管理检查。

12月18—19日,由医院协办的山东中西医结合学会传染病专业委员会第十次学术会议暨青岛市医学会第八届感染病学专科分会学术会议在青岛市召开。

党建与精神文明建设 2020年,开展"支部建在科室上"支部设置选举工作,由原来的6个党支部,扩大到20个党支部,实现党支部深入医院各项工作全覆盖。强化宣传引导,全年媒体报道1148篇,其中国家级媒体报道18篇;开设"天使之声"、难忘战"疫"等栏目。顺利通过省级文明单位复审。成立关爱抗疫一线医护人员及其家属服务小组,开展"多帮一"结对服务。定期开展老干部慰问走访活动,关心离退休职工生活。

荣誉称号 2020年,医院消化内科"品管圈"获得青岛市群众性质量活动三等奖,获"第四届山东省医院品管圈大赛暨第八届全国医院品管圈大赛山东省预选赛"优秀奖;医院作为中国南丁格尔志愿护理服务总队第216分队,荣获中国护士志愿"文化建设奖";医院在青岛市第八届"健康杯"医院感染技能竞赛中,获得团体一等奖,个人一等奖、二等奖各1人次。

党委书记:江建军(任至2020年11月)

党委副书记、院长:王明民(任至2020年11月)

党委副书记、副院长(主持党委、行政工作):刘振胜(2020年11月任)

党委副书记、纪委书记:邹 晓

副院长、工会主席:孙 伟(任至2020年11月)

副 院 长:吴 静、兰立强(2020年11月任)、高志楼(2020年11月任)

院办电话:81636699

传真号码:81636688

电子信箱:qdchrbyy@163.com

邮政编码:266033

地　　址:青岛市抚顺路9号

青岛市精神卫生中心

概况　2020年,职工总数503人,其中,卫生技术人员439人,占职工总数的87.3%;行政工勤人员64人,占职工总数的12.7%。卫生技术人员中高级职称70人、中级职称213人、初级职称156人,分别占15.9%、48.5%、35.6%;医生与护士之比为1:2.27。编制床位700张,设置职能科室19个、临床科室12个、医技科室3个。

业务工作　2020年,门诊量185181人次,比上年下降14.5%,其中急诊3044人次;住院病人3716人次,比上年下降29.5%;床位使用率138.4%,比上年下降13.9%;床位周转次数为5.2次,比上年下降30.6%;出院与入院诊断符合率为100%;抢救危重病人24人次,抢救成功率为75%,比上年下降7.8%,治愈率48.7%,比上年上升4.9%,好转率46.4%,比上年下降2.5%,病死率0.2%,院内感染率0.83%。甲级病案符合率100%。

业务收入　2020年,业务收入为21167.42万元,比上年下降8.26%。

固定资产　2020年,固定资产总值4304.94万元,比上年增长7.26%。

医疗设备更新　2020年,购进麻醉机1台,购进荧光定量PCR分析仪1台,购进心理健康体检管理系统1套,购进高频经颅磁刺激器2台。

卫生改革　2020年,根据新冠肺炎疫情防控要求,及时制定医疗管理措施,调整医务人员梯队,保障疫情防控期间医疗安全及医疗质量。制订并及时修订中心的《新冠肺炎疫情防控工作方案》,建成核酸检测实验室,按照疫情防控工作要求,定期开展核酸检测;成立互联网医院,以其独特优势,减少患者线下就诊的交叉感染风险,全力阻断疫情传播。

医疗特色　2020年,设有老年、心理、儿少、物质依赖、重性精神疾病、康复等特色临床科室12个,开展无抽搐电休克、经颅磁刺激、多导睡眠检测等医疗技术;中心根据医院标准化建设及大型医院宣传要求,不断完善医疗质量与安全相关制度;牵头成立青岛市精神卫生医疗联合体,在医联体内开展远程诊疗、技术指导、人才培养等工作;积极开展健康扶贫与对口支援,与菏泽市第三人医院签订支援协议,派驻专家开展帮扶工作。

科研工作　2020年,局级课题立项8项。发表学术期刊论文153篇,其中SCI论文14篇、中文核心期刊5篇。

继续教育　2020年,获批继续医学教育项目24项,其中省级12项、市级12项。根据新冠肺炎疫情要求,组织华医网线上培训1次,钉钉直播市级继续医学教育培训班12次39分,为1800人次办理电子学分;组织对23名晋升高级职称,123名晋升初、中级人员进行了学分审验工作;申报2021年7项国家级、省级继续医学教育项目,15项市级继续医学教育项目。

2020年,以"国家精神心理疾病临床研究中心青岛分中心"为平台,通过线上组织参加"北大六院第八届精神专科医院管理论坛暨京津冀精神与心理健康促进联盟年会""北京大学精神医学学科成立78周年暨北大六院北院启用学术活动周""精神卫生名院行—北大六院专场""CPA精神医学伦理审查标准学术专题会"等多场全国性学术活动,并在线下组织参加北大六院石川教授来院的系列学术讲座;在疫情防控常态化情况下,不断加强人才培养,选派50余人次外出和线上参加学术培训及考核活动。

大事记

5月6日,由市卫健委副主任杜维平、处长陈美文带队的监督检查组莅临中心进行新冠肺炎疫情防控工作监督检查。

11月26日,经省卫健委批准,由中心承办的2020年青岛市精神科医师培养项目正式启动。

12月17日,宋玲同志任中心副主任,不再担任纪律检查委员会书记;孙伟同志任中心纪律检查委员会书记。

12月30日,由青岛市社会心理服务体系建设工作领导小组主办,中心承办的青岛市社会心理服务体系建设工作跨部门专家组会议顺利召开。

党建与精神文明建设　2020年,加强党风廉政建设,结合"不忘初心、牢记使命"主题教育,开展读书学习,开展卫生健康领域侵害群众利益问题专项整治活动;开展卫生健康便民正风行动;在党支部开展"三述"活动。通过评选"青岛好医生、好护士""精卫好医师""十佳职工""优秀党员"等先进典型,组织人员参与青岛市卫健委开展的"学习青岛楷模争做新时代最可爱的人"宣讲比赛。成立"青岛市抗疫24小时心理援助热线志愿服务队",组成共计73人的志愿服务专业团队，为公众提供专业的心理咨询和心理危机干预服务。组织无偿献血，近 40 人次参与无偿献血近 1 万毫升。加强军民共建，为共建单位送去供夏季解暑的慰问品，开展军属座谈会。通过省级文明单位复审。

荣誉称号　2020 年，先后获得山东省精神卫生系统心理健康促进工作先进集体、山东省卫生健康统计工作先进单位、青岛市女职工依法维权示范单位、青岛市 12355 青少年服务台突出贡献单位、青岛市"真情协商·和谐共赢"品牌创建活动星级单位、全国敬老文明号等荣誉称号，中心精神科获评省级重点学科。

党委书记：孙顺昌
党委副书记、院长：王春霞
副 院 长：郭　建、孙忠国
纪委书记：孙　伟
副院长兼工会主席：周　晶
副 院 长：宋　玲、王立钢
院办电话：86669088
总机电话：85621584
传真号码：85621584
电子信箱：qdsjswszx@qd.shandong.cn
邮政编码：266034
地　　址：青岛市南京路 299 号

青岛市口腔医院

概况　2020 年，医院占地面积 1.5 万平方米，业务用房面积 1.8 万平方米。职工总数 351 人，其中，卫生技术人员 316 人，占职工总数的 90.03%；辅系列 22 人，占职工总数的 6.27%；行政工勤人员 13 人，占职工总数的 3.70%。卫生技术人员中，高级职称 39 人，占 12.34%，中级职称 81 人，占 25.63%，初级职称 196 人，占 62.03%。医生与护士之比为 1.26：1。博士 19 人，硕士 135 人，博士生导师 3 人，硕士生导师 8 名，国家级专委会常委和委员 21 名。编制床位总数 50 张，综合治疗椅 190 台。职能科室 15 个，临床科室 11 个，医技科室 4 个，院外门诊部 3 个。

业务工作　2020 年，门诊量 263302 人次，同比减少 36963 人次，下降 12.31%。

业务收入　2020 年，医院医疗收入 10944.37 万元，同比减少 1030.62 万元，下降 8.61%。医疗业务成本 9877.13 万元，同比增加 672.6 万元，增长 7.31%；管理费用 2269.32 万元，同比增加 434.11 万元，增长 16.06%。

固定资产　2020 年，固定资产总值 11047.89 万元，同比增加 404.55 万元，增长 3.8%。

基础建设　2020 年，对全院楼宇内外立面整体进行粉刷、更新和破旧管路的维修。建立一处移动板房式核酸采样点。辽阳东路门诊部暨儿童口腔诊疗中心施工结束，全面开业。

医疗特色　2020 年，利用 CBCT、CAD/CAM、口内扫描、3D 打印等先进设备，开展椅旁全瓷修复、数字化种植、数字化手术、隐形矫治等数字化技术。成立舒适化门诊，针对无法接受常规口腔治疗的患者开展镇静/麻醉下口腔治疗。开展显微根管治疗、显微根尖手术等显微技术。成立口腔美学工作室。创建中西医结合牙周黏膜膜病诊疗中心，填补国内空白。

科研工作　2020 年，获批山东省口腔学重点专科；儿童口腔疾病综合防治中心、口腔种植修复学科、中西医结合牙周黏膜病防治中心为青岛市医疗卫生 B 类重点专科。牵头的青岛市口腔疾病临床医学研究中心入库 2021 年青岛市科技计划科技创新人才与平台建设专项培育名单。获青岛市优秀中医药学术论文一等奖、二等奖。获市、局级科技计划项目 14 项；累计投入科研和学科建设经费 331.6 万元；获山东中医药科学技术奖三等奖 1 项。发表论文 50 篇，其中《科学引文索引》收录 20 篇、中国科技核心期刊收录 25 篇；发表著作 6 部；申请发明专利 6 个、实用新型专利 8 个。

教学工作　2020 年，接收青岛大学医学院、潍坊医学院、滨州医学院、安徽医科大学等学校口腔专业本科见习、实习学生 74 人。培养外院来医院进修人员 9 人。培养硕士研究生 24 人。医院有潍坊医学院、青岛大学医学院硕士研究生导师 8 人。

继续教育　2020 年，举办市级继续教育项目 10 项，主办省级继续教育项目 3 项。

住院医师规范化培训　2020 年，医院获批国家级住院医师规范化培训基地。参加住院医师规范化培训结业考试学员 12 名，通过率 100%。新增住院医师规范化培训学员 11 名，参与率 100%。

党建与精神文明建设　2020 年，落实党委领导下的院长负责制，严格执行民主集中制及"三重一大"决策制度。完成党支部的调整和换届工作。全院干部职工积极投身新冠肺炎疫情防控工作，实现"零感染"的防控目标，8 名外派人员受到援助单位的表扬，169 名参与全市核酸检测采样的职工昼夜忙碌，为青岛的疫情防控作出贡献。开展红包专项整治活动，大力宣传先进典型，组织开展争当"青岛好医生、青岛好护士"活动，医院 2 名医护人员获此殊荣。全院收到表扬信、表扬留言97人次,锦旗16面,在市级以上新闻媒体上发稿721篇,在医院官微等政务新媒体发布消息1151条。

大事记

1月20日,在市卫健委的组织调派下,医院8名干部职工先后被抽调至市疫情防控指挥部有关工作组,参加全市抗击新型冠状病毒感染的肺炎工作。

8月29日,辽阳东路门诊部暨儿童口腔诊疗中心正式开诊。

9月18日,市卫健委召开新闻发布会,公布青岛市首次口腔健康流行病学调查相关情况。

10月9日,医院成为市校共建青岛大学直属附属医院,开启探索建立市校共管共建的医教研一体化发展模式。

10月12日,医院派出169位医务人员和保障人员,圆满完成青岛市近10万人的核酸采样任务。

12月,医院被评定为国家住院医师规范化培训基地。

12月18日,医院获全国科普工作先进集体称号。

12月18日,医院口腔科获评"2020年度省级临床重点专科",标志着医院专科建设水平又迈上一个新台阶。

荣誉称号　2020年,获评全国科普工作先进集体、省级文明单位、山东省2020年度优质服务单位、青岛市科普教育基地、青岛市2019年科普场馆先进集体、青岛市市级健康促进医院称号;获青岛市医务工会"听群众之声,解市民之忧,助患者之困"民声倾听活动金点子一等奖、青岛市医务工会"听群众之声,解市民之忧,助患者之困"民声倾听活动短视频二等奖;为青岛市2020年度事业单位人事管理示范点。

党委书记:王爱莹

院　　长:王万春

副 院 长:于艳玲

副院长兼工会主席:王　峰

副 院 长:张红艳、侯凤春

院办电话:82792425

传真号码:82796465

电子信箱:qdskqyy@qingdao.gov.cn

邮政编码:266001

地　　址:青岛市德县路17号

青岛阜外心血管病医院

概况　青岛阜外心血管病医院是一家三级专科公立医院,始建于1953年,前身是青岛港口医院,2006年5月由山东港口集团青岛港与中国医学科学院阜外医院合作成立。医院位于青岛市南京路201号,占地面积3万平方米,建筑面积9.84万平方米。

2020年,职工总数819人(含非在岗2人,农民工7人),其中卫生技术人员697人,行政后勤人员120人,全院卫生技术人员中,高、中、初级职称分别为92人、242人和363人,医生(241人)与护士(352人)之比为1:1.46。

业务工作　2020年,完成门急诊量33.2万人次,收住院病人1.7万人次。床位使用率67.6%,病床周转次数20.4次,入院与出院诊断符合率98%,手术前后诊断符合率99%,抢救危重病人801人次,抢救成功率86%,治愈率13.7%,好转率83.4%,病死率1.15%。甲级病案符合率99%。

卫生改革　2020年,医院联合日照港口医院、烟台港口医院、龙口海港医院成立山东港口集团医疗资源一体化改革工作领导小组。霍高原董事长多次召开专题会议研究医养健康集团发展和医疗资源改革,医院牵头2次组织召集日照港口医院、烟台港口医院、龙口海港医院四家医院在青岛座谈交流一体化改革事宜,并到各家医院现场调研,形成医疗资源一体化改革发展的实施方案,加快推进山东港口医疗资源一体化改革工作。医院在南楼2楼区域升级改造建设高端查体中心。医院克服疫情影响,老年医学科、消化内科正式开科运行,同时开设心衰门诊。医院获批青岛市保健定点医院。

医疗特色　2020年,新冠肺炎疫情发生后,医院快速反应,全院动员、全面部署、全力加强疫情防控工作,256人报名驰援湖北。积极开展医疗服务,做好常态化疫情防控,先后为青岛港内27个单位提供预防性中药方剂18.8万副。建成核酸检测实验室,抽调精兵强将组成核酸采集队,到青岛港内为港口员工开展核酸采集、检测工作,累计检测15万余人次。黄晓辉获评"全省抗击新冠肺炎疫情先进个人",曹振学获评山东省抗击疫情优秀志愿者,王伟获评"港航物流业最美逆行者"。

2020年,医院创新诊疗技术,独立开展TAVR手术、小切口微创冠脉搭桥术,首次开展运用光学相干断层成像技术对冠心病进行精准介入手术、无导线起搏器植入手术,创新开展内镜下内痔硬化术等。疫情之下,创新医疗服务方式,推广远程会诊,畅通基层医联体单位患者就诊渠道。

2020年,医院为脱贫攻坚贡献力量,作为山东省内首家具有先心筛查资质的医院,先后前往临沂、日照及青岛市即墨、胶州、平度等地筛查患儿 200 余名,为符合救助条件的 45 名患儿顺利完成手术治疗。

科研工作 2020 年,加强科研教学管理,采取线下、线上相结合的方式举办第十五届心血管病论坛、心脏外科搭桥学术会暨微创搭桥手术培训中心揭牌仪式、中国青岛第六届循证医学研讨会暨 2020 年青岛市医学会循证医学分会年会,发起青岛市医学会骨科康复医学专科分会青年委员会成立大会暨第二届骨科康复学术会议,医院副院长、康复中心主任姜德波当选主任委员。医院获中国高血压达标中心认证授牌和中国心衰中心认证授牌,医院胸痛中心、心脏康复中心、房颤中心、高血压达标中心和心衰中心"五大中心"全部获国家级认证授牌。

继续教育 2020 年,获批开展 30 项国家级、省级、市级继续医学教育项目;组织院内医疗、护理及医技人员技术大比武,层层组织教学查房比赛。

医院管理 2020 年,持续加强安全标准化管理,修订 20 余项制度规程;全员开展集中安全培训,设备实行全寿命周期管理;开展消防和用电专项检查 30 余次、查改隐患 150 余项。持续开展隐患排查治理,累计查改问题 500 余项。招聘员工 50 人,导师与培养对象签订培养协议,开展工资改革,提高职工工资标准。疫情期间,运用互联网技术,利用微信会诊平台,实现医院微信号的免费在线咨询。结合基层医疗机构的特点,开展线上咨询服务、互联网线上诊疗、转诊会诊、药品配送等功能的建设。医院建成互联网医院。

党建与精神文明建设 2020 年,开展"不忘初心、牢记使命"主题教育活动,深化基层组织建设,创建"四强"科室。组织开展"解放思想谋发展、凝心聚力促攻坚"大讨论活动、"抗击疫情"爱心捐助活动,785 名干部职工合计捐款 93500 元。开展向"连钢创新团队"学习活动。"儿童节""房颤日""爱眼日""献血日"等进行主题宣传教育及脑卒中、高血压等健康科普活动。

大事记

4 月 28 日,青岛市副市长栾新来院调研指导新冠肺炎疫情防控工作。

6 月 19 日,青岛阜外医院核酸检测实验室正式启用。

9 月 30 日,医院电生理团队为患者实施无导线起搏器手术。

9 月,医院获评"2020 年山东省卒中防治中心"称号。

11 月 29 日,医院举办心脏外科搭桥学术会暨微创搭桥手术培训中心揭牌仪式,邀请国内一流心外科专家围绕"开展不停跳搭桥手术"、心外科在微创冠脉诊疗领域的前沿技术等进行授课。

12 月 12 日,青岛市医学会骨科康复医学专科分会青年委员会成立大会暨第二届骨科康复学术会议成功举办,医院副院长、康复中心主任姜德波当选主任委员。

12 月 19 日,中国心血管健康大会为医院高血压达标中心和心衰中心认证授牌。

12 月 26 日,医院联合青岛市医学会成功举办中国青岛第十五届心血管病论坛。

党委书记、副院长:逄金华
副 院 长:李炯俏、路长鸿
党委副书记、纪委书记:胡 雁
副 院 长:刘晓君、姜德波
工会主席:靳 猛
院办电话:82989899
电子信箱:bgs.yy@qdport.com
邮政编码:266034
地   址:青岛市市北区南京路 201 号

高等医学院校附属医院

青岛大学附属医院

概况 2020 年,医院本部占地 6 万平方米,崂山院区占地 7 万平方米,西海岸院区占地 19 万平方米,总建筑面积 57 万平方米,资产总额达 51.5 亿元。职工 7265 人,其中卫生技术人员 6298 人,占职工总数的 86.69%;其他专业技术人员 253 人,占职工总数的 3.48%;行政工勤人员 714 人,占职工总数的 9.83%。专业技术人员中,高级专业技术人员 1291 人,占

18.89%；中级职称 2640 人，占 38.62%；初级职称 2904 人，占 42.49%。博士 958 人，硕士 1630 人，享受国务院政府特殊津贴专家 12 人，卫生部、山东省有突出贡献中青年专家 7 人，泰山学者特聘专家 11 人，泰山学者青年专家 7 人。省级以上专业委员会主委、副主委 300 人。医院总床位 4978 张，设有职能部门（科室）41 个、临床业务科室 86 个、研究室（所）26 个，为临床医学一级学科博士点及博士后科研流动站、口腔医学一级学科专业学位博士点。拥有国家级临床重点学科（专科）2 个，省级临床重点专科 34 个、精品特色亚专科 3 个。

业务工作　2020 年，受新冠肺炎疫情影响，医院门急诊量 470 万人次，比 2019 年下降 21.66%。年出院病人 20.6 万人次，比 2019 年下降 15.22%。完成手术 11.5 万例，比 2019 年下降 10.85%。出院者平均住院日降至 7.15 天。

业务收入　2020 年，医院全年总收入达 68.79 亿元，比 2019 年减少 8.8%。

固定资产　2020 年，固定资产总值 42.53 亿元，比 2019 年增长 8.3%。

医疗设备更新　2020 年，引进总价值 3.45 亿元的医疗硬件并装备到临床一线，1 万元以上设备达 12500 余台件。

基础建设　2020 年，医院调整优化学科布局，加快推进崂山院区国际医疗中心建设，西海岸二期项目奠基，平度院区正式投入运营，标志着医院"五位一体"的办院格局正式形成，彻底改变周边十几个县市无三甲医院的历史。

卫生改革　2020 年，医院稳步实施医院现代管理制度改革，建立国际医院建设、平度院区建设、地铁施工学科调整等 6 个专班。推进院领导和职能部门主动联系临床工作制度、临床科室问题限期回复及评价制度、机关服务标准化制度。全面推进"补短板、提亮点"工程，建立全流程督查、重大项目督查、监察工作机制。不断优化医院运营管理、成本核算、绩效考核制度，稳步推进医学设备引进论证信息化改造项目。逐步构建"全覆盖、无盲区"消防管理网络。

2020 年，医院持续推进质量改进"两个十项"工作机制，不断加强"二二五"全面质量管控。"全院一张床"管理模式探索实施，多学科专病救治中心、"无饿医院"建设加快推进。医院获批全省首家 ECMO 技术培训机构，成为全国"2020 年度五星高级卒中中心""中国脑卒中静脉溶栓技术培训基地"。医院引进"感控工作间"APP，不断深化医保 DRGs 付费改革，

成立医用耗材降价工作专班，精准实施临床路径有效管控，全院药占比 26.91%，耗占比 19.98%。

医疗特色　2020 年，医院持续重点打造"国内、省内一流学科""复旦排行榜培育学科""精品亚专科和优势技术"，健康管理跻身全国第 7 名、小儿外科跻身全国第 10 名。完成肝脏移植 104 例、肾脏移植 224 例、胰肾联合移植 14 例，器官移植手术数量及手术质量连续 6 年位居全省第一、全国前列；成功为八旬高龄老人完成肝移植手术，创下国内公民逝世后器官捐献肝移植受者年龄新纪录。完成达芬奇机器人手术 660 例，胃肠外科、胸外科突破 1000 例，成为达芬奇机器人"中国胃肠外科、胸外科临床手术教学示范中心"。

疫情防控　2020 年，医院在疫情发生之初，科学施策、精准治疗，青岛、武汉两线作战，铁肩担当。作为救治新型冠状病毒感染的肺炎的定点医院，医院接诊并治愈全省首例患者，在全国率先建立隔离病房远程会诊系统，派出全省首个奔赴疫区医生、相继派出 143 人赴鄂驰援。全院治愈确诊新冠肺炎重症和危重症患者 27 人，援鄂医疗队救治新冠重症患者 97 人，实现院内、医护、援鄂医疗队员、后勤人员零感染，创造疑难危重患者零死亡的医学奇迹。10 月 13 日，8 小时应急启用平度院区，救治 170 位需隔离治疗的结核病患，向党和人民交上满意的答卷。

科研工作　2020 年，医院成功开展世界首例 5G＋国产原研机器人超远程手术，获国家科技进步二等奖；医院与海信联合研发的计算机辅助手术系统和外科智能显示系统入驻位于美国芝加哥的全球最顶尖机器人创新培训中心。全院发表高水平论文 480 余篇；新立项课题 290 余项，其中国家自然科学基金项目 41 项；获批国家重点研发计划政府间专项 1 项；获省科技进步一等奖 1 项，二等奖 5 项，三等奖 1 项；获青岛市科学技术最高奖 1 项，科技进步一等奖 3 项、二等奖 12 项、三等奖 7 项；省医学会医学科技奖二等奖 4 项，三等奖 8 项。

继续教育　2020 年，医院全科医学科获批国家住培重点专业基地，推行住院医师双导师制度，加快实施住院医师考核过程网络化建设，出台以住院医师岗位胜任力为导向，以"分层递进、螺旋上升"为原则的临床技能培训计划。医院顺利完成国家住培基地评估工作，住院医师结业考核通过率 96%，1 人荣获全国"优秀专业基地主任"荣誉称号。

国际交流　2020 年，医院举办第四届青岛国际医学高峰论坛，进一步加强与日本筑波大学、德国

Anton Hipp GMBH 等国际医学机构的交流与合作，"一带一路"国际交流项目取得较大进展。

大事记

1月12日，医院国际医疗中心奠基仪式在崂山院区举行。

1月25日，山东省首位、青岛第一批援助武汉的医疗工作者、青岛大学附属医院崂山院区护理与院感管理处秦文医生抵达武汉肺科医院。

1月27日，省委常委、市委书记、市新型冠状病毒感染肺炎疫情防控指挥部总指挥王清宪，市委常委、秘书长祝华，副市长栾新一行到医院调研督导新型冠状病毒感染的肺炎疫情防控工作。

1月29日，山东首例确诊并治愈的新冠肺炎患者从青岛大学附属医院痊愈出院。

2月2日，由医院10名医护人员组成的第二批援鄂医疗队奔赴武汉，将接管武汉同济医院中法新区医院定点收治确诊新冠肺炎患者的病区。

2月9日，医院第三批132人医疗队驰援湖北，整建制接管华中科技大学附属同济医院光谷院区的重症患者病区。

3月5日，国家卫生健康委、人力资源社会保障部、国家中医药管理局发布《关于表彰全国卫生健康系统新冠肺炎疫情防控工作先进集体和先进个人的决定》，授予青岛大学附属医院主任医师方巍、主管医师秦文、副主任护师脱森"全国卫生健康系统新冠肺炎疫情防控工作先进个人"称号。

4月14日，医院16位临床专家通过视频连线参加省委、省政府、中国驻英大使馆联合举办"手牵手心连心——山东精准支持留英学子抗疫辅导计划"启动仪式。

4月，共青团山东省委、山东省卫生健康委员会等全省24个厅局和行业系统联合发布《关于命名2017—2018年度山东省青年文明号的决定》，医院96166客服中心获"山东省青年文明号"。

5月，青岛大学附属医院援鄂医疗队员、麻醉科主治医师张孝田获第24届中国青年五四奖章。

6月11日，青岛大学附属医院器官移植中心泰山学者臧运金教授团队创新手术方式，成功为岛城八旬高龄老人完成肝移植手术，创下国内公民逝世后器官捐献肝移植受者年龄的新纪录。

6月12日，西海岸院区急诊重症监护室、全飞秒激光手术室开业。

7月23日，青岛大学附属医院国际医院与上海德达医院签署友好医院协议，上海德达医院正式被授牌"青岛大学医学部教学医院"。

7月，青岛大学附属医院在全国1289家三级综合医院中列第25位。

8月19日，青岛大学医疗集团副院长、青岛大学附属医院重症医学中心主任孙运波荣获第12届"中国医师奖"。

9月8日，全国抗击新冠肺炎疫情表彰大会在北京人民大会堂隆重举行，青岛大学第一临床医学院院长、青大附院泌尿外科主任牛海涛教授获"全国抗击新冠肺炎疫情先进个人"荣誉称号。

9月24日，医院成功开展世界首例5G＋国产原研手术机器人超远程泌尿外科手术，为身处近3000千米外的贵州省安顺市西秀区人民医院的膀胱癌患者实施膀胱根治性切除手术。

9月25日，青岛大学附属医院在第十四届中国医院院长年会上获2020年度中国最佳医院管理团队·抗疫特别贡献奖。

9月27日，医院在国家自然科学基金委员会公布的2020年度国家自然科学基金申请项目评审结果（第二批）中获批40项，立项数量再创新高。

9月29日，医院援鄂医疗队获"抗击新冠肺炎疫情全国三八红旗集体"荣誉称号。

9月，医院与海信医疗合作开发的海信计算机辅助手术系统和海信外科智能显示系统入驻全球最顶尖的机器人外科创新与培训中心——美国伊利诺伊大学芝加哥分校外科手术创新和培训实验室。

10月15日，国家卫生健康委副主任于学军，国务院办公厅秘书三局一级巡视员王政敏，国家卫生健康委卫生应急办公室主任孙阳、医政医管局副局长李大川一行到医院西海岸院区调研指导疫情防控及新冠肺炎重症患者收治等相关工作。

10月28日，由医院与青岛西海岸新区管委合作共建的青岛西海岸新区肿瘤医院开工奠基。

11月14日，由复旦大学医院管理研究所推出的《2019年度中国医院排行榜（综合）》《2019年度中国医院专科声誉排行榜》正式发布，医院列第62位。

11月24日，全国劳动模范和先进工作者表彰大会在北京人民大会堂隆重举行，医院于文成教授获全国先进工作者荣誉称号。

11月，血管外科成功自主完成山东省首例胸腹主动脉夹层动脉瘤平行支架技术腔内修复手术。

12月18日，由医院承办的"第二届山东学科建设与医疗质量管理高峰论坛"在青岛黄海饭店举行。

12月19日，医院举行平度院区开业仪式暨第四届青岛国际医学高峰论坛。

12月,医院肿瘤放疗科市南病区、西海岸病区获批山东省癌症规范化诊疗病房。

精神文明建设 2020年,医院不断强化党建引领,加强"抗疫精神"宣传,制作抗疫视频、画册、电子书,职工李琳英勇救人事迹被市卫健委作为全市卫生系统"学习青岛楷模争做新时代最可爱的人"的典型推广学习,医院获批全国精神文明单位。

荣誉称号 2020年,医院获全国"人文建设品牌医院"荣誉称号。

党委书记:王新生
院　　长:董蒨
院办电话:82911801
总机电话:82911803
传真号码:82911999
电子信箱:qddxfsyy@shandong.cn
邮政编码:266003
地　　址:青岛市市南区江苏路16号

山东大学齐鲁医院(青岛)

概况 2020年,医院编制床位1200张,开放业务科室48个。职工总数1933人,其中,卫生技术人员1682人,占职工总数的87%,其中医生与护士之比1:0.97;行政工勤人员251人,占职工总数的12%。卫生技术人员中,高级专业技术人员227人,占13%;中级专业技术人员515人,占30%;初级专业技术973人,占57%。

业务工作 2020年,门、急诊量94.1万人次,出院病人4.58万人次,完成手术2.31万台。上半年业务受新冠肺炎疫情影响较大,比2019年同期下降30%,下半年迅速恢复,门、急诊量比2019年同期增长2.2%,手术量增长1.32%。

业务收入 2020年,医院总收入12.71亿元,其中医疗收入12.1亿元。

固定资产 2020年,医院资产总额4.2亿元,比2019年同期增长9.3%;增加固定资产价值4428万元,占2020年资产总额的10%。医院新购1万元以上设备288台,其中100万元以上设备8台件,主要包括彩色多普勒超声诊断仪、细胞能量代谢分析仪、电子图像处理器、ECMO、3D显微镜、X射线计算机体层摄影设备等。

基础建设 2020年,医院完成发热门诊、发热病房、方舱CT的紧急建设,增设3号楼—行政后勤楼连廊、急诊雨棚、查体中心阳光房。医院二期建设取得突破进展,完成土石方工程的65%、支护工程的45%。

疫情防控 2020年,面对突如其来的新冠疫情,医院第一时间成立疫情防控指挥部,设7个工作小组迅速组织开展防控救治工作。先后投资1000余万元完成发热门诊、发热病房、方舱CT等改造,组建专门预检防控和发热门诊队伍,全力做好物资设备保障,门诊病区出入口安装疫情防控智能门禁系统,全方位、全流程构建疫情防控体系。医院组建由呼吸、感染、重症、急救等19名专家组成的医疗救治专家团队,选配精干医务人员44名组建2支医疗救治预备队伍,先后派遣5批15名专家赴多地参与确诊患者的救治和疫情处置工作。在10月青岛市全民核酸检测期间,医院完成近14万份样本采集工作。

卫生改革 2020年,医院加强人才梯队建设,先后引进高层次人才6人,招聘博士18人,顺利完成行政中层、护士长及科室主任的调整补充工作。新增重症监护室和急诊室信息系统、内镜诊疗中心追溯系统,完成医保接口升级、支付流程改造,实施医疗收费电子发票、诊间支付,积极推行药品、耗材带量采购,集采药品88个品规、耗材43个品类,切实减轻患者就医负担。

2020年,医院积极参与DRG付费试点工作,采取点对点的方式对全院40个临床科室开展2轮次DRG相关知识全员培训。加大医保监管与考核,规范医保经费合理使用。细化临床路径和单病种管理,临床路径管理病种的入径率为99.8%,出院病人临床路径完成率69%,单病种结算率33%,均优于医保部门下达的指标。

医疗特色 2020年,推进急诊医学中心、麻醉与重症医学中心、疑难罕见病诊治中心建设。开展医疗新技术、新项目19项,完成创新手术51例。四级手术占比较2019年同比增长14.2%,内科疑难复杂危重症患者占比增长20.2%。脑科中心、医学影像中心获批创建专业类别省级区域医疗中心,心血管中心完成山东省首例房颤冷冻消融＋左心耳封堵"一站式"手术,填补山东省在房颤"冷冻消融＋左心耳封堵术"领域的空白,房颤中心被授予"国家标准化房颤中心卓越中心"。化疗科通过山东省癌症规范化诊疗病房省级评审。

2020年,深入开展医院优质护理服务。完成并结题品管圈、PDCA总计32项,撰写《专科危急症病情观察和护理手册》并推广应用,启动无陪护病房筹备和试点,积极推进"互联网＋延伸护理"服务模式,患者对护理工作满意度提升至 99.28％。

2020 年,医院新签约医联体成员单位 7 家,建立紧密型医联体 2 家,打造具有齐鲁特色的医联体。8 月 17 日,互联网医院开始试运行,开展网上诊疗和出院病人网上复诊随访。

科研工作　2020 年,医院创新开展临床科研访视活动,增设新入职博士科研启动基金,邀请山东大学青岛校区教授作交叉学科讲座。获批各级各类科技计划项目 17 项,其中国家级项目 3 项,科研经费 420 万元;资助院内项目 44 项,资助金额 240 万元;发表科研论文 187 篇,其中 SCI 论文 92 篇,平均影响因子 2.8;取得国家发明专利 31 项,获省医学科技二等奖 1 项、三等奖 2 项,市科技进步二等奖 3 项、三等奖 1 项。

教育教学　2020 年,医院培训住院医师 93 名,在培住院医师 71 名,实习生 88 名。21 名住院医师顺利通过结业考核,通过率 95.5％,其中理论考核通过率 100％。41 个临床科室 230 名住培带教老师通过培训考核合格,成功申报继续医学教育项目 91 项,项目总数为历史最高,累计培训 15000 余人次。

大事记

1 月 3 日,青岛市医用耗材管理质量控制中心 2019 年第二次医用质控耗材临床应用管理暨质量管理学习班在医院召开。

1 月 22 日,医院发热病房投入使用。

1 月 29 日,医院组建 8 名医护人员驻点指导医疗队,赴青岛市胸科医院驰援一线,参与新冠肺炎集中救治。

1 月 30 日,医院开通发热患者电话咨询门诊。

4 月 3 日,医院心内科钟敬泉教授成为山东首位双料认证左心耳封堵术全球带教资格专家。

4 月 28 日,医院与莱西市卫健局举行城市医联体帮扶工作座谈会,并向河头店中心卫生院捐赠 10 余万元的医疗物资,用于建设一所标准化村卫生室。

5 月 6 日,医院派出第二批驻点医疗队前往青岛市胸科医院参与新冠肺炎集中救治工作。

6 月 13 日,医院儿内科举行"脊活新生——脊髓性肌萎缩症(SMA)患者援助项目"启动会。

7 月 10 日,山东大学齐鲁医院(青岛)召开干部职工大会,宣布领导班子调整:李杰任山东大学齐鲁医院(青岛)党委副书记、纪委书记,于洪臣任山东大学齐鲁医院(青岛)党委副书记,张增方、杨杰、高海东、孟祥水任山东大学齐鲁医院(青岛)副院长。

7 月 23 日,医院举行"心耳康复·光明行动"救助的两名菏泽患儿人工耳蜗植入术后患者康复欢送仪式。

8 月 20 日,山东大学齐鲁医院(青岛)互联网医院上线试运行。

9 月 4 日,医院与崂山区卫生服务中心、青岛和睦家医院签约,建立三方互补紧密型城市医联体。

12 月 9 日,医院与青岛市建筑工务发展中心签订协议合作推进二期项目建设。

12 月 29 日,医院房颤中心被授予"国家标准化房颤中心卓越中心"。

12 月 30 日,医院化疗科被授予"省级癌症规范化诊疗病房"。

党委书记:苏　华

院　　长:焉传祝

党委副书记、纪委书记:李　杰

党委副书记:于洪臣

副 院 长:张增方、杨　杰、高海东、孟祥水

院办电话:66850001

总机电话:96599

传真号码:66850532

电子信箱:qiluyiyuanqingdao@qd.shandong.cn

邮政编码:266035

地　　址:青岛市市北区合肥路 758 号

山东第一医科大学附属青岛眼科医院

概况　2020 年,有职工 362 人,其中,卫生技术人员 239 人,占职工总数的 66％,行政管理与工勤人员 46 人,占职工总数的 12.7％。卫生技术人员中:高级职称 28 人,占比 11.7％;中级职称 68 人,占比 28.5％;初级职称 143 人,占比 59.8％,医护比为 1:1.18,床位 200 张,设职能科室 14 个、临床科室 10 个、医技科室 4 个。

业务工作　2020 年,门诊量 32.8 万人次,同比减少 10.0％;完成各类手术(含屈光手术)3.1 万例,同比减少 6.8％;入院病人 2.1 万人次,同比减少 3.5％;年床位周转次数 115.1 人次,同比增长 1.6％;病死率 0,院内感染率 0,甲级病案符合率 100％。医院积极推进预约诊疗,全院预约诊疗率 77.59％,同比增长 37％;上线随访系统,全年随访住院及门诊重点患者 2.57 万人次。医院互联网医院获得批复,开展网络问诊 4000 余人次。推出干眼及眼表疾病门诊、糖尿病眼病等特色专病门诊,优化治疗方案解决患者就医困难。

基础建设 2020 年,医院对日间手术中心、北部院区屈光视光门诊、学术报告厅等进行升级改造。

卫生改革 2020 年,医院整体优化就诊流程和环境,完善院区功能和布局,提升患者就诊体验。引进博士 5 人,1 人入选泰山学者青年专家,1 人入选齐鲁卫生与健康杰出青年人才。升级、上线、开发医生站、电子病历系统等 10 余套信息系统。青岛市儿童青少年近视防控质控中心正式成立;落实医教研融合发展战略,山东第一医科大学青岛眼科研究院顺利签约。

医疗特色 2020 年,日间手术病种由 7 种增加到 15 种,涵盖白内障、青光眼、眼底病、斜视等专业领域。开展日间手术 1.4 万人次,占择期手术的 59.68%;日间手术患者平均住院日 1.39 天,同比下降 33.2%。完成崂山区惠民白内障初、复诊 136 人次,完成手术 34 例;为全市近 2.5 万名中小学生建立视觉档案;联合青岛市教育局成立青岛市儿童青少年近视防控质控中心,青岛市爱眼护眼基地近视防控品牌影响力不断扩大。落实分级诊疗工作,医联体签约单位增加至 31 家;"互联网+眼科"医联体与 38 家青岛市社区卫生服务中心签约,实现医联体内诊疗信息互联互通,检查检验结果互认、远程医疗协作。

科研工作 2020 年,科研项目 11 项,其中国家级 3 项、部省级 6 项、厅市级 1 项、区局级 1 项;发表论文 61 篇,其中 SCI 论文 43 篇,合计影响因子 173.531;申请专利 4 项,授权专利 3 项;获批"国家临床医学研究中心山东省分中心""青岛临床医学研究中心"。承办 2020 年度华夏院士论坛及华夏奖评审会议;在全国眼科年会上作近 40 场会议发言。

继续教育 2020 年,以线上形式组织青岛眼科医院第十届青岛眼科医院临床学术研讨会,观看者达 1.5 万余人次。组织科普大讲堂及技能培训月活动,开展科普讲座 9 场,培训 4 场。全年举行院内继续教育讲座 4 次,组织 2 人赴外院学习进修。

精神文明建设 2020 年,面临新冠肺炎疫情,组织全院职工为武汉捐款,累计 9 万余元。观看抗疫事迹宣讲报告,选树在疫情防控和复工复产中的先进典型。到社区、老年公寓、学校等进行眼健康宣教和筛查。助力乡村振兴,选派业务骨干到临沂市沂南县铜井镇卫生院定点帮扶,积极参与下乡查体和防疫工作。持续加强医德医风建设,创建"无红包"医院。张贴海报,倡导"光盘行动"。

荣誉称号 医院是国家卫健委国家临床重点专科单位、教育部国家重点学科联合建设单位、科技部省部共建国家重点实验室培育基地,CFDA 国家药物临床试验机构,以及国家临床医学研究中心山东省分中心。在"全国最佳医院专科声誉榜""中国医院科技影响力排行榜"上,医院常年列全国眼科前十位、山东榜首,先后三获国家科技进步二等奖、两获省科技进步最高奖。医院还是省、市两级干部保健医院,山东省眼科临床医学中心,山东省眼科学重点实验室,山东省重点专病专科医院。

党委书记:史伟云
院　　长:谢立信
党委副书记:乔镇涛
副 院 长:乔镇涛、周庆军、孙　伟、郭　振
院办电话:85876483
传真号码:85891110
电子信箱:sdeyeioffice@126.com
邮政编码:266071
地　　址:青岛市市南区燕儿岛路 5 号

委属事业单位

青岛市卫生健康委员会综合监督执法局

概况 2020 年,青岛市卫生健康委员会综合监督执法局编制数 95 人,实有在职职工 86 人。其中取得行政执法证的人员 82 人,占职工总数的 95.35%;工勤人员 2 人,占职工总数的 0.02%。内设 15 个处室,包括 7 个行政职能处室和 8 个业务职能处室。青岛市卫生监督执法机构编制总数为 433 人,取得行政执法证的人员为 286 人。

业务工作 2020 年,青岛市纳入国家卫生健康委统计范围的各类被监督单位 30074 家,尚未纳入国家信息统计系统的职业健康监管本底单位 7167 家。结合卫生健康综合监督"重点任务攻坚年"活动,开展

预防接种、医疗废物污水处置、血液透析、打击非法医疗美容、乡村医生依法执业、学校卫生、人类辅助生殖技术和产前诊断技术、"六大行业"尘毒危害、职业卫生技术服务机构、医疗机构核医学、农村集中式供水、消毒产品等12项专项整治行动。市、区(市)两级卫生监督执法机构共监督检查各类单位5.03万户次,同比增长18.54%。监督覆盖率99.99%,同比增长0.32%。查处案件4721件,同比增长50.30%;人均办案17.42件,同比增长60.00%,超额完成人均办案7件的省任务指标;罚款358.65万元,同比增加44.40%。全面完成国家"双随机"监督任务3003项,完结率达100%,完成率88.38%,同比提高0.37%;查处案件506件,同比增长185.88%,罚款12.45万元,同比增长2.55%;抽查结果均按要求进行公示。监督总户数、"双随机"案件数列全省第一。完成建设项目现场踏勘33项、生产企业现场踏勘177家。举办管理相对人培训19项,培训人员2014人次。开展监督执法能力提升培训9期,培训执法人员690人次。联合安顺、陇南、菏泽对口扶贫协作单位开展6期市级培训班,共培训430余人;支援受援单位卫生监督员业务培训费用8万余元。在主流媒体发布新闻报道80篇次。

政府拨款　2020年度财政拨款为2671.88万元,比上年增长57.33%。其中专项经费为431万元,比上年增长187.33%。

固定资产　2020年,固定资产总值为1431.81万元,比上年减少15.33万元。

创新工作　2020年,优化行政执法与刑事司法衔接制度,在医疗卫生和打击非法"代孕"等执法工作中成功运用行刑衔接和执法联动工作机制。启动深化卫生监督执法规范化建设,健全执法全过程记录制度评估体系,将测评结果纳入市、区(市)两级的业务考核指标。全国首创将消毒全过程记录纳入公共场所等级评审标准,评出公共场所A级单位77家,其中住宿场所A级单位56家。扎实推进尘毒危害专项执法检查、新发职业病企业督导检查,全面完成5个95%目标,在全国会议上作关于工作经验的典型发言。

科研工作　2020年,卫生行政执法责任制体系建设工作项目列入青岛市社会科学研究项目。海水淡化标准化工作国家团体标准通过申请获得立项。组建由5个专业271位专家组成的全市卫生监督技术专家库。获得全省案例评查团体一等奖,6件案件获评国家、省卫生健康执法优秀案例,5项典型经验和创新做法在全国、全省会议上交流。

疫情防控　参与全市新冠肺炎疫情防控,截至5月初全市出动卫生监督员5.18万人次,检查医疗机构、复产复工企业等单位2.8万户次,下达意见书2.44万份,督促整改问题9723个,查办案件341件。进入常态化防控后,安排560余人次参与市卫生健康委疫情防控监督检查;组织传染病防控相关专项监督检查7项,出动卫生监督员12200人次,检查医疗卫生机构、学校、消毒产品生产经营单位等10160户次,查办案件625件。完成紧急上市消毒产品生产企业临时证"转正"现场踏勘43家,指导整改后通过验收35家,函告市行政审批局撤销行政许可2家。

党风廉政和精神文明建设　2020年,组织全局广大党员干部学习《习近平谈治国理政》、习近平总书记关于统筹推进疫情防控和经济社会发展工作的重要指示精神、党的十九届五中全会精神等。开展"三述"、"燃烧激情、建功青岛"主题实践活动、"三大行动"等系列党建活动。民主推荐9名一至三级调研员人选,24名同志得到职务职级晋升。层层签订党风廉政建设责任书,切实落实"一岗双责"和廉政谈话制度,落实廉洁从政、廉洁执法各项措施,深化运用监督执纪"第一种形态",每周至少开展2次纪律作风抽查,结合节假日开展值守应急、公车使用、办公用房等作风督察。

大事记

1月10日,召开全市妇幼保健机构卫生监督工作通报暨部署会。

1月17日,启动从事母婴保健与计划生育服务的医疗机构传染病防控专项检查。

1月22日,举办全市防控监督指导工作动员部署培训会。

2月11日—12日,开展重点医疗机构内新冠病毒肺炎防控监督检查。

2月20日—29日,开展全市复工复产企业疫情防控专项督导。

4月—5月,选派10人组建2期机场疫情防控志愿者服务队。

6月4日,召开全市基层医疗机构监督执法工作调度视频会。

6月24日,召开全市农村生活饮用水卫生安全专项整治工作督导会。

7月6日,市卫生健康委党组研究决定程显凯同志任青岛市卫生健康委员会综合监督执法局一级调研员,刁绍华、邵先宁同志任副局长。

7月8日,和市公安局食品药品与环境犯罪侦查支队在城阳区联合召开违法犯罪首次联席会议。

7月23日,召开社会力量举办医疗机构法制化建设工作部署视频会议。

7月24日,职业卫生监督执法工作经验在全国职业卫生监督执法研讨会上进行交流。

7月28日,在国家卫生健康委卫生健康监督中心出生医学证明监督执法工作交流会暨妇幼健康监督执法案例交流会上进行典型案例交流。

7月29日,召开全市公共场所量化分级等级(A级)评审工作通报会,全市77家单位取得量化等级(A级)资质。

8月10日,召开全市卫生健康监督执法工作推进会。

9月2日—3日,中国卫生监督协会会长陈锐一行来青调研。

9月22日,在全省卫生监督执法工作推进会上作典型发言。

9月30日,完成2019年度新发职业病用人单位的监督检查工作,检查覆盖率100%。

10月23日,召开《海水淡化生活饮用水集中式供水单位卫生管理规范》团体标准制定研讨会。

10月28日,在全省公共卫生监督执法研讨会上作题为"全过程记录与A级评审"的经验分享与授课。

11月25日,召开全市农村生活饮用水卫生安全专项整治工作总结会。

11月25日,通过省档案工作业务建设评价先进单位现场核查。

荣誉称号　2020年,继续保持省级精神文明单位称号,获评山东省档案工作业务建设评价先进单位。全市10名监督员被推荐为全省监督执法办案能手(市局5名),10名卫生监督员荣获市级十佳办案能手称号(市局5名),20名卫生监督员荣获市级办案能手称号。

党总支书记、局长:王　伟
副 局 长:刘景杰、亓　蓉、陈　鹏、刁绍华、邵先宁
党总支委员:程显凯、陈　鹏、刁绍华、邵先宁、梁学汇

综合处电话:85788683
传真号码:85788611
电子信箱:qdwsjdzfj@qd.shandong.cn
邮政编码:266034
地　　址:市北区敦化路377号

青岛市疾病预防控制中心
(青岛市预防医学研究院、
青岛市卫生健康大数据中心)

概况　青岛市疾病预防控制中心(青岛市预防医学研究院、青岛市卫生健康大数据中心)是市卫生健康委直属的承担政府疾病预防控制职能的公益一类事业单位和预防医学研究机构,办公大楼近17000平方米,其中实验室用房7800余平方米。规划中的青岛市公共卫生中心于2016年开工建设,建筑面积约12万平方米,总投资8.9亿元,主要承担全市疾病预防与控制、检测检验与评价、健康教育与促进、应用研究与指导、技术管理与服务、对外交流与合作等职能,先后与美国、芬兰、丹麦等国多所国际知名高校建立科研合作关系,是北京大学、山东大学、青岛大学等6所高校的预防医学教研实习基地。

2020年,经市委机构编制委员会批准,调整中心机构职能和编制,将市卫生健康宣传教育中心、发展研究中心、培训服务中心整合到市疾控中心,加挂青岛市卫生健康大数据中心牌子。中心内设科室25个,编制337名,在职244名,其中博士29名、硕士113名,硕士以上人员占比58.2%;专业技术人员231人,占比94.67%,高级职称占比28.14%。

重点工作　2020年,全市疾控部门以新冠肺炎防控为中心任务,按照统一部署,精准细致落实各项防控措施,大力推进疾控体制机制改革,着力提升疾病防控工作水平,为青岛市疫情防控取得阶段性成果以及全方位全周期保障人民群众健康贡献智慧和力量。

新冠疫情防控　2020年,疫情发生以来,累计加班约7.3万人次,抽调各级疾控部门人员形成80支流调分队、11支骨干力量,实现跨区(市)快速调度。运用大数据技术分析,快速锁定风险人员,累计出动流调力量4.3万人次,处置疫情193起,其中聚集性疫情16起,发送协查函1300余份。对全省首个病例、首个输入性病例进行实验室检测确诊,在全省率先运用病毒全基因组测序技术指导流调溯源,日检测能力由疫情初期的200人份增至4.96万人份(单管),混样检测(10混1)达49.6万人份,完成人源、物源样本137万余份。各级财政投入1.2亿元,建成国家公共检测实验室等固定PCR实验室15个,移动P2+实验室正式投入使用。指导冷链集中监管仓等重点场所、重点人群做好环境消杀和个人防护工作,开

展应急消毒 1000 余次,指导重点区域消杀 279 万平方米。强化"人物同防",积极配合国家、省疾控中心顺利完成低温消毒技术试点工作,开展冷链、非冷链货物消毒效果评价。抓好疫情处置,做到 2 小时抵达现场、4 小时完成核心流调、24 小时完成报告,将青岛市聚集性疫情全部控制在一个潜伏期内,未造成社区传播,更未造成病例输出,形成疫情处置"发现早、处置快、研判准、信息实"的青岛特色,大港疫情处置成为全国冷冻食品行业相关疫情常态化防控典范,协助中国疾控中心在国际上首次从冷链食品外包装上发现活病毒,为 WHO 疫情溯源和全国防控策略调整提供重要科学依据。做好科学研判,密切关注国内外疫情态势,发布疫情研判 183 期,为不同阶段全市防控策略调整提供精准建议。开展青岛国际啤酒节等重要活动风险评估 70 余次,助力疫情防控和经济社会统筹发展。设立市区联动组,向 10 区(市)派驻 38 人,全面指导集中隔离点、学校、企业等各类重点场所防控工作。

体系改革　2020 年,推进疾控体系建设,全市两级疾控机构编制总数从 2017 年的 1365 名扩增至 1470 名,招聘 249 人,其中市级 36 人。省、市拨付 5700 万元防控资金全部投入防控一线,另投入 2349 万元用于国家公共检测实验室建设。深化青岛市公共卫生机构绩效改革,制订内部绩效考核和分配方案,新增 47.8% 奖励性绩效。向财政争取疫情防控一次性绩效,完成中心 4 名首席专家人选推荐。推进事业单位改革,整合市卫生健康宣传教育中心、发展研究中心、培训服务等事业单位,成立新的市疾控中心,加挂市卫生健康大数据中心牌子,进一步强化公共卫生政策研究、健康教育科普、信息化建设、中医防病等职能,推进全省疾控中心试点改革,突出深化绩效改革、开展有偿服务、完善人才激励、鼓励科研实践、推进公共卫生信息化建设等重点任务,进一步建设专业化、现代化的疾病预防控制体系。

抗疫宣传　2020 年,两级疾控机构不断加强疫情防控健康宣教,利用新闻媒体、官方网站、微信等平台开展全方位、无缝隙宣传,累计发布防控知识与健康专题文章 800 余篇,媒体报道 720 余篇,形成舆情监测报告 99 期,解答电话咨询 6 万余次,通过新闻发布会、专家访谈等形式及时回应市民关切。推送"黄冈战疫日记"等 6 个原创系列报道近 40 期,推出以疫情防控组组长姜法春为代表的"青岛市防控战役先锋""山东好人"等一批先进典型。

免疫规划　2020 年,推进智慧门诊建设,市财政投入 9100 万元推进"市办实事"智慧化预防接种门诊建设,完成 217 个预防接种门诊、6 个预防接种站智慧化升级,实现智慧冷链系统、智慧接种系统、大数据管理平台全覆盖。智慧门诊项目获得山东省"智慧接种服务品牌"、"2020 年度山东省优秀大数据应用案例"、山东省"技能兴鲁"职业技能大赛——第二届山东省移动互联网及 5G 应用创新技能大赛决赛"项目一等奖"和"疫情防控专项奖"及青岛市"2020 青岛新型智慧城市典型案例"。推进疫苗接种工作,启动全市流感疫苗接种工作,全市流感疫苗实际接种 339618 剂次,与 2019 年相比接种量翻一番。按照国务院联防联控机制及省委领导小组重要指示,开展重点人群新冠病毒疫苗紧急使用工作,设立紧急接种点 76 个,对进口冷链、医学隔离点等重点场所的高风险人群累计接种 80956 剂次。

传染病、慢病防控　2020 年,加强慢性病综合防控,成功创建全省首批慢性病综合防控示范市,累计完成重点慢性病机会性筛查风险评估 9.6 万人,完成全部区(市)的慢性病危险因素调查。强化重点传染病防控,建立学校结核病防控常态化达标考核机制,完成 29 所大学、90 所高中的达标创建工作,在莱西试点启动"免费诊疗"新模式。积极推进第四轮艾滋病示范区建设,全市艾滋病防治社会组织成功申报 21 个基金项目,获得经费 300 余万元,列全省首位。

健康危害因素监测　2020 年,积极建设国家环境健康风险评估试点,成功发布青岛市环境空气质量健康指数。全面升级学生健康监测信息平台系统,覆盖全市 1000 余所中小学校 100 余万中小学生,用于发热等 22 种症状及手足口病等 62 类疾病监测和预警。

科研工作　2020 年,组织申报青岛市科技奖 5 项、山东预防医学科技奖 3 项、山东医学科技奖 3 项,申报 2021 年度科技惠民项目 3 项。与中国疾病预防控制中心病毒病所合作开展的新型冠状病毒肺炎环境排毒、无症状感染者排毒时间的研究顺利开展。与天津医科大学公卫学院签订"互联网+精准个体碘营养评价系统"合作协议,逐步完成系统网络端口对接工作。

信息化建设　2020 年,启动建设以传染病监测为核心的疾病预防控制信息平台,完成传染病监测系统、症状监测系统、数据交互共享系统、业务应用综合门户等开发部署,实现与国家大疫情系统和省传染病监测预警系统的对接。建立新冠病原检测检验信息管理平台,实现中心实验室与区(市)疾控、定点医院和第三方检测实验室进行及时高效的病原检测信息共享。

大事记

1月9日,市政协主席杨军一行到市疾控中心开展健康青岛行动调研视察。市政协副主席杨宏均及部分民主党派代表、政协委员参加调研。杨军一行听取了中心主任高汝钦关于疾控体系建设、市公共卫生中心建设有关情况的汇报,察看中心理化、微生物检验实验室,看望慢病和艾滋病防控团队并慰问一线工作人员。

1月20日,市疾控中心对青岛大学附属医院上报的新冠肺炎疑似病例展开流行病学调查和实验室检测工作,并组织人员连夜出发将样品转运至省疾控中心复核检测。这是山东省第一例新冠肺炎确诊病例。

1月22日,山东省委书记、省人大常委会主任刘家义,山东省人民政府副省长孙继业通过电话视频连线对青岛市疫情防控工作组进行视察调研与慰问。会上,刘家义对青岛市前期"新型冠状病毒感染的肺炎"疫情防控工作给予充分肯定,并对下一步疫情防控工作作出重要指示。

1月24日,青岛市市长孟凡利、副市长栾新、市政府副秘书长孙继、市政府研究室主任李令建来市疾控中心调研新型冠状病毒感染的肺炎疫情防控工作。孟凡利一行参观市疾控中心病原微生物实验室、慰问一线员工、察看应急物资储与疫情网络直报情况,随后组织召开全市疫情防控工作座谈会。

1月25日,山东省委常委、青岛市委书记王清宪,青岛市委常委、副市长薛庆国,市委常委、市委秘书长祝华到市疾控中心调研新型冠状病感染肺炎疫情防控工作,并代表市委、市政府慰问坚守在岗位一线的全体疾控队员。王清宪一行参观市疾控中心病原微生物实验室,察看应急物资储与疫情网络直报情况,随后召开工作座谈会,听取市疫情防控指挥部关于疫情防控工作情况汇报,并对全市下一步防控工作作出重要指示。

2月15日,市疾控中心响应省疫情防控指挥部号召,选派消毒与病媒防制科职工宋富成作为病媒消杀专业技术人员驰援湖北黄冈。

2月19日,市疾控中心组织疫情防控专家针对第五人民医院聚集性疫情进行会商研判,提出防控策略与建议,并上报市疫情防控组。

2月26日,市疾控中心指挥部成员和疫情防控组全员参加全国卫生系统召开的新冠肺炎疫情进展

和风险评估视频会议,会上青岛市疾控中心疫情防控组组长姜法春介绍青岛市入境人员新冠病毒肺炎管控情况。

3月10日,青岛市委副书记、市长、市新冠肺炎疫情防控指挥部总指挥孟凡利,副市长栾新与市疫情防控指挥部各工作组陪同国务院应对新冠肺炎疫情联防联控机制第十指导组郝阳一行,到青岛市疾病预防控制中心督导检查青岛市新冠肺炎疫情防控工作,并现场召开检查督导反馈会,中心主任高汝钦向指导组一行介绍中心新冠肺炎疫情防控处置和核酸检测工作。

3月11日,山东省疾病预防控制中心党委委员、副主任康殿民一行5人到青岛市疾病预防控制中心针对青岛市首例输入性新型冠状病毒肺炎确诊病例情况展开研判和指导,并建立疫情防控联合办公机制。

4月7日,中心疫情防控组组长姜法春一行到胶州市中心医院、胶州市疾控中心对青岛市2例输入性病例关联本地确诊病例进行处置及生物样本采集。中心专家组与省专家组就胶州中心医院疫情进行案例梳理与风险研判。

4月8日,中心主任高汝钦、疫情防控组组长姜法春会同山东省新冠肺炎疫情处置工作领导小组(指挥部)委派的省卫生健康委疾控处二级调研员刘国营等专家组一行到胶州市,现场查看胶州市中心医院、确诊病例居住小区的管理情况,对密接进行排查并形成调查报告。

4月9日,青岛海关二级巡视员、卫生检疫处处长邵柏,青岛流亭机场海关关长刘晓军一行到市疾控中心慰问,双方就建立长效合作机制和P3实验室建设进行会商。

4月16日,根据省委新冠肺炎疫情处置工作领导小组(指挥部)安排,省卫健委综合监督处副处长方春林、省疾控中心主任医师徐留臣一行到青岛市疾控中心开展督导检查。

5月18日—20日,由省卫生健康委等部门组成的复核评估组,对青岛市开展重点地方病控制和消除评价省级抽查复核暨地方病防治专项攻坚行动省级技术评估工作,省考评组对青岛市地方病防治工作给予充分肯定。

6月13日,经中共青岛市委机构编制委员会批准,调整中心机构职能和编制,将市卫生健康宣传教育中心、发展研究中心、培训服务中心整合到疾控中心,编制增加到337人。

6月19日,市政协副主席卞建平带领市政协调研组就"提升公共卫生应急管理能力,筑牢人民健康安全防线"市政协年度重点调研课题到市疾控中心进行实地考察调研。

7月10日,市人大常委会副主任、教科文卫委员会主任委员刘圣珍一行来中心视察全市公共卫生应急体系建设情况。市人大教科文卫委员会副主任委员、市人大常委会教科文卫工作室主任鲍洪义,副主任吴东山等参加考察。刘圣珍一行现场考察市公共卫生中心项目建设现场,考察市疾控中心微生物检验实验室和疫情防控组,看望慰问新冠疫情一线防控人员。

7月24日,中心获 2019 年全省结核病防治工作成绩突出单位称号。

8月27日,中心获"2019—2020 年度山东省城市癌症早诊早治工作先进集体"荣誉称号。

9月2日,市财政局副局长陈伟一行来到市疾控中心,就新冠肺炎疫情防控保障工作、市委重大疾病和传染病(艾滋病)防治工作领导小组办公室运行情况等开展调研并进行座谈。

9月14日,山东社会科学院政策研究室主任韩冰一行来到市疾控中心,就青岛市新冠肺炎疫情防控及公共卫生应急管理体系建设、"十四五"规划等情况开展调研并进行座谈。

9月15日,市人大常委会副主任张锡君一行来到市疾控中心,就全市公共卫生服务体系建设情况进行实地调研。市政府办公厅副主任陈万胜、市卫生健康委党组副书记赵宝玲陪同调研。

9月16日,全国副省级城市疾控中心协作组会议在宁波举行,中心主任高汝钦在会上作典型交流发言。

9月24日,省疫情防控工作领导小组(指挥部)特派专家组雷杰一行到达青岛市疾病预防控制中心,与中心疫情防控专家共同研判大港公司疫情,并前往现场进行查看和处置。

9月27日,国家卫生健康委疾控局副局长吴良友、国家卫生健康委疾控局免疫处处长金同玲一行,在青岛市疾病预防控制中心组织召开"国家卫生健康委员会疫情防控工作座谈会",同山东省卫生健康委副主任秦成勇、山东省疾控中心主任医师雷杰等省指挥部特派专家组成员以及青岛市卫生健康委负责同志,围绕青岛港大港公司 2 例无症状感染者及其密接人群的行动轨迹、流调情况和冷链食品仓库环境等问题,进一步完善梳理流调报告、细化疫情处置工作,并

总结此次疫情防控经验。

10月10日,省委常委、市委书记王清宪等市疫情防控指挥部领导会同国家、省专家组在市疾控中心连夜处置市胸科医院疫情。

10月13日,国家卫健委卫生应急办预警处四级调研员薛波、国家卫健委疾控局副处长张树彬一行,到中心视察疫情防控相关工作,听取中心主任高汝钦及疫情防控专家组关于胸科医院疫情的流调、处置相关工作汇报。

10月14日,省委副书记、省长李干杰一行来到市疾控中心,调研检查新冠疫情防控工作。省委常委、市委书记王清宪,副省长孙继业陪同调研。李干杰一行实地察看中心微生物检测实验室和疫情防控组,详细了解核酸检测能力、流调溯源、信息发布等情况,对疾控工作人员在疫情防控中发挥的作用给予充分肯定,并向一线工作人员表达慰问和感谢。

10月14日,国家卫生健康委员会疾控局副局长雷正龙一行,到青岛市疾病预防控制中心指导疫情防控工作,对青岛市疫情的传染源调查和病毒溯源工作作重要指示。

11月11日,山东省抗击新冠肺炎疫情表彰大会在济南隆重举行。青岛市疾控中心被中共山东省委、山东省人民政府授予"山东省抗击新冠肺炎疫情先进集体"称号,中心党委被中共山东省委授予"山东省先进基层党组织"称号,并作为青岛市获奖代表参加了大会。

11月18日,中共青岛市委统战部一级巡视员王振海率各民主党派相关负责人及无党派人士代表等一行 11 人到市疾控中心视察调研。市卫生健康委党组副书记赵宝玲、相关处室负责人及市疾控中心领导班子陪同调研。

11月18日,党委副书记、中心主任高汝钦代表中心与山东大学签订共建协议,共同建立"山东大学—青岛市疾病预防控制中心合作中心",山东大学副校长易凡向中心授牌。

11月20日,山东省卫生健康委党组副书记、省疾控中心党委书记马立新一行到市疾控中心调研指导工作。市卫生健康委党组副书记、副主任,市疾控中心党委书记张华,市疾控中心党委副书记、主任高汝钦和领导班子其他同志陪同调研。

11月26日,省疾控中心党委副书记、主任马吉祥一行就疾病控制医防融合体系与机制情况到市疾控中心调研指导工作。

11月27日,市委副书记、市政府党组书记赵豪

志到市疾控中心,调研青岛市常态化疫情防控工作有关情况。调研中,赵豪志详细了解市疾控中心建设规划及核酸检测能力、流调溯源、信息发布等情况,与专家探讨常态化疫情防控具体问题,并主持召开全市疫情防控工作座谈会。

12月1日,省疾控中心党委副书记、主任马吉祥,山东省疾控中心突发公共卫生事件处置领域首席专家雷杰等5位省特派专家,到青岛市疾控中心组织调度全市疾控系统围绕锦宜水产公司疫情和2名无症状感染者开展流调溯源、密接追踪等工作。

12月12日—13日,中国合格评定国家认可委员会(CNAS)派出以杜恒清为组长的专家评审组对中心进行实验室复评+变更现场评审。

荣誉称号　省级文明单位;全省抗击新冠肺炎疫情先进集体;全省先进基层党组织;2019年度优质服务单位;2019年度维稳安保工作集体三等功;青岛市"十五个攻势"青年突击队;2004—2019年中国死因登记报告工作先进集体;2019—2020年度山东省城市癌症早诊早治工作先进集体;2019年全省结核病防治工作成绩突出单位;中国慢性病前瞻性研究先进集体;2020年青岛市工人先锋号;2020年山东省职业中毒事件处置技能竞赛优秀组织奖;2020年青岛市五四红旗团支部。

党委副书记、主任:高汝钦

副　主任:杨　晶

党委副书记、纪委书记:李善鹏

副　主　任:张华强、于维森

副主任、工会主席:段海平

办公室电话:85623909

传真号码:85646110

电子邮箱:cdcbgs@qd.shandong.cn

邮政编码:266033

地　　　址:青岛市市北区山东路175号

青岛市妇幼保健计划生育服务中心

概况　2020年,中心职工总数48人,其中,卫生技术人员37人,辅系列技术人员2人,行政工勤人员9人,占职工总数的比例分别为77.08%、4.17%、18.75%;卫生技术人员中,高级职称15人,中级职称12人,初级职称10人,占比分别为40.54%、32.43%、27.03%。

业务指标工作　2020年,完善危重孕产妇、危重新生儿救治网络,创新性开展高危孕产妇管理及新生

儿复苏巡回培训,多层面提高妇幼管理质量及救治水平。全市常住活产数70467人,比上年下降28.93%;孕产妇死亡率4.26/10万,比上年下降2.8/10万;5岁以下儿童死亡率、婴儿死亡率、新生儿死亡率分别为2.37‰、1.67‰、1.01‰,比上年分别下降0.1‰、0.01‰、0.01‰。

2020年,推进出生缺陷三级防控:全面落实一级预防,全市婚前医学检查率为73.21%,比上年增长3.14%;孕前优生目标人群覆盖率138.38%,比上年增长24.81%;叶酸服用人数比上年下降22.95%,服用率、知晓率、依从率与上年基本持平。加强出生缺陷二级防控,全市符合市办实事政策的孕妇产前筛查率99.82%,比上年下降1.54%。扎实做好三级防控,有效推进确诊患儿治疗和追访工作,新生儿遗传代谢性疾病筛查率99.92%,比上年增长0.12%;听力筛查率99.68%,比上年增长0.16%;新生儿先天性心脏病筛查率99.15%,比上年增长13.24%。

2020年,以公共卫生服务项目为重点,全面提升妇幼健康管理工作质量。全市宫颈癌实检人数比上年增长31%,宫颈癌及癌前病变检出率320.02/10万,比上年下降124.64/10万;乳腺癌实检人数比上年增长30.43%,乳腺癌及癌前病变检出率87.22/10万,比上年下降3.02/10万。孕产期艾滋病、梅毒和乙肝检测率为100%,其中孕期检测率分别为99.91%、99.90%、99.91%,比上年分别增长0.03%、0.02%、0.03%。加强孕产妇和0～6岁儿童健康管理,全市孕产妇系统管理率96.35%,比上年增长0.31%;0～6岁儿童健康管理率95.64%,比上年增长0.49%;0～6岁儿童眼保健和视力检查覆盖率92.53%,比上年增长0.81%;辖区托幼机构管理覆盖率达100%。加强计划生育技术服务和避孕药具管理,全市进行各项计划生育手术比上年下降16.73%;设置药具免费发放点1201处,药具发放服务平台注册14.7万人,发放到位率和育龄群众知晓率不断提高。规范出生医学证明管理,共签发86916张,废证率0.09%,废证率与上年持平。扎实落实省级重点工作,协助完成2019年度重大公卫、避孕药具管理迎检、"十三五"规划终期评估等工作,所有指标处于全省前列。

疫情防控　2020年,积极参与疫情防控志愿服务工作,妇女儿童医院预检分诊12人次,机场疫情防控10人次。结合疫情防控形势,及时指导辖区相关机构开展视频、电话入户形式进行新生儿产后访视;下发辖区疫情防控相关工作指导4次;汇总并上报

《疫情防控期间妇幼保健机构妇幼保健服务情况统计表》12 期;发布孕产妇和儿童防护原创科普指南 4 篇。

督导考核 2020 年,进行辖区妇幼健康工作上半年督导检查、下半年绩效考核,强化辖区精细化管理,针对各区(市)薄弱环节进行针对性指导和精细化专项培训共计 12 期,培训相关人员 527 人。

继续教育 2020 年,举办线上线下各类培训班 21 个,培训相关人员 8492 人次。其中,打造山海相连"空中课堂",把对口支援的贵州安顺和甘肃陇南两地相关人员纳入培训;创新开展母婴安全业务培训,举办危重新生儿救治能力提升巡回培训班 6 期;开展妊娠风险评估管理、孕产妇健康管理系统手机 APP 使用培训、危重孕产妇救治业务骨干包片对口临床实训等。鼓励职工提升职业素养,赴中国疾病预防控制中心妇幼保健中心进修学习 2 人;参与北京大学医学卫生系统重点学科岗位胜任能力提升培训班 2 人;青大附院临床专业规培 1 人;参与学术交流活动 46 人次。

妇幼信息监测统计 2020 年,由年报到季报到月报适时调整业务工作报表,保证各项考核指标顺利完成;创新工作机制,坚持每季度制作一期妇幼健康季度简报,总结工作开展情况,汇总各区(市)妇幼健康工作亮点,推动各项工作有序开展。

健康宣教 2020 年,创建"青岛市妇幼保健中心"微信公众平台,发布原创科普稿 61 篇,委官微转发 25 篇;委官微约稿投稿科普文章 30 余篇,科普短视频脚本 5 篇。参与市民健康大学堂、电视台、广播电台健康讲座 2 次、科普宣传 7 次;参与录制预防出生缺陷公益主题曲《爱的力量》。助力青岛市突破平度、莱西攻势,到两地基层开展专项现场指导培训;牵手莱西开展"关爱妇儿、幸福人生"健康大讲堂 3 期;定期到莱西妇幼机构开展对口帮扶活动,多次参与乡村义诊活动,助力乡村健康促进和健康教育工作。

科研工作 2020 年,入选全省卫生健康政策研究重点课题 1 项并获三等奖;获青岛市医疗卫生重点学科 1 项;获评青岛市拔尖人才 1 人,市北区拔尖人才 1 人;2 人获青岛市科普大赛一等奖;参与编写教材 1 部;发表论文 4 篇。

大事记

2月10日,为配合青岛市妇女儿童医院做好疫情防控工作,经向委领导请示,将办公地点暂时由医院感染楼 4 楼搬至徐州路 90 号。

精神文明建设 2020 年,中心文明单位创建工作以习近平新时代中国特色社会主义思想为指导,加强组织领导,抓好宣传教育,创新工作形式,扎实开展创建活动,以创建促业务,紧紧围绕妇幼健康工作要点,保证全市妇幼健康工作稳步推进。

荣誉称号 2020 年,获 2019—2020 年度山东省卫生健康统计工作先进单位荣誉称号,获"青岛市文明单位标兵"荣誉称号。

党支部副书记、主任:江　威

副 主 任:戚其玮

办公室电话:80926571

电子邮箱:qdfbzx2016@qd.shandong.cn

邮政编码:266034

地　　址:青岛市市北区辽阳西路 217 号

青岛市急救中心

概况 2020 年,青岛市急救中心占地面积 1.06 万平方米,业务用房 4000 平方米。职工总数 122 人,其中,卫生专业技术人员 70 人(医生 28 人、护士 41 人、医技 1 人),占职工总数 57.4%。其他专业技术人员 8 人,占职工总数的 6.6%;行政工勤人员 44 人(驾驶员 22 人、担架员 10 人、其他 12 人),占职工总数 36.1%。卫生专业技术人员中,高级职称 12 人、中级职称 25 人、初级职称 33 人,分别占卫生专业技术人员 17.1%、35.7%、47.1%。

业务工作 2020 年,受理电话 201051 次、调派救护车 74283 次、转运伤病员 70569 人次,电话受理率比上年增长 5.7%,救护车调派率比上年下降 14%,伤病员转运率比上年下降 14%。处置各类突发事件 255 起、调派救护车 333 次、转运伤员 493 人次,处置突发事件率比上年下降 33.7%,出诊次数比上年下降 22.9%,转运伤员率比上年下降 5.5%。与"110""122"联动出诊 1439 车次,出诊率比上年下降 27%。

业务收入 2020 年业务收入 134 万元,比 2019 年增长 88.7%。

固定资产 2020 年,全年固定资产总值 4602 万元,新增固定资产 875 万元。

卫生改革 2020 年,打造"航空医疗救援"青岛样板。在国内率先以政府购买服务方式,采取竞争性磋商和预采购方式缩短招标周期,完成青岛市急救中心航空医疗救援运行服务项目招标采购工作,2 架医疗构型 H135 直升机正式投入运行,年度开展飞行演练 69 次,紧急转运伤病员 7 人。修订航空医疗救援工作预案、流程,与烟台市、日照市等四市急救(指挥)

中心签订胶东经济圈航空急救一体化发展协议,全市范围内遴选直升机临时起降点80余个,举办第二期国家级继续教育项目——航空医疗救援理论与技能操作培训班,获第九届中国航空医疗救援国际会议"机构杰出贡献奖""最佳机构奖""个人杰出贡献奖",连续三年获得这三个奖项。

2020年,打造"非急救转运"全国样板。深入提升急救与非急救协同发展能力,制定急救与非急救分级分类调派管理办法,健全非急救转运质控管理、督查评价等机制,加强统一呼叫受理、统一服务标准、统一车辆标识、统一车载设备、统一人员着装、统一培训考核的"六统一"标准化管理,接力完成4次直升机紧急救援的地面急救转运工作。非急救转运出车14255车次,比上年同期非急救转运量增长42.5%,青岛市急救中心非急救电话量占比从平台建立前20.4%降为9.6%。

2020年,打造薪酬创新管理青岛样板。推进青岛市公共卫生事业单位创新管理机制试点工作,建立符合急救工作特点的绩效考评体系,制订《青岛市急救中心工作人员奖励性绩效工资分配方案》《青岛市急救中心领导干部绩效工资分配方案》,健全中心与中层干部和科室、各科室的二级绩效分配体系,健全涵盖日常急救及调度、院前急救质量、突发事件与应急保障等科学化考核指标10余个。

医疗特色 2020年,实施疫情防控攻坚行动。第一时间成立疫情防控领导小组、院感防控专班和6个工作小组,组建2个确诊或疑似病例转运车组、5支备勤梯队和洗消小组,修编印发《新型冠状病毒肺炎院前急救防控手册》(第四版),完成5辆负压救护车招标采购工作,完成3期全市院前疫情防控培训、12期中心内部培训和13次实战演练,中心2个急救站零感染、零责任完成79例新冠肺炎患者的转运任务,组织开展入境人员转运任务29次、调派救护车58车次、转运有症状人员31人;克服困难圆满完成第三人民医院住院病人腾空和胸科医院的医护人员及新冠病人、结核病人、陪护人员集中转运任务7次,调派救护车179车次,转运316人,零感染、零传播地完成各项指令性疫情转运任务。

2020年,实施健康青岛提升行动。加快省"云急救"试点工作,以"互联网+APP"等为载体,发布青岛市卒中急救地图3.0,推广应用"心脑绿色通道APP",畅通院前院内救治信息实时共享和传输通道,呼救人、急救中心、志愿者、救护车、送达医院之间的"五屏联动"工作稳步推进,试点工作在青岛市市立医院东院取得阶段性成果。以AHA培训中心、ITLS国际创伤生命支持培训基地为支撑,建立规范化、国际化的创伤、心脑卒中专业救治队伍,联合青岛市中心医院、青大附院、解放军971医院等建设或创建国家级胸痛中心、省级卒中中心,继续规范院前院内联合快速救治工作流程,院前急救、急诊转诊到院内多学科联合诊治全流程联动体系进一步完善。

2020年,实施质量控制提升行动。加强急救质量控制管理,开展全市院前急救疫情防控专项督导检查5次。建立电话呼入、调度指令下达、救治转运、病历书写、教育培训等要素、过程、结果的质量控制管理机制,修编印发《青岛市院前急救新冠肺炎疫情防控工作手册》,开展每月一学等学术交流活动11次、电子病历评比及病案讨论活动11次。集中开展"三大活动"打好疫情防控攻坚战,引导职工开展大讨论、大排查、大整改行动,确保各项防控措施落实到位。加强"120"电话质控,开展MPDS指导38754次,电话指导抢救成功46人次。畅通市民诉求渠道,开展电话满意度回访6000余次、满意率99.2%,群众满意度呈逐年递增趋势。

2020年,实施急救培训提升行动。以市民多元化急救需求为导向,开展国际化院前急救导师队伍、专业化院前急救队伍、社会化公众的急救理论与技能培训,承办青岛市八届"健康杯"国际创伤生命支持技能大赛,青岛市急救中心代表队荣获团体一等奖。以青岛市急救中心美国心脏协会(AHA)急救培训中心为切入点,开展培训126期、培训15016人。

科研工作 2020年,发表国家级、省级学术论文22篇。

继续教育 2020年,加强美国心脏协会(AHA)急救培训中心、国际创伤生命支持培训中心、中国台湾UIA联合国际救援中心等国际机构的业务合作,开展市级继续医学教育项目"院前急救岗前培训班"30期、培训业务骨干800余名。举办第二期国家级继续医学教育项目"航空医疗救援理论与技能操作培训班",实施H135医疗构型直升机上机实操训练和适应性飞行训练。

精神文明建设 2020年,开展职工体育竞赛、诗歌朗诵等职工寓教于乐活动10余项。联合山东广播电台、青岛电视台等媒体开展宣传报道21期,与齐鲁电视台等媒体开展心肺复苏、心脑血管急症等急救知识和技能宣讲20期,官微宣传先进典型、先进经验做法71期,"120"电话指导产妇丈夫在家顺利接生、加油站抢救猝死病人等事迹在CCTV-13、学习强国、央视网、新华网、《人民日报》等多家媒体报道播出。

大事记

1月15日，联合胶州市急救中心在胶州市瑞华实验小学，举行青岛市"120国家急救日"倡议活动暨"急救知识下乡"活动。

1月21日，召开第一期全市院前新型冠状病毒肺炎救治转运工作培训会，加强新型冠状病毒肺炎的院前救治转送和防控流程培训。

1月22日，完成从青岛大学附属医院崂山院区至西海岸院区，全市第1、2、3例确诊新型冠状病毒肺炎病例转运任务。

1月31日，召开第二期全市院前新型冠状病毒肺炎救治转运工作培训会，加强诊疗方案、防控方案、转运方案及个人防护、救护车及设备、物品消毒等培训。

1月31日—2月2日，市院前急救质控中心对市南区、市北区、城阳区、崂山区网络单位急救站，开展新型冠状病毒肺炎防控专项督导检查工作。

2月8日—9日，后勤装备科负责人曹率队一行4人赴浙江湖州，连续行车1500余千米完成2台负压救护车提车任务。

2月12日，完成从青岛市市立医院西院和东院、青岛市中医院至青岛市胸科医院，6例确诊新型冠状病毒肺炎病例转运任务。

4月14日，完成援鄂医疗队返青和集中隔离期医疗保障任务。

4月22日—23日，市院前急救质控中心集中开展各区市新型冠状病毒肺炎病例转运督导检查工作。

4月27日，通过美国国际调派研究院复审，再次获得国际"绩优急救中心"认证。

5月1日，与山东九九九空中救护有限公司签订联合开展胶东半岛公益直升机紧急医疗救援服务协议。

7月7日—10日，完成高考新型冠状病毒肺炎防控医疗卫生保障工作。

7月21日，"救在身边"志愿服务项目获青岛市首届新时代文明实践志愿服务项目创益大赛三等奖。

7月26日，完成AG600飞机海上首飞及演练医疗保障工作。

8月20日，召开半岛航空医疗救援联盟工作会议，青岛市、烟台市、潍坊市、威海市、日照市五市急救（指挥）中心签订胶东经济圈航空急救一体化发展协议。

9月19日，中心获第九届中国航空医疗救援国际会议最佳院前机构奖，半岛航空医疗救援联盟获机构杰出贡献奖，主任盛学岐获个人杰出贡献奖。

9月29日—30日，承办2020年青岛市第八届"健康杯"国际创伤生命支持（ITLS）技能大赛。青岛市急救中心代表队荣获团体一等奖、李斌获个人一等奖、路明获个人二等奖、袁文娜获个人优胜奖。

10月11日，调度全市20个急救单元，完成从市第三人民医院至第八人民医院的65人住院病人腾空转运任务。

10月12日—14日，完成从市胸科医院至市第三人民医院的20名新冠肺炎病人集中转运任务，完成市胸科医院至青岛大学附属医院平度院区的129人结核病患者转运任务。

10月18日，国家卫生健康委医政医管局副局长李大川、医政医管局医疗管理处王曼莉处长一行3人，抵青岛市急救中心调研指导院前急救工作。市卫生健康委党组副书记、副主任，市疾控中心党委书记张华陪同调研。

10月19日，国家卫生健康委副主任于学军、卫生应急办公室主任孙阳、疾控局一级巡视员雷正龙、医政医管局副局长李大川、办公厅委主任办秘书高勇、国务院办公厅秘书三局一级巡视员王政敏和三级调研员朱一彬，山东省卫生健康委党组副书记、省疾控中心党委书记马立新一行莅临市急救中心视察智慧急救体系建设工作。青岛市委常委、统战部部长王久军，市委组织部常务副部长（主持市卫健委工作）杨锡祥，市政府办公室厅党组成员、二级巡视员林万松陪同视察。

12月2日，青岛市发展改革委副巡视员刘晶、包头市发展改革委副主任刘拯、包头市东河区委副书记周海飞、青岛市发展改革委高技术处处长李海燕、青岛市发展改革委处长史榕一行9人，到青岛市急救中心调研通用航空公共服务体系建设工作。

12月10日—11日，举办国家级继续医学教育项目——航空医疗救援理论与技能操作培训班，全国有关卫生应急管理部门、医疗机构、急救中心、急救志愿服务团队等单位40余名医务骨干参加培训。

12月19日，联合青岛市卒中质控中心发布"青岛市脑卒中急救地图3.0版"。

12月31日，副市长栾新到中心指导社会急救培训工作。

荣誉称号　获国家卫生健康委2018—2020年改善医疗服务先进典型，山东省文明单位，山东省五四红旗团组织，青岛市2019年度海上搜救应急工作先进集体等称号及第九届中国航空医疗救援国际会议机构杰出贡献奖和最佳院前机构奖。

党支部书记：董　夏
主　　　任：盛学岐
副 主 任：宋云鹏、王　静
电　　　话：88759321
总机电话：88757014
传　　　真：88759321
电子信箱：qd120@qd.shandong.cn
邮政编码：266035
地　　　址：青岛市市北区劲松三路120号

青岛市中心血站
（青岛市输血医学研究所）

概况　2020年，职工总数249人，其中在编职工213人，劳务派遣合同制人员36人。卫生技术人员164人，占在编职工总数的76.99%；辅助专业技术人员31人，占在编职工总数的14.55%；行政工勤人员18人，占在编职工总数的8.46%。卫生技术人员中，高级职称33人，占20.12%；中级职称61人，占37.2%；初级职称70人，占42.68%。内设职能科室7个，业务科室7个，献血服务部6个。

业务工作　2020年，全市有131400人次参加无偿献血，采血量再创新高。其中116966人次献全血210777.8 U，同比增长8.39%；14434人捐献单采血小板23421.51个治疗量，同比增长5.15%；固定献血者比率45.53%，同比增长1.56%；千人口献血率为400毫升献血者比率67.87%，同比增长9.41%。向医疗机构供应红细胞类血液制品206272 U，同比增长7.5%；血小板类供应23380.5治疗量，同比增长5.2%。

市办实事项目　2020年，在市北区、崂山区、城阳区、即墨区、平度市新建5个献血屋，并在市北区、市南区、西海岸新区、莱西市更新4个献血屋。在莱西市月湖广场举行新献血屋启用仪式，标志着全市9处新献血屋全部投入使用。

卫生改革　2020年，新修订的《青岛市实施〈中华人民共和国献血法〉若干规定》正式实施。在全国率先试点改革公共卫生机构运行机制，围绕建设长江以北一流采供血机构为目标，完善业务流程，开展标准化大物流运输。稳步推进智慧血液管理平台建设，实现血液智能监管。

疫情防控工作　2020年，全面部署疫情防控工作。制定《青岛市中心血站新型冠状病毒感染肺炎疫情防控工作手册》《青岛市中心血站新冠肺炎康复者恢复期血浆采供血方案》，人手一册，职责到岗。开展新冠康复者血浆采集2次，5人份共计1000毫升。建立采供血信息日报及工作人员、献血者、志愿者健康信息日报制度。做好核酸应检尽检工作，采集8次2316人次。做好疫情期间物资设备保障，开拓进货渠道，提前备货，确保物资供应充足。定期巡检设备，提升保养频次，确保设备正常运行。搭建企业微信视频会议系统，实时沟通，确保进口物料及时到位。

科研工作　2020年，发表论文78篇，其中SCI 10篇、核心期刊6篇，编写专著4部。专利23项，其中发明专利5项。

继续教育　2020年，申报继续医学教育项目国家级1项、省级2项。组织参加国内采供血线上学术会议5项。

大事记

2月29日，血站采集新冠肺炎治愈者恢复期血浆600毫升。

4月1日，新修订的《青岛市实施〈中华人民共和国献血法〉若干规定》正式实施，"三免政策"落地，首日936人办理无偿献血荣誉卡。

4月15日，组建"抗疫志愿服务小分队"开展为期5天的流亭机场疫情防控志愿服务工作。

4月28日，血站联合高新区税务局、公交集团红岛巴士有限公司成立"青岛市爱心企业联盟献血驿站"。

6月14日，第17个世界献血者日1633人献全血57.036万毫升、血小板113.5个治疗量，创岛城单日献血新纪录。

7月20日，湖北省受疫情和持续暴雨天气等因素影响导致血液库存告急，血站紧急调配15万毫升红细胞支援湖北。

9月25日—27日，中国合格评定国家认可委员会（CNAS）专家组一行3人对血站进行第二次ISO15189医学实验室认可复评审。

10月17日，国家卫生健康委副主任于学军一行在省卫生健康委党组副书记、省疾控中心党委书记马立新，副市长栾新，市南区委书记赵燕、区长高健，市卫生健康委党组副书记赵宝玲等陪同下对血站疫情防控和采供血有关工作进行调研。

10月18日，国家卫生健康委员会医政医管局副局长李大川、医疗管理处副处长王曼莉一行在市卫生健康委党组副书记、副主任，市疾控中心党委书记张华的陪同下对血站采供血工作进行现场指导。

10月29日,血站献血车首次开进青岛工程职业学院、山东省轻工工程学校,471名师生献血15.674万毫升。

11月18日,市卫生健康委员会邀请市人大代表、市政协委员、群众代表和新闻媒体记者对献血屋建设项目进行现场观摩,监督项目进展、评议项目质效,提出意见和建议。

11月25日,血站举办青岛市临床输血管理论坛暨2020年输血医学专科分会年会输血质控中心年度工作会。

12月26日,在莱西市月湖广场举办新献血屋启用仪式,全市9处新献血屋全部投入使用。

精神文明建设 2020年通过开展"文明优质服务大提升"、"我的服务我承诺"、"图说我们的价值观"、"身边的模范"、创建全国卫生城市、创建全国文明城市等多项活动,确保省级文明单位荣誉,争创国家级文明单位。参加青岛市健康科普大赛获一等奖。积极参加山东省健康新闻宣传奖评选,获山东省健康新闻宣传奖三等奖。

荣誉称号 2020年,获全国无偿献血先进城市、省级文明单位、全国最美献血点、最智献血点、2020年度卫生系统科学发展观考核优秀单位等多项荣誉。

党委书记:闫家安
站　　长:逄淑涛
纪委书记:崔云龙
副 站 长:焦淑贤、林　青、李志涛
副站长兼工会主席:林　青
党委委员:郑克芬
站办电话:85712758
传真号码:85721647
电子信箱:qdxzbgs@qd.shandong.cn
邮政编码:266071
地　　址:青岛市市南区隆德路9号

山东省青岛卫生学校

概况 2020年,学校教职工161人,其中,专任教师126人,占教职工总数的78.2%;教辅8人,占教职工总数的5.0%;行政人员23人(含兼岗),占教职工总数的14.3%;工勤人员4人,占教职工总数的2.5%。专任教师中,副高级职称42人,占专任教师的33.3%;中级职称65人,占专任教师的51.6%。有89名教师具有硕士以上学位,达到专任教师总数的71%。

新冠疫情防控工作 2020年,学校细化防控方案和责任清单,组织开展应急培训、演练,严把大门关,校园消杀无死角。停课不停教、不停学,85名教师录制78门学科、3900学时的网课,高质量完成18226学时的线上教学任务。有5人被抽调参加青岛市防控指挥部工作,教职工志愿服务队深入社区、卡口留验点进行防控指导,26人参加机场防控志愿服务22天,党员比例高达86%,累计服务3000余小时,捐款21100元,无偿献血40000余毫升。连夜调度,一天完成全校师生2435人全员核酸检测。学校"微笑天使"志愿服务队被评为山东省"四个100"先进典型最佳服务组织,"微笑天使"教师服务队获评青岛市抗击疫情最佳志愿服务组织,宋军华老师获评山东省抗击疫情优秀志愿者。

业务工作 2020年,在校学生2873人,其中"三二连读"学生2655人,占在校生总数的92.4%。录取新生583人,其中"三二连读"494人,占录取新生的84.73%;普职融通实验班招生42人。"三二连读"药学和护理专业录取线分别位列青岛市第1、2名。2020年毕业生543人,其中"三二连读"毕业生507人,占毕业生总数的93.3%。学校总体就业率达到99.5%。

2020年,在全国职业院校技能大赛改革试点赛中职组护理技能比赛中,肖苗苗代表学校作为青岛参赛的唯一选手获全国第7名,9人次在山东省和青岛市护理技能大赛中摘金夺银。学校有360名学生参加全国护士职业资格考试,通过率98.1%,其中4个班通过率为100%。"1+X"证书(母婴护理)考试,通过率100%。学校作为山东省全科医学培训青岛基地,完成第八期217名全科医生转岗培训,新招收第九期学员169名。成人教育招生录取31人,成人教育与网络教育毕业154人。

业务收入 2020年,专户收入预算752万元,实际完成818万元,超额完成预算8.78%。

固定资产 2020年,固定资产总值8401.45万元,同比增加4.66%,固定资产新增558.96万元、报废184.88万元。

办公设备更新 2020年,学校投资84.5万元全新建成智慧校园系统。

基础建设 2020年,投资333.7万元完成教学楼消防标准化建设改造项目。

教研工作 2020年,在青岛市教学能力大赛中学校心理团队获一等奖、解剖团队获二等奖,另外三支团队获三等奖;在青岛市一师一优课比赛中获4个一等奖、3个二等奖、4个三等奖；青岛市优质课比赛获2个二等奖、3个三等奖；有7位教师举办市级名师公开课；在山东省黄炎培职业教育创新创业大赛多名教师获奖。2项省教育科学规划课题"疫情与教育"专项课题圆满验收结题。编报完成《山东省青岛卫生学校职业教育创新发展高地建设实施方案》。对接国家职业教育教学标准，精心制订6个专业的人才培养方案和教师企业实践方案。与多家医院、企业开展合作，积极开展新政策下的产教融合探索。

对口帮扶 2020年，学校选派6名专业教师赴甘肃陇南卫校进行精准帮扶工作，通过帮扶陇南卫校在甘肃省护理技能大赛中有10名学生获一等奖、囊括前三名，参加全国护理技能大赛取得三等奖。陇南卫校派出10人来校交流工作。

党建与精神文明建设 2020年，落实全面从严治党责任，构建"四责协同机制"，修订党建制度3项，廉政谈话38人次，举办专题警示教育2次，开展科室主体责任专项督查2次。组织党委中心组学习10期，理论读书班2期，师德讲堂6期，主题征文演讲、特色党课各1次。开展主题党团日、教育实践活动及网络班会等400余场次。缴纳特殊党费2万余元；无偿献血37400毫升。参与全市疫情防控志愿服务3000余小时。开展支部对标争先、"三级联创"行动，深入推进"互联网+党建"模式。严格实施党员量化积分管理和"党性亚健康"约谈机制。举行庆祝中国共产党成立99周年系列活动暨先进表彰大会，加大对疫情防控、教育教学、扶贫支教先进典型的选树推介。党员中有23人次在各级比赛中获奖；10人次获得市级以上荣誉称号。

荣誉称号 2020年，继续保持山东省文明单位称号，获山东省文明校园、山东省卫生健康系统体育示范单位等荣誉，"微笑天使"志愿服务队被推选为山东省"四个100"先进典型最佳服务组织，"微笑天使"教师志愿服务队被评为全市抗击疫情最佳志愿服务组织，学校被青岛市卫生健康委员会评为健康促进学校。

校　　长：宋守正
党委书记：王秋环
副 校 长：蓝峻峰
纪委书记：王玉俊
副 校 长：袁新国、陈　方
校办电话：85725075
电子信箱：sdqdwx@qd.shandong.cn
邮政编码：266071
地　　址：青岛市市南区福州南路66号

山东省青岛第二卫生学校

概况 2020年，教职工总数109人，其中，专任教师96人，占教职工总数的88%；行政工勤人员10人，占教职工总数的9%。专任教师中，高级职称21人，占专任教师的24%；中级职称45人，占专任教师的47%；初级职称20人，占专任教师的21%。

业务工作 2020年，全力做好疫情防控工作，筑牢校园疫情防线。加强专业建设，在青岛市职业教育改革发展工作会议上，校长姜瑞涛作题为《以技能大赛为引领，提升医护专业建设水平》的典型经验交流发言。中国教育报以《技能大赛为引领，品牌专业写辉煌》为题报道学校的专业建设。建设完成青岛市中医适宜技术"O2O"推广平台，培训学员3027人。建立以教研组为单位的课程教学交流制度，参加国家级、省级、市级等培训57人次。探索实践"三全四维五化"特色育人模式，引导学生培育和践行社会主义核心价值观，涌现张馨月和井天田两名同学公交车上英勇救助昏迷驾驶员等先进事迹，被评为2020年度胶州市见义勇为先进分子。

2020年，学校招生总数1006人，其中"三二连读"786人，三年制中专220人。全日制在校生总数为3133人。2020届毕业生为590人，升学率为95.45%，比上年提高8.04%。对口就业率达99.66%。

固定资产 2020年，固定资产总值为6290.98万元，比上年增长3%。

基础建设 2020年，国家"十三五"产教融合发展工程助产专业实训基地投入使用，总投资约4000万元，建筑面积8892平方米。争取青岛市财政资金300余万元对两幢学生公寓、一幢教学楼进行修缮。投资200余万元对校园进行整体绿化。

教科研工作 2020年，在国家级和省级刊物上发表论文36篇；5项课题获山东省职业教育研究项目立项；1项教学成果获青岛市市级教学成果二等奖；1项教育科研成果获青岛市教育科研优秀成果二等奖；"职业道德与法律"入选全省思政课"金课"，全省有5所中职学校入选；2人入选青岛市名师培养工程，1人入选山东省教师队伍建设专家，1人入选山东省职业教育青年教研员。

教学奖项 2020年，学校在职业院校教学能力大赛中，获得1个省级二等奖、1个国家级三等奖、1个市级一等奖、1个市级二等奖、3个市级三等奖。在青岛市首届社区教育优秀微课程评选活动中，获得2

个一等奖、1 个二等奖。在青岛市优质课比赛中获得 2 个一等奖、2 个二等奖,在青岛市一师一优课比赛中,获得 2 个一等奖、3 个二等奖、5 个三等奖。开出 6 节公开课、名师开放课、交流课等。

国际交流　2020 年,德国艾瑞教育集团中国区执行副总刘鹏一行来校就教育培训方向、项目优势、招生条件、申请条件等方面进行交流;学校与烟台国际经济技术合作集团有限公司合作,加强日语护理班的教学。公司负责派遣日语教师参与学校日语课程和日本介护课程的教学,举行校内日本文化体验活动,设立奖学金。

党建与精神文明建设　2020 年,学校签订各层级主体责任书,推进"合格支部、过硬支部、示范支部"三级联创工作。进行党支部换届工作,建立 7 个联合党支部。召开落实全面从严治党、党风廉政建设专题工作会议,持续推进"三述"活动,集中开展"三大活动",确保打好疫情防控攻坚战。开展国旗下讲话、志愿服务及社团活动等丰富多彩的活动,培育和践行社会主义核心价值观。组织师生参与机场疫情防控、爱心义诊、精准帮扶老人、志愿服务在医院、无偿献血等志愿服务。"护航天使"防疫突击队被中共青岛市宣传部、青岛市文明办、青岛市民政局评为"青岛市抗击疫情最佳志愿服务组织"。

大事记

4 月 1 日,学校"护航天使"防疫突击队 20 人开始首期 12 天的疫情防控志愿服务工作。

12 月 17 日,省级健康教育基地建设评估验收组山东省疾病预防控制中心健康教育所副所长侯家祥一行到学校调研指导健康教育基地建设工作。

12 月 10 日—11 日,"工匠之星"青岛市中等职业学校技能大赛护理技能赛项在学校举行,比赛由青岛市教育局、青岛市工业和信息化局、青岛市财政局、青岛市人力资源和社会保障局、共青团青岛市委员会联合主办,来自全市三所学校的 30 名参赛选手参加比赛。

荣誉称号　2020 年,继续保持"省级文明单位""省级文明校园""青岛市中小学五星级阳光校园""青岛市首批社会主义核心价值观建设示范点"等荣誉称号,获评"青岛市市级生命科学基础健康教育基地""青岛市健康促进学校"等荣誉称号。

校　　长:姜瑞涛
党委书记:马桂莲
纪委书记兼工会主席:姜进水
副　校　长:刘秀敏、张昔江

校办电话:82210332
传真号码:82221966
电子邮箱:qddewx@163.com
邮政编码:266308
地　　址:胶州市北京东路 5 号

青岛市卫生健康科技教育中心

概况　2020 年,在编人员 29 人,专业技术人员 29 人。其中,高级专业技术人员 11 人、中级专业技术人员 13 人、初级专业技术人员 5 人;大学本科学历 16 人,硕士 8 人。

业务工作　2020 年,公平公正做好医学鉴定工作。接收委托 29 例,受理委托 23 例,3 例程序正在进行中,17 例因各种原因中(终)止。鉴定 6 例,其中 3 例鉴定为事故,一级甲等、三级戊等、四级医疗事故各 1 例。完成预防接种异常反应伤残等级鉴定 6 例。为 20 例患儿申请病残儿鉴定,其中 18 人符合"病残儿再生育指导原则",2 例因个人原因放弃鉴定。

2020 年,组织实施国家医师考试及医师定期考核的工作。因受疫情影响,经山东省医师资格考试领导小组统一部署安排,医师资格考试报名及审核工作全部由线下改为线上进行。为确保考试顺利进行,制订详细的考试实施方案、疫情防控方案和应急处理预案,应对考试期间疫情防控的突发事件。医师资格考试青岛考点报名通过考生人数为 5759 人,有 2170 名考生通过医学综合考试,考试总体通过率为 37.4%。

2020 年,继续医学教育工作取得新进展。全市完成国家级继续医学教育项目 5 项,省级继教项目 28 项,市级继教项目 356 项。参加继教项目医护人员 6.5 万余人次。申报 2021 年国家级继续医学教育项目 44 项,省级项目 133 项,市级项目 500 余项。承办青岛市卫生健康委员会与北京大学继续教育学院合作开展"青岛市卫生系统重点学科岗位胜任能力提升三年培训计划"项目。开展青岛市基层医疗机构负责人及基层医生对慢病管理的认知调查,组织青岛市基层慢病管理能力提升工程之呼吸病防诊治体系与能力建设启动仪式。针对青岛市出现的新冠疫情聚集性事件,聘请北京大学第一医院感控处处长、中国医师协会医院感染专业委员会主任委员李六亿教授进行《医院感染与防控管理》专题讲座,有 2218 人次参与在线直播课程。

2020 年,提高学术交流水平,促进医学各专业学科的均衡发展。针对新冠肺炎疫情,第一时间部署疫情防控和救治工作。先后印发《全面停止各类聚集性活动的通知》《共同努力抗击新冠肺炎的倡议书》，组织各专科分会合作撰写关于《突出应急公共卫生事件应急保障管理、保障措施》的建议。在新冠疫情防疫期间，组织各专科分会举办线上和线下相结合的学术会议，举办小型学术会议56次，线上参与人数达到20万余人。组织完成骨科学分会等10个分会换届改选工作；审批成立6个青年委员会和4个专业学组。向中华医学会、中国医师协会、山东省医学会举荐人才。完成推荐青岛市科技奖励申报和"山东医学科技奖"申报工作，组织青岛市中心医院申报青岛市科技奖1项；组织青岛市市立医院等14家医疗单位申报山东医学科技奖36项。经过网上初审和现场专家评审，获得二等奖1项、三等奖10项。开展科普、义诊宣传工作，组织肾脏病学分会、睡眠医学分会、眼科学分会分别在"肾脏病日""世界睡眠日""爱眼日"期间，组织各会员单位开展义诊、医学知识咨询和科普知识宣传活动。

疫情防控 2020年，做好医疗储备物资保障任务，向全市医疗机构发放口罩56万余个，防护服及隔离衣1万余套，一次性医用手套1万余副，各类消毒液12900升。选派优秀党员10人次分两批次于4月13日、5月14日奔赴机场开展疫情防控志愿服务。组织专科分会专家撰写《突发应急公共卫生事件应急保障管理、保障措施》，上报给市科协。制定《关于专科分会举办的学术会议做好疫情防控工作的通知》印发给92个专科分会。

党建与精神文明建设 2020年，召开党建部署工作会议，研究制定《2020年党建工作意见》。严格落实"三会一课"组织生活制度，推进"两学一做"常态化制度化，组织中心组理论学习9次，各党小组理论学习9次，领导干部讲党课4次，开展专题"三述"5次。以担任委第一党建协作区第七轮值组长单位为契机，持续开展"合格支部、过硬支部、示范支部"三级联创，组织开展抗疫党员志愿服务行动，举办庆祝中国共产党成立99周年活动，在协作区开展抗疫党员先进事迹学习宣传活动，并将先进事迹编写成册，组织协作区成员单位党务干部赴临沂参加"传承红色经典，弘扬革命精神"专题培训班。开展"燃烧激情 建功青岛"主题实践活动。与91033部队二营数据举行军民共建签约仪式，参观2019青岛经济社会发展成就展，开展"爱青岛 让青岛更美好"主题党课学习等党建活动。结合青岛此次疫情，根据委党组的相关要求与指示，中心迅速召开"大讨论、大排查、大整改"工作部署会，组织开展疫情防控为主题的专题"三述"及党日活动。组织职工棋牌比赛，开展"我们的节日·清明"活动倡议，进行文明祭扫，举行"我们的节日"端午节主题活动，组织职工参加市医务工会羽毛球比赛。

大事记

3月19日，中心召开疫情防控志愿服务动员部署会议，组建科教中心党员疫情防控志愿服务队。

3月30日，中心志愿服务队全体成员参加疫情防控工作志愿者岗前培训。

4月13日—25日，中心党员抗疫志愿服务队第一批队员一行5人奔赴流亭机场，开展为期10天的志愿服务行动。

5月15日—25日，中心党员抗疫志愿服务队第二批队员一行5人奔赴流亭机场，开展为期12天的志愿服务行动。

6月4日，市卫生健康委第一党建协作区工作例会在市卫生健康科技教育中心召开。

7月30日，青岛市卫生健康科技教育中心与91033部队二营数据站举行军民共建签约仪式。

12月1日，中心组织的青岛市卫生系统重点学科岗位胜任能力提升培训班暨三年培训计划启动仪式在北京大学中关新园举行。

党支部书记、主任：王者令
副 主 任：王永成、郭尚林
办公电话：82798800
电子邮箱：qdwjkjzx@163.com
邮政编码：266003
地　　址：青岛市市南区龙山路1号甲

青岛市卫生健康人才综合服务中心

概况 2019年6月28日根据《关于调整市卫生健康委所属部分事业单位机构编制事项的批复》更名为青岛市卫生健康人才综合服务中心。主要职责为承担全市卫生健康系统招才引智和人才培养的事务性工作。承担全市国家医师资格考试、全国护士执业资格考试（青岛考点）等的考务工作。开展全市卫生健康系统人事代理、人员派遣、档案管理、专业技术人员继续医学教育等工作。承担全市卫生、基层卫生系列相关专业技术职务资格评审的技术性、辅助性工作。承担全市卫生健康系统有关培训的服务工作。

档案管理 2020年，重新修订档案室工作流程和档案管理规定。管理28400余份人事档案；累计接收档案材料 75800 余份;转入转出档案 2330 份;接收新录人员档案 1338 份;整理干部档案 2452 份;开具档案证明 621 份;出具提档函 2828 份。文书档案簿册登记完成更新。完成委属单位带薪招聘、总量控制人员,代理单位档案人事档案录入上架工作。开展委管干部档案专项审核工作。完成 15000 余份干部档案电子化录入工作。优化档案管理机制。开展委属单位优秀人才到人才中心挂职实训。

人才引进 2020 年,联合市卫生健康委产业处、科教处共同印发《2020 年青岛市卫生健康"双招双引"攻坚行动方案》。完善人才引进和培养补贴办法,对全职引进和自主新培养的人才给予 30 万～1000 万元的生活补贴、20 万～2 亿元的综合项目资助,对人才引进培养单位给予 10 万～300 万元的引荐奖励。探索"网上招才引智名校行"新模式,搭建网上引才新平台。瞄准高端人才,实施归雁人才吸聚计划。引进或柔性引进 19 名来自北京、上海、厦门等具有国家或省级专业水平的高层次人才。全市卫生健康系统新培养齐鲁卫生与健康领军人才 5 名、杰出人才 15 名。

招聘工作 2020 年,创新考试评价方式,根据岗位要求和专业特点采取不同的方式,进一步下放招聘自主权。加强卫生健康"招才引智"工作推介,借助 2020 世界华人医师年会暨抗击新冠肺炎互联网医疗论坛,通过凤凰网、澎湃新闻网、中国卫生人才网等平台开展宣传推介。组织 36 家医疗卫生机构先后赴国内重点城市开展招才引智双选会及校园招聘,累计录用 551 名本科、硕士、博士人才,1 名高级职称人才。联合 36 家公立医院和 84 家事业单位共同开展公开招聘工作。协调市委编办、市人社局等部门将 24 名援鄂编外人员纳入总量控制,率先设置 144 个特设岗位专门面向疫情防控一线医务人员,将激励奖励政策落到实处。全年通过校园招聘、公开招聘录用 1745 人,其中紧缺中高级职称 99 人,博士 48 人,硕士 545 人,本科及以下 1053 人。

资格考试工作 2020 年,全国护士执业资格考试的网上报名、网报信息确认、材料审核、考场编排、人机对话考试等工作顺利实施,3179 名考生参加考试,1990 人合格,考试通过率为 62.60%。发放全市护理学初级(士)资格证书 1990 份;发放全市执业医师和助理执业医师资格证书 2147 份。

职称评审工作 2020 年,开展卫生、基层卫生系列副高级评审材料的收取、审核和评审工作,有 1499 人通过评审取得卫生系列副高级专业技术任职资格,

80 人通过评审取得基层卫生系列副高级专业技术任职资格。完成 2020 年委属单位卫生系列正高级评审材料 139 份的收取、审核和报送工作,其中有 135 人通过评审取得卫生正高级专业技术任职资格。

培训工作 2020 年,组织为期 6 天的青岛市优秀青年医学专家赴上海瑞金医院进修培训;组织青岛市 26 名优秀青年医学专家赴北京大学医学部进修培训。协助市卫生健康委完成病原微生物实验室从业人员培训工作。创新继续教育学分获取及审核模式,完善继续教育学分审核平台,网上审核学分 2 万余份。

党建与精神文明建设 2020 年,开展领导干部学习贯彻党的十九大精神集中轮训,开展"不忘初心牢记使命"主题教育,抓好"两学一做"学习教育、"三述"活动常态化制度化。深入开展"协同性三述"活动。加强基层组织建设,设 3 个党小组,有 13 名党员,占职工总数的 72.2%。发挥疫情期间支部引领作用。加强安全信访维稳工作。开展安全生产风险管控与隐患排查治理。加强中心文化建设,全力打造"健康青岛""人才优先"服务品牌,深入开展"优秀工作成果""争创岗位明星"等创先争优活动。加强院务公开民主管理和职代会制度落实,提高工会工作管理水平;举办形式多样的文化体育活动。积极参与志愿者活动,做好离退休干部工作。

荣誉称号 先后获得青岛市市级精神文明单位、标兵单位,连续 5 年获得市卫生健康系统科学发展观综合考核先进单位等荣誉称号,获青岛市十佳女职工建功立业岗及青岛市工人先锋号荣誉称号。

党支部书记、主任:徐　建
办公室电话:82892011
电子邮箱:15615881177@126.com
邮政编码:266071
地　　址:青岛市市南区栖霞路 16 号

青岛市卫生健康发展研究中心

概况 青岛市卫生健康发展研究中心成立于 2016 年 5 月,为市卫生健康委直属的正处级财政全额拨款事业单位。中心以服务于全市卫生健康改革发展和人口健康政策为宗旨,以信息技术为支撑,主要开展卫生健康发展和卫生政策研究,为政府制定卫生健康政策提供决策建议;承担卫生健康服务调查和卫生统计工作,对全市医疗卫生资源、医疗服务数据进行督报、核实,为全市各级各类医疗机构和卫生机构提供信息支持、指导、指引、监督、规范等行业管理。

中心内设综合办、信息部、政研部三个科室,编制 12 人,实有 13 人。

信息化工作 2020 年,启动"互联网＋医疗健康"惠民便民服务平台建设。与省卫生健康委平台项目组合作,建成青岛市"健康青岛服务号",印发平台建设标准和对接接口规范,组织各级各类医疗机构对接"健康青岛服务号"。推进电子健康卡(码)普及应用,充实完善全市统一的健康身份识别体系,利用电子健康卡完善青岛市"互联网＋医疗健康"便民惠民服务体系,42 家医院全部完成线上、线下用卡环境改造。助力疫情防控,开通"网上发热咨询门诊"服务,对接"健康山东服务号"的网上发热咨询门诊,开发并上线"新冠肺炎疫情服务平台"。全面建成市、区(市)两级全民健康信息平台,二级以上公立医院全部接入平台,加强省、市、区三级信息平台互联互通,印发《关于 2019 年度区域卫生信息平台互联互通数据对接进展情况的通报》,互联互通标准化成熟度测评实现零的突破。

2020 年,推进省传染病监测数据采集预警系统对接工作,系统注册率、对接率均达到 100％,为省内领先。卫生健康专网稳定运行,覆盖范围向民营医疗机构延伸。推进网络信息安全体系建设,起草行业性网络安全管理指导意见。开展应急演练,举办网络安全培训,开展网络安全检查,网络安全全年无大事。

统计工作 2020 年,利用统计平台做好人口普查、"十四五"规划编制的数据支撑和技术支持工作,为相关部门提供青岛市第七次全国人口普查相关基础信息,为科学编制青岛市"十四五"规划、全方位推动高质量发展提供准确的统计信息支持。

政策和科研课题研究 2020 年,研究制定青岛市医疗卫生设施专项规划。完成青岛市科技局《互联网＋中医药人工智能平台开发与应用》的立项工作;《区域内构建协同整合的医疗服务体系研究》《山东省卫生资源配置现状和政策研究及建议》和《推进基层医疗高质量发展》结题。

核算工作 2020 年,完成青岛市 2019 年度来源法、机构法卫生总费用核算,牵头组织全市功能法核算数据的收集、审核、上报等工作。

精神文明建设 2020 年,以习近平新时代中国特色社会主义思想为指导,深入贯彻落实党的十九大和十九届二中、三中、四中、五中全会精神,深入贯彻落实习近平总书记关于宣传思想工作和精神文明建设的重要思想。认真贯彻落实习近平总书记关于做好疫情防控工作的系列重要指示精神,动员职工积极参与疫情防控阻击战,为坚决打赢疫情防控阻击战贡献力量。

大事记

3 月 25 日,省卫生健康委员会确定青岛市卫生健康发展研究中心的"便民惠民一号通"获得智慧服务品牌称号。

12 月,按照市事业单位机构改革安排,青岛市卫生健康发展研究中心整体并入新组建的青岛市疾病预防控制中心。

荣誉称号 青岛市"文明单位"。

副主任:管 勇

综合办电话:80910398

传真号码:80926579

电子信箱:xxzxxy@qd.shandong.cn

邮政编码:266072

地　　址:青岛市市南区徐州路 90 号

青岛市公立医院经济管理中心

概况 青岛市公立医院经济管理中心(以下简称"经管中心")成立于 1996 年 4 月,为青岛市卫生健康委员会所属正处级公益二类事业单位,2015 年经批准更名为现名称,单位性质、编制和工作职能随之调整。核定事业编制 16 名,现有在职人员 13 人,其中编制内 10 人,自聘及委派人员 3 人;专业技术人员 11 人,其中高级职称 5 人、初级职称 6 人。

经管中心主要承担市卫生健康系统基层单位财务报表、医疗费用控制报表、内部控制报告等财务类报表汇总工作;配合委业务处室做好公立医院费用控制监测与考核、经济运行分析评价等行业监管工作;协助做好卫生健康经济管理人才选拔与培训;代管市卫生经济学会、市医务工会、委机关工会和委党费账户的财务核算与管理;做好系统内大账户银行资金清、结算业务的管理与服务。

业务工作 2020 年,积极参与新冠疫情防控工作,先后抽调 4 人到市疫情防控指挥部和市卫生健康委财审处工作,进行疫情防控物资协调、数据统计和财务管理。做好全市卫生经济管理的数据汇总分析等基础性工作。每月审核汇总全市二级及以上公立医院医疗费用控制情况报表并按季度提报分析通报,对医疗费用控制进行日常监测与分析;每月对委属医院经济运行情况进行分析,每季度提报全市公立医院经济运行分析报告。做好卫生资金监管与服务,配合"互联网＋医疗健康"攻坚行动,做好一卡通平台账户资金日常管理,每天进行账户资金归集、管理和清算,确保区域诊疗一卡通项目平台的正常运行。接入一卡通平台上线医疗单位23家,终端设备1410台,年度资金往来(缴存＋清算)超过3亿元。

2020年,做好中心日常财务监管与市医务工会、机关工会、委党费户、市卫生经济学会等4个代理记账单位的财务记账、财务管理,并配合做好有关审计工作。配合完成市卫生健康委卫生财务年报、行政事业单位内部控制报告、防范非法集资报表、对口支援和扶贫协作工作报表等系统性的年度报表的统计汇总和上报工作,参与拟定青岛市二级公立医院绩效考核指标体系及实施细则初稿,并对三级公立医院绩效考核指标体系与实施细则进行修订。

党建工作 2020年,中心党支部共组织党员学习12次,组织开展提高协同性、对外开放、疫情防控专题"三述"交流会3次,紧紧围绕中心重点业务工作,引导中心全体党员提升学习能力、分析能力和解决问题的能力。

精神文明建设 2020年,经管中心坚持新发展理念,立足单位实际,不断提高中心职工思想道德素养、提升业务能力,以丰富多样的精神文明建设活动为载体,不断深化精神文明建设工作,被青岛市精神文明建设委员会评为"青岛市文明单位标兵"。

荣誉称号 2020年,青岛市文明单位标兵。

副 主 任:刘焕芳

工会主席:张维慧

办公电话:85822380

电子信箱:wjwjgzx@qd.shandong.cn

邮政编码:266071

地 址:青岛市市南区闽江路7号

青岛市区(市)卫生健康工作概况

市 南 区

青岛市市南区卫生健康局

概况 2020年,市南区卫生健康工作实现疫情防控和卫生健康事业"两战双赢",区卫生健康局被省委、省政府评为山东省抗击新冠肺炎疫情先进集体,被市对口支援和扶贫协作工作领导小组评为2019年度脱贫攻坚和扶贫协作先进集体。

2020年,全区有卫生机构440处,其中,医院33处,疗养院4处,疾病预防控制中心1处,社区卫生服务管理中心1处,妇幼保健计划生育服务中心1处,卫生计生综合监督执法局1处,血站1处,门诊部48处,诊所及医务室309处(其中,诊所282处,卫生所、医务室27处),社区卫生服务中心、站38处,其他类别卫生机构3处。2020年末各类卫生技术人员16046人,其中执业医师4883人、执业助理医师296人。全区拥有医疗床位7869张,其中医院床位7255张。

新冠肺炎疫情防控 2020年,市南区疾病预防控制中心、社区卫生服务中心医务人员与11个街道联手,织密基层社区网格,跟踪落实出院患者、集中医学隔离观察和健康管理工作,出动医务人员2万余人次,开展居家隔离及健康监测30万余次。完善入境人员医疗服务管理,抽调医护人员派往隔离酒店90余批500余人,连续抗战240余天,做好50余人次就医服务工作,完成28批次7282位入境人员的医学隔离观察。全区共报告确诊病例7例,出院6例,死亡1例;疑似病例75例;无症状感染者4人。追踪管理密切接触者610人,参照密切接触者90人,密切接触者的密切接触者82人。

2020年,市南区卫健局努力提升应急处置能力。区医院建成200平方米发热门诊,购置移动CT,完善三级预检分诊。区人民医院、区疾控中心核酸实验室投入运行,购置快检设备,区属单位日检测能力超过4000人份。完成15类重点人员核酸检测"应检尽检"732935人次,其中冷链人员31424人次,环境和食品合计采样32252份,冷链单位8557家次。组织局属单位医务人员246人,民营及其他医疗机构共计809人,完成全员核酸检测681676人。借助上级专家力量,对辖区各级各类医疗机构进行督查,累计完成703家次。

2020年,市南区卫健局多方联系采购医用口罩、防护服、消毒用品等防疫物资。用好绿色通道,购置负压救护车、心电监护、呼吸机、便携式B超等医疗设备。先后2次捐赠N95口罩2500只、防护服1000套,送往援鄂医疗队集结地。按照常态化防控需要,为医疗机构和转运、火车站、机场、隔离酒店等4个专班按照3~6个月用量,对9种常用医疗物资进行储备。启动重点人群疫苗接种工作,累计接种2万余人。

医疗机构监管 2020年,深化公立医院综合改革,持续推进城市医联体建设,优化双向转诊通道,推进优质医疗资源下沉,提升基层医疗服务能力。改革完善医院内部绩效考核办法,控制医疗费用增长,改善收支结构,降低运行成本,提高医院医疗服务水平。开展年度大型医院巡查自评工作,发挥行风监督员和"院长热线"作用,持续开展医疗乱象整治。区人民医院康复医学科获批2020年省级(县域)临床重点专科和青岛市医疗卫生C类重点学科。

2020年,持续提升便民惠民服务。有效落实"改善医疗服务60条",改进服务流程和服务方式。通过电话、手机APP、微信公众号、预约挂号平台等多种形式,全面推开门诊挂号、检验检查预约制。对不会操作的老年人,由工作人员和志愿者协助老人进行预约。提供包括双休日在内的一站式病历复印及邮寄服务等,落实各项便民措施。

2020年,全面提升院感防控能力。在全市率先推行医疗机构护工健康状况登记制度,完善预约诊疗和预检分诊流程,优化医疗管理制度,严格病区患者及陪护探视管理。制作发热患者预检分诊、医疗废物处置及转运流程、疑似新冠肺炎感染应急处置演练预案等供相关医疗机构参考使用。指导各医疗机构分专业、分岗位对全体工作人员开展院感防控周期性培训,实现医务人员、患者双向防护。指导各医疗机构开展不同场景具体疫情处置应急演练,提高全体医务人员防控意识及应急处理能力。

2020年,保障医疗质量安全。通过微信群公告、小程序、腾讯视频会议等形式组织院感防控、母婴保健技术服务和医疗废物管理等知识培训,培训1200余人次。组织院感、护理专家对辖区400余家医疗机构进行4轮督导检查,落实四级院感巡查制度,确保实现"院内零感染"目标。面对面帮助机构整改薄弱环节,逐一指导疫情防控的关键点位,确保各机构疫情防控工作方案全面扎实、物资储备充足、人员培训到位、依法依规开展医疗服务。

疾病预防控制 2020年,开展20余场性病艾滋病知识宣传,发放13000余份宣传材料;对21万余人进行HIV检测,发现HIV新发感染者104人,管理艾滋病病人及感染者507人,其中治疗476人、未治疗31人。转诊肺结核疑似患者115人,确诊结核病患者106人,其中新涂阳患者56人。累计处置学校结核病疫情4起,涉及教师1起、学生3起,及时处置疫情4起,筛查密切接触者284例。全区结核病患者登记率17.99/10万。对辖区内200名8~10岁学生开展碘盐、尿碘、甲状腺监测,100名孕妇开展食盐、尿碘及补碘率监测。完成年度疟疾防控工作。开展

病媒生物监测工作,在各街道开展23次病媒生物监测。对全区疫情防控各类相关人员开展培训60余次,培训人员2000人以上;对辖区内隔离酒店、基层医疗机构、学校托幼机构、养老机构及校外培训机构等重点单位进行督导检查;全年对8家托幼机构及4家学校进行了消毒监测采样,共采集样本163份。规范开展流行性感冒、手足口病、霍乱等传染病的监测工作。

卫生监督 2020年,开展"蓝盾行动",组织开展尘毒危害专项执法、打击非法医疗美容、人类辅助生殖技术和产前诊断、疫苗预防接种、学校卫生、消毒产品、医疗废物、血液透析、职业卫生技术服务、核医学等重点领域10项专项整治活动。立案查处案件186起,罚没款248982元,没收医疗器械1件。结合国家医疗卫生行业综合监管督察组暗访发现的问题线索,对两家药店在售的3种消毒产品命名不符合规定、无消毒产品卫生安全评价报告的情况立案4起,罚款10000元。完成涵盖医疗卫生、公共场所卫生、生活饮用水卫生、传染病防治、放射卫生、学校卫生等领域的315家单位的"双随机、一公开"监督抽查任务以及省监管平台部门联合"双随机"监督检查任务4起,任务完结率、结果公示率均为100%。深入推进"智慧卫监"建设,全面实行手持移动执法终端进行监督执法,上传监督信息2454条、行政处罚信息186条。

妇幼健康服务 2020年,围绕母婴健康、婚前孕前孕期保健、儿童健康等妇幼全生命周期重点内容广泛开展健康教育与宣传活动。加强高危孕产妇专案管理,建立危重孕产妇台账,专案专人管理,无孕产妇死亡。加强孕期全周期健康服务,早孕检查率不低于90%,孕产妇系统管理率不低于95%。开展孕产妇保健服务10000多人次,其中孕产妇建册1918人、健康咨询8000多人次,筛查出高危孕产妇575人,发放健康宣传材料1万余份。加强0~6岁儿童健康服务,提高辖区内新生儿访视率,全区户籍活产数2456人,新生儿访视789人,0~6岁儿童健康管理12362人。市南区常住已婚育龄妇女96640人,其中采取各种避孕措施88283人,使用避孕药具的有76288人,放置宫内节育器4例,药具应用率达100%,随访率达100%,有效率达100%,药具占综合节育措施比例85.4%。通过辖区内63个免费药具发放网点发放各类避孕节育知识宣传资料9000余份。全区助产机构出生活产数为6386人。新生儿遗传代谢病筛查6386人,筛查率100%。新生儿听力筛查6258人,筛查率98%。新生儿先天性心脏病筛查6386人,筛查率

100%。持续加强重大传染病防控和惠民服务,确保预防艾滋病、梅毒和乙肝母婴传播工作有序开展,治疗率93.33%,儿童规范性治疗100%。

基层卫生服务体系建设　2020年,制定实施区域医疗卫生发展规划,调整和优化配置基层卫生资源,有计划、有步骤地建立健全社区卫生服务中心为主体、社区卫生服务站为补充的社区卫生服务网络。全区社区卫生服务机构布局趋于均衡合理,形成每个街道至少有1家社区卫生服务中心及15分钟健康服务圈的格局。结合区医院发热门诊设立情况和各社区卫生服务中心布局,投入专项资金,指导各中心建成发热哨点诊室。

2020年,招聘基层工作人员25人,在编在岗人员达227人,空编率为3.8%。建立激励机制,出台绩效考核办法,明确奖惩制度。2名优秀基层医生被评选为岛城基层名医,4名优秀全科医生被评选为市南区首席全科医师。制订《市南区专业技术人员继续教育工作方案》,选派社区专业技术人员到区人民医院半脱产进修学习。对符合条件的临床或中医类别的执业医师、执业助理医师,分批组织参加全科医生转岗培训。各社区卫生服务机构中医药诊疗量占基层医疗机构诊疗总量比例达到30%,全区建成国医馆3处,所有社区卫生服务中心、站均可提供中医药服务。基本实现居民健康档案信息化的覆盖和社区卫生服务全过程应用,各社区卫生服务机构实行医保、银行卡、微信和支付宝等多种支付方式。学科引领打造特色服务品牌,有3家中心的特色科室,被市里命名为"基层特色专科"。

2020年,医疗体制改革顺利推进。制订《市南区家庭医生签约服务工作方案》,明确建立签约服务收付费机制,规范其他诊疗服务收费,全区组建家庭医生服务团队71个,重点人群签约3.4万余人,居民签约4.9万余人。名医进社区活动成效显著,2000余名社区居民在家门口享受到名医专家服务,5000余人次享受到便捷优惠的双向转诊医疗服务。

卫生应急　2020年,印发《市南区突发公共事件心理危机干预应急预案》《市南区高考期间突发公共卫生事件相关信息应急处置预案》《青岛市市南区应对秋冬季新冠肺炎疫情应急预案》,开展不明来源新型冠状病毒肺炎病例应急处置演练、突发公共卫生事件应急预案桌面推演、学校诺如病毒疫情处置桌面推演、防护服穿脱演练、突发事件医疗救援应急演练以及反恐、防地震、防传染病暴发、防医疗废物泄漏、防燃气泄漏、消防实战演练等预案演练。建立健全辖区

监测基础信息数据库,建立19家疫情网络直报单位、38家社区卫生服务机构、68家托幼机构、49家中小学校、15家大中专学校以及驻区单位在内的监测网络。通过国家疾病预防控制信息系统、传染病预警报告系统、健康危害因素监测、食源性疾病报告系统等信息系统对突发公共卫生相关信息进行全面监测和预警。

健康产业　2020年,扎实做好双招双引工作,新落地项目6个,注册资本1.42亿元。积极助推企业复工复产,组织相关人员先后5次走访企业,了解疫情期间的经济运行情况,建立企业复工复产工作问题台账。走访企业60余家,梳理问题15项,及时解决并现场答复企业提出的困难和问题。引导鼓励中小企业注册海尔卡奥斯COSMOPlat工业互联网平台,帮助中小企业解决产品销售订单不足等问题。不断优化产业发展环境,通过政府引导、带动社会资本投资健康产业相关业态,对符合条件的机构给予奖励扶持资金800余万元。与国家卫健委卫生发展研究中心建立合作机制,探索开展健康产业统计指标体系研究并取得初步成果,健康产业统计指标体系框架构建基本完成,填补国内空白。

职业健康　2020年,组织开展尘毒危害专项执法工作,监督检查存在尘毒危害单位4家,监督覆盖率100%。全区范围内开展职业卫生监督执法专项检查,监督检查企业29家,下达卫生监督意见书29份,对存在问题的企业要求其整改落实,并对存在违法行为的企业予以立案2件。积极开展尘肺病患者救治救助行动,对报告的职业性尘肺病病人进行电话或上门随访,完成职业性尘肺病人随访与回顾性调查表,完成22人的随访任务。开展职业病防治工作联合执法行动,围绕重点企业、重点岗位、重点人员,加大执法力度,强化源头治理,督促企业及时开展作业场所环境检测和职工体检工作。

卫生健康宣传教育　2020年,围绕健康教育宣传日,组织开展相关疾病的健康教育,组织社区卫生服务机构开展公众咨询活动,利用微市南公众号、蓝晴新闻、区疾控中心官方微博等主流新媒体平台发布健康科普知识46篇。对辖区各社区卫生服务机构国家基本公共卫生健康教育项目进行培训和督导,培训和督导覆盖率100%,培训200人次。建立健全社会心理健康服务体系,搭建基层、行业、专业三大平台,实现社会心理服务网络全覆盖。5家二级及以上综合性公立医院设置精神科(心理门诊),设置率83.33%;19家社区卫生服务中心设心理咨询室,设置

率 75%；引入并扶持建成 4 个社会心理服务专业机构。建立精神卫生综合管理机制，开展心理健康评估及常见精神障碍早期筛查。街道、社区全部建立综合管理小组和关爱帮扶小组做好居家严重精神障碍患者的管理、治疗和社区照护工作，完成省、市严重精神障碍患者各项考核指标。开展全民健康生活方式行动，在社区、中小学开展"三减控三高"专项活动。起草创建省级健康促进示范区实施方案，召开全区省级健康促进区创建工作联席会议。

中医药工作 2020 年，率先出台《关于健全完善中医药发展体制机制和调整区中医药机构职能等事项的通知》，成立区委促进中医药发展工作领导小组，由区委书记担任组长。加强区中医药行政机构建设，明确区中医药管理局局长由区卫生健康局局长担任，单独设置中医药科。在区卫生健康宣传教育中心加挂区中医药推广交流中心牌子，在社区卫生服务中心明确一定数量编制专门用于招聘大专及以上学历的中医药专业人员，推进中医药服务进基层。加快推进基层医疗机构中医药标准化建设，投入 12.1 万元，对 7 家政府办社区卫生服务中心国医馆进行装修改造。各社区卫生服务机构均设置中医药科室，均能够提供相应的中医药适宜技术。加强区级中医药服务能力建设，继续发挥"尚德俊国医大师工作室""丁樱国家名中医工作室"的带动作用。中医外科病诊疗中心成为青岛市中医药类 B 类重点学科。成功开展中医中药中国行——中医药健康文化活动。打造云南路、香港中路中医药特色街区，举办中医科普（养生）大讲堂。推进中医药服务百姓健康行动。

爱国卫生 2020 年，围绕促进人民身心健康主题，在公共场所和固定场所，加大"中国公民健康素养 66 条"宣传。加大病媒防制措施宣传，清除"四害"滋生地。深入开展创建文明养犬示范社区活动。开展无烟环境创建倡导活动。组织企业利用户外宣传大屏幕广告滚动播出有关爱国卫生、健康教育的宣传公益广告。在全区持续开展以除四害（蚊子、苍蝇、老鼠、蟑螂）为重点的群众性病媒生物防制活动。出动及周边消杀车辆，对奥帆中心周边、前海一线等公共区域进行全方位密集消杀。按照属地管理原则组织 11 个街道办事处对辖区开放式楼院集中进行水体整治和病媒生物防制工作。对辖区内医疗机构、社区卫生服务中心（站）、农贸市场、社区进行病媒生物防制监测督导检查。组织学校、医院、酒店和物业企业开展病媒生物消杀工作。在全区继续开展病媒生物防制"B 级"以上街道和"无蚊小区"创建活动。

党组书记：尹　君
局　　长：于衍萍
党组成员、副局长：郑宝东、刘　洁、杨　光
电　　话：88729761
邮政编码：266071
地　　址：青岛市市南区宁夏路 286 号

青岛市市南区人民医院

概况 2020 年，职工总数 461 人，其中，卫生技术人员 388 人，占职工总数 84.16%；行政工勤人员 24 人，占职工总数 5.21%。卫生技术人员中，高级职称 29 人，中级职称 156 人，初级职称 191 人，分别占 7.47%、40.21%、49.23%，医生与护士之比为 1∶1.34。医院床位总数 274 张，设有职能科室 22 个、临床及医技科室 27 个、社区门诊部 6 个。

业务工作 2020 年，门诊量 48508 人次，比上年下降 64.92%，其中急诊 967 人次，比上年下降 53.84%；收治住院病人 1245 人次，比上年下降 66.28%；床位使用率为 38.3%，比上年下降 49.34%；床位周转次数 4.9 次，比上年下降 63.7%；入院与出院诊断符合率为 100%，与上年持平；手术前后诊断符合率 100%，与上年持平；抢救危重病人 370 人，比上年下降 60.8%；抢救成功率 84.6%，比上年下降 2.8%；治愈率为 3.3%，比上年下降 46.77%；好转率为 75%，比上年下降 6.25%；病死率为 5.3%，比上年增长 51.43%。

业务收入 2020 年，业务收入 3847 万元，比上年减少 35.27%。

固定资产 2020 年，固定资产总值 7025.72 万元，比上年增加 9.98%。

医疗设备更新 2020 年，投入 608.29 万元购买专用设备，新增移动式摄影 X 射线机 1 台。

医疗特色 2020 年，医院主导成立市南区紧密型医疗联合体，并召开第一届第一次理事会。医院中医外科病诊疗中心获批 2020 青岛市医疗卫生 B 类重点学科，康复医学科获批青岛市医疗卫生 C 类重点学科。医院成立疼痛、产后康复门诊，与山东大学齐鲁医院、中国康复研究中心北京博爱医院、青岛大学附属医院、泰安市中心医院康复医学科交流合作。医院康复医学科被评为山东省 2020 年度县域省级临床重点专科。医院医疗专护病房完成"公立医院医养结合标准化建设"项目，在首届山东省老年医学学会科学技术奖评选中获三等奖。

科研工作　2020年，申请市级卫生科研计划项目4项；通过市级科研课题1项；实用新型专利4项；发表论文7篇，其中SCI论文2篇。

继续医学教育　2020年，举办线下医疗业务培训40余次，培训人员800余人次；组织188人次参加各类院外培训会议31场；开展中医外科、康复科以及医疗专护病房的三项省级继续教育项目；开展市级继续教育项目12项，参加培训人员3200余人次。申报2021年度继续教育项目，其中康复科审批通过，成为医院首个国家级继续教育项目；2项省级继续教育项目获审批通过；11项市级继续教育项目获审批通过。

大事记

1月19日，成立新型冠状病毒感染肺炎救治领导小组和救治专家组。

1月23日，医院开展冠状病毒防控应急演练。

2月4日，医院13名医护人员成立抗击疫情突击队赴原青岛市第九人民医院发热门诊和急诊病房执行新冠疫情防控现场终末消毒处理任务。

4月9日，汤晓南、费晓棠、王智峥前往贵州省安顺市平坝区人民医院开展为期三个月至一年的支医帮扶工作；吕彦君、于成龙前往甘肃省陇南市宕昌县中医院开展为期一年的支医帮扶工作。

7月17日，成立青岛市市南区湛山街道新湛三路社区卫生服务站，张静担任主任。

8月6日，国家卫生健康委员会卫生发展研究中心一行5人，到医疗专护病房调研医养结合工作。

10月10日，医院PCR实验室建成，正式投入使用。

10月16日，正压防护采样舱捐赠活动启动仪式在市南区人民医院举行。

11月19日，市南区人民医院党委和市南交警隧道中队党支部党建联盟签约仪式在医院七楼会议室举行。

11月20日，中共青岛市市南区人民医院委员会所属党支部换届选举，会议选举刘春艳为第一党支部书记、汤晓南为第二党支部书记、张静为第三党支部书记、曲辉为第四党支部书记。

12月28日，青岛市市南区城市医疗集团第一届第一次理事会在市南区人民医院召开。

2月3日—12月31日，承担隔离点疫情保障任务，24小时严格值守。共派驻64人次到天津路如家酒店、和颐至尚酒店、保定路里院酒店、云南路里院酒店、泰安路格林豪泰酒店、锦江之星酒店、巫峡路隔离点，对隔离人员进行集中采样、核酸和血清抗体检测。

党建与精神文明建设　2020年，加强廉政教育，组织廉政党课教育，开展专题"三述"，成立派驻点突击队临时党支部，在发热门诊设立党员先锋岗，组织庆祝中国共产党成立99周年系列活动，组织各党支部和交警市南大队隧道中队共同开展主题党日教育活动，双方签订共建协议。疫情期间，为保证志愿服务常态化运行，组织开展医疗保障，门诊及病房温馨服务，慰问离退休党员、困难党员、患病职工等多项志愿服务活动。

荣誉称号　2020年，被山东省卫生健康委员会授予2020年度优质服务单位称号。

党委书记：尉　伟
院　　长：宋培铎
党委副书记：殷玉梅
副 院 长：马国欣、洪光晨
院办电话：86671528
传真号码：68855886
电子邮箱：snqrmyy@126.com
邮政编码：266002
地　　址：青岛市市南区广州路29号
（撰稿人：张欣欣）

青岛市市南区卫生计生综合监督执法局

概况　2020年，市南区卫生计生综合监督执法局占地面积1375平方米。职工总数16人，其中卫生技术人员10人，占职工总数的62.5%。卫生技术人员中，高级职称3人，占30%；中级职称1人，占10%。

固定资产　2020年，固定资产总值152万元。

党的建设　2020年，不断加强干部队伍建设，每周组织党员干部集中学习1次，"学习强国"、灯塔大课堂等线上培训参与率达到100%。参加市、区组织的各类业务知识培训60余次，参训人员近300人次。落实"三会一课"、民主集中制等各项制度，组织召开组织生活会，并开展党员民主评议活动。先后组织开展"三述"和"燃烧激情、建功青岛"等主题实践活动，开展个人"三述"和"三大活动"、"提升专业化服务能力"等专题研讨17次，发言50余人次。开展支部换届选举工作，选举产生新一届支部书记和委员。每月开展形式多样的主题党日活动，丰富组织生活。

业务工作　2020年，立案查处案件186起，罚没款248982元，没收医疗器械1件，人均办案15.5件。受理投诉举报364起，全部在规定时间内办理回复。

疫情防控 2020年,建立健全应急防控机制,成立防控领导小组,制订防控实施方案,关口前移,精准施策,督促做好从业人员防护、防疫物资的储备和使用、应急管理等工作。开展疫情防控措施落实情况督导检查,严格落实传染病防控工作监督执法,开展市级审批社会办资本举办医疗机构、重点医疗机构(发热门诊)、医疗卫生机构防控代工作重点、复工复产企业落实疫情防控措施、打击非法制售医用口罩等防护用消毒产品、火车站周边小旅店、现制现供水等专项督导。监督检查1家疾病预防控制中心,3家定点医院发热门诊,12家市级审批社会办医机构,18家消毒产品经营单位,24家职业病危害企业,389家区级审批医疗机构,483家公共场所,13家二次供水单位,68家现制现供饮用水设备,监督检查医疗机构2610户次、公共场所929户次,下达监督意见书1245份,覆盖率100%,召开调度会40余次,上报监督工作专报152期、工作信息21篇。

重点工作 2020年,统筹安排"双随机、一公开"监督抽查任务抽检工作计划,完成涵盖医疗卫生、公共场所卫生、生活饮用水卫生、传染病防治、放射卫生、学校卫生等领域的315家抽检单位以及省监管平台部门联合"双随机"监督检查任务4起,覆盖学校、医保定点药店、养老院、旅馆20家单位,任务完结率100%,立案处罚37起。

2020年,开展"蓝盾行动",加大重点领域专项整治力度。制订工作方案,组织开展尘毒危害专项执法、打击非法医疗美容、人类辅助生殖技术和产前诊断、疫苗预防接种、学校卫生、消毒产品、医疗废物、血液透析、职业卫生技术服务、核医学等重点领域10项专项整治活动,严厉打击违法违规行为。监督检查医疗美容机构39家,口腔门诊(诊所)48家,预防接种门诊10家、新生儿预防接种单位6家和疾病预防控制机构1家,职业病危害企业12家,病原微生物实验室9家,具有产前诊断(筛查)技术和人类辅助生殖技术资质的医疗机构4家,立案查处违法违规行为26起。对辖区内医疗机构医疗废物、污水处置进行专项监督检查,共监督检查医疗机构403家,立案处罚42起。对6所学校进行传染病防控工作的监督检查,指导学校严格落实卫生管理制度和新冠肺炎、结核病等传染病防控制度,下达卫生监督意见书12份。

2020年,做好重大活动卫生监督保障任务。在高、中考来临前对全区考点学校及其周边组织开展公共卫生专项执法检查。出动卫生监督执法人员8人,检查考点周边住宿场所12家、医疗机构5家,下达监督意见书27份。

投诉举报查处 2020年,针对国庆节期间山东电视台曝光的部分酒店卫生问题,立即组织安排执法人员,严格按照省、市相关文件要求和部署安排,开展住宿行业的专项监督检查行动,重点排查人员密集、流动量大的旅游景点及火车站周边地区,监督检查住宿场所68家,处理相关投诉举报15起,立案处罚3起,罚款1500元。结合国家医疗卫生行业综合监管督察组暗访发现的问题线索,对两家药店在售的3种消毒产品命名不符合规定、无消毒产品卫生安全评价报告的情况进行立案查处。

执法规范化建设 2020年,健全完善"三项制度",实施执法公示制,开展执法职责和权限公示,在市南区政府网站公示权责清单,严格实施执法人员持证上岗、亮证执法工作要求,规范执法事中公示,推动事后公示,通过网站公示行政处罚情况,接受群众监督,完善山东省"互联网+监管"系统的应用。深入推进"智慧卫监"建设,全面使用手持移动执法终端进行监督执法,实现监督执法信息实时录入、上传,上传监督信息2454条,行政处罚信息186条。行政处罚及投诉举报实现全程记录和一案一电子档,在执法全领域使用行政处罚案件说理性执法文书。加大卫生监督执法信息数据化便民应用的推广力度。

卫生计生监督协管工作 2020年,制订《2020年市南区卫生计生监督协管服务技术指导方案》,举办市南区卫生计生监督协管线上培训会,区38家社区卫生服务中心(站)的卫生计生监督协管员参加培训。对辖区的38家社区卫生服务机构卫生计生监督协管服务工作开展督导检查,下达监督意见书76份,提出监督意见532条。

大事记

1月26日,全体人员取消休假,开展疫情防控措施落实情况督导检查。

11月27日,进行党支部换届选举,选举贾光为市南区卫生计生综合监督执法局党支部书记,秦靖、樊志刚为支部委员。

荣誉称号 2020年度市级文明单位;市南区第一批文明执法示范岗;2020年2起行政执法案卷被区司法局评为2020年优秀行政执法案卷,1名执法人员被评为省级办案能手,2名执法人员被评为市级办案能手。

党支部书记、局长:贾 光

办公室电话:82886575

电子信箱:qdsnqwsjd@qd.shandong.cn

邮政编码:266071
地　　址:青岛市市南区徐州路90号
（撰稿人:秦　靖）

青岛市市南区疾病预防控制中心

概况　2020年,职工总数45人,其中,卫生技术人员34人,占职工总数的75.6%;事业工勤人员1人,占职工总数的2.2%。卫生技术人员中,高级职称6人,占17.6%;中级职称9人,占26.5%;初级职称19人,占55.9%。

新冠肺炎疫情防控　2020年,新冠肺炎疫情防控常态化下,成立疫情防控工作领导小组,6支应急处置队和24小时应急值班人员实行24小时值守。为保证核酸检测质量,投入39.4万元建设PCR实验室,购置仪器设备237.2万元,于10月投入使用,检测新冠核酸样本1250份,新冠抗体样本193份,其中检测出一例核酸阳性样本。核酸实验室申请参与省级以上室间质评4次,均获得合格证书。

2020年,针对市南区集中隔离点(酒店)的工作流程、人员培训、物资配备、消毒隔离等防控措施进行全面指导。6支应急队伍接机40余次。对医疗机构、"应检尽检"人员、集中隔离点等特定场所重点人群开展生物标本采集,及时进行实验室核酸检测。为新冠疫情防疫工作、做好物资保障。联合新闻媒体通过网络、电视、广播进行疫情防控工作宣传,发布相关科普知识、明白纸等,制作科普PPT,在市南区"微市南"及"市南区疾病预防控制中心"公众号发布文章,先后组织学习培训80余次。市南区报告新冠肺炎确诊病例7例。

计划免疫　2020年,免疫规划疫苗接种74120剂次,非免疫规划疫苗接种62802剂次,新冠疫苗接种30616剂次,新建立预防接种证2817个;处理流行性感冒聚集性疫情3起;落实麻疹风疹防控工作,加强细菌性疾病、乙脑、脊髓型灰质炎、水痘和流行性腮腺炎防控;接听居民咨询电话3000余起,回复处理12345转办单360余单。组织召开市南区免疫规划培训12次;开展4轮辖区大规模预防接种门诊督导。辖区内18个预防接种单位全部实现疫苗全程电子追溯制度。指导成立5个成人预防接种门诊。采购非免疫规划疫苗共45个品种12万余支。积极推动青岛市市办实事智慧化预防接种门诊建设,11家预防接种门诊全部完成智慧化建设。积极推进非免疫规划疫苗储存运输费的收取工作,明确收取流程,向涉及收取储运费的企业发送《非免疫规划疫苗储存运输费缴费通知单》,收取疫苗储运费416100元。

传染病、慢性病防治　2020年,为加大艾滋病防治力度,对辖区内娱乐场所及酒吧、旅馆工作人员进行艾滋病性病宣传,覆盖人群1000余人,检测800余人次,发放安全套7000余只,其他宣传材料4000余份。开展艾滋病知识社区和院校宣传讲座和公益广告投放;同青岛市非政府组织合作针对男男同性性行为人群及暗娼人群开展干预活动。市南区现有区疾控中心、青大附院皮肤性病科、区妇幼保健所三个VCT点,完成VCT检测1200余人。根据属地化管理的原则,管理艾滋病病人及感染者507人,其中治疗476人,未治疗31人,均按要求及时随访并进行CD4检测。定期对辖区内有性病门诊医疗机构、艾滋病上报机构进行督导检查。

2020年,做好市南区结核病患者的管理和追踪工作。转诊肺结核疑似患者115人,确诊结核病患者106人,其中新涂阳患者56人。市南区结核病患者登记率17.99/10万。在全区开展碘营养状况监测工作和寄生虫病防治及消除疟疾工作。针对市南区疫情防控各类相关人员开展了60余次消毒方面的培训,培训2000人以上。对8家托幼机构及4家学校进行消毒监测采样工作,采集样本163份。开展病媒生物监测工作,加强传染病疫情报告管理工作。针对手足口病、霍乱等致泻性弧菌、布鲁氏菌病等,定期对监测哨点医院和医疗机构进行业务指导和技术督导。

2020年,开展国家基本公共卫生服务、慢病干预和随访、控制工作。开展死因监测、肿瘤监测、冠心病脑卒中监测及伤害监测,对辖区内医疗机构上报数据进行汇总、整理、查重、编码、系统录入。完成2019年度市南区死亡原因分析报告、2019年度市南区伤害原因分析报告、2019年度市南区肿瘤发病分析报告、2019年脑卒中和冠心病监测分析报告。

2020年,围绕健康教育宣传日开展健康知识宣传活动,受益人群近3000人。以"一评二控三减四建"宣传主题为主线,开创市南区慢性病综合防控工作新局面。组织开展市南区"万步有约"职业人群健步走激励大奖赛、青岛市2019年基本公共卫生服务项目第三方绩效评价、市南区健康生活方式评估项目、健康危害因素调查项目。开展青岛市"国家基本公共卫生服务项目有奖知识答题"活动。开展线上形式的市南区基本公卫项目培训班,并对项目中排位后30%的单位进行督导与技术指导。完成辖区6家综合医院慢病监测工作综合检查及漏报调查。

健康教育　2020年,发放新冠肺炎防控知识宣传海报,相关科普知识、"明白纸"等。发放"三减四健"、心脑血管病等宣传手册、患慢性病风险速查卡油盐勺等健康支持性工具;利用微信公众号、微博等主流新媒体平台发布健康科普知识。对辖区各社区卫生服务机构国家基本公共卫生健康教育项目进行培训和督导,培训和督导覆盖率100%。围绕健康教育宣传日开展健康知识宣传活动。在市南区人民医院建设1处中医主题的健康教育基地。申请创建省级健康促进示范区,迎接省卫健委一行调研健康促进工作,起草创建省级健康促进示范区实施方案,召开全区省级健康促进区创建工作联席会议。

建立健全社会心理健康服务体系,引入并扶持建成4个社会心理服务专业机构。印发《市南区新型冠状病毒感染的肺炎疫情紧急心理危机干预工作实施方案》,成立市南区突发事件心理危机救援队伍,开通4条免费心理援助热线。建立精神卫生综合管理机制,开展心理健康评估及常见精神障碍早期筛查。对全区新冠肺炎治愈患者及家属开展心理评估工作,覆盖率100%。

健康危害因素监测　2020年,落实职业病与职业卫生监测系统业务管理员备案,开展《职业病防治法》宣传周工作,对辖区职业健康体检机构进行督导。开展尘肺病患者调查、职业病危害现状调查、职业病工作场所现场检测。印发全区饮用水和公共场所健康危害因素监测方案,并开展青岛市公共场所健康危害因素监测,开展水质监测。完成食品风险监测210份抽样检测,处置疑似食源性疾病事件3起。开展食品冷链核酸常规监测,累计完成国产冷链18轮检测,检测相关人员35727人次、单位9071家次、环境22938份、食品9525份。累计完成进口冷链20轮检测,检测相关人员16771人次、单位3118家次、环境17362份、食品4977份。

开展市南区放射卫生监测项目工作。加强近视、龋齿等学生常见病综合防治,开展手足口、猩红热等传染病防控工作。依托学生健康监测信息平台,做好因病缺课症状监测、预警处置、周报反馈等。结合主要卫生宣传日开展健康教育活动。开展学生健康体检、常见病及健康影响因素监测及干预。对全区中小学、托幼机构分管领导、校医等200余人进行新冠疫情防控知识培训。就常态化疫情防控形势下的学校秋冬季传染病应急处置,对全区中小学、托幼机构负责人、校医等80余人进行专题培训。加强复学后的应急处置,指导学校开展发热等异常情况处置、就医

情况追踪及后续情况处置。

卫生应急处理　2020年,完善疾病预防控制网络,健全监测预警机制,构建并完善全方位"哨点"监测网络。继续做好"全民健康保障疾控信息系统"内重大传染病监测工作。加强对"青岛市青新症状监测系统"和"发热病人跟踪管理系统"的管理,通过药店和医疗机构追踪、流调、管理可疑病人。通过"青岛市学生健康监测信息平台",对全区中小学因病缺课学生的症状分析、相关流行病学调查,及时对学校传染病疫情进行预警。

针对新冠疫苗接种过程中可能出现的不良反应以及可能出现的全民核酸检测,开展新冠疫苗不良反应应急演练和全民核酸检测应急演练。举办食源性疾病、肠道传染病(诺如病毒)桌面推演。做好突发公共卫生事件应急处理准备;做好24小时应急值班工作;制订中心卫生应急工作计划,完善突发事件卫生应急体系。

大事记

1月,处置山东省首起新型冠状病毒感染的肺炎疫情。

2月27日,对全区中小学、托幼机构分管领导、校医等200余人进行新冠疫情防控知识培训。

3月,招募并培训新冠疫情处置工作志愿者、业务骨干超过2000人。

6月,市南区申请创建省级健康促进示范区。

7月3日,迎接山东省卫健委一行调研健康促进工作。

8月,启动并完成山东省(市南区城市点)一评二控三减四健活动阶段性评估调查。

9月18日,就常态化疫情防控形势下的学校秋冬季传染病应急处置,对全区中小学、托幼机构负责人、校医等80余人进行专题培训。

9月,完成青岛市(市南区城市点)健康危险因素及膳食调查。

10月,改进购置后PCR实验室,正式投入使用。紧急响应,进行全民核酸检测。

12月,11家预防接种门诊全部完成智慧化建设。

党支部书记、主任:刘春雷

办公室电话:82626459

传真号码:82626459

电子信箱:qdsncdc@126.com

邮政编码:266071

地　　　址:青岛市市南区徐州路90号

(撰稿人:李宜宇)

青岛市市南区
妇幼保健计划生育服务中心

概况　青岛市市南区妇幼保健计划生育服务中心位于市南区延安三路105号。业务用房面积1400平方米,内设职能科室5个。职工总数17人,其中卫生技术人员11人,占职工总数的64.7%;行政后勤人员6人,占职工总数的35.3%。卫生技术人员中,高级职称2人,中级职称6人,初级职称3人,分别占18%、55%、27%。

业务工作　2020年,门诊量40829人次。参与建立孕妇围产保健手册2140人,市南区户籍孕妇唐氏筛查2738人;开展免费婚(孕)检查1522人,免费发放叶酸制剂3582瓶,免费发放多维元素3216瓶;为驻区各接产医院乙肝病毒携带的产妇,免费发放乙肝免疫球蛋白295支。为辖区内0～3岁儿童建立系统管理保健档案,门诊查体3455人次;入托儿童体检8715人,查体率达100%;为全区托幼机构保教人员进行每年一次的健康查体2101人,查体率100%;为集体儿童免费查体、护齿12533人;办理新生儿"出生医学证明"7625份。

固定资产　2020年,固定资产总值289.83万元,比上年降低。

医疗特色　2020年,加强孕产妇妊娠风险评估与管理工作,指导各级各类医疗机构对怀孕至产后42天的妇女进行妊娠相关风险的筛查、评估分级和管理。提供科学备孕指导、妊娠风险提示等服务;严格落实高危孕产妇专案管理;强化危急重症的转院和救治,完善孕产妇和新生儿危急重症的转诊和救治网络。对驻区各级各类托幼园(所)入园儿童,进行免费年度健康查体、护齿。推进国家免费孕前优生健康检查项目市南区居民全覆盖,继续实施增补叶酸预防神经管缺陷项目;为市南区户籍地孕妇和纳入市南区计划生育管理的新市民孕妇免费发放多维元素。为市南区户籍孕妇或女方是非青岛市户籍、其丈夫是市南区户籍的孕妇,免费报销无创DNA或羊水穿刺产前筛查费用。

主　　任:杨　光
副 主 任:王　静、郭　勇
电　　话:68896108
传　　真:68896108
邮政编码:266071
电子信箱:shinanfuyou@sina.com
地　　址:青岛市市南区延安三路105号
(撰稿人:庞　璐)

青岛市市南区社区卫生服务管理中心

概况　2020年,政府办社区卫生服务机构在编职工总数217人,其中,卫生专业技术人员185人。卫生技术人员中,已聘高级职称16人,中级职称63人,初级职称及以下106人。通过公开招聘分两批引进25名专业技术人员,充实社区卫生服务机构人才队伍。

业务工作　2020年,累计建立健康档案105794份,健康管理的65岁以上老年人15947人,高血压慢性病管理11117人,糖尿病慢性病管理4988人,0～6岁儿童保健管理14491人,孕产妇健康管理1731人。

业务收入　2020年,业务收入为2643.39万元。

固定资产　2020年,固定资产总值为1568.66万元。

社区卫生服务　2020年,各社区卫生服务中心门诊总量为152492人次。落实医联体建设,八大湖街道巢湖路社区卫生服务中心与青岛市市立医院和龙田金秋医院建立医联体关系,建立双向转诊机制,加入青岛市市立医院胸痛中心成为会员单位,成为国家心血管病中心高血压专病医联体单位。规范慢病管理,完善辖区居民慢病的高危人群筛查及慢病病人随访,落实健康教育工作。做好家庭医生签约服务工作,组建家庭医生团队,印制家庭医生签约合约书,完善家庭医生签约服务工作,中山路街道河南路社区卫生服务中心进一步修订《家庭医生签约服务工作实施方案》。实行入户服务工作,八大峡街道观音峡路社区卫生服务中心对于签约家庭医生计划生育特扶家庭的特殊老年人进行上门入户查体。江苏路街道黄县路社区卫生服务中心实行家庭医生健康指导与联防联控同步。全区组建家庭医生服务团队21个,重点人群签约2万余人,居民签约22200余人。

应急保障工作　2020年,加强组织领导,完善公共卫生应急体系建设,各社区服务中心均成立有突发公共卫生事件领导小组和工作小组,分工明确、责任到位,工作小组由临床医师、护士、药师、公卫医师包括检验医师等组成,主要负责提供医疗救护、现场救援工作、消毒和应急药品的供给等工作。完善制度,加强演练,各社区服务中心均制订《市南区社区卫生服务管理中心突发公共卫生事件应急预案》《市南区突发事件医疗卫生救援应急预案》《食品安全事故应急预案》《新冠肺炎疫情应急预案》《新冠肺炎集中隔离医学观察点应急预案》等应急预案。开展传染病防控宣传,建立和完善突发公共卫生事件报告预警系统。

国家基本药物工作 2020 年,完成市南区社区卫生服务机构药品网上集中采购工作。香港中路街道闽江路社区卫生服务中心根据门诊需求做好药品采购,严格药品准入制度,定期开展药事管理及治疗学组活动。做好对基本药物的监管,严格执行药品的验收、入库、养护工作;加强抗菌药物临床应用管理,明确抗菌药物临床应用管理责任制,全面开展抗菌药物临床应用基本情况调查。

基本公共卫生服务 2020 年,部署年度基本公共卫生项目工作,完成市卫健委对市南区基本公共卫生项目工作的年度考核。各社区卫生服务中心通过对社区居民健康宣教活动,提升社区居民健康知识知晓率和健康相关行为形成率,按期组织策划健康教育

讲座,专人负责定期更换宣传展板,实施健康教育团队进社区。

党建工作 2020 年,组织党员深入学习习近平新时代中国特色社会主义思想,切实发挥“灯塔在线”的宣传作用,加强职工的思想道德建设、医德医风建设。严格落实党组织生活制度,严格按照“三会一课”制度开展党员活动,充分发挥党支部的主体作用,配合开展“不忘初心、牢记使命”主题教育,由党支部担负直接教育、管理、监督党员和组织、宣传、凝聚群众职责,引导广大党员发挥先锋模范作用。组织党员慰问困难群众。

中心负责人:尹　君
电　　话:85824700
传真号码:85824700
邮政编码:266071
地　　址:青岛市市南区徐州路 90 号

(撰稿人:刘潇彬)

市　北　区

青岛市市北区卫生健康局

概况 2020 年,市北区卫生健康工作坚持以人民生命健康为中心,勠力同心、日夜奋战,取得新冠肺炎疫情防控阻击战持久战的阶段性胜利,市北区卫生健康局被省委、省政府授予“山东省抗击新冠肺炎疫情先进集体”荣誉称号;聚焦“健康市北”建设主线,多项卫生健康工作走在青岛市前列,先后在全市卫生健康工作会、全市基层卫生健康会等重要会议上作经验交流,进一步深化国家中医药综合改革试验区先行区建设,为创新中心核心区建设全面起势和人民群众获得感、幸福感、安全感提升,锻造坚实可靠的卫生健康工作底板。全区有医疗卫生机构 850 所,床位 15678 张,卫生技术人员 23259 人。

新冠肺炎疫情防控 2020 年,市北区卫生健康系统设立“一办一班六组”,建立例会调度、督导检查等机制 20 余项,优化集中隔离、规范消毒等流程 30 余项,实行疾病预防、基层医疗等 6 条战线管理。6 支 48 人流调处置队 24 小时值守,在全市完成流调处

置最多 1637 人次,果断封控小区 6 个,处理疫点 51 个,完成疫点等消杀 46 万余平方米,疫点管控五步法受到市指挥部肯定,青岛港疫情快速处置、精准流调,为上级专家世界首次确认新冠病毒可由物传人、冷冻条件下可长期存活提供有力证据。投入 2800 余万元,完成建设区医院发热门诊及 P2 级负压核酸实验室 2 个,改造医疗污水处理系统 10 所,发热“哨点”7 所。创新实施医疗机构“1＋4”监管模式,完成三轮 800 余家医疗机构检查,督导整改医废管理不到位等问题 1700 余项。发挥基层医疗机构网底作用,累计入户随访 6 万余人,发送公益短信 30 万条。创新实施“3＋N”网格服务模式,将疫情防控、基本公卫、基本医疗三项基本服务与社会随访等多项服务,融入基层网格,市领导给予肯定性批示,国家、省卫健委等期刊推广市北区双网格融合和疫情防控经验做法。

医药卫生体制改革工作 2020 年,区委深改领导小组、区政府先后研究关于进一步深化医药卫生体制改革工作,制发《2020 年深化医改重点工作安排》《市北区深化医药卫生体制改革近期重点工作任务》,明确深化医改五项 21 条工作任务。创新构建基层卫

生健康双网格融合服务体系，以全区 22 个街道大网格、137 个社区 940 个小网格为基础，将 86 所社区卫生服务机构、254 支家医签约服务团队融入双网格，实施基层卫生健康"3＋N"网格服务清单模式，提供疫情防控、预约就诊、双向转诊、家医签约、心理健康、健康教育等"一站式"综合健康管理服务，市政府、区委及市卫健委主要领导给予肯定性批示。

健康市北建设　2020 年，聚焦人民健康中心，深化省级健康促进示范区、医养结合示范区建设成果，印发《推进健康市北行动实施方案》，深入开展健康知识普及、全民健身、中小学健康促进、传染病及地方病防控等十六大行动，细化人均预期寿命（岁）、居民健康素养水平等 33 项指标任务，健全保障机制，实施动态监测评估，纳入综合督导考核。

医疗卫生服务　2020 年，进一步改善医疗卫生服务，加大公共场所和医疗机构卫生监督执法力度，结合疫情防控需要，创新实施清单式管理医疗机构，组织开展口腔种植、医疗美容、毒麻药品、传染病监管等专项检查，立案处罚 220 起，为群众卫生健康安全"保驾护航"。开展医疗废物"小箱进大箱"活动，组织医疗美容、疫苗等专项检查，行政立案处罚 144 起；深化打造区人民医院老年病特色品牌，重点开展老年性疾病中西医结合治疗、康复、晚期肿瘤综合治疗等 10 余项服务，全年完成门诊量 23 万人次，收治住院病人 4088 人次。

中医药服务　2020 年，深化"国家中医药综合改革试验区先行区"建设，充分发挥中医药"治未病"、疾病康复等优势作用，实现创新打造中医药服务街区、构建新型中医分级诊疗模式、评选中医专病专技门诊、培育国医馆特色品牌、提升基层中医药服务能力等 9 亮点突破，基本形成"服务体系健全、内涵建设丰富、特色服务集聚"的中医药服务良好格局；以《创建国家中医药综合改革试验区先行区增强群众获得感和幸福感》为题，在全市卫生健康工作大会上作典型发言。

社区卫生服务　2020 年，深化基层卫生健康标准化建设，完成 86 所社区卫生服务机构标准化建设，加强网格居民健康管理和基本公共卫生融合服务，在全市率先建立首席全科医师、首席公卫医师服务机制，建立健康档案 93.8 万份，实施"第三方定期考核、专业机构现场指导、约谈限期整改"相结合模式，提升 12 项基本公共卫生服务质量；积极开展优质服务基层行活动，推进落实家庭医生签约服务费、免费药物、延伸处方等惠民政策等，完善推广家医签约个性化服

务包。开展健康教育"六进"活动，举办健康教育讲座 230 余场，受益人群 10 万余人；区人民医院和 11 所公立社区卫生服务机构推行"零差率"药品销售，为群众节省 1000 余万元。

妇幼保健　2020 年，创新打造妇幼保健全程服务链，构建"婚孕前保健、孕产期保健、儿童保健、高危孕妇和儿童重点监护以及生殖健康保健"的妇幼保健全程服务体系，婚孕前体检率、妇女常见病普查率等处于全市领先水平；深化全国耳聋基因检测实验基地建设，搭建产筛、基因检测"便民一站式"服务平台，完成产前筛查、新生儿听力和疾病筛查及无创 DNA 检查 11482 人次，实施免费"两筛一补""三防治"等惠民服务 2.06 万余人次，减免费用 640 余万元；创新高危孕产妇"四位一体"闭环式管理，随访橙色高风险及红色分级孕产妇 3950 人次，高危孕产妇个案管理覆盖率达到 100％；实行"菜单式"妇幼保健服务，拓展提供小儿推拿、免费更年期女性中医体质辨识和穴位敷贴等特色项目，提供心理咨询服务 1 万余人次；建立全市首家性侵案件未成年被害人"一站式"救助中心，开辟诊疗绿色通道；创新"妇幼＋街道＋物业"三方"网络化＋"避孕药具发放模式，推进智能化免费药具进万家便捷服务；搭建孕妇和家长学校"云平台"，定期举办出生缺陷防治知识集中讲座，线上推送早教视频、益智游戏等 2000 余条。

疾病预防控制　2020 年，推进疾病预防控制体系建设，设立区委重大疾病和传染病（艾滋病）防治工作领导小组并实体化运行；打造"一防七哨多点"重大疾病监测网络，规范建设传染病疫情、艾滋病等六大类 145 个监测点，各类报告病例 5800 余例，预防接种 38 万人次；建立区级应急储备物资库，拨付疫情防控专项经费 1400 万元，储备各类卫生应急物资六大类 220 余种；打造"1＋6"隔离场所运行模式，创新性制定集中隔离场所管理规范，被市指挥部借鉴；建设集中服务点"3.0 版"，制定 9 类岗位规范标准和 65 项工作细则的集中服务点"市北标准"；落实重点人群筛查、演练培训、健康教育等五项"硬核"措施。市北区疾病预防控制中心被表彰为"全省抗击新冠肺炎信息报告工作先进集体"。

卫生监督　2020 年，实施"蓝盾行动"卫生监督专项攻势，开展生活饮用水卫生监督提升、消毒产品专项整治、学校卫生健康行动及公共场所监督检查等活动，监督 3700 余家，监督覆盖率 100％，圆满完成国家"双随机、一公开"监督检测工作任务 258 家，完结率 100％。全年行政处罚 428 起，收缴罚款 14.45 万

元,没收非法所得 1.29 万元,没收器械 1 宗;受理各类咨询 2300 户次,受理、回复、回退投诉举报件 326 起。

分级诊疗建设　2020 年,创新搭建相对紧密型城市医联体、专科联盟平台,组织全区 253 个基层医疗机构与二、三级医院建立医联体协作关系,创新专家坐诊、技术帮扶、双向转诊等多种载体,引导优质医疗资源下沉,专家基层坐诊 80 余人次,双向转诊 120 人。深化公立医院综合改革,督促公立医院和非营利性医院推进现代医院管理制度改革、修订医院章程,持续开展进一步改善医疗服务行动,鼓励医疗机构推出便民惠民服务,优化诊疗流程。

计生服务管理　2020 年,加强计生基层基础工作,严格落实承诺制,办理生育服务登记 3335 件,计生利导政策落实到位,扎实做好计生特殊家庭保险工作,为全区计生特殊家庭 3980 人投身故、住院津贴保险 63 万元,住院报销 660 人 144.32 万元;发放城镇其他居民退休后一次性养老补助、育龄妇女住院分娩补助等 1.3 万余人 0.895 亿元;加强基层计生协会规范化建设,深入开展"青春健康行"等活动,发放人口关爱救助金 18.3 万元。

行业安全　2020 年,规范医疗机构技术操作流程,规范医疗行为,控制医疗费用;加强行业作风建设,建立完善医疗机构常态化的巡查、点评、约谈制度,将医疗乱象、侵害群众利益现象整治作为常态化工作,巩固"平安医院"建设,构建和谐医患关系;加强卫生监督执法工作,公共场所、医疗机构及职业卫生监督覆盖率 100%;健全"四级双网格"精神卫生防治体系,检出率达 4.26‰。

宣传教育　2020 年,加大防疫知识、健康促进和惠民政策等宣传力度,采取活动载体、官微、平面媒体、自媒体等多种方式,开设手机短信通道,发送健康知识、节气养生、惠民措施等短信 40 余万条,编辑发放《半岛都市报·市北卫生健康》专刊 17 万份;刊发稿件 525 篇,其中省以上新闻媒体用稿 289 篇,官微和微博 1000 余条次,监测处置舆情 63 起;对疫情防控、卫生健康免费惠民政策 36 条、中医药改革等内容进行重点宣传;参与全市卫健系统"学习青岛楷模争做新时代最可爱的人"主题宣讲活动并获优秀奖。

惠民实事　2020 年,建立实事监督评价、定期通报等机制,完成政府实事 6 件:在全市率先推出妇幼保健"三防治"(免费发放儿童维生素 D、更年期女性中医体质辨识和穴位敷贴、孕妇遗传性耳聋基因检测)服务 6515 人,19 个社区卫生服务中心增加康复床位 311 张,完成智慧化接种门诊建设 38 处,新增和改建献血屋 2 处。完成区医院安全生产标准化建设,落实软硬件整改 37 项。全面推进犬只狂犬病免疫工作,设置便民服务点 24 个,犬只免疫 6100 余只。

老年人服务　2020 年,创新实施医养结合、社区卫生、老龄健康融合服务,构筑"养老、护理、康复、综合"一体化特色养老服务体系;践行"一次办好、即时即办"老年证服务承诺,办理老年证 0.95 万个;开展"敬老月"等系列活动,免费提供名医讲坛等各类志愿服务 1 万余人次;在洛阳路街道郑州路社区实施全国老年人心理关爱试点项目,开展心理健康调查评估,实行一对一心理咨询辅导。

职业卫生　2020 年,以"职业病防治法宣传周"为载体,推进职业健康知识"五进"活动 30 余场次,组织 200 名企业职工参加市卫生健康委网络培训课程及职业病防治知识答题。开展职业病危害项目调查摸底,督促企业职业病危害项目申报 85 家。顺利通过市卫健委尘肺病防治攻坚行动阶段督查。开展重点职业病监测,加强职业病网络直报。强化职业健康监督监管,全年监督检查职业卫生单位、职业病诊断机构等 89 家,行政处罚 8 家;区卫生健康局综合监督执法局增设职业卫生与学校卫生监督科,荣获全市职业中毒事件处置技能竞赛二等奖。

深化"放管服"改革　2020 年,规范政务服务标准化建设,完成 211 条省政务网服务事项信息梳理配置完善、31 条依申请服务事项梳理及数据归集、40 条省互联网+监管覆盖事项梳理上报等工作。注重专业队伍建设,公开招聘 21 个专业 74 人;进一步做好甘肃陇南西和县、贵州安顺西秀区、山东菏泽成武县三个地区东西扶贫协作工作,深化扶贫协作地区中医、妇幼等 10 余个学科建设,全年系统累计派出 32 名医护人员前往三地 16 家医院支医,接受三地来青培训 103 人。

大事记

7 月 31 日,在 2020 年全市卫生健康重点工作推进会上,市北区以《市北区创新搭建三项工作载体不断提高群众满意度》为题作典型发言。

8 月 14 日,在全市中医药传承创新攻坚行动调度会上,市北区以《推进国家中医药综合改革试验区先行区建设不断提高群众对中医服务满意度》为题作经验交流发言。

10 月 26 日,市北区卫生健康局被省委、省政府表彰为"山东省抗击新冠肺炎疫情先进集体"。

党组书记、局长:徐美丽
党组成员、副局长、三级调研员:陈祥国

党组成员、副局长：安效忠、李　娟

副处级实职：董少远

二级调研员：李友良、杨仁庆

四级调研员：殷　龙、王雅郁

电　　话：83745776

电子邮箱：sbqwjjgk@qd.shandong.cn

邮政编码：266033

地　　址：青岛市市北区辽阳西路 18 号兴业大厦 B 座

青岛市市北区人民医院

概况　2020 年，职工总数 256 人，其中，卫生技术人员 210 人，占职工总数的 82%；行政后勤人员 46 人，占职工总数的 18%。卫生技术人员中，高级职称 27 人，中级职称 85 人，初级职称 99 人，分别占 12.9%、40%、47.1%。医院编制床位 240 张，实际开放床位 300 张，设职能科室 14 个、临床科室 22 个、医技科室 7 个，医院下设门诊部 3 个。

业务工作　2020 年，受疫情影响，门诊量 23 万人次，其中急诊 22563 人次；收治住院病人 4088 人次；床位使用率 95%，入出院诊断符合率 100%，手术前后诊断符合率 100%，甲级病案符合率 98%，无菌手术切口感染率为 0，法定传染病报告率达到 100%。

业务收入　2020 年，业务收入 8745.61 万元。

固定资产　2020 年，固定资产总值 4488.96 万元，比上年增长 11.99%。

医疗设备更新　2020 年，新购置飞利浦 1.5T 16 通道磁共振、PCR 核酸提取仪等设备。

医疗特色　2020 年，医院为血透室配置先进的血液透析滤过机，为长期尿毒症患者进行血液滤过透析、血液灌流治疗。体外震波碎石科使用先进的碎石机，为泌尿系结石病人解除病痛。

科研工作　2020 年，在国内杂志发表论文 50 多篇。

继续教育　2020 年，医院强化内涵建设，采取外派进修、学术交流等多种方式，加强人才培养，外派青岛大学附院等医院进修、学术交流 20 人次，开展市级继续教育项目培训 4 项；请三级医院专家会诊、手术 20 余次。

精神文明建设　2020 年，进一步落实改善医疗服务 60 条措施，积极参与创建全国文明城市及创建人民满意的医疗卫生机构工作。医院党总支强化推进"两学一做"学习教育，"不忘初心，牢记使命"主题教育常态化、制度化，开展"提高协同性"专题"三述"，做好党风廉政建设和纠正行业不正之风工作。以党建为引领，抓牢疫情防控常态化工作。医院不断提高群众满意度，门诊、住院病人满意度均达 98% 以上，收到感谢表扬信 70 封、锦旗 20 面，拾金不昧 10 多人次。

大事记

7 月 29 日，完成发热门诊的建设、验收和设备配置等工作，开始 24 小时开诊。

8 月 17 日，增设内五科，增加床位 40 张。

9 月 15 日，医院以 80.4 分的高分顺利通过安全生产标准化建设评审，评审分数为全市医疗机构前列、同级医疗机构第一。

10 月 12 日，医院接到"全民核酸检测"紧急任务后，立即启动疫情防控应急预案，调派人员奔赴指定采样点采样。

12 月 16 日，医院核酸实验室通过山东省临检中心专家的验收。

12 月 28 日，医院核酸实验室获得"临床基因扩增检验实验室技术审验合格证"。

荣誉称号　青岛市文明单位。

党总支书记、院长：于　波

党总支副书记：吴海涛、赵　红

副 院 长：赵　红

院长助理：王文青

电　　话：83720868

传　　真：83720868

网　　址：www.sfhospital.com

邮政编码：266033

地　　址：青岛市市北区抚顺路 25 号

（撰稿人：王　蕊）

青岛市市北区
卫生健康局综合监督执法局

概况　2020 年，市北区卫生健康局综合监督执法局为全额拨款的事业单位，单位占地面积 840 平方米，业务用房面积 480 平方米。单位核定编制 33 人，领导职数一正三副。内设综合科、法规稽查科、监督一科、监督二科、监督三科、监督四科。在编在岗 30 人，离岗待退 1 人。专业技术岗 19 人，管理岗 11 人，工勤岗 1 人，其中兼岗 2 人。50 岁以上 5 人，平均年龄 42 岁。

业务工作　2020 年，全力做好新冠肺炎防控监督工作。紧急动员、全员参与,检查相关公共场所单位 3052 户次,下达监督意见书 1538 份,发放防控新型冠状病毒感染肺炎宣传材料 2000 余份、测温表 3000 余张、消毒记录簿 1100 余本;检查医疗机构 1500 余户次,出动执法人员 3000 余人次,其中二级医院 8 家、一级医院 29 家、门诊部 76 家、社区卫生服务中心(站)78 家、诊所(医务室等)500 余家、疾病预防控制中心 1 家、精神卫生机构 4 家、医养结合机构 34 家,下达卫生监督意见书 1100 余份。对辖区内 7 家境外输入人员隔离点宾馆进行监督检查。

2020 年,规范信访、投诉、案件查处机制。全年接到投诉举报 456 起,其中,分发至业务科室办理 240 起,直接回复、回退 216 起,受理陈述申辩案件 5 起,行政诉讼 1 起,申请法院强制执行案件 2 起;全年审核、组织案件合议、制作行政处罚文书 428 起,其中,一般程序 129 起,简易程序 299 起;收缴罚款 144500 元,没收非法所得 12934 元,没收器械 1 宗。

2020 年,积极开展国家"双随机"监督抽检工作。完成公共场所监督抽检 229 家(其中 21 家关闭);医疗场所完成 12 家医疗卫生(其中 2 家关闭)、12 家传染病防治(其中 2 家关闭)、5 家计划生育的三个专业执法项目总计 29 家双随机抽查工作,本年度 258 家单位的双随机监督任务全部完成,完结率 100%。

2020 年,实施生活饮用水卫生监督提升行动。组织全区 14 家二次供水单位及 11 家现制现供饮用水负责人培训并签订卫生安全承诺书。全区二次供水单位 14 个,抽检 14 个,合格 13 个,合格率 92.86%。现制现供饮用水抽检 5 家单位 15 个饮水机,合格 14 个,合格率 93.33%

2020 年,开展打击非法医疗美容专项整治行动。对辖区正常执业的 9 家医疗美容机构均进行监督检查,立案调查 2 起,查处未取得"医疗机构执业许可证"违规开展医疗美容 1 起,立案处罚 5000 元,没收违法所得 6600 元。

2020 年,开展传染病防治分类监督综合评价活动。推进传染病防治分类监督综合评价工作,完成 500 余家医疗机构综合评价,评价覆盖率达 62%。

2020 年,开展预防接种专项整治活动。对全区 30 家预防接种门诊、7 家产科接种室、2 家狂犬疫苗处置门诊、1 家疾病预防控制机构共 40 家实施全覆盖监督检查,执法人员对疫苗储存、冷链运输、批号及有效期、接种人员资质、三查七对情况、预防接种信息系统填报及预防接种门诊登记等逐一细致排查。

2020 年,开展病原微生物实验室生物安全专项监督。根据年度专项执法工作部署,生物安全专项监督检查工作围绕新型冠状病毒肺炎疫情防控,依据病原微生物实验室生物安全检查指标完成辖区 220 余家设置检验科医疗机构生物安全排查工作。

2020 年,开展辖区医疗卫生机构医疗废物、污水处置专项整治行动,该专项行动与医疗机构传染病防治分类监督综合评价工作同步进行。对辖区 468 家医疗机构进行监督检查,立案处罚 35 起,警告 27 起,罚款 7 起,罚款金额 0.7 万元。

2020 年,做好监督协管工作。开展一次卫生监督协管员业务培训,全区 75 家社区卫生服务机构 75 人参加培训。每季度配合社区科、社管办对社区卫生服务机构进行督导检查,提出指导意见和监督意见,并对卫生监督协管员进行考核。

2020 年,开展职业卫生监督检查工作。增设职业卫生与学校卫生监督科。监督检查职业卫生单位 97 家,职业卫生技术服务机构 1 家,职业健康体检机构 2 家,职业病诊断机构 1 家,行政处罚 8 家,处理投诉举报 2 家;监督检查放射诊疗单位 96 家,下达卫生监督意见书 96 份,行政处罚 21 家,建设项目职业病危害设施竣工验收 16 家,放射检验 60 家;完成卫生健康国家"双随机、一公开"抽查学校 19 家,并联合市北区市场监督管理局对辖区内中小学开展"双随机、一公开"检查 3 家。

2020 年,积极组织开展创城迎检工作。对辖区公共场所的控烟工作进行监督检查共 14 次,下达卫生监督意见书 14 份,立案处罚 1 起,督导被监管单位及时整改落实;各医疗机构均在醒目位置张贴标准禁烟标志,未发现张贴香烟宣传广告的现象,发现吸烟现象能够及时制止。截至年底,共检查医疗机构 480 余家,对涉及违反《禁烟条例》立案警告处罚 1 起。

2020 年,做好信息宣传及培训工作。利用官微和新闻媒体进行信息报道宣传 60 余篇;组织单位内部业务培训,对行政执法文书书写进行专项培训,开展"人员大培训、岗位大练兵"全员岗位轮训工作。

固定资产 2020 年,固定资产总值 188.22 万元,比 2019 年减少 12.8 万元。

大事记

9 月 10 日,市北区卫生健康局综合监督执法局党支部换届选举,经卫生健康局党组批复,桂文盛为市北区卫健局综合监督执法局党支部书记、胡凯、张博为党支部委员。

荣誉称号 获 2020 年度市级文明单位荣誉称号。

党支部书记、局长:桂文盛
副 局 长:张克胜、胡 凯
值班电话:83779885
举报电话:83779885
电子信箱:sbqjdgk@qd.shandong.cn
邮政编码:266033
地 址:市北区辽阳西路18号

（撰稿人:李丹丹）

青岛市市北区疾病预防控制中心

概况 2020年,职工总数91人,其中,卫生专业技术人员87人,行政工勤人员4人。卫生专业技术人员中,正高级职称2人、副高级职称10人、中级职称26人、初级职称49人,分别占2%、11%、30%和57%。

固定资产 2020年,固定资产总值2899万元,比上年增长108%。

科研工作 2020年,发表国家级论文15篇。

疫情防控 2020年,成立疫情防控领导小组,下设物资保障、组织协调、信息联络、消杀检验、流调处置5个工作组,组建8支卫生应急处置队伍,45名党员请缨参战,涌现出抗疫先锋、五一劳动奖章、最美准新娘、最美疾控人等先进典型。制定动态战疫表,坚持"一天一调度",实时研判分析和风险评估,专人对接5家定点医院,设置24小时疫情接报热线,接收核实预警信息169次,核实报告疑似和确诊病例143例,报告和审核及时性均为100%。24小时内完成调查处置,完成个案调查143例,其中确诊23例,累计管理密切接触者709人,参照密接管理606人,其他重点人员7092人,筛查阳性患者6人,最大限度降低防控风险,有效防控社区层面疫情传播扩散。

2020年,做好疫情常态化管理,打造"1+6"市北区运行模式,建立日常巡查制度,健全常态化风险监测机制,落实"四早"防控策略,建立冷链食品检测和应检尽检工作常态化。完成核验初中27所、小学66所,幼儿园216所、校外培训机构295所,累计对辖区51处疫点开展指导管理和终末消毒54次,完成消杀作业422次,累计消毒面积22.5万平方米;对集中服务点、集中隔离酒店、复工企业等各类场所展消毒技术指导804次。中心PCR实验室通过市级专家组验收并正式投入使用,最大核酸检测能力达到2400份/日。逐步加大核酸检测信息审核力度,累计审核医疗机构核酸检测信息1246079份,新冠疫情疑似和确诊

病例处置量居全市首位,疫情监测报告综合率、流调规范化和及时率均居全市前列。

卫生应急 2020年,公开招聘14名专业技术人员,采取"走出去、请进来"等形式,将公共卫生全员培训纳入市级继续教育项目,培训覆盖面和合格率均达100%,指导各卫生单位储备各类卫生应急物资6大类220余种,保障卫生应急工作有序开展。

传染病防治 2020年,审核管理传染病4350余例,疫情报告质量综合管理率100%,处置聚集性发病疫情10起,流调处置各类传染病323例,强化手足口病、流感、致泻性弧菌、病毒性腹泻监测哨点工作,累计完成病原学采样任务1209例,样本的采集和运送率达到95%以上,居全市首位。

艾滋病防控 2020年,贯彻落实艾滋病"四免一关怀"政策,新报告病例85例,HIV抗体筛查22万余人次,完成重点人群干预1.3万余人,完成自愿咨询检测567人次,发现并确认6例阳性。在全市率先实现"符合治疗条件的感染者和病人接受抗病毒治疗比例达到90%以上"指标任务,因治疗失败导致死亡的病例呈逐年减少态势。

结核病防治 2020年,新报结核病239例,新增耐多药肺结核14例,累计管理达58例,规范处置学校结核病疫情17起,筛查密切接触者616例,完成高校结核病筛查4857人,巩固扩大"百千万志愿者结核病防治知识传播行动"成果,在"全市百千万志愿者活动表彰大会"上进行工作经验介绍。

卫生监测 2020年,开展城市生活饮用水水质监测、病媒生物监测、公共场所健康危害因素监测、学校采光照明"双随机"抽查等监测任务,完善食品安全风险监测新体系建设,食源性疾病监测报告信息达到886例。

免疫规划 2020年,全面落实扩大国家免疫规划政策和疫苗流通与预防接种管理条例,累计接种疫苗26.2万剂次,适龄儿童接种率保持在90%以上。完善疫苗管理机制,规范采购、供应、温控监测,疑似预防接种异常反应管理率达到100%。处理群众举报投诉事件412起,处置及时率和满意率均100%。调查处置疫苗针对性传染病604例。加强预防接种队伍建设,实现区疾控中心和40家接种单位疫苗全程电子追溯工作。

慢病监测 2020年,夯实省级慢性病综合防控示范区建设成果,组织开展全国肿瘤防治宣传周、全民健康生活方式宣传月、万步有约等全民健康生活方式主题活动,完成国家、省、市级慢病监测任务,审核

管理监测卡片 2.5 万张。

公共卫生服务项目指导 2020 年,基本公共卫生服务指导水平和质控质量不断提升,集中开展业务培训 3 次,实施线上指导服务模式,覆盖 84 家社区服务机构,提高社区卫生服务机构业务水平。累计随访患者 5.1 万余人次。

地方病防制 2020 年,重点地方病消除评价及地方病专项攻坚行动有序推进,完成 5 个街道和 300 名重点人群碘缺乏病监测及其健康教育效果评价,6 个疟疾监测点完成血检 1000 人,规范处置疟疾病例 8 例,作为唯一区(市)参加山东省对江苏省的疟疾联防联控检查工作。

健康教育 2020 年,巩固省级健康促进示范区创建成果,深入推进健康教育"六进"活动。利用新媒体,开发新阵地,在 13 个健康大学堂中完成 100 场线上科普讲座。在大众网等主流媒体开展 134 次网络宣传,完成健康素养监测工作,引导广大群众养成良好卫生习惯、生活方式和科学文明的健康行为。

学校卫生 2020 年,学校因病缺课症状监测系统覆盖学校达到 119 所,上报率和红色预警处置率始终保持全市第一,处置红色预警 50 余起,加强学校卫生教师业务培训,落实免费预防性健康体检政策,完成体检服务 28875 人,圆满完成 91 所中小学健康查体工作,质量控制贯穿始终,覆盖中小学生 8.5 万余名。

职业卫生 2020 年,通过线上、线下相结合的方式,开展《职业病防治法》宣传周活动,对职业病诊断机构和职业健康检查机构开展季度专项业务督导,报告职业病监测信息 10 例、职业病健康检查信息 409 例,开展职业性尘肺病随访与回顾性调查 220 人、职业病危害现状调查 30 家、工作场所职业病危害因素监测工作 8 家。

质量管理和检验 2020 年,健全中心质量管理体系,规范开展内审、管理评审工作,计量校准仪器设备 168 件,顺利通过省、市级 7 个项目 24 份样本的质控考核。建立中心核酸检测实验室,全年检测人员核酸样本 13474 人次,环境核酸样本 2575 个,生活饮用水样本 128 份,食品安全事故样本 320 份、食品安全风险监测样本 120 份,地方病样本 310 份,HIV 样本 1594 份。开展食源性疾病应急检测及食品污染物、生活饮用水、艾滋病等检测。

动物疫病防控 2020 年,积极履行区防控重大动物疫病指挥部办公室职责,贯彻重大动物疫病防控责任制,健全组织领导。全面推进犬只狂犬病免疫。设置社区便民服务点和"一对一"街道服务方式,开展二轮犬只狂犬病免疫活动,累计设置便民服务点 24 个,服务覆盖 137 个社区,完成犬只狂犬病免疫 6099 只,免疫犬只建档率达到 100%、抗体合格率达到 70% 以上。

党风廉政建设 2020 年,落实主体责任,班子成员及科室负责人实行"一岗双责",实行一级抓一级、层层抓落实。健全工作机制,将党风廉政建设纳入支部重要议事日程,夯实支部统一领导、科室各尽其责、职工全力参与的党风廉政建设工作格局。抓实政治思想教育工作,以 5 个政治思想学习小组为依托,正确引导职工树立社会主义核心价值观。

荣誉称号 获青岛市第七届"健康杯"预防接种技能大赛团体二等奖;全国 2004—2019 年死因登记报告工作阶段总结表彰突出贡献单位;青岛市第八届"健康杯"公共卫生监测检验技能大赛一等奖。

党支部书记:陈祥国
主　　任:惠建文
副 主 任:辛乐忠、杨　敏、邹健红
联系电话:82817981
传真电话:82812990
电子邮箱:sbqjkzxgk@qd.shandong.cn
邮政编码:266012
地　　址:青岛市市北区德平路 3 号丁

（撰稿人:王春辉）

青岛市市北区妇幼保健计划生育服务中心

概况 2020 年,市北区妇幼保健计划生育服务中心编制数 68 人,在职职工 60 人,其中卫生专业技术人员 52 人,占在职职工总数 86.7%。卫生专业技术人员中,高级职称 5 人,中级职称 19 人,初级职称 25 人,分别占 9.6%、36.5% 和 48.1%。中心强化疫情防控常态化管理,落实岗位责任,加强监督机制,同步开展各项妇幼保健服务工作,全年服务人群近 7 万人。

业务工作 2020 年,中心成立疫情防控应对工作领导小组,严格落实院内消毒防护措施,组织疫情防控应急演练和知识考试,建立"三个一"内部纠察机制,同步进行疫情与健康宣教管理,通过 40 个儿童"健康微信群"、孕妇学校"云课堂",举办出生缺陷防治、儿童保健知识集中"云授课"100 余期,为近万名服务对象提供健康"云宣教、云指导"。

2020年，完成免费婚前医学检查6983人，婚检率达73.96%，远高于上年婚检率65%的水平，在全市处于领先水平；完成孕前优生3740人，项目覆盖率111.98%；发放母子健康手册8023册，提供孕产妇保健服务38708人次，随访橙色高风险及红色分级孕产妇3950人次，高危孕产妇个案管理覆盖率达到100%；为辖区企事业单位女职工、幼儿园保教人员等女性进行妇科常见疾病筛查9117人次，辖区妇女常见病普查率达86.69%，居市区前列。

2020年，完成儿童先心病筛查6328人、HPV筛查2002人、孕妇发放多维元素5208人；儿童维生素D发放4112盒；40～60岁更年期妇女免费中医体质辨识与穴位敷贴调理1004人次；孕期免费遗传性耳聋基因检测完成4006人次。完成DNA直免与报销、产前检测直免与报销、羊水穿刺报销、听筛和新筛报销等11482人次，免费金额275万余元。中心顺利完成所承担市办、区办实事项目。

业务收入　2020年，业务总收入977.2万元，其中非税收入517.2万元，惠民资金投入460万元。

固定资产　2020年，固定资产总值3264.32万元。

医疗设备更新　2020年，投入18万元更新妊娠高血压综合征监测系统。

医疗特色　2020年，中心将孕前保健与孕产妇妊娠风险评估和管理体系有效衔接，创新对孕前检查的备孕夫妇实行"五色管理"，实现高危孕产妇管理关口前移；在全市率先实施高危孕产妇橙色、橙色高风险和红色的随访纳入基本公卫专项经费拨付政策；在全市妇幼机构中率先设立心理门诊，加大心理项目设备投入，加强专业人才培养，年服务1万余人次；在全省率先建立性侵案件未成年（青春期）被害人"一站式"构建办案救助机制，为未成年（青春期）被害人开辟诊疗绿色通道；与市北区物业办合力，依托"青岛市国家免费提供避孕药具服务平台"，创新打造"妇幼＋街道＋物业"三方"网格化＋"发放新模式，推行智能化免费药具服务进万家，全年发放免费避孕套80万余只，服务已婚育龄妇女7万余人。

医药卫生体制改革　2020年，推动以辖区医疗机构、妇幼保健计划生育服务中心、社区卫生服务中心、街道社区及托育托幼机构为主体的妇幼保健医联体建设，全面促进辖区妇幼保健服务水平和模式实现跨越式发展和突破，实现医疗资源横向整合。

培训指导　2020年，利用腾讯会议、微信、QQ、转播专家讲座等多点辐射方式，组织托幼机构、社区卫生服务中心开展线上、线下培训与考试16次，推送"云"知识113条次，远程业务指导1213人次，托幼机构人员线上培训及例会2621人次参训、参考覆盖面达100%；以点带面强化基层督导，组织开展基本公卫妇幼项目督导及回头看，线上、线下同步指导400次，查列问题清单96份，所涉整改问题30余项，培树典范社区机构，促进新设立社区卫生服务机构妇幼项目准入工作，开展托幼机构卫生评估和评价、开学指导等达86家，通过打造爱婴医院不断推进爱婴社区建设；强化公共服务实效，规范做好辖区助产机构《出生医学证明》签发业务的督导与管理工作，签发"出生医学证明"19966份，签发规范管理率100%。

健康宣教　2020年，中心利用微信平台、大众网、《青岛晚报》等媒体，在积极宣传政策法规、服务流程、疫情防控知识、保健知识等内容的同时，广泛宣传中心为民服务中的好人好事、惠民亮点等；开展"5·20"优生优育宣教活动，发放优生大礼包，开展"母乳喂养周""预防出生缺陷周""市北妇幼惠民政策宣传周"系列活动，以及"世界艾滋日"母婴阻断有奖知识竞赛；通过义诊咨询、线上宣传、线下进社区讲座等形式提高目标人群知晓率；在省、市、区级网络、微平台、报刊发表各类宣传信息200余条。

荣誉称号　青岛市文明单位标兵、青岛市女职工建功立业标兵岗、市北区直机关"模范共产党员先锋岗"、市北区三星级党支部、市北区卫生系统先进基层党组织。

主　　任：王秀香

副 主 任：元　红、孙道媛、周浙青、衣军光、张春光、丁艳

电　　话：66008056

传真号码：83656372

电子邮箱：sbqfygk@qd.shandong.cn

邮政编码：266021

地　　址：青岛市市北区台东五路85号、抚顺路25号乙、乐环路18号、北仲路47号

（撰稿人：谷丽丽）

李 沧 区

青岛市李沧区卫生健康局

概况 2020年，全区有各级各类卫生机构524所，床位4532张，常住人口每千人拥有床位7.6张。其中，三级医院2所，二级医疗机构12所，一级医院30所，社区卫生机构60所，门诊部、诊所等其他医疗机构417所，疾病预防控制中心、卫生计生综合监督执法局、妇幼保健计划生育服务中心各1所。医疗机构中卫生技术人员7530人，其中，执业（助理）医师3317人，注册护士3504人，其他卫生技术人员709人。

李沧区卫生健康局及局属单位有职工443人。其中，卫生技术人员352人，高、中、初级职称分别为33人、99人、220人，分别占9.4%、28%、62.6%。下设事业单位14家，其中全额拨款6家、差额拨款6家、自收自支2家。

重点项目和区办实事 2020年，推进重点项目和惠民政策落实。配合市卫生健康委做好青岛市第八人民医院东院区建设工作。投资1180余万元新建李沧区中心医院发热门诊和核酸检测实验室。完成7件惠民实事，其中老年人免费查体5.7万人，基本药物让利群众1380余万元，白内障康复手术1451例，建成智慧化接种门诊20家。推出卫生健康惠民政策35条，其中为老年人免费接种肺炎疫苗、生育报销双直免零跑腿、计生特殊家庭住院陪护、城市癌症早诊早治项目、儿童运动体质检测等10条为李沧区独有或率先开展，每年约60万居民受益。

疫情防控工作 2020年，面对新冠疫情，全员动员、全速行动。区卫生健康局成立疫情防控工作领导小组，启动重大突发公共卫生事件一级响应，动员全区医疗机构医护人员6300余人，成立18支流行病学调查队、1支医疗救治专家队、1008人的采样队、56人的检测队，强化重点人员管控，集中隔离入境和重点地区来青人员1.7万名，完成62处疫点及重要场所的终末消毒。10月偶发疫情出现后，利用2天时间在全市率先完成"应检尽检、不漏一人"的全员核酸检测任务，累计检测超过70万人。李沧效率获得市、区领导的高度肯定，安徽合肥、芜湖等省市前来学习全员核酸检测的经验做法。

联防联控，指导到位。组成120支防疫小分队，深入学校、企业、农贸市场、车站、建筑工地指导复工复产工作。《乐星汽车电子从快从严从细落实劳动密集型企业防疫措施》以专报的形式在全市推广。成立复学复课工作专班，组织对全区初中、小学、幼儿园、培训机构进行开学条件的指导和校验，校验不合格不得开学。建立学校与疾控机构、就近医疗机构联防联控机制，妥善处置体温异常师生员工1200余人。对辖区700余所学校、养老福利机构和隔离点等进行核验和多轮专项培训980余次。组建10人心理危机干预专家组，公布2条免费心理服务热线，接听求助电话900余人次。

提升能力，把好哨卡。2月2日，在全市率先启动核酸检测筛查工作。新建和改造区中心医院、区疾控中心核酸检测实验室，核酸检测能力由每日不足200份提升至1.1万份。加快发热门诊和哨点诊室建设，建成4家发热门诊、15家社区发热哨点诊室、1家市级定点救治医院。首创基层医疗机构"无接触"预检分诊五步工作法，最大限度减少院感风险和疫情扩散风险。

加强防疫人才队伍建设。全区有疾控专职人员42人，其中卫生技术人员36人，占85.7%。组织专业人员参加国家、省、市开展的防疫专业培训，采取"走出去"——组织实验室人员到市疾控中心进修，以及"请进来"——让市疾控专家到中心进行现场指导的策略，全面提升疾控的综合水平和能力建设，稳步推进疾控体系标准化建设。

医药体制改革 2020年，全力抓好分级诊疗制度建设，学习借鉴国内成熟经验，整合城市医联体优质资源，推进分级诊疗工作，切实提升基层服务能力和水平，加快推动形成"小病在基层、大病到医院、康复回基层"的合理就医格局。科学布局60所社区卫生服务机构，打造15分钟健康服务圈。组建167支"3＋X＋1"特色家庭医生签约服务团队，签约服务22

万人,把"家人式"的健康服务送到每一位居民"家门口"。李沧区永清路社区建成青岛市内首家城市社区医院。市第八人民医院派遣20多人的医疗团队直驻社区医院病房共管,居民以一级医院的交费享受到三级医院的服务,基本医疗服务能力由每年12万人次提升到约20万人次。12月,在全市健康暨感控管理培训会上就妇幼健康医联体建设作经验交流。

医政工作　2020年,组织开展"卫生法规学习月"活动,结合18项核心医疗制度促进全区医务人员依法执业意识,组织开展感控知识大学习活动,重点学习新冠肺炎院感防控知识。开展医疗乱象专项整治行动,对基层医疗机构依法执业、超范围执业、违规销售药品等医疗行为进行综合整治。开展为民"四有服务"活动,保证60所社区卫生服务机构24小时电话畅通,举办"健康中国行　护士引领之声"健康科普擂台赛,有19家医疗机构30个项目参加评比。举行李沧区医院院感技能大赛,有32家医疗机构73名医护人员参加。举办"李沧区医疗机构从业人员抗菌药物合理使用培训班",培训医务人员802人,对579人授予抗菌药品处方权,对160人授予抗菌药品调剂权,核准基层医疗机构90家。

强化院感管理。建立"343"工作法(即三支队伍、四大措施、三项制度),统筹抓好全区医疗机构的疫情防控工作。有效预防和控制医院感染,保障医疗安全。以"护佑健康、感控先行"为主题,开展"感控月"系列活动。举办"我与感控的故事"院感演讲比赛,邀请专家讲解"院感事件谈消毒隔离""医废和生活垃圾分类管理"。全区各级各类医疗机构负责医院感染控制与消毒工作的专(兼)职人员600余人参加。

构建社会心理服务体系。推动辖区社会心理服务体系建设试点工作取得成效。在街道综治中心、社区党群服务中心、大中小学校、医疗机构建立210个心理咨询室、15个精神科门诊、1处未成年人心理辅导中心、1处职工心理健康服务中心。完善"健康心语"专业服务平台,开通24小时心理援助和专家门诊预约电话,畅通心理健康服务通道。培养精神科医师17名、心理健康指导师30名,组建心理危机干预专业团队1支、"护心"志愿者服务团队11支。开展线上、线下心理健康知识讲座和科普宣传活动270余场、700余人次接受心理危机干预和心理疏导服务。设计制作心理健康科普宣传页20余种10万余份,微视频、微课堂等线上心理宣传品10余种,播放量30余万人次。

中医药服务工作　2020年,开展免费"冬病夏治"三伏贴和"冬病冬治"三九贴中医药公共卫生服务项目,受益居民9304人。健全20处"国医馆"、5家精品国医馆和国药坊。3人获得青岛市级基层名中医称号,建成中医骨伤、蜂毒疗法、浮针疗法、五运六气、中医肛肠等20多个特色专科。李沧区财政投入20多万元,为4300名密切接触者、一线工作人员免费提供中药方剂8145剂。探索形式多样的中医药健康养老服务模式,打造中医药特色养老服务机构。建成李沧区中医药特色医养结合服务医疗机构25家。

老龄健康工作　2020年,完成年度全国医养结合监测工作,全区有38家医养结合机构可以为辖区老年人提供多样化医养结合服务,其中,医中有养机构12家、养中有医机构9家、医养合作机构17家。全区登记医养结合机构总床位4961张,千名老人床位数约60张。组织开展医养结合相关培训3期,现有开展安宁疗护的机构2家。虎山路街道被评为山东省第二批省级医养结合示范街道。实施老年健康素养提升行动,依托老年健康综合管理试点示范社区紫荆苑社区和沧口街道社区卫生服务中心建立筛查点,开展65岁及以上老年人失能及老年期痴呆筛查、健康干预645人次,达到老年人失能发生率和痴呆增速下降的目标。组织全国"敬老文明号"和全国"敬老爱老助老模范人物"评选推荐工作。开展老年健康宣传周活动。

监督执法　2020年,完成青岛市"蓝盾行动"专项整治。开展医疗废物、污水处置监督指导400余家,立案处罚12起;对8家医疗美容机构和447家生活美容店开展专项监督检查,立案处罚2起;对辖区62所中小学进行全覆盖监督,开展学校卫生综合评价1家;监督检查尘毒职业病危害因素的工业企业40家,下达监督意见书40份;检查21家预防接种机构,对发现的问题提出整改意见。接受国家"双随机"卫生监督检查任务257件,任务完结率100%,针对此项工作开展行政处罚37起。

妇幼健康服务　2020年,积极加强妇幼健康联合体建设。组织制订《关于建立城市妇幼健康服务联合体的实施方案》,积极推动建立市、区、社区三级医疗机构技术协作、业务指导、双向转诊等合作,逐步实现妇幼健康资源下沉服务、惠及基层。管理孕妇6200余人、0～6岁儿童6万余人。完成2万余名托幼儿童年度体检、2300余名2岁儿童心理行为筛查。继续实施孕产妇服务项目"零跑腿",直免产筛1779余例、无创DNA239余例、新筛听筛4000余人。

社区卫生服务　2020年,开展社区卫生服务工作。积极推进 12 项国家基本公共卫生服务项目,建立基本公共卫生服务项目月通报制度;建立健康教育佐证材料上报制度,全区建立居民健康档案 51 万余份。推进社区卫生服务机构标准化建设,组织 7 名社区卫生服务机构人员参加全科医师转岗培训,全区全科医生总数达到 152 名。

政务服务 2020 年,现场审核医疗机构 124 家。梳理李沧政务服务网发布政务服务事项 27 条,全部开通网办路径,全部实现一次办好。完成区审批局交接回的 5 个非许可事项业务。完成山东省政务服务事项管理系统的梳理,确保所有政务服务事项信息的完整性。

卫生应急 2020 年,成立突发公共卫生应急处置领导小组,组建 13 支应急处置队伍。完善青岛市应急指挥值守平台信息。组织开展年度卫生应急综合实战演练 2 次,制订应急预案 16 个;开展应急业务培训 68 次,参加培训 3462 人次;开展应急宣传教育活动 10 次,受益人数 5380 人。突发事件紧急医学救援处置 582 次,派救援人员 369 人次。重大活动保障 165 次,重大活动保障出动人员 230 人次。

对口帮扶 2020 年,派出 8 名医务人员到甘肃康县、山东单县、贵州黄果树县开展长期医疗帮扶行动,组织医疗队伍到康县开展义诊与培训工作,义诊当地群众 600 余人次,培训当地医务人员 380 余人;捐赠扶助资金 20 万元,购买扶贫物资 40 万元。

"互联网+医疗健康"工作 2020 年,制订电子健康卡实施方案,推进李沧区医疗收费电子票据管理改革,建成区域健康信息平台健康档案库、电子病例库、全员人口库、基础资源库四大库,提升医疗机构间诊疗信息互联共享水平。

人口家庭与监测工作 2020 年,强化计划生育目标管理。全区户籍人口出生 4167 人,同比减少 36.5%,合法生育率 99.7%,出生人口性别比为106.8,各项指标均达到省、市计划计划生育目标管理责任制考核要求。

2020 年,严格落实孕情包保责任制和孕 14 周以上终止妊娠倒查制度,开展有奖举报"两非"活动,春季集中开展出生人口性别比综合治理宣传活动,秋季组织开展"两非"专项巡检。执行计划生育"三不变"。坚持党政一把手负总责不变。区委、区政府与 11 个街道办事处、9 个责任部门签订目标责任书。坚持计划生育目标责任制考核不变。科学设立计划生育目标责任制考核指标,采取平时抽查、每季巡检、定期通报相结合方式强化工作督导,下发季度考核及专项通报 13 份。坚持计划生育"一票否决"制不变。审核审查各类拟表彰的先进单位 7 个,先进个人 1280 人,做到落实计划生育"一票否决"制度常态化。

2020 年,全面落实计划生育利导政策。以计划生育家庭需求为中心,建立"三级联动、关怀一生"的计划生育家庭救助新模式,最大限度地提高了计划生育利益导向政策的可及度。全年共落实各项计划生育奖励政策及特殊困难家庭救助 7096.03 万元,涉及 12775 人。继续将"为计划生育特殊家庭购买住院陪护险"作为区政府实事,累计赔付 503 人次,赔付金额 115.17 万元。

2020 年,优化完善生育服务支持体系。开展"十二免十二优"活动,服务生育全过程,惠及妇儿 9 万余人次。持续开展"乳腺癌、宫颈癌"筛查及精准帮扶,查体 2000 余人,发放救助金 38 万元。积极推进婴幼儿照护服务体系建设,建成 1 个市级示范托育服务机构,完成 3 家机构的备案工作,全区可提供 0~3 岁婴幼儿照护托位 760 个。

2020 年,开展"计生助福"行动。在春节前夕利用人口关爱基金,为每户计生特殊家庭发放 1000 元慰问金。摸底统计计生特殊家庭 354 户,发放慰问金 35.4 万元。在开展帮扶慰问的基础上积极开展 2020 年度"人口关爱基金"募集工作,广泛宣传并动员社会力量伸出援助之手,献出爱心,捐助计划生育家庭,募集捐款 18 万元。

宣传教育工作 2020 年,开展健康讲堂,在全区设立 14 个市民健康大学堂,开展健康教育讲座与健康教育宣传等活动,1 万余人参与学习。充分利用媒体宣传疫情防控经验做法,深入挖掘、大力宣传基层卫健疫情防控工作成就和典型人物,发布活动信息和工作动态,累计发稿 229 篇。发放各类宣传品 31 万余份;累计发放"健康李沧"报纸 20 余万份;通过移动、联通、电信发送疫情防控短信 112 万条;区卫健局疫情工作简报 161 期。

党建及精神文明建设 2020 年,开展主题党日活动,举办主题为"守初心 担使命 做新时代的硬核先锋"的党课报告会,组织纠正形式主义和官僚主义、"意识形态工作"、"防疫情 促发展 保稳定"等为主题的专题"三述"。开办"党建直播间",邀请基层优秀党员代表交流经验、畅谈感悟等,开播 13 期,总点击量超 15 万人次。在负责入境人员的集中隔离专班里,成立 14 个疫情防控临时党支部。开展漠视侵害群众利益专项整治工作。推进精神文明建设工作,顺利完成文明城市测评迎检工作。1 人获省级抗击新冠肺炎疫情先进个人,2人获部门级抗击新冠肺炎疫情先进个人。1人获青岛市好医生称号、1人获青岛市好护士称号,3人获岛城名医称号。获复审省精神文明单位2个、市文明单位5个、新申报通过市文明单位1个。

爱国卫生工作 2020年,开展第32个爱国卫生月集中宣传和卫生整治活动。印发宣传海报及倡议书5.6万份,开展社区集中宣传活动3次,在辖区20余个整治点发动街道、社区干部、物业、志愿者和居民组织开展环境卫生集中整治活动,2000余人参与清理卫生死角3000余处。组织机关干部、群众和志愿者开展春节、"五一"和"十一"大扫除活动。

科学开展病媒生物防制工作。组织开展春冬两季集中灭鼠和夏秋两季灭蚊蝇工作,开展病媒消杀集中培训3次,每月开展一次滋生地清理活动,统一实施蚊蝇消杀和集中投药,每个楼院每月消杀2次,消杀面积约713万平方米;向社区和重点部门配发电动喷雾器141台,消杀药品10余吨。创建"青岛市灭蚊达标小区"11个和"青岛市病媒生物防制示范街道"1个。

积极推进控烟行动。以"保护青少年远离传统烟草产品和电子烟"为主题,组织各中小学开展形式多样的控烟宣传活动,统一印制并发放1万份控烟宣传海报和手册;创建市级无烟示范机关37个、省级无烟示范机关1个;加大对重点禁烟场所的控烟执法力度,出动执法人员1500余人次,监督检查3650处次,立案处罚3起。

大事记

1月7日,青岛恒星儿童教育管理咨询有限公司被青岛市卫生健康委员会评为"第一批市级托育示范机构"。

1月19日,李沧区卫生健康局获得山东省无烟机关称号。

1月21日,成立"李沧区新型冠状病毒感染肺炎疫情防控指挥部","指挥部办公室"设在李沧区卫生健康局,除办公室外指挥部还下设7个工作小组,包括疫情防控组、医疗救治组、专家咨询组等。同期成立"李沧区卫生健康局新型冠状病毒感染肺炎防控应对工作领导小组"并下设"一办五组",确保在疫情防控及医疗救治方面充分发挥作用。

1月24日,李沧区启动重大突发公共卫生事件一级应急响应。

2月2日,李沧区疾病预防控制中心启动P2实验室核酸检测,成为全市首批四个核酸检测点之一。

2月9日,李沧区启动企业复工复产疫情防控指导工作,其中辖区内企业乐星汽车电子(青岛)有限公司疫情期间的复工方案及做法得到市、区两级领导高度肯定,并通过"青岛市新冠肺炎疫情防控专报"进行专题报道。

2月9日,李沧区第一例新冠肺炎患者于青岛市胸科医院治愈出院。

3月24日,李沧区卫生健康局成立14个临时党支部,负责入境人员的集中隔离工作。

6月17日,李沧区九水街道社区卫生服务中心精品国医馆通过青岛市卫生健康委员会的验收。

7月23日,李沧区政府第71次常务会议上确定在李沧区中心医院新建发热门诊和核酸检测实验室。

9月22日,在李沧区妇幼保健计划生育服务中心设立区级未成年人心理健康辅导站。总面积230余平方米,提供线上和线下相结合、面向妇女儿童的心理健康咨询服务。

10月12日,李沧区组织1284人的采样队伍,在119个社区设置228个采样点。

10月14日,李沧区完成70.8736万人全员核酸检测采样工作。

11月30日,李沧区中心医院新建发热门诊和核酸检测实验室完成竣工验收。

12月9日,李沧区卫生健康局在全市妇幼健康联合体建设经验交流中进行典型发言。

12月21日,李沧区虎山路街道被评为山东省第二批省级医养结合示范街道。

党组书记、局长:李 蕾
党组成员、副局长:宫 伟、张红燕、刘继章
电话/传真:87627622
电子邮箱:lcqwshjhsyj@qd.shandong.cn
邮政编码:266100
地　　址:李沧区黑龙江中路615号

青岛市李沧区中心医院

概况 青岛市李沧区中心医院1953年建院,是一所非营利性二级甲等综合医院,为青岛市医保诚信A级单位,占地面积7260平方米,业务用房10456平方米。2020年医院开放床位150张,在编职工总数132人,其中卫生技术人员119人,占职工总数的90%,其他专业技术人员8人,占职工总数的6%。专业技术人员中,高级职称18人,占14%,中级职称62人,占49%。内设行政职能科室和业务科室39个。

医院坚持"诚信、优质、低费、高效"办院方针,全院干部职工以饱满的工作热情,积极进取,开拓创新,保障和促进了李沧区医疗卫生的和谐发展。有多排螺旋CT诊断机、数字X线摄影(DR)、三维立体超声诊断仪、五分类全自动血球分析仪等大型医疗设备近40台(件)。

业务工作　2020年,李沧区中心医院总诊疗10.6万人次,出院675人次,基药销售占总药品的50%,公务员、大中型企业、从业人员等健康体检5.5万人次,高标准完成了高考查体和征兵查体工作。深入幼儿园进行免费查体、护齿及小学生窝沟封闭,为育龄妇女开展"两癌"筛查1100人次,四术免费服务260人次,继续开展免费为李沧区65岁以上老人查体工作。

精神文明建设　2月7日,外科护理团队所有人员共同拟定了一份请战书,纷纷按下了红手印,迫切要求到抗"疫"一线去。2月29日,50名党员捐款5000元上交区卫健局助力疫情防控。8月12日,区卫健系统举行2020年院感技能大赛,医院荣获团体奖一等奖,获得李沧区卫健系统2020年护理擂台赛和医院感染比赛组织奖。医院3位职工代表李沧区卫生健康局参加青岛市第八届"健康杯"医院感染技能竞赛荣获团体三等奖。8月19日,第三个"中国医师节"情感对话大型网络直播活动,医院积极参与,被采用6条。

亮点工作　2月13日,李沧区中心医院在战"疫"期间开启了办理从业人员查体(健康证)工作,助力企事业复工复产。

5月7日,李沧区中心医院预防性健康体检实行"电子证"零跑腿。

11月10日,李沧区中心医院开展院内核酸检测采样点工作。

12月22日,专家及局领导对李沧中心医院新建发热门诊进行初步验收。

党总支书记、院长:脱　皎
院办电话:66085588
地　　址:青岛市李沧区兴城路49号
电子信箱:lcqzxyy@qd.shandong.cn

青岛市李沧区卫生计生综合监督执法局

概况　2020年,李沧区卫生计生综合监督执法局办公场所建筑面积634.27平方米。编制13人,职工总数12人,其中卫生技术人员9人,占职工总数的

75%;行政工勤人员3人,占职工总数的25%。卫生技术人员中,高级职称1人,占11.1%;中级职称2人,占22.2%;初级职称6人,占66.7%。

业务工作　2020年,疫情防控检查医疗机构2800余户次、公共场所3000余户次,现场督导辖区全部隔离点及241家复工企业、479家学校、托幼(含校外培训机构)等重点场所,监督指导和现场审查3家发热门诊和15家社区发热哨点诊室;行政处罚180起,罚没款37.19万元。受理群众投诉举报314起。全面施行"执法过程全记录"及政务信息公开制度,行政处罚全部网上透明运行。

完成青岛市"蓝盾行动"专项整治。开展医疗废物、污水处置监督指导400余家,立案处罚12起;对8家医疗美容机构和447家生活美容店开展专项监督检查,立案处罚2起;对辖区62所中小学进行全覆盖监督,开展学校卫生综合评价1家;监督检查尘毒职业病危害因素的工业企业40家,下达监督意见书40份;检查21家预防接种机构,对发现的问题提出整改意见;对消毒产品经营单位进行全面排查,检查药店、超市70余家,医疗机构363家;对辖区30余家医疗机构开展二级病原微生物实验室生物安全专项检查,开展院感管理工作督导检查;对50余家居民小区现制现供水经营企业进行线上指导,抽检直饮水机306台,立案查处8家单位;开展公共场所控烟专项监督,立案处罚1起;随机抽检公共场所68家、生活饮用水306家、学校1家、医疗机构165家,对检测不合格单位责令整改并依法进行行政处罚。接受国家"双随机"卫生监督检查任务257件,任务完结率100%,针对此项工作进行行政处罚37起。

获得荣誉　《李沧韩艺美医学美容诊所未按规定书写病历案》被评为2020年度全省卫生行政执法优秀典型案例;《李沧瑞泰乐诊所使用未取得处方权人员开具处方案》被评为2020年度全市卫生行政处罚优秀案卷。

党支部书记、局长:王本峰
电话/传真:87061437
地　　址:李沧区永年路20号
电子信箱:lcqzhjdzfj@qd.shandong.cn

青岛市李沧区疾病预防控制中心

概况　2020年,青岛市李沧区疾病预防控制中心职工总数42人,其中,卫生技术人员36人,占职工总数的85.7%;其他专业技术人员6人,占职工总数

的14.3%;中级以上职称27人,占64.2%。主要承担全区疾病预防控制、公共卫生检测、计划免疫、结核病防治、健康体检、学校卫生、健康教育等工作任务。

业务工作 2020年,为0~6岁儿童办理预防接种手续约1.12万人次,建证率达100%;全年接种Ⅰ类疫苗22.4万人次、Ⅱ类疫苗16.3万人次。为辖区户籍60岁以上老年人免费接种23价肺炎1100余人次。新增李沧区浮山路街道中海社区卫生服务中心预防接种门诊。经过努力,完成辖区20家数字化接种门诊建设,已全部实现扫码接种,实现疫苗全流程闭环可追溯。深入开展健康素养促进行动和健康中国行。完成城市癌症早诊早治8053人的筛查工作和国家脑卒中筛查项目4119人的干预随访工作。顺利完成辖区尘肺病人摸底调查工作。

新冠疫情防控 2020年,全力以赴新冠疫情防控工作。疫情期间,区疾控中心全天候24小时在岗,开展流行病学调查、疫情研判、检验检测等各项防控工作,参与14所隔离酒店的考察、验收、确定,提出建议。及时有效做好市胸科医院聚集性疫情和市三医疫情应急处置工作。组织处置确诊病例15例,排除疑似病例23例,追踪密切接触者835人、入境人员6373人次,完成62处疫点及重要场所终末消毒16320平方米。出动应急队员5300余人次,车辆1700余车次。

启动P2实验室核酸检测,成为全市首批四个核酸检测点之一。新进2套核酸提取仪和3台实时定量PCR扩增仪,日核酸检测能力达2000份。组织开展"应检尽检"核酸检测100000余人份,对密接、入境人员等重点人群检测35500份。根据防控需要设立4处采样点,满足群众检测需要。

做好辖区学校复学、企业复工复产等工作,对辖区600余所学校及校外机构进行开学前条件核验工作,对企业、农贸市场、车站、建筑工地给予指导。组织全区接种流感疫苗34919人,接种新冠疫苗3029人。

充分利用微信公众号、手机短信等多媒体开展新型冠状病毒防控知识宣传,通过移动公司向辖区手机用户发送新冠肺炎防控知识2条,发送短信112万余条。编辑制作9期《健康李沧》,宣传折页共计53万份。

党支部书记、主任:吕思禄
电话/传真:87896401
地　　址:李沧区永年路20号
电子邮箱:lclsl@qd.shandong.cn

青岛市李沧区
妇幼保健计划生育服务中心

概况 2020年,李沧区妇幼保健计划生育服务中心在职职工42人,其中专业技术人员33人,占职工总数的78.5%;副高级职称4人,占专业技术人员的12%,中级职称10人,占专业技术人员的30%,初级职称19人,占专业技术人员的57.5%,设行政职能及业务科室6个。

业务工作 2020年,实施孕产妇妊娠风险评估与分级"五色"管理,全年上报橙色风险1200余例、红色风险27例。增报1家区级危重孕产妇救治中心,上报危重孕产妇抢救成功病例9例。新生儿疾病筛查和听力筛查率均达到99%以上,新生儿先天性心脏病筛查率98.8%。全年管理孕妇6200余人、0~6岁儿童6万余人。完成2万余名托幼儿童年度体检、2300余名2岁儿童心理行为筛查。继续实施孕产妇服务项目"零跑腿",直免产筛1779余例、无创DNA239余例、新筛听筛4000余人。

疫情防控工作 2020年,建立防控领导小组,建立健全各项防控制度、预案,严格执行疫情防控各项措施。采取预约就诊,利用微信微博、电视台等开展线上科普宣传,累计覆盖300余个微信群3万余名孕妇和儿童家长。组织人员参与重要交通卡口执勤、隔离酒店疫情防控等相关工作。

亮点工作 2020年,积极加强妇幼健康联合体建设。组织制订《关于建立城市妇幼健康服务联合体的实施方案》,积极推动建立市、区、社区三级医疗机构技术协作、业务指导、双向转诊等合作,逐步实现妇幼健康资源下沉服务、惠及基层。设立区级未成年人心理健康辅导站,总面积230余平方米。将流调工作与托幼机构的年度视力检查相结合,样本量提升到1.9万人,同时选定驻区三家市级综合医院和专科医院承担此项目。探索建立托幼(托育)机构卫生保健管理"李沧模式"。

荣誉称号 2020年,获青岛市危重症孕产妇救治技能竞赛"优秀组织奖"。

党支部书记、主任:刘　梅
电话/传真:66766602
地　　址:李沧区永年路20号
电子邮箱:lcqfybjjhsyfw@qd.shandong.cn

青岛市李沧区社区卫生服务管理中心

概况 2020年，李沧区社区卫生服务管理中心在职职工9人，其中卫生技术人员5人，占职工总数的56%，行政后勤人员4人，占职工总数的44%。卫生技术人员中，中级职称5人。单位内设行政及业务科室3个。

业务工作 2020年，积极推进12项国家基本公共卫生服务项目开展，建立基本公共卫生服务项目月通报制度；建立健康教育佐证材料上报制度，全区居民健康档案建档51万余份。推进社区卫生服务机构标准化建设，组织7名社区卫生服务机构人员参加全科医师转岗培训，全区全科医生总数达到152名。对全区60家社区卫生服务机构印发通知，取消春节假期，正常开诊，设立预检分诊处，全力参与疫情防控。

开展优质服务基层行活动。经市级评审考核，全区有12家社区卫生服务中心达到"基本标准"，有1家社区卫生服务中心达到"推荐机构标准"。对全区社区卫生服务机构家庭医生工作室进行统一建设，各机构在醒目位置将签约团队、签约流程和签约居民就诊进展、家庭医生固定排班进行公示；家庭医生工作制度及职责在家庭医生工作室上墙；完善家庭医生签约服务值班制度。组织全区社区卫生服务机构对贫困群众家庭开展形式多样的送温暖活动。全区组建167支"3＋X＋1"特色家庭医生签约服务团队，家庭医生签约服务累计22万余人，其中重点人群11万人，65岁以上老年人签约5万余人。开展"向社区居民述职"活动。组织全区社区卫生服务机构采取现场述职、集中评议的方式，向居民代表公开述职，全面征求社区居民意见。

党支部书记、主任：邵先赞
电话/传真：87617986
地　　址：青岛市李沧区永年路20号
电子信箱：lcqsqsfwgz@qd.shandong.cn

青岛市李沧区
李村街道社区卫生服务中心

概况 2020年，李沧区李村街道社区卫生服务中心在职职工47人，其中，卫生技术人员39人，占职工总数的83%；其他专业技术人员8人，占职工总数的17%；中级以上职称17人，占44%；内设行政职能科室和业务科室22个。

业务工作 2020年，启动60岁以上老年人健康查体、李沧区离休干部入户体检工作，实施城市癌症早诊早治筛查工作，完成2500余人次。实施中小学生健康体检工作，完成体检13000人。为辖区居民累计建立活动健康档案25667份，新建居民健康档案1765份，家庭医生签约13000人。公共卫生项目全部完成指标。安排医务人员入驻集中医学观察隔离点实施医疗保障任务，接待入境人员15批1488人次；接待市胸科医院次密接、密接人员115人。1人获山东省新冠肺炎疫情防控工作先进个人称号。

党支部书记、主任：刘兴同
电话/传真：87668895
地　　址：李沧区东山四路51号
电子邮箱：lcqlcjdsq@qd.shandong.cn

青岛市李沧区永清路社区卫生服务中心

概况 2020年，李沧区永清路社区卫生服务中心业务用房面积6878平方米。在职职工33人，其中卫生技术人员26人，占职工总数78%；其他专业技术人员7人，占职工总数21%；中级以上职称14人，占42%。内设行政职能科室和业务科室19个。

业务工作 2020年，门诊量48832人次，比上年度减少2.7%。收治住院病人44人，床位使用率8.4%，床位周转约1.5次。8月28日，市内三区首家社区医院启用，设置内科、外科、妇科、儿科等5个二级学科的临床科室和医学检验科、医学影像科等医技科室，提供治疗、护理、康复、安宁疗护、医养结合等服务的80张床位，先期开设30张床位。与青岛市第八人民医院建立紧密型医疗联合体。

基本公共卫生服务 2020年，国家12项社区公共卫生服务工作全覆盖，电子健康档案建档29780份，建档率90.7%；累计管理高血压患者1990人，规范管理率60%。累计管理糖尿病患者754人，规范管理率60%。实施传染病防控、突发公共卫生事件处置、卫生监督协管等项目，传染病上报率100%。办理门诊统筹签约8622人，全面实行基本药物零差率销售政策，基本药物销售额633.33万元。

儿童、孕产妇保健 2020年，新生儿入户访视344人，查体344人次，0～36个月中医指导1020人次；完成7所幼儿园1176名儿童查体工作。建立预防接种证342份，接种3953人次，10314剂次。全年建立孕产妇保健手册447份；产后访视346人次。

体检工作 2020年,60~64岁居民免费查体477人,比上年下降11.5%。65岁及以上老年人免费查体1785人,比上年增加8.4%;中医体质辨识服务1667人,比上年增加19.2%。

健康教育 2020年,制作印刷健康教育宣传材料1.65万余份,发放给辖区居民宣传普及健康教育知识;开展大型义诊活动9场,参与群众2000余人,发放宣传材料5000余份。为4个社区300多位居民举办健康知识讲座。

中医药服务 2020年,开展养生保健月活动,免费为特殊家庭送汤药36份。开展"冬病夏治"和"冬病冬治"中医贴敷工作,为60岁以上辖区居民免费三伏贴、三九贴服务642人次。

家庭医生签约服务 2020年,家庭医生签约居民13172人,残疾人159人,计划生育特殊家庭17人,65岁及以上老年人2454人。

党支部书记、主任:韩先勇
电话/传真:84662702
地　　址:青岛市李沧区振华路15号
电子信箱:lcqyqlsq@qd.shandong.cn

青岛市李沧区
九水街道社区卫生服务中心

概况 2020年,李沧区九水街道社区卫生服务中心业务用房面积1500平方米。编制职工27人,在职职工25人,其中卫生技术人员21人,占职工总数的84%;管理及其他专业技术人员4人,占职工总数的16.7%;高级职称1人、中级职称4人,占专业技术人员的25%。内设各类科室13个。

业务工作 2020年,全年总服务量71669人次,其中全科诊室接诊54500人次、中医科接诊17169人次(含基本公共卫生服务)。有基本药物品种596种,中草药353种,中成药89种。全年业务收入464.3万元,固定资产总值113.4万元。

基本公共卫生服务 2020年,居民活动档案25200份,建档率为90%,档案使用15120份,使用率60%,比上年同期增长18.1%;60岁以上老年人健康管理1799人,规范管理率90%;高血压患者年内管理1917人,规范管理1310人,比上年同期分别增长37.3%、43.41%;糖尿病患者年内管理816人,规范管理526人,比上年同期分别增长58.6%、68.2%;0~3岁儿童实管1800人,开展服务2800人次;4~6岁儿童实管1750人,新生儿入户访视320人;儿童中医指导1400人,1800人次;孕产妇新建册300人,累计访视350人次;产后随访1890人次,产后42天健康管理350人次,高危随访202人次;预防接种管理2541人,接种4319人、10490针次;重精神病患者管理114人,规范率100%;开展健康教育讲座22次,受益居民1000余人次。与办事处联合开展"健康大课堂微信讲座"34期,受益居民13192人次。开展社区公共咨询、义诊12次,受益居民1190人次。发放各类居民健康教育材料16种共2万余份。

2020年,中心精品国医馆通过青岛市卫生健康委的考核验收。国医馆内设有中医专家门诊、康复理疗室、艾灸督灸室、中药贴敷室、浮针特色专科、疼痛治疗特色专科、中药房和煎药室,可开展中医中药、针灸、浮针、葫芦灸、督灸、拔罐、穴位埋线、三伏贴、点刺放血、耳穴压豆、小儿推拿、代煎中药等项目。中心技术力量雄厚,借助山东中医药大学、南京中医药大学4名硕士,正着力打造"中医硕士团队",知名度大幅提升。

党支部书记、主任:胡蕾蕾
电话/传真:68076605
地　　址:青岛市李沧区宜川路37号-1
电子信箱:lcqjsjdsq@qd.shandong.cn

青岛市李沧区
湘潭路街道社区卫生服务中心

概况 2020年,李沧区湘潭路街道社区卫生服务中心业务用房面积1400平方米,在职职工28人,卫生技术人员中,高级职称4人,占14%;中级职称13人,占46%。内设科室14个。

业务工作 2020年,中心开展基本医疗和基本公共卫生服务。累计建立居民档案18499份,门诊总量50100人次,开展三伏贴、三九贴服务238人次,家庭医生签约7965人。完成国家重大公卫项目——2020年度脑卒中高危人群筛查与干预项目任务,共筛查2000余人;城市癌症早诊早治项目300余人;小学生体检及信息汇总录入提报完成9000余人。

医疗特色 中心国医馆建设经过市级评审与验收。中心推出中医专家门诊、颈肩腰腿痛特色门诊、小儿推拿门诊及多种理疗康复服务。注重信息化建设和医联体服务建设,安排医生参加全市住院医师规范化培训,提高基本公卫各项目管理服务规范,全面落实家庭医生"三约合一"式服务,完成签约率。进一步完善优化服务流程以及服务细节,落实"零跑腿"服务,不断满足社区居民的就医服务需求。

精神文明建设 2020年,开展"三述五讲",紧紧围绕"学深圳、赶深圳"行为模式,号召全体工作人员有所担当作为,积极为群众解难题、办实事,推动基层医疗卫生工作进展。学雷锋志愿小组长期结对帮扶社区孤寡老人,医护人员积极参与医疗扶贫,助力院士港、新冠肺炎疫情防控等重大活动保障。工会组织的活动丰富多彩,中心文化氛围浓厚。

荣誉称号 获2019—2020年"全省城市癌症早诊早治工作先进集体"称号。

党支部书记、主任:王建业

电话/传真:87669120

地　　址:李沧区湘潭路38号

电子信箱:lcxtljdsq@qd.shandong.cn

青岛市李沧区
沧口街道社区卫生服务中心

概况 2020年,李沧区沧口街道社区卫生服务中心业务用房面积2500平方米,在编在岗职工48人,其中卫生技术人员42人,占职工总数的87.5%;其他专业技术人员6人,占职工总数的12.5%。内设行政职能科室和业务科室16个。

业务工作 2020年,门诊量12万人次,其中全科门诊量达5.1万人次,同比增长16.7%;中医门诊7000人次,针灸理疗门诊4000人次,同比略有提升;基药销售同比增长19.4%;门诊统筹签约1.5万余人,办理大病1069人。2020年,累计管理家庭病床患者34人,上门巡护1005人次。

基本公共卫生服务项目 2020年,累计建档2.5万份,65岁以上老年人2418人,65岁及以上老年人中医体质辨识及养生指导2500人次,0～3岁儿童养生指导1700人次,慢病管理3200人,重症精神病患者管理145人。孕产妇建册280人,早孕建册率达91.5%,产后访视328人,访视率99.39%。儿童建档累计2300份,疫苗建证建卡424人,疫苗接种1.4万剂次,建证建卡率达到100%。"冬病夏治"三伏贴免费贴敷1200人次,组织"岛城名医进社区,健康教育到万家"及庆祝中国共产党成立99周年大型义诊宣传活动4次。稳步开展全区公卫项目检验工作,完成标本检验3.3万余份。完成8所学校8000余名中小学生健康体检工作。完成8家幼儿园1509名儿童查体工作。

家庭医生服务 2020年,坚持疫情防控与基本医疗"两手抓",对老年人、慢病患者、孕产妇等重点人群给予充分关注和关怀,开展线上问诊、用药咨询等不间断服务,参与居民2000余人,问诊咨询5000余人次。创新开展无接触送药上门服务,针对家庭病床患者,在做好防护的前提下,上门巡诊、巡护、送药,筑牢居民健康防线。同时对慢病患者及特服家庭开展健康监测及防控宣教,落实"一人一诊一室",提供"延长处方服务"。2020年累计签约履约1.3万人。

党支部书记、主任:胡丹

电话/传真:87667120

地　　址:李沧区平顺路3号甲

电子邮箱:lcqckjdsq@qd.shandong.cn

崂 山 区

青岛市崂山区卫生健康局

概况 2020年,崂山区有各级各类医疗机构507家。其中,二级以上综合医院2家,其他各级各类医院25家,卫生院(社区卫生服务中心)5家,社区卫生服务站30家,卫生室132家,其他医疗卫生机构352家。全区每千常住人口拥有床位6.8张。全区共有执业(助理)医师2010人、执业护士1866人,平均每千人拥有执业医师4.4人、执业护士4.09人。崂山区全年出生2400人,出生率7.64‰,自增率3.98‰,合法生育率99.42%,出生年报男女性别比为106.7。

基层卫生服务体系建设 2020年,崂山区投入1130万元为各社区卫生服务中心、卫生院购置彩超、生化分析仪、实验室检验等各类医疗设备。为各社区卫生服务中心、卫生院引进医学人才50余人。投入100余万元实施"一增两减三免"医疗惠民政策。深入开展"优质服务基层行"活动,完成家庭医生签约

13.5万人,为签约居民提供预约诊疗、长处方和上门随访等服务。"名医下乡"专家从最初的五六个专业扩大到心内科、呼吸科、儿科等16个专业。

人口监测与家庭发展 2020年,做好山东省全人口监测基线调查工作,完成金家岭、沙子口2个街道3个社区450户的入户问卷调查及相关信息变更录入等工作。落实计划生育服务事项首接责任、AB角等工作制度,疫情期间指导街道、社区对符合条件的育龄群众,点对点直接办理生育登记,使育龄群众享受便捷服务。全面落实计划生育利益导向政策,发放奖励扶助资金等4385万元,惠及群众3.26万人。深化医养结合示范区创建和老龄工作,在全区医疗机构开展优化老年人优待政策自查整改活动,并对整改进行抽查。成功创建全省第二批医养结合先行示范区。崂山区老年书画艺术精品展在区市民文化中心美术馆开展。

中医药工作 2020年,为一线防控人员发放中药代茶饮1.5万包,为1万名妇女进行更年期症状早期中医药干预治疗。组织基层专业技术人员定期开展培训,熟练掌握24项中医药适宜技术。为贯彻落实党中央改革完善中医药管理体制机制部署,成立崂山区促进中医药发展工作领导小组。被确定为全省公民中医药健康文化素养调查点,成功推选山东省基层名中医1人。

妇幼健康 2020年,针对市民普遍关注的"月子中心"、0~3岁婴幼儿照护机构监管难、选择难、服务质量等热点和难点问题,推动成立全市首家区级妇幼健康协会。建成全省领先的妇幼卫生全程信息化管理系统,在全区3家助产机构全面铺开。落实优化生育政策各项部署,推进重大公卫分娩补助、新筛、听筛助产机构直接免费和报销流程改造工作,实现群众少跑腿的直免发放。组织助产机构进行孕产妇安全管理培训,对产筛机构资质信息进行核验。发放重大公卫新筛、听筛、产筛补助79.57万元,发放分娩补助122.7万元。对1万余名在校中小学生进行免费脊柱侧弯筛查,将症状较重的70余名学生安排到定点医院接受专业诊疗服务。

卫生综合监督 2020年,建立医疗卫生长效监管机制,建成医疗废物信息化管理平台,实现医疗废弃物规范化管理可追溯。把院感防控、预检分诊等作为高风险环节,组织业务科室负责人、院感专家、护理专家及监督执法人员成立5个督导检查组,对500余家医疗机构开展拉网式、多轮次、全覆盖和常态化督导检查,确保防控措施落实落地。对医疗机构、公共场所等公共卫生领域进行重点监督执法检查,全年查处违法案件213起。开展医疗美容专项监督检查,监督覆盖率100%,查处医疗美容违法行为12家(次)。开展打击非法行医专项行动,取缔非法行医单位及个人5家(人)。完成崂山区职业健康监督检查计划。完成122家公共场所国家"双随机"执法检查工作。顺利完成"两会""啤酒节"等重大活动卫生保障,承办全市餐饮具集中消毒单位监管工作总结现场会。

疾病预防控制 2020年,推动成立区委重大疾病和传染病(艾滋病)防治工作领导小组,13项重点攻坚任务全部取得阶段性成果。在各社区卫生服务中心、卫生院设立发热哨点诊室,完成区疾控中心2处生物安全二级实验室改建,崂山区新冠肺炎核酸检测能力从无到有。各基层医疗机构特别是民营医疗机构医务人员主动担当,进驻各隔离酒店,做好集中隔离人员健康监测。开展预防接种门诊智慧化建设,完成全区22家接种单位疫苗全程可追溯。在各街道综治中心、管区(社区)和医疗机构增设心理咨询室43个,开通24小时心理援助热线,为重点人员和社区居民提供线上、线下心理疏导服务1万余人次。举办12次新冠肺炎疫情防控培训、38次应急演练,各社区中心、卫生院负责辖区内卫生室、站医务人员培训,确保全区所有医务人员掌握新冠肺炎疫情防控知识,培训率达到100%。

大事记

1月10日,崂山区社区卫生服务中心在2019年度"优质服务基层行"活动中表现突出,达到推荐标准,被国家卫生健康委办公厅通报表扬。

1月17日,组建区卫生健康局新型冠状病毒感染肺炎防控工作领导小组。

2月1日,成立区卫生健康系统党员突击队并进行集体宣誓,号召全区卫生健康系统党员干部忠诚履职,不畏艰辛,坚决打赢疫情防控阻击战。

3月2日,崂山区疾控中心核酸检测实验室建设完成并投入使用。

3月12日,崂山区社区卫生服务中心、王哥庄街道社区卫生服务中心被山东省卫生健康委公布为"山东省首批社区医院"。

7月29日,全国爱国卫生运动委员会下发《关于命名2017—2019周期国家卫生乡镇(县城)的决定》,崂山区沙子口街道、北宅街道被命名为国家卫生乡镇。

8月14日,山东省卫生健康委员会、山东省人力资源和社会保障厅公布2020年山东名老中医、山东名中医药专家和山东基层名中医名单,松岭路社区卫生服务站钟世耀荣获山东省基层名中医称号。

8月27日,崂山区社区卫生服务中心与青岛和睦家医院、山东大学齐鲁医院(青岛)建成三方互补紧密型城市医疗联合体。

9月11日,开展全区新冠肺炎疫情防控演练。全区疫情防控指挥部相关工作组成员单位,各基层医疗卫生机构流调、采样、消毒机动队,辖区二级以上医疗机构疫情防控工作负责人等150余人观摩现场演练。

9月25日,青岛市迎接省级"食品安全城市"复审餐具饮具集中消毒服务单位监管工作总结现场会在崂山区召开,区卫生健康局综合监督执法局作典型发言。

10月12日—14日,崂山区开展全员核酸检测。抽调全区各级各类医疗机构人员,在泰安市、威海市医疗机构及齐鲁医院(青岛)等医疗机构的支援下,组建起1056人的核酸采样队伍,3天完成全区核酸采样检测57万人份,结果全部为阴性。

10月19日,国家卫生健康委副主任于学军到崂山区社区卫生服务中心调研智慧医疗工作。省卫生健康委党组副书记、省疾控中心党委书记马立新,市委常委、统战部部长王久军,区委书记孙海山陪同调研。

10月22日,崂山区成立区委重大疾病和传染病(艾滋病)防治工作领导小组、区促进中医药发展工作领导小组。

10月27日,在全省率先创新成立首家区级妇幼健康促进协会。

11月4日,成立崂山区常态化疫情防控工作专班疫情防治部。

11月18日,启动全区新冠肺炎疫情防控"大培训"。

11月30日,崂山区全员新冠病毒核酸检测应急演练在金家岭社区举行。来自指挥部相关成员单位、各街道和社区、社区卫生服务中心和采样医务人员代表共计200余人现场观摩。

12月15日,举办全区医疗机构疫情防控工作培训班,300余人参加培训。

12月18日,启动全区医疗机构疫情防控督导,成立10个督导组对全区400余家医疗机构开展拉网式疫情防控督导。

荣誉称号 2020年,获山东省卫生先进单位、山东省医养结合示范先行区荣誉称号。

党组书记、局长:王绍美
副局长:金善超、徐晓东
电话:88997527
传真:88997527
电子邮箱:lsqwsj@qd.shandong.cn
邮政编码:266061
地址:青岛市崂山区行政大厦西塔楼829房间

青岛市崂山区卫生健康局综合监督执法局

概况 2020年,崂山区卫生健康局综合监督执法局编制20人,在岗职工16人。其中管理岗位12人,专业技术岗位副高职称1人、中级职称3人。办公用房面积823.61平方米,内设综合科、监督一科、监督二科、监督三科、监督四科5个职能科室,承担着辖区内金家岭、中韩、沙子口、王哥庄、北宅5个街道的医疗机构、职业卫生、计划生育违法调查、传染病防控监督检查以及公共场所、学校和托幼机构、放射诊疗机构、供水单位、餐具、饮具集中消毒企业等单位的监督管理工作。

医疗机构监管 2020年,开展医疗美容专项监督检查工作。监督检查医疗美容机构27家,监督覆盖率100%。查处医疗美容违法行为12家(次),并进行立案处罚,罚款35100元。开展打击非法行医专项行动。取缔非法行医单位及个人5家(人),罚款23.5万元,并没收违法收入5300元。开展医疗机构消毒隔离监测专项行动,从全区医疗机构随机抽检150家医疗机构,其中9家医疗机构消毒效果检测不合格予以行政处罚。对全区38家医疗机构进行医疗卫生和传染病防治"双随机"监督检查工作,并对其中16家非中医医疗机构进行消毒效果检测,检测均合格。全面摸清全区病原微生物实验室底数,检查设有生物实验室的机构(含设有医学检验科目机构)72家。对全区各级各类医疗机构医疗废物拉网检查,监督检查各类医疗机构460余家,对5家承担医疗废物暂存收集职责的医疗机构进行重点监督检查。对7家一级及以上医疗机构进行医疗污水抽检检测,检测结果均合格。

职业健康管理 2020年,全区职业病危害申报企业161家,监督检查企业160余家次,对20家用人单位进行行政处罚。开展全国第18个《职业病防治法》宣传周活动,发放宣传海报1000份和学习资料40000份,开展线上咨询近200次,举办网上公开课1

次和宣讲 9 次,推送《健康山东》职业健康核心知识知晓率问卷调查小程序,微信公众号发布 17 条宣传用语,微信群分享宣传周公益歌曲《珍爱生命》和多种宣传视频等互动方式。开展加油站职业卫生监督检查,监督检查加油站 31 家,针对 4 家加油站存在的问题依法予以警告,并责令限期改正。对全区开展放射诊疗活动的 52 家医疗机构进行检查,对 3 家存在违法行为的放射诊疗机构给予行政处罚,共罚款 5000 元。对全区放射诊疗机构 28 台设备的防护和性能进行了抽检检测,放射诊疗设备性能和放射防护检测结果均合格。

生活饮用水专项整治　2020 年,开展全区生活饮用水专项执法检查,对 24 家集中式供水单位进行监督检查,供水单位卫生管理状况良好。开展全区枯水期、丰水期农村规模化集中式供水单位水源水、出厂水、末梢水水质检测,监督检测 5 个水厂 45 份水质,丰水期大石水厂受锰矿带影响锰超标,经复检检验结果均符合卫生标准。开展农村小型集中式供水单位的水源水或出厂水水质检测,对 19 处社区水库、塘坝和机井进行检测,检测结果均符合卫生标准。全区范围内农村集中式供水单位监督覆盖率达到100%,小型农村集中式供水单位检测覆盖率达到100%。对 19 家二次供水设施管理单位进行监督检查和水质监测,卫生管理建档率达到 100%。全区现制现供饮用水有 125 台,监督检查 18 家现制现供用水经营单位,并对 79 台现制现供用水机进行水质检测,检测结果均符合卫生标准。

规范消毒　2020 年,迎接国家食品安全城市复审、省食品安全城市交叉检查和复审验收,对新投产的单位进行工作指导和监督检查,组织第三方检测机构对消毒后待出厂餐饮具 60 个批次进行卫生抽检,对 2 家餐饮具集中消毒单位违法行为依法给予行政处罚。对全区消毒产品生产企业进行监督检查,重点对药店、超市等一次性卫生用品、抗(抑)菌剂、消毒剂经营销售单位开展突击检查,监督检查单位 30 余家,对 20 家消毒产品生产和销售单位进行检测,总体情况良好。

学校卫生监督　2020 年,完成 54 家中小学校、9家早教单位、120 家培训机构、108 所幼儿园开学疫情防控核验工作。加强对大学"留学生"、68 中"新疆班"疫情防控督查指导。完成 70 家托幼机构卫生监督工作,召开全区托幼机构卫生工作会议,组织卫生法律法规培训。完成学校卫生监督蓝盾行动,监督检查各类学校 59 家。对 1 家单位未取得二次供水卫生

许可证擅自运营、2 家饮用水不合格单位进行行政处罚。

疫情防控　2020 年,严格落实常态化疫情防控措施,对住宿场所来自重点疫区人员进行排查;扎实开展疫情期间集中空调通风系统卫生专项整治,对27 家公共场所集中空调通风系统监督全覆盖。充分发动卫生监督协管,对"四小"公共场所疫情防控工作进行督导落实,发放相关宣传材料和预检信息等登记材料等。

信息宣传　2020 年,积极开展控烟执法集中宣传、医疗美容监督和多种形式的职业卫生监督等系列主题宣传等活动。充分利用新闻媒体和上级信息刊物宣传卫生监督工作,在大众网、青岛财经等新闻媒体刊发稿件 153 篇,《青岛卫生计生综合信息》和《新崂山》等政务信息中刊登信息 25 条。

精神文明建设　2020 年,加强社会公德、职业道德、家族美德、个人品德宣传教育;积极参与市、区精神文明建设重大活动。强化单位内部管理,制定《关于实行上下班签到制度的通知》《移动执法终端使用管理制度》等,以制度管人,保证单位正常工作秩序,加强单位纪律作风建设。

大事记

1 月 16 日,崔宏涛任崂山区卫生健康局综合监督执法局副局长;霍国全任崂山区卫生健康局综合监督执法局副局长;孙凤任崂山区卫生健康局综合监督执法局综合科副科长(试用期一年);薛义峰任崂山区卫生健康局综合监督执法局监督一科科长;刘春刚任崂山区卫生健康局综合监督执法局监督二科副科长(试用期一年);秦雪妮任崂山区卫生健康局综合监督执法局监督三科科长(试用期一年);崔春任崂山区卫生健康局综合监督执法局监督四科副科长(试用期一年)。

1 月 23 日,崔宏涛借调到区疾控中心负责重点人员筛查,在青银高速青岛东留验站负责牵头卫生防疫工作,同时负责汽车东站、海大留验站综合协调工作。

1 月 24 日,监督执法局组织人员轮流值守青银高速路口,配合医务人员记录过往人员体温等情况。对全区医疗机构、住宿场所、商场、汽车站、供水单位等开展疫情防控督导检查。

1 月 27 日,监督执法局通过对住宿场所疫情防控督导检查排查武汉来青旅客。

4 月 21 日,监督执法局徐震违反国家法律法规规定,经区纪委常委会、区监察委员会会议研究决定,

给予其开除公职处分。

5月10日—6月13日,派人员参加青银高速口值守工作。

7月20日—24日,派人员赴甘肃省礼县卫生计生监督所开展对口帮扶工作。

9月9日—14日,派人员赴普定县卫生健康综合行政执法大队开展对口帮扶工作。

9月25日,青岛市迎接省级"食品安全城市"复审餐具饮具集中消毒服务单位监管工作总结现场会在崂山区召开,区卫生健康局综合监督执法局作典型发言。

10月12日,抽调人员参加青岛市全员核酸检测工作。

10月21日—12月4日,郑向伟参加石老人如家隔离酒店筹建、保障工作,保障韩国、日本两个航班共计50人。

11月26日,监督执法局获2019年度全省卫生行政执法优秀典型案例。

12月8日,监督执法局获2020年年度全市卫生行政处罚优秀案卷。刘春刚、张敏、刘秋萍获评青岛市2019年度卫生监督执法办案能手。

荣誉称号 2020年,获2019年度全省卫生行政执法优秀典型案例;获2020年年度全市卫生行政处罚优秀案卷。

党支部书记、局长:黄克佳
副 局 长:崔宏涛、霍国全
办公电话:66711339
传真号码:66711338
电子邮箱:lsqwsjszhjdzfj@qd.shandong.cn
邮政编码:266101
地 址:青岛市银川东路9号
（撰稿人:孙 凤）

青岛市崂山区疾病预防控制中心

概况 2020年,崂山区疾病预防控制中心建筑面积约2500平方米。在职人员48人,其中卫生专业技术人员29人,行政工勤人员19人。卫生专业技术人员中,副高级、中级、初级职称分别为2人、12人、15人。完成智慧化接种门诊建设、43个心理咨询(心理门诊)室建设。

固定资产 2020年,固定资产总值1946.56万元。

健康促进 2020年,在崂山区建设16个首批

"青岛市市民健康大学堂",开展线上、线下活动400余次,受益25000余人次。参加全国第五届"万步有约"职业人群健走激励大奖赛,410名队员参赛并取得优异成绩。完成640人居民健康素养监测工作。开展疫情防控大培训累计26场,培训2241人,开展疫情防控大培训在线测评4500余人次。连续第六年为60岁常住老年人免费接种肺炎疫苗,累计接种老年人超过3.47万。推进国家慢病综合防控示范区复审工作。全面加强和改进预防性健康查体机构服务质量,完成预防性健康查体4.13万人。开展全区居民健康素养调查工作和老年人健康素养提升行动项目暨老年失能与痴呆筛查工作。

社会心理服务体系建设 2020年,制发《崂山区社会心理服务体系建设工作主要指标分解表》和《崂山区社会心理服务体系建设重点目标任务》等文件,组织各成员单位开展社会心理服务体系建设工作。高标准启动区社会心理健康指导中心内部设计与装修,完成增设43个心理咨询室政府实事工作任务,基层和医疗机构专业平台搭建完成。举办全区社会心理健康指导师暨社会心理服务专员培训班,累计培养社会心理健康指导师100名和社会心理服务专员500名。开通心理援助热线,组建心理服务志愿队伍,全力做好新冠肺炎疫情期间心理援助工作,助力疫情防控取得阶段性胜利。制发《青岛市崂山区严重精神障碍患者免费救治救助工作实施方案》,做到对不同类别患者实行分类管理分类保障,畅通报销流程。

免疫规划 2020年,组织开展预防接种技术培训会议、技术督导检查,培训上岗192名预防接种人员。全年接种国家免疫规划疫苗10万余剂次、非免疫规划疫苗10万余剂次,建设启用2家成人预防接种门诊,2家儿童预防接种门诊。严把疫苗管理、运输、储存等各个关口,全程冷链储运,加强预防接种安全及疑似预防接种异常反应的处置工作。监测报告76例接种反应,报告及时率、审核率均达100%。完成智慧化接种门诊装修、设备配置和信息管理等智慧化建设,购置冷链运输车1辆,新建1处冷链库。完成疫苗追溯系统客户端建设,实现接种全程可追溯。

慢病防控 2020年,崂山区居民期望寿命达到82.67岁,再创新高,慢病早死率降到新低10.41%。召开国家慢性病综合防控示范区复审工作领导小组会议。全年完成慢病监测数据审核13486例,形成居民死因监测、肿瘤发病和死亡监测、心脑血管发病和死亡监测、伤害病例监测等慢病六大监测分析报告。

开展全民健康生活方式行动支持性环境创建工作，创建健康社区64个、健康单位10个、健康食堂15个、健康酒店/餐厅11个、健康家庭640个、健康学校26个，对验收通过的单位进行表彰授牌。新建华阳社区二十四节气养生知识一条街和沙子口健康主题公园、星光里健康饮食知识示范街区，对二龙山步道和深圳路健康主题公园进行升级改造。

卫生应急 2020年，报告法定传染病15种817例，比上年下降52.01%；完成接种流感疫苗22234人次、狂犬疫苗9357人次。处置预警疫情115起，排除聚集性疫情77起，监测处置水痘、流行性腮腺炎等疫苗针对传染病共220例，处理水痘聚集7起。组织卫生应急业务知识培训5次700余人次，举办3场新冠肺炎疫情应急演练。食源性疾病监测与食源性疾病事件调查报告病例1528例，病例报告及时率96.1%，病例退回率1.5%；王哥庄社区卫生服务中心、沙子口社区卫生服务中心食源性疾病病例上报数量分别居全市基层社区卫生服务中心（卫生院）第一名和第二名；规范调查处置食源性疾病事件15起，查明原因5起，查明率33%。招聘10名专业技术人员，充实到人员紧缺的传染病防制、实验室检验、慢病防制、精神卫生等专业技术岗位，提高卫生应急处置能力。

新冠肺炎疫情防控 2020年，全力投入新冠肺炎疫情防控，完成152人流行病学调查，处置报告7例确诊病例、13例无症状感染者。组织协调各类"应检尽检"人群完成10轮采样检测任务，完成10万余人核酸或血清标本采集工作。改建投产2处分子生物学实验室，配备3套核酸检测设备，日最大检测量达到2400份。消毒疫点面积2万余平方米。制发70多件疫情防控技术标准和方案流程，指导各重点场所疫情防控措施落实到位。累计指导、督导200余所学校和托幼机构、150所校外培训机构等复课，600余家企业复工和重大案件庭审等重要活动开展。为全区企业复工复产节省核酸检测费用70余万元。自编自制发布30余期健康微视频、微课堂，印发疫情防控宣传折页等近15万份，举办心理健康公益讲座200余场，开通24小时疫情防控咨询电话累计接听电话1万余分钟。

传染病防控 2020年，开展学校传染病防控培训和技术督导检查，累计举办30场传染病防控技术培训，督导检查388所学校传染病防控；完成52所学校因病缺课监测新系统更新投用，编制因病缺课症状监测周报20期。全年报告肺结核病患者86例，其中病原学阳性62例，处置企业结核病疫情2起。开展"山东省结核病潜伏性感染预防性治疗评估"项目，对青岛科技大学和中国海洋大学1480名入学新生开展结核菌素皮肤试验（PPD试验），筛查出强阳性43人、阳性124人。全年报告33例艾滋病感染者和病人，现存活感染者和病人189例，管理率100%；开展自愿咨询检测1274例，检出1例HIV抗体阳性、5例梅毒阳性；实施"一地一策"高校艾滋病防控创新模式。开展结核病、艾滋病防治"十三五"规划终期评估工作。开展"世界防治结核病日""艾滋病日"等宣传活动。全面完成碘缺乏病、饮水型氟中毒防控，开展碘缺乏病和饮水型氟中毒健康教育评价项目；崂山区饮水型氟中毒达到控制目标，碘缺乏病达到消除目标。

公共卫生技术服务 2020年，完成检验检测机构资质维护，参加省、市两级能力验证和实验室间比对5次7项，均取得满意成绩。对全区13家单位开展放射诊疗、放射治疗、核医学情况调查；完成20处工作场所职业病危害因素调查和监测；完成46名尘肺病患者随访；同步推进完成全区城乡饮用水安全水质监测。全面完成常规与突发事件检验任务，累计完成各类传染病、慢病调查项目、预防性健康查体、食源性疾病、食品安全风险、征兵查体、重大活动保障等各类标本检测3万余份。

精神文明建设 2020年，推动"不忘初心、牢记使命"主题教育常态化制度化，举办各类学习教育和实践活动40场，开展"双报到"活动11次、专题"三述"6场、"我是党课主讲人"8场。开展"燃烧激情、奋斗崂山、建功青岛"和"鼓励创新在崂山"等系列活动，组织专题讨论，完成重点任务攻坚行动、"创意、创新、创造"活动、建立业务理论学习长效机制、开展专题"三述"等4项目标任务，制定并完成"鼓励创新"两张清单，提报创新"金点子"。区疾病预防控制中心被授予青岛市"五一劳动奖状"，党支部书记矫秋云在区政府党组会作《压紧压实防控责任做细做实防控工作》主题发言，王永先获"全省抗击新冠肺炎疫情先进个人"、崂山区"工人先锋"称号，陆舍予获青岛市委、市政府颁发的"防控战役先锋"及青岛市文明市民称号，张洪梅获青岛市"五一劳动奖章"。

大事记

1月21日，完成第一例新冠肺炎确诊病例流行病学调查、采样送样等处置工作。

1月27日，制发《崂山区新型冠状病毒感染的肺炎防控方案》《关于印发〈新型冠状病毒感染的肺炎现场消毒技术指南〉的通知》《崂山区新型冠状病毒感染肺炎预防指南(个人防护篇)》等指导性文件。

2 月 15 日—3 月 2 日,改建 1 处分子生物学实验室,通过市疾控中心现场验收。

6 月 24 日,召开崂山区国家慢性病综合防控示范区复审工作领导小组会议。

8 月 1 日—10 日,开展首轮"应检尽检"人员核酸采样检测工作。

8 月 1 日—23 日,完成啤酒节疫情防控督导、核酸采样检测、现场保障等工作。

9 月 11 日,举办全区新冠肺炎疫情防控演练。

10 月 28 日,区卫生健康局等 9 部门联合下发《关于印发〈青岛市崂山区严重精神障碍患者免费救治救助工作实施方案〉的通知》。

11 月 17 日—25 日,开展"疫情防控大培训",通过线上、线下等方式在全区学校、社区、养老院等重点机构开展培训 26 场,培训 2241 人。

11 月 19 日,代表青岛市迎接山东省慢性病综合防控示范市现场检查。

12 月 10 日,代表青岛市迎接省疾控中心免疫规划督导检查。

荣誉称号　青岛市五一劳动奖状。

党支部书记、主任:矫秋云

副 主 任:印　播、徐　伟

联系电话:66711318

传真号码:66711317

邮政编码:266101

地　　址:青岛市崂山区辽阳东路 35 号

(撰稿人:修德健)

青岛市崂山区
妇幼保健计划生育服务中心

概况　2020 年,崂山区妇幼保健中心建筑面积约为 2000 平方米,是全区的妇幼保健、计划生育技术服务培训指导中心。在职职工 43 人,其中专业技术人员 35 人,高级职称 7 人,中级职称 7 人,设婚前医学检查科、妇女保健科、儿童保健科、生殖保健科、药具管理科、心理健康科 6 个业务科室及检验科、B 超科、心电图 3 个医技科室。

业务工作　2020 年,免费孕前优生健康检查实现区内城乡常住居民、流动人口全覆盖,完成免费孕前优生查体 1552 人,指导高风险人群 270 人次,将增补单一的叶酸片升级为多维元素片,受益人群扩大为崂山区户籍妇女,为 2867 人免费发放叶酸和多维元素近 1 万瓶。孕妇遗传性耳聋基因筛查范围扩大到筛查阳性孕妇的配偶、孕妇夫妻双方携带同一耳聋基因需进行产前诊断的人群,筛查位点增加到 13 个及以上。完成免费耳聋基因筛查 1807 例,筛查出耳聋基因阳性 112 例。推进产前筛查高风险孕妇无创DNA 检测或产前诊断项目深入实施,积极扩大群众知晓面,完成免费产筛 1859 例,免费基因检测或产前诊断 437 例,确诊 9 例胎儿存在先天异常。

2020 年,全面实施妊娠风险筛查、评估,落实分级转诊管理,管理高危妊娠 419 人,摸排高危孕产妇 548 人。落实预防艾滋病、梅毒和乙肝母婴传播项目,完成艾滋病、梅毒、乙肝检测 5391 人次,梅毒阳性孕产妇 12 人,9 人进行规范治疗,对梅毒产妇所生儿童进行随访管理,管理 21 名儿童;为 114 名婴儿免费注射乙肝免疫球蛋白,未筛出艾滋病阳性孕产妇。

2020 年,在青岛大学附属医院崂山院区正式启动出生医学证明签发工作。首次签发 3634 份,完成 38 例出生医学证明真伪鉴定。创新新生儿听力筛查管理软件,实现区级及助产机构听力筛查工作信息化管理。新筛率达 100%、听筛率达 99.72%。在全区开展新生儿先天性心脏病筛查项目,各助产机构筛查率均达 98% 以上。用信息化手段提升体检效率,查新入托儿童 1436 人、新上岗幼师 575 人,完成全区 112 所幼儿园 1900 余名幼师体检。

2020 年,举办崂山区危重孕产妇救治技能竞赛初赛,由青岛同安妇婴医院代表崂山区参加市级复赛,获得全市三等奖。完成全区围产儿死亡评审 17 例、危重孕产妇评审 4 例。

固定资产　2020 年,全年固定资产总值 8934.9 万元。

精神文明建设　2020 年,积极开展"鼓励创新在崂山"大讨论、"提升专业化服务能力"专题"三述"、"燃烧激情、奋斗崂山、建功青岛"主题实践等系列活动。圆满完成新年防疫任务,新年第一天组织疫情防控阻击任务的首批人员到青银高速路口、青岛汽车东站上岗轮值,24 小时检测 2000 余辆车、7000 余人次。圆满完成留观酒店保障任务,选派单位骨干力量第一时间进驻武汉返崂人员、密切接触者、韩国和日本等疫情国入境人员集中隔离医学观察场所。编制实施《崂山区新冠肺炎病例密切接触者集中医学观察点(区委党校)工作操作手册》《入境人员集中观察酒店工作指南》等 40 余项工作制度、工作流程。完成 16 个集中隔离酒店的组织管理和 12500 多人次的集中隔离医学观察,实现新冠肺炎疫情"零扩散""零感染"

的目标。妇幼保健中心党支部与段埠社区携手做好疫情防控。

大事记

1月25日,中心党员干部参加"青岛东"高速路口、汽车东站24小时入青人员测温、车辆通行执勤工作。

1月28日,中心筹建启用崂山区第一家医学隔离观察点——多悦酒店,并接入第一批运送支援物资从湖北武汉返青的海尔物流员工3人。中心成立新冠肺炎防控领导小组,制订首个疫情防控方案。首次开展新冠肺炎防控全员防控培训。新冠肺炎防控预检分诊正式值班。

2月4日,崂山区第一家密接人员医学隔离观察点(区委党校)启用,中心接入第一批新冠肺炎确诊病例密切接触者入住。

2月7日—19日,中心工作人员在多悦酒店成立并启用崂山区医学隔离观察点第一间隔离留观室。中心联合多悦酒店专班,成立崂山区医学隔离观察点联合防控党员突击队,并举行宣誓仪式。

3月13日,召开专家论证会,对崂山区创建"消除宫颈癌"先行示范区和妇女"两癌"检查项目管理工作方案的可行性进行论证。

崂山区多悦酒店、党校、索菲亚酒店、锦江之星酒店、远洋大酒店、智选酒店、新希望酒店等16家新冠肺炎疫情医学隔离观察点陆续启用。

5月19日,开展辖区高校疫情防控工作。

5月25日,开展金家岭街道55家幼儿园及培训机构复工复产前核验工作。

8月1日,青岛大学附属医院崂山院区全面启用妇幼信息平台系统,全区3家助产机构均使用该系统。

9月9日,印发《青岛市崂山区产前筛查高危孕妇无创DNA或产前诊断直免报销实施方案》

9月11日,与区社区卫生服务中心、青岛大学附属医院崂山院区联合开展"同心抗疫,护佑新生"义诊,预防出生缺陷日主题宣传活动在崂山区拉开帷幕。

10月12日—14日,抽调多名医务人员参加青岛市全员核酸检测采样工作。

11月27日,同安路锦江之星隔离酒店迎接市隔离场所管控部调研检查,市疾控专家对崂山区10个隔离点工作模式调研检查。

党支部书记、主任:林思夏

副　主　任:曲春雁、辛志峰

联系电话:66716619

传真号码:88912873

邮政编码:266101

地　　址:青岛市崂山区辽阳东路35号

(撰稿人:王　宁)

青岛市崂山区社区卫生服务中心

概况　2020年,有职工170人,其中卫生专业技术人员147人;研究生学历18人,本科学历80人,专科及以下学历69人;基层正高3人,基层副高3人,副高7人;中级职称42人,初级职称103人;管理人员1人,余为工勤人员。日均服务1000余人次,开放住院床位30张。

业务工作　2020年,累计服务362127人次,同比降低6.67%。

业务收入　2020年,业务收入3680.31万元,同比降低1.1%。

基本公共卫生服务　2020年,实施精准化慢病患者健康管理,建立电子化居民健康档案189379份,档案使用率68.89%,档案复核189379份,复核率100%;累计管理高血压患者20541人,规范数18372人,规范管理率89.44%;控制数19556人,控制率95.20%;年内累计管理糖尿病患者9050人,规范数8142人,规范管理率89.97%;控制数7743人,控制率85.56%。

家庭医生签约　2020年,辖区签约家庭医生服务75961人,全人群签约率为65.04%;重点人群签约54384人,重点人群签约率为81.59%;老年人签约24015人,老年人签约率为94.99%;个性化签约39人;签约居民知晓率100%。

儿童保健工作　2020年,预防接种建卡867人,接种46098针次,儿童保健查体建册910份。完成50家幼儿园查体4963人;学龄前入托儿童查体2016人次;儿童口腔涂氟近1万人;中小学生查体24490人,0~3岁查体4489人。

孕产妇保健工作　2020年,建母子保健手册683例,中孕期随访1580人,晚孕期随访1538例,产后访视678例。免费产前筛查138例;免费耳聋基因检测483例;免费发放多维元素1197瓶;收审住院分娩补助1393例;唐氏筛查467例;新生儿疾病及听力筛查1276例;无创DNA219例;羊水穿刺64例。妇科门诊病人3216人次,计划生育手术416例。

老年人体检工作　2020年,查体24015人,走进16个社区开展集中反馈并进行健康讲座,65岁以上老年人健康管理率88.60%。

健康教育 2020年,组织辖区45家社区卫生服务站、卫生室工作人员在社区群众群转发健康教育宣传信息及健康大学堂视频100余次,受益群众20万余人次。入社区、学校等开展健康教育讲座、健康教育咨询活动20次,受益群众1500余人。开展3个社区195户居民的健康素养调查。完成辖区37名乡村医生执业考核技能操作线上考核工作。为金家岭街道、中韩街道7所初高中驻校医师及校医开展心肺复苏等急救知识及技能培训。

基本医疗服务 2020年,开设记忆专科门诊、失眠专科门诊、中西医结合心血管特色专科门诊和中西医结合呼吸特色专科门诊4个特色科室(门诊)。建设规范的发热哨点诊室。增加服务项目,开展相关细菌培养药敏等检查,动态心电图检查由青岛大学附属医院给予结果反馈。建立绿色转诊通道,缩短患者急救时间。连续8年通过"国家卫健委临床检验中心全国糖化血红蛋白室间质量评价标准",连续6年通过"山东省临床检验中心室间质量评价标准",连续10年通过"青岛市临床检验质量中心室间质量评价标准"。放射科的CT、DR等设备都通过PACS系统与青岛市市立医院东院区实现远程连接。强化预检分诊,把好第一道关口,严格执行"一看一测一查一问",详细规范登记发热信息。利用网上云平台,开展培训、考试和督导。组织开展哨点诊室接诊流程演练和举行疑似病例转运演练。新建80平方米的医疗废物暂存处,更换污水装置。建立医疗废物产生日台账、日报告,规范医疗废物管理,工作区均安装监控。

名医下乡 2020年,名医下乡3人,坐诊145次,接诊1285人次。

继续教育与科研 2020年,完成山东省基层卫生协会基层科研创新课题4项。作为国家住院医师规范化培训基地培训规培医师27人,青岛大学医学部临床医学本科社区医学实习基地培训学生10人。青岛大学护理学社区教学基地,圆满完成青岛大学护理学专业认证,11名本科护理学学生顺利完成社区护理学实习工作。淄博科技职业学院临床医学大专班实习基地,培训学生15名。作为中国社区卫生协会培训和山东省基层卫生协会培训基地,第一次举办面向全省同行的培训班——"家庭医生签约服务领导力提升和慢病管理培训班"。

中医药服务 2020年,与北京西苑医院心血管病科史大卓教授团队合作建设中西医结合心血管病门诊,与中心外聘海慈医院肝胆内科主任王兰青成立"王兰青名老中医工作室"。推广中医药适宜技术。作为青岛市中医药适宜技术培训基地,对全区216名社区医生进行中医药适宜技术培训,中医药服务在基层医疗机构的覆盖率达100%。多项举措完成政府中医药惠民实事为3000名45岁~55岁崂山区户籍女性进行更年期症状早期中医药干预补助。免费为辖区内密切接触者、各街道社区一线防控人员、预检分诊、青银高速路口卡口防控人员等提供中药预防汤剂5169剂。配制中药预防香囊并免费送给就诊签约家医居民、儿童、一线防控人员等2000余个。

技能比武情况 2020年,120急救站获青岛市先进集体,获批青岛市一个基层特色科室老年记忆运动障碍门诊。

信息宣传 2020年,报送发表各类信息及新闻稿件257篇,其中国家级媒体发表8篇、省媒体发表173篇、市区级发表76篇、政务信息发表5篇。

精神文明建设 2020年,为就诊困难、又无家属陪同的患者提供托管诊疗服务,并提供预约、挂号、就诊、辅助检查、缴费、取药等全程陪同服务。行动不便或病情较重的,享受优先就诊服务和代叫出租车服务。每年开展"倾心呵护健康、打造崂山居民满意医疗机构"惠民月、"服务百姓健康义诊周"等一系列惠民举措。定期通过电话回访和现场抽查的形式对各科室的服务对象进行满意度调查;建立完善主动征求群众意见的机制,向社会公示服务监督电话,接受群众投诉和意见建议。举办"三民工作报告会"、医院开放日"和"社会监督员座谈会",集中征求意见和建议。组织7名职工参加无偿献血活动。组织开展与贵州普定县扶贫帮扶活动,购买农产品48600元。组织党员分别开展用于支持新冠肺炎疫情防控和甘肃礼县硬各坝小学自愿捐款,合计人民币1.105万元。中心"优质服务基层行"活动获国家卫健委办公厅通报表扬;成为全省首批通过评估的社区医院。完成智慧接种门诊建设。启动中心改造升级工程项目。

大事记

1月20日,中心制发《关于成立崂山区社区卫生服务中心新型冠状病毒感染肺炎防控工作领导小组的通知》,成立4个工作小组,分别为疫情控制组、医疗救治组、督导检查组、新闻宣传组,全面做好疫情防控工作组织保障。

1月23日,中心派出人员,率先在崂山区青银高速青岛东出口、汽车东站开设的全市第一个卡口测温管控点测温。

1月29日,启动社会随访工作,对重点人群的健康状况走进社区进行随访。

2月3日,组织召开发热待排留观点部署会议,部署腾空120急救站工作与维修工作。

2月4日,建成并启用青银高速青岛东出口留验站,安排医护人员和救护车24小时驻点值班。

2月5日,召开留验站、区委党校、多悦酒店三处留观点工作部署会,做好与疫情控制组的交接、排班、培训、垃圾转运等工作。

2月6日,中心在发热门诊召开现场会。

2月20日,迎接市级专家对发热门诊建设和启用工作的现场指导,根据专家提出的整改意见,制订改造方案报局医政科。

2月25日,完成金泽公寓出院病例的咽拭子等标本采样工作,并制定新冠肺炎病例相关人群管理工作流程。完成海尔公司160人次的核酸检测采样工作。

2月29日,省卫生健康委督查组一行4人,在省卫生健康委执法监察局副局长张玉慧的带领下,到崂山区督导检查新冠肺炎疫情防控工作开展情况,市卫生健康委二级巡视员魏仁敏,崂山区政府副区长张咏雁、区卫生健康局局长曹鹏利和副局长徐晓东陪同督查。

3月31日,中心发热门诊交由区疾病预防控制中心作为核酸检测点使用。

5月9日,中心举办多科室协同"新冠肺炎疫情防控暨医疗救治应急演练"。

8月27日,与青岛和睦家医院、山东大学齐鲁医院(青岛)建成三方互补紧密型城市医疗联合体,与齐鲁医院实施远程会诊,与和睦家医院对接磁共振检查具体事项。

10月12日—14日,中心承担辖区金家岭、中韩2个街道50个社区80多个核酸采样点、近30万人员的采样任务。

11月23日,国家护理学专业认证专家教授李红玉、教授韩晓玲在青岛大学医学部领导陪同下,到中心进行青岛大学医学部护理学院护理专业认证工作。

11月30日,中心承办的"崂山区全员新冠病毒核酸检测应急演练"在金家岭街道金家岭社区举办。

12月19日,中心承办的山东省基层卫生协会培训项目"家庭医生签约服务领导力提升和慢病管理培训班"在青岛市崂山区成功举办。

荣誉称号　中国社区卫生协会国家级培训基地。

主　　任:蔡学民

支部书记、副主任:任文睦

副 主 任:陈　平、李　魁

电　　话:66711366

传　　真:66711303

网　　址:www.lschs.gov.cn

邮政编码:266001

地　　址:崂山区辽阳东路35号

（撰稿人:徐　毅）

青岛市崂山区沙子口卫生院

概况　2020年,崂山区沙子口卫生院有工作人员126人,其中高级职称6人、中级职称49人。主要承担辖区约8万居民的基本医疗、基本公共卫生服务、卫生室管理、院前急救等职能。有床位30张,设有综合内科、中医科、妇科、口腔科、预防保健科、120急救中心等临床科室,检验、放射、心电等辅助科室,配备有锐柯DR影像系统、西门子彩超、全自动生化分析仪、五分类血常规分析仪、动态心电图系统等设备。

业务工作　2020年,卫生院门诊量76540人次,基本公共卫生服务80000人次,卫生室诊疗99783人次,收治住院病人10人次,门诊输液病人2836人次,接种狂犬疫苗2040针次。

2020年,参与疫情防控及医疗保障任务8次;承接卫健局指派转运密接人员、居家隔离人员30余人次;参与街道武装部新兵入户走访29人次,120院前急救出车1243车次,救治转运病人1147名,转运发热患者84人次。参与多项保障任务81天次,服务患者175人次。全街道累计建立活动居民健康档案59547人,建档率为77%;档案使用43000人,使用率72%。65岁及以上老年人健康管理10963人,健康管理率63%;60～64岁老年人体检3459人,体检率71.4%;40～59岁中年人体检3391人,体检率18.9%。建立严重性精神障碍患者健康档案365人,检出率0.47%,累计确诊肺结核患者16人,管理16人,管理率达到100%;肺结核患者规则服药16人,规则服药率达到100%。实施崂山区白内障患者复明工程,完成复明手术35人次。

2020年,为街道符合政策的备孕和孕早期育龄妇女464人发放多维元素片1392盒;活产数460人,早孕建册392人,早孕建册率达到90%以上;产前随访1518人次;产后访视451人,新生儿访视454人,产后访视率及新生儿访视率均达97%。检测耳聋基因345人,产筛246人。管理高危孕产妇229人,管理率 56％,达到管理要求。孕前查体 174 对 348 人,孕前查体目标 246 人,完成率 141.46％。

业务收入 2020 年,业务收入 1790.69 万元。

固定资产 2020 年,固定资产总值 1275 万元。

基础建设 2020 年,粉刷综合楼楼体,改建肠道门诊,增建发热哨点诊室,设置方舱 CT。

卫生改革 2020 年,开展多项惠民措施,街道财政承担辖区 40～59 岁中年人查体费用个人自付部分;对全街道 60 岁以上老人进行问卷测试筛查并免费提供药物治疗,管理失智老人 88 人,免费发放药物价值 25.24 万余元。为瘫痪、生活不能自理、需长期卧床照护的老年人提供诊疗、换尿管、压疮预防和护理指导、换药等医疗护理服务 37 人次。作为青岛市首批 27 家医保工作站试点之一,卫生院医保工作站受理门诊大病申请、异地安置报备、异地长期居住报备等三项医保业务。开展智慧预防接种门诊建设。落实"4＋7 带量采购",完成二批 20 种药品集中采购带量采购。

医疗特色 2020 年,开展层级诊疗,推行"两个处方"(医疗处方、健康教育处方)管理,重点对"高血压病""糖尿病""冠心病""脑动脉供血不足"等慢病进行主动管理,利用微信群,增加与签约居民的互动。为更年期女性开展中医药干预治疗。加强专病专科建设,申报青岛市督灸专科门诊。开展社会心理服务体系建设,完成心理门诊的建设装修并通过区卫健局验收,并开诊服务。

科研工作 2020 年,3 项基层卫生科研课题结题,并分获三等奖和优秀奖。

疫情防控 2020 年,在疫情防控工作中成立党员突击队,坚持常态化疫情防控,成立新冠肺炎防控工作领导小组,制订卫生院疫情防控工作方案、应急预案、院感防控方案等,并先后开展病房及门诊出现可疑新冠病人应急处置等演练与考核。完成发热哨点诊室建设并正式投入使用。辖区 27 家一体化卫生室和 3 家卫生服务站积极参与社区联防联控,累计健康监测 220 人次;卫生院单独负责医疗保障的 4 家隔离酒店累计服务 2185 人,社会随访 549 人,指导企业复产复工 962 家,对辖区 41 所学校、托幼机构进行疫情防控指导,完成辖区居民 79466 人次核酸采样工作,入企业开展 3 天、5 天、7 天、14 天定期核酸采样24057 人次,转运新冠肺炎患者密切接触者 76 人,对55 名居家隔离的次密接人员进行入户采样、抽血。

继续教育 2020 年,申办第三届主题"提升慢病管理 做实家医签约"继续教育项目,全年组织全院业务培训 15 次,并选派 3 名医生、护士到医联体医院进修学习。

精神文明建设 2020 年,加强党支部标准化建设,制订《中共沙子口卫生院党支部年度工作计划》《中共沙子口卫生院党支部书记抓基层党建工作责任清单》。深入推进学习型党组织建设,制订《党员教育培训计划》。新冠疫情发生之初,院党支部第一时间成立党员突击队,冲锋在疫情防控一线。蓝雪鹏获青岛市第二届"新时代最美劳动者"称号,孔存广获评"青岛市首届基层岛城名医",付洁获评"全市抗击疫情最美志愿者""全省抗击疫情先进个人",刘晓娜获评"2020 年度青岛市院前急救先进个人"。

大事记

2 月 3 日,卫生院医务人员入户为隔离人员核酸采样,采样结果为阳性,此患者确诊为青岛市第 34 例。

3 月 3 日,卫生院承担桔子海尔酒店医学隔离点留观值班工作任务。

3 月 10 日,卫生院承担索菲亚酒店医学隔离点留观值班正式接诊。

3 月 24 日,卫生院承担智选酒店医学隔离点留观值班工作任务。

7 月 1 日,崂山区沙子口卫生院党员突击队获得"全市抗击疫情最佳服务组织"称号。

7 月 8 日,妇女更年期症状早期中医干预活动项目启动。

9 月 4 日,于哥庄社区卫生室、松山后社区卫生室、北姜社区卫生室被评为"省级规范化卫生室"。

10 月 14 日,西九水社区卫生室被评为"崂山区中医特色社区卫生室"。

10 月 20 日,沙子口卫生院智慧化接种门诊建设升级项目启用。

11 月 17 日,心理门诊建设装修完成并通过区卫健局验收,开启了沙子口社会心理服务的新篇章。

11 月 18 日,易地重建的发热哨点诊室开工。

荣誉称号 2020 年,崂山区沙子口卫生院党员突击队获"全市抗击疫情最佳服务组织"称号;"红马甲"医疗志愿服务队获"青岛市学雷锋志愿服务最佳志愿服务组织"称号;获"崂山区卫生健康系统迎新春主题演讲比赛优秀组织奖";急救站获得"2020 年度青岛市院前急救先进集体"。

院　　长:袁立久

副 院 长:曲俊杰、蓝雪鹏、孙彩霞

电　　话:88811647

传　　真:88810670

邮政编码:266102

地　　址:青岛市崂山区沙子口街道崂山路 179 号

（撰稿人:梅　君）

青岛市崂山区
王哥庄街道社区卫生服务中心

概况　2020 年,中心编制 65 人,有工作人员 109 人,其中在编 59 人、雇员 36 人、派遣制人员 14 人;专业技术人员 97 人,其中卫生专业技术人员 87 人;高级职称 4 人,中级职称 22 人;执业医师 34 人,完成全科医师注册的临床和中医医师 17 人,公卫医师 5 人,注册护士 32 人。编制床位 30 张,开设全科门诊、妇产科、中医科、理疗科、口腔科、五官科、检验科、放射科、防保科、一体化管理办公室、120 急救站等 19 个科室。

业务工作　2020 年,中心完成门诊量 123003 人次,比上年减少 15.68%;住院病人 55 人次,比上年减少 86.18%。120 急救分中心接诊 877 次,救治患者 849 人,抢救危重病人 499 人,执行医疗保障任务 15 次,无医疗差错和责任事故发生。

业务收入　2020 年,中心实现业务收入 1494.03 万元,比上年增长 4.28%。其中,医疗收入 441.85 万元,比上年减少 7.76%;药品收入 1035.07 万元,比上年增长 5.83%。

固定资产　2020 年,固定资产总值 1196.22 万元,同比增长 28.55%。

基本公共卫生服务　2020 年,高标准完成中老年人健康体检、妇女更年期中医干预项目、心理服务体系建设、智慧化预防接种门诊建设等市、区政府实事。积极争取街道资金支持 100 万元,实施中老年人"两关爱"健康体检项目。完成 34 个社区 60 岁以上老年人健康体检 10041 人,其中,65 岁以上老年人体检率达到 75.2%。中年人体检完成 15 个社区 3181 人。

医疗特色　2020 年,疫情期间组织"名医下乡"专家坐诊 204 人次,诊疗患者 3116 人次。在全市基层医疗机构率先启用发热哨点诊室核酸检测设备。设立"1+1 全科诊室",统筹利用公共卫生、家医签约、医联体、一体化管理信息资源,为就诊居民提供医疗救治、预约转诊、线上问诊、用药咨询、健康教育、信息查询等"六位一体"的健康服务。积极推进国家级社区医院建设。统筹开展康复科、外科、儿科、口腔科建设。统筹医联体单位、社区卫生服务中心和一体化卫生室三方医疗资源,持续开展"教学助长""全而专"等人才培塑项目。

继续教育　2020 年,中心成功申报"医联体单位合作共建基层 MMC 在糖尿病管理中的工作探索"市级继续医学教育项目。"紧密型乡村一体化管理模式研究"等 3 项课题分获山东省基层卫生科技创新计划项目二等奖、三等奖、优秀奖。

精神文明建设　2020 年,"红马甲"医疗志愿服务队累计开展各类义诊、疫情防控知识科普、健康知识讲座等志愿服务活动 11 场,服务 1370 余人次,发放健康教育等宣传材料 8600 余份。10 月,中心"红马甲"医疗志愿服务队联合"双报到"常家社区党支部开展急救知识进社区活动。

大事记

1 月 25 日,开展青银高速青岛东站、汽车东站来青车辆查验工作。

2 月 1 日,成立疫情防控"党员突击队",开展区委党校集中医学观察点、多悦酒店值班任务。

2 月 29 日,承担会场宾馆(企业复工)疫情防控管理。

5 月 24 日,开展中小学、托幼机构疫情防控复学指导。

8 月 7 日,中心及何家社区集中核酸检测采样点启用。

10 月 11 日,参与青岛市全员核酸检测,完成王哥庄街道采样 47146 人次。

12 月 31 日,发热哨点诊室启用。

荣誉称号　2020 年,获山东省卫生工作先进单位荣誉称号、青岛市院前急救先进集体。

党支部书记、主任:王明涛

中心副主任:王美玲、梁泽光

电　　话:87841215

传　　真:87841215

邮政编码:266105

地　　址:青岛市崂山区王哥庄街道王哥庄社区

（撰稿人:董　航）

青岛市崂山区北宅卫生院

概况　2020 年,有职工 82 人,其中卫生专业人员 62 人,占 80%;副高级职称 4 人、中级职称 19 人,研究生学历 3 人、本科学历 37 人。医院设有全科门诊、中医科、妇科、口腔科、特检科、药剂科、计划免疫、儿童保健科等 14 个业务科室,拥有 CR、彩超、全自动生化分析仪等大型医疗设备。

业务工作　2020 年，门诊总量 8.7 万人次，比上年同期下降 12%，入院与出院诊断符合率 100%，院内感染率 0，甲级病案符合率 98%。

业务收入　2020 年，医疗收入 1455.2 万元

固定资产　2020 年，固定资产总值 1381.8 万元。

疫情防控　2020 年，抽调 15 名党员干部组成党员突击队，充实到防控疫情的最前沿。成立防控工作领导小组和院感管理工作领导小组，制发《崂山区北宅卫生院新型冠状病毒感染的肺炎疫情应急预案》《医院感染管理措施》等文件，规范各项防控工作。投入 300 余人次参加交通卡口执勤工作与保障工作。承担隔离酒店保障任务，创新集中隔离酒店"十个一"工作法。统筹协调医务人员组成预检分诊队伍，在门诊大厅开设发热预检台。对 29 家一体化卫生室进行督导检查 9 次。组建社区随访小组，开展社区随访 127 人。开展随访人员疫情防控相关知识培训 3 次。开展企业复工复产疫情防控指导。

医疗特色　2020 年，在全区率先完成老年人体检工作，完成 10985 人体检任务。全面开展公共卫生项目"整改—自查—再整改"活动。开展首席医师评聘，评聘出"首席公卫医师""首席高血压医师""首席糖尿病医师""首席中医师"，将"首席医师"作为辖区居民的总健康管理师和北宅街道医疗卫生建设与发展的规划师。组织家庭医生团队对签约居民及其家庭成员疫区接触史、身体状况等进行随访，随访 2 万余人次。举办"携手家医同心抗疫"为主题的世界家庭医生日宣传，家庭医生现场为居民进行"应急救援"示教、穴位操展演，开展疫情防控、家医签约有奖知识问答活动。加强对辖区卫生室家庭医生签约服务技术指导工作，利用各种途径宣传家医签约政策和"健康北宅"优惠政策。结合"健康北宅"惠民政策拓展签约包服务内容，签约慢病个性化包增加 2 种免费药惠及居民 2429 人次，减免相关药品费用172964.41 元。

2020 年，打造"健康社区"新样板，启动"健康社区"创建，组织召开北宅街道相关社区创建动员大会，有 14 个社区开展"健康社区"创建工作、140 个家庭开展"健康家庭"创建。开展"一增两减三免"，增加精神障碍患者家庭关爱等内容。"一增"政策补助卫生院、卫生室医疗费 51 万元，减轻医保控费负担。"两减"政策补助特检费 5.5 万元；中药饮片、中医理疗费 5.7 万元。"三免"政策累计减免费用 92495.6 元；失能人员巡护 280 人次，补助结算金额 1400 元，发放一次性尿垫价值 3 万元。在全市率先启动青岛市 120 院前急救乡医联动系统，成为全市试点。打造优质严重精神障碍管理模式，向专业机构购买精神疾病康复疗程，实行在管重精患者医疗费用兜底，全年减免费用约 9 万元。通过家庭医生签约服务渠道与在管重症精神病患者签订"精神关爱签约包"，免收 205 名患者每人 200 元签约服务费。为患者家属提供心理评估、心理援助等服务。

大事记

1 月 23 日，全面部署新冠疫情防控各项工作，成立防控小组，制订防控方案。

2 月 1 日，成立新冠疫情防控党员突击队。

2 月 19 日，成立新冠疫情防控督导检查小组，指导企业复工复产工作。

3 月 12 日，崂山区委常委、纪委书记刘文建，副区长许哲，区政协副主席王兴武来到汽车东站，实地察看由北宅卫生院承担的留验点工作。

5 月 19 日，开展第十个世界家庭医生日暨"健康北宅"主题活动。

5 月 31 日，青岛援藏"山海情 红马甲"活动在西藏日喀则桑孜珠区启动。

10 月 12 日，参与开展青岛市全员核酸检测工作。

12 月 10 日，北宅卫生院智慧接种门诊启用。

荣誉称号　2020 年，青岛市院前急救先进集体；青岛市"真情协商·和谐共赢"品牌创建活动星级单位。

党支部书记、院长：陈　振

副 院 长：王　磊、刘　军

院办电话：87851081

传真号码：87851081

电子信箱：lsbzwsy@126.com

邮政编码：266104

地　　址：崂山区北宅街道华阳社区东侧

（撰稿人：李蓓蓓）

城　阳　区

青岛市城阳区卫生健康局

概述　2020年,城阳区卫生健康局下设单位23处,其中处级单位6处,分别是3处区级医院、1处区疾病预防控制中心、1处区卫生健康综合监督执法大队、1处区妇幼保健计划生育服务中心;科级单位17处,分别是城阳区第三人民医院、8处街道卫生院(社区卫生服务中心)、8处街道卫生健康工作站。城阳区卫生健康系统实有在编职工2293人,其中公立医院备案制494人。全系统专业技术人员1940人,其中高级职称254人,占13.1%;中级职称1070人,占55.15%;初级职称616人,占31.75%。

新冠肺炎疫情防治　2020年,统筹全区医护资源,组建诊疗、院感、中医、产科、心理5支专家队伍;在区人民医院、区二医、区三医、红岛人民医院完成发热门诊改扩建;推进生物安全实验室建设,全区建成区疾控中心等8个PCR实验室,日检测量可达2.05万人次。入境重点人员就诊累计1321人,其中机场入境重点人员就诊累计1235人,占青岛市接诊比例76.5%,院内感染"0"发生。在全区20家医疗机构(含疾控中心)实现国家传染病疫情网络直报,保证工作日及节假日系统正常运行,网络正常运行率达100%。投资15万余元建设卫生应急物资储备库一处。常态化疫情防控工作,开展10轮核酸检测"应检尽检",采样检测207708人次,食品及环境标本34266份。区疾控中心PCR实验室检测各类标本200900余份。开展特定场所消毒60余处,消毒面积6000余平方米。强化联防联控,累计派出医务人员300余人次参与学校、冷链疫情防控,选拔600余名医务人员组建采样、流调、检测、消杀等后备队伍。实施全员大培训,累计培训150余场次。开展健康教育宣传,微信平台和短信息平台累计推送疫情防控科普知识800余篇,印制发放14种宣传材料31万余份。

医政管理　2020年,城阳区有医疗机构595家,其中医院23家、门诊部68家、诊所266家、卫生室211家、社区卫生服务机构14家、医务室13家,新增医疗机构44家,注销机构33家。推进健共体建设,修订完善健共体配套文件,形成政府主导、区卫健局牵头、部门联合、区街道医疗机构实施的工作模式。为全区各街道卫生院、社区卫生服务中心核增编制40名,用于充实基层医疗卫生人员力量。由区人民医院安排神经内科等10个专业15名专家及影像等5名医技人员下沉指导,完成专家坐诊400余次,其他人员坐诊1680余人次。

2020年,提升妇幼健康服务能力建设。参加青岛市母婴安全管理工作线上培训,问卷考核平均分位居全市第一。成立全省首个区县级出生缺陷综合防治中心,建立绿色转诊通道。筛查孕产妇9246例,管理高风险孕产妇6199例,其中不宜继续妊娠10例,无孕产妇死亡。发放叶酸11665瓶,服用人数2496人,完成婚前孕前检查4069人。完成产前筛查9650例、免费基因检测1017例、产前诊断182例。新生儿疾病筛查6726例,筛查率99.96%。新生儿听力筛查6726人,筛查率99.96%。新生儿先心病筛查6690人,筛查率99.42%。

持续推进综合改革　2020年,持续推行公立医疗机构药品零差率销售,药品让利约3995万元。着力提高医院综合服务能力和水平,投资3700万元为城阳区人民医院引进核磁共振和DSA。创新"三高"共管慢病综合管理。全面打造"三高"共管样板诊室,信息平台在管91023人,上转11562人,下转10485人,协诊22048人,患者管理率和满意度显著提升,青岛市卫生健康委发文全面推广城阳区工作经验,山东省卫生健康委确定在全省推广城阳区工作经验。

2020年,加强基层医疗卫生机构标准化建设。投入2600余万元为街道卫生院、社区卫生服务中心更新影像、超声等紧缺急需设备,推动康复中心建设,赋能基层卫生健康发展。全面完成优质服务基层行活动创建达标任务,培育打造基层医疗机构特色专科科室4处,市级示范社区(村)卫生室10处,区街村三级社区卫生一体化管理再上新台阶。加大呼吸慢病规范化防治体系与能力建设,创建优秀单位1家,达标单位2家。

2020年，全区65岁及以上老年人在管5万余人，管理高血压患者6.7万人，管理糖尿病患者3.4万人，管理严重精神障碍患者0.37万人，完成农村妇女"两癌"筛查6000余人。完成"三约合一"签约20.6万人，"二约合一"签约29.5万人。免费服药补助累计受益8350人，区、街道两级补助约42万元。

2020年，建成区、街道、社区三级社会心理服务中心188个，二级以上综合医疗机构心理咨询门诊、基层医疗机构心理咨询室、学校心理辅导室设置率均达到100%。争取国家老年人心理关爱试点2处。在全市率先推行为三级社会心理服务中心运行管理政府购买服务。"中国科学院心理服务工程实验室（省部级实验室）"获中科院批准落户城阳。开通14部心理援助服务热线，面向全国开展心理疏导和危机干预3.4万余人次。在全省率先推出"阳光城阳 致敬英雄阳光微心——全省援鄂、抗疫一线医务人员心理休养活动"，为山东省援鄂、抗疫一线的医务人员及其家属提供身心一体的心理疗养服务。

疾病预防控制与卫生应急　2020年，调整区疾控中心管理体制，加挂区健康管理指导中心牌子，强化监测预警、疾病预防等职责。人员编制核增至112名。全区报告乙类传染病1002例，比上年下降36.50%；报告丙类传染病共458例，比上年下降73.39%；报告各类预警信息事件263起。全区无学校结核病聚集性疫情发生、无突发公共卫生事件发生，累计处置当地学校结核病疫情27例，开展密切接触者筛查1141例。对城阳区学校结核病防控工作进行业务指导10余次。

2020年，开展城阳区碘缺乏病监测工作，在全区5个街道采集200名8～10岁儿童、100名孕妇的盐样和尿样，进行盐碘及尿碘监测。对城阳区31个病区村开展饮水型地方性氟中毒项目调查，采集检测改水工程末梢水水样37份，水氟含量均小于1mg/L，改水工程运行良好。对病区当地出生居住的1682名8～12岁儿童氟斑牙患病情况进行调查，儿童氟斑牙患病率小于30%。开展"5·15"系列宣传活动，在微信公众号发布碘健康教育知识，开展咨询活动5次，举办培训1次。进学校开展地方性氟中毒防治知识讲座3次，社区讲座3次，开展咨询活动1次。

2020年，成立区委重大疾病和传染病（艾滋病）防治工作领导小组。强化卫生应急队伍建设，调整卫生应急领导小组1个、组建卫生应急处置队伍1支（27人）、医疗救援队伍1支（200人）。在系统内选拔600余名素质硬、能力强、身体佳的医务人员组成采样、流调、检测、消杀四支后备队伍，进一步提升城阳区卫生应急处置能力。

中医药事业发展　2020年，全区有中医医疗机构、中医科室89处，其中民营二级中医医疗机构2家，民营一级中医医疗机构1家，公立区级医疗机构4家，公立街道卫生院、社区卫生服务中心8家，民营社区卫生服务中心、服务站13家，均设置中医科、中药房。基层中医（中西医）医疗机构61家。截至2020年底全区中医床位370张，目前尚无公办中医医院。全区医疗机构中医类别执业（助理）医师487人，全区中药师（士）79人。其中山东省基层名中医5名，青岛市基层名中医3名。

2020年，设立中医养生保健指导门诊13家，全区"国医馆"创建单位10家，4家基层医疗机构在国医馆建设基础上，建成中医药特色专科"精品国医馆"，创建"杨惠民知名中医药专家工作室"和"李济仁国医大师工作室"2个。中医药参与疫情防控，对辖区范围内密接人员等2500余人免费发放中药汤剂10000余剂，中药颗粒2000余袋，并对汤剂预服工作进行"日监测"。

卫生综合监督　2020年，加大医疗卫生机构、公共场所等重点行业的监督执法力度，全区4200余家被监督单位的监督覆盖率达到100%，行政处罚575起，罚款金额45.8万元，食品安全抽检570批次，公共卫生抽检403批次，职业卫生抽检67户次。开展医疗机构不良执业行为记分，141家医疗机构记分679分，4家医疗机构因超过12分被下达《医疗机构依法执业管理建议书》，并对负责人进行了预警约谈，1家机构被暂缓校验。对投诉举报较多的4家企业进行警示约谈，纳入信用档案。开展宣传培训活动4次，发放宣传材料700余份。建立起职业病危害基础数据库，存在尘毒危害的1206家企业全部完成职业病危害项目申报。试点分类分级监管机制，制定《职业卫生分类分级监管办法（试行）》，自主开发分类分级微信小程序，根据职业病发生风险，将企业分为0～Ⅳ级差异化监管，已完成200家企业的试点工作。

人口与计划生育　2020年，全区有户籍人口54.7万人，在管育龄妇女9.86万余人。全区户籍出生6061人，其中一孩2978人，二孩2882人，人口出生率为9.28‰，出生上报及时率97.76%，符合政策生育率为99%。出生人口性别比为104，全面完成省、市下达的各项考核任务。严格落实"一票否决"制度，预审各类先进4000余例，否决42例。建立人口和计划生育领导小组和部门联动的综合治理工作机制。

2020年,推进婴幼儿照护服务。在11个城市社区和6个农村社区率先开展"关注生命之初1000天"家庭抚育,为2400余个0～3岁育龄家庭提供管家式精准服务;成立全市首家0～3岁婴幼儿照护指导中心;打造规范化照护机构,建成"高中低"端托育机构28个,创新做法被国家卫健委《工作交流》刊发推广,《人民日报》、新华社、中央电视台等媒体机构20余次报道城阳经验。

2020年,落实计划生育利益导向政策,发放奖励扶助、特别扶助和住院分娩补助等各类计划生育利益导向政策资金4845万元,惠及居民3.8万余人。利用人口关爱基金为全区失独家庭父母和独生子女伤病残家庭成员1369人建立住院护理补贴及意外伤害综合险,利用计生公益金救助困难计生家庭28户,发放救助金17.5万元。持续做好特殊困难家庭联系人"二对一"帮扶模式,救助困难计生家庭近1100户。

爱国卫生 2020年,在全国第32个爱国卫生月期间,组织发放各类宣传材料10000份、灭蚊气雾罐20余箱、灭蟑药1000份、灭蟑胶饵500支、灭鼠药(硫酸钡)3000千克、粘鼠板1000张。印制张贴病媒生物防制宣传海报3000张,其他病媒生物宣传材料10万份。张贴病媒生物防制宣传海报1620余处,覆盖社区225个、物业小区118个。清理卫生死角6200余处,清除垃圾7000余吨,出动5400余车次。清洁大水体109处,清理小水体6300余处,发动人员参与7900余人次。组织开展5轮集中消杀行动。喷洒杀灭蚊蝇成虫面积2500万平方米,喷洒药物原液3200余千克;投放杀灭蚊蝇幼虫药物970余千克;投放鼠药3700余千克;出动人力14200余人次,1440余车次。设置灭蚊(蝇)灯等物理设施480处,布设鼠屋27800余个;布设粘鼠板2200余张。先后2次组织开展系列宣传活动和控烟执法检查,发放宣传材料2000余份。申请创建省级卫生先进单位26个,市级卫生先进单位24个,省级卫生村6个,全部通过验收,全区省级卫生村比例达到92.1%,市级卫生村比例达到100%,全市所有市、区中省级卫生村和市级卫生村创建比例最高。

大事记

1月1日,《城阳区统筹解决社区(村)集体卫生室乡村医生社会保险问题实施方案》正式执行,社区(村)卫生室乡村医生社会保险和住房公积金投缴及补助发放工作在全市率先落地。

1月10日,全区卫生健康系统现场观摩会召开。

1月16日,区急救中心使用急救医疗优先调度系统(MPDS)成功救治一名发生气道异物梗阻的儿童。

1月24日,区委书记、青岛高新区工委书记、青岛轨道交通产业示范区工委书记王波调研全区新冠病毒疫情防控工作开展情况,在区卫生健康局三楼会议室听取情况汇报。

1月24日,区政府副区长吕永翠在区卫生健康局三楼会议室调度全区疫情防控开展情况。

1月29日,用90小时建设完成城阳区人民医院发热门诊扩建工程。

2月23日,承接流亭国际机场入境有症状旅客筛查工作,作为全市首诊医院。

4月2日,城阳区卫生健康局被城阳区人民政府评为2019年度城阳区质量强区工作先进集体。

5月21日,城阳区夏庄街道卫生社区服务中心开工建设。

5月,向安顺市关岭县、陇南市成县、陇南经开区徽县园区共选派支医人员12名。

6月17日,青岛市卫生健康委员会印发《全面推广三高共管医防融合工作方案》的通知,全面推广城阳区试点工作经验。

6月23日,城阳区精神卫生协会成立。

7月9日,青岛市卫生健康委下发《关于印发〈青岛市卫生健康领域"信用+综合监管"试点工作实施方案〉的通知》,确定城阳区为开展"信用+综合监管"工作试点区。

7月29日,城阳区民营医疗机构行业党建工作观摩会举行。

7月,城阳区城阳街道、流亭街道、夏庄街道、惜福镇街道、上马街道被命名为国家卫生乡镇。

9月1日,城阳区卫生健康综合监督执法大队被评为中国卫生监督协会新冠肺炎疫情防控工作先进集体。

9月9日,省医疗卫生行业综合监管督察组到青岛市开展督察,城阳区代表青岛市迎接督察。

9月11日,城阳区出生缺陷综合防治中心揭牌。

9月18日,"阳光心灵体验馆"被确定为青岛市科普教育基地。

9月21日,城阳区心理健康教育基地获"青岛市科普教育基地"称号。

9月26日,央视综合新闻频道播出城阳区0～3岁婴幼儿照护服务工作经验《青岛城阳:满足差异化需求 探索多元托育服务》。

10月10日,棘洪滩街道婴幼儿照护指导中心举行揭牌仪式。

10月,区卫生健康局党组书记、局长郭春庆调任区司法局党组书记、局长;韩锡宏同志任区卫生健康局党组书记、局长。

11月3日,央视综合新闻频道播出《青岛城阳:建立健全社会心理服务体系建设》。

11月11日,城阳区被国家卫健委确定为首批全国儿童青少年近视防控适宜技术试点区。

11月21日,城阳区政府与青岛妇儿医院合作设立青岛市妇女儿童医院城阳院区签约仪式在区人民会堂举行。

11月,根据省、市有关行政许可事项划转的精神,区卫生健康局五项职能划转区审批局,五项职能分别是医疗机构设置审批及执业登记和校验;麻醉药品和第一类精神药品购用许可;单采血浆设置审批及许可证核发;放射工作人员证核发;建设项目设计卫生审查与竣工验收。6名同志随职能划转区审批局。

11月,省爱卫会下发《山东省爱国卫生运动委员会关于命名2020年度山东省卫生乡镇和卫生村的通知》(鲁爱卫发〔2020〕2号),经省爱卫会评审审核,河套街道尚家沟社区、河套街道小涧东社区等6家社区命名为省级卫生村。

12月14日,城阳区心理卫生健康教育基地获"第三批青岛市市级健康教育基地"。

12月22日,城阳区第二人民医院迁建工程竣工交付。

12月24日,城阳区卫生健康局被青岛市卫健委确定为2020年市级健康促进机关。

12月31日,山东省卫生健康委下发《关于开展职业卫生分类分级监督执法试点工作的通知》(鲁卫函〔2020〕503号),确定城阳区为全省"职业卫生分类分级监督执法"工作试点区县。

荣誉称号 2020年,中共山东省委组织部、山东省人力资源和社会保障厅、山东省卫生健康委员会联合授予城阳区卫生健康局"山东省抗击新冠肺炎疫情先进集体"称号;山东省爱国卫生运动委员会办公室授予城阳区卫生健康局"山东省无烟机关"称号;国家卫生健康委员会确定城阳区为首批全国儿童青少年近视防控适宜技术试点区。

党组书记、局长:韩锡宏

党组副书记:宋淑青

党组成员、副局长:江喜范、张明福、韩香萍、韩通极

党组成员:牛锡志、陈正杰、刘世友

二级调研员:孙开旬

副局长:于芝

单位电话:58659876

邮政编码:266109

地　　址:青岛市城阳区华城路三小区16号楼

青岛市城阳区人民医院

概况 2020年,青岛市城阳区人民医院(山东第一医科大学附属青岛医院)占地面积76767平方米,建筑总面积91400平方米,其中业务用房建筑面积90554平方米。职工总数1792人,其中卫生技术人员1528人,占职工总数85.27%;行政工勤人员264人,占职工总数14.73%。卫生技术人员中,高级职称141人,占9.23%,中级职称620人,占40.57%,初级职称767人,占50.20%。医生与护士之比为1:1.49。核定床位总数1200张,设职能科室27个、临床科室39个、医技科室11个。

业务工作 2020年,门诊总量为1162798人次,比上年下降15.81%,其中急诊为245040人次,较上年下降24.79%。住院患者为32754人次,比上年下降27.62%;床位使用率为56.40%,比上年下降24.12%;床位周转次数为27.54次,比上年下降27.03%;入院与出院诊断符合率97.84%,与上年基本持平;手术前后诊断符合率99.18%,与上年基本持平;抢救危重病人1346人,比上年增长75.03%;抢救成功率92.50%,与上年基本持平;治愈率41.59%,比上年增长1.51%;好转率51.95%,比上年下降1.30%;病死率0.40%,与上年基本持平;院内感染率0.46%,与上年基本持平;甲级病案符合率99.88%,与上年基本持平。

业务收入 2020年,业务收入为754075688.48元,比上年下降2.96%。

固定资产 2020年,固定资产总值为684096549.88元,与上年同期相比增加2.55%。

医疗设备更新 2020年,新增西门子双源CT(SOMATOM Force)。

基础建设 2020年,推进国医馆改造工作,计划改造总面积约966.46平方米,预计2021年3月完工。

卫生改革 2020年,加快推进公立医院综合改革,积极参与试点健全现代医院管理制度,设置内科、外科和行政职能3个党总支、22个党支部;实施全面预算管理,成立预算管理委员会,支出预算归口管理,并实行预算考核制度;完善内部分配机制,对不同岗位、不同职级和不同素质能力要求的医务人员实行分

类考核,重点向临床一线、业务骨干、关键和紧缺岗位、高风险和高强度岗位以及支援基层和有突出贡献的人员倾斜;实施区域内高血压、高血脂、高血糖"三高共管",实现慢病的区域内同质化、规范化管理以及统筹病人上转下转;落实国家药品集中采购政策,国家集中采购药品达70个品规,实施以来为病人节省1200余万元。

医疗特色 2020年,开展气管旋切术、肺小结节CT三维成像、腹腔镜输尿管膀胱再植术、十二指肠镜下胆总管结石治疗术等29项新技术和新项目。

新冠疫情防控 2020年,医院作为定点医院,建立严密的疫情防控体系和高效的工作机制。成立"新型冠状病毒疫情防控应对工作领导小组",党委书记、院长担任双组长,下设8个工作组,建立每日例会工作机制,每天早部署、晚调度,形成"小事立即办、大事不过夜"的战时指挥体系。全力以赴做好"外防输入、内防反弹"防控工作。严把预检分诊关,严格执行三道流行病学史筛查,参加预检分诊医护人员达4800人次,预检分诊200余万人次。完善发热门诊设置,90个小时建成新发热门诊,入境、境内和普通3个发热门诊保持独立、同质化运行,发热门诊接诊1759人次(入境1321人次,境内438人次),留观406人次(入境330人次,境内76人次),确诊14例(国内2例,入境12例,含无症状感染者4例);普通发热门诊接诊21195余人。严把入境人员关口,对入境疑似人员做到出入口、诊区、人员、就诊路线、留观"五分离"服务与管理,按照"四集中"原则成立多学科专家组成的"市区院"三级医疗救治组,及时有效对入境患者快速研判,排除疑似人员由120"点对点"转运至隔离点,确保无缝衔接与全链条管理。提高核酸检测能力,投入资金440余万元建设PCR实验室,每日单检最大检测能力为3000人次,年内完成24万余人次检测。全方位、多层次开展疫情防控专项培训和演练。将全员培训和重点人员培训贯穿疫情全过程,开展专题培训200余次、覆盖12000余人次,制订应急处置预案20余项,组织应急演练近50次。建立督导机制,定期开展自查排查,确保落实闭环管理。由院领导带队督导,建立督导问题清单、限期整改及问责机制,确保疫情防控政策、措施落实落细落地。探索出"感控监督员制度""院感网格化管理""境外人员四步检查法""一人一策治疗方案""分区分型分级""复产防疫保障""疫情心理援助"等一批创新成果和先进经验,及时应用到抗疫一线。

科研工作 2020年,省市级科研课题立项12项,其中省级项目1项、市级项目11项。发表学术论文80篇,其中国外杂志发表20篇、国内杂志发表60篇,出版专著3部。

继续教育 2020年,获批省级继续医学教育项目8项,市级继续医学教育项目20项。外派进修21人,完成外出进修返院考核25人,接收来院进修15人。

精神文明建设 2020年,完善工作组织,健全保障机制。以创建全国文明城市为载体,提升干部职工的思想道德素质、文明服务水平。推进创建全国文明单位的工作。积极开展乡村振兴帮扶共建、志愿服务等各种社会公益活动。提升医疗服务,深化优质护理服务;建设一站式阳光服务中心;全面拓展智慧医疗应用,提升群众就医体验。充分发挥城阳区的省级文明单位的担当与责任,探索出"境外人员四步检查法""感控监督员制度"等一批创新成果和先进经验。

大事记

1月18日,全面启动新冠疫情防控工作,成立"新型冠状病毒疫情防控应对工作领导小组",党委书记、院长担任双组长,领导小组下设疫情防控组、医疗救治组、院感防控组等8个工作组,建立每日例会工作机制,每天早部署、晚调度,形成"小事立即办、大事不过夜"的战时指挥体系。

1月23日,根据城阳区新型冠状病毒感染肺炎疫情防控指挥部工作部署,城阳区人民医院从一线抽调18名医护骨干,奔赴流亭机场监测点,实行24小时轮班制,落实防控检测措施,做好入青人员的检测。

2月1日,"网上发热门诊"正式启用。

2月2日,新建发热门诊正式投入使用。

2月6日,就诊于医院的城阳区首例确诊的新冠病毒感染的肺炎患者出院。

4月13日,山东省委全面深化改革委员会办公室专职副主任张成杰一行10人到医院调研疫情防控工作。

4月15日,青岛市副市长栾新一行到医院对疫情防控工作进行督导检查。

4月15日,组织首次"互联网+网络护理查房",利用互联网充分实现护理管理的信息化共享。

4月16日,山东省卫生健康委员会综合监督处副处长、二级调研员方春林,山东省疾控中心主任医师徐留臣,山东千佛山医院院感办主任王丽丽,山东省卫健委执法监督局主任科员孟令南一行到城阳区人民医院对新冠肺炎疫情防控工作开展督导检查。

5月21日,山东省总工会调研工作组张涛一行8

人到医院进行民主管理调研工作。

5月29日,医院派任海涛、姜立、李芬林、吕凤医生赴贵州省关岭县人民医院开展对口帮扶工作。

8月14日,山东省卫生健康委员会党组书记、主任袭燕一行6人到医院督导疫情防控工作。

9月16日,山东省卫生健康委员会脑防委副主任、山东省卒中学会会长周盛年教授带领省卒中认证专家一行到医院对卒中防治中心建设进行现场认证。

10月13日,医院抽调400名医护人员参加青岛市全员核算检测。

10月28日,由国家卫健委发展研究中心副主任付强、北京地坛医院副院长蒋荣猛,山东省卫生健康委员会执法监察局二级调研员袁青春,山东大学第二医院院感管理部主任李晓辉一行对医院进行院感工作的巡查。

11月5日,青岛市副市长栾新带队,青岛市卫生健康委员会参与,组织院感、检验专业专家对医院预检分诊、发热门诊、急诊、核酸检测实验室等工作进行实地巡查。

11月15日,举办青岛市区县级医院胎儿心电监护专科联盟授牌仪式暨青岛市第二届电子胎心监护临床应用热点研讨会。

11月19日,青岛市委组织部副部长、青岛市人力资源社会保障局局长胡义瑛一行10人到城阳区人民医院进行疫情防控督导工作。

12月1日,山东中医药大学副教授李作伟到城阳区人民医院挂职副院长一年;流亭街道办事处任波到城阳区人民医院任党委委员。

12月4日,医院检验科顺利通过ISO15189现场复评审,标志着医院检验科的质量管理体系有效运行并持续改进,检验科所出具的医学检验报告可得到国际认可。

12月9日,医院4项科研成果获得2020年度山东医学科技奖。

12月18日,由国家卫生健康委员会专家组清华大学万科公共卫生与健康学院常务副院长梁万年带队一行11人到医院开展新冠肺炎疫情形势和防控工作评估。

12月18日,骨科获评为2020年度省级临床重点专科。

荣誉称号 2020年,获山东省文明单位、山东省优质服务单位、山东省青年文明号、青岛市精神文明建设先进工作单位、青岛市健康促进医院等荣誉称号。

党委书记:胡孝潭
党委副书记、院长:杨 诚
党委副书记、副院长:马建林
党委委员、副院长:刘英勋
党委委员、纪委书记:王广超
党委委员、副院长:赵同梅、黄俊谦、李 黎
党委委员:任 波
总会计师:于惠兰
院办电话:58000716
总机电话:4001999120
传真号码:58000678
电子信箱:cyyydzb@126.com
邮政编码:266109
地 址:青岛市城阳区长城路600号
（撰稿人:赵 波、于 洁）

青岛市城阳区第三人民医院

概况 2020年,青岛市城阳区第三人民医院占地面积10282平方米,业务用房8349平方米。职工总数439人,其中卫生技术人员346人,占全院职工总数的79%,行政工勤人员93人,占全院职工总数的21%。卫生技术人员中,副高级以上职称27人,中级职称106人,初级职称213人,分别占卫生技术人员总数的7.8%、30.6%和61.6%。医生118人,护士166人,医生与护士之比为1:1.4。医院开放床位253张,有42个科室,其中职能科室15个、临床科室16个、医技科室14个。

业务工作 2020年,门诊量152587人次,比上年下降3.95%。其中急诊21533人次,收住院5784人次,下降13.29%。床位使用率为52.09%,床位周转次数21.18次,出院与入院诊断符合率为94%,手术前后诊断符合率≥95%,抢救危重病人105人次,抢救成功率87%,治愈好转率97%以上,病死率0.25%,院内感染率为0.8%,甲级病案符合率≥97%。

业务收入 2020年,完成业务收入6051.24万元,比上年下降8.68%。

固定资产 2020年,固定资产总值4500.34万元,比上年增长2.22%。

医疗设备更新 2020年,医院投资45万元,购进全自动生化分析仪1台。由城阳区卫生健康局统一招标,为PCR核酸检测实验室配备如下设备:荧光定量PCR仪、全自动医用PCR分析系统、全自动核

酸提取仪、生物安全柜、超净工作台、恒温箱、高压蒸汽灭菌器。

基础建设　2020年,完成120平方米发热门诊基础设施改造,根据疫情要求完成300平方米发热门诊基础改建工程。对污水处理站进行整体改造。完成各临床科室护士站流动水洗手设施的改造安装。职工食堂建设完工并投入使用。完成核酸检测实验室的招标及基础设施建设。完成全院外墙保温粉刷工程。根据《山东省医疗机构发热门诊设置规范(试行)》《预检分诊和发热门诊新冠肺炎疫情防控工作指引》的要求,10间隔离留观室及方舱CT室基础建设完工。完成发热门诊、核酸实验室污水预处理工程及全院污水处理站整体改造升级工程。

卫生改革　2020年,加强医院管理,建立健全医院内部管理机构、管理制度,加强医疗质量管理,建立医疗质量管理体系,规范医师诊疗行为,合理控制医疗费用,提高群众满意度。

医疗特色　2020年,开展新技术、新项目6项,具体为脑脊液鼻漏修补术、颈肩腰腿痛及骨关节炎筋骨病特色治疗、跟骨粉碎性微创切开复位,理疗科开展小针刀治疗颈肩腰腿痛,小儿推拿及中药贴敷治疗等多个新项目。

大事记

1月29日,在院内组织开展"新型冠状病毒感染肺炎应急防控演练"。

2月5日,根据《省卫生健康委员会关于做好新型冠状病毒肺炎疫情防控期间医疗服务工作的通知》暂停口腔门急诊服务。

3月,配合夏庄街道办事处,派专人专车在机场24小时待命,转运入境来青需要隔离者。

4月,重新规划建设发热门诊,将职工餐厅规划设计改造建设为发热门诊,建筑面积300平方米。

5月,与金域检验合作,对住院病人及陪护人员进行核酸检测,并免费对陪护人员进行核酸检测。

10月27日,通过山东省临床基因扩增检验实验室技术审核。

11月,申报增加诊疗科目:临床基因扩增检验实验室。

12月,设立新冠疫苗接种临时接种点,完成医院高风险医务人员新冠疫苗接种工作。

精神文明建设　2020年,深入学习贯彻习近平新时代中国特色社会主义思想,深化中国特色社会主义和中国梦宣传教育工作。严格落实"三会一课"制度,定期开展党员集中学习教育,认真贯彻落实《新时代爱国主义教育实施纲要》。制订"燃烧激情、建功青岛"主题实践活动实施方案,扎实开展主题实践活动,开展作风整顿。

荣誉称号　山东省卫生先进单位,2020年青岛市文明单位。

党委书记、院长:孟春霞
副　院　长:纪玉奎、孙支兰
院办电话:87871270
总机电话:87872266
传真号码:87871270
电子信箱:cyqdsrmyy@qd.shandong.cn
邮政编码:266107
地　　　址:青岛市城阳区夏庄街道夏塔路16号
（撰稿人:栾　青）

青岛市红岛人民医院

概况　2020年,青岛市红岛人民医院(原青岛盐业职工医院)占地面积16944平方米,业务用房面积11138平方米。在岗职工260人,其中卫生专业技术人员223人,占职工总数的85.8%;行政工勤人员37人,占职工总数的14.2%。卫生专业技术人员中,高级职称17人、中级职称65人、初级职称141人,分别占7.6%、29.2%、63.2%,医生与护士之比为1:2。编制床位240张,设立职能科室8个、临床科室14个、医技科室8个。

业务工作　2020年,门急诊总量80976人次,比上年减少7.5%,其中急诊14316人次,收治住院病人4265人次,比上年减少35%,床位使用率37.5%,比上年下降19.4%,床位周转次数18.1次,出院与入院诊断符合率100%,手术前后诊断符合率100%,抢救危重病人120人次,抢救成功率47.5%,治愈率16.5%,好转率82.5%,病死率0.6%,院内感染率0,甲级病案符合率98.01%。

业务收入　2020年,业务收入比上年下降26.9%。

固定资产　2020年,固定资产总值3009.37万元,比上年增长15.8%。

医疗设备更新　2020年,购置全自动五分类血红细胞分析仪、全自动凝血分析仪、全自动生化分析仪、移动式数字X线机、中频治疗仪、双循环煎药包装机等医疗设备。

卫生改革　2020年,加强科室目标管理和工作质量考核,持续改进医疗质量与安全,提高医疗服务质量。继续推进医联体建设，严格执行药品、高值耗材网上集中采购政策，严格执行"两票制"要求，积极落实国家"4＋7"带量采购任务，及时调整供应结构，科学采购，保障临床需要，不断完善处方点评制度，加强临床合理检查、合理用药指导，有效控制医疗费用。

医疗特色　擅长心脑血管系统、消化系统、呼吸系统等内科疾病；各种创伤骨科、骨病、颅脑外科、普外科疾病；各类妇科、产科手术，急性农药中毒的诊治，开展常见肿瘤的规范化治疗。

大事记

1月，医院由青岛高新区划归城阳区管理。

2月21日，医院新建发热门诊开诊。

5月31日—8月31日，医院选派妇产科主治医师柳芬芬、肿瘤科主管护师蔡卓到甘肃省徽县人民医院进行为期3个月的医疗、护理帮扶工作，两人分别荣获甘肃省徽县人民医院"帮扶优秀医师""帮扶优秀护师"荣誉称号。

6月9日，医院通过青岛市爱婴医院现场复审。

8月25日，医院医疗收费电子票据系统上线运行。

9月22日，医院核酸检测实验室开工建设。

10月28日，医院核酸检测实验室通过省级专家现场技术审核，验收合格。

12月4日，医院新建核酸检测实验室投入运行。

12月18日，高血压达标中心卫星医院正式授牌。

12月23日，城阳医保局正式为医院医保工作站授牌。

12月24日，医院被青岛市卫健委评为市级健康促进医院。

12月29日，医院成为青岛市级胸痛中心、青岛市县级癌症规范化诊疗病房。

精神文明建设　2020年，深入开展医德医风、文明服务教育。组织开展"5·12"国际护士节、"中国医师节"、健康教育宣讲大赛、青年健康大讲堂等系列活动；干部职工参加无偿献血9000余毫升；结合各类主题日和重大节日，开展形式多样的健康义诊活动、"健康知识进企业"等公益宣教活动，不定期组织医务人员深入社区、企业、学校为群众提供健康讲座、免费义诊活动。在青岛市健康科普大赛中荣获二等奖、三等奖和优秀奖；获青岛市护理学会"健康中国行动 护士引领之声"健康科普擂台赛十佳视频类科普奖；获城阳区第六届"健康杯"免疫预防技能竞赛一等奖；获城阳区第六届"健康杯"护理知识竞赛二等奖、三等奖；获城阳区第六届"健康杯"健康宣讲竞赛二等奖、三等

奖，获城阳区心理健康知识竞赛一等奖。

荣誉称号　2020年，获青岛市文明单位标兵荣誉称号。

党总支书记、院长：韩德福

副　院　长：纪村传

院办电话：87811082（传真）

电子信箱：87811082@163.com

邮政编码：266112

地　　　址：城阳区上马街道驻地

（撰稿人：谢宗慧）

青岛市城阳区
卫生健康综合监督执法大队

概况　2020年，有职工38人，其中卫生专业技术人员19人，占职工总数的50％，行政工勤人员19人，占职工总数的50％。卫生技术人员中，高级职称3人，占15.79％；中级职称9人，占47.37％；初级职称7人，占36.84％。

业务工作　2020年，创新工作模式，筑牢抗击疫情防线。深入各街道加强一级以上医疗机构及大型公共场所单位的监督检查。实施二级综合医疗机构—一级以上医疗机构—门诊部以下医疗机构—全部医疗机构复查"四步走"工作机制。突出监管重点，推进执法专项整治，开展B超及人工终止妊娠技术服务机构、医疗废物污水处置、预防接种机构、血透、非法医疗美容等12个专项的省、市"蓝盾行动"专项整治。完成病原微生物实验室检查、医疗美容专项监督检查、医疗废物污水专项监督检查、二级以上医疗机构综合监督执法检查等专项整治行动。对全区公共场所单位开展日常卫生监督巡查5000余家次，下达监督意见书2700余份；复查新办证260余家公共场所，全部达到公共场所卫生许可条件。综合监督检查辖区医疗机构2000余户次，下达监督意见书1200余份；完成全区生活饮用水、学校卫生、放射卫生、消毒产品、餐饮具消毒等500余家单位的监督检查，各行业本年度监督覆盖率达到100％。完成四个季度食品安全抽样检测任务，完成国家、省、市"双随机"抽查任务及15家学校卫生综合评价工作。

2020年，进一步加大案件查办力度，全区卫生健康处罚案件达575起，罚款金额45.8万元，处罚案件数比上年增长63％，排名列全市各区（市）第一名。积极做好全区卫生监督执法投诉举报查处，调查处理回复投诉举报700余起，调查回复率达到100％，对检

查发现问题的 30 余家单位进行行政处罚。组织开展"健康杯"监督员执法技能竞赛,2 起处罚案件分别获全省卫生行政处罚优秀案卷和全市卫生行政处罚优秀案卷,执法大队被卫生监督协会评为全国卫生监督疫情防控工作先进集体。开展"信用＋综合监管"试点,开展不良执业行为记分工作。开展管理相对人分级管理。

精神文明建设 2020 年,城阳区卫生健康综合监督执法大队深入开展精神文明建设和党风廉政建设,深化服务质量,提高群众满意度。大队党支部坚持做好党员教育,创新"集中培训＋支部大课堂＋小组微课堂"的学习形式,充分发挥党支部战斗堡垒作用,召开支委会 20 余次,专题研究业务工作 100 余项次。开展党建"双报到"活动,党员干部深入基层参与社区服务。开展志愿服务活动。

大事记

9 月 1 日,城阳区卫生健康综合监督执法大队被中国卫生监督协会评为新冠肺炎疫情防控工作先进集体。

荣誉称号 2020 年,被中国卫生监督协会评为新冠肺炎疫情防控工作先进集体。

党支部书记、大队长:于洪斌

单位电话:88089786

电子信箱:qdcywj@qd.shandong.cn

邮政编码:266109

地　　址:青岛市城阳区华城路三小区 16 号楼

（撰稿人:马秋平）

青岛市城阳区疾病预防控制中心

概况 2020 年,医院职工总数 86 人,其中卫生技术人员 68 人,占职工总数的 79%;行政工勤人员 18 人,占职工总数的 21%。卫生技术人员中,高级职称 7 人,占 10.3%;中级职称 18 人,占 26.5%;初级职称 43 人,占 63.2%。

业务工作 2020 年,做好新冠肺炎疫情防控工作。成立区疾控中心疫情防控工作领导小组,设置流调消杀组、采样组、检验组等 10 个工作组。累计采购应急物资 1000 余万元。强化防控技能培训,先后组织各类学习培训 150 余次。落实疫情防控措施,进行 24 小时疫情监测及应急值守,不断加强和完善重点人员核酸检测"应检尽检"。加强冷链食品疫情防控,做好疫苗储备配送、技术培训指导、接种点设置、信息录入报送等新冠疫苗紧急接种各项工作。加强疫情

防控专业技术指导,对医疗卫生机构、集中观察场所、冷链食品集中监管专仓及会议培训、考试、展览等大型活动开展各类督导指导 350 余次。累计开展本地确诊病例流调处置 2 例,境外输入病例 8 例,无症状感染者 7 例,排查管理密切接触者、密切接触者的密切接触者及相关人员 1116 人。"应检尽检"采样检测 199379 人,食品及环境标本 32983 份。中心 PCR 实验室检测各类标本 196500 余份。新冠疫苗接种 9992 人次。

2020 年,统筹推进疾病防控各项工作。做好霍乱、手足口病等重点肠道传染病、布鲁氏菌病、狂犬病等人畜共患病、出血热、发热伴等自然疫源性疾病的监测与防控,处置传染病预警信息 208 起。实施"手卫生"健康促进项目。加强结核病、艾滋病等重点传染病防控工作,处置学校结核病疫情 25 例,全面启动第四轮全国艾滋病综合防治示范区工作。打造小花团队品牌,完成疫苗信息可追溯和智慧门诊建设。结合国家慢性病综合防控示范区、省级健康促进示范区、心理健康服务工作全面推进健康城阳促进行动。开展脑卒中高危人群筛查和干预项目,结合居民健康状况与行为危险因素调查项目、"万步有约"职业人群健走项目,探索国家慢性病综合防控示范区建设新模式。持续开展慢病监测、健康素养监测工作。2019 年,城阳区人均预期寿命为 81.98 岁,居民健康素养水平为 23.12%。举办城阳区首届中学生心理健康知识竞赛活动,对全区医疗机构 2500 名员工进行心理体检,遴选目标人群 6000 人开展预防老年痴呆线上和线下调查研究。

固定资产 2020 年,固定资产总值 2776 万元,比上年增加 79.6%。

医疗设备更新 2020 年,新增全自动核酸提取仪、荧光定量 PCR 仪、生物安全柜、高压灭菌器等仪器设备 30 余台件。

基础建设 2020 年,改造建成生物安全二级实验室。12 月,新建 1 处应急物资库。

卫生改革 2020 年,成立区委重大疾病和传染病防治工作领导小组,领导小组办公室设综合协调、监测预警、疫情研判和科技攻关、情报信息 4 个工作组,在区疾控中心实体化运行。优化内设机构设置,增设职业卫生科、心理卫生科、学校卫生科等科室。

精神文明建设 2020 年,坚持以"阳光党建"为引领,以文化建设为动力,以队伍建设为抓手,以阵地建设为载体,以制度建设为保障,塑造省级文明单位形象,全面提升疾控服务水平。

大事记

1 月 20 日，根据《关于调整区疾病预防控制中心编制的批复》和《关于青岛市城阳区疾病控制中心机构编制调整的批复》文件，城阳区疾控中心编制由 63 名调整为 86 名。

5 月 25 日，根据《关于健全重大疾病和传染病防治工作体制机制和调整区疾病预防控制中心机构职能编制等事项的通知》文件，城阳区疾控中心核定事业编制 106 名。

8 月 24 日，城阳区疾控中心党支部召开党员大会进行换届选举，江海英、张国信、柳维林、郭德茂、栾素英当选第七届支部委员。柳维林同志当选为新一届支部委员会书记，郭德茂同志当选为新一届支部委会副书记。

9 月 4 日，山东省委重大办疫情研判组组长王燕一行到城阳区疾控中心进行公共安全体系建设现场调研。

9 月 9 日，山东省卫生健康委执法检查局局长高峰带领省医疗卫生行业综合监管第二督察组对城阳区疾控中心进行实地督察。

10 月 21 日，根据《关于调整区疾病预防控制中心编制的通知》文件，城阳区疾控中心编制数由 106 名调整为 112 名。

11 月 30 日，副区长吕永翠到城阳区疾控中心调研城阳区重大疾病和传染病防治工作体制机制建设工作，区政府办公室主任纪总刚、区卫生健康局局长韩锡宏、副局长孙开旬陪同调研。

12 月 18 日，中华预防医学会副秘书长刘霞带领国家卫生健康委新冠肺炎疫情防控评估组一行到城阳区疾控中心进行现场调研。

荣誉称号　2020 年，获省级文明单位、市级优质服务单位、全省结核病防治工作成绩突出单位、省级"百千万志愿者结核病防治知识传播活动优秀组织单位"、青岛市学雷锋志愿服务最佳志愿服务组织、青岛市学雷锋志愿服务最佳志愿服务项目等荣誉。

党支部书记、主任：柳维林
党支部副书记、副主任：郭德茂
党支部委员、副主任：栾素英、江海英
电　　话：87868062
传　　真：87868225
电子邮箱：cdc0532@163.com
邮政编码：266109
地　　址：青岛市城阳区山城路 201 号

（撰稿人：刘　娟）

青岛市城阳区
妇幼保健计划生育服务中心

概况　2020 年，职工总数 39 人，其中卫生技术人员 26 人，占职工总数的 66.7%。卫生技术人员中，高级职称 4 人，中级职称 15 人，初级职称 7 人，分别占 15.4%、57.7%、26.9%。内设科室 9 个。

业务工作　2020 年，门诊总量 36411 人次，比上年门诊量减少 18%。辖区无孕产妇死亡；5 岁以下儿童死亡率为 1.85‰，比上年下降 0.35 个千分点；孕前优生健康检查人群覆盖率 101.69%，比上年上升 0.39 个百分点；艾滋病、梅毒、乙肝母婴传播干预 6671 人；孕产妇健康管理率 97.02%，与上年持平，住院分娩率 100%；活产数 8123 例，剖宫产 3673 例，剖宫产率 45.22%，比上年上升 1.8 个百分点；围产儿死亡率 3.68‰，比上年下降 1.12 个千分点；新生儿死亡率 0.98‰，比上年上升 0.02 个千分点，出生缺陷院内监测检出 47 例，出生缺陷率 6.97‰，比上年上升 1.22 个千分点。完成新生儿遗传代谢病筛查 6726 例，筛查率达 99.96%；听力筛查 6726 例，筛查率达 99.96%；先心病筛查 6690 例，筛查率达 99.42%；孕期产前筛查 9650 例，其中免费产前筛查 4468 例；免费基因检测 1017 例；免费产前诊断 182 例，确诊染色体异常引产 21 例。

业务收入　2020 年，业务收入 320 万元，比上年减少 19%。

固定资产　2020 年，固定资产总值 974 万元，比上年增加 5%。

医疗特色　2020 年，开展多层级妇幼卫生技术和孕产妇风险管理知识培训 7 场次，每季度进行危重孕产妇抢救成功病例评审，实现多学科共同参与的案例教学 4 次。举办危重孕产妇救治和管理技能竞赛，扩大参赛范围涵盖至所有妇幼卫生机构，达到以赛促练目的，对辖区所有产科医院质量督导 2 次、基层督导 4 次、模拟急救演练 2 次、桌面推演 1 次。紧盯重点人群，对高风险孕产妇实行全程专人专案管理，筛查孕产妇 9246 例，管理高风险孕产妇 6199 例，其中不宜继续妊娠 10 例，无孕产妇死亡。明确孕产妇风险分级分类管理各机构职责分工，增加产筛环节对建册质量和风险评估的质控，效果明显。发放叶酸 11665 瓶，服用人数 2496 人，完成婚前孕前检查 4069 人，发放免费避孕节育药具 25.7 万盒，农村妇女"两癌"筛查 14006 人，检出宫颈癌及癌前病变 67 例、乳腺癌 6 例。

2020 年,加强出生缺陷综合防控,新增先心病筛查,产前筛查异常均转诊市级产前诊断中心。成立全省首个区县级出生缺陷综合防治中心,青岛市出生缺陷综合防治中心领导参与揭牌活动,专家现场授课并建立长效培训机制,建立绿色转诊通道,组织缺陷预防知识培训 6 期,为 20 多个家庭提供精准服务,避免轻症缺陷过度流产 4 人。

2020 年,实施儿童健康促进行动,对已注册托幼机构进行卫生保健工作综合评估,组织举办托幼机构保健员、保育员、炊事员新知识培训,指导落实各项卫生保健制度。规范儿童入托前体检,增设入托体检机构,实现全区东、西、南、北全方位布局。开展新注册机构招生前卫生评价 6 处,注册机构卫生评估 8 处,入托体检 7128 人,幼师体检 5184 人,托幼机构三员培训 1421 人,保障适龄儿童良好学习生活环境。

大事记

1 月 14 日,召开城阳区母婴安全保障工作会议,严格落实母婴安全五项制度。

4 月 28 日,城阳区开展母婴保健技术专项培训和考核会议,贯彻实施《母婴保健法》。

5 月 26 日,对城阳区首家托育机构——青岛优孕爱儿孕育服务中心进行招生前卫生评价,区卫健局人口监测与家庭发展科相关工作人员全程参与指导。

9 月 11 日,区卫生健康局举行城阳区出生缺陷综合防治中心成立揭牌仪式。

10 月 12 日,组织医护人员参与核酸检测工作。14 名医护人员经过两天半的连续奋战,完成核酸检测采样 8100 多人次,圆满完成工作任务。

荣誉称号 2020 年,获青岛市精神文明单位标兵、全省艾滋病筛查实验室考核优秀单位、青岛市市危重孕产妇救治技能竞赛团体三等奖、青岛市常规化学实验室室间质量评价优秀单位、青岛市产前筛查质量控制工作优秀单位、城阳区"阳光城阳"建设阳光服务窗口等荣誉。

主　　任:韩玉芬
副 主 任:纪素春、王红霞
副 处 级:宋爱平
中心办电话:87968561
电子信箱:cyqfybjjhsyfwzx@qd.shandong.cn
邮政编码:266109
地　　址:青岛市城阳区安城路 11 号
（撰稿人:王桂亮）

青岛西海岸新区

青岛西海岸新区卫生健康局

概况 2020 年,西海岸新区有卫生机构 1343 家,其中公立医疗机构 724 家、民营医疗机构 619 家。三级医院 7 家,其中公立 4 家、民营 3 家。三甲医院 2 家。二级综合医院 2 家,三级中医医院 1 家,二级中医医院 1 家,镇(街)卫生院 16 家,社区卫生服务中心 14 家,社区卫生服务站 16 家,村卫生室 652 家;疾病控制、卫生计生综合监督、急救指挥机构各 1 家,妇幼保健院(所)2 家,专科疾病防治站(所)2 家;民营一级综合医院 33 家,民营专科及二级综合医院 6 家,诊所、医务室和门诊部 544 家。全区医疗卫生机构共有床位 10739 张,其中公立医疗机构床位 8008 张。年末医疗护理人员总数 14978 人(含乡村医生 888 人),其中执业医师(含执业助理医师)4833 人,注册护士 7570 人。

医疗卫生体制改革 2020 年,制定青岛西海岸新区深化医药卫生体制改革工作领导小组《关于印发〈全面推广福建省和三明市医改经验进一步深化"三医联动"改革工作方案〉的通知》《关于印发〈全区深化医药卫生体制改革近期重点工作任务〉的通知》文件,在全省率先出台《关于全面加强公共卫生体系建设的实施意见》,印发《青岛西海岸新区管委办公室关于印发推进健康西海岸新区行动实施方案的通知》等重要文件。人民健康水平持续提高,婴儿死亡率 1.585‰,5 岁以下儿童死亡率 2.235‰,孕产妇死亡率 7.125 人/10 万,儿童免疫规划疫苗接种率 90％以上,高血压、高血糖、高血脂"三高"患者规范化管理率 70％以上,严重精神障碍患者管理率 98.05％,居民健康素养水平达到 23%。西海岸新区被国家卫健委确定为"全国医共体改革试点区",一系列优质医疗资源下沉措施累计为群众节省医疗费用 3600 余万元。

医政管理 2020 年,区卫生健康局不断强化医政管理工作,积极组织开展质量检查、质量检测、技术指导、业务培训、医疗信息分析、行为监督等各项工作。督查医疗机构全面实施诊疗、护理、院感管理、临床用药管理,强化医疗机构质量管理工作,落实医疗护理工作各项规章制度。开展多形式的无偿献血宣传、招募及特色服务活动,提升志愿者团队整体层次和凝聚力,组织全系统医务人员两次无偿献血,缓解新冠肺炎疫情期间用血紧张压力。开展临床科学合理用血月和无偿献血推动月宣传活动,开展献血志愿者培训和大型献血招募专题活动,区输血质量质控中心开展两次输血质量督导检查,进一步规范临床合理用血。区人民医院、中心医院和中医医院智慧血液平台顺利运行,政府投资 750 万元购置 7 辆负压救护车和 2 台过氧化氢灭菌器、2 个负压隔离舱、除颤仪、呼吸机等先进医疗设备,为疫情相关病例安全转运全力做好准备,更换所有运行救护车 GPS 设备以及升级部分车载设视频监控,全面提升院前急救服务能力。120 调度指挥系统全年接警 16.30 万余次,出警 3.21 万余次,救治病人 3.01 万余人次,危重病人处理率 100%;调度员铃响 3 声内受理率 100%,平均调度用时为 8.27 秒。

药政管理 2020 年,继续巩固完善基本药物制度,完善新区议价采购机制,规范全区各级公立医疗卫生单位网上集中采购行为。全面贯彻落实国家组织的药品集中带量采购工作。建立健全短缺药品供应保障工作制度和工作流程,做好短缺药品保价稳供相关工作;在全市率先开展总药师试点。全面落实取消全区公立医疗机构医用耗材加成,建立合理补偿机制。

中医药事业 2020 年,成立西海岸新区促进中医药发展工作领导小组,区委书记任组长、区长任第一副组长,区委副书记、区政府分管负责人等任副组长,区卫生健康局加挂中医药管理局牌子,独立设置中医药科。出台《西海岸新区深化中医药综合改革振兴国医行动计划》《西海岸新区提升基层中医药服务能力行动计划》等。全区有公立中医医院 2 家、民营一级中医医院 6 家、中医诊所 117 家,有中医执业(助理)医师 967 人,中医床位 2200 余张,建成青岛市级"精品国医馆"11 处,全年中医总诊疗量 96 万余人次。建立起以区级中医医院为龙头,二级综合医院为中坚,镇卫生院(社区卫生服务中心)为枢纽,村卫生室(社区卫生服务站)为网底,民营中医服务机构为补充的五级中医服务网络;为疫情密切接触人群,集中制备预防性中药汤剂,进行中医药干预。针对发热门诊、基层哨点、医学隔离点、机场口岸专班、冷链管控、常态化防控督导等重点区域、重点岗位,为疫情防控一线工作人员开展中药方剂预防工作。全区累计发放中药预防方药 28350 余剂。

人才队伍建设 2020 年,西海岸新区卫生健康系统有在编卫生专业技术人员 5155 人,其中正高级卫生专业技术人员 144 人,副高级卫生专业技术人员 663 人,中级卫生专业技术人员 2368 人,初级卫生专业技术人员 1980 人。面向社会公开招聘 370 人,校园招聘 98 人,充实卫生专业技术人员队伍。组织 104 人参加卫生系列正高级专业技术职务评审,其中 73 人通过评审;449 人参加卫生系列副高级专业技术职务评审,其中 225 人通过评审。根据省、市有关文件规定,2020 年组织 2 人参加基层卫生系列正高级专业技术职务评审,均通过评审;4 人参加基层卫生系列副高级专业技术职务评审,均通过评审;464 人参加中级卫生专业技术人员资格考试报名,682 人参加初级卫生专业技术人员资格考试报名。

基层卫生 2020 年,持续推进国家 12 类基本公共卫生服务项目,累计免费建立电子档案 144.27 万份,落实绩效考核制度,在全市基本公共卫生服务项目年终考核中获得第一名。扎实开展家庭医生签约服务,累计签约 64.6 万人;规范落实慢病免费服药制度、长处方制度,免费为"三高"患者发放基础药物价值 122.89 万元。全面落实"先诊疗后付费""三免两减半"等健康扶贫政策。将《提升新区城乡医疗和基本公共卫生服务水平》列入人大重点议案、政协主席调研计划,继续督办《提升基层医疗卫生服务能力"五十条"》落实情况,24 处镇街医疗机构、479 处村卫生室实现提升,9 家卫生院达到优质服务基层行国家推荐标准,21 家村卫生室获批全省首批 50 个省级示范标准村卫生室,派遣专技人员 52 人、大学生乡医 98 人。开展"两癌"检查,为 3916 名备孕和孕早期 3 个月的农村生育妇女免费发放叶酸,为 7230 对计划怀孕夫妇提供免费孕前优生健康检查。健共体紧密联动赋能增效,牵头医院 503 名副高及以上专家常态下沉累计 9600 人次,工作经验在全国医共体建设推进交流会推广。

疾病预防控制 2020 年,全面开展新冠肺炎疫情防控工作,不断完善疫情处置工作机制,强化各项防控措施,做好复诊复学复工及各项重大活动任务保障;加大传染病防治体系建设投入,完善传染病专项方案,创新传染病防控策略措施;督导预防接种单位在疫情期间全部恢复接种服务,加强疫苗管理,持续推广智慧门诊,实现疫苗扫码接种全覆盖;稳步推进慢性病防治工作,积极营造全民健康生活环境;加强健康促进示范区建设,持续做好"将健康融入所有政策";全面推广食源性疾病监测县乡村一体化工作,大力开展公共重点场所新冠病毒的环境抽样监测,坚持疫情防控不放松;积极推进尘肺病防治攻坚行动,加强职业健康信息化建设,预防和保护劳动者免受职业性有害因素所致的健康影响和危险。出台《关于全面加强公共卫生体系建设的实施意见》40条。健全应急处置机制、疾病预防控制等七大体系。

监督执法 2020年,西海岸新区卫生健康综合执法工作建立起一套具有西海岸特色的"1+7+N"网格化的卫生健康综合行政执法新模式,1个"中枢"决策部署担责任,7个中队履职尽责抓落实,N个举措科学监管重实效,形成网格化、全覆盖、职责明确、运行高效的卫生健康执法体系。卫生行政处罚案件立案765起,其中一般程序153起、简易程序612起。加强疫情防控督导,针对第30届青岛国际啤酒节等重大活动,制订防控方案、应急预案,建立"主办方+承办方+执行方+协办方"疫情联防联控机制,创新实施"人+物+环境"精准化、场景化全流程、全环节、全要素防控,打造出大型国际节庆活动疫情常态化防控的标杆典范。

卫生应急 2020年,全区卫生应急工作继续实行24小时值班长在岗带班和"双人"值班制度,建立总结评估和风险识别制度,及时发布预测预警信息。全面加强应急体系建设,组织开展全系统卫生应急网络技能培训;组织开展卫生系统新冠肺炎专项防控知识培训;深入开展卫生应急"五进"活动。参加山东省卫生应急指挥决策系统线上培训,完成指挥决策系统内各项数据的录入工作。对《青岛市西海岸新区(黄岛区)传染病疫情处置应急预案》《职业病事件应急预案》区级卫生专项预案进行修订。接急救电话163007个,派救护车32102车次,救治院前急诊患者30195人次。政府投资750万元,采购7辆负压救护车以及过氧化氢灭菌器、自动心肺复苏机等设备。开展第84届中国国际医药原料药展等大型活动保障任务112次。开展第30届青岛国际啤酒节等重大活动的医疗卫生和疫情防控等应急演练18次。

妇幼健康 2020年,青岛西海岸新区妇幼健康服务工作承担着全区妇幼保健管理、专业服务及计划生育技术服务,形成涵盖孕产妇保健管理、儿童保健管理、妇女保健管理等妇女儿童全生命周期健康服务体系;承担新区妇幼重大及基本公共卫生项目实施;建立包括2家区级妇幼保健机构、16个镇卫生院(计生服务站)、15个社区卫生服务中心(计生服务站)、12家接产医院的业务指导和525余家托幼园所卫生保健管理。开展高危孕产妇专案管理,每一例高危孕产妇均由镇街卫生院(社区卫生服务中心)、接产医院和区级妇幼保健机构进行无缝闭环式的管理和覆盖孕产全程的人工随访服务,按照国家标准开展孕产妇救治中心和新生儿救治中心的标准化建设。为符合筛查条件的1万名孩子开展新生儿全基因组测序技术的246种遗传病筛查、73项药物用药指导和34项个体特征预测服务。开展育龄妇孕环情监测93475人次,监测率101.52%;农村妇女宫颈癌、乳腺癌检查31600例。生殖健康查体89701人次,监测率101.70%,受益妇女共计20万余人次。

优生促进工程 2020年,规范开展国家免费孕前优生健康检查、农村育龄妇女免费增补叶酸、免费产前筛查、新生儿疾病筛查和听力筛查等出生缺陷综合防治项目。免费孕前优生健康检查15682人,目标人群覆盖率100%,高风险4019人,高风险发生率25.63%,高风险随访率100%等;叶酸发放16983瓶,服用3916人,叶酸服用率99.84%;产前筛查14953人,高风险1273人,高风险率8.61%;免费新生儿疾病筛查15271人,筛查率100%,阳性随访率100%;免费新生儿听力筛查14782人,筛查率99.72%;继续实施妇女和新生儿免费基因检测和产前诊断服务项目,为孕产妇和新生儿免费基因检测服务4万余例,发现各类高风险人群935例。

爱国卫生 2020年,科学开展病媒生物防制工作。印发《2020年青岛西海岸新区病媒生物防制工作方案》《关于进一步加强病媒生物防制工作的通知》《关于进一步开展冬春季爱国卫生运动加强环境卫生整治工作的通知》等一系列文件,指导全区开展"四害"消杀和环境卫生整治。全面做好第84届原料药会、东亚海洋合作平台青岛论坛、青岛啤酒节、2020青岛凤凰音乐节等大活动期间的病媒生物防制保障工作。深入开展控烟工作。在全区组织开展以"防疫有我,爱卫同行"为主题的爱国卫生月活动。印发《关于进一步加强环境卫生整治工作的通知》,协调城市管理局开展环境卫生整治行动。印发《关于开展冬春季爱国卫生运动、加强市场环境卫生整治工作的通知》《农贸交易市场预防新型冠状病毒感染的肺炎疫情环境卫生清洁消毒指引》等一系列文件,对接区市场监管局日均出动监管执法人员 90 人次,对全区进行清理整治。创建国家卫生镇 3 处(黄岛街道、长江路街道、琅琊镇),省级卫生乡镇街 23 处(创建率100%),省级卫生村 591 处(创建率 48.13%),省级卫生单位 45 处,青岛市级卫生单位 23 处,青岛市病媒生物防制示范镇街 1 处(隐珠街道)、青岛市灭蚊示范小区 4 处。

计生协会工作　2020 年,全区 23 个镇街完成人口关爱基金募捐金额 1373879 元。全区元旦春节期间帮扶救助计划生育特困家庭 420 户,发放人口关爱金 67.24 万元。青岛市计生特殊家庭救助项目走访救助失独家庭 40 户,每户发放救助金 500 元。青岛市人口和计划生育公益金救助未成年独生子女死亡家庭 4 户,每户发放救助金 6000 元。针对计生特困家庭和独生子女家庭在全区开展计生特殊家庭住院护理补贴综合保险、部分计生特殊家庭意外综合保险、独生子女家庭意外伤害保险和农村独生女孩家庭母女医疗保险项目,计生特困家庭和农村独生女孩家庭母女免费享受相应保险项目保障,普通独生子女家庭自费参保,全区有 4.2 万户计生家庭参保,投入保费合计 702.89 万元,其中政府财政资金支付 40.8 万元,人口关爱基金支付 52.09 万元,独生子女家庭个人自费支付 610 万元,理赔金额 519.96 万元。青岛西海岸新区成功中标中国计生协 2020 年度"家庭健康服务中心建设"试点项目,成为全国 13 个试点项目之一,并在长江路街道峨眉山社区举办青岛西海岸新区"中国计生协家庭健康服务中心"试点项目启动暨家庭健康主题活动推进会,积极探索镇街和社区家庭健康服务体系和服务模式。驻区高校中国石油大学(华东)中标中国计生协的高校"青春健康"项目。

老龄健康　2020 年,制发《关于加强老年健康服务体系建设的实施意见》,健全完善老年健康服务体系,增强多层次多样化供给能力。落实国家卫生健康委员会《关于做好老年人新型冠状病毒感染肺炎疫情防控工作的通知》精神,认真做好老年人新冠肺炎疫情防控工作。印发《给全区老年朋友的一封信》,倡议老年人科学防控,做好自己健康的第一责任人,助力打赢疫情防控阻击战。指导各基层医疗卫生机构专业人员,深入社区、养老机构、老年大学等,举办老年人健康知识和老年人健康政策讲座;广泛开展老年健康咨询、健康查体、义诊等志愿服务活动。深入开展"敬老月"系列活动,走访慰问 4 个涉老机构、40 名百

岁老人、40 个失独家庭老年人。指导隐珠山社区国家老年人心理关爱示范点积极开展老年心理关爱服务工作。在长江路街道建立井冈山、西于家两个筛查监测点,对 200 名 65 岁及以上老年人免费开展老年失能筛查、老年痴呆筛查,及时随访评估。

家庭发展　2020 年,高质量开展 3 岁以下婴幼儿照护服务。出台《关于促进 3 岁以下婴幼儿照护服务发展的实施意见》等文件,引导机构规范开展托育服务。完成注册托育机构 13 家,完成备案 3 家,提供托位 700 个,带动社会投资 2000 余万元。扎实推进服务管理改革,计划生育保障有力,政策落实到位,获得 2018—2020 年全国计划生育优质服务先进单位称号。落实首接负责制、个人承诺制,开展"帮办"和"代办"服务,在独生子女父母光荣证和生育服务登记事项中实现让群众"零跑腿、全满意"。为 99448 人次发放奖扶金 4773.5 万余元,落实率达 100%。为 4342人次发放计划生育特殊家庭奖励扶助 1982.7 万余元。落实计划生育特殊家庭合法抱养一次性救助、报销住院费、报销最低标准的养老、医疗保险费 1129人,发放资金 73.4 万余元;落实独生子女意外死亡不再生育养老补助 394 户,发放资金 39.4 万元。为 160人次落实手术并发症补助 20.4 万元;为特殊家庭 957人免费查体,新发放绿色通道就医卡 330 个,为 1968名计划生育特殊家庭成员办理住院护理险。

心理健康　2020 年,西海岸新区将社会心理服务体系建设作为提升社会治理水平的重要抓手,着力搭建三大平台、健全四项机制,全力打造"心安西海岸"服务品牌。

政府主导,完善社会心理服务体系。成立工委、管委主要领导"双挂帅"的社会心理服务体系建设领导小组,设立"社会心理健康指导中心",统筹全区社会心理服务体系建设工作;成立社会心理健康服务协会,明确心理健康类社会组织注册、审批流程,规范组织发展。在医疗机构、学校、党政机关、企事业单位等系统,建立 500 余所心理服务中心(心理咨询室)。为镇街医疗机构各配备 1 名专职公共卫生人员,为第六人民医院配备不低于 10 名公共卫生人员、50 名精神科医师,培育基层医疗机构心理健康指导师 50 名,社会心理工作者 1000 名,驻区高校、中小学配备专(兼)职心理健康教师 560 名,加强了专业队伍建设。

建立正面引导、心理疏导、危机干预、医疗保障四项机制。在沿街大屏滚动播放心理健康知识动画宣传视频,与西海岸交通广播电台联合开展《心理导航》栏目,提升居民心理健康知识的核心知晓率;将心理

危机干预和心理援助纳入各类突发事件应急预案,建立24小时心理援助热线电话;打造"一米阳光"心理救助品牌,在17个镇街统筹推进"1+5+N"工作模式,助力困难群众走出心理困境;推出"心有千千结·工会帮您解"服务品牌,为全区10余万职工开展心理健康服务活动;实行"医保报销、民政救助、财政兜底"保障机制,列支1225万元保障6种严重精神障碍患者和危险性评估3级及以上的精神障碍患者免费救治,为全区4200余名严重精神障碍患者实施免费救治。

借力人工智能,提升心理服务水平。联合清华大学心理研究院建立清华大学心理学幸福科技测评服务中心,设立中国心理学会积极心理学会西海岸分会,引进心理专家团队、人工智能脑机研发企业入驻区生命健康产业孵化基地,开展心理健康产业规划、培训指导、心理精神疾病筛查、治疗专业设备的研发,搭建人工智能心理治疗康复体系;开发建设大数据信息化心理服务体系云平台,利用"互联网+AI智能化"实现心理测评、反馈训练、预约咨询、热线帮扶、问卷调查等一体化自助心理服务,智慧赋能全区心理健康服务体系建设。

大事记

6月18日,青岛阜外心血管病医院专家工作室在西海岸新区青岛大学慧康医院正式揭牌成立。

6月26日,青岛滨海学院附属医院试营开诊。

7月26日,青岛市妇女儿童医院西海岸院区项目开工奠基。

8月7日,国家卫生健康委卫生发展研究中心健康战略与全球卫生研究部副主任(主持工作)王秀峰一行到西海岸新区开展"十四五"卫生健康规划调研。

9月5日,青岛爱尔眼科医院在西海岸新区竣工,启动试营业。

9月5日,山东省重大疾病和传染病(艾滋病)防治工作领导小组、省委重大办疫情研判组组长王燕一行赴西海岸新区调研社会心理服务体系建设工作。

9月9日,西海岸新区举办危重孕产妇救治技能竞赛活动。

9月15日—16日,山东省紧密型县域医共体建设培训班暨现场观摩会在青岛西海岸新区举办。

9月24日,中国计划生育协会"家庭健康服务中心"项目在西海岸新区长江路街道峨眉山社区启动。

荣誉称号 2020年,获"全省先进基层党组织""全省抗击新冠肺炎疫情先进集体""青岛市学习强国先进单位"等荣誉称号。

局长、党组书记:薛立群
副 局 长:张秀山、杨学军、安玉灵、周淳莉、徐 刚
电 话:86169110
电子邮箱:hdqwjjbgs@qd.shandong.cn
邮政编码:266400
地 址:青岛西海岸新区双珠中路166号

青岛西海岸新区人民医院

概况 2020年,医院职工总数1869人,其中,卫生专业技术人员1552人,占职工总数的83%。卫生技术人员中,高级职称163人,中级职称430人,初级职称959人,分别占10.5%、27.7%、61.8%,医生与护士之比是1:1.69。编制床位1098张,实际开放床位1200张,设职能科室23个、临床科室33个、医技科室14个。

业务工作 2020年,医院门、急诊量616858人次,同比下降24.8%,其中急诊58865人次,同比下降19.2%;收住院病人37002人次,同比下降30.1%;床位使用率61.4%,同比下降36.4个百分点;床位周转率29.7%,同比下降35.4%;入院与出院诊断符合率为92.7%,同比上升2.5个百分点;手术前后诊断符合率为95%,同比上升0.5个百分点;抢救危重病3764人次,同比下降0.6%;抢救成功率为92%,同比下降0.6个百分点;治愈率为17.2%,与上年持平;好转率为79.3%,同比下降1.1个百分点;病死率为0.9%,同比上升0.1个百分点;院内感染率为0.65%,同比上升0.12个百分点;甲级病案符合率为99.1%,同比上升0.1个百分点。

业务收入 2020年,总收入7.031亿元,比上年同期降低0.02%。

固定资产 2020年,固定资产总值3.84亿元,比上年同期增长7%。

医疗设备更新 2020年,投入6059万元购置1万元以上设备125台,包括血管造影X射线系统、超高清电子腹腔镜系统、数字化医用X射线摄影系统、高清关节镜系统、磁共振成像系统等。

基础建设 2020年,门诊楼1～4层重新布局改造;6号楼查体中心完成改造;停车场完成硬化、美化;7号楼门诊病房进行装修改造;口腔医疗中心完成扩建及搬迁;院内主道路增设绿色通道。

卫生改革 2020年,在健共体内全面推广临床路径,基层医院进入临床路径病种109个,入径率均在60%以上,出径率在50%以上,尤其是泊里院区住

院患者入径率达 90.20%，出径率达 77.60%；以专家下沉为驱动力，通过网格化管理，将专家下沉与基层家医团队相融合，对辖区内的重点人群做到应管尽管。正式启动慢病精准化管理，在高血压、糖尿病管理的基础上，拓展对慢阻肺、肿瘤、脑卒中等慢病的管理。正式启动"健共体信息一体化管理"项目建设，目标实现全生命周期、全机构、全业务场景的健康数据管理全覆盖，进一步实现健共体成员单位之间共享诊疗数据、统一检查检验质控标准、提高慢病和家医签约精准化管理水平。正式加入山东大学齐鲁医院分级诊疗合作单位，成立分级诊疗技术协作医院，并与潍坊医学院附属医院成立眼科合作中心。

医疗特色 2020 年，神经外科再次被评为青岛市医疗卫生 B 类重点学科，普外科、骨科、心血管内科、脑病科(中医)为青岛市医疗卫生 C 类重点学科，肝炎治疗为青岛市特色诊疗项目，中医科被评为青岛市国医示范门诊。积极开展"六大中心"创建工作，国家级胸痛中心、省级卒中防治中心、市级创伤中心顺利通过认证。神经外科开展颅内动脉瘤介入栓塞、导管抽吸技术在急性缺血性脑卒中治疗的应用 2 项新介入技术。

科研工作 2020 年，获批潍坊医学院教育教学改革与研究立项 5 项；青岛市医药科研指导计划 5 项；青岛市输血协会科技支持项目 2 项；完成科研鉴定 4 项。荣获山东齐鲁护理科技二等级 1 项、三等奖 1 项。申报青岛卫生科研计划项目 14 项。申报青岛中医药立项 10 项。发表论文 68 篇，其中 SCI 2 篇、中国科技核心期刊论文 3 篇。组织征集青岛市西海岸新区科协学术年会论文 13 篇，均获得优秀论文奖。

继续教育 2020 年，获批山东省继续教育项目 5 项、青岛市级继续教育项目 17 项。省、市级继续教育项目全部顺利举办。申报人事局继续教育项目计划 4 项，满足全院卫生技术人员学分需求。举办 33 次学术会议，为历年最高。受疫情影响，通过现代化信息平台，举办 17 次线上学术讲座，累计上线人数达 5000 余人次。顺利召开全国妇科内分泌大会——实用妇科内分泌培训工程(2020)暨青岛西海岸新区人民医院第九届妇科内分泌学习班，会议采用全程线上直播形式，在线人数近 800 人次。

精神文明建设 2020 年，医院开展"我是党员我带头""燃烧激情、建功新区"活动，在疫情防控工作中涌现出闫方进、姜心成、王其军等先进典型，荣获青岛市"五一劳动奖章"荣誉称号。以建院 70 周年为契机，经过员工访谈、问卷调查，提炼出新的医院文化，开展了"杏林春暖七十载，悬壶济世万里路"征文比赛、"唱响青春七十年，不忘初心再出发"歌唱比赛、建院 70 周年座谈会等。

大事记

2 月 6 日，青岛市卫健委发热门诊督察组来院督查疫情防控工作。

5 月 19 日，在区第三人民医院召开健共体人民医院泊里院区一体化管理启动工作会议。青岛西海岸新区人民医院与区第三人民医院启动一体化管理。区第三人民医院加挂人民医院泊里院区牌子；区第三人民医院党组织隶属关系调整至区人民医院党委；实行统一法定代表人，区第三人民医院院长担任泊里院区执行院长。

8 月 7 日，国家卫生健康委卫生发展研究中心健康战略与全球卫生研究部副主任王秀峰一行 4 人到医院开展"十四五"卫生健康规划调研；国家卫健委基层司组织国家卫生健康委卫生发展研究中心副研究员张艳春一行 7 人前来调研紧密型县域医共体建设试点工作。

9 月 8 日，医院召开党员大会，宋金刚、张瑞霞、鞠森补选为中共青岛西海岸新区人民医院委员会委员。

9 月 22 日，博鳌亚洲论坛全球健康论坛大会组委会副主任罗晓芹一行 4 人来院捐赠一批慰问物资。

10 月 13 日，临沂市人民医院 6 名支援队员到医院支援核酸检测，并带来标本采集管、防护服、护目镜等防疫物资和扩增仪等仪器设备。4 天时间里，连续作战，与检验科核酸检测人员共同完成 1 万多份标本、近 9 万人次的核酸检测。

11 月 14 日，2020 青岛西海岸新区第一届骨科高峰论坛暨青岛西海岸新区人民医院建院 70 周年系列学术活动成功举办。外来专家和新区知名骨科专家一起组成讲师团，共同聚焦于骨科疾患的热点、难点问题。

12 月 11 日—12 日，由医院承办的"2020 县域医共体建设论坛"暨山东省医院协会县域医共体分会成立大会在青岛西海岸威斯汀酒店召开。国家卫健委、省卫健委、省疾病预防控制中心、市卫健委有关领导及全省 93 个县区的近 150 名医院院长参加论坛。会议选举产生省医院协会县域医共体分会委员、常务委员、副会长以及会长。青岛西海岸新区人民医院党委书记、院长许学兵当选会长。

12 月 12 日，医院在青岛西海岸威斯汀酒店举办"医路远行、为爱远航"建院 70 周年座谈会，座谈会上正式加入山东大学齐鲁医院分级诊疗合作单位,成立分级诊疗技术协作医院,并与潍坊医学院附属医院成立眼科合作中心。

荣誉称号　2020年,获山东省省级文明单位、青岛市女职工依法维权示范单位、青岛市维稳安保工作集体三等功、青岛市新时代职工信赖的职工之家、青岛市五四红旗团委、学校复学复课疫情防控服务工作先进单位等荣誉。

党委书记、院长:许学兵
党委副书记、纪委书记、副院长:臧乃谅
副　院　长:刘春林、刘　鹏
院办电话:86114975
总机电话:18866221122
传真号码:86162770
电子信箱:hdqrmyy@126.com
邮政编码:266400
地　　　址:青岛市黄岛区灵山湾路2877号
（撰稿人:薛　峰）

青岛西海岸新区中心医院

概况　2020年,医院职工总数1424人,其中,卫生技术人员1256名,占职工总数的88.2%;行政工勤人员168名,占职工总数的11.8%。卫生技术人员中,高级职称109名,中级职称449名,初级职称695名,分别占8.7%、35.7%、55.3%的比例,医生与护士之比为0.86:1。开放床位1000张,全院设63个科室,其中行政职能科室19个,临床、医技科室44个。口腔科为山东省县域省级临床重点专科和青岛市B类重点学科,口腔美学、普外一科、脊柱外科、神经内科、消化内科是青岛市C类重点学科;银屑病门诊为青岛市中医专病特色门诊。医院现为滨州医学院非隶属附属医院,是青岛大学医学院、潍坊医学院、滨州医学院等多所医学高等院校的教学实习基地,是潍坊医学院和青岛大学医学院研究生培养基地,是青岛市涉外定点医院。

业务工作　2020年,完成门诊量67.3万人次,比上年下降15.3%,其中急诊量达到62805人次,比上年下降19.7%;住院病人达到2.57万人次,比上年下降20.9%;完成手术5648例,比上年上升1.2%;床位使用率达67.4%,比上年下降24.8%;床位周转次数30.6次,比上年下降24.3%;入院与出院诊断符合率和手术前后诊断符合率均达100%,与上年持平;抢救危重病人502例,抢救成功率达97.1%,比上年增长0.8%;治愈好转率达71.5%,比上年下降25.7%;病死率0.5%,比上年增长0.2%;院内感染率达到0.92%,与上年持平;甲级病案符合率达到99.9%,比上年略有增长。

业务收入　2020年,医疗收入4.44亿元,比上年下降6.28%。

固定资产　2020年,固定资产总值达到3.8亿元,比上年增长31.0%。

医疗设备更新　2020年,投入4200余万元购置1万元以上设备60余台件,包括3.0T核磁共振、高频电刀、全自动内镜洗消机、手术显微镜、高端彩色多普勒、麻醉机、乳房微创旋切系统、血液透析机、多功能婴儿暖箱等。

基础建设　2020年,对门诊公共区域、门诊眼科、门诊国医馆、门诊耳鼻喉科、门诊儿科、住院产房、手术室和介入诊疗室等7个临床病区实施改造,新建新冠疫苗注射室,并对医院内部实施亮化改造,不断优化诊疗环境。

卫生改革　2020年,医院顺利建成国家级胸痛中心(基层版)、山东省卒中防治中心、区市级创伤中心、区市级癌症规范化诊疗病房、区市级危重孕产妇救治中心和国家级高血压达标中心,实现辖区救治网络全覆盖。以健共体孕产妇一体化管理中心、消毒供应中心、检验中心、影像中心建设为重点,持续推动人财物优化重组、集约利用,着力分级诊疗体系建设。成功挂牌黄岛区卒中质控中心和西海岸新区口腔质控中心、消化质控中心、麻醉质控中心、"治未病"质控单位,电子医保卡上线使用,开通省内异地医保门诊大病结算、跨省普通门诊医保统筹结算服务,有序推进按DRG付费国家试点工作。深入开展"互联网+医疗健康"行动,注册互联网医院执照。顺利通过"青岛市爱婴医院复核评估"。在疫情防控工作中,被定为青岛西海岸新区唯一一家"入境人员专用发热门诊定点医院",本部院区为青岛市四家"入境集中隔离人员定点就医医院"之一。

医疗特色　2020年,对普外科、关节外科、脊柱外科、神经外科、口腔科、眼科、消化内科、神经内科、功能科、影像科等科室开展的新技术、新项目进行审核,包括踝关节镜下修复与重建踝关节韧带损伤、脊柱外科关节镜下胫骨髁间棘骨折闭合复位内固定术、全腹腔镜下近端胃切除双通道重建、真空辅助微创旋切术在乳腺外科的应用、Peek材料在颅骨修补术中的应用、经口内镜下肌切开术(POEM)、新生儿发育性髋关节异常(DDH)超声检查的临床应用等44个项目。

科研工作 2020 年,医院口腔科获"2020 年度县域省级临床重点专科",省、市级重点学科增至 7 个。申报多项科研项目,其中青岛市卫健委科研立项 12 项、青岛大学医疗集团科研专项立项 4 项;荣获青岛市科技进步奖 1 项。另有实用新型专利 3 项、发明专利 41 项;发表 SCI 论文 17 篇,出版著作 37 部,高质量论文同比增长 93%。

继续教育 2020 年,承担山东省继教项目 1 项、青岛市继教项目 15 项,外派进修学习 23 人,全院继续教育覆盖率 100%。开展国家级、省级、市级学术会议 8 场次。

精神文明建设 2020 年,医院全面落实新时代党的建设总要求,构筑"以党建促发展、以发展促党建"互动双赢新机制,将党建与疫情防控、医院管理、医疗活动、经济建设、公益事业等工作深度融合;建立常态化学习研讨机制,各党支部全部创建达标支部,3 个支部创建过硬支部,积极开展党务工作者培训班和党建大督查活动。医院"'疫'路向前 医心向党"特色党课荣获市"七一"主题党日优秀组织奖、与"如果没有你"双获新区"七一"特色党课一等奖;陈锡起等 5 人获"青岛市五一劳动奖章"称号,赵琼等 3 人荣获区级"优秀共产党员"称号,毕恩旭等 17 人荣获区卫健系统"先锋党员"称号,白明等 41 人荣获院级"优秀共产党员""优秀党务工作者"称号,老年病科等 8 个科室荣获"党员先锋示范岗"称号。

大事记

1 月 7 日,医院急救站获 2019 年度青岛市院前急救工作先进集体荣誉称号。

1 月 10 日,医院获 2019 年度新区档案工作先进单位荣誉称号。

2 月 28 日,医院原脊柱外科护士长陈芳经区卫健局研究决定,借调到富春江路社区卫生服务中心筹备组任副组长,不再担任脊柱外科护士长职务。

4 月 15 日,医院特聘青大附院曹景玉教授为普外二科名誉主任。

5 月 7 日,医院"一缕阳光"志愿服务团队获青岛西海岸新区最佳战"疫"青年志愿服务集体荣誉称号;医院陈锡起、王传林、薛蛟、国书帅、谭迎花获青岛市"五一劳动奖章"。

5 月 14 日,医院获 2019 年度"慈善捐赠突出贡献单位"荣誉称号。

9 月 10 日,山东省卒中学会会长周盛年教授带领评审专家团队,对医院卒中中心建设工作进行现场培训认证。

9 月 23 日,医院正式通过 2020 年度第一批次中国国家级胸痛中心(基层版)认证。

10 月 24 日,医院党委书记董晓静同志正式到新区妇幼计生服务中心办理工作交接手续。

11 月 19 日—20 日,医院迎接滨州医学院非隶属附属医院省级评审工作。

11 月 20 日,医院顺利通过高血压达标中心总部专家现场认证核查。

荣誉称号 2020 年,医院先后获青岛市五一劳动奖状、青岛市三八红旗集体、青岛市精神文明建设工作先进单位、青岛市院前急救工作先进集体、青岛市消防先进单位、青岛市五四红旗团委、新区卫健系统改革创新先进单位、卫健系统"先锋党组织"等荣誉称号。

院长、党委副书记:颜晓波
党委书记:董晓静(任至 10 月 24 日)
副　院　长:周雷升、李国华、王志余
院办电话:86896556
总机电话:86895767
传真号码:86894291
电子信箱:kfqdyrmyy@126.com
邮政编码:266555
地　　　址:青岛市黄岛区黄浦江路 9 号

（撰稿人:李相伯）

青岛西海岸新区中医医院

概况 2020 年,医院总建筑面积 4.77 万平方米,业务用房 4.47 万平方米。设 71 个科室,其中职能科室 27 个、临床科室 34 个、医技科室 9 个、综合门诊部 1 个。开放床位 683 张。有职工 1075 人,其中卫生技术人员 957 人,占职工总数的 89.03%;行政工勤人员 117 人,占职工总数的 10.98%。卫生技术人员中,高级职称 73 人,占 7.63%;中级职称 364 人,占 38.04%,初级职称 478 人,占 49.95%;护理人员 475 人,占 49.64%。医护之比为 0.75:1。

业务工作 2020 年,医院门诊 48.6 万人次,比上年降低 11.39%;收住院病人 21954 人次,比上年降低 15.31%;手术 5375 人次,比上年降低 6.81%;抢救急、危、重、疑难病人 3893 人次,成功 3395 人次,成功率 87.22%;抢救急诊病人 35668 人次,成功 34084 人次,成功率 95.56%。

业务收入 2020 年,总收入 4.0004 亿元,比上年下降3.19%。

固定资产　2020年,固定资产总值27030万元,比上年增长20.6%。

医疗设备更新　2020年,医院购置乳房微创活检与旋切设备、彩色多普勒超声诊断仪、负压脉动超声清洗机、腹腔镜、彩色多普勒超声诊断仪、移动数字化X线摄影系统等医疗设备。

基础建设　2020年,医院对外科楼改扩建,增加1692.53平方米的建筑面积,对外科楼厕所整体进行改造,对医院所有建筑外墙皮进行了粉刷,对儿科楼、外科楼的内墙皮进行粉刷,购进污水处理设备,完成污水处理改造工程;对输血科房屋布局进行改造;对科教楼进行装修、改造,改善医院的教学条件。

新冠疫情防控　2020年,新冠肺炎疫情发生后,医院立即成立疫情防控工作领导小组,用最快速度规范设置发热门诊、组建救治梯队、制订各项防控预案、培训相关人员、筹集防控物资,保证防控工作有序推进。医院1000余名职工投入疫情防控工作,筑牢高危人群筛查防线,强化预检分诊,严格流行病学史调查,严格落实重点人员核酸检测"应检尽检";筑牢外防输入防线,先后承担九鼎峰酒店等5家入境人员隔离酒店工作,派驻工作人员82人,筛查出无症状感染者6名;筑牢联防联控防线,抽调4名职工加入全市机场专班,并为专班设计全方位的防控工作流程。提升疫情防控"五个能力":提升核酸检测能力,购置核酸检测仪3台、快速检测仪2台、核酸提取仪3台,培训检验人员26名,日检测能力达到3000份;提升救治能力,将外三科病房楼改建为发热门诊,隔离留观病房由3间增加至15间;提升应急物资保障能力,强化一线人员保障,满足30天运转需要;提升院感防控能力,成立院感督查专班,开展全方位院感督查,严格落实入院患者管理和陪护制度;提升应急处置能力,组建医疗救治、核酸采集等各类应急队伍6支263人。

2020年,服务西海岸新区"两个统筹"大局,为"六保""六稳"做好健康保障,成立金银花服务队,对口帮扶20家企业复工复产,深受企业好评;积极承担全民核酸检测任务,派出医务人员785人次,在5天内完成检测522844人次;推出中医药智慧云服务,推出中医预防集锦"云发布"、网上中药房"云服务"、中医专家团队"云咨询"、服务企业"云守护"、教学实习"云课堂",实现中医药服务智能化;参与西海岸新区重大活动疫情防控工作,为中小学校复课、中考、高考、第30届青岛国际啤酒节等重大活动提供医疗保障。

医院管理　2020年,加强对标考核,进一步优化发挥中医药特色优势的激励、约束、考核机制,加大对中医药应用的考核调控措施,加大中医药在临床诊疗工作中的融入力度,中医药、中医技术在临床得到广泛的推广应用,中药饮片使用2724万元。加强控费管理,开展合理用药专项整治,规范耗材管理,严控抗菌药物、辅助用药和高值耗材。加强医保管理,大力推进单病种和临床路径管理。医院药占比下降6.17%,耗材支出下降8.73%,抗菌药物使用强度37.45,同比降低1.95。

严格落实院感防控要求,建立健全全员防控工作机制,持续开展院感知识培训,完善院感工作指南、应急预案和管理制度,严格落实各项操作规范,坚决杜绝院内交叉感染。开展手术切口、院内感染、多重耐药菌、环境卫生学等全面性和目标性监测,实行预警信息通报。监测出院病人22388人次,感染率0.39%,感染例次率0.44%。

大力推广中医护理技术。成功举办首届中医护理科普比赛,规范中医护理查房,加大中医护理培训力度,努力拓展中医护理适宜技术在临床中的应用,服务53.39万人次,收入1001.44万元。

积极推进信息化建设。加大信息化投入,建设成为新区第一家互联网医院。引进电子签名系统,上线门诊电子病历系统和合理用药处方前置审核系统,升级OA系统,门诊楼实现无线网络全覆盖,"互联网+医疗"新格局初步形成。

加强健共体建设。在人才、技术、设备等方面给予四家成员单位全方位帮扶。开展人员下派和专家下沉,向基层输出人才,派医护人员10名,组织19个专业的专家下沉基层,服务患者5572人次。打造"1+1+1"(总院+成员单位+乡医)医生联盟,建立多学科家庭医生团队,对辖区患者进行闭环管理。总院下转患者311例,成员单位上转患者585例。强化资源共享,开通成员单位上转患者大型设备检查绿色通道,实施专人管理、优先就诊、优先检查,服务基层患者606人次。

高度重视公益惠民。结合中医药特色优势,立足慢病预防和健康管理,努力为群众提供全方位、全周期的健康服务。举办爱眼日、糖尿病日等大型义诊、健康咨询活动10余次,广受关注与好评。加强健康讲师团队建设,在"杏林使者"服务队的基础上,新成立"金银花服务队"和"莲子心服务队",利用新闻媒体、现场授课、爱心义诊、健康大讲堂、微信等多种平台,深入社区、学校、企业,传播健康理念和知识,受益群众达 10 余万人次。

医疗特色 2020 年,全面推进学科建设,提升诊疗水平和专业特色。大力推进"六大中心"建设,建成省级"卒中防治中心"、市级"癌症规范化诊疗病房"、区级"急危重孕产妇救治中心"、县级"创伤中心",迎接省级"胸痛中心"预评审。骨伤一科、康复科、肺病科、心血管科加入山东省中医药重点专科联盟。加强技术创新,在"常见病、多发病"规范治疗的基础上,对可行性、实用性、安全性较高的新技术项目加大扶持力度,神经介入、乳腺肿瘤微创旋切术等新技术已经成为科室的拳头项目。

突出中医药特色优势。打造青岛市首家中医经典病房;治未病科牵头创建新区中医治未病联盟,推广中医膏方;肝胆病科、康复科、骨伤一科、肛肠科等临床科室,充分发挥中医药优势,加强中医优势病种研究,重视专病专术发展。组建中医专家团队,对中医基础薄弱的科室进行帮扶。

科研工作 2020 年,青岛市中医药科研立项 3 项,青岛西海岸新区科技项目 2 项,青岛市医药科研指导计划 3 项,山东中医药大学临床实践教学研究课题立项 1 项。医院在鼓励创新科研的同时积极开展各类新技术、新项目准入审批。

继续教育 2020 年,举办续教育项目 1 项——"中药治未病技术推广暨中医膏方临床应用培训班";承担西海岸新区继续教育培训授课任务,组织"中医四大经典理论培训"内容的培训课程;组织申报国家级及省级中医药继续教育项目 2 项、院内专家讲座 8 次,累计 500 余人次参加继教项目讲座;审验 419 人次继续教育学分,其中高级职称推荐评审 9 人次、初中级卫生技术人员 410 人次。由青岛西海岸新区卫生健康局主办、医院承办"坚守初心扬国粹 膏方养生促健康"活动,组织全国知名中医药专家到医院进行义诊、会诊、学术讲座等。

精神文明建设 2020 年,全面加强党的建设,推进医院管理。落实"一岗双责",以巩固"不忘初心、牢记使命"主题教育成果,深化拓展漠视侵害群众利益问题专项整治为抓手,推进行风建设和医德医风建设。完善党建工作制度体系,坚持基层党建与业务工作有机融合,加强党员教育管理,引导党员在工作中亮身份、立标杆、树形象,发挥好先锋模范作用。医院党委被区直机关工委授予"先进基层党组织"称号,被区卫健局党组授予"区卫生健康系统先进党组织"称号,王媛媛、殷雪华两人被区直机关工委授予"优秀共产党员"称号,谢东、赵雯等 12 人被评为区卫健系统"党员先锋"。

积极宣传报道好人好事和医务人员救死扶伤、甘于奉献的正能量事迹,展示医院职工风貌,推出"莲子心服务队""非典姐妹花""医路先锋"等宣传典型,"莲子心服务队"被评为新区"优秀青年志愿服务项目",张红被评为新区 2020 年度"十大道德模范",邢甜甜等 11 人被评为新区"最美健康卫士"。

加强中医药文化建设,开展"中医药文化进基层"活动,推广普及中医药知识,讲好中医故事,培育中医情怀。关爱职工,组织开展健步行、青年联谊等活动;看望慰问抗疫一线医护人员,组织全院职工进行健康体检。

大事记

1 月 7 日,山东中医药大学非直属附属医院评审专家组对医院创建山东中医药大学非直属附属医院相关工作进行评估检查。

1 月 10 日,医院成为青岛西海岸新区推拿质量控制中心。

1 月 14 日,医院被确定为山东中医药大学非直属附属医院。

1 月 19 日,医院启动新冠肺炎疫情防控工作,启用发热门诊和 3 张留观病床,调配精干力量组建第一梯队共 60 人,执行全天 24 小时不间断值守。

1 月 20 日,医院召开第一次新冠肺炎疫情防控专题会议,全面部署医院疫情防控工作。

2 月 12 日,医院组建"金银花服务队",派出 60 名医护人员进入辖区 20 家大型企业,开展疫情期间医疗防控服务工作。

3 月 20 日,医院成立青岛市首家中医经典科。

6 月 11 日,医院顺利通过青岛市爱婴医院复核工作。

7 月 10 日—11 日,医院组织专家团再次赴贵州省普定县中医医院进行交流指导。

7 月 21 日,医院互联网医院上线,成为西海岸新区首家获得互联网医疗服务资质的医院。

8 月 13 日—14 日,医院举办滨州医学院临床教学培训会,滨州医学院专家团莅临医院指导教学。

8 月 21 日,医院受邀面向全国直播前列腺钬激光剜除术＋膀胱结石钬激光碎石取石术演示。

8 月 26 日,医院儿科中医外治门诊正式开诊。

9 月 3 日,医院成功完成两例经股动脉插管全脑血管造影。

9 月 8 日,医院与青岛市中心医院实现首次视频交互式脑卒中远程会诊。

9月10日，山东省卒中中心建设专家委员会评审专家组对医院卒中防治中心建设工作进行现场核查认证。

9月24日，山东省中医药研究院受山东省卫健委委托莅临医院就中医药人才队伍建设情况进行调研指导。

9月28日，医院被确定为山东省卒中防治中心单位。

10月12日—16日，医院派出医务人员785人次、完成522844人次的核酸检测任务。

10月30日，医院通过区危重孕产妇救治中心现场评审。

12月19日，医院获得"山东省卒中防治中心"授牌。

12月23日，山东省胸痛中心联盟预检专家组来院评估指导。

12月29日，医院被确定为青岛市胸痛中心、县级创伤中心、癌症规范化诊疗病房。

12月30日，医院胸痛中心通过省级胸痛中心联盟预检。

荣誉称号　2020年，医院获山东省文明单位，青岛市卫生健康系统2019年度优质服务单位、区卫生健康系统改革创新先进单位、卫生健康系统科学发展综合考核优秀单位、区直机关先进基层党组织、区卫生健康系统先锋党组织、五四红旗团支部、安全生产基层先进单位、优秀青年志愿服务组织、慈善捐赠先进单位、2020年学校复学复课疫情防控服务工作先进单位等荣誉称号；被确定为山东中医药大学非直属附属医院、青岛西海岸新区首批社会主义核心价值观建设示范点；成功创建山东省卒中防治中心单位、市级胸痛中心、区级危重孕产妇救治中心、县级创伤中心；获得2019年度山东中医药科学技术奖励科技成果类三等奖，青岛市第七届"健康杯"中医药经典临床技能大赛团体二等奖、三等奖，2019年度青岛西海岸新区卫生健康系统改革创新一、二、三等奖，青岛市第八届"健康杯"国际创伤生命支持（ITLS）技能大赛团体三等奖，"听群众之声，解市民之忧，助患者之困"民声倾听活动短视频二、三等奖；医院"金银花"医疗服务队被评为西海岸新区最佳战"疫"青年志愿服务集体。

党委书记、院长：卢彦敏

副 院 长：袁　超、丁相龙

工会主席：窦美芳

院办电话：86858887、86868333

总机电话：86852750

传　　真：86867238

邮　　编：266500

网　　址：http://www.hdzyy.com.cn

E-mail：zhyyadmin1@qd.shandong.cn

地　　址：青岛市西海岸新区海南岛路158号

（撰稿人：逄世丽）

青岛西海岸新区第二中医医院

概况　2020年，医院职工总数709人，其中，卫生技术人员621人，占职工总数的87.59％；行政工勤人员77人，占职工总数的10.86％。卫生技术人员中，高级职称77人，占12.40％；中级职称204人，占32.85％；初级职称327人，占52.66％。开放床位650张，现有临床科室24个、医技科室6个、职能科室23个。

业务工作　2020年，门诊量162275人次，比上年增长0.7％，其中急诊29650人次，收治住院病人13215人次，比上年减少11.09％；病床使用率62.98％，比上年减少22.73％；平均住院日9.7天；床位周转次数24.47次，比上年减少8.63次；住院抢救危重病人501人次，比上年减少12人次；手术2955例，比上年增加261例；手术前后诊断符合率99％，治愈率3％，好转率83.12％，病死率0.6％；院内感染率0.33％；甲级病案符合率98％。

业务收入　2020年，医疗业务收入1.3882亿元，比上年减少14.2％。

医疗设备更新　2020年，购入乐普/北京医用血管造影X射线机、GE核磁共振成像系统、北京万东鼎立移动式C型臂X射线机、德国耶格大肺功能仪、德国史托斯手术动力系统、江苏邦士等离子体手术系统、日本奥林巴斯电子支气管镜、江西诺诚生物反馈治疗仪、无锡高档麻醉工作站、肌骨超声诊断仪、颈颅磁刺激治疗仪、微电流音乐治疗仪、肌电生物反馈治疗仪、动作捕捉运动分析系统、上肢智能反馈训练系统、武汉奇致强脉冲光、紫外线全身舱、二氧化碳点阵治疗仪、Q开关激光治疗仪、红蓝光治疗仪、面部皮肤注射泵等医疗设备共136台。

基础建设　2020年，根据医院发展规划及政府固定资产投资计划，结合疫情防控要求，改造5号楼为发热门诊楼；6号楼一层东侧房屋改造为介入室，配备办公家具及空调；6号楼1～3层公共卫生间进行改造;2 号楼 4 层西侧病房改造为 ICU 监护室,配备办公家具;2 号楼 1 层西侧房屋改造为核磁共振室;1 号楼、2 号楼 1 层更换吊顶;珠山路楼的设计、改造工作及视光中心改造项目,配备办公家具;牌坊街楼治未病健康管理中心的物资材料、办公家具配备。

卫生改革 2020 年,继续推行公立医院改革相关政策,落实各项措施,修订《医院管理办法》,持续优化绩效管理体系。参照 DRGS/RBRVS 方法理念,形成与绩效相联系的绩效工资体系。加强中层干部培训,提升综合管理水平,导入成功使者"目标支持系统"。推行全面质控,实施内涵质量提升工程,成立质控科,制订质量相关制度及方案 13 个,制定 85 个医院质量监测控制指标和 52 个临床、医技科室质量控制考核标准,制定医院《质量月通报制度》。大力推进健共体建设,专家下沉常态化,下沉专家 1318 人次,专家基层出诊日 1267 天,门急诊 7592 人次,带教查房 921 次,组织病例讨论 286 次,各类培训讲座 512 次,指导基层家医团队签约服务 53 次。

医疗特色 2020 年,内升外联,提升医疗服务能力。医院挂牌的"山东省立医院泌尿微创中心西海岸分中心""马应龙肛肠诊疗中心""山东省肿瘤医院肿瘤规范化诊疗基地"上级医院专家来院坐诊、手术、查房专家约 350 人次,手术量比上年增长 278 台,增长率 10.32%。与山东中医药大学附属眼科医院联合成立"青岛西海岸新区青少年视力低下防治中心",为 10767 名中小学生进行屈光视力检测,建立视觉档案 7000 份。成为第一届山东中医药学会神志病专业委员会副主委单位,成立神志病科及心身健康门诊,联合慈善总会在全区开展"慈善进万家、中医在行动"的慈善救助活动。

提升综合救治能力。新建学科健康管理中心、皮肤美容科、脾胃病科、内分泌科;加强培训,优化卒中中心、胸痛中心、创伤救治流程,建立介入治疗室、ICU 室、更新麻醉机、启用核磁、改造供应室、口腔科、康复大厅、检验中心、内镜室;贯彻落实院感监控,加强对多重耐药菌感染的管理等各项工作,年内无院感事件发生。

提高优质服务效能。医院连续通过国家卫健委组织的电子病历四级评审工作;取得西海岸新区互联网医院执业第一块牌照;开展影像 AI 辅助诊断,AI 前置辅助审方;开展试点健共体信息化工作,推行专家下沉和区域协同门诊实名预约服务。医院大数据分析研究中心使用 SWOT、波士顿矩阵等管理工具从医院运营、医疗资源利用等方面完成 9 篇调研报告。

科研工作 2020 年,引进缺血预适应技术开展缺血预适应技术,开展糖尿病微生态疗法临床试验研究、应用化痰祛湿降糖方联合穴位贴敷治疗 2 型糖尿病、针灸治疗麻痹性斜视耳鸣耳聋、扁桃体啄治法烙治法、整脊枪治疗脊柱相关疾病等技术研究,申报 10 项青岛市 2020 年度中医药科研课题、6 项创新技术案例,定期进行疗效分析总结,临床疗效不断提升。

疫情防控 2020 年,针对疫情防控工作,在做好院内防控的基础上,认真做好青岛流亭机场、青岛西客站、汽车总站、珠山高速服务区、珠海街道办事处密切接触人员及重点人群监管、重点企业服务小队、明月海洋生活家酒店集中隔离区等外勤工作。医院充分发挥中医药防治的优势特色,为职工及重点人群发放中药汤剂 6000 余剂,避瘟香囊 1000 余个。加强服务创新,利用 5G+VR 技术实现无接触式远程全景会诊;机器人"员工"加盟发热门诊,无接触取餐取药;智能热成像人体测温系统,实现快速多人同时体温检测筛查;中药配方颗粒智能调配系统,让称药抓药更精准高效;开通线上抗疫情慧医 APP"发热咨询门诊"专区。

精神文明建设 2020 年,实施满意度提升工程,铸造"至精求善·和谐中医"的服务品牌。落实公共卫生各项工作,老年人中医药健康管理率达 69.81%;做好对口帮扶工作,派驻两名医生到陇南市武都区第三人民医院开展对口支援扶贫工作;借助智能随访系统加强医患沟通,给新区患者提供优质的医疗服务,开展针灸推拿夜间门诊服务,进一步方便老百姓。优化服务措施,实施门诊服务效能提升工程。协同健共体 13 次对六处基层卫生院辖区内的贫困人口进行入户随访,宣传健康扶贫政策,督查相关家医签约、履约随访、健康查体等情况。走访辖区 52 个村,面对面随访 208 家贫困户。

大事记

2 月 10 日,医院召开视频会议,开展疫情防控工作督查、布置。

3 月 13 日,医院联合中国移动青岛分公司应用 5G+VR 技术,成功开展全景远程探视及诊疗业务。

4 月 30 日,举办山东省立医院泌尿微创中心西海岸分中心成立 2 周年庆典。

8 月 7 日,国家卫生健康委卫生发展研究中心健康战略与全球卫生研究部副主任(主持工作)王秀峰一行到医院开展"十四五"卫生健康规划调研。

9 月 11 日,医院顺利通过"山东省卒中防治中心"评审认证。

9月22日,山东省肿瘤医院"坐诊、手术、讲座"规范化培训活动在医院成功举行。

9月23日,青岛西海岸新区青少年视力低下防治中心试营业。

荣誉称号 2020年,医院获全省县级中医医院"五个全科化"建设单位、山东省卒中防治中心单位、青岛市文明单位标兵、青岛西海岸新区社会主义核心价值观建设示范点、学校复学复课疫情防控服务工作先进单位等荣誉称号。

党委书记、院长:束凯伟
党委副书记:刘京运
副 院 长:张腊梅、陈维东
院长助理:苑奇志
院办电话:88181110、88192806
电子信箱:hdqdezyyy@163.com
邮政编码:266400
地　　址:青岛西海岸新区中原街333号

(撰稿人:刘尚勇)

青岛西海岸新区区立医院

概况 2020年,医院职工670人,其中卫生技术人员587人,占职工总数的87.6%;行政工勤人员83人,占职工总数的12.4%。卫生技术人员中,高、中、初级职称分别是66、238、283人,分别占11.2%、40.6%和48.2%,医生与护士之比1∶1.18。医院编制床位600张,设职能科室29个、临床科室26个、医技科室3个。

业务工作 2020年,门诊量261692人次,其中急诊53858人次;收住院病人12147人;床位周转次数24.2次;入院与出院诊断符合率99.2%;手术前后诊断符合率98.6%,抢救危重病人225人次,抢救成功率92%;治愈好转率71.6%;病死率1%。

业务收入 2020年,全年业务收入16693万元,其中,医疗业务收入15342万元。

固定资产 2020年,全年固定资产总值12944万元,比上年增长3.03%。

医疗设备更新 2020年,新增核磁共振、全自动生化分析仪、自体血回收机、心肺复苏仪、移动X线摄像系统(C形臂)、移动DR、PCR分析仪、呼吸机、核酸提取仪、快速PCR检测仪等29台大型设备。

基础建设 2020年,完成病房楼、医技楼及周边房屋的外墙粉刷及全院所有楼顶的防水工程;安装三维反恐图像装置;更新配电室设施设备,重新铺设防电漆和乳胶垫、更换部分电容,对部分电缆进行防渗水处理。完成发热门诊、肠道门诊的改扩建工程及隔离留观间的建设工作;完成核磁共振房屋的改造,加快推进二期病房楼建设进度,对水电、消防、中央空调、玻璃幕墙进行安装,并对二期病房楼内特殊科室区域及气动物流、中心吸引、中心供氧、信息化机房等项目图纸进行深化设计,确保工程按计划施工。

卫生改革 2020年,落实病案首页质控,完善医疗管理制度,顺利完成国家二级公立医院绩效考核。提升专家治院效能,对医院专家委员会进行优化调整。将专科质控纳入考核重点,重新修订护理质控目标及考核重点17项。推进"5S"病房管理、优化就医环境,试点开展"互联网+"护理服务,患者身份识别率、病房安全合格率、护理培训完成率均达100%,其他关键指标达95%以上,未发生Ⅰ、Ⅱ级护理不良事件。全面加强院感和临床用药监控,医院感染发病率控制在0.54%。开展临床合理用药监测及抗菌药物专项整治,实施临床药师每月处方病历点评和抗菌药物管理奖惩等制度。有序推进区立医院健共体成员单位的各项工作,青岛西海岸新区区立医院健共体灵山卫街道兰东璐社区卫生服务中心正式开诊启用,组成健共体内卒中中心联盟,建立起卒中疾病筛查与防治服务协作网;持续做好对口支援帮扶工作,选派6名专家前往安顺经济技术开发区中西医结合医院进行技术帮扶,圆满完成帮扶任务。

医疗特色 2020年,超声科获评青岛市医疗卫生C类重点学科,呼吸内科、普外科、骨科确立为院级重点学科,耳鼻咽喉头颈外科、放射科确立为院级重点扶持学科,进一步加强学科建设及多学科协作,提升医院综合竞争力。"六大中心"建设提质升级,被确立为山东省卒中防治中心单位、青岛市胸痛中心单位、青岛市创伤中心单位以及青岛市癌症规范化诊疗病房单位,获评青岛市爱婴医院。增设全科医疗科,更设疾病预防控制科,实现内科部、外科部专家门诊,多学科联合门诊、老年病门诊、皮肤科门诊等一批专业门诊的开诊。

利用新设备创新拓展医疗技术项目,医院微创技术更加成熟,顺利开展腹腔镜经腹膜前修补术、消化道穿孔修补术、膈肌破裂修补术、复杂骨盆骨折手术治疗技术及胸腰椎骨折微创置钉复位内固定术。新开展经尿道输尿管镜钬激光切除肾盂肿瘤,完成首例腹腔镜肾部分切除术。联合青岛眼科研究所开展斜弱视手术,实现了斜视手术零突破。开展肌骨超声检查技术,三维超声卵泡容积自动测量,开展乳腺钼靶检查技术及诊断、CT 引导下穿刺活检等。为实现独立的核酸检测能力,顺利通过临床基因扩增实验室技术资质评审,成功建立起 PCR 实验室。

科研工作 2020 年,有 4 个项目获得区(市)级科研立项,分别为"海参糖胺聚糖通过调控 LncRNA 表达对人肺腺癌细胞的影响机制""蛋黄油滴鼻结合艾灸用于鼻窦炎术后康复的研究""痔疮洗剂联合湿润烧伤膏用于 PPH 术后临床研究""新冠期间上呼吸道社区获得性感染菌群分布的临床研究"。2020 年全院医务人员共发表论文 47 篇,核心期刊 1 篇,出版论著 10 部。

继续教育 2020 年,承办青岛市级继续医学教育项目 8 项、区级继续教育项目 1 项,其中"青岛西海岸第三届超声论坛"被评为"2020 年度青岛市优秀市级继续医学教育项目"。年内举行院级各类培训 59 次,内容涵盖疫情防控、公立医院绩效考核、病案首页编码、母乳喂养、卒中流程管理、合理用药等方面,累计派出 5 名医务人员到上级医院进修学习。

大事记

2 月 23 日,医院筛查出西海岸新区首例新冠肺炎确诊病例。

5 月 27 日,共青团青岛西海岸新区区立医院委员会召开换届选举大会暨第一次全体团员代表大会,选举产生新一届团委书记陈鹏及新一届团委委员。

6 月 11 日,青岛西海岸新区区立医院顺利通过青岛市爱婴医院评审专家组的复审,获评青岛市爱婴医院。

9 月 28 日,山东省卒中学会下发《关于公布 2020 年山东省卒中中心建设评价结果的通知》,青岛西海岸新区区立医院被确认为山东省卒中防治中心单位。

10 月 11 日,根据青岛市全民核酸检测方案、市卫健委及区卫健局统一部署,医院组织近 1000 人次的医护人员分组分批进入辖区街道、学校、企业、村庄等地,从严、从细、从实、从快地开展全员核酸检测采样工作,全力保障做好采样工作。

10 月 18 日,青岛西海岸新区区立医院健共体灵山卫街道兰东璐社区卫生服务中心开诊揭牌。

精神文明建设 2020 年,积极推广使用"学习强国"学习平台,参与度和学习质量不断提高,医院被区委宣传部授予"学习强国优秀组织"荣誉称号。开展"讲文明讲卫生、美环境树新风"活动及行业典型遴选上报工作;积极开展全国文明城市测评准备工作,圆满完成创城迎检工作。组织志愿者参加志愿服务网上注册,全院有 56 名志愿者完成系统注册,积极开展新时代文明实践志愿服务活动,定期开展义诊、学雷锋志愿日、"五四"青年节志愿活动。

荣誉称号 2020 年,医院获"省级文明单位"、山东省档案工作业务建设评价先进单位、青岛市维稳安保工作集体三等功等荣誉。

党委书记、院长:丁海升
党委委员:刘思新
纪委书记、副院长:孙建伟
副 院 长:丁 宁
正科级干部:朱 钦
工会主席、院长助理:周庆亮
院长助理:赵永荣
院办电话:85165110
电子信箱:qxxqqlyy@163.com
邮政编码:266400
地   址:青岛西海岸新区双珠路 269 号
(编撰人:李志娟)

青岛西海岸新区第三人民医院

概况 2020 年,医院加挂西海岸新区人民医院泊里院区牌子,与人民医院正式启动党政一体化管理,为区域居民提供防治康养全方位的优质健康服务。医院占地面积 4.7 万平方米,投入使用建筑面积 30300 余平方米。编制床位 499 张,实际开放床位 326 张。

业务工作 2020 年,医院门诊总量为 15.98 万人次,同比降低 14%;入院病人 6499 人次;床位使用率 38.24%;床位周转次数 21.66 次。

固定资产 2020 年,固定资产总值 7358.67 万元,比上年增长 11%。

医疗设备更新 2020 年,医院先后引进 signaexplorer 磁共振、高端 CT、C 形臂 X 光机、光学相干断层扫描仪、超声乳化仪等医疗设备。

基础建设 2020 年,医院新建综合病房将投入使用,综合病房楼占地面积 3600 平方米,总建筑面积 20000 平方米,其中病房楼 15950 平方米(地上 10 层、地下 1 层)。血液透析中心正式投入使用。对急诊、口腔中心改造扩建,新增医疗废弃物临时存放点,对医院现在的门诊病房进行装修建设以及老病房楼的消防系统的改造。

卫生改革 2020 年,第三人民医院加挂人民医院泊里院区牌子,党组织隶属关系调整至人民医院党委,正式启动一体化管理,实现进一步融合发展。推进分级诊疗,落实双向转诊管理办法和分级诊疗标准,合理配置医疗资源,完成双向转诊187人次。推进二甲规范化建设,医院青被岛市卫生健康委员会确定为"二级乙等综合医院"。加强质量管控,成立质控科,以三级质控网络抓核心制度落实。加强慢病管理,依托家庭医生签约服务,实现"基层首诊、双向转诊、上下联动、急慢分治"的目标。规范临床路径,优化诊疗流程,启用二级电子病历系统,增加临床路径质量信息管理平台。

医疗特色 2020年,建立26个家庭医生签约服务团队,签约居民36283人,65岁以上老年人11574人,高血压人群签约6448人,糖尿病人群签约2084人,严重精神障碍患者签约273人;计划生育特殊家庭125人全部纳入重点帮扶范围,每年进行免费健康查体服务。

精准扶贫扶困工作 2020年,落实贫困人口保障政策落实,对辖区内建档立卡贫困人员构筑起基本医疗保险、大病保险、医疗救助扶助"三重医疗保障网"。建档立卡贫困户490户,贫困人口649人,建档立卡贫困人口基本医疗保险参保率100%。完成签约648人,为贫困人口减免基本签约包及个性化签约服务包费用。为失能失智人员上门巡护,建立26个长期护理服务团队,为失能失智人员提供健康知识讲解、用药指导、肢体功能锻炼等健康服务,通过医保第三方评估建床50人、镇管人员76人,合计管理126人,累计服务580人次。

疫情防控 2020年,为进一步落实疫情防控要求,新建临床基因扩增检验实验室,并通过专家组的审核验收,于12月28日正式投入使用。新增PCR实验室设置三个区,分别为试剂准备区、标本制备区、基因扩增区;配备全自动核酸提取仪2台、全自动核酸扩增仪2台、快速PCR检测仪1台;检验资质人员全部通过新冠病毒核酸检测培训并取得相应检测资格。

继续教育 2020年,分别组织心肺复苏考试1次,电除颤考试1次,护理核心制度考试2次,医疗核心制度考试1次,业务培训4次,大型应急演练1次;组织11项继续医学教育申报,通过6项。申报3项科研项目。

精神文明建设 2020年,以创建人民满意的医疗卫生机构为目标,通过开展不忘初心、牢记使命主题教育,通过健康宣教、健康义诊、道德讲堂、张贴公益广告、推广使用文明用语和亲情零距离的优质护理服务等活动,扩展服务内涵,提升服务品质,不断推进医院精神文明建设。

大事记

5月19日,召开健共体人民医院泊里院区一体化管理启动工作会议,会议宣布第三人民医院加挂人民医院泊里院区牌子,第三人民医院党组织隶属关系调整至区人民医院党委。

9月2日,青岛市卫生健康委员会公布二级综合医院等级评审结果的通知,医院确定为"二级乙等综合医院"。

12月15日,山东省临检中心专家一行对医院新建的核酸检测(PCR)实验室进行现场评估、审核和验收。

12月28日,医院临床基因扩增检验实验室顺利通过验收,取得技术审核合格证并投入使用。

院　　　长:宋金刚

副 院 长:程永娟、王　萌

院长助理:张智强

院办电话:84181063

传真号码:84183801

电子信箱:plyybgs@163.com

邮政编码:266409

地　　　址:青岛西海岸新区泊里镇泊里二路1429号

（撰稿人:王　辉）

青岛西海岸新区妇幼保健院

概况 2020年,青岛西海岸新区妇幼保健院职工总数286人,其中,卫生技术人员233人,占职工总数的81.47%;行政工勤人员47人,占职工总数的16.43%。卫生技术人员中,高级职称21人,中级职称75人,初级职称110人,分别占9.01%、32.19%、47.21%,医生与护士之比为1:1.62。住院床位120张,设有临床保健三大部(儿童保健部、妇女保健部、孕产保健部)、职能科室18个、医技科室8个。

业务工作 2020年,完成门诊161426人次,比上年下降7.1%;急诊3738人次,比上年下降32.23%;收住院病人3422人次,比上年下降22.82%;床位使用率32.1%,比上年下降15%;床位周转次数34.4次,比上年下降22.52%;入院与出院诊断符合率100%,手术前后诊断符合率100%,抢救危重病5例,抢救成功率100%、治愈率95.9%,好转率3.6%,院内感染率0。

业务收入 2020年,全年总收入6797.88万元,同比上升5%。

固定资产　2020 年,固定资产总值 4817.37 万元(净值),同比下降 4%。

医疗设备更新　2020 年,新增添电脑熏蒸治疗舱 1 台、超声骨质分析仪 1 台、肺功能工作站(便携式肺功能检测仪)1 台、新生儿呼吸机 1 台、维生素检测仪 1 台、飞利浦彩超 1 台、幽门螺旋杆菌检测仪 1 台、石蜡包埋机 1 台、生物显微镜 1 台、染色机 1 台、自带管路消毒智能牙椅 1 套、口腔种植手术椅(带无影灯)1 套、核酸提取纯化仪 1 台、全自动医用 PCR 分析系统 1 台、中医智能健康管理平台 1 套。

基础建设　2020 年,重新布局孕产保健部,投资 54 万元改建妇产病房门诊、改造洗衣房和发热门诊。政府投资 4 万元改建核酸检测点,100 万元改建核酸实验室。

医疗特色　2020 年,孕期营养监测 1971 人次,骨密度监测 1916 人次,胎心监护 8404 人次,孕妇心身健康检测 109 人次,产后盆底康复评估及治疗 2523 人次。儿童保健科建设成为青岛市医疗卫生 C 类重点学科,建立胎儿医学体系、高危儿管理体系、新筛疾病儿童随访体系、心理行为异常儿童筛查诊疗体系、残疾儿康复体系、乡镇医院转诊体系等多种跨专业、跨学科、跨机构的协作形式,开展儿童综合发展评估项目。积极开展腹腔镜、宫腔镜、麦默通等微创手术及无痛分娩、无痛流产等。

科研工作　2020 年,撰写论文 81 篇并在国家级期刊上发表,其中 SCI 文章 3 篇,出版论著 17 部。获得实用新型专利 1 项,山东医学科技创新成果奖 1 项,获得省基层卫生协会二等奖 1 个、三等奖 1 个。通过青岛市科研(西医)立项 4 个课题,通过青岛市科研(中医药)立项 1 个课题,课题项目均在进行中。品牌培育推广工作 1 项,科研管理工作规范有序。

继续教育　2020 年,医院有区级拔尖人才 4 名、优秀青年 2 名,完成 2 次年内业绩考核。选派技术骨干到上级医院进修学习,参加各种培训班及学术会 74 次,切实做好支援医师工作管理和外院人员的来院进修工作。按计划组织医疗人员"三基三严"理论考试和技术操作考核,组织参加疫情防控的远程教育和各类培训。组织 4 次继续教育学习,参与率 100%,学分达标率 100%。对新进人员进行岗前培训,合格率 100%。

大事记

2 月 4 日,儿童保健科建设成为青岛市医疗卫生 C 类重点学科。

3 月 16 日,检验科正式开展新型冠状病毒抗体检测。

4 月 1 日,设置发热门诊,实现"三区两通道"规范设置和"挂号、就诊、检验、检查、取药、收费"一站式服务。

4 月 10 日,医院被确定为"二级甲等妇幼保健院"。

10 月 11 日,青岛进行全员核酸采样工作,妇保院医务人员、党员、团员、志愿者 200 余人,与街道办事处积极配合,主动出击,日夜兼程,攻克难关,圆满完成辖区核酸检测工作。

精神文明建设　2020 年,深入学习贯彻党的十九大及十九届三中、四中、五中全会精神,以"三会一课"为基本制度,稳步推进党组织标准化建设,开展提高协同性、扩大更高水平对外开放、"十四五"规划等 7 次专题"三述"。积极参与全区文明城市创建,积极争创青岛市文明单位标兵。加强新时代文明实践阵地建设,组织 6 场新时代文明志愿服务活动。

荣誉称号　医院获得 2019 年度优质服务单位、青岛西海岸新区巾帼建功先进集体称号。

党总支书记、院长:贾　晓
党总支副书记、副院长:王立港
副　院　长:魏本荣、王立港、袁丽丽
院长助理:陈伟伟
院办电话:86163065、86176363
总机号码:86163065
传真号码:86176333
电子信箱:jnfby@163.com
邮政编码:266400
地　　　址:青岛西海岸新区东楼路 168 号

(撰稿人:纪　青)

青岛西海岸新区
卫生健康综合行政执法大队

概况　2020 年,青岛西海岸新区卫生健康综合行政执法大队人员编制 78 名,在职职工 72 人,设有办公室、综合业务科、法规稽查科、职业卫生科 4 个科室。设有 10 个执法中队,承担全区卫生健康监督执法工作。

监督执法队伍建设　2020 年,西海岸新区卫生健康综合行政执法工作,建立起一套具有西海岸特色的"1＋7＋N"网格化的卫生健康综合行政执法新模式,1 个"中枢"决策部署担责任,7 个中队履职尽责抓落实,N 个举措科学监管重实效,形成网格化、全覆盖、职责明确、运行高效的卫生健康执法体系。制发

《关于进一步加强卫生健康综合行政执法工作的意见》,建立专职卫生健康行政执法队伍。制订《青岛西海岸新区卫生健康综合行政执法业务培训计划》,成立职业卫生、医疗卫生等6个专业培训小组进行专项业务培训。优化卫生执法运行机制,制发《青岛西海岸新区卫生健康行政处罚案件合议制度》,进一步"放权"给中队。建立"比学赶超"工作机制。卫生行政处罚案件立案765起,其中一般程序153起、简易程序612起,拟收缴罚款360400元。

打击非法行医　2020年,检查医疗美容机构8家、科室4家,生活美容场所300余处,处理涉及医疗美容投诉事件230余起,对违法违规行为立案处罚16件,罚款1.4万元,没收非法所得0.64万元。开展打击非法行医专项检查行动,根据群众举报线索检查涉嫌非法行医场所200余户次,出动执法人员400余人次,立案处罚27起,罚款金额13.38万元,没收物品价值7.76万元。

卫生监督量化管理　2020年,在全区范围内对住宿业、游泳场所、沐浴场所、美容美发场所等公共场所单位,全面实施卫生监督量化分级管理制度。进一步规范卫生监督行为,使执法强度、执法水平和执法效率具有可操作性和可比性,提高卫生监督效率。全区有1623家单位进行量化分级管理,其中A级单位14家、B级单位528家、C级单位1081家。

职业健康　2020年,积极开展职业卫生监督工作,承接职业病危害项目申报工作,高质量完成职业病危害项目申报新系统电子数据申报283家。组织开展《职业病防治法》宣传贯彻活动,向劳动者、企业负责人宣传职业病防治工作,发放宣传材料660余份。邀请职业卫生专家对用人单位主要负责人和分管职业卫生工作负责人进行职业卫生培训,培训企业近300家,发放《致全区企业负责人的公开信》300余份。先后派出51人次参加省、市级外部培训,并组织开展理论学习3期、现场实训1期。建立健全西海岸新区职业卫生监督数据库,将职业卫生监督检查纳入日常监督任务,全年开展六大行业尘毒危害专项治理、汽车制造和铅酸蓄电池行业专项治理、水泥制造行业专项治理等专项整治工作,处理投诉举报41起、监督检查存在职业病危害企业276家、立案83起,督促新区企业认真贯彻落实职业病防治各项要求。

大事记

1月,成立青岛西海岸新区卫生健康综合行政执法大队新冠肺炎疫情防控指挥部,下设应急处置组、材料报告组、密接管理组、疫情报告组、应急消杀组、应急检验组、宣传教育组、后勤保障组等8个工作组,全面开展疫情防控工作。

3月5日,首批预防接种门诊复诊后,经过一周的时间陆续指导全区预防接种门诊全部恢复接种服务。

4月,开展公共场所专项整治活动,率先施行保洁员保洁工作全程电子记录和客房杯具专人专车更换、专人清洗消毒制度。

7月30日,即日起承担青岛啤酒节西海岸主会场疫情防控保障工作。

党总支副书记、大队长:杨　帆
党总支书记:薛焕欣
副大队长:张洪岩、侯德梓、丁世伟
党总支委员:张振双、李金星、陈　刚
办公室电话:8612830
传真号码:86162830
电子信箱:qxwsjkzf@qd.shandong.cn
邮政编码:266400
地　　址:青岛西海岸新区灵山湾路567号
(撰稿人:高　鹏)

青岛西海岸新区疾病预防控制中心

概况　2020年,中心编制191人,在职编内职工124人,设有办公室、人事科、财务科、审计科、应急管理科、传染病防制科、性病艾滋病防制科、消毒与病媒防制科、慢性非传染病防制科、地方病与寄生虫病防制科、卫生监测科、免疫规划科、职业健康科(门诊部)、学校卫生科、健康教育科、质量管理科、公共卫生指导科、微生物检验科、理化检验科、生态健康科等20个科室,是全区疾病预防控制工作的技术指导中心和技术服务中心。

业务收入　2020年,全年财政拨款5229万元,比上年减少2.15%。

固定资产　2020年,固定资产总值728万元,比上年增加360.75%。

基础建设　2020年,公共卫生服务中心占地8400平方米,建筑面积19200平方米。

卫生应急与重大活动保障工作　2020年,青岛啤酒节、青岛国际影视博览会、东亚论坛、青岛中铁国际博览会、青岛凤凰音乐节等重大活动和各类考试相继举行,针对各项保障工作制订工作方案,对相关场馆、酒店、学校、餐饮宾馆等120家单位开展传染病及病媒生物现场指导;开展现场卫生学采样检测及复检工作,采集样品 166 份,分析项目 342 项;青岛啤酒节期间,对啤酒屋及啤酒大棚、超市 15909 件进口商品物表全部进行消毒,采集进口产品样本 1896 份,核酸检测均为阴性。为做好重大活动疫情防控工作先后派出 60 余名业务骨干现场驻点参与保障,圆满完成各项重大活动保障任务。

传染病防制工作 2020 年,强化传染病监测和预警,加大传染病防治体系建设投入,完善传染病专项方案,修订《新型冠状病毒感染肺炎疫情防控工作体系》等防控工作方案。强化医院哨点监测,结合防控新冠肺炎疫情,肠道门诊于 5 月 1 日—10 月 31 日 24 小时开诊,在二级医疗机构设立流感、手足口病、恙虫病监测哨点,采集患者鼻咽拭子及血清样本进行病原学监测。对鼠情监测及相关动物进行病毒学监测。重点传染病防控取得重大成效,流行性出血热发病创历史新低,比上年下降 22.22%,手足口病发病比上年下降 72.32%。自然疫源性疾病防控步上新台阶,与军事医学科学院进行合作,针对区内发热伴血小板减少综合征开展深入研究;加强狂犬病防控,全区 24 家狂犬病门诊完成信息化建设;加强重点场所、重点人群特色防控,强化学校、托幼机构、养老院等场所传染病知识宣传。

免疫规划工作 2020 年,制订预防接种门诊复诊工作方案,加强事前指导,分批有序恢复全区预防接种服务工作。加强疫苗使用管理,进一步提高疫苗扫码接种率,实现疫苗扫码接种全覆盖,扫码接种率居全市前列。推广智慧化门诊,对全区接种门诊智慧化建设工作开展摸底调查,并列入区办政府实事项目。

慢性病防制工作 2020 年,通过慢病网络监测直报系统共报告死因、肿瘤、伤害、心脑血管病报告卡 29584 张,及时开展各类监测的分析报告。根据《国家慢性病综合防控示范区建设管理办法》开展国家慢性病防控示范区建设工作,完成 2019 年度慢性病综合防控示范区的信息收集与上报工作。开展"一评二控三减四健"专项行动:开展肿瘤防治宣传周等健康主题日宣传活动;组织辖区居民参加全国第五届"万步有约"职业人群健走大赛拓展赛;联合区教体局开展减油主题示范课、减糖主题实物科普展、"三减"主题电子小报制作等相关活动,获得省教育厅和省卫生健康委的联合表彰。完成新区 2100 人居民健康状况与行为危险因素调查工作。选取三处镇街实施高血压防控标准化治疗项目,选取三处社区、三所小学、六家餐饮单位开展减盐干预工作,完成基本公共卫生慢

病项目工作督导、考核。

健康教育工作 2020 年,在西海岸新闻网设立疾控小知识专栏,累计发布健康知识信息 100 余条;在区广播电视台制作播出 2 期新闻,健康专题 6 期;与区广播电台设立《百科全说》栏目,发布健康提示 1000 余次;针对新冠疫情开展线上、线下多渠道宣传,在报纸和西海岸新闻网发表先进典型事迹 77 篇,《人民日报》、大众网、《青岛日报》等媒体共刊发稿件 25 篇,印制宣传材料 40 余万份。加强健康促进示范区建设,建成省级健康基地 1 处、市级健康场所 28 处;指导全区 23 处镇街、35 处医疗机构开展"六进"活动 1700 余次;圆满完成青岛市健康素养监测,监测涉及 9 处社区、900 人次;为秋冬季新冠肺炎防控提供宣传方向,开展青岛国际啤酒节新冠肺炎防控工作问卷调查,发放问卷 1500 份,回收有效问卷 1439 份;对金沙滩凤凰音乐节、青岛啤酒节、东亚合作论坛等 37 次重大活动和会议进行现场宣传工作。

卫生监测工作 2020 年,对重点场所开展新冠病毒的环境抽样监测,采集样品 400 余份,监测结果均为阴性。对辖区内的宾馆(酒店)、商场(书店)、游泳场(馆)、沐浴场所、理发(美容)店、候车室等 30 家重点公共场所开展检测,采集样本 1000 余份。现场发放公共场所基本情况调查表 12 份及从业人员健康状况调查表 102 份。全面推广食源性疾病监测县乡村一体化工作,社区卫生服务站全区覆盖。对 30 家哨点医院上报的食源性疾病监测病例信息进行审核,审核个案病例 3183 例。完成市级食品样品采集 161 份,辖区范围内样品采集 650 份。完成 15 个镇街的 33 处农村安全饮用水监测点水样采集工作,共采集、化验、分析水样 66 份。完成城区 14 个市政供水点水质检测工作,每季度一次,采集水样 56 份,分析项目 1904 项。全力做好东亚海洋合作论坛的公共场所抽检工作,对青岛世界博览城国际会议中心、青岛威斯汀酒店、亚洲公馆等论坛活动场所进行了包括空气质量(包括甲醛、苯、甲苯、二甲苯)、饮用水水质、客房公共用品用具等现场卫生学采样检测及复检工作,采集样品 166 份,分析项目 342 项。

学校卫生工作 2020 年,举办全区中小学生健康体检数据管理技术培训班,全面实行检录系统;印发中小学生健康体检督导通知,对各机构现场体检工作进行现场督导;圆满完成 160 所中小学校 185949 名学生健康体检工作,健康体检覆盖率 100%,学校建档率、数据录入率、数据准确率和数据完整率均达 100%。按照省三部门联合下发的学校复课核验细则

的要求,落实学校复学复课新冠肺炎疫情防控工作,对全区高校9所,高中(含中职)19所,初中45所,小学106所,幼儿园、看护点、亲子园562所,校外培训机构456所,残疾儿童康复救助定点服务机构9所,其他各类学校及培训机构4所进行复课核验;联合教体局组织2次网络视频会议、3次现场培训会议,对复课学校和相关机构进行100余人次现场督导工作。原"因病缺课症状监测信息系统"全面升级并改名为"青岛市学生健康监测信息平台",全区涵盖159家中小学校192618名学生,处置21起疾病和症状预警,并制作12期周报。选择4所学校开展学生常见病和健康影响因素监测与干预工作。联合区教体局召开全区中小学校分管校长、校医培训会议,部署2020年学校卫生重点工作,协助传染病防制科和计免科完成5起学校传染病聚集性病例的流行病学调查与处置。参与40余所托幼机构卫生保健合格评审复审。中考、高考、联考期间安排专人对5处高考考点和11处中考及联考考点现场驻点,提供应急保障;在考试保障期间处置13起应急事件,现场核酸检测采样2人次。

职业健康工作 2020年,积极推进尘肺病防治攻坚行动,区疾控中心成立粉尘攻坚行动调查小组7个,采用统一的职业病危害现状调查表,到新区存在各类粉尘危害的440家企业进行现状、现场调查,排除粉尘危害企业66家,存在极轻粉尘危害21家,确定粉尘整治企业台账30家。开展职业病危害因素现状调查工作,调查抽取11个镇街三大门类的企业,覆盖全区1033家工业企业,任务数为1000家,完成率为103.3%。完成工作场所职业病危害因素监测工作,完成率为110%,用人单位职业病危害项目申报率为100%,重点行业中小、微型企业占重点行业监测总数的93.33%。持续开展尘肺病随访调查工作,完成辖区94例确诊尘肺病人的随访和调查,建立39位存活病患台账。不断加强职业健康信息化建设、预防性健康体检创新。所有数据均通过国家、省、青岛市网络系统和"西海岸新区互联网+职业健康综合管理平台"上传上报,通过"西海岸新区互联网+职业健康综合管理平台"完成辖区内6家职业健康检查体检机构的数据监测和网上督导。

精神文明建设 2020年,中心精神文明建设将创城工作融入疾控标准化建设和日常业务工作中,积极配合区文明办做好创城宣传、文明出行测评等工作。推广、培养青少年儿童健康生活方式;举办庆祝中国共产党成立主题活动;组织中心退休干部座谈,征求老干部对中心发展意见,举办老干部棋牌比赛,为老干部查体。

大事记

1月,成立青岛西海岸新区疾病预防控制中心新冠肺炎疫情防控指挥部,下设应急处置组、材料报告组、密接管理组、疫情报告组、应急消杀组、应急检验组、宣传教育组、后勤保障组等8个工作组,全面开展可疑病例的检测、筛查和处置等工作。

3月5日,首批预防接种门诊复诊后,通过"加强事前指导和事后督导"工作模式,经过一周的时间陆续指导全区预防接种门诊全部恢复接种服务。

3月15日,山东省疾病预防控制中心新冠肺炎疫情防控督导组康殿民副主任一行,到新区开展疫情防控督导检查工作。省督导组一致认为,新区开展的疫情监测、密切接触者管理、实验室病毒检测和预防接种门诊复诊等工作部署严密、成效显著。

3月,按照省三部门联合下发的学校复课核验细则的要求,落实学校复学复课新冠肺炎疫情防控工作,对全区高校9所,高中(含中职)19所,初中45所,小学106所,幼儿园、看护点、亲子园562所,校外培训机构456所,残疾儿童康复救助定点服务机构9所,其他各类学校及培训机构4所进行了复课核验;联合教体局组织2次网络视频会议、3次现场培训会议,对复课学校和相关机构进行100余人次现场督导工作。

7月30日,即日起承担青岛啤酒节西海岸主会场疫情防控保障工作。每日派出两个应急组入驻现场,开展疫情防控及公共卫生保障工作,对啤酒屋及啤酒大棚、超市15909件进口商品物表全部进行消毒,采集进口产品样本1896份,核酸检测均为阴性。

8月16日,山东省疾控中心专家组对西海岸新区艾滋病防控工作开展数据核查。专家组特别提出新区开展的高危人群干预和动员检测工作在全省迎检单位中位居前列。

8月,完成新区2100人调查工作,包括问卷调查、体格测量、实验室检测、膳食调查四项内容。

11月,承担2020中国国际农业机械展览会、中国磷复肥工业展览会保障任务。

12月2日,山东省疾控中心赴西海岸新区开展医疗机构传染病报告信息管理督导工作。

12月,青岛西海岸新区健康教育基地被青岛市卫健委命名为市级健康教育基地。

荣誉称号 2020年,获青岛市文明单位标兵、青岛西海岸新区最佳战"疫"青年志愿服务群体、改革创新先进单位、2014—2019年中国死因登记报告工作先进集体、2020青岛凤凰音乐节服务保障工作先进单位、肿瘤登记工作进步奖、优秀青年志愿服务组织——青岛西海岸新区疾病预防控制中心志愿服务队、2020年学校复学复课疫情防控服务工作先进单位、青岛西海岸新区卫生健康系统先锋党组织、"三八"红旗集体、青岛市第八届"健康杯"公共卫生监测检验技能大赛二等奖等荣誉。

中心主任：吴　磊
中心党委书记：李风芝
中心副主任：孟兆海、蒋兴海、张　栋
中心办公室电话：86163110
传　　真：86996601
电子邮箱：hdqcdc@qd.shandong.cn
邮政编码：266400
地　　址：青岛西海岸新区灵山湾路567号
（撰稿人：张惠雯）

青岛西海岸新区
妇幼保健计划生育服务中心

概况　2020年，中心有在岗在职职工20人，其中，卫生技术人员16人，占在岗职工的80%；行政工勤人员4人，占在岗职工的20%。卫生技术人员中，高、中、初级职称分别为3人、5人和8人，分别占18.75%、31.25%和50%。设有一级业务科室5个（包括围产保健科、妇女保健科、儿童保健科、计划生育服务科、生殖健康科），其他辅助性科室8个。

业务工作　2020年，完成门诊量100051万人次，孕产妇系统管理率95.53%，早孕建册率96.72%，围产儿死亡率3.69‰，新生儿疾病筛查率102%，新生儿听力筛查率为108%。2020年门诊工作量同比下降26.25%。

业务收入　2020年，业务收入2938万元，比上年下降11.51%。

固定资产　2020年，固定资产总值3841万元，比上年增长7.29%。

医疗设备更新　2020年，新增耳声发射仪。

基础建设　2020年，完成富春江路社区卫生服务中心筹建工作。

医疗特色　2020年，将孕前优生健康查体与婚检联合筛查，在婚姻登记处设立咨询指导点，婚检人数男2056人、女2108人，婚检率达到71%左右。孕前优生健康查体5047人次，发现高风险540人次。针对有高龄生育需求的不孕人群，提供生育功能和孕前风险评估服务，制订详细治疗方案。开展中医体质四诊评估综合分析、补肾益气电艾灸、耳穴压豆和低频脉冲穴位电刺激项目。门诊总接诊量7246人次，网络平台接诊5500余人次，其中免费微信咨询接诊3500余人次，好大夫平台义诊2000余人次。成功促使500多对夫妇健康受孕，收到良好的社会效益。"传统筛查＋基因筛查"双筛全覆盖项目先行，实现"筛—诊—保"一揽子服务。无创产前基因检测和传统血清学筛查并行，血清学产前筛查8192人，无创产前基因检测7449人，筛查高风险53人，确诊20人。开展盆底肌及腹直肌分离康复治疗工作，进行692人次盆底肌评估，1246人次盆底肌治疗及583人次腹直肌分离电刺激治疗。开展PAC（流产后关爱公益项目）服务项目。开展新生儿免费全基因组检测项目，该项目是由新区卫生健康局牵头、区财政支持的民生项目，项目计划在一年内为青岛西海岸新区符合筛查条件的1万名儿童提供基于全基因组测序技术的353项检测，包括246种遗传病筛查、73项药物用药指导和34项个体特征预测服务。

精神文明建设　2020年，开展"我是党员我带头"活动，党员带头开展垃圾分类，结合疫情防控工作，以清除卫生死角为重点，对单位环境进行消毒、卫生大扫除。开展"述理论、述政策、述典型"活动。组织文明城市创建活动，积极开展爱国卫生运动，向全体干部职工及就诊人员发放《动员广大群众积极参与爱国卫生运动的倡议书》。观看红色影视剧，加强党员思想教育。开展"三大"活动，从政治站位、中心防控、堵塞漏洞、补齐短板等方面，多措并举加强常态化精准化疫情防控。开展"5·12国际护士节健康使者"义诊活动。组织职工开展文明礼仪培训。

大事记
10月26日，董晓静任青岛西海岸新区妇幼保健计划生育服务中心主任

荣誉称号　2020年，获评青岛市文明单位标兵、2019年度科学发展观综合考核优秀、"艾滋病实验室"考核优秀、学校复学复课疫情防控服务工作先进单位、"互联网＋围产营养门诊规范化建设"项目第二批试点单位。

主　　任：董晓静
党支部书记、副主任：李　艳
副　主　任：隋媛媛、陈风芹
办公室电话：86996639
传真号码：86996637

电子信箱:fuyou@qd.shandong.cn
邮政编码:266555
地　　址:青岛市黄岛区富春江路236号
(撰稿人:董庆香)

青岛西海岸新区急救中心

概况　2020年,中心在岗职工总数32人,其中卫生技术人员22人,占职工总数的68.75%;行政人员4人,占职工总数的12.5%;高级职称2人,占职工总数的6.25%;中级职称12人,占职工总数的37.5%;初级职称10人,占职工总数的31.25%;设有指挥调度科、急救科、综合办3个科室,急救服务范围覆盖西海岸新区面积约2096平方千米,服务人口180余万,采取与医院协办模式,设29个急救站、36个急救单元。

固定资产　2020年,政府投资750万元购置7辆负压救护车、2台过氧化氢灭菌器、2个负压隔离舱和除颤仪、呼吸机等先进医疗设备,更换所有运行救护车GPS设备以及升级部分车载视频监控。

业务工作　2020年,为西海岸新区人民健康提供医疗急救,负责全区急救资源的组织、协调、调度,院前急救行业管理,急救知识业务培训、学术交流,各类大型社会性活动医疗急救保障。受理急救电话16.30万余个,出车3.21万余辆次,1分钟内受理完成率达100%,调度差错率、纠纷为0。调度员平均等待用时2.76秒,平均受理用时59.67秒,平均调度用时8.27秒,车组平均出诊速度2.95分。

卫生改革　2020年,将36个急救单元分成6组,8套排班以梯队接力形式执行院前急救工作,建成紧扣"防""转""督"三种工作机制的院前医疗救援体系。创建院前急救志愿者服务模式,联合山东科技大学健康有"young"志愿团队以及长江路乡村医生组建院前急救志愿者队伍,全面解决救护车进入小区"最后一公里"问题。

医疗保障工作　2020年,参加重要会议及活动保障任务112次,保障车辆792车次,保障医护人员2376人次。及时准确上报较敏感的突发事件14次,救治、处置伤员29人次。

技能培训工作　2020年,制订相关培训计划,由中心讲师手把手培训急救技能,培训逾7000人。

科普宣传工作　2020年,推送新区院前抗"疫"英雄6期84位典型人物宣传,在各种新闻媒体发表文章97篇次。

大事记

1月29日,西海岸新区急救中心联合山海情救援联盟、96120非急救转运平台在新城吾悦广场举行"对生命的承诺　对爱的奉献"西海岸新区急救志愿者招募启动仪式。

8月31日,西海岸新区急救中心参加并圆满完成"第30届青岛西海岸新区金沙滩啤酒节"医疗保障活动。

12月3日,在中心举行山东科技大学数学与系统科学学院大学生社会实践与志愿服务基地签约揭牌仪式。

12月28日,青岛西海岸新区急救中心与长江路社区卫生服务中心举行青岛西海岸新区院前急救志愿者服务站启动仪式。

荣誉称号　2020年,获"青岛市文明单位""青岛市院前急救先进集体"荣誉称号。

主　　任:陆蕾蕾
党支部书记:于建伟
副 主 任:薛钊
办公室电话:86701152
电子信箱:jjzxadmin1@qd.shandong.cn
邮政编码:266400
地　　址:青岛市西海岸新区灵山湾路567号
(撰稿人:徐红梅)

即 墨 区

青岛市即墨区卫生健康局

概况　2020年,全区有各级各类医疗卫生机构1101个,其中:公立医疗卫生机构71个,含二级综合医院3个,三级中医医院1个,镇(街道)卫生院22个,社区卫生服务中心1个,社区卫生服务站1个,专业公共卫生机构43个(区疾病预防控制工作站22

个、计划生育技术服务机构16个、区疾病预防控制中心、卫生监督、妇幼保健、皮肤病防治院、120急救调度指挥各1个);非公立医疗机构1030个,含民营医院30个,门诊部25个,个体诊所、医务室305个,体检中心2个,社区卫生服机构20个,村卫生室648个(规划内604个)。全区有执业(助理)医师3264人;执业护士3098人。全区医疗卫生机构床位总数5457张。卫生系统人员总数5307人,其中编制内3878人、编外1429人。全区医疗机构共完成门诊622.02万人次,住院11.26万人次,住院病人手术2.84万人次。全区出生8533人,其中男孩4343人、女孩4190人,人口出生率7.2‰,自然增长率−0.09‰,出生人口性别比103.65,比上年降低3.33。

2020年,在即墨区委、区政府的坚强领导和区防指的统一指挥下,即墨卫生健康系统全体职工牢记使命、冲锋在前,"众志成城"打赢疫情防控阻击战。疫情发生后,全系统5400余名干部职工逆向而行,放弃节假日,分赴交通卡口、检测点、隔离酒店及指挥部工作组等"抗疫"战线。克服床位少、基础条件薄弱、物资紧缺等各种困难,充分发挥主力军突击队作用,有力处置8例确诊病例、9例无症状感染者、2例境外输入确诊病例救治观察以及6780名入境人员的医学观察服务等工作。疫情防控阶段性成效显著,全力保障正常的经济社会秩序加快恢复,获省委、省政府"抗击新冠肺炎疫情先进集体"称号。

疫情防控　2020年,加强境外输入管控,确定区人民医院龙泉院区为入境可疑患者收治定点医院,组建多支入境人员医疗服务队"一对一"进驻,做好防控指导和医学观察服务。加强中高风险地区输入管控,做好对国内疫情中高风险来即返即人员的筛查及管理,加强健康监测和核酸检测。做好内防反弹,加强核酸检测阳性人员健康管理,全部开展流行病学个案调查,送定点医院诊治,对核酸检测阴性但血清抗体检测阳性人员做进一步排查。加大核酸筛查力度,应检尽检、应检即检。提高核酸检测能力,建成区人民医院、区中医医院、区第二人民医院、区疾控中心四处核酸检测实验室,日检测能力达1.5万样本管,保障14类"应检尽检"重点人群定期检测的顺利开展。10月11日青岛市胸科医院疫情暴发后,区卫生健康局与镇街密切配合,迅速开展全民核酸检测,会同济南、滨州、德州328名支援人员,组建2800余人的检测队伍,设置592个核酸采样点,合理调配人员力量、落实采样工作,高效保质地完成142万人的检测任务,其中即墨区四处检测实验室独立完成检测35万人份。

医疗机构防控救治　2020年,为提升防控救治能力,区财政投入2800万元升级改造区二院、龙泉卫生院和普东卫生院并投入使用。科学规划救治床位,将区二院作为后备定点医院。全面实施网格化管理,制订网格化管理方案,下发至全区各级各类医疗机构贯彻落实。公立医疗机构设立院感防护监督员岗位,做到"一岗、一科、一策"、责任到人;社会办医疗机构由局机关工作人员及属地医疗机构组成一级网格员进行管控,做到上下联动、分片包干。完善门急诊预检分诊管理,在门急诊规范设置预检分诊点,急诊设立缓冲区,对需要急诊急救治疗且不能排除新冠肺炎的患者进行隔离收治;配备临床经验丰富、经过传染病知识培训的医务人员充实预检分诊力量,细化健康码查验、正确佩戴口罩、体温测量、症状及流行病学问询等工作流程,及时甄别可疑病例,提高预检分诊能力。做好分时段预约诊疗和互联网诊疗咨询,充分运用"互联网＋医疗",加快推进互联网医院建设,区人民医院和中医医院开通网上预约挂号、互联网诊室、智慧药房,积极提供线上医疗服务,预检分诊关口进一步前移,减少人群现场聚集,减少交叉感染的风险。规范发热门诊管理,加强发热门诊规范设置"三区两通道",做好清洁消毒,持续推进发热门诊整改;隔离留观病区实行全封闭管理,不安排陪护和探视,隔离治疗患者非治疗需要不得离开。落实感染防控责任,将标准预防理念贯穿到日常各项工作,严格落实各项感控工作制度,进入医疗机构内人员实行全员登记制度,科室病房实行门禁管理,严格出入登记、佩戴口罩、科室入口测体温,医务人员实行轨迹登记;医务人员按照标准科学合理使用防护用品,加强医疗废物、污水管理,杜绝医源性感染事件的发生。加强重点人群就诊登记筛查。进一步加强督导检查,采取"四不两直"的方式,按照网格化管理思路,对全区医疗机构分类进行拉网式排查,坚决防止疫情反弹,督导覆盖率100％。

保障复工复产复学　2020年,组建专门队伍,积极参与复工复产复学。主动成立企业复工复产医疗服务队,累计出动1300余人次,指导帮助600余家企业做好疫情防控,为企业复工复产提供精准防控措施指导;组织专家联合区教体局、市场监管局对高中毕业年级开学条件进行核验,全面完成学校教职员工和毕业年级学生中五类重点人群开学前核酸和血清抗体检测,选派组织273名医务人员,驻校指导全区600余所学校开课,确保师生安全。

爱国卫生运动　2020年,利用电视、网络、报纸等各类媒体,广泛普及防控知识,录播科普视频54期,推送各类科普防控信息6000余条,有效增强群众疫情防控知识的知晓率和联防联控工作参与度,在全区营造众志成城、群防群控良好氛围。在全区组织开展春、秋两季集中灭鼠活动,根据鼠类生活习性和活动规律,结合地形和行业特点,因地制宜,堵截鼠类通道,积极清除鼠类栖息地和鼠类经常活动场所的各种鼠迹,全区共投放鼠药20多吨。

医疗技术水平 2020年,即墨区有三级综合医院1个、三级甲等专科医院1个、省级重点专科2个(区中医医院针灸科、区人民医院肿瘤科)、青岛市重点学科8个(区人民医院4个,区中医医院4个)。与上级医院的技术合作更加紧密,区人民医院与北京天坛医院进行技术合作签约,资深专家每月定期坐诊、带教、手术,并计划用3年时间在技术、医疗服务、人才培养、学科建设等多方面进行合作。区中医医院成为山东中医药大学临床教学基地、非直属附属医院,引进全国基层名中医宋国平教授常年坐诊,国家、省、市各级专家到医院定期坐诊,正式加入山东省中医院生殖与遗传中心"联盟成员单位",成立"连方名中医工作室",国家岐黄学者、中医药领军人才连方教授和工作室专家团队定期到医院坐诊,促进了医院人才培养、科研创新和医疗技术的提高。

重点学科建设取得突破。区人民医院耳鼻咽喉头颈外科、神经外科、脊柱外科、超声诊疗科4个科室获得青岛市重点学科,肿瘤科被山东省卫生健康委确定为2020年度县域省级临床重点专科,胸外科获得中国医师协会胸外科医师分会加速康复外科专委会授予的"加速康复外科示范病房"称号。脑卒中中心建设完成山东省脑防委认证,成为山东省示范性脑卒中防治中心。不断开展新技术,成立卒中筛查专科门诊、腹膜透析中心,各临床科室先后新开展数十项新技术。

健共体建设不断深化。继续实行区镇村医疗服务一体化管理,全区以区级医院为核心、镇卫生院和村中心卫生室为基础,形成覆盖全区、纵向紧密联合的"区级医院+一级医院+卫生室"医共体发展模式。区人民医院与17家卫生院、66家中心卫生室,区中医医院与8家卫生院、38家中心卫生室,建立两个纵向紧密型医共体。两家牵头医院选派120名主治医师以上医生下沉到乡镇,镇卫生院选派208名业务骨干下沉到中心卫生室,让基层群众用一级医院收费享受二级医院服务,医生"沉下去"填补医疗服务洼地。

医政管理 2020年,创新医疗服务新模式,在全区二级以上公立医院上线"互联网医院",完善预约诊疗服务信息平台,开通电话、微信公众号、惠医APP、现场自助机等预约挂号方式,实行"一卡通"或无卡就诊提供现金、医保卡、银联卡、微信、支付宝等多种支付方式。

加强药政管理,组织开展基层医疗机构基本药物制度绩效考核工作,制订《即墨区国家基本药物制度综合试点实施方案》《基层医疗机构基本药物优先配备使用管理办法》,规范开展短缺药品报告工作,建立易短缺药品库存预警机制。

优化护理管理,组织全区公立医疗机构继续开展优质护理服务,授予张波等193名在疫情防控工作中表现突出的同志"优秀护士"称号,开展优质护理服务百姓健康义诊、专科护士咨询日、深化护理改革大讲堂和护理健康进社区等一系列活动。

严格开展院感工作,以零感染为管理目标,加强院感制度建设,开展感控风险评估,规范在岗人员培训,落实清洁消毒隔离制度,加强医疗废物污水处置,成立院感防控网格化管理工作小组,逐级包干对各级各类医疗机构的院感防控工作进行监督管理,组织开展"做好科学防疫,守住感控底线"为活动主题的"感控月"活动,要求各医疗机构建立自查、倒查机制,开展全流程、全方位、全人群隐患风险排查;制订《即墨区规范医疗机构医疗废物管理工作方案》,推进全区医疗废物收集、暂存、交接、运输、处置全过程智能化管理,形成信息化、智能化的全过程监控管理网络。

推进中心卫生室建设,全区104处中心卫生室人、财、物由乡镇卫生院统一管理。落实老年乡医补助发放工作,每月定期将补助发放到位,2020年发放人数约3500人,累计发放金额1400余万元。根据基层标准化建设,为200处卫生室更新设备配置。定期组织进行社区卫生服务站检查验收,每季度组织专家对全区所有医疗单位村卫生室管理情况进行督导检查,确保标准化建设落实到位。

中医药工作 2020年,加强三级中医服务网络建设。构筑起以区中医医院为龙头,镇卫生院为枢纽,村卫生室为网底,涵盖区级综合医院、区级专科医院和私立诊所的中医药服务网络体系。提升中医服务能力。引进全国基层名中医宋国平教授,宋国平教授常年在区中医医院坐诊,即墨区中医医院主任医师张秀芹被评为山东名中医药专家;发挥中医护理优势,提升护理服务质量;实施中医护理方案,积极拓展19项中医适宜技术在临床工作中的应用;引进新型中医护理技术,推动中医护理专科建设、技术培训、人才培养、护理科研综合能力的提升。发挥中医药在新冠防治中的独特优势。全力发挥中医药在疫情防控救治中的特色与优势，为新冠肺炎疫情防控人员及紧密接触者统一熬制预防中药，全年制备新冠防疫中药近 5 万袋。发热门诊和留观患者都进行新冠肺炎方剂治疗，均有明显疗效，缩短治疗周期。

妇幼管理　2020 年，全区活产数 9532 人，住院分娩率、高危孕妇管理率 100%，孕产妇死亡率 0，婴儿死亡率 2.20‰，5 岁以下儿童死亡率 2.83‰。加强出生医学证明管理。全区各签发机构发放出生证明 9000 份、补发 269 份，医疗机构外签发 21 份。落实国家重大妇幼公共卫生服务项目和市办实事项目。对 34610 名适龄妇女进行"两癌"筛查；孕妇免费产前筛查数为 5517 人，新生儿听力免费筛查数为 5276 人，新生儿疾病免费筛查数为 5281 人，孕妇产前筛查高风险基因检测费用免费人数为 1049 人，产前诊断羊水穿刺免费人数为 215 人；为 10388 名孕产妇进行艾滋病、梅毒和乙肝母婴阻断检测，检测率 100%。完善三级预防强化出生缺陷防治工作。为 3772 人目标人群进行了免费孕前优生健康检查，目标人群覆盖率 125.73%，高风险随访率 100%；孕妇产前筛查率 100%；新生儿疾病筛查率 100%；新生儿先天性心脏病筛查率 99.62%。

基本公共卫生服务　2020 年，精细管理，促进公共卫生服务均等化。扎实推进 12 项国家基本公共卫生服务项目工作，落实每年人均 65 元国家基本公共卫生服务项目经费，各项指标均达到了上级要求，采用移动信息化体检车为全区 65 岁及以上老年人进行健康体检，完成 14.48 万名老年人的免费健康体检。提质扩面，有序开展家庭医生签约服务。重点巩固签约人群的签约质量，控制签约数量，将"高血压糖尿病患者干预率、高血压糖尿病患者住院率增长率、签约居民知晓率、签约居民满意度"等纳入考核。印发《即墨区实施三高共管医防融合工作方案》，在全区推行"高血压、高血糖、高血脂"的规范化、同质化管理，建立三级协同、医防融合的一体化分级诊疗服务模式。全区共成立基层医疗机构家庭医生团队 232 个，总签约人数 45.43 万人，签约率 36.68%。享受家庭医生签约免费基本药物 13.2 万人次，费用合计 82.99 万元。继续实施为 60 周岁以上低保无牙老人免费安装义齿项目和儿童口腔疾病预防控制项目。全区 9 家低保老年人免费安装义齿定点医疗机构，累计完成 15 低保老年人镶牙工作。全区 10 家儿童口腔项目定点医疗机构共为二年级学生涂氟防龋 8205 人，窝

沟封闭 7010 人，封闭牙数 22374 颗，早期龋充填牙数 4380 颗。

人口监测与家庭发展　2020 年，落实计划生育目标责任考核。区委、区政府与各镇街、各区直部门签订《人口与计划生育目标责任书》，通过考核对作出突出贡献的前 8 个镇街和前 16 个区直部门进行命名表彰，并按照规定对违法计划生育的村庄、个人在各类审查中进行"一票否决"。完成人口均衡发展指标。充分利用信息共享数据和 WIS 信息系统数据，对人口形势进行分析和监测预警，及时掌握人口变动信息。全面做好生育政策配套服务工作。推进生育服务管理改革，加强工作规范和流程优化，公布了"一次办好"事项清单，严格落实"一窗受理"服务机制。为群众办理生育登记 25860 人，生育登记覆盖率 99.26%，再生育审批率 100%，为 9500 个计生家庭发放住院分娩补贴 475 万元。推进母婴设施建设和 3 岁以下婴幼儿照护服务工作，联合托育机构区开展"0～3 岁婴幼儿照护指导"活动 20 余次。指导建设 3 处具有示范效应的婴幼儿照护服务机构和 6 处加收托班的示范幼儿园，新增托位 600 多个，母婴设施建设实现全覆盖。

独生子女家庭权益保护　2020 年 1 月 1 日起调整计划生育特殊家庭扶助标准，独生子女死亡家庭特别扶助金标准由每人每月 620 元提高到每人每月 750 元，独生子女伤残家庭特别扶助金标准由每人每月 520 元提高到每人每月 600 元。计划生育家庭特别扶助对象 2384 人，发放特扶金共计 1947 万元；农村部分计划生育家庭奖励扶助对象 66251 人，发放奖扶金共计 6342 万元；城镇其他居民中独生子女父母年老奖励对象 2069 人，共计发放资金 197 万元。为 36 人补发城镇其他居民中独生子女父母一次性养老补助 36 万元；为 131 名特扶对象发放计划生育特殊家庭住院医疗费用补助 22 万元；为 6 个计生特殊家庭发放收养补助 6 万元，为 2 个计生再生育家庭补助 6 万元。全年发放各项奖励扶助资金共计 8556 万元。

计生药具管理　2020 年，强化业务培训，提高药管队伍业务素质。举办 2 期业务培训班，组织学习《全国计划生育药具业务管理规范》等知识。完善档案管理，严格执行药具管理制度。加强质量管理，严格执行质量验收标准和药具出入库管理标准，按照省药具示范站创建标准，完善了药具仓库防护措施、配齐设施设备，规范档案管理。积极开展药具知识宣传咨询服务活动。充分利用"5·29"协会纪念日、"7·11"

世界人口日等有利时机，通过各种渠道广泛开展宣传和咨询服务活动。

养老事业　2020年，积极落实老年人权益保障各项政策规定，认真开展以养老优待、医疗优待、维权优待等重点的"一法一条例两规定"集中检查活动，确保老年人合法权益得到保障，办理发放《山东省老年优待证》1136本；落实60～64周岁老年人半价乘坐城乡公共交通工具、65周岁以上老年人免费乘坐城乡公共交通工具政策，惠及全区老年人；建立"三高共管"家庭医生签约模式，为12.38万名老人提供家庭医生签约服务，为12.9万名65岁以上老人提供免费健康体检服务；开展居家医养结合服务工作，借助96711社会服务热线，为80岁及以上老年人提供居家医疗、护理和日常生活需求等医养结合服务，有1.5万余名80岁以上老年人享受居家医养签约服务，为老年人解决了生活照料、精神慰藉、家政服务、康复护理等问题；做好补贴统计发放工作，为42337名80至99周岁老年人发放高龄补贴款1517万元，对全区116名百岁老人进行登记存档，发放百岁老人长寿补贴金44.3万元，为42217位80岁及以上老人发放老年人体检补助633万元。

积极开展敬老惠老活动。开展老龄健康宣传活动，在古城社区举行"提升健康素养，乐享银龄生活"大型宣传活动，同时指导各镇街和各医疗卫生机构同步组织开展一系列丰富多彩的老年健康宣传活动；开展敬老助老活动。联合镇街、企业、慈善团体对计生特殊家庭、困难老人、抗战老兵、百岁老人、空巢老人、肢体一级残疾老人和新中国成立前老党员等老年群体进行走访慰问，并组织了免费体检、幸福拍照等特色活动；组织即墨银华民乐团为敬老院、残疾人托养中心等演出17场。

信息技术　2020年，信息化助力新冠疫情防控，建设预检分诊登记系统，采用单机读卡模式，提高了预检分诊效率，保证了登记信息准确性；建设核酸采样点信息管理系统，提前采集信息，提高工作效率。上线"互联网医院"，区人民医院、区中医医院、区二院完成互联网医院建设，实现线上问诊线下配送业务。推广电子健康码应用，分批进行系统改造，电子健康码可与普通就诊卡一样办理挂号、结算等业务。实施电子病历升级。运维青岛市全员核酸检测系统，对镇街、功能区和相关单位进行培训，在全市率先完成全区130万人口的基本信息采集任务。

大健康产业　2020年，依托蓝谷、灵山等区位优化大健康产业布局，高起点谋划布局大健康产业。签约19个大健康项目，总投资规模100亿元。大力发展健康旅游产业，在灵山街道打造"花乡药谷"田园综合体现代农业产业园区；积极打造医养结合、智慧养老为特点的健康养老产业，九如城大健康体系建设项目计划于2021年年底投入运营，维普医养结合智慧养老项目已经投入运营；加快推进灵山海洋生物医药产业园建设，总体规划面积5.35平方千米，大力开拓海洋生物医药产业，落户内外资企业50余家；引进高水平医疗机构，山东大学齐鲁医院蓝谷院区正在建设，项目占地约121亩，建筑面积10万平方米，设置床位600张，建成后将填补即墨区无三甲综合医院的空白。

大事记

3月31日，青岛市第五批援鄂医务人员乘包机返青，到即墨区海泉湾大酒店休整。

4月9日，即墨区举行医药合作发展项目签约仪式，国药控股山东有限公司党委书记施丽娜一行6人、即墨区政府党委书记张军等领导参加签约。

7月22日，在即墨区中医医院举行山东中医药大学附属医院揭牌仪式，山东中医药大学党委书记武继彪、主任申应涛、处长王琳、处长赵衍刚，青岛市中医药管理局副局长赵国磊，即墨区政府区长张元升、副区长张伟、区政府办公室主任王新双、卫健局局长陆钧林参加仪式。

8月27日，首都医科大学附属北京天坛医院与区人民医院技术合作签约仪式在区人民医院大礼堂举行。

9月15日，举行山东中医药大学附属医院生殖与遗传中心"联盟成员单位"暨"连方名中医工作室"揭牌仪式，山东中医药大学附属医院院长任勇一行4人参加仪式。

9月18日，举行山东省精神卫生中心与即墨区精神卫生中心合作签约暨揭牌仪式。

9月23日，即墨区卫生健康局与文县卫生健康局就东西部医疗扶贫协作有关问题进行会谈。

10月11日，区卫生健康局局长陆钧林陪同区政府区长张元升现场督导检查各个核酸检测集中采样点。

10月12日，区政府召开会议动员部署全员核酸检测相关工作。即墨卫健局局长陆钧林汇报全员核酸检测实施方案，区政府副区长张伟强调部署有关事项。

荣誉称号　2020年，获全省抗击新冠肺炎疫情先进集体。

党组书记、局长：陆钧林

副 局 长：梅亦工、于朝晶、王　娟

办公室电话：88512617

传真号码：88539893

邮政编码：266200

地　　　址：青岛市即墨区盛兴路 78 号

青岛市即墨区人民医院

概况　2020 年，医院占地面积 51262.6 平方米，职工总数 1744 人，其中卫生技术人员 1454 人，行政工勤人员 290 人。床位总数 1302 张，职能科室 24 个，临床科室 44 个，医技科室 16 个。

业务收入　2020 年，收入 88716 万元，同比降低 7.82%。

固定资产　2020 年，固定资产总值 83662 万元，同比增长 5.33%。

基础建设　2020 年，完善硬件设施，装修改造门诊和病房；调整科室布局，新建输液大厅，升级改造发热门诊；改造感染性疾病科病房；调整呼吸内一科、呼吸内二科位置；全面启用环秀院区，将内分泌科、保健科、康复科及体检中心整体迁入。

医疗设备更新　2020 年，完成 64 排 CT、2 台彩超等大型新设备的采购、安装并启用。

业务工作　2020 年，门诊量 1067998 人次，同比下降 19.7%；收住院病人 44195 人次，同比下降 23.1%。

疫情防控工作　2020 年，做好新冠肺炎患者救治工作。疫情发生后，作为即墨区新冠肺炎唯一定点救治医院，全院党员干部职工取消休假，积极投身疫情防控阻击战，做好应急物资筹措、防控方案制订、工作流程规范、设备设施改造、救治能力提升、人员培训、院感防控等各项工作，构筑起疫情防控的院内院外、线上线下协同作战体系，收治确诊病例 8 人，2 人治愈出院，其余收治患者按照上级要求转往青岛定点医院。

深化卫生体制改革　2020 年，推进医院人事制度改革，出台适合医院发展的岗位设置方案，创新医疗服务新模式，上线"互联网医院"项目，获评 2020 青岛信息化百佳典型案例。全院临床路径入径率达到 51%、入组率 98%，首次超过国家三级医院考核标准；推进职工民主参与医院管理，增强院务公开的透明度；深化多学科协作制度（MDT）。组织成立新冠感染 MDT，为疑似患者、确诊患者及入境人员提供决策性诊治方案与去向依据，举行市级会诊讨论 3 次，院级层面讨论病人 300 余例。

强化各类不良事件的规范管理。提高不良事件报告、处置及后续讨论跟踪；成立社工部，设立院内志愿服务站点，提高"众心"品牌影响力，获"全省抗击疫情优秀志愿服务组织""青岛市最佳志愿服务组织"称号；对医院感染控制的重点部门加强日常监测，实现医疗废物的信息化管理。

精神文明建设　2020 年，开展"服务提升年"活动。成立服务提升办公室，张贴满意度测评二维码，设置院长热线，及时整改存在问题；完善各类人性化服务措施。增设流动导医岗位、优化门诊服务流程，提供便民、利民的暖心服务。

党委书记、院长：宋启京

党委副书记：孙吉书

党委委员、副院长：王克明、丛　莉、潘延涌

党委委员、纪委书记：邢强强

党委委员：高启全

院办电话：88512122

传真号码：88513933

邮政编码：266200

地　　　址：即墨区健民街 4 号

（撰稿人：李　馨）

青岛市即墨区中医医院

概况　2020 年，医院占地面积 4.5 万平方米，职工总数 1099 人，其中卫生技术人员 960 人、行政工勤人员 139 人。

业务收入　2020 年，业务收入约 3.43 亿元，同比下降 16.93%。

固定资产　2020 年，固定资产总值 27046 万元，同比增长 4.50%。

业务工作　2020 年，受疫情影响，医院整体业务量下降明显，门、急诊量 53.47 万人次，同比下降 16.3%，其中急诊 6.55 万人次，同比下降 5%。收住院 1.97 万人次，同比下降 32.6%；床位使用率 57%，同比下降 34.8%；床位周转率 21.9%，同比下降 31.3%。

疫情防控工作　2020 年，做好新冠肺炎疫情防控工作，建立组织机构、完善工作机制、制订工作预案，全员上岗参与疫情防控，开展政策培训、应急演练，迅速启用发热门诊，成立留观病区的专家梯队，保障新冠肺炎的诊断及隔离治疗，筹建核酸检测实验

室,日检测能力达到 3 万人次,助力企业复工复产,成立两个企业复工复产指导组,实地指导企业 200余家。

医疗管理 2020 年,即墨区中医医院成为山东中医药大学非直属附属医院,"六大中心"建设加速推进,加强药事管理,转变药学服务模式。完善人才引进机制,拓宽人才引进渠道,引进全国基层名中医宋国平教授常年坐诊,定期邀请国家、省、市专家前来坐诊,全年招聘 33 名新职工,其中中医类别研究生 11名。升级信息化建设不断,完善预约诊疗服务信息平台,实行"一卡通"或无卡就诊。

中医药工作 2020 年,特聘专家宋传荣被评为山东名老中医,副院长、主任医师张秀芹被评为山东名中医药专家。发挥中医护理优势,提升护理服务质量,开展中医适宜技术 19 项,逾 32 万人次。发挥中医药在疫情防控救治中的特色与优势,全年共制备新冠防疫中药近 5 万袋。即墨区中医医院制剂室生产的清热止咳糖浆等 17 种医院制剂纳入基本医疗保险和工伤保险支付范围。

党委书记、院长:赵成欣
党委副书记:王存哲
副 院 长:李瑞生、张秀芹
纪委书记:王希强
工会主席:韩 珺
院办电话:88555086
传真号码:88515132
电子邮箱:jmqzyyyxck@qd.shandong.cn
邮政编码:266200
地 址:青岛市即墨区蓝鳌路 1281 号
（撰稿人:王圣先）

青岛市即墨区第二人民医院

概况 2020 年,医院占地面积 21300 平方米,现有职工 300 余人,设有临床科室 15 个、医技科室 5个、职能科室 16 个,开设床位 300 张。

业务收入 2020 年,业务收入 4398.28 万元。
固定资产 2020 年,固定资产总值 6991.84 万元。
业务工作 2020 年,门诊量 14000 人次,其中急诊 4500 人次,收住院病人 11000 人。

基础建设 2020 年,医院新建发热门诊和隔离病房,发热门诊建筑面积 903 平方米,隔离病房建筑面积 2279 平方米;新建新冠肺炎核酸实验室 342 平方米;重新规划门诊楼急救中心。

医疗特色 外科、妇产科开展手术 1000 余台。普外科历史悠久,在国内较早开展无张力疝修补手术,并在本地区率先开展腹部前修补;采用中西医结合排石疗法,在结石治疗方面疗效显著,排石率高。妇产科医资力量雄厚,广泛开展各种手术。

精神文明建设 2020 年,成立"一家亲"志愿者服务团队,赢得周边群众的一致好评。

院 长:姜 杰
副 院 长:李中珂
纪检组长:于 坤
院办电话:85501012
传真号码:85501012
邮政编码:266214
电子信箱:JMSEY@163.com
地 址:青岛市即墨区金口镇即东路 122 号

青岛市即墨区第三人民医院

概况 2020 年,医院占地面积 1.7 万平方米,职工总数 249 人,其中卫生技术人员 215 人、行政工勤人员 34 人。开设床位 80 张。设职能科室 15 个、临床科室 14 个、医技科室 5 个。

业务工作 2020 年,门诊总量 132700 人次,同比下降 37.99％。收住院病人 9572573 人,同比下降 62.8％。床位使用率 41.6％。入院与出院诊断符合率为 100％。抢救危重病人 85 人次,抢救成功率 98.8％。甲级病案符合率 100％。

业务收入 2020 年,业务收入 7827.6 万元,同比增长 2.3％。

固定资产 2020 年,固定资产总值 2738 万元,同比增长 26.75％。

基础建设 2020 年,投资 9 万元新建发热哨点及核酸采样点。

卫生改革 2020 年,规范医院各项管理制度,工作进一步制度化、效率化。

科研工作 2020 年,发表论文 18 篇,全部为国内杂志发表,无出版专著。

继续教育 2020 年,外派进修学习 16 人。
荣誉称号 山东省文明单位。
党总支书记、院长、站长:赵志坚
副 院 长:于启方、褚存超、王德帅
副 站 长:王亚东、于钦波、张吉胜
院办电话:88512156
传真号码:88530109

电子邮箱:jimoshisanyuan@126.com

邮政编码:266200

地　　址:即墨区店子山二路 129 号

（撰稿人:巩志松）

青岛市即墨区北安卫生院

概况　2020 年,卫生院占地面积 10227 平方米,有职工 147 人,设置床位 190 张,是以治疗精神心理疾病为主的"大专科,小综合"的一级综合医疗机构,承担全区精神障碍患者的治疗、预防、康复和托养工作,承担辖区居民的基本医疗、预防保健、村卫生室的一体化管理和基本公共卫生服务工作。

业务收入　2020 年,医疗总收入 1756 万元,同比减少 157 万元。

固定资产　2020 年,固定资产总值 2151 万元。

医疗设备更新　2020 年,更新 CT、数字胃肠,DR 等大型医疗设备;新增团体生物反馈治疗仪,经颅磁治疗仪,心理测量量表,无抽搐电休克等精神疾病诊治设备。

业务工作　2020 年,受新冠肺炎疫情影响,业务工作量同比减少。门诊总量 42422 人次,同比减少 6740 人次;入院病人 672 人次,同比减少 195 人次。

精神卫生工作　2020 年,着力打造"健康心理,健康人生"服务品牌,深入开展"心灵救助""心灵港湾""温馨家园"等一系列公益性医疗活动。

继续教育　2020 年,与山东省精神卫生中心签订医联体合作协议,省精神卫生中心在学科发展、人才培养、医院管理等方面进行帮扶指导,每月派驻专家到医院坐诊、查房、带教,同时选派精神科大夫、护士到省精神卫生中心培训学习。

疫情防控　2020 年,组织成立 3 支专业队伍,开展客车站乘客疫情防控保障、隔离居民日常监测、隔离点环境消杀和流行病学调查等工作。充分发挥专业优势,成立"绿丝带"心理服务志愿团队和"孙先广精神卫生"医护团队,分级分类开展心理疏导、心理干预、送医送药上门等服务。严抓疫情防控,组织开展集中院感培训 42 次、演练 5 次,查漏洞,补短板,从严从实从细抓好防控。

荣誉称号　青岛市文明标兵单位。

党支部书记、院长、站长:刘君昌

副 院 长:孙先广、孙吉序

副 站 长:张静文

院办电话:87502117

电子邮箱:jmssbyy@126.com

邮政编码:266200

地　　址:山东省青岛市即墨区墨城路 1250 号

（撰稿人:李楚君）

青岛市即墨区环秀医院

概况　2020 年,医院职工总数 57 人,设床位 90 张,职能科室 6 个、临床科室 3 个、医技科室 4 个。

业务工作　2020 年,门诊总量 3523 人次,同比减少 14%;住院病人 597 人次,同比减少 2.6%。

业务收入　2020 年,业务总收入 945 万元,同比减少 0.11%。

固定资产　2020 年,固定资产总值 720 万元,同比增长 12.6%。

医疗设备更新　2020 年,新进飞利浦彩色超声诊断仪 1 台。

医疗特色　2020 年,推进医联体建设。充分发挥省胸科医院技术协作和青岛市胸科医院医疗联合体的作用。充分利用省、市两家三级医院在人才队伍建设、新技术、新业务、规范医院管理等方面的支持和帮助。新进肺功能仪,在对呼吸系统疾病诊断和治疗疗效评价中占有重要地位。

学校结核病防控工作　2020 年,为多所学校近 1000 名学生进行结核病密切接触者筛查,为 84 名强阳性学生进行复查。

荣誉称号　青岛市文明单位标兵。

党支部书记、院长:张林胜

副 院 长:史坛芳、李　松

院办电话:58556068

邮政编码:266200

地　　址:即墨区墨城路 95 号

（撰稿人:衣文飞）

青岛市即墨区卫生计生综合监督执法局

概况　2020 年,即墨区卫生计生综合监督执法局有职工 34 人。设有综合科、卫生监督稽查科、公共卫生监督科、医疗卫生监督科、学校卫生监督科、职业卫生监督科、计划生育监督科 7 个科室。

业务工作　2020 年,开展疫情防控专项检查。深入各类医疗机构、公共场所、养老机构、精神病院、复工复产企业等重点领域和防控一线进行地毯式、巡回式卫生监督检查,实现监督无死角、监管全覆盖。

做好职业卫生监督。持续推进尘肺病防治攻坚行动,与全区各镇街、功能区签订目标责任书,举办尘肺病防治攻坚行动推进会,纳入尘肺病治理范围的企业在申报率、体检率、检测率、培训率等方面均达到国家标准;开展尘毒危害专项执法检查,全面完成辖区内7家汽车制造企业、3家建材企业和3家化工企业的专项治理工作;开展职业健康检查机构专项整治,对辖区内4家职业健康检查机构进行监督检查;加强职业危害申报,与各镇街、功能区联动,采取专题培训和现场指导相结合的方法,积极推动全区职业危害申报工作,开展培训8期,现场培训职业卫生管理人员200余人,申报企业599家;加强职业卫生宣传培训,采取线上培训、送法进企业、组织问卷调查等多种形式,组织开展《职业病防治法》宣传周活动。

做好医疗卫生监督。在全面做好疫情防控工作的基础上,重点开展无证牙科、口腔诊疗活动放射诊断、血液透析、医疗废物及污水处理、产前筛查、乡村医生依法执业、打击非法医疗美容和预防接种等方面的专项整治活动,共检查单位1200余家,查办案件225起。

开展生活饮用水卫生监督。对供水单位进行全面摸排检查,对城区集中式供水、农村规模化集中式供水、农村单村和联村供水进行全覆盖摸底检查;加强生活饮用水水质检测,对8家城区规模化集中式供水单位、8家农村集中式供水单进行水质抽检,抽检小区现制现供饮用水51批次,抽检集中式生活饮用水地表水源地水样7批次。

加强学校卫生监督。联合教育部门对全区所有中小学开展传染病防控监督检查,共检查学校168家,对40处中高考考点进行学生直饮水水质检测,对全区55家小学、51家公办托幼机构和91家民办托幼机构抽检水样。

荣誉称号　青岛市文明单位标兵。

党支部书记:兰国新
局　　　长:邵红园
副 局 长:王凤越、杨军功、于　静
办公室电话:88539526
传　　　真:88515555
电子信箱:jmwsjds@126.com
邮政编码:266200
地　　　址:即墨区通济街144号

青岛市即墨区疾病预防控制中心

概况　2020年,即墨区疾病预防控制中心占地面积5400平方米,职工总数70人,其中卫生技术人员66人。内设传染病防制科、慢性病地方病防制科、免疫规划科、消毒与病媒生物防制科、健康危害因素监测科、卫生检验科、结核病防制科、艾滋病性病防制科、综合科、健康教育与健康促进科、学校卫生科11个科室。

固定资产　2020年,固定资产总值1163.33万元,同比增长3.09%。

业务工作　2020年,参与新冠肺炎疫情防控。疫情发生后,迅速启动预案、快速响应,积极落实防控指挥部各类疫情防控措施,累计组织各类规模应急处置队伍演练78次;培训基层医疗卫生机构相关人员3300余人次;全年完成实验室核酸检测25128份。

开展免疫规划。为33处预防接种单位更新设备,实现接种信息全程追溯,加强对基层预防接种单位的管理力度;做好入托入学接种证查验和疫苗补种工作,查验中小学186处和幼儿园384处,查验儿童30108人;全区接种免疫规划一类疫苗297643剂次,儿童基础免疫接种率达95%以上;二类疫苗159892剂次。

加强传染病防控。做好艾滋病防控,定期开展病人随访及CD4检测,扩大自愿咨询检测工作覆盖面,做好卖淫嫖娼与男男性行为人员、监管场所羁押人员等重点人群的艾滋病强制检测工作;做好结核病防控,全面落实结核病防控工作,落实对所有结核病涂阳患者的"四见面",加强对学校肺结核病的监测,及时开展流行病学调查并进行健康教育宣传;做好手足口病防控,及时做开展流行病学调查,定期督导检查学校和托幼机构。

开展慢性病地方病防控。广泛开展"一二三四"专项活动,组织发动即墨区参加全国"万步有约"拓展赛,组织参加山东省"三减"主题电子小报大赛,促进市民养成健康生活方式。完成青岛市居民健康状况与行为危险因素调查,开展碘缺乏病流行病学调查和碘水平监测。

做好病媒生物消杀和食源性疾病处置工作。开展鼠、蚊、蟑、蝇和蜱的监测,食品安全风险监测,医疗机构消毒与感染控制监测,公共场所危害因素监测任务。

开展重点职业病监测与评估。分类和整理全区1000余家企业职业病防治情况,开展新中国成立以来尘肺病病人摸底调查和随访工作,对全区444家用人单位开展职业病危害因素现状调查。

全面开展健康教育。开展健康教育和健康促进技能和工作专项培训,组织专家深入开展"六进活动",全年共举办各类知识讲座 260 余场,受益 9 万余人,发放各类宣传材料 10 万余份。结合世界结核病日、计划免疫日、艾滋病日开展主题宣传活动,发放各类宣传材料 10 万余份,摆放宣传牌 1200 余块。多渠道宣传传染病及突出公共卫生事件的预防知识,提高群众对各类突发公共卫生事件的应急反应能力。

荣誉称号 青岛市文明单位标兵,青岛市工人先锋号。

党总支书记:邵永源

主　　任:宋卫东

副 主 任:华泽凯、孙允义

电　　话:86657816

电子邮箱:jbyfkzzx@qd.shandong.cn

邮政编码:266200

地　　址:即墨区通济街 144 号

（撰稿人:刘刚廷）

青岛市即墨区
妇幼保健计划生育服务中心

概况 2020 年,即墨区妇幼保健计划生育服务中心占地面积 5720 平方米,在职职工 173 人,专业技术人员 162 人,其中副高级以上职称 14 人、中级职称 56 人,设置床位 40 张。设有行政职能、临床业务和医技科室 20 多个。区妇幼保健计划生育服务中心是即墨区免费婚前医学检查、免费孕前优生健康检查及免费计划生育手术的定点医院。

业务工作 2020 年,门诊总量 12.32 万余人次。做好孕产妇管理,为 1802 名孕妇建立手册。为辖区内 947 名新生儿建立纸质和电子健康档案,累计为 0~3 岁儿童做系统保健 8641 人次,门诊入托查体数为 10653 人次,幼师年度查体 4696 人,托幼机构保健员、保育员、炊事员培训 1720 人。筛查宫颈癌 14633 例、乳腺癌 13701 例。孕前优生免费查体工作建家庭档 2143 份,查体 3810 人次,对高风险人群给予及时指导,有效开展出生缺陷一级干预工作。

院长、党总支副书记:于可战

党总支书记:姜振波

副 院 长:周少红、黄军岩

院办电话:88537368、88510766

电子信箱:qdjmfby@qq.com

邮政编码:266200

地　　址:青岛市即墨区通济街 37 号

青岛市即墨区急救中心

概况 2020 年"青岛市即墨区急救指挥中心"更名为"青岛市即墨区急救中心"。全区有 15 处急救站、19 个急救单元,中心职工 17 人。

业务工作 2020 年,接听报警电话 65952 个,派车 22027 车次,院前救治转运病人 17038 人次,比上年增长 2.44%。通过 MPDS 进行电话急救指导 16411 例,其中心肺复苏 386 例、孕产妇 108 例、哽噎 74 例,有效降低致残率和致死率,提高抢救成功率。圆满完成各项大型活动保健任务 40 次,累计出动急救单元 68 次,参加保健人员 204 人次。

提升疫情防控保障能力。成立院前急救疫情防控领导小组,疫情发生后第一时间购买 7 辆负压救护车及车载急救设备,配备 18 台过氧化氢干雾消毒机,保证科学有效防护。

提升院前急救服务能力。实现 120 呼入电话定位和指挥系统三级防护功能。进一步优化"五大中心"建设院前院内无缝衔接流程,创建"五大中心"建设的即墨模式并在年青岛市院前急救年会和青岛市院前急救专科会议上作交流发言。举办即墨区第二届院前急救电子病历和调度员大赛,对院区急救人员定期开展培训。

加强志愿者能力提升培训。以"互联网+"服务模式启动急救志愿者培训和招募活动,广泛开展社会化急救知识培训,提高群众自救互救能力水平。

主　　任:迟春兰

副 主 任:周珍萍

办公室电话:88518996

传真号码:88518996

电子邮箱:jimo120@126.com

邮政编码:266200

地　　址:即墨区疾病预防控制中心四楼

（撰稿人:白　琳）

胶 州 市

胶州市卫生健康局

概况 2020年,全市有医疗卫生机构1018个,其中,医院30家,包括公立医疗机构5家(三级综合医院1家,二级综合医院2家,二级专科医院2家)、民营、厂企医院25家(二级综合医院1家,二级专科医院4家,一级专科医院1家、一级综合医院15家、二级中医院1家,一级中医院2家,血液透析中心1家)、专业公共卫生机构3家(胶州市卫生健康综合监督执法大队、疾病预防控制中心、120急救中心);基层医疗卫生机构985家,包括镇(街)卫生院14家,社区卫生服务中心4家,村卫生室695家,其他医疗卫生机构272个(门诊部22个、诊所221个、学校卫生室6个、派出机构14个、其他卫生室、卫生所9个)。全市医疗卫生机构共有床位5590张,每千人口医疗床位数达到6.1张。现有床位中,公立医疗机构床位3778张,民营医疗机构床位1812张,民营床位数占总床位数的32%。全市执业医师3047人,执业护士3739人,每千人拥有执业(助理)医师3.3人,每千人拥有注册护士4.1人。全市有全科医师187人,乡村医生817人。全市出生人口性别比106.67,违法生育多孩率3.0%,孕情上报及时率为82.5%,免费孕前优生健康检查目标人群覆盖率100%。

医政管理 2020年,积极发挥18个质控中心作用,组织开展专项质控检查,提升医疗机构质控水平。处理医疗纠纷、投诉、举报、咨询300余件。继续做好乡村医生退出工作,累计发放乡医补助3032人、1250112万元。积极开展优质服务基层行工作,胶东街道中心卫生院等14家基层医疗机构达到基本标准,胶莱镇中心卫生院、铺集镇中心卫生院、中云街道社区卫生服务中心、胶东街道中心卫生院完成社区医院建设。

公共卫生服务 2020年,不断提升公共卫生服务项目管理水平,建立规范化电子健康档案78.2万份,建档率86.17%;开展健康教育讲座3687次,受教人群达4.8万余人;新生儿建卡、建证率100%,"八

苗"基础免疫接种率均在90%以上;卫生监督协管信息报告率达98%以上;管理高血压患者7.77万人、糖尿病3.06万人;免费为9.4万余名老年人进行健康体检;系统管理0~6岁儿童6.6万人,孕产妇6000余人;管理严重精神障碍患者4083人;累计9.5万名老年人接受中医体质辨识服务,2.55万名儿童接受中医调养指导;规范管理冠心病人11851人,脑卒中患者6500人。

疾病预防控制 2020年,加强疾病预防控制能力建设。以病毒核酸检测能力为重点加强实验室能力建设,采购全国领先全自动核酸检测系统1套,建成并启用二级生物实验室2个,新冠病毒核酸检测能力达到日单管检测5000人,是青岛市检测能力最强的区(市)级疾病预防控制机构。市疾病预防控制中心人员编制从82人调整至112人,完成人员招聘17人。市重大疾病和传染病防治工作领导小组办公室在市疾病预防控制中心实体化运行。市疾病预防控制中心加挂胶州市健康管理指导中心牌子,增设健康管理指导科,内设机构由12个调整至13个。疾病预防控制工作以新型冠状病毒防控为主,做好17名确诊病例、7名疑似病例的流行病学调查进行调查处置;调查追踪密切接触者1286人。做好青岛市胶州中心医院感染事件处置、青岛锦宜水产公司环境感染工作人员事件处置,开展全员核酸检测。对企业、学校、农贸市场等公共场所做好疫情防控技术指导和健康教育工作。自12月起开展新冠病毒疫苗应急接种工作。新冠疫情防控之外其他各项工作顺利完成,各类重点传染病调查处置及时率100%。12月8日市疾病预防控制中心发挥二级生物实验室能力,独立自主的处置1起27人的诺如病毒爆发事件。免疫规划疫苗报告接种率均在95%以上,乙肝疫苗首针及时率为99.86%。做好青岛市政府实事智慧化门诊建设。完成全国、青岛市和胶州市三级居民健康素养监测工作,完成12处镇街、53个村、21个监测点、1830户入户调查。做好青岛市、胶州市居民健康状况与行为危害因素调查工作,完成现场调查3300人次。开展基本公共卫生项目技术指导3轮次,业务培训11

次。重大公共卫生项目工作被国家有关部门评为2019—2020年度全国先进项目点。

药政管理 2020年,继续规范实施国家基本药物制度,全市18处卫生院、社区卫生服务中心和规划内村卫生室严格药品集中采购工作,除精麻药品等国家另有规定的药品外,配备使用的药品全部通过山东省药品集中采购平台进行集中采购,严格执行零差率销售,网上采购率达100%。各基层医疗卫生机构均按时结算基本药物账款,步入规范化、常态化管理的轨道。每月和每季度经过绩效考核,及时足额发放乡医基本药物补助。二级以上公立医院基本药物和常用药品销售额占全部药品销售额的比例均达到40%以上。严格执行临床用药监测、评价和超常预警制度,开展处方点评,保证用药合理、规范。安排专人负责药管系统对接工作。

妇幼保健 2020年,建立健全三级妇幼卫生服务网络,明确各级职责。健全妇幼监督管理机制,实行不定期抽查、每季度督导、年终总评工作模式。孕产妇系统管理率96.5%,孕产妇免费产前筛查率达100%,新生儿疾病筛查率99.66%,新生儿听力筛查率99.71%,3岁以下儿童系统管理率96.09%,住院分娩率100%,孕产妇死亡率0,婴儿死亡率1.56‰,5岁以下儿童死亡率2.99‰,围产儿出生缺陷发生率4‰,发放叶酸14594瓶,为3042人增补叶酸。实施区域协同人口健康素质提升工程,加强出生缺陷综合防治,按照全生命周期和三级预防的理念,为妇女提供从婚前检查、孕前优生检查、叶酸补服、产前筛查、基因检测到新生儿疾病筛查、新生儿听力筛查等优生项目工作。做好早孕建册工作的同时,给予孕妇孕期卫生、营养、心理等方面咨询指导,对胎儿生长发育和孕产妇健康情况进行系统监测。实行首诊负责制,做好妊娠风险评估,及时发现高危风险人群并建立档案、及时追踪随访,保障母婴安全。做好农村孕产妇住院分娩补助、"两癌"筛查、妇科病普查和妇女儿童传染病防控等工作。加入"中国宫颈癌防治工程",定期开展妇幼卫生数据监测和情况分析,从基因片段和染色体层面开展精准医疗和转化医学。对艾滋病、梅毒、乙肝阳性患者做到及时母婴阻断和随访,提高了农村妇女健康水平。充分发挥儿童健康教育基地作用,针对0～12岁儿童开展多项特色保健服务,针对残疾儿童进行免费康复指导。全市育龄妇女154811人,用套人数62226人,免费避孕药具1230箱发放到各镇街。妇幼保健工作走到青岛地区前列。

卫生应急管理 2020年,完善卫生应急预案,制订《胶州市突发事件卫生应急处置方案》《胶州市卫生健康局食品安全事故卫生处置应急预案》《胶州市卫生系统非职业性一氧化碳中毒事件应急预案》等卫生应急预案。进一步调整充实突发公共卫生事件应急处理指挥部和疾病控制、心理干预等应急专业处置队伍,成立应急专家库,健全完善日常管理和应急调用机制,加强卫生应急管理人员、咨询专家、救援和处置队伍的日常管理和技术培训。开展应急知识"六进"活动累计培训3.2万余人次,继续做好学校学生、社区居民、基层医护人员以及城市公共服务人员"第一响应人"自我防护、自救互救知识与技能网络在线答题活动,进一步提高广大群众的应急知识普及率。完成各类大型会议、机场拆迁、运动会保障任务66多次。及时总结、分析、上报和反馈各类突发公共卫生事件监测信息,公共卫生事件报告率、及时率、完整率均达到100%。更新部分传染病防护应急物资。

卫生执法监督 2020年,强化联合监督,助力疫情防控阻击战,出动以医政医管、监督执法、疾控、医疗、院感、120急救中心、实验室质控、教体局专家等为成员的专项督导小组2000余人次,对全市的医疗机构、隔离点、集中服务点、核酸检测实验室、院前急救、学校、托幼机构等开展疫情防控督导检查30余次,下达督导检查意见书1000余份,查处42家违反《传染病防治法》等相关规定和要求的医疗机构,立案处罚59起,罚款17000元。

全面监督,圆满完成"蓝盾行动"12项。开展打击非法医疗美容、乡村医生非法执业等行为,立案处罚270余起,严厉打击违法违规行为。加强培训,全面提升卫生监督执法水平,查办案件数量比上年增长120%,保持行政零复议、零诉讼和行风零投诉。

科教兴医 2020年,加大专业技术人员招聘力度,招聘专业技术人员147名,其中全日制研究生7名。与山东省医学高等专科学校签订乡村医生定向培养协议,为储备基层乡村医生队伍做好准备工作。选派22名具有中级及以上职称的卫生专业技术人员分赴甘肃省陇南市徽县、贵州省镇宁市、山东省菏泽市曹县开展对口合作帮扶工作,其中长期派驻人员5人,3个月人员13人,40天人员4人。围绕突出卫生应急和突发事件处置、基层卫生政策与重点工作、常见病多发病诊疗、中医药诊疗技能及中医适宜技术等四大专题,开展乡村医生理论知识培训180期,培训乡村医生8200余人次。开展乡村医生中医技术提升培训班、岗位培训远程直播课堂各一期,信息化技能培训6期,培训乡村医生1000余人次。首次以远程网络直播形式举办全市新冠疫情防治与院感防控工作有关知识培训,先后举办远程直播课堂 3 期,累计培训 6000 余人,学习点赞量 9698 次,课堂活跃度达 95%,学员满意率为 100%。举办卫生健康大讲堂暨医院管理远程直播课堂 5 期,累计 5671 人次参与学习,考试合格率达 95%,优秀率达 90%。将继续医学教育培训由线下集中面授转为线上自主学习模式,各医疗卫生单位学员结合各自的专业特点和学习需求,注册登录网络平台自主选课,随时随地进行继续医学教育在线学习,获取相应继续教育学分。坚持专科、专病、专治,突出胶州特色,获评 2020 年青岛市医疗卫生 B 类重点学科 1 个(市人民医院神经外科),C 类重点学科 2 个(市人民医院普外科、创伤显微外科);市人民医院神经外科被省卫生健康委确定为 2020 年度县域省级临床重点专科。认真组织全科医师转岗培训工作,组织 29 名医师参加全科医师转岗培训,全市每万居民拥有 2.19 名全科医生。

基础设施建设　2020 年,里岔卫生院急救分中心开工建设。按照《胶州市医疗卫生服务设施布局建设规划(2020—2022 年)》要求,为增强传染病防控能力和医疗卫生资源的总体调控能力,全面提升胶州市公共卫生服务水平,计划新建胶州市公共卫生服务中心,包含市疾病预防控制中心、市卫生健康综合监督执法大队、市卫生专业技术人才服务中心、市急救中心。市妇幼保健院项目完成选地等工作。李哥庄卫生院异地新建项目、铺集卫生院扩建项目、胶莱卫生院异地新建项目、洋河卫生院扩建项目在推进中。同济大学附属东方医院胶州医院项目主体封顶,综合楼、传染楼外幕墙装修完成,室内精装修、人员招聘、设备采购等工作有序推进。

卫生支农　2020 年,9 月正式启动年度城乡医院对口支援工作,12 家二级以上医疗卫生机构的 43 名医务人员支援 20 家基层医疗卫生机构,充分发挥城市医院综合优势,带动基层医疗机构又快又好发展。

健共体建设　2020 年,胶州市以被确定为"全国紧密型县域健康服务共同体(简称'健共体')建设试点市"为契机,完善配套政策,先后出台《胶州市卫生健康局 胶州市财政局关于进一步完善医疗卫生重点学科建设人才培养项目建设和资金管理办法的通知》《关于推进预约诊疗统筹开展医疗服务工作实施方案(试行)》《胶州市 2020 年基层医疗卫生机构特色专科科室建设推进工作计划》等文件,积极探索建设组织管理一体、资源配置优化、运行机制顺畅、工作成效明显的紧密型县域健共体。加强示范引领,邀请浙江省

和深圳市医改专家,组织开展深化医药卫生体制改革暨县域健共体建设培训,学习借鉴浙江省和罗湖区医药卫生体制改革及县域健共体建设工作的先进经验做法。胶州市 3 家健共体全部召开新一届理事会会议,选举产生理事长,建立理事会章程,落实理事长负责制,建立健共体下派医务人员服务基层机制,下派长期服务基层人员 26 人,医保处方权随岗位变更,下沉基层坐诊 4560 人次,推动城乡医疗资源共享,启用双向转诊系统,畅通转诊渠道,建立全市城乡统一的远程医学中心,集远程影像、远程心电、远程会诊等功能,远程医学中心完成诊断 16000 余次,基层诊疗量达到 65.74%,试点成效初显。建立健共体考核评估机制,对全市 3 家健共体单位年度工作成效进行评估和督导。

健康扶贫　2020 年,做好省级和市级建档立卡贫困人口的健康扶贫工作。全市 22 家公立医疗机构确定为"健康扶贫定点医疗机构",做好贫困人口疾病救治工作;各定点医疗机构在执行医保政策的同时,严格执行"先诊疗、后付费""三免两减半"等优惠政策,实现基本医疗保险、大病保险、医疗商业补充保险、医疗救助"一站式"即时结算。

家庭发展　2020 年,把城镇失业无业独生子女父母参照农村部分计划生育家庭奖励扶助标准纳入年老奖励范围,实现城镇独生子女父母年老奖励全覆盖,累计奖励对象 2815 人,发放奖励费 270.24 万元;对计划生育特殊困难家庭扶助关怀工作进行责任分解,建立计生特殊困难家庭扶助关怀统筹协调机制,继续开展 45 至 59 周岁计划生育家庭意外伤害保险、失独家庭住院护理补贴保险两类险种,累计投入保费 326 万余元,惠及 3 万多个计生家庭。全面落实农村部分计划生育家庭奖励扶助政策,全市有 37280 人符合奖励扶助政策,全部通过直通车形式发放到位,发放资金 3567.12 万元。

计划生育基层指导　2020 年,创新完善计划生育管理服务体制,建立基层指导工作新机制。健全党政领导责任体制,把计划生育工作纳入党委、政府重大事项督查范围,全面开展育龄妇女基础信息核查。稳妥实施"全面两孩"政策,广泛开展生育政策宣传,开设便民服务绿色通道。实施生育第一个或第二个子女的夫妻免费生育登记制度,全面贯彻落实青岛市人民政府办公厅《关于促进 3 岁以下婴幼儿照护服务发展的实施意见》。

党建工作　2020 年,组织召开领导班子"胶州是我家、发展靠大家"专题民主生活会,围绕疫情防控召

开疫情防控工作专题民主生活会,举行疫情防控工作专题"三述"暨"主题党日＋",组织开展应对秋冬季节疫情防控"大讨论、大排查、大整改"活动,学习习近平总书记统筹疫情防控和经济社会发展工作的重要讲话精神;在全市卫生健康系统组织开展党的十九届五中全会精神专题学习周活动。发挥党组织和党员的战斗堡垒和先锋模范作用,1000 多名党员医务工作者奋战在疫情防控第一线。加强民营医疗机构行业党建工作,充分发挥行业党委的作用,组织民营医疗机构开展"主题党日＋"和"常务副书记"轮值活动,齐抓共管,以党建促行业发展。

老龄工作　2020 年,进行老龄工作委员会成员调整,拟订并印发《胶州市老龄工作委员会工作规则》《胶州市老龄工作委员会办公室工作细则》。组织对各单位实施《中华人民共和国老年人权益保障法》《山东省老年人权益保障条例》《青岛市养老服务促进条例》《青岛市实施〈中华人民共和国老年人权益保障法〉若干规定》的情况进行自查,全面掌握全市老年人权益保障工作开展情况,并进行汇总形成情况报告。做好《山东省老年人优待证》办理及管理活动。开展全市"敬老月"活动。落实青岛卫生健康委《关于进一步优化老年人医疗优待政策的通知》要求。在老年健康综合管理示范社区里岔社区开展老年健康素养提升行动项目,对里岔项目点 65 岁及以上老年人进行老年失能及老年期痴呆情况筛查、健康宣传干预、随访评估等工作。实施老年人心理关爱项目,组织三里河社区卫生服务中心人员对三里河街道南辛置项目点 65 岁及以上老年人以集中或入户的形式开展心理健康评估。全力做好新冠肺炎疫情期间医养结合机构的疫情防控工作,巩固创建省医养结合示范先行市成果,积极创建医养结合示范乡镇,铺集镇、胶莱镇被评为全省第二批医养结合示范乡镇。

中医药管理　2020 年,巩固第一批"精品国医馆"成果,依托"三伏养生节""膏方节"等活动开展中医药特色服务,建设青岛市第二批"精品国医馆"2处,建设"普通国医馆"1 处、中医特色卫生室 15 处,建成山东省中医药文化建设示范单位 1 处,入选中医药名家 1 名,基层名中医 2 名。

精神文明建设　2020 年,加大文明城市创建工作工作力度,强化动员和部署,实行每日督查制度,每周对全市城区 27 家医疗机构进行一次全面督导。围绕行业作风、工作纪律、环境卫生、信息化便民服务等直接影响群众看病就医感受的环节,出台《服务效能督查实施意见》,充分依托"互联网＋",加大电子监督

系统使用管理力度。将服务礼仪规范工作常态化,定期组织实地暗访。深入推进"服务对象电话回访满意度"工作,各单位服务对象总满意度达到 95％以上。开展"居民满意度调查大走访",入户走访群众 20 余万人,发放"看病就医"工作满意度调查问卷约 20 万份。

党组书记、局长:王寿鹏
副局长:刘汝芳
党组成员、副局长:卿军
党组成员、市人民医院党委书记:张建顺
党组成员,市中医医院党委副书记、院长:刘晓丽
党组成员,市疾病预防控制中心党总支书记、主任:赵建磊
党组成员,市人民医院党委委员、副院长:侯湘波
副科级干部:杨维昂、吴淑芹
电　　话:82289077
传　　真:82289076
电子邮箱:jiaozhouweisheng@qd.shandong.cn
邮政编码:266300
地　　址:胶州市行政服务中心东楼

胶州市人民医院

概况　2020 年,胶州市人民医院占地面积 6.7 万平方米,总建筑面积 57570.35 平方米,在编职工 545人,备案制人员 216 人,其中卫生技术人员 683 人,卫生技术人员中高级职称 84 人、中级职称 316 人、初级职称 188 人,其他技术人员 39 人;管理岗人员 19 人;行政工勤人员 20 人。床位设置 1000 张。

业务工作　2020 年,门(急)诊 427866 人次,收治住院病人 26229 人次,开展各类手术 6575 人次,出院患者满意度达到 99.4％。

业务收入　2020 年,完成总收入 45455.15 万元。

固定资产　2020 年,固定资产总值 30491.94 万元,比上年增加 5750.4 万元,增长 23.24％。

医疗设备更新　2020 年,先后投入 405 万余元购置彩色超声多普勒诊断仪、呼吸机、神经内窥镜、血液透析机、麻醉硬镜等医用设备 65 台,完成市疫情防控指挥部调拨的 CT、彩色超声多普勒诊断仪、呼吸机、监护仪、全自动生化分析仪、核酸检测设备、检验类设备等 317 台设备的安装、调试、验收。总价值527.2 万元的血液智慧管理平台、信息智慧平台投入使用,胸痛、卒中双中心移动急救管理平台完成招标。

基础建设　2020 年,投资 364.9 万余元实施南院

医保楼拆除、地面硬化、污水处理区绿化及污水、暖气、强弱电地下管网工程、南院西区三层楼装修改造工程、肠道门诊楼外墙真石漆工程、影剧院室外拆除整建及电缆网络工程、北院新门诊综合服务中心改造、停车场地面硬化、餐厅室外电缆、路面铺设及餐厅集成吊顶工程等多处装修改造。政府投资 933.15 万元在北院建设发热门诊 1312.14 平方米,投资 237.07 万元进行 PCR 实验室建设、北院感染楼一层装修改造、核酸检测取样屋制作、诊室分隔等工程。

卫生改革　2020 年,动态监控各项考核指标,制定考核办法并严格落实,成立多科室联合督查组常态化开展督查,进行医保支付方式改革,开展总额预付、单病种付费方式。持续推进临床路径管理,选择 25 个专业 254 个病种实施临床路径管理,入径 18736 人,入径率 71.95%,完成率 87.31%,远超规定的 80%标准。推进健共体和分级诊疗建设,以人民医院为牵头单位,与 8 家乡镇卫生院、社区卫生服务中心组建健共体,借助远程医学中心平台,开展远程心电图诊断 8251 例、影像诊断 9431 例,远程会诊 3 例。

医疗质量管理　2020 年,神经外科被评为 2020 年度县域省级临床重点专科、青岛市医疗卫生 B 类重点学科,普外科、创伤显微外科被评为青岛市医疗卫生 C 类重点学科,胸痛中心通过省级预检,卒中中心通过青岛市评定,创伤中心和癌症规范化病房完成胶州市评定。

加强依法执业,组织医务人员认真学习法律法规。加强环节质控,建立健全医院、科室、个人三级质量控制网络,制定具体奖惩措施。加强业务培训,组织参加网络远程会议、培训 15 次,举办院内网络远程业务讲座 17 次。加强临床、医技协作,建立临床、医技科室质量反馈制度。提升医疗应急救治能力,120 出诊 4803 车次,接回病人 3040 人次,疫情相关转运 1473 车次,院前接诊并抢救急危重病人 153 人次。加强临床药事管理,开展抗菌药物合理使用及药物不良反应监测工作,开展临床处方、医嘱点评,点评普通处方 13459 张、麻醉精神药品处方 1826 张,点评医嘱 1880 份。加强病案管理,提升护理服务质量,全年现场督导 120 次,电子质控督导 54 次,查出问题 1840 项。加大中医药扶持力度,成立"胶州三子流派传承工作室",并被山东省卫生健康委员会列入重视培育项目。

加强护理人才队伍建设。推进专科发展,全年进行造口伤口会诊 65 人次,PICC 置管维护 1500 余人次,输液港维护 16 人次,完成 B 超引导下 PICC 置管 36 例,无一例并发症发生。根据《护理分层管理及定级办法》进行考核,46 名护士成绩合格给予变更层级。组织外出学习 24 人次,组织护理查房教学、应急预案演练、疑难病例讨论 12 次,完成护理理论培训 12 次,培训 1780 人次,完成操作培训 12 次,培训 602 人次。组织考试 16 次,共计 1462 人次,成绩合格率达 95%。接收实习学生 134 人,组织实习护士理论培训 4 次、操作培训 4 次。

公共卫生服务　2020 年,加强传染病上报及管理,全年报告传染病 272 例,报表准确率达到 100%。做好慢病防治和死亡病例监测,报告意外伤害病例 8563 例,脑卒中、冠心病病例 917 例,死亡病例 425 例,肿瘤病例 107 例。完成患者及陪护核酸检查结果上传 24000 余人次,本院人员应检尽检核酸结果上传 13000 余人次,在医院设立临时新冠疫苗接种点,给予高暴露风险科室医务人员接种 361 人次。开展上消化道癌筛查及早诊早治 672 例,印制健康教育处方 62 种,开展胶州市第五届"三伏养生节"暨第十六个养生保健宣传月活动,现场开展义诊,免费发放中医药、养生宣传资料。积极开展查体工作,全年共完成各类查体 52772 人次,完成儿童窝沟封闭、预防龋齿项目 600 余人次。做好妇幼保健工作,开展产前筛查 989 人次、糖尿病筛查 1169 人次、胎心监护 5452 人次、无创 DNA 产前检测 247 人次。

加强院感控制　2020 年,进一步明晰医院感染组织架构,充分发挥医院感染委员会和各科室院感质控小组作用,制定修订制度 6 项、流程 40 项、消毒记录表 10 种、"一科一岗一策"网格化管理规定 34 项,成立院感专班检查组,对 166 个风险位点进行督导检查。编写《院感简报》4 期,制订《新冠院感知识培训方案》,分批分层次组织院内培训 91 次、9502 人次。加强重点科室、重点环节、重点区域消毒灭菌效果及环境卫生学监测,取样 2500 余份,不合格 73 份,通过整改后追踪监测全部合格。对境外人员接触的负压转运车、发热 CT、隔离留观室的物体表面进行核酸采集 21 次。对 22 个高风险区域 159 个物表位点进行核酸采集 3 次,结果全部为阴性。开展前瞻性调查病例 1500 余份,对 645 根紫外线灯管进行 2 次辐照强度监测,对 122 例病人落实多重耐药菌控制措施。

科研工作　2020 年,全院发表各级各类学术论文 61 篇(其中 SCI 6 篇),出版专著 10 部,授权发明专利 12 项、实用新型专利 23 项。1 项课题获山东省卫健委卫生健康政策研究课题立项,7 项课题获青岛市卫健委医药科研指导计划立项,1 项课题获青岛市卫健委中医药科技计划立项,1 项研究成果通过青岛市科技成果标准化评价,达国际先进水平,4 项在研课题进行进度追踪。加大学科建设考核督查和奖惩力度,全年发放科研教学奖励 618400 元。

继续教育 2020 年,组织参加网络远程会议、培训 15 次,举办院内网络远程业务讲座 17 次,运用钉钉平台举办继续教育学习班 17 次,组织参加胶州市卫生健康大讲堂讲座 400 人次,获批山东省继续医学教育项目 1 项、青岛市继续教育项目 16 项。6 人被聘任为青岛市卫生健康系统人才考试评审专家库成员。引进以安毅博士为主导的青岛市心血管病防控专家工作站,选派 64 人到上海东方医院进修学习,269 人次外出参加新知识、新技术学习班及学术交流活动,18 名业务骨干被评为青岛市以上专业学会委员,接收 11 名人员来院进修。

精神文明建设 2020 年,持续开展温馨导航志愿者常态化服务和"出院直通车"志愿者服务活动,为"春蕾女童"捐助 24400 元,捐助小学生 29 名、初中生 13 名、高中生 5 名。优化门诊综合服务中心流程,为患者提供一站式便民服务。完成"外出就医绿色通道"北京上海专家来诊 342 人次,服务患者 3160 余人次,协助转入北京、上海知名医院 240 余人次。持续开展白内障复明工程,完成白内障复明手术 345 例,下乡筛查 5000 余人次,门诊接诊 1000 余例。实施"先诊疗后付费"服务,累计享受该服务模式 13257 人次,累计先行垫付住院费用 7947.94 万元。住院处设立"三筛报销""精准扶贫""血费直报"等窗口,累计为患者垫付 39.12 万元。门诊自助一体机设置核酸采集专用号,有效缓解群众核酸采集缴费等候时间。

制订《2020 年群众满意度提升工作实施方案》,电话回访出院病人 24690 人,满意度 99.4%,制作《电话回访月通报》12 期,形成转办单 6 份。严格落实"九不准"规定,进一步开展"诚信医疗、拒收红包"廉洁行医活动。成立医院宣传教育工作小组,制订《关于做好疫情防控宣传教育工作的方案》,积极宣传新冠肺炎防治工作和在防控一线涌现出的先进事迹、典型人物,在各级媒体宣传 497 篇次,向卫生局报送各类信息 300 篇次,被《胶州信息》采用 8 次,被胶州卫生健康官微采用 82 篇,发医院微信公众号 157 期,编写医院信息 12 期。《尽医者本分,筑抗击疫情坚固长城》《众志成城,抗击疫情——市人民医院护理人的使命与担当》等在《齐鲁晚报》《半岛都市报》进行报道,在胶州广播电视台制作专题片 4 部。积极进行健康教育类、疫情防控类宣传牌制作工作,制作各类宣传牌 3857 块,印制陪护卡、横幅等 31000 余张,更换宣传栏 336 块。

大事记

1 月 17 日,市人民医院普外科、创伤显微外科被评为青岛市医疗卫生 C 类重点学科。

3 月 20 日,成立"胶州三子流派传承工作室"。

6 月 16 日,PCR 实验室正式投入使用,开展新冠肺炎核酸检测。

10 月 27 日,韩松任市人民医院党委副书记。

11 月 23 日,韩松任市人民医院院长。

12 月 18 日,神经外科被山东省卫生健康委员会确定为"2020 年度县域省级临床重点专科"。

12 月 31 日,市人民医院通过省级胸痛中心联盟预检。

荣誉称号 2020 年,先后获"山东省抗击新冠肺炎疫情先进集体""青岛市院前急救工作先进集体""胶州市抗击疫情先进党组织""胶州市扶残助残突出贡献集体"等荣誉称号,脱贫攻坚工作被推荐为记功集体。

党委书记:张建顺
党委副书记、院长:韩　松
党委委员、副院长:侯湘波、吕希峰、张晔华
院办电话:58656111
传真号码:58656228
电子信箱:rmyybg@163.com
邮政编码:266300
地　　址:胶州市湖州路 180 号(南院)
　　　　　胶州市广州北路 88 号(北院)
（撰稿人:崔　月）

胶州市第三人民医院

概况 2020 年,胶州市第三人民医院占地 13861.93 平方米,建筑面积 10530.47 平方米。现有职工 143 人,在编职工 103 人,备案制人员 40 人,其中卫生技术人员 126 人,卫生技术人员中高级职称 17 人、中级职称 55 人、初级职称 35 人、未聘 19 人、其他技术人员 9 人,管理岗人员 4 人,工勤人员 4 人。床位设置 200 张。

业务工作 2020 年,截至 11 月 23 日医院门诊诊疗 7.43 万人次,收治住院病人 3244 人次,出院 3326 人次,床位使用率 40.2%,好转率 97%,临床诊断符合率 97.5%。

医疗设备 2020 年,医院配备全自动核酸提取

仪,实时荧光定量PCR仪,进口血气分析仪等大型医疗设备。

医疗特色　2020年,国医馆完成230平方米的改建,设有中医门诊、针灸科、推拿科、中药房,将传统中医运用到心脑血管类疾病,推进"治未病"和养生保健服务,开展冬病冬治、"中医药健康大讲堂"、中医养生保健知识"六进"等活动300余次。临床技术不断增强,聘请齐鲁医院、青大附院专家对临床医疗进行现场指导。各学科建设进一步加强,胸痛中心与山东大学齐鲁医院青岛院区、青岛大学附属医院等单位签订"绿色通道"协议。为精准扶贫人员落实"三免两减半"、残疾人减免费用、优抚老年人等惠民政策,为现役军人、优抚对象、计划生育特殊家庭、消防救援、公安等人员提供优先就医、开通绿色通道等服务,为"三无"人员提供医疗救助等。

医疗质量　2020年,加强健共体建设,以市第三人民医院为牵头单位,与市心理康复医院、市妇幼保健院、5家乡镇卫生院、社区卫生服务中心共同组建联合健共体。医院派驻资深医师在乡镇卫生院开展工作,上转患者16人次,下转患者3人次,提供车接车送服务,对于贫困人员鳏寡孤独患者住院提供一日三餐,派出专家进行"服务百姓健康"义诊活动5次,提供惠民便民服务1000余人次,发放宣传材料3000余份;为乡医讲课,宣传医共体政策。持续开展与有关医疗卫生单位的消毒供应帮扶工作,积极做好与青岛大学附属医院、齐鲁医院(青岛院区)、青岛市中心医院、青岛市中医医院(海慈医院)等三甲医院的双向转诊、分级诊疗工作。为机关、企事业单位、学校等健康体检6万余人。

继续教育　2020年,强化卫生技术人员的法律法规和规章制度培训,派出1名医护人员到上级三甲医院进修深造。邀请省、市级专家学者来院授课、教学、查房等4次。

新冠疫情防控　2020年,第一时间成立医院防控工作领导小组,明确职责分工,制订并下发《胶州市第三人民医院新冠肺炎疫情防控方案》《"一岗一科一策"精细化院感防控方案》等文件指导全院全员科学防控。迅速动员,在医院党支部号召下,广大干部职工纷纷递交抗疫情请愿书,主动要求到一线工作。全力抗疫,顺利完成发热门诊、核酸检测点、PCR实验室等选址、规划、建设等工作。严防严控,医院干部职工靠在一线,详细部署医院院感防控工作,带领督导组对医院重点科室、重点区域进行每周2次督导检查,确保医务人员防护到位,一米线、间隔就座、一人一诊一室、手卫生等落实到位,病区门禁及陪护人员管理到位。自疫情发生以来,全院无一例院内感染发生。

传染病防治　2020年,先后承办"世界防治麻风病日"、"世界防治结核病日"暨"病有良医·服务百姓健康行动"等大型义诊活动、知识培训会议等。截至11月23日,确诊为结核病的有156例,其中分子生物学阳性病人110例,涂阴病人46例,为符合条件的肺结核病156人全部给予免费抗结核药物治疗、免费拍胸片、查痰。做好麻风病人密切接触者的查体工作。连续多年被授予"全省麻风病防治先进单位"称号。

精神文明建设　2020年,贯彻落实十九大、十九届五中全会精神,做好"不忘初心、牢记使命"主题教育、"主题党日+"活动。不断深化行风建设,构建和谐医患关系。认真落实《胶州市窗口服务单位"十不准"工作纪律》《加强医疗卫生行风建设"九不准"》要求,组织开展"诚信医疗、拒收红包"、医药购销商业贿赂不正之风专项整治等活动。推出便民举措,加强服务效能建设,群众满意度不断提高。开展胶州市卫生健康局提出的深入开展"健康胶州"、全国文明城市复审等活动,深化行风建设,提升服务效能,强抓医疗质量及服务,开展"医患换位思考"、医患沟通会、服务礼仪规范培训、志愿服务活动等。

大事记

1月2日,胶州市第三人民医院、胶州市心理康复医院、胶州市妇幼保健院紧密型健康服务共同体启动大会暨健共体理事会成立大会顺利召开。

4月23日,医院新建核酸采样点通过验收并投入使用。

6月13日,胶州市第三人民医院联合健共体——张应卫生院"健共体外科诊疗门诊"正式成立并开诊。

6月28日,医院改扩建后的发热门诊通过验收并启用。

9月8日,医院东门诊一楼的"门诊综合服务中心"正式启用。

10月11日,医院PCR实验室通过山东省质控组验收,投入使用。

11月24日,医院正式注销。

荣誉称号　2020年,医院获"山东省卫生先进单位""青岛市院前急救工作先进集体""医疗质量管理工作先进单位""胶州市五四红旗团支部"等荣誉称号。

党支部书记、院长:叶　钝

党支部副书记:匡智宽

副 院 长：周瑞清、王　波、逯　丽
院办电话：82237812、82238783
传真号码：82238783
公务信箱：jzdsrmyy@qd.shandong.cn
邮政编码：266300
地　　　址：胶州市福州南路 98 号

（撰稿人：于　玲）

胶州市中医医院

概况　2020 年，医院占地 13861.93 平方米，建筑面积 10530.47 平方米。有职工 143 人，在编职工 103 人，备案制人员 40 人，其中卫生技术人员 126 人，卫生技术人员中高级职称 17 人、中级职称 55 人、初级职称 35 人、未聘 19 人，其他技术人员 9 人，管理岗人员 4 人，工勤人员 4 人。床位设置 200 张。

业务工作　2020 年 11 月 24 日至 12 月 31 日，胶州市中医医院门诊诊疗 0.49 万人次，收治住院病人 275 人次，出院 292 人次，床位使用率 35.5%，好转率 95.7%，临床诊断符合率 100%。

医疗特色　2020 年，医院医疗工作突出中医特色，在专科、专病建设上重点突破，以现有的针灸、理疗专科、中药房为重点，完善中医药服务体系，推进中医医院的中医药文化建设。成立治未病科、康复科，增设刮痧、三九贴及三伏贴、小儿推拿、火针治疗等治疗技术。设置中医内科、外科、妇科、儿科、针灸推拿科、康复科、治未病科等特色科室。强化国医馆师资力量，邀请知名中医马云山、高振中、张洪林坐诊。

疫情防控　2020 年，修订医院新冠防控工作方案、应急预案，完成多次新冠知识培训，完成多次应急演练。组织发热患者会诊，完成各种报表。督导组对医院重点科室、重点区域进行每周 2 次督导检查，确保医务人员防护到位，一米线、间隔就座、一人一诊一室、手卫生等落实到位，病区门禁及陪护人员管理到位。自疫情发生以来，全院无一例院内感染发生。

传染病防治　2020 年 11 月 24 日至 12 月 31 日，确诊为结核病的有 17 例，其中分子生物学阳性 9 例、涂阴病人 8 例，为符合条件的肺结核病 17 人全部给予免费抗结核药物治疗、免费拍胸片、查痰。做好全市麻风病人密切接触者的查体工作。

精神文明建设　2020 年，聚焦党建统领，战斗堡垒作用凸显。树牢"抓党建就是抓全局"的党建理念，健全和完善"三会一课"、民主生活会、谈心谈话等党内基本制度，严格执行"主题党日＋"，推动党建工作制度化、规范化建设。在全院推动打造"提高质量、提升服务、提振精神"的"三提升"活动，通过 OA 办公系统，对"三重一大"事项及内容进行院内外公开，积极打造"阳光院务"工程。

大事记
11 月 24 日，胶州市中医医院挂牌成立，结束胶州市 20 多年没有中医医院的历史。
11 月 30 日，医院从胶州市范围公开选调 23 名中医类卫生专业技术人员，充实医院中医人才队伍。

荣誉称号　2020 年，医院获"胶州市文明单位""2020 年度医疗质量管理工作先进单位名单""2020 年度综合考核优秀单位"等荣誉称号。

党委书记：匡　如
党委副书记、院长：刘晓丽
副 院 长：叶　钝
院办电话：82236818、82237812
传真号码：82238783
公务信箱：jzdsrmyy@qd.shandong.cn
邮政编码：266300
地　　　址：胶州市福州南路 98 号

（撰稿人：王晓双、于　玲）

胶州市心理康复医院

概况　2020 年，医院占地面积 2.3 万平方米，业务用房 2.2 万平方米。在编职工 138 人，编外用工 154 人，共计 292 人。其中，卫生专业技术人员 233 人，占职工总数的 79.45%；行政工勤 60 人，占职工总数的 20.55%。卫生专业技术人员中，正高级职称 7 人、副高级职称 20 人、中级职称 57 人、初级职称 148 人，分别占卫生专业技术人员的 3.02%、8.62%、24.57%、63.79%。医生与护士之比为 1∶2.32。编制床位 500 张，有 11 个职能科室、13 个临床科室和 8 个医技科室。

业务工作　2020 年，门诊总量 72657 人次，比上年下降 5.06%，收住院病人 3566 人，比上年下降 33.27%，床位使用率 73.1%，床位周转次数 6.5 次。

业务收入　2020 年，业务收入 6157 万元，受疫情影响，与上年相比下降 9.3%。

固定资产　2020 年，固定资产总值 6075 万元，与上年相比增长 7.4%。

医疗设备更新　2020 年，投资 400 余万元升级彩超，新进多导睡眠监测仪、便携式睡眠监测仪、多功能失眠治疗仪、光照治疗系统、全自动生化分析仪、五分类血球计数仪、全自动化学发光免疫分析仪等设备。

基础建设 2020年,投资900余万元对病房楼、托养中心楼进行升级改造,改善取暖、供电、消防、病房布局等,使病房区域分布、功能流程、设备安全等得到极大改善。建设睡眠中心。

医疗特色 2020年,在册严重精神障碍患者4034名,管理人数4013人,管理率99.48%,规范管理3989人,规范管理率98.88%。服药人数3908人,服药率96.88%,规律服药3371人,规律服药率83.56%,精神分裂症规律服药率86.02%。开展胶州市基层医疗卫生机构业务培训2次,技术指导和督导6次。严重精神障碍患者管理在青岛区(市)排名前三。疫情期间,医院对全市在册患者进行随访管理,为80余名精神病患提供送药上门服务。

2020年,社会心理服务中心挂牌胶州市心理健康教育基地,12月胶州市心理健康教育基地被命名为青岛市市级健康教育基地。9月驻胶某部队官兵心理健康基地在此设立。接诊心理咨询6599人次、电话咨询1300余人次,开展门诊心理健康查体2478人次,编制印刷社会心理服务中心宣传册4000余份,先后迎接上级视察指导13次、省内外参观学习9次。组织机关干部职工进行心理体检400余人。胶州先进做法被山东省、青岛市全面推广。

继续教育 2020年,公开招聘招录专技术人员8名,全年派出参加短期学习班、研讨会110人次,医疗、护理、院感线上线下培训98次,内容包含疫情防控、医疗质量、优质护理、医院感染等,进行应急演练20余次,组织知识竞赛3次、技术比武4次。带教滨州医学院本科实习生7人,硕士研究生2人。进修睡眠医学1人,规培2人,2名山东省知名专家来院讲学。

疫情防控 2020年,医院第一时间成立防控领导小组,下设防治专家组、防护组、消杀组三个重点工作组,并依工作需求成立物资供应、后勤保障、信息联络小组,以及医疗、护理、院感、心理服务等相应的具体工作组织,明确职责与任务;先后22次修订《预检分诊流程》,5次修订完善《新型冠状病毒感染的肺炎医疗救治应急预案》《防控新型冠状病毒感染的肺炎预案》《新型冠状病毒感染的肺炎防护方案》等预案、措施、流程,建立医院"一图四台账";设立预检分诊点,启用隔离留观室,设立医学观察病区、过渡病区,住院病区24小时门禁,全员每14天进行一次核酸检测;对就医群众做到应收尽收,应治尽治。疫情防控知识线上线下全员培训到位;适时应急演练,夯实疫情防控各环节处置得心应手、扎实有效。

成立由29人组成的心理应急干预队伍,分成9个小组,全天候服务胶州心理危机干预。心理服务热线24小时开通,2月2日启用线上社会心理服务平台,实现线上、线下全方位守护群众心理健康。疫情以来,接收疫情相关心理服务热线119次,开展面对面心理干预14人次,云平台心理测评1773人次。2月14日起,每周3至4次通过联通公司发送心理小贴士公益短信,覆盖用户30多万人。

8名医护人员无畏逆行,前往沈海高速路口日夜值守;2名医护人员主动参加"胶州先锋"高速路口及周边道路动态巡逻。疫情防控常态化模式下,4名医务人员在入境人员隔离酒店长期驻点;52名医务人员参加全民核酸检测;19人参与疫情防控入户排查,2人参与冷链工作人员新冠疫苗注射,1人在冷链集中检测点驻守。

医保结算 2020年,医保结算出院患者3665人次,结报款3634万余元;结算门诊大病27382人次,结报款881万余元。结算异地住院患者35例,其中山东省内26例。

精准扶贫 2020年,持续落实精准扶贫工作。门诊"三免两减半"惠及911人次,住院费用减免惠及157人次。救助享受低保或低保边缘的贫困精神疾病患者门诊服药和常规检查325人,救助资金22万余元。严重精神障碍危险评估三级及以上患者免费医治488人。6类重性精神障碍患者免费救助470人次,免费救治率达到100%。重性精神障碍患者门诊和住院全部实行免费救治。积极落实东西扶贫工作,选派3名精神科医师分别到山东曹县、甘肃陇南徽县、贵州镇宁县扶贫支医3个月。消费扶贫9万元,向徽县捐赠心电监护仪、电动吸引器价值7万元。

党建与精神文明建设 2020年,组织全院深入学习贯彻习近平新时代中国特色社会主义思想和习近平总书记关于疫情防控等一系列重要指示批示;组织观看"灯塔大课堂"等影像视频,丰富学习内容和形式;党总支、支部开展"主题党日+"、培训学习48次,召开专题民主生活会1次,组织生活会1次,支部开展"三述"7次,发展预备党员1名,培养入党积极分子2名。疫情防控病区全员封闭,医院党总支适时成立临时党支部,发挥党员先锋作用,凝聚全员力量。

医院开展"浓情端午·情暖人心"端午节包粽子活动;与市委市直机关工委、市委组织部、市行政审批局、市医疗保障局联合举办羽毛球联谊活动开展"团队协作、快乐释压"心理减压活动;邀请青岛市心理咨询师协会 EAP 专家林君毅,进行"艺术沟通,医患和谐"职工心理健康讲座。开展义诊活动。组织志愿活动 16 次,参与志愿者 117 人次,服务群众达 500 余人,服务工时累计 270 小时。

大事记

2 月 27 日,即日起根据疫情防控要求,医院对所有病区进行封闭管理,病区 24 小时门禁管理、患者禁止探视,医务人员实行院内封闭管理。

4 月 23 日,根据市疫情防控指挥部工作安排,王广金借调市卫生监督执法大队主持工作。

5 月 7 日,解除医务人员院内封闭管理,实行定点管理,两点一线,签署承诺书,不聚集、不外出,日常上报活动轨迹。

6 月 18 日,山东省政协副主席王修林一行到医院调研社会心理服务体系建设工作,青岛市委常委、胶州市委书记刘建军陪同。

10 月 26 日,根据疫情防控要求,医院规范设立核酸采样点。

10 月 27 日,中共胶州市委任命:张道强任市心理康复医院党总支书记。

11 月 23 日,胶州市人民政府决定任命:张道强任市心理康复医院院长;白剑文任市心理康复医院副院长。

12 月 1 日,医院睡眠医学中心试运营。

12 月 14 日,青岛市卫生健康委员会命名胶州市心理卫生健康教育基地为青岛市市级健康教育基地。

12 月 23 日,医院进行第一批新冠疫苗接种,接种人数 111 人。

荣誉称号　2020 年,青岛市无偿献血办公室为医院颁发抗击新冠肺炎无偿献血感谢状。

党总支书记、院长:张道强

副　院　长:王广金、白剑文

院办电话:58566600

电子信箱:jzsxlkfyy@qd.shandong.cn

邮政编码:266308

地　　　址:胶州市扬州西路 93 号

（撰稿人:范嘉宝）

胶州市卫生健康综合监督执法大队

概况　2020 年,胶州市卫生健康综合监督执法大队在职职工 38 人,离岗待退及离退休人员 32 人。在职职工中卫生技术人员 13 人,占职工总数的 34.21%;管理岗位人员 23 人,占职工总数的 60.53%;工勤岗位人员 2 人,占职工总数的 5.26%。卫生技术人员中高级职称 4 人,占 30.82%;中级职称 8 人,占 61.46%,初级职称 1 人,占 7.72%。内设综合业务科、公共场所科、职业卫生科、医疗机构科、法制科和计划生育科 6 个科室。承担着全市公共场所卫生、生活饮用水卫生、学校卫生、医疗卫生、职业卫生、消毒产品经营单位、餐饮具集中消毒单位以及计生执法等监督执法工作任务。

业务工作　2020 年,完善机制,健全卫生监督监管方式。大力推进"三项制度"贯彻落实。稳步推进"互联网＋监管"工作。依据职权认领事项,将所承担的 48 项检查清单、实施清单及监管行为数据实现全覆盖,及时在应用系统发布和录入。全面推进"双随机、一公开"工作,下达随机监督抽查任务 4 次,抽查单位 270 余家,实施处罚 19 家,监督任务完成率 100%。借助"山东省行政处罚和强制平台"实现案件在"信用中国"端口自动公示,在"胶州政务网"不定期对外公示"双随机"监督结果、行政执法动态信息等各类执法信息 500 余条。

加强培训,提升卫生监督执法水平。鼓励 70 余人次参加青岛组织的各类法律知识培训班,针对性组织内部执法文书制作要点、执法全过程记录演示等培训。查办案件数量比上年增长 120%（件）。全面监督,圆满完成"蓝盾行动"12 项。在全市范围内开展打击非法医疗美容、乡村医生非法执业等行为,立案处罚 270 余起。

深入宣传,提升执法动态知晓率。在新源购物广场、市会议中心等开展《执业医师法》、《医疗机构管理条例》和《食品安全法》等普法宣传,通过进社区、进企业等方式扩大对《职业病防治法》等的宣传。累计发放各类普法宣传材料 1000 余份,接受市民健康咨询 300 余人次。加大新闻媒介宣传的广度和深度,在山东省卫健委、山东信息、《大众日报》等网站、报纸发表信息 90 余篇。

疫情防控　2020 年,强化联合监督,助力疫情防控阻击战。新冠疫情发生以后,出动以医政医管科、监督执法人员、疾控、医疗、院感、120 急救中心、实验室质控、教体局专家等为成员的专项督导小组 2000 余人次,对全市的医疗机构、隔离点、集中服务点、核酸检测实验室、院前急救、学校、托幼机构等开展疫情防控督导检查 30 余次,下达督导检查意见书 1000 余份,查处 42 家违反《传染病防治法》等相关规定和要求的医疗机构,立案处罚 59 起,人民币罚款 17000 元。

党建工作 2020年,开展"主题党日+"、"三述"和"大讨论、大排查、大整改"等系列党建活动,让党旗飘扬在一线。通过"一岗双责"、签订党风廉政建设责任书和廉政谈话制度等,强化责任担当,落实廉洁从政、廉洁执法各项措施,每周至少2次不定时开展纪律作风抽查,节假日开展值守应急、公车使用等作风督察,确保党风政风持续向好。

荣誉称号 青岛市文明单位。

党委书记、大队长:陈永奎
党委副书记:王攻克
副大队长:李新静、宋志磊、贤振平
办公电话:82289028
电子邮箱:jzswsjkjdzfdd@qd.shandong.cn
邮政编码:266300
地 址:胶州市常州路13号

(撰稿人:律明星)

胶州市疾病预防控制中心

概况 2020年,胶州市疾病预防控制中心总建筑面积3200平方米,其中实验室建筑面积1600平方米。中心设有综合科、检验科、免疫规划科、疾病防制科、健康教育科、健康危害因素监测科、业务与应急管理科、慢性病防制科、药械科、中医防病科10个职能科室。人员编制从82人增加至112人。在编职工69人,其中专业技术人员57人,工作人员中本科及以上学历47人,正高级职称1人,副高级职称6人,中级职称19人。中心获得青岛市五一劳动奖状、2019—2020年心血管病高危人群早期筛查与综合干预项目先进项目点、青岛市职业中毒事件处置技能竞赛团体三等奖。

体系建设 2020年,根据《关于健全完善市县重大疾病传染病防治、中医药发展和非公有制经济发展体制机制的通知》《关于健全完善重大疾病传染病防治、中医药发展体制机制的通知》等文件,建立重大疾病和传染病防治工作领导小组和促进中医药发展工作领导小组,领导小组办公室在市疾病预防控制中心实体化运行,下设综合协调、监测预警、疫情研判、情报信息、科技研究5个工作组,配备工作人员20名,使用市疾病预防控制中心编制。进一步优化市疾病控制中心的职能配置和机构设置。市疾病预防控制中心加挂健康管理指导中心牌子。增设健康管理指导科,增设后市疾病预防控制中心的内设机构由12个调整为13个。

以核酸检测能力提升为重点加强实验室能力建设。在原有一个二级生物实验室的基础上,新建二级生物实验室一个,中心拥有2套加强型负压P2实验室,两个实验室4台96通量全自动核酸提取仪,5台96通量荧光定量PCR检测仪,1台全自动样本分杯系统。中心实验室还拥有全自动核酸检测系统1套。打造青岛市各区(市)中最强的核酸检测能力。

新型冠状病毒防控 2020年,完成17例确诊病例以及7例疑似病例流行病学调查,并形成报告。对疫情防控工作进行风险评估研判并撰写20期风险评估研判报告。协助调查追踪管理确诊病例及疑似病例新冠肺炎密切接触者1286人,外地密接及时发协查函。对重点地区返胶人员、入境返胶人员5000余人次进行风险研判及管理。妥善处置青岛市胶州中心医院院内感染事件,追踪管理调查中心医院病例的密切接触者及一般接触者507人,并对其中重点人员进行风险研判。处置锦宜水产公司环境感染工作人员事件,追踪管理调查无症状感染者病例的密切接触者和密接的密接1095人及一般接触者230人,并对其中重点人员进行风险研判,对在外人员发送133人次协查函。

对重点人群集中隔离点、医学观察服务点、中启康年酒店、铺集足球小镇等密切接触者集中隔离点以及多处入境返胶集中隔离观察点进行技术指导。复工复产前同爱卫办到多处农贸市场进行开市前督导检查。组织复工复产疫情防控技术指导小组,深入全市工业园区对企业复工复产进行疫情防控技术指导。制作学校传染病预防控制知识培训课件,在教体局对全市中小学和托幼机构传染病预防控制知识进行视频培训;对多所学校的疫情防控演练进行技术指导。在青岛市胶州中心医院院内感染事件期间做好全市学校高三毕业班复学工作进行风险评估。做好全市医疗机构相关人员新冠肺炎防控技术培训。对高考、"两会"等考试会议活动进行现场保障。应青岛市疾病预防控制中心安排到青岛流亭机场、李沧区和平度市支援当地疫情防控工作。

做好青岛锦宜水产有限公司环境感染工作人员事件处置环境样采样工作,完成应急处置环境样本采集2000余份。对入境病例及确诊病例居住场所进行环境采样20余份。做好疫点消毒工作,在青岛市胶州中心医院院内感染事件、青岛锦宜水产有限公司环境感染工作人员事件等应急处置工作中共完成对涉疫场所终末消毒工作30余次,消毒面积16000平方米。

派出 1 名疫情防控专家参加市指挥部冷链督导部工作,汇通丰源冷链专仓、冠宇冷链专仓每个专仓派出 1 名专业技术人员对专仓疫情防控工作进行技术指导。指导各采样队对进口冷链食品及环境检测方面加大抽检量,对食品外包装、水产品等着重采样。采样信息汇总形成台账上报疾控大疫情系统。

2 月 1 日开始新冠病毒核酸检测工作,是青岛市第一个开始新冠病毒核酸检测的区(市)疾控。中心实验室负责全市应急检测任务、"应检尽检"检测任务以及冷链相关单位人员、环境和食品的核酸检测任务,检测样本 43 万余份。负责协调安排全市 18 支镇街采样队的日常工作任务,并承担采样物资的采购和发放工作。10 月在全民检测中实验室完成核酸检测 10 万人。对胶州市所有进行核酸检测人员的相关信息通过疫情网进行审核并上传信息 145 万余人次。联合卫健局信息科自主研发"采样检测智慧管理平台",于 12 月初开始上线运行,通过多次程序升级全面应用于本市的新冠病毒核酸采样和检测中。

编写 2020 年上海合作组织国际投资贸易博览会暨上海合作组织地方经贸合作青岛论坛疫情防控手册。在胶州市方圆体育中心举办上合博览会暨上合国际客厅启用仪式演练,按照疫情防控手册开展人员和物资排查等准备工作。与承办方进一步对接细化有关防控措施,确定医疗卫生服务点位置,改进人员入场流程,指导完善入场提示海报,完成重点岗位人员明白纸。

12 月开展新冠病毒疫苗重点人群应急接种工作,组织 12 家医疗机构分别组成应急接种队,在胶州市方圆体育中心设置大型临时接种点对进口冷链相关重点人员集中接种工作。后续在各镇街 18 处接种点启动重点人群的分散接种工作。联合市卫生健康管理局开发新冠疫苗接种管理系统,实现疫苗接种信息化管理。

切实做好新冠肺炎健康教育工作。设计、印制、发放健康教育宣传资料 9 种 130000 份,"新型冠状病毒感染的肺炎公众预防指南"光盘 60 张,发放健康产品 2800 个。设计新冠病毒肺炎宣传栏内容模版 4 个版面在全市共享。拍摄疑似病例流调、消杀、核酸检验实战工作录像;对全市 18 所卫生院、社区卫生服务中心开展新冠肺炎防控相关知识宣传情况进行调研并开展技术指导。

在各社区卫生服务中心、乡镇卫生院抽调多名工作认真卫生专业技术人员,成立 65 人流行病学调查队 18 支,42 人消杀指导队 18 支,并组织了专门的培

训,为常态化疫情防控和秋冬季疫情防控工作提供后备力量保障。在全市范围内组织培训专业采样人员 1395 人,培训核酸检测人员 93 名。其中基层采样队负责全市日常"应检尽检"工作。

传染病防制　2020 年,胶州市报告法定报告传染病 17 种,计 1322 例。分别为肝炎 611 例,肺结核 232 例,梅毒 214 例,手足口病 83 例,其他感染性腹泻 40 例,布病 23 例,流行性腮腺炎 22 例,猩红热 19 例,淋病 18 例,流行性感冒 18 例,新型冠状病毒肺炎 17 例,艾滋病 14 例,出血热 13 例,麻疹 1 例。

处理传染病自动预警信息系统信息 129 次(新型冠状病毒肺炎 35 次,病原学阳性 24 次,病原学阴性 16 次,水痘 15 次,无病原学结果 9 次,流行性感冒 7 次,其他感染性腹泻 7 次,出血热 3 次,流行性腮腺炎 3 次,猩红热 3 次,手足口病 2 次,恶性疟 2 次,利福平耐药 1 次,疟疾未分型 1 次,人感染猪链球菌 1 次)。完成中国疾病预防控制信息系统数字证书部署实施相关工作及证书使用操作工作。

重点传染病监测与防控　2020 年,手足口病无重症和死亡病例及暴发疫情发生。开展手足口病流行规律、主动搜索监测疫情与报告。指导坚持晨午检制度、因病缺勤缺课登记制度,落实消毒措施;村卫生室建立和完善婴幼儿家长手足口病防控知识宣教制度、转诊治疗登记制度。根据发病情况对手足口病撰写疫情周报。联合教体局对全市 200 多家托幼机构管理人员和医务人员开展手足口病防控知识培训,要求加强落实日常防控和突发疫情处置措施;并通过微信平台宣传手足口病的预防知识,对基层医疗机构、托幼机构和中小学等重点单位和重点场所发放宣传材料 2 万余份。

2020 年,出血热发病 13 例,同比(18 例)下降 27.77%。全部进行流行病学调查和疫点处置。全年开展鼠间疫情监测 4 次,完成胶北、胶莱等镇街的 EHF 发病村鼠情监测,布有效鼠夹 3200 夹,捕鼠 41 只,鼠密度为 1.28%。取鼠标本 41 份,送青岛 CDC 检测。进入秋冬季对发病多的镇街做进一步督导宣传,发放宣传材料 3000 余份。

2020 年。布鲁氏菌病发生 23 例,个案调查处置率、疫点处置及时率 100%。联合市畜牧兽医局针对与牲畜及畜产品有接触的重点人群筛查 105 人,对采样人群进行危险因素调查填写调查表 105 份,采集高危人群血清 105 份,进行布病抗体监测,并填写监测人员的信息及流行病学个案调查,录入数据库上报青岛市疾病预防控制中心。有针对性地对病例涉及的

村开展健康教育,发放知识宣传单。根据疫情需要,定期或适时开展疫情分析和高发原因,调整布病防控策略与措施。

2020年,流感监测哨点医院采样800例。流感样病例报告及时率、标本采集完成率达到100%。规范流感样病例聚集和暴发疫情处置工作。流感流行季节加强对学校、托幼机构、养老院和敬老院等人群密集区域的主动监测,未出现聚集或暴发疫情。

2020年,猩红热发病19例,根据疫情动态,实时进行疫情分析,特别是对学校、托幼机构等集体单位进行健康宣传教育。

2020年,对全市17处狂犬病暴露处置门诊进行督导检查。以9月28日"世界狂犬病日"为契机,要求17处狂犬病暴露处置门诊张贴宣传画,悬挂狂犬病日宣传主题横幅排放展台进行宣传,接受咨询1000余人,发放宣传材料共计1500余份。

2020年12月8日接到报告,某高级技工学校学生出现感染诺如病毒症状,现场流调处置27人,所有人员在中心实验室全部进行了病毒核酸检测,结果阳性。

艾滋病防制 2020年,"世界艾滋病日"前后到学校、公共场所、居民社区等开展一系列的艾滋病和性病防治知识宣传活动。在人力资源和社会保障局、青岛工学院分别举办艾滋病性病知识讲座,在胶州市宝龙城市广场开展艾滋病性病知识宣传活动。全市有艾滋病初筛实验室5个,艾滋病检测点18个。全年报告HIV感染者和AIDS病人共36例,其中艾滋病病人12例,男性33例,女性3例,29例为男男同性传播、7例为异性传播。新发现病例中男男同性传播占80.6%,成为胶州市艾滋病主要感染途径,青年感染者比例明显上升。及时为艾滋病病毒感染者和病人提供医学和心理上的帮助,掌握他们的身体状况和CD4+T细胞水平。对本地全部188名(178例治疗)艾滋病病毒感染者和病人进行随访和查体,治疗覆盖率达到了94.68%,正在接受抗病毒治疗病人,每年CD4检测比例为100%,病毒载量检测达到100%,艾滋病病毒感染者和病人的配偶/固定性伴艾滋病抗体检测率达到100%,新报告和既往报告的艾滋病病毒感染者和病人结核病筛查率达到100%。青岛青同志愿者服务中心工作人员入驻中心,与中心合作开展男男性接触人群动员检测工作,动员检测1000余人,发现艾滋病感染者和病人14例。

结核病防制 2020年,结核病防治工作重点是学校疫情防控、肺结核患者健康管理和耐药病人的发现与管理。全年度登记肺结核病人224例,病原学阳性病人145例,病原学阴性病人61例,结核性胸膜炎4例,完成指标。在青岛工学院和青岛胶州第二卫校开展"3·24世界防治结核病日"系列宣传活动和社会媒体传播活动。加强学校结核病防治工作,督导落实"青岛市学校结核病防控工作达标方案"。登记学生病例11人,全部进行相关处置。

免疫规划 2020年,全市免疫规划共接种一类疫苗249915剂次、二类疫苗71699剂次,免疫规划疫苗报告接种率均在95%以上,乙肝疫苗首针及时接种率为99.86%。受新冠病毒疫情影响,全市接种门诊停诊1月,疫情局势好转后,对全市接种门诊复诊开展验收工作,并完成停诊期间的疫苗迟种补种。全市各接种单位全部使用条形码扫描设备、身份证读卡器设备,加强对所有儿童、成人受种者身份的准确识别;完成山东省免疫规划信息系统客户端升级,整合疫苗生产、流通、预防接种环节追溯信息,实现疫苗可追溯。新增中康民泽成人预防接种门诊和胶州市海健医院成人预防接种门诊。在胶州市阳光大酒店举办全市免疫预防综合技术培训班,全市预防接种门诊及产科门诊120余人参加培训。完成青岛市市办项目,为全市19处儿童预防接种门诊进行智慧化门诊升级改造,配备智慧冷链冰箱、冷藏包、预检登记电子签核机、预检登记显示屏、综合信息显示屏等硬件;并以硬件提升为载体,在现有信息系统的基础上,升级原有疫苗接种系统,完成智慧化预防接种门诊建设。

慢病防制 2020年,胶州市居民死因网络直报审核6984份;意外伤害监测报告审核录入16078份;肿瘤登记报告审核录入1649份;心脑血管病报告卡审核录入3159份。完成3家市级综合医疗机构和18家基层医疗卫生机构慢性病与意外伤害监测工作的现场督导2轮次,综合培训1次。

开展"一二三四奔健康"系列推广活动,山东省"三减"主题电子小报大赛活动中,有三件作品被评选为山东省优秀作品。成功组织614人,46支健走队伍参加全国第五届"万步有约"健走激励大赛活动。完成2020年青岛市居民健康状况与行为危险因素调查胶州900人的任务量,完成2020—2021年胶州市社区诊断2400人次的现场调查。此次调查覆盖12个镇街、48个村及社区,为政府制定慢性病防控与营养改善政策和采取健康干预措施提供科学依据。

基本公共卫生服务项目和重大公共卫生服务项目 2020年,中心积极参与并组织国家基本公共卫生服务疾控项目的培训、质量控制工作,组织完成技术指导 3 轮次,相关业务培训 11 次;配合青岛市疾病预防控制中心和胶州市卫健局开展基本公共卫生服务项目督导和第三方考核工作。

2020 年,胶州市继续承担 2 项国家重大公共卫生服务慢性病防治项目,具体包括心血管病高危人群早期筛查与综合干预项目、脑卒中高危人群早期筛查和干预项目。完成心血管病高危人群初筛 1000 人,筛查出高危人群 280 人,高危对象调查和短期随访 518 人,高危人群长期随访 4338 人;脑卒中高危人群共完成院外筛查 2161 人。国家心血管病高危人群筛查干预项目管理办公室 2019—2020 年度表彰中,胶州市被评选为全国 48 个先进项目点之一。

申报 2020 年度青岛市卫生健康委政策研究课题,组织开展胶州市"基层高血压医防融合服务现状和对策分析"调查工作,为推进基层高血压医防融合工作提供科学依据;对基层医务人员开展相关业务培训 2 次,为患者自我管理小组试点单位配备支持工具(血压计、体脂秤、书籍等),积极推动各基层医疗单位开展高血压标准化治疗,探索建立基于区域化信息平台、家医签约服务、健共体发展的医防融合工作机制。

病媒生物防制　2020 年,胶州市各监测点布鼠夹 2000 个,有效夹 1946 个,捕获鼠 21 只,年平均鼠密度为 1.07%;其中城区居民区捕鼠 3 只,平均鼠密度为 0.06%;农村自然村捕鼠 12 只,平均鼠密度为 1.20%;特殊行业捕鼠 6 只,平均鼠密度为 1.34%,其中褐家鼠、小家鼠为优势种,农村自然村捕到黑线姬鼠,冬春季节灭鼠后,鼠密度有明显降低。

食品安全风险监测工作　2020 年,对 13 个类别 21 批次食品进行采样监测,其中海产品甲壳类、贝类、藻类 32 份,水果樱桃、蓝莓、桃子、葡萄共 21 份,干果 10 份,饮料 10 份,畜肉生猪肉、生牛肉、生羊肉、熟牛肉、熟羊肉共 9 份,生干面制品挂面 10 份,面制品油条、馒头、包子皮共 10 份,干制海产品烤鱼片 5 份,蔬菜 10 份,直饮水 15 份,海产品双壳贝类 40 份,生禽畜肉 5 份。样品采购点在全市范围内的超市、农贸市场、商店、种植基地等地点确定,所采样品直饮水、面制品、海产品双壳贝类、油炸面制品由中心检测,其余送青岛市疾病预防控制中心或各区(市)疾病预防控制中心进行检测。

食源性疾病审核及食源性疾病暴发处置　2020 年,全市 9 处监测哨点医院共上报食源性疾病病例 1093 例,其中青岛胶州中心医院上报 261 例,胶州市人民医院上报 201 例,胶州市第三人民医院上报 155 例,胶州市胶莱卫生院上报 138 例,胶州市铺集卫生

院上报 50 例,胶州市胶东卫生院上报 50 例,胶州市胶北卫生院上报 54 例,胶州市李哥庄卫生院上报 119 例,胶州市洋河卫生院上报 65 例。

2020 年,中心调查处置各类疑似食源性疾病暴发事件 15 起。排除 1 起疑似食源性疾病暴发事件。市疾控中心共出动调查处置人员 70 余人次、车辆 30 车次,调查处置率达到 100%。全年排除 3 起疑似食源性疾病暴发事件。市疾控中心共出动调查处置人员 100 余人次、车辆 20 余车次,调查处置率达到 100%。

农村环境卫生监测工作　2020 年,胶州市疾病预防控制中心继续承担山东省农村环境卫生监测工作,选取胶莱、胶西、里岔、铺集、营海镇作为监测点进行调查,每处乡镇随机选择 4 个行政村,调查 20 个行政村;每村采集 1 份农田土壤样本,共计采样 20 份;每村随机调查 5 户,调查 100 户;每处乡镇选择初中、小学各一所,调查学校环境卫生状况 10 处。工作全部完成,通过省级审核。

学校卫生监测工作　2020 年,完成胶州市监测学校基本情况调查 8 所学校、学生常见病健康监测 1200 份、学生常见病及近视相关因素调查 1200 份。学生常见病监测各项指标完成率达到 100%。学生常见病监测指标包括身高、体重、屈光、裸眼视力、脊柱弯曲、血压、龋齿等指标 10 余项,均按照项目要求完成。所有采集的数据在规定上报日期前上报省和国家相关部门,完成《2020 年青岛市学生常见病及健康影响因素检测和干预技术报告》,并以正式文件形式上报市卫生健康委和教育局。

地方病和寄生虫病防制　2020 年,胶州市碘缺乏病监测覆盖胶北、李哥庄、里岔(张应)、九龙、阜安 5 个镇街,采集孕妇家中食用盐样 100 份,8～10 岁儿童家中食用盐样 216 份,共完成碘盐检测 300 份。通过检测,合格碘盐 206 份,不合格碘盐 19 份,碘盐合格率 91.56%,非碘盐 91 份,非碘盐率 28.80%,碘盐覆盖率 71.20%,合格碘盐食用率 65.19%,盐碘中位数 21.60 mg/kg。儿童尿碘中位数为 272.40 g/L、孕妇尿碘中位数 203.85 μg/L,属于 200～300 μg/L 区间,为碘营养水平适宜。

根据 2004 年监测结果显示,胶州市现存病区村 89 个,全部实现除氟改水,且工程运转均正常。2020 年,胶州市 89 个氟中毒监测病村的居民饮用水的水氟含量均小于 1.2 mg/L,达到饮用要求。饮水型氟中毒病区村的 8～12 岁儿童氟斑牙调查 1643 人,其中正常 1465 人,可疑 18 人,极轻度 139 人,轻度 15

人,中度4人,重度2人,氟斑牙检出率为10.92%。

2020年,寄生虫病防制完成"三热病人"血检604例,境外输入性恶性疟病例疫点调查处置4例。

健康教育与促进　2020年,完成全国城乡居民健康素养监测(中云、胶莱、铺集6个监测点,16个村居)、青岛市居民健康素养监测(阜安、三里河、胶东、九龙4个监测点,12个村居)、胶州市居民健康素养监测(胶北、北关、云溪、营海、马店、胶西、杜村、李哥庄、洋河、里岔、张应11个监测点,25个村居)工作。对全市12处镇(街道)、53个村(居)、21个监测点、1830住户开展入户调查工作,完成调查问卷1607份。

对心康胶州市社会健康基地进行升级改造,取得青岛市级心理卫生健康教育基地称号;经省健康教育基地审核组来胶对"基地"进行评估验收。

组织胶州市健康促进医院、学校、机关、企业、村(社区)争创青岛市级健康促进示范单位,申报青岛市级健康促进医院2家、健康促进机关1家、健康促进学校1家、健康促进企业1家、健康促进村(社区)2家、健康家庭20个。12月,市人民医院、心理康复医院、教体局、第四实验小学、首胜实业有限公司、市南小区、刘家村7家单位被青岛市卫生健康委授予青岛市级健康促进场所称号,李中信等20个家庭被授予青岛市级健康家庭称号。

组织开展公共卫生服务健康教育项目工作培训36人次,组织开展胶州市居民健康素养监测培训90人次,组织开展国家城乡居民健康素养监测培训50人次,组织开展居民健康素养监测工作总结会议36人次。对全市18所卫生院、社区卫生服务中心开展3轮公共卫生服务健康教育项目技术指导工作。

质量管理和实验室检测　2020年,参加质量管理能力验证7次。2月参加山东省卫生健康委员会组织开展全省新型冠状病毒核酸检测质量控制考核,结果为优秀;4月参加山东省地氟病研究所组织的氟化物盲样考核,结果为满意;7月参加全省疾控系统新型冠状病毒核酸检测实验室能力考核3次,结果为优秀;8月参加全省艾滋病筛查实验室考核,考核结果为优秀;11月参加山东省梅毒血清学检测室间质量评价考核,考核结果为优秀。

实验室检测完成农村安全饮水工程项目枯水期66份水样的34个项目的和18份城市供水的季度检测。完成碘检测专用实验室的建设,完成碘盐检测300份,尿碘检测300份。完成胶州市卫生监督综合执法局执法检查采集的水样、公共场所、餐具、投诉举报等200多份样品的检验分析。完成艾滋病日常检

测和艾滋病哨点监测的血样筛查分析600多人次。完成青岛市食品污染物调查项目的60份面粉样品的3个重金属项目和40份凉拌菜等食品的4个项目的食品污染物调查检测,60份油炸食品的重金属铝的检测。完成全国土壤质量调查项目20份样品的5个项目的检测分析、慢病科110份水氟的检测、职业卫生监测科的工作场所职业病危害因素检测70多个单位的400多份样本的检测任务。

重点职业病监测与风险评估　2020年,通过中国疾病预防控制信息系统上报新发职业病4例,其中尘肺病2例、职业性噪声聋2例;疑似职业病8例;农药中毒9例,全部病例均为非生产性自服。

重点职业病监测与职业健康风险评估收集胶州市安监部门全市企业职业病危害因素申报信息485份,辖区职业健康检查机构报告职业健康检查个案数据8029例,通过胶州市劳动保障部门收集本年度4例新发职业病人工伤保险待遇落实情况,并根据以上收集信息内容完成2020年度胶州重点职业病监测与职业健康风险评估报告。

疫苗管理　2020年,疫苗实施逐级订购和管理,建立健全疫苗接收、配送出入库台账,做到苗账相符,开展疫苗注射器出入库登记信化管理。疫苗按规定的温度贮存,并指导全市疫苗冷链系统正常运转,及时加强疫苗冷链设备的维护、保养和安全工作,通过青岛市实事项目新购置6.3立方米冷藏车1辆。冷链设施运转正常,温度探头能及时报警,联网并实时监控,冷链监测记录齐全;冷链设备的管理人员每天至少2次且间隔6小时查看并填写温度记录表,并妥善保存温度记录本。记录保存至超过疫苗有效期2年备查。开展向各预防接种门诊配送疫苗工作,每月全市所有门诊配送疫苗一次。

党建和群团工作　2020年,严格根据上级党委的工作要求积极开展"两学一做"常态化工作。按照规范学习贯彻党的十九大,十九届四中、五中全会和习近平同志系列讲话精神。按照要求认真开展"三会一课",及时组织组织"主题党日+"活动。组织职工积极参加"身边好党员"演讲比赛,组织"三八妇女节"女职工活动等活动。新发展李雪为预备党员。

大事记

1月20日,中心召开新型冠状病毒感染的肺炎疫情防控工作会议,正式启动新型冠状病毒感染的肺炎疫情应急处置工作。

1月24日,接西海岸新区协查报告,该区1名确诊病例的密接在胶州市三里河南城子村居住,中心工

作人员与三里河社区卫生服务中心工作人员随即开展第一次流调。

1月26日，接青岛市胶州中心医院报告1例有武汉旅居史的发热病人，初步判断符合新型冠状病毒感染的肺炎疑似病例。中心随即派出应急处置队伍进行处置。晚11时，经专家组诊断确诊为新型冠状病毒感染的肺炎确诊病例。此为胶州市第一例确诊病例。该病例经流调判定密接3人，没有继发病例。

2月1日，根据青岛市要求中心实验室准备开始新冠病毒核酸检测工作，当日通过青岛市验证，正式开展病毒核酸检测工作，为青岛市第一个开展病毒核酸检测的区（市）疾控中心。

2月10日，胶州市第一例确诊病例经青岛市疾病预防控制中心实验室两次核酸检测阴性，符合解除隔离和出院标准。

2月11日，胶州市第一例确诊病例治愈出院。

3月17日，应青岛市疾病预防控制中心工作安排，中心派出由邱晓磊、肖文哲、赵刚三人组成的小组，支援青岛市流亭飞机场新冠疫情防控工作。

4月6日，中心实验室对青岛市胶州中心医院送检样本初步检测阳性。

4月7日，中心实验室对青岛市胶州中心医院送检样本再次复核阳性。判定两名患者为同病区境外输入病例的关联病例。初次发现2名患者，继发感染者3名。追踪调查处置密接117人，按密接管理一般接触者390人，以上人群进行集中隔离，每天进行核酸检测；一般接触者1204人，进行居家隔离，每三天进行核酸检测。其间，对高中毕业年级5577名教职工、学生（教职工980人，学生4597人）开展核酸检测并进行风险研判，妥善做好高中毕业班开学工作。

4月22日，青岛市专家组对本次事件进行风险研判，认为本次疫情基本得到控制，造成社区传播的风险极低。

5月18日，中心派出的支援小组在青岛流亭机场按照要求很好地完成流调、采样等各项工作。收到青岛市海关的表扬信。

10月12日—16日，根据青岛市指挥部要求，胶州市开始全员检测工作。中心负责采样物资协调和发放，以及外送潍坊市的组织工作。中心实验室检测10万人次。

10月13日—28日，应青岛市疾病预防控制中心工作安排，派出邱晓磊、肖文哲两人到李沧区支援青岛市胸科医院感染事件应急处置工作。

10月23日，收到胶州市编制委员会文件，自2020年5月中心人员编制由82名调整为112名，达到省级要求。

11月2日，收到胶州市编制委员会文件，市重大疾病和传染病防治工作领导小组办公室在市疾病预防控制中心实体化运行，下设综合协调、监测预警、疫情研判、情报信息、科技研究5个工作组。中心加挂胶州市健康管理指导中心牌子，增设健康管理指导科，内设机构由12个调整至13个。

11月9日，市卫生健康局党组书记、局长王寿鹏代表市委组织部宣布赵建磊担任市疾病预防控制中心党总支书记一职，市疾病预防控制中党总支书记按照市管干部进行管理。

11月30日，中心实验室检测青岛市锦宜水产公司"十合一"样品核酸检测阳性，随即中心启动应急处置工作。该事件中初检阳性1人，继发感染1人。共判定密接628人，密接的密接467人，进行集中隔离；一般接触者230人，全部居家观察。中心工作人员协助省、青岛市专家组对该公司货物进行大面积的采样检测。

12月15日—16日，市疾控中心组织12家医疗机构分别组成应急接种队在胶州市方圆体育中心（圆馆）设置大型临时接种点，完成首批进口冷链相关人群新冠疫苗接种2219人次。在各镇街18处临时接种点启动剩余部分重点人群的分散接种工作。自此开始新冠病毒疫苗接种工作。

党总支书记、主任：赵建磊
党总支副书记：刘福华
副　主　任：李中信、张绍基、周克文
办公室电话：86620839
电子信箱：jiaozhoucdpc@126.com
邮政编码：266300

胶州市妇幼保健计划生育服务中心

概况　2020年，中心占地7722平方米，建筑面积8000平方米。在职职工77人，合同制职工197人，职工总数274人，其中，卫生技术人员227人，占职工总数的82.85%；其他专业技术人员47人。卫生技术人员中，副高级职称以上13人，占5.72%；中级职称55人，占24.23%；初级职称159人，占70.05%；医护之比为1∶1.6。设床位121张，设职能科室7个、临床科室6个、医技科室4个、保健科室2个。

业务工作　2020年，门诊量15.47万人次；收住院病人4795人次；出入院诊断符合率100%，手术前后诊断符合率100％,疾病治愈率100％,病死率0,手术部位感染发生率0,甲级病案符合率100％。

业务收入　2020年,业务收入6603.91万元。

医疗设备更新　2020年,更新引进了除颤监护仪、微量元素分析仪、麻醉呼气末CO_2模块、尿沉渣分析仪、超声骨密度仪,以及具有世界先进水平的美国伟纶双目视力筛查仪等先进设备。

卫生改革　2020年,继续深入开展医药卫生体制改革,建立完善符合妇幼卫生特点的收入分配激励机制和绩效评价机制。积极实行全面预算管理,加强收支核算。主动强化行业管理,定期向社会公布财务状况、绩效考核、质量安全、价格收费等信息,接受社会监督,促进公开透明,规范和加强依法执业与依法治院。严格控制医疗费用的不合理增长。将控费工作层层落实到各科室,纳入绩效考核。严密监控辅助性、营养性等高价药品的采购和使用。所有西药均通过山东省网络平台集中采购,坚决杜绝违规采购和医药贿赂的发生。认真落实医保政策,按照医保要求制定日常工作考核细则,深入科室查看患者在床情况,查验有效证件,做到人证相符,确保医保资金安全使用。

疫情防控工作　2020年,圆满完成抗击新冠肺炎疫情任务。成立疫情防控指挥部和院感防控工作专班,制定"一科一岗一策",制发新冠肺炎诊疗方案8版、防控方案6版、应急预案4版,采取分期分批分层培训、专项培训、现场演示、应急拉练等形式对全体职工进行培训70期、93场、3000余人次,确保人人过关,增强疫情防控能力。建设核酸检测实验室和发热门诊,全面落实"五有三严"、预检分诊"四个一"、病房24小时门禁等防控措施,积极开展"三大活动",保障本院安全。抽调83人参加"胶州先锋"突击队,到高速路口、隔离点以及李哥庄、胶东、九龙等镇街,参与巡逻防控、核酸检测、隔离救治等工作,圆满完成上级交给的各项工作任务。

医疗特色　2020年,产科质量持续提高。将流动人口孕产妇纳入管理系统,提高全市早孕建册率,采取网上抽查和实地考察相结合的方式进行基层督导,加强与青岛市相关部门的纵向协作,进一步完善转诊抢救机制。依托孕妇学校开展丰富多彩的健康宣教50余期、1000余人次,促进孕期健康。认真落实孕产妇"五色"分级管理制度,加强高危孕产妇的专人专案全生育过程管理,持续关注到产后42天结案。牵头推广导乐分娩和无痛分娩,降低剖宫产率。组织开展全市孕产妇危重症评审,提高危重孕产妇管理水平。安全分娩率100％,孕产妇死亡率为0,接产量占全市的比例由35％提高到42.37％。

中医药服务不断扩大。中医妇科将中医四诊渗透到乳腺保健、孕前保健、不孕不育治疗中,中西医儿科医师进行联合坐诊。

妇女群体健康得到保障。完成妇女"两癌"筛查43002人次,对37例"两癌"及癌前病变患者全部进行治疗干预。

加强儿童健康管理。重新理顺并规范10余项信息报送规程,牵头落实全市5岁以下儿童管理方案,完善基层儿童保健工作。调整疫情期间工作方式,开通成长在线问诊,利用钉钉平台、电话抽查等方式开展基层儿保例会、培训、督导,组织全市托幼机构保健员、保育员、炊事员进行线上理论培训和线下分批次实习考核。印发《关于规范全市儿童入托前健康检查的通知》。2020年,辖区7岁以下儿童健康管理率97.73％,5岁以下儿童死亡率2.61‰,婴儿死亡率1.36‰。

出生缺陷综合防治有效落实。完成免费婚检7532人、孕前查体8530人,对查出的3242例高风险人群进行健康指导。开展免费产前筛查7221人,并为高风险和临界风险孕妇提供免费基因检测和羊水穿刺产前诊断服务。进行母婴"三阻断"5351人次,对26例梅毒、147例乙肝感染孕妇进行跟踪治疗和阻断。开展免费新生儿遗传代谢性疾病筛查、听力筛查、先心病筛查19123人次,并加强患儿的转诊、随访和救治,提高新生儿生命质量。全年避免40例缺陷儿的出生,活产围产儿出生缺陷发生率控制在25.34/万。

科研工作　2020年,申报青岛科研课题5项。发表论文14篇,出版专著7部,申请专利2项。

继续教育　2020年,医院225人次参加培训。派出进修人员17人,参加长、短期培训班、学术会议及学术交流1000余人次。

精神文明建设　2020年,积极开展"创十优·促满意"活动。加强智慧门诊建设,胶州市唯一一家开展诊间支付,实现身份证、医保卡、就诊卡多卡通用的门诊。开展云上服务,通过智慧云平台进行在线问诊、出院回访、健康教育、远程会诊。推出远程微胎心监护,指导孕妇在家保健。开通手机"小薇病案复印"服务,患者扫描二维码预约后,将病历邮寄到家,实现病案复印零跑腿。加强宣传,发布微信宣传485篇,在《半岛都市报》《金胶州》,以及网易、鲁网、半岛网等多家媒体发表宣传稿件40余篇,在胶州市电视台播放新闻动态 6 条、乐享健康 2 期，编撰《妇幼健康》工作简报 10 期。安排 4 名医生参加对贵州镇宁、甘肃徽县、菏泽曹县的对口支援。开展床旁送餐服务。中心通过青岛市文明单位标兵的复审。

大事记

1 月 5 日，通过青岛市首家"二甲"妇幼保健院复审。

1 月 21 日，正式启动新型冠状病毒感染肺炎疫情防控工作。

1 月 29 日，成立新型冠状病毒感染肺炎疫情防控指挥部。

4 月 28 日，根据要求建成首批发热门诊。

5 月 21 日，派出医生王桂敏参加对贵州镇宁县妇幼保健院的对口支援工作，医生刘丽丽参加对甘肃徽县中医院的对口支援工作。

6 月 8 日，通过青岛市爱婴医院复审。

6 月 23 日，派出医生高翔参加对菏泽曹县妇幼保健院的对口支援工作。

10 月 8 日，派出医生孙芳参加对菏泽曹县妇幼保健院的对口支援工作。

10 月 12 日，参加对李哥庄镇全民核酸检测。

11 月 4 日，祝丽萍担任中心党总支书记、主任。

12 月 20 日，检验科获得国家孕前优生实验室室间质评优秀等级。

荣誉称号　胶州市 2020 年度公共卫生工作先进单位；胶州市 2020 年度医疗质量管理工作先进单位；胶州市 2020 年度危重孕产妇管理工作先进单位。

党总支书记、主任：祝丽萍
副　主　任：张德俊、徐晓斐
业务主任助理：刘玉姣
院办电话：87292055
传真号码：58651501
电子信箱：jzsfybjy@qd.shandong.cn
邮政编码：266300
地　　　址：胶州市云溪河北路（原农场路）26 号
　　　　　　　　　　　　　（撰稿人：周　伟）

胶州市急救中心

概况　2020 年，胶州市急救中心占地面积 900 平方米，业务用房面积 600 平方米。全额编制 10 人，其中卫生专业技术人员 7 人，高级职称 1 人，中级职称 3 人，初级职称 3 人；行政工勤人员 1 人；财务人员 1 人。

业务工作　2020 年，接听急救电话 70818 个，有效电话 21046 个，有效派车 21046 车次，救治患者 17613 人次，抢救危重病人 1507 人，年内受理突发事件 573 起，突发事件中救治伤员 937 人。完成夏季高考、上合示范区重点项目集中开工仪式等保障及胶州市建筑工地综合应急演练等各级各类应急演练任务 130 余次。

固定资产　2020 年，固定资产总值 316.6212 万元，比 2019 年增加 124.1193 万元。

疫情防控工作　2020 年，强化院前急救疫情防控精细管理。组织线上线下疫情防控专题培训，加强院前疫情防控专项督导，完成确诊、发热、密接等患者的转运救治工作。累计出诊派车 1400 余车次，转运发热及各类疫情相关人员 1700 余人。发挥院前疫情防控哨点作用，严格落实调度员首问、出诊单元首诊负责制，加强对病人流行病学史的问询与识别，把好疫情防控第一关。加强疫情防控应急物资储备，先后购置负压救护车 1 台、过氧化氢干雾消毒机 15 台、负压隔离仓 2 台，为疫情防控及转运救治做好充分的物资储备。

院前急救信息化建设　2020 年，深入实施"互联网＋急救"，落实"智慧急救"。120 调度系统再升级，急救优先分级调派系统（MPDS）全面上线，MPDS 使用率达到 95％以上，有效电话指导 9760 次，指导现场心肺复苏 210 例。将全市 200 余名急救志愿者信息纳入 120 调度指挥平台。

院前急救体系建设　2020 年，持续完善急救体系建设，赋能院前急救工作更加及时高效。5 月 30 日，胶西急救站正式投入运行，有效满足辖区 73 个村、65000 余人的急救服务需求，急救半径进一步缩短。打造阜安社区急救点，初步形成以阜安社区卫生服务中心为中心，辐射辖区 5 家卫生室的急救点网络。实现 6 处急救点在急救设备、制度流程、外墙标识、人员培训、规划建设"六统一"。有序推进中云、九龙急救点建设。动态管理 AED（自动体外除颤仪），将 AED 端口并入 120 调度系统，实时掌握 AED 位置；定期培训 AED 管理人员，确保 AED 有效运行。

院前急救工作管理　2020 年，细化院前急救工作管理，加持院前急救管理水平再提升。采用明察暗访、回头看等形式进行质控检查 6 次，下达督查意见书，限期整改。定期召开质控例会。合理分配运行经费。

急救知识培训　2020 年，深化急救知识社会化培训工作机制，助力构建"社会大急救"体系。承办"120 国家急救日"倡议活动。青岛市卫健委、青岛市急救中心、胶州市卫健局相关负责人出席活动，来自青岛及胶州的急救志愿者、院前急救人员200余人参加活动。向大众免费推送急救知识,累计开展活动12场次,1400余人受益。持续开展急救知识"六进"活动,累计开展培训60余场次,15000余人受益。

"六大中心"建设　2020年,持续推进"六大中心"体系建设,实现急危重症区域黄金时间救治圈。推进急危重症患者高效救治,完成冠脉介入诊疗395例,其中急诊PCI145例;脑卒中溶栓116例,取栓53例。助力青岛市胶州中心医院通过山东省高级卒中中心、国家级高级卒中中心建设单位的验收;人民医院通过山东省卒中防治中心建设单位的验收。

党建工作　2020年,以"主题党日+"活动和"三述"专题生活会为抓手,将"三述"精神深度融入疫情防控工作当中。进一步提高政治站位,不断增强责任感、使命感,敢打必胜,冲在一线、靠前服务,对标"典型先进",用"先锋"意识促进各项工作落实到位,将"理论政策"精神融入各项工作。

大事记

1月15日,青岛市急救中心联合胶州市急救中心以及胶州市院前急救志愿服务组织,在胶州市瑞华实验小学举办"120国家急救日"倡议活动。

1月30日—31日,中心先后到民安、胶东、三院、洋河、里岔急救站进行新冠疫情防控督导检查。

3月18日,新购置的负压救护车到位,进行车载急救设备的安装,组织开展车载急救设备使用的人员培训。

3月30日,MPDS正式上线运行。

5月30日,胶西急救站启动试运行。

6月17日,中心调度受理台电脑全部完成更新,由原来的一机双屏更新为一机三屏。

12月2日—4日,胶州市院前急救质量控制中心联合卫生监督执法大队成立院前感控督导专班,对全市13家急救站开展院前急救疫情防控专项督导。

精神文明建设　2020年,开展"周学习月考试",组织趣味运动会,定期召开职工会议,帮扶困难职工,中心获青岛市新时代"职工最信赖的职工之家"荣誉称号。积极献血,倾情助力疫情防控;扶危助困,与6名"春蕾女童"结对帮扶;关爱老干部,定期为老干部活动室清扫卫生;走向街头,科普急救,惠及大众。全年组织开展各类志愿服务50余次。广泛开展急救宣传,在各级各类媒体上发表各类宣传稿件近200篇次,电视台宣传报道10次。

荣誉称号　中心先后获"青岛市新时代职工信赖的职工之家""青岛市文明单位""胶州市最美巾帼志愿者服务队""局综合考核优秀单位""局公共卫生工作先进单位"等荣誉称号。

中心主任:陈　蕾

党支部书记:戴丰顺

中心副主任:王淑艳

办公室电话:87209120(传真)

电子信箱:jzsjjzx@qd.shandong.cn

邮政编码:266300

地　　址:胶州市常州路13号

（撰稿人:王淑艳）

平　度　市

平度市卫生健康局

概况　2020年,平度市有各级各类医疗机构1147处,其中城区医疗机构7处,镇(街道)卫生院29处,村卫生室847处,民营医院28处,门诊部28处,个体诊所195处,厂企学校卫生室13处。其中,青大附院(平度)达到国家"三级甲等医院"标准,市人民医院达到国家"三级乙等医院"标准,市中医医院达到国家"二级甲等中医医院"标准,市第三人民医院达到国家"二级甲等医院"标准,市第二人民医院达到"二级综合医院"标准,其他13个乡镇卫生院达到"甲等卫生院"标准,14个乡镇卫生院达到"乙等卫生院"标准。现有卫生专业技术人员8746名,其中医师3215名,护士3273名,乡村医生1201名,其他卫生专业人员1057名。各医疗机构有编制床位数7208张,公立医院编制床位数5990张,千人口床位数5.22张;全市医生数3323人,千人口医师数2.88人。

疫情防控工作　2020年,平度市累计报告新冠肺炎9例确诊病例(本地病例3例,境外输入病例6

例),报告英国境外输入无症状感染者 1 例,均已进行规范流行病学调查。设置密切接触者集中隔离点、境外归国人员集中隔离服务点、重点地区来平返平人员集中服务点,累计划定疫点 24 处,消杀处置 7560 余平方米,累计进行预防性消毒 20090 余平方米,累计核酸检测样本 163833 份;印发《平度市卫生健康局关于做好新型冠状病毒感染肺炎疫情防控期间规范有关医疗机构开展有关工作的通知》,涉及 32 处公立医疗机构、23 处民营医院、844 家村卫生室,规范开诊要求,规范各级各类社会办医疗机构、村卫生室疫情防控期间医疗机构防控工作;1 月至 11 月收到财政拨款 6165 万元,市慈善总会和红十字会捐款 504 万元,基本保障疫情防控经费需要。

开展爱国卫生运动 2020 年,疫情防控期间,先后印发《关于开展"干干净净迎新春、健健康康过大年"爱国卫生活动的通知》《关于深入开展爱国卫生运动做好新冠肺炎疫情防控工作的通知》等 20 余份,要求各成员单位开展以环境卫生治理、病媒生物防制、健康知识普及等为重点内容的爱国卫生运动。加大国家卫生镇和省级卫生镇、村创建力度,有 4 个镇街新申报创建国家卫生镇,3 个镇申报省级卫生镇,省级卫生镇实现全覆盖,388 个村庄新申报创建省级卫生村。完成系统内的庭院绿化工作,绿化面积达到 2.2 万平方米左右,累计投入 240 万元左右。

突出党建统领 2020 年,举行全系统党员夏季集中培训,进一步加强卫生健康系统基层党组织建设,组织实施"党建阵地建设月活动",市人民红色文化广场、各基层党组织党建阵地均建成使用。组织 4 个医疗集团牵头单位开展党员分类量化管理试点工作,制定《全面从严治党责任清单》《全市卫生健康系统巩固"不忘初心、牢记使命"主题教育成果深化拓展漠视侵害群众利益问题专项整治方案》。

抓服务促改革 2020 年,在原县域健共体建设的基础上,按照"规划发展、分片包段、防治结合、行业监管"的原则,组建 4 个医疗集团,辐射融合全市 27 个基层卫生院、844 个村卫生室。发挥中医医院、妇幼保健院、市精神病防治院、市呼吸病防治所重点专科、优势学科的引领带动作用,推进中医、妇儿、传染病、精神障碍等学科发展。强化公共卫生服务体系建设,改善医疗服务流程。全面推动行政许可、行政给付、行政确认、行政裁决、行政奖励、其他行政权力等 6 类依申请行政权力事项和依申请办理的公共服务事项"一网办理"。确定 10 个基层卫生院为试点单位,筛选 20 名医护人员到 10 个试点单位下乡,推进

优质医疗资源下沉。拟定《关于推进医疗集团化发展的实施意见》《关于医疗集团下派医护人员服务基层工作的实施意见》《平度市医疗集团医疗质量同质化管理实施方案》《平度市医疗集团综合绩效考核方案(试行)》《平度市医疗集团建设规划》等文件。

严格卫生监督执法 2020 年,强化医疗机构的监督检查,整顿规范医疗市场。1~9 月开展新冠肺炎督导检查 240 多次,出动人员 1388 人次,核查单位 1514 家(处),其中医疗卫生机构 918 家,公共场所单位 471 家,高速口疫情检测点 24 处,督导疫情防控、复工复产企业 15 家,其他类单位 85 家。下达监督意见书 229 份,发现问题 340 余项,上报疫情督查专报 51 期。开展重点卫生监督工作,加强对医疗机构贯彻落实《执业医师法》《传染病防治法》《医疗机构管理条例》等法律法规情况的监督检查。继续开展"蓝盾亮剑行动",落实"重点任务攻坚年"监督工作,完成监督检查 2747 户次,监督覆盖率为 92.3%。查处违法案件 306 起,简易程序案件 174 起,一般程序案件 163 起,罚款 67.58 万元。积极开展国家"双随机"监督抽检工作,完成率 100%,其中"双随机"任务立案 70 起。加大对中医养生机构涉嫌中医诊疗行为等无证行医打击力度,建立打击"两非"、代孕有奖举报制度。落实放管服改革措施,加强事中事后监管。健全"双随机、一公开"抽查机制,完成双随机抽查任务前的准备工作。强化抽检结果运用,加大违法违规行为的惩处力度。建立卫生监督领域社会诚信管理机制,建立违法执业、违规经营异常名录和严重失信等行业不良信用信息公示制度,加大典型案件、重大案件曝光力度。加大宣传力度,先后组稿刊发微信 1000 余篇、微博 700 余篇,在省级媒体刊发新闻稿 100 余篇,在青岛市级媒体刊发 1200 余篇,在"平度市卫生健康局"微信公众号开辟专栏。

党组书记、局长:胡建光
党组成员、副局长:郑美英、郭源圣、邢德相
党组成员、计生协会专职副会长:王锡海
党组成员:吴　洲
党组成员、市爱国卫生运动委员会办公室主任:姜　丽
副　局　长:郭雅丽、王景宏
电　　话:87362415
电子信箱:bgs2415@163.com
邮政编码:266700
地　　址:平度市北京路 379 号

平度市人民医院

概况 2020年,平度市人民医院占地面积13.36万平方米,业务用房面积14.55万平方米。职工总数1631人,其中卫生技术人员1455人,占职工总数的89.21%;行政工勤人员217人,占职工总数的13.3%。卫生技术人员高级职称164人,中级职称572人,初级职称719人,分别占卫生技术人员的11.27%、39.31%、49.42%,医生与护士之比1:1.47。床位总数1500张,设置职能科室33个、临床科室49个和医技科室10个。

业务工作 2020年,门诊总量89.6万人次,比上年下降18.5%,其中急诊10.3万人次,收住院病人4.7万人次,床位使用率63.0%;床位周转次数31.3次;入院与出院诊断符合率85.6%;手术前后诊断符合率99.3%,抢救危重病人1778人,抢救成功率91.8%。

业务收入 2020年,业务收入7.4亿元,比上年下降12.2%。

固定资产 2020年,固定资产总值8.97亿,比上年增长16.5%。

医疗设备更新 2020年,采购7500余万元医疗设备,其中10万元以上设备109台套,用于疫情防控医疗设备采购129台,主要包括车载CT、查体CT、发热门诊CT、1.5T磁共振、高清荧光腹腔镜、高端手术显微镜、高端四维彩超、移动DR、ECMO等。

基础建设 2020年,医院新建同和分院负压隔离病房,并配套建设污水站等设施,改扩建医院发热门诊和发热门诊留观室,增加强制通风等设备。完成麻醉手术科改造,完成家庭化产房、出入院服务中心及门诊药房改造。

卫生改革 2020年,医院作为牵头医院与12家基层卫生院及国泰医院共同组建平度市人民医院医疗集团,10月25日各院区全部完成牌匾加挂,10月29日明村院区法人代表变更工作完成,平度市人民医院医疗集团进入一体化管理阶段,标志着深化公立医院改革迈出历史性步伐。招聘录用34名工作人员,见习人员47人。加大高端人才引进力度,积极参与双招双引工作,签约副高级人才4人,实现平度市卫生系统招才引智零突破。

医疗特色 2020年,开展新技术、新项目52项。其中血液肿瘤科开展的放疗在晚期肺癌中的临床应用、影像科开展的磁共振高分辨斑块成像与缺血性脑卒中相关性研究、普二科的丝线牵引的内镜黏膜下剥离术、骨二科的小切口髓内钉治疗粉碎性股骨骨折、心血管内科开展的药物洗脱球囊在PCI术后支架内再狭窄的应用等均取得良好的临床疗效。

科研工作 2020年,心血管内科被评为县域省级临床重点专科;申报青岛市级科研课题6项,通过青岛市科研成果鉴定2项,获首届山东省老年医学学会科学技术奖二等奖1项、山东医学科技奖三等奖1项。发表各类学术论文325篇,出版专著35部。举办省级继续医学教育项目2项,市级1项。

精神文明建设 2020年,启用出入院服务中心,建立一体化产房,开展产科一站式服务,成立女性康复、儿童保健门诊,建立"特殊群体规范就诊流程",开通绿色通道,拓宽88120120"24小时服务专线"内容。扎实开展健康扶贫工作,组织党员干部到724户住院贫困患者家中进行走访;严格执行"三免两减半"、住院"先诊疗后付费"等惠民利民政策,减免16992人次,共计277245.5元。组织"走进村庄(社区)·贴近群众"志愿服务活动60余场。完成高考体检4200余人次、征兵体检1200余人次,免费为全市1600余名适龄儿童进行窝沟封闭、10名低保老人安装义齿,减免"扯被英雄"宋玉武在该院治疗期间所有费用。做好蓼兰毛家村的健康扶贫工作,为其打一口深水井。圆满完成平度汽车博览会、青岛农产品产销洽谈会、事业编考试等医疗保障任务。

荣誉称号 2020年,获全国医药经济信息网信息工作先进单位、山东省卫生先进单位、青岛市院前急救工作先进集体、青岛市科普教育基地、优质服务单位、红十字初级救护知识竞赛组织奖、青岛市第八届"健康杯"基本药物合理使用技能大赛团体二等奖、青岛市第八届"健康杯"医院感染技能大赛二等奖等荣誉。

党委副书记、院长:李　鹏
纪委书记:燕智松
副　院　长:岳忠勇、刘金旭、于燕平
工会主席:闫忠诚
院办电话:58962778
传真号码:87362016
电子信箱:pdsrmyy@qd.shandong.cn
邮政编码:266700
地　　　址:平度市扬州路112号
　　　　　　　　　　　(撰稿人:宋佳奇)

平度市中医医院

概况 2020年,平度市中医医院占地面积19658

平方米,业务用房面积 19669 平方米。职工总数 299 人,其中卫生技术人员 270 人,占职工总数的 90.3%; 行政工勤人员 29 人,占职工总数的 9.7%。卫生技术人员中,高级职称 44 人,占 16.3%;中级职称 165 人,占 61.1%;初级职称 61 人,占 22.6%,医生与护士之比为 1.43∶1。编制床位 599 张,设有 18 个职能科室、15 个临床科室和 9 个医技科室。

业务工作 2020 年,门急诊总量 381128 人次,比上年下降 16.7%,其中急诊 41810 人次,比上年下降 18.5%。收住院病人 11530 人次,比上年下降 14.8%;床位使用率 56.5%,比上年增长 4%;床位周转次数 27.88 次,比上年下降 17.2%;入院与出院诊断符合率 100%,手术前后诊断符合率 100%,与上年持平;抢救危重病人数 1090,比上年上升 9.26%,抢救成功率 79.05%,比上年下降 16.05%;治愈率 14.8%,比上年下降 19.6%;好转率 73.8%,与上年持平;病死率 0.7%,比上年增长 40%;院内感染率 0.35%,比上年下降 51.4%;甲级病案符合率 96.5%。

业务收入 2020 年,业务收入 19163 万元,比上年下降 4.57%。

固定资产 全年固定资产总值 17559 万元,比上年增长 2391 万元。

医疗设备更新 2020 年,据业务发展需要,投资约 1800 万元购置超高清腹腔镜摄像系统、超高清电子内窥镜系统、GE16 层 CT、锐珂双板 DR 机、高端外科手术显微镜、ECMO、日立彩色多普勒超声诊断仪等医疗设备。

医疗特色 2020 年,有省级重点专科 2 个、青岛市 C 类重点学科 1 个。脑病科为山东省"十三五"中医药重点专科。肺病科为山东省第四批中医药重点专科,穴位贴敷治疗慢性支气管炎临床及实验研究项目经专家评审达到国内先进水平。肿瘤科是平度市唯一的中西医结合肿瘤治疗中心,科室开展放射性粒子植入治疗技术,运用该技术治疗患者 100 余例。儿科中医特色"绿色医疗"的特点尤为突出,积极发挥专业特长和中医优势,收到良好的临床效果。将小儿推拿辨证治疗和"五运六气"结合,结合节气养生,开展儿童保健项目。针灸推拿康复科为青岛市医疗卫生 C 类重点学科,充分发挥中医非药物疗法特色优势,中医治疗比例达到 98% 以上,优势病种中医治疗率达到 98% 以上。

科研工作 2020 年,申报的青岛市中医药科研计划项目"开天门联合艾灸四神聪治疗眩晕的临床疗效"开题立项。申报的青岛市卫生科技计划项目"3D 打印模板引导放射性粒子植入挽救治疗放疗后复发、残存肿瘤患者"开题立项。

科研与继续教育 2020 年,派出 80 余名医务人员参加各种专业培训、中医药学术交流大会及各种疾病推广项目;1 名医师到山东省中医院进行规范化培训;21 名骨干医务人员到上级医院进修。

党建与精神文明建设 2020 年,在疫情防控阻击战中,党组织和广大党员充分发挥战斗堡垒和先锋模范作用。在做好疫情防控工作的同时不忘提升医疗护理服务,时时处处为患者着想,做实做细。积极开展党员志愿服务活动。医院组织志愿者以高度的政治责任感和使命感全力投身疫情防控和助力复工复产复学工作中,有效防控疫情,特别是加强境外输入疫情防控管理。积极开展"走进村庄(社区),贴近群众"健康义诊活动,方便村(居)民就医问诊,让村庄(社区)群众在家门口享受到便捷医疗健康服务。

党总支副书记、院长:张绍初
副 院 长:李宝山、崔仁刚、姜义飞
院办电话:87362265、88322001
电子信箱:pdszyy2020@qd.shandong.cn
邮政编码:266700
地　　址:平度市杭州路 38 号
（撰稿人:孙升军）

平度市第二人民医院

概况 2020 年,平度市第二人民医院占地 3.50 万平方米,业务用房面积 1.5 万平方米。在职职工 159 人,其中卫生技术人员 157 人,占职工总数的 98.74%。行政人员 2 人,占职工总数的 1.26%。卫生技术人员中,高、中、初级职称分别为 40、77、40 人,分别占 25.48%、49.04%、25.48%。医生与护士之比为 1.70∶1。开放床位 255 张。设行政职能科室 7 个,临床科室 10 个,医技科室 6 个,后勤科室 5 个,其他科室 4 个。

业务工作 2020 年,全年门诊总量 10 万余人次,其中急诊 2.2 万余人次。收住院病人 8132 人,床位使用率 70.80%,床位周转 35.4 次,入院与出院诊断符合率 98.7%,手术 1130 例,手术前后诊断符合率 99%。抢救危重病人 495 人次,抢救成功率 87.88%。住院病人治愈率 14.33%,好转率 84.09%,病死率 0.57%,院内感染率 0.59%,甲级病案符合率 100%。

业务收入 2020 年,总收入 9168 万元,其中业务收入 6532 万元,比上年增长 4.33%。

固定资产　2020年,固定资产总值为8421.42万元,比上年增长14.64%。

医疗设备更新　2020年,投资150余万元引进核酸检测实验室设备、电子肠镜、麻醉机、呼吸机、负压清洗机、骨科手术床、牙科种植机、中央监护仪等多台医疗设备。投资80余万元进行移动护理升级完善、手术麻醉系统上线、医保DRGs改造、异地医保结算改造、pacs升级等一系列信息化软硬件设备升级建设。

基础建设　2020年,根据医院发展需要,对门诊药房进行重新规划装修,增设病房药房,并配备中心摆药所需设备。在医院门诊楼三楼楼道、四楼楼道、C楼B楼长廊和党员活动室建成以"不忘初心,牢记使命""党建引领医院发展"为主题的党建阵地。

医疗特色　2020年,稳步推进医疗集团建设。制定《平度市第二人民医院医疗集团章程》《平度市第二人民医院医疗集团制度汇编》,完成平度市第二人民医院医疗集团各院区的挂牌;与山东中联佳裕信息技术有限公司通力合作,开展医疗集团信息化建设项目为成员单位更换区域HIS、远程会诊系统;实现药品耗材目录统一,并制定统一的目录手册;制定《平度市第二人民医院医疗集团双向转诊制度》《平度市第二人民医院医疗集团医疗资源双向交流实施方案》《平度市第二人民医院医疗集团医疗资源下沉村卫生室实施方案》,定期派出专家下沉到卫生院、村卫生室,指导医疗业务、管理、疫情防控等工作。

2020年,9月28日通过山东省卫生健康委员会脑卒中防治工作委员会卒中防治中心建设的现场认证,11月16日通过第二批次中国基层胸痛中心认证,实现两大中心相关专业统筹协调,为患者提供医疗救治绿色通道和一体化综合救治服务。

聚力打造妇幼健康服务联合体,将育龄期妇女保健、孕产期保健服务、儿童保健服务、妇幼管理的家庭医生团队、危重孕产妇管理等相融合,全面开展国家免费孕前优生健康检查项目工作。投资95万元引进妇幼健康查体车一辆,推行"一站式"服务模式,将"两癌"筛查移动服务送到一线。

注重多学科创新发展,完成重症医学科扩建项目,新增设两个救治单元。内二科申请通过国家级基层呼吸PCCM培育单位,已建立"氧疗+心电、血氧监护+血气分析+肺功能检测+痰培养加药敏+呼吸机通气+常规药物治疗+运动心肺康复"的全方位慢性阻塞性肺疾病救治模式。

继续教育　2020年,派遣5名医务人员到上级医院进修,学习先进的医疗技术。同时借助突破平度莱西攻势、招才助医等方针政策,继续引进高端技术人才和新技术。发展专科护理队伍,新增2名呼吸内科、神经内科省级专科护士,填补医院无省级专科护士的空白。

党建与精神文明建设　2020年,医院举办"5·12"国际护士节庆祝暨表彰大会,举办平度市卫生健康系统第四届"最美平医人"我身边的好党员演讲比赛,组织全体党员到蓼兰镇堡前纪家村参观五虎将抗日纪念馆,组织全体党员开展2020年党员夏季集中培训,召开"中国医师节"庆祝表彰大会,开展党风廉政建设警示教育系列活动。

党支部书记、院长:刘书君

党支部副书记:王玉敏

副　院　长:马祥平

院长助理:王建磊

院办电话:58825255

电子信箱:pingdueryaun@qd.shandong.cn

邮政编码:266700

地　　址:平度市蓼兰镇驻地

（撰稿人:焦　辉）

平度市第三人民医院

概况　2020年,医院为潍坊医学院、潍坊职业护理学院、山东省莱阳卫生学校、青岛求实职业学院教学医院,国家二级甲等医院。占地4万平方米,建筑面积7.893万平方米,编制床位380张,设有职能、医技、临床科室43个。有职工390人,其中,卫生技术人员339人,高级职称57人,中级职称106人,是平西北地区的医疗、科研、教学、保健服务中心。

业务工作　2020年,完成门诊131543人次,比上年减少6067人次。其中急诊5528人次,比上年增加1274人次。收住院病人10044人次,比上年增加119人次。床位使用率为68.69%,比2019年下降9.31%。床位周转次数为27次,比上年下降1次。入院与出院诊断符合率为99.40%,比上年下降0.1%。手术前后诊断符合率为99.80%,比上年提高0.1%。抢救危重病人273人次,抢救成功率为88%。院内感染率为1.10%,比上年下降0.02%。甲级病案符合率为95.20%,比上年提高0.2%。

业务收入　2020年,完成业务收入13650.3万元,比上年增长16.21%。

固定资产　2020年,固定资产总值为1.3399万元,比上年下降 18%。

医疗设备更新 2020 年,投资 1000 余万元购置飞利浦 128 层螺旋 CT、奥林巴斯电子胃肠镜、腹腔镜、裂隙灯、多功能手术床等医疗设备。

基础建设 2020 年,完成基础设施投资 500 余万元,完成发热门诊隔离病房、发热门诊专用 CT 室、核酸实验室建设、预防接种门诊智能化改造、手术室屋面改造。

2020 年,积极推行互联网医院建设,和浙江远图公司签订免费建设互联网医院协议,医院 HIS 系统和电子病历顺利通过三级保护。应用食源性疾病上报系统和传染病上报系统,升级不良事件上报系统。应用健康查体软件和老年人查体软件,病案电子化归档系统顺利上线,增加反统方软件,超融合平台和容灾备份一体机。

卫生改革 2020 年,3 月 1 日成立内五病区,设消化、老年病、全科医疗专业。8 月 6 日,老年人健康查体中心搬迁至门诊楼二楼,辖区内 65 岁以上老年人免费健康查体工作有序进行。11 月 20 日,内镜中心升级改造搬迁工程顺利完工,由门诊楼二楼搬迁至综合楼八楼。职称政策调整,设中级、高级职称特设岗位,新聘任中级职称 47 人、副高职称 13 人、高级职称 4 人。

医疗特色 2020 年,医院加强急诊平台建设,国家胸痛中心、山东省卒中中心、青岛市创伤中心相继创建,建立青岛市冠脉 PCI 临床专家工作站、青岛市临床疼痛专家工作站、青岛市椎间孔镜专家工作站、张继芳脑血管病专家工作站等知名专家工作站,为学科发展奠定坚实的基础。成功完成心脏冠脉 PCI 手术 480 余例,脑血管介入手术 80 余例,开展新技术、新项目 72 项。

科研教学工作 2020 年,发表论文 19 篇,均发表于国内杂志。临床教学工作实现新突破,完成潍坊医学院、潍坊护理职业学院、莱阳卫生学校、青岛求实职业技术学院等院校 99 名实习学生的带教工作。

继续教育 2020 年,派出 7 名医务人员到青岛市以上三甲医院进修学习,派出 105 人次参加国家、省、市有关部门组织的学术活动和培训班。

精神文明建设 2020 年,成功举办第三届广场舞大赛,全院 300 名职工参与,派出 2 支队伍参加平度市第七届广场舞大赛获店子专场第一名和第二名,承办平度市卫生健康局第四届"最美平医人"演讲比赛,举办第四届"快乐家族"乒乓球比赛,组织 60 余人的合唱团参加上级举办的"燃烧激情,建功平度"大合唱及个人演讲。

荣誉称号 2020 年,继续保持全国百姓放心示范医院、青岛市文明单位、平度市文明单位标兵、青岛市青年文明号、青岛市文明单位标兵等荣誉,获评平度市五一劳动奖状、平度市青年榜样集体、平度市院前急救先进集体、青岛市事业单位脱贫攻坚专项奖励嘉奖集体、平度市先进团支部。

党支部书记、院长:代国泽
副 院 长:刘伟明
院办电话:85311079
传真号码:84328100
电子邮箱:sdpdsy@163.com
邮政编码:266753
地　　址:山东省平度市店子镇三城路 36 号
（撰稿人:李　青）

平度市第四人民医院

概况 2020 年,平度市第四人民医院位于平度、胶州、即墨交界处的南村镇政府驻地,占地总面积 28879 平方米,业务用房 7813 平方米。拥有正式职工 135 人,其中卫生技术人员 132 人,占职工总数的 97.77%;工勤人员 3 人,占职工总数的 2.22%。卫生技术人员中,高、中、初级职称分别为 29 人、65 人、31 人,分别占 21.96%、49.24%、23.48%,医护之比为 1∶1.44。开放床位 150 张,设职能科室 8 处、临床科室 13 处、医技科室 6 处。

业务工作 2020 年,门诊总量 203548 人次,比上年增长 1.07%,其中急诊 8232 人次。住院人数 4551 人,床位使用率 53.23%,床位周转次数 36.23 次,入院与出院诊断符合率 85%,手术前后诊断符合率 99.1%,抢救危重病人 64 人次、抢救成功率为 96.9%、治愈率为 98%、好转率 45%、病死率 0.2%,院内感染率 0.04%,甲级病历符合率 100%。

业务收入 2020 年,业务总收入 3730.92 万元,比上年增长 14.28%。

固定资产 2020 年,固定资产总值 2706 万元,比上年增长 4.05%。

医疗设备更新 2020 年,购置杭州安誉 AGS8830-16 型实时荧光定量 pcr 仪,济南鑫贝西 BSC-1100IIB 型生物安全柜;购置斯百瑞 ST-30A 型无创呼吸机,武汉中旗 iMAC120 型心电图机,普美康 M290 型除颤监护仪。

基础建设 2020 年,投资 33.87 万余元完成发热哨点的改造。

卫生改革 2020年，晋升为二级综合医院。与青岛市第三人民医院签订对口帮扶协议，建立紧密型的合作关系。选派业务骨干外出进修学习，进一步扩大业务范围，加强重点学科的建设。4月20日起，通过平度市医保局审核，住院费用按照《二级及以上公立医疗机构医疗服务价格》开始收费，门诊仍然沿用《政府办基层医疗卫生机构医疗服务项目价格》。

医疗特色 2020年，以打造特色专科为发力点，腹腔镜新技术广泛推广与应用。

继续教育 2020年，护理部选派一名业务骨干到青岛市第三人民医院进修护理管理；药剂科选派一名业务骨干到青岛市第三人民医院进修药学；医务科选派一名业务骨干到青岛市第三人民医院进修医疗管理。

精神文明建设 2020年，承办卫生健康系统"最美平医人"四赛区演讲比赛，在"三八"妇女节、"5·12"护士节开展送鲜花、送祝福活动。涌现出帮助患者就医、患者赠送锦旗致谢、疫情防控期间用担当、责任、使命助力企业疫情防控等感人事迹。

荣誉称号 2020年，获"青岛市文明单位""卫生健康系统先进单位""基本公共卫生服务项目先进单位"等荣誉称号。

党支部书记、院长：刘洪海

党支部副书记：崔志军

副　院　长：范文星、韩秀文

院办电话：83391009

急诊电话：83391560

电子邮箱：pdsdsrmyy@qd.shandong.cn

邮政编码：266736

地　　　址：平度市南村镇双泉路97号

（撰稿人：李瑞兵）

平度市第五人民医院

概况 2020年，医院职工总数129人，其中，卫生技术人员127人，占职工总数的98%；行政工勤人员2人，占职工总数的2%。卫生技术人员中，高、中、初级职称分别为39、59、31人，分别占30%、46%、24%。医生54人，护士43人。核定床位180张。

业务工作 2020年，收治门诊病人79955人次。其中急诊28251人次，收住院病人4780人次，开展大型手术860多例，床位使用率60.3%，入院与出院诊断符合率90%，手术前后诊断符合率90%，抢救危重病人87人次，抢救成功率81%、好转率63%、病死率14%、院内感染率0、甲级病案符合率93%。成功开展电子胃肠镜诊断治疗技术、中医康复业务、脑卒中静脉溶栓治疗、核酸检测技术等新业务。

业务收入 2020年，业务收入3047.07万元。

固定资产 2020年，固定资产总值4634.99万元。

医疗设备更新 2020年，新进全自动血液分析仪，中医康复科新购置电动起立床、PT凳吞咽神经和肌肉电刺激仪、上下肢运动康复器等一系列康复设备，核酸实验室新进荧光定量PCR仪、生物安全柜、高压蒸汽灭菌器、旋涡振荡器、离心机等设备。

基础建设 2020年，新改建中医康复科。

卫生改革 2020年，医院正式升级为二级综合医院，9月，在乡镇卫生院标准化建设和优质服务基层行工作中达到推荐标准，按照标准化要求进一步健全质量管理体系，加强质量管理，增设新科室，完善基础设施，引进（更新）先进设备。

医疗特色 2020年，开展新技术新项目有电子肠镜检查，无痛胃肠镜检查，中医康复科采用中西医结合的方法对各种脑血管后遗症康复治疗。检验科开展新型冠状病毒核酸检测，微量白蛋白检测，网织红细胞计数与分类等检验项目。

继续教育 2020年，积极派人外出进修和参加各类短期培训班，有17人分别到潍坊医学院附属医院、青岛市妇女儿童医院、青岛市中心医院、平度市人民医院进行长期和短期进修学习。

精神文明建设 2020年，组织开展"党员奉献日"、"不忘初心、牢记使命"主题教育、"走进村庄，贴近群众"义诊等活动。积极开展平东地区妇女"两癌"筛查；长护下乡，"天使行动"走访入户巡诊；组织参与辖区内65岁以上老年人、健康扶贫人员、中小学生等免费体检。

党支部书记、院长：姜兴茂

党支部副书记：李培讯

副　院　长：代淑妍、吴真锴、王　丽

院办电话：83361085（传真）

电子信箱：pdsdwrmyy@qd.shandong.cn

邮政编码：266742

地　　　址：平度市古岘镇沽河路160号

（撰稿人：薛建宏）

平度市精神病防治院

概况 2020年，职工总数为153人，其中，卫生技术人员 130 人,占职工总数 85%;行政工勤人员 23 人,占职工总数 15%。卫生技术人员中,高级专业技术人员 10 人,中级专业技术人员 21 人,初级专业技术人员 99 人,分别占 8%、16%、76%,医生护士之比为 1∶4。编制床位 299 张,设有职能科室 6 个、临床科室 6 个、医技科室 9 个。

业务工作 2020 年,门诊量 53042 人次,比上年增长 4%;收治住院病人 1804 人,比上年下降 3%;床位使用率 86.29%,床位周转次数 4.04 次,入院与出院诊断符合率 99%,治愈率 5%,好转率 94.5%。

业务收入 2020 年,业务收入 4615 万元,比上年增长 2%。

固定资产 2020 年,固定资产总值 3182 万元,比上年下降 4%。

基础建设 2020 年,整修精神科门诊、收款处、心理门诊、治疗室等;完成患者室外活动区建设及绿化提升工程;门诊楼走廊改建党建文化墙。

医疗特色 2020 年,立足"大专科、小综合"的发展定位,积极探索"药物治疗、心理治疗、健康教育、家庭干预、功能康复指导"相结合的新模式。在药物治疗的基础上,在疾病恢复的不同阶段给予不同的心理治疗(包括认知治疗、行为矫正、社会功能训练等),同时开展经颅磁刺激、生物反馈、无抽搐电休克等物理治疗,促使患者躯体和精神功能的全面康复,提高生活质量。发扬以人为本的人文关怀精神,尊重患者及家属,保护患者的隐私,为患者和家属提供入院前咨询、门诊初诊和复诊、系统住院治疗、全方位护理、详细健康教育、出院后维持治疗和康复指导、家庭和社会功能康复干预等全方位的服务。

精神病防治 2020 年,全市累计检出严重精神障碍患者 6480 人,检出率为 4.7‰,规范管理患者 6388 人,管理率 95.58%。举办重性精神病培训班 3 期,指导全市镇(街道)卫生院按照国家基本公共卫生项目规范开展重症精神病人管理。残疾人托养中心托养精神残疾人 136 名;为 547 名贫困精神病人落实门诊免费服药政策,发放药品 32.8 万元;对 130 名贫困精神病人实施住院医疗救助 39.3 万元。

精神文明建设 2020 年,100 多名干部职工自愿申请加入抗击新冠肺炎疫情第一线,在住院封闭区、进入本市的高速口、长途汽车站、隔离酒店等地方用自己的实际行动诠释作为一名医务工作者的责任和担当。心理援助热线提供 24 小时电话热线服务,及时有效地疏导不良情绪,帮助他们树立积极向上的生活态度。依靠微信公众号推出"心理处方",转发国内权威部门发布的心理危机预防与干预信息,积极宣传科学抗疫。加强日常心理健康知识方面的科普宣传,利用助残日、世界精神卫生日、世界卫生日等特殊节日开展相关主题宣传,举办各种义诊活动,发布健康教育知识,承担宣教责任。全年通过微信、新闻媒体等方式推送宣传稿件 200 余篇。成功举办"夜时尚,乐活平度"之平度之夏周周演暨第三个中国医师节专场晚会。

继续教育 2020 年,所有卫生专业技术人员参加青岛市卫生继续教育平台学习,完成率达 100%。

荣誉称号 2020 年,获得"青岛市公共机构节水型单位""平度市先进团支部"荣誉称号。

党支部书记、院长:刘继鹏
党支部副书记:葛彩英
副　院　长:金海君、韩春芳
院办电话:88311268
电子信箱:pdjsby@qd.shandong.cn
邮政编码:266700
地　　　址:平度市高平路 249 号
（撰稿人:毛伟东）

平度市呼吸病防治所

概况 2020 年,有职工 47 人,其中在编职工 21 人、聘任制 10 人、合同制管理 16 人。卫生技术人员 38 人,占职工总数的 80.85%;行政工勤人员 5 人,占职工总数的 10.64%。卫生技术人员中,正高级 1 人,副高级 3 人,中级 8 人,初级 26 人,高、中、初级职称分别占 10.53%、21.05%、68.42%。实际开放床位 70 张,设有门诊、病房、护理、药剂科、影像科、检验以及财务科、办公室等科室。

业务工作 2020 年,重视医务人员的"三基"训练,组织专业学习和演练。接诊和转入病人实行首诊负责制,坚持首诊负责、三级医师查房、病历书写、疑难病例讨论、查对制度等核心制度的落实,充分发挥医疗质量管理委员会的职能作用,定期对病历、检查报告单、处方进行抽查和质量分析。加强控费管理,规范临床检查、治疗和使用药物行为,开展治疗和处方点评。临床会诊领导小组在确诊的肺结核病人中选择部分病情较轻、无并发症的病人实行临床路径管理。

疫情防控工作 2020 年,做好结核病人救治工作,全力做好各阶段新冠肺炎疫情防控工作,确保医务人员和住院患者不被感染。积极做好Ⅰ级响应、Ⅱ

级响应和常态化防控等不同阶段的防控工作,制发《防控工作方案》《疑似新冠肺炎感染患者转诊流程》《新型冠状病毒感染防控措施》等文件。做好预检分诊工作,加强病人陪护排查,加强院内医疗废物的分类管理。

业务收入 2020年,总收入1513万元,其中,医疗收入1038万元,医疗收入比上年下降10.38%。

固定资产 2020年,固定资产总值876万元,比上年增加62万元。

基础建设 2020年,医院搬迁项目受新冠肺炎影响完工时间延迟,经多次协调交流,完成地砖、墙砖铺贴和吊顶、外墙装饰、室内外管网铺设、水电安装、中央空调、电梯安装验收以及工程验收,均达到交付使用的条件。

医疗特色 2020年,引进美国赛沛公司生产的Gene Xpert全自动医用PCR分析系统,此设备用于结核分枝杆菌核酸检测及利福平耐药基因突变检测,简单快速,2小时即可检出,为临床结核诊断与治疗工作提供便利。利用XPERT MTB/RIF检测发现患者为利福平耐药结核病时,可直接开始二线药物治疗,再根据药敏试验调整治疗方案,比传统的药敏试验节省两三个月的时间。平度市是青岛地区唯一拥有此设备的县级市,在胸科医院停诊期间发挥积极作用。

党建和精神文明建设 2020年,落实"三会一课"制度,组织党员干部参加党内生活,认真贯彻执行上级党组织关于基层党建工作的决议、决定和指示,深入组织学习党的路线方针政策,将会议和文件精神、上级有关要求及时准确地传达到每名党员。组织开展党员夏训和"健康彩虹"志愿服务活动。

党支部书记、所长:马顺志

副 所 长:董辰元、张云涛

院办电话:88328419

门诊电话:88328427

电子信箱:pdqy@qd.shandong.cn

邮政编码:266700

地 址:平度市常州路224号。

（撰稿人:张云涛）

平度市皮肤病防治站

概况 2020年,在职职工29人,其中,卫生专业技术人员23人,高级职称4人,中级职称10人,初级职称9人,高、中、初级职称分别占17%、43%、40%。

另外有政工师3人,财务人员2人,工程技术人员高级1人、初级1人。

业务工作 2020年,接诊各类皮肤性病患者1.5万人次,比上年降低35%,收治偏瘫等患者378人次,比上年减少17.0%。5种监测性病报告例数分别为:梅毒169例、尖锐湿疣64例、淋病22例、生殖器疱疹15例、生殖道沙眼衣原体感染14例,与上年相比上升28.17%。对122例麻风病人进行随访,给予防护鞋40双、溃疡包60包、拐6副,并为麻风溃疡者给予现场溃疡清创处理;对存活的122例治完现症病人进行自我护理培训。

业务收入 2020年,业务收入1066.41万元,其中财政拨款收入427.3万元,事业收入638.5万元,(其中门诊收入291.64万元,住院收入346.83万元)。

固定资产 2020年,固定资产总值831.2万元。

卫生改革 2020年,进行公立医院改革,成立医院理事会、监事会。

医疗特色 皮肤病、性病、麻风病的防治经过50余年的时间积累丰富的经验,对皮肤病方面的治疗形成自己特色的技术方案,在疑难杂症方面也有新的突破,对性病治疗方面能准确地给予最科学合理的诊断与治疗,同时大力开展性病、艾滋病的咨询服务。为麻风病病人愈后进行各项检查及指导。在新特色方面,重点打造新组建成立的康复专科,为各类神经损伤和肢体损伤患者提供康复医疗和锻练。

精神文明建设 2020年,常态化开展"三会一课"及彩虹志愿服务活动,开展党员教育活动,动员全体职工使用"学习强国",每月举办爱国、爱站系列活动,把单位形象与个人素质紧密结合进行宣教,树立自己的服务品牌,继续保持青岛市文明单位和平度市文明标兵的称号。

党支部书记、站长:王奎军

副 站 长:付云进、王卫东

电 话:87362855

邮政编码:266700

地 址:平度市杭州路51号

（撰稿人:王莉芳）

平度市卫生健康监督执法大队

概况 2020年,职工总数30人,其中卫生技术人员21人、行政工勤人员9人,分别占职工总数的70%、30%。卫生技术人员中,高、中、初级职称分别是5人、12人、4人,分别占23.8%、57.2%、19%。内设综合科、监督稽查科、医疗服务监督一科、医疗服务监督二科、医疗服务监督三科、公共卫生监督科、传染病防治监督科、妇幼计生监督科 8 个职能科室。

业务工作 2020 年,协助开展新冠肺炎督导检查 270 多次,出动人员 1458 人次,核查单位 1514 家(处),其中医疗卫生机构 918 家,公共场所单位 471 家,高速口疫情检测点 24 处,督导疫情防控、复工复产企业 15 家,其他各类单位 85 家。下达监督意见书 330 份,发现问题 540 余项,上报疫情督查专报 51 期。

2020 年,全面落实"蓝盾行动"专项整治和"重点任务攻坚年"监督工作。完成监督检查 2747 户次,监督覆盖率为 100%。查处违法案件 384 起,简易程序案件 188 起,一般程序案件 196 起,罚款 67.85 万余元,人均办案 18.29 件,排名青岛市前三位。整顿规范医疗卫生服务市场,查处无证行医案件 16 起,罚没款 19.6 万元。无涉刑案件,无行政复议、行政诉讼情况。申请法院强制执行案件 30 起,其中行政处罚案件 3 起、社会抚养费征收 27 起。开展生活饮用水专项整治工作,对 58 个居民小区的现制现供饮用水信息公示、饮水机周围环境、巡查记录、水质监测、供管水人员健康合格证明、卫生许可批件等内容进行监督检查,下达 8 份监督意见书,做到全覆盖。对现制现供水负责人培训 2 次、约谈 1 次,对不符合国家标准 4 家供水单位进行立案查处。开展国家"双随机"监督抽检工作,召开专题会议,制订具体实施方案,完成监督抽检 183 家,完成率达 100%,排名青岛市第一位。

业务收入 2020 年,交罚没款 70.04 万元,比上年增加 7.7%。

固定资产 2020 年,固定资产总值 209.99 万元,因资产处置比上年减少 0.11%。

党建与精神文明建设 2020 年,加强党员队伍建设,坚持"三会一课"制度,开展组织生活会和民主评议党员活动,组织讲党课 4 次,开展主题党日活动 6 次,各科室开展"三述"活动 2 次,组织党员干部参加志愿服务活动 11 次,通过媒体发表信息 75 篇次。召开党风廉政建设专题会议,党支部负责人与各科室签订《2020 年党风廉政目标责任书》。利用学习强国、灯塔党建等网络学习平台,学习党的各项方针政策,开展经常性的党性教育。

荣誉称号 全省卫生监督执法办案能手 1 名,青岛市卫生监督执法十佳办案能手 1 名,青岛市卫生监督执法办案能手 1 名。

党支部书记、大队长:姜建新

副大队长:丁玉珍、郭万和

电　　话:80818918
电子信箱:pdswsjds@126.com
邮政编码:266700
地　　址:平度市北京路 379 号

平度市疾病预防控制中心

概况 2020 年,平度市疾病预防控制中心职工总数 65 人,其中,卫生专业人员 54 人,占职工总数的 83%;行政工勤人员 11 人,占职工总数的 17%;卫生技术人员中,高级职称 7 人,中级职称 16 人,初级 31 人,分别占 14%、39%、57%。内设办公室、财务科、后勤保障科、业务与应急管理办公室、质管科、中医防病科、免疫规划科、健康危害因素监测科、健康教育与健康促进科、性病艾滋病防制科、传染病防制科、慢性病防制科、卫生检验科和结核病防制科。

业务收入 2020 年,收入总计 4824.10 万元,比上年增加 66%。

固定资产 2020 年,固定资产总值 1969.36 万元,比上年增加 18%。

新冠肺炎疫情防控 2020 年,疫情发生后,中心迅速反应,制订方案,成立应急防控专家组和应急处置队伍。截至 12 月 25 日,平度市有新型冠状病毒肺炎确诊病例 9 例、无症状感染者 4 例,其中本地病例 3 例、境外输入病例 6 例、境外输入无症状感染者 4 例。所有病例均进行规范的流行病学调查,累计管理密切接触者 405 人,均解除隔离,累计对 388 名密切接触者进行核酸检测,阳性结果 3 人;累计划定疫点 30 处,消杀处置 8210 余平方米,累计进行预防性消毒 20290 余平方米。累计核酸检测样本 190591 份。为完成全民核酸检测任务,累计采购 140 万人份病毒采样管(包括相关配套耗材)。

传染病防控 2020 年,平度市报告乙肝 509 例,肺结核 365 例,其他感染性腹泻病 278 例,梅毒 191 例,丙肝 28 例,淋病 25 例,流行性感冒 20 例,手足口病 18 例,布病 15 例,出血热 12 例,流行性腮腺炎 12 例,痢疾 9 例,新型冠状病毒肺炎 9 例,猩红热 8 例,艾滋病 6 例,甲肝 2 例,戊肝 2 例,风疹 1 例,肝炎(未分型)1 例,死亡 2 例(艾滋病 1 例、出血热 1 例)。报告 6 起聚集疫情,其中其他感染性腹泻病 4 起,手足口病 1 起,布病 1 起,均进行流调、采样工作。对 280 人次进行布鲁氏菌病主动监测和问卷调查。报告 13 起突发公共卫生事件相关信息,其中 12 起新型冠状病毒肺炎事件,1 起群体性心因性反应事件,13 起突发公共卫生事件相关信息都及时地进行报告、流调处置、结案。接到传染病自动预警信息257起10种传染病,其中脊灰(单病例)1起,麻疹(单病例)2起,出血热4起,肺结核150起(疑似事件84起),猩红热1起,恶性疟(单病例)1起,新型冠状病毒性肺炎28起(疑似事件24起),流行性感冒5起,其他感染性腹泻病57起(聚集性病例7起),水痘8起(聚集性病例1起)。

病媒生物监测工作　2020年,开展平度市鼠密度监测、蚊密度监测、苍蝇密度监测、蟑螂密度监测、蜱虫密度监测。夹夜法监测总鼠密度为0.9%;路径法监测路径指数0.39。诱蚊灯法监测总蚊密度为7.39只/(灯·夜);双层叠帐法监测帐诱指数为1.3只/(顶·小时);布雷图指数2.68;勺捕法监测勺舀指数9.75条/勺。苍蝇密度2.26只/笼。蟑螂密度0.07只/(张·夜)。游离蜱监测三次未拖到蜱虫,密度指数为0。

消毒与感染控制监测工作　2020年,医疗机构消毒质量监测在选取的平度市中医医院和平度市开发区卫生院开展,每半年监测一次,采取样品127份;养老机构消毒质量监测工作,在选取的2家养老机构采样监测20份。每月对中心两个重点科室的物表、卫生手、空气采样,进行消毒效果监测,采取样品72份。

慢性病防控　2020年,收到死亡报告卡11712份,并进行审核上报;收到伤害报告卡8614份,录入8614份;收到肿瘤报告4198份,录入4198份。脑卒中与冠心病报告6701份,录入6701份。

慢病示范区　2020年,8月31日平度市创建省级慢性病综合防控示范区及青岛市健康促进市启动会在平度市卫生健康局召开,双创办公室设在市卫生健康局,在市疾控中心实体化运行。围山河公园、星光社区、三统万福、实验中学、南京路小学等健康细胞工程创建初步完成。在市民主要集中活动区域建立"健康主题公园"2处、运动小游园9个、"健康步道"3条、健康小屋85个、健康一条街1条。基本建成各类健康场所19处,以点带面进行推广,逐步完成30%的社区(村)、60%的医疗卫生机构、50%的中小学校、50%的机关事业单位、20%的大中型企业及100个健康家庭等任务目标。11月经青岛市卫健委专家的评估,平度市符合青岛市级健康促进市标准,创建工作取得成功。

地方病防治　2020年,制订碘盐监测方案,开展培训,采集8~10岁儿童家庭200份盐样,采集孕妇家庭食用盐样100份,采集学校食堂盐样5份,样品由市疾控中心检验室进行定量检测,所有监测数据全部录入电脑资料库,并将监测结果上报青岛市疾控中心,300份食盐样品,合格碘盐份数231份,合格碘盐食用率为77%。

2020年,为做好碘缺乏病防治工作,掌握全市居民碘营养状况,采集200名儿童尿样、100名孕妇尿样,尿学生尿碘中位数231.6 $\mu g/L$,孕妇尿碘中位数124.9 $\mu g/L$。

2020年,为巩固消除疟疾成果,平度市人民医院、中医医院、二院、三院、四院、五院、旧店卫生院设置监测点,常年开展对疟疾、疑似疟疾、不明原因发热病人("三热"病人)采制血涂片进行疟原虫检测,共检测"三热"病人900例,无阳性病例。

2020年,对辖区594个氟中毒病区村、8个水氟超标村进行饮用水水氟监测及健康教育工作,经检测水氟超标村庄12个,合格率98.1%。氟斑牙病情监测,检查学生11673人,检出可疑303人、极轻度157人、轻度82人、中度7人,检出率为2.1%,氟斑牙指数为0.04。

免疫规划　2020年,平度市接种免疫规划疫苗238008人次。免疫规划疫苗接种率达到90%以上,其中含麻疹成分疫苗接种率达到95%以上。全市接种各种非免疫规划疫苗73616针次。完善常规报告网络,全市报告麻疹风疹疑似病例2例,其中1例确诊为风疹;报告流行性腮腺炎10例,采集血标本10份;报告水痘21例,采集血标本21份;报告AFP1例;百日咳、乙脑、流脑均无病例报告。对所有疑似病例都及时进行报告,及时进行流行病学调查,及时采取控制措施,未发生疫情扩散蔓延。

结核病防治　2020年,报告活动性肺结核330例,辖区内学生病例54例,处置率100%。指导乡镇卫生院做好基本公共卫生服务结核病健康管理项目工作,病人系统管理率达到90%以上。规范转诊并及时上报可疑肺结核病人。及时追踪病人,利用电话、现场追踪等形式,追踪到位率达到95%以上。

艾滋病防治　2020年,对看守所羁押的900余人进行HIV和梅毒检测,全市各VCT点完成VCT人数1200余人。全市各医疗卫生单位相继开展手术五项检测(包括HIV)和孕产妇HIV筛查,完成主动检测36612人。继续做好高危行为人群干预工作,对估计出的全市高危行为人群进行服务,与"草根"组织一起对50个娱乐场所4000余名暗娼进行艾滋病知识培训和干预工作,干预暗娼12300余人次,男同5000余人次,发放安全套15000余只,小册子和折页

30000 余份。

健康危害因素监测 2020 年，因受疫情影响，系统更换为青岛市学生健康监测信息平台，统计 10 月 12 日—12 月 15 日数据：全市中小学校应报学校为 110 所，实际参报的学校为 110 所，报告率为 100%；全部中小学校应报告数据 5170 次，实际报告 4893 次，上报率平均为 94.64%，无缺课率 72.72%。症状预警处置率 100%，对报告中出现的预警传染病进行现场流行病学调查处置。生活饮用水监测完成全年采样及数据上报工作。枯水期检测水样 60 份，合格率为 85%；城区水样 6 份，合格率 100%；农村乡镇水样 54 份，合格率为 83.3%。丰水期检测水样 60 份，合格率为 98.3%；城区水样 6 份，合格率 100%；农村乡镇水样 54 份，合格率为 98.1%。食源性疾病收集上报 961 例病例信息。暴发事件 3 起。完成 31 家医疗机构的农药中毒网络直报员备案工作，5 家职业健康检查机构的备案工作，上报职业健康检查个案卡 5280 余例，完成职业性尘肺病调查 262 例，工作场所职业病危害因素监测 50 家。

健康教育 2020 年，做好新冠肺炎疫情科普宣传工作，通过融媒体中心录制科普节目 12 期，字幕 20 条，制作科普动画 5 个，同时印制发放宣传材料 45 万余册；与市融媒体合作，通过纸媒、电台、电视台、新媒体等多途径开辟健康教育专栏，传播科学健康知识和理念，累计在制作节目和发布信息 45 期；开挖利用新媒体，不断探索关于健康教育宣传的新形式，微信公众号健康教育信息 700 余条；利用各类卫生日的契机开展健康教育宣传活动，开展卫生日宣传 12 次；积极开展国家基本公共卫生服务项目健康教育工作，加强对基层单位健康教育技术指导，建立完善的健康教育组织网络等措施。成功创建青岛市级健康促进市，持续推进健康细胞创建工作，促进居民养成健康的生活方式。配合青岛市卫健委开展全市健康素养监测工作。

质量管理 2020 年，完成海产品食品风险主动检测报告 120 份，社区直饮水微生物指标检测报告 15 份，农村饮用水检测报告 117 份，城市饮用水检测报告 18 份，医院消毒检测报告 192 份，医院消毒和养老机构检测报告 97 份。完成质量控制及实验室比对活动，参加室间质控 4 次（其中氟化物 1 份，新冠病毒核酸盲样 3 份）；参加能力验证 1 次（蛋白质盲样 1 份）；参加青岛市卫健委技能大赛 1 次（苯甲酸盲样 2 份）；与青岛市疾控中心比对 1 次（总硬度和氯化物各 1 份水样），结果反馈均为满意。联系山东省环评监测有限公司，依据仪器设备检定/校准的标准，完成在用的

检验检测仪器设备的检定/校准工作。

设备更新 购置 2 套核酸检测设备，1 台快速核酸检测设备，能力达到 2000 份样本/天。

卫生检验 2020 年，完成新冠病毒核酸检测样本 201111 份，山东省碘缺乏病防治监测项目水碘检测 5 份、盐碘检测 305 份、尿碘检测 300 份，青岛市饮水型地方性氟中毒防治项目水氟检测 158 份，双壳贝类海产品食品风险微生物指标检测报告 20 份，社区直饮水微生物指标检测报告 15 份，海产品中化学污染物总汞、总砷检测各 100 份，农村饮用水检测报告 108 份，城市饮用水检测报告 24 份，医院消毒检测报告 78 份，养老机构检测报告 20 份。完成自愿咨询检测样本 554 份，MSM 人群样本 292 份，看守所羁押人员样本 147 份。对布病重点人群和疑似病例进行布病抗体检测，共计检测 300 人次，其中检出布病抗体阳性者 62 人。完成质量控制及实验室比对水氟质控样 2 份、乳粉中蛋白质盲样检测 2 份、饮用水卫生监测水样抽检比对 4 份（项目为总硬度、氯化物）、新型冠状病毒核酸检测质量控制 3 次（共 9 份盲样）、梅毒血清学考核盲样 5 份、艾滋病筛查实验室 HIV 抗体血清学考核盲样 10 份能力验证。

党建与精神文明建设 2020 年，中心党支部认真打造中心文化走廊及党员活动室建设，更新完善相关党建制度、中心整体规划目标、工作服务理念、疾控精神打造等工作，营造党建引领各项业务工作氛围。积极组织党员干部走进社区开展健康志愿服务活动，定期组织党员集中学习。

荣誉称号 平度市疾病预防控制中心抗疫青年集体获"平度青年榜样（集体）"荣誉称号。

党支部书记、主任：戴　冰
副　主　任：崔成祥、张正军
办公室电话：88329430
电子信箱：pdcdcbgs001@qd.shandong.cn
邮政编码：266700
地　　　址：平度市常州路 222 号
（撰稿人：刘洪涛）

平度市妇幼保健计划生育服务中心

概况 2020 年，在职人员 194 人，其中，卫生技术人员 166 人，占 85.6%；行政后勤人员 27 人，占 13.9%。卫生技术人员中，高级职称 12 人，中级职称 70 人，初级职称 84 人。临床医生与护士比为 1：1.4。设住院床位 100 张。设有职能科室 10 个，临床

科室 7 个,医技科室 3 个。

业务工作　2020 年,完成门诊 117053 人次(不包括健康查体),比上年降低 22.5%。收住院病人 2806 人次,比上年降低 23%。出入院诊断符合率 98.6%,治愈率 98.1%,病床使用率 57.2%,床位周转 35.3 次。针对众多高龄产妇的出现,为降低生育风险,保障母婴安全,开设孕产妇绿色通道,实行一站式服务,加强孕产妇急救措施,严格落实高、危、重接转诊流程,畅通快速接转诊通道。加强妇幼卫生工作管理,全市孕产妇系统化保健管理率达 96.11%,孕产妇住院分娩率 100%,0~3 岁儿童系统化保健管理率 90.7%,婴儿死亡率 1.7‰,4~6 个月婴儿纯母乳喂养率 82.27%。开展"两癌"筛查,宫颈癌筛查 35109 人次,查出宫颈癌及癌前病变患者 4/113 例,乳腺癌筛查 35467 人次,确诊乳腺癌患者 27 例。完成婚检 5367 对,查出患病者 509 人,患病率为 4.74%。完成新生儿疾病筛查采血 5863 例,采血率 99.38%,可疑患者追访率 100%。

业务收入　2020 年,业务收入 4059 万元,比上年减少 12.1%。

固定资产　2020 年,固定资产总值 6437 万元,比上年增长 608 万元。

医疗设备更新　2020 年,购置全自动生化检测分析系统、彩色多普勒诊断仪、自动分子心电图机、数字化透视摄影 X 射线系统、移动式 X 线机。

基础建设　2020 年,积极推进平度市妇幼保健院扩建工程,建筑面积 4681 平方米的 2 号优生保健楼完工。

卫生改革　2020 年,医院从壮大队伍、强化基础建设和服务领域三个方面入手,实施"三大战略"工程,大力发展妇产科、乳腺科、儿童保健业务。全面加强妇产科、儿科、儿童保健科、乳腺科、不孕不育科等专业技术人才培养。聘请北京等知名妇科、不孕不育专家团队定期来院坐诊。选派骨干人才到三甲医院进修学习、业务培训。增加投入改善医疗条件。

医疗特色　2020 年,盆底康复治疗中心新开展夜间乳腺疏通服务,全年为 2418 名产后妈妈进行产后康复治疗,为近千名妇女进行治疗和预防性盆底功能障碍训练,将女性盆底健康、产后康复问题列入孕期保健宣教的内容进行宣教。针对"两癌"筛查中发现的乳腺早期病变患者较多的实际,引进麦默通真空辅助乳腺微创旋切系统。

继续教育　2020 年,举办业务培训班 30 次,外派短期培训 20 余人次。

医疗新项目新技术　2020 年,拓展儿童保健科业务,开展智力筛查、儿童系统管理、早期智能发育指导、引导式教育训练、骨密度测定、儿童中医保健等项目,对儿童保健工作进行规范化要求;规范开展宫腔镜、腹腔镜手术,使宫腔镜、腹腔镜微创技术。

精神文明建设　2020 年,通过学习强国平台深入开展"不忘初心、牢记使命"主题教育、"两学一做"活动、创建学习型医院、进一步擦亮"温馨妇幼"服务品牌等。组织志愿者"走进乡村、走进社区、走进集市、走进学校、走进养老院"开展义诊服务活动,举办健康讲座 30 余次,群众认知、认可度和满意度得到稳步提升,"温馨妇幼"服务品牌得到社会的广泛认可。

荣誉称号　被评为"青岛市文明单位",1996 年被卫生部、联合国儿童基金会、世界卫生组织授予"爱婴医院"称号,2015 年顺利通过"爱婴医院"复审。1998 年被评为山东计划生育优秀服务站。连续多年被评为"青岛市妇幼卫生先进单位""青岛市优质服务文明单位"等荣誉称号。

党支部书记:高正刚
院　　　长:温海鲲
副 院 长:高正刚、孙　华
院办电话:88382900(传真)
电子邮箱:pdfybgs@qd.shandong.cn
邮政编码:266700
地　　　址:平度市青岛东路 17 号
（撰稿人:李　宁）

平度市急救中心

概况　2020 年,有职工 21 人,其中,专业技术人员 20 人,占职工总数的 95.24%;工勤技能人员 1 人,占职工总数的 4.76%;高级职称 1 人,占专业技术人员的 5%;中级职称 11 人,占专业技术人员的 55%;初级职称 8 人,占专业技术人员的 40%。

固定资产　2020 年,固定资产总值为 491 万元,比上年增长 6.05%。

急救调度指挥工作　2020 年,平度市接到"120"呼救电话 59977 个,急救派车 19895 车次,救治患者 17116 人次,分别较上年增长 31.0%、3.1% 和 3.9%。

重大活动医疗保障工作　2020 年,完成全市重大活动医疗保障任务 70 多次,出动保障急救车辆 320 车次,参与保障急救人员 850 人次。

院前急救体系建设　2020 年,继续把加强院前急救体系建设列入政府市办实事,投入资金 506.2 万元,采购更新6个急救单元救护车及车载急救医疗设备;为11个急救单元全部增配进口履带式楼梯担架和一体化心电传输系统。

新冠肺炎疫情防控 2020年,面对突如其来的新冠肺炎疫情,制订预案,强化培训,开展演练,积极发挥"哨点"作用,做好重点人群的流调甄别,在确保院前急救工作畅通的同时,圆满完成各项转运任务。为切实搞好疫情防控,增加1台应急发电机组;为12家急救站增配法国进口过氧化氢干雾消毒机,总投资170多万元。

急救知识社会化培训 2020年,多次组织培训师资深入学校、企业、社区、村庄、机关等地方开展救护技能培训工作,宣传普及急救知识和健康常识,全市累计培训12000余人次。

继续教育 2020年,派人员参加上级单位举办的各种院前急救技能培训班、学术讲座、技能比赛等活动。

精神文明建设 2020年,积极开展"燃烧激情、建功平度"主题实践和"三述"活动,规范120调度指挥流程,加强MPDS质控管理工作。

荣誉称号 2020年,获青岛市院前急救质控中心授予的"先进集体"荣誉称号。

党支部书记、主任:姜建新
办公电话:80819120
电子信箱:pd120.120@163.com
邮政编码:266700
地　　　址:平度市青岛路123号

（撰稿人:刘江波）

莱　西　市

莱西市卫生健康局

概况 2020年,全市有各级各类医疗机构824处,其中二级综合医院2处,二级中医医院1处,皮肤病医院1处,妇幼保健计划生育服务中心1处,镇街卫生院16处,社区卫生服务机构8处,厂企医院1处,民营医院24处,村卫生室656处,诊所87处。在城区范围内,共有医院20处;在乡镇范围内,共有医院22处;在村级范围内,全市设置达到规范化标准的规划内村卫生室485处。医疗机构核定床位3301张,实际开放床位4308张,每千人拥有床位数为5.7张。全市医疗卫生机构有卫生专业技术人员5834人。其中,公立医疗机构4046人,民营医院1034人,乡村医生536人,诊所等医疗机构218人。每千人拥有医师数为2.7人,每千人拥有护士数为2.8人。全市卫生总资产达到19.04亿元。

稳步提升医疗服务硬实力 2020年,全力实施莱西市人民医院创建三级医院综合项目,制订《创建三级医院实施方案》《创建三级医院进度表》,明确创建目标任务。全面落实基层医疗机构标准化建设,投入4200万元完成16处卫生院公用设施改造;投入2000万元配齐DR、彩超等基础医疗设备;投入400万元完成区域远程会诊、双向转诊、妇幼健康管理等系统中心端与基层医疗机构端网络改造及医疗机构与市级平台数据接口改造。通过公开招聘为卫生院招录专业技术人员43人,充实基层卫生队伍。

不断筑牢镇村卫生服务网底。指导姜山、南墅2家中心卫生院争创二级医院,打造具有二级综合服务能力的区域医疗次中心,提升南、北部综合医疗服务能力。积极申请中央抗疫国债4700万元,投入基层医疗机构基础建设和设备购置更新,全面提高基层医疗服务水平。积极推进乡村医生"市管镇聘村用"机制,建立乡村医生人才库,16处卫生院与536名乡村医生签订一体化管理协议,实行归口管理。

全面提升医疗服务软实力 2020年,高质量推进健共体建设,莱西市人民、中医、市立三大健共体牵头医院分别与青岛大学附属医院、青岛市市立医院和青岛市中医医院(海慈)、山东省省立医院、山东省肿瘤医院等通过专科共建、临床带教、业务指导、科研合作方式加强协作,实现医疗服务能力和技术水平精准提升。累计选派180余名专业人员到医联体单位进修学习,上级医院330余名专家下沉坐诊带教,推动医院医疗技术能力提升。莱西市人民医院卒中心通过省级验收,获批全国首家(第一批)市县级医院急诊专科"急性上消化道出血救治快速通道"五星级建设单位。莱西市市立医院胸痛中心通过国家级验收，卒中中心通过省级验收。健共体内以人才和优质医疗资源双下沉为重点，建立责任共同体，带动成员单位服务能力提升。以居民电子健康档案为核心，搭建服务共同体，实时掌握医共体内医疗资源使用情况，实现公共卫生服务、基本医疗服务、签约服务间信息互联互通。

全力促进人才引培工作突破发展。实施"校园招聘"，采取"线上面试＋考察"方式，引进研究生40名，本科毕业生11名。公开招录84人，充实医疗卫生队伍。通过优秀人才"归莱"工作，引进9名优秀医疗人才。医疗机构与省内外三级医院加强学科共建，引进专家128人，引入安毅、张绍庚、孙运波、于海初等肿瘤、心血管、肝胆外科方面专家团队11个。

高效推进社会心理服务体系建设。莱西市委、市政府出台《关于加强社会心理服务体系建设的实施方案》，成立市委、市政府主要领导挂帅的领导小组，统抓各项工作落实。市财政投入425万元，依托莱西市市立医院颐和花苑社区卫生服务站搭建市级社会心理健康服务指导中心。29处医院设立心理科，106所中小学设立心理辅导室，镇街设立155处心理咨询室，全方位提供心理疏导。强化严重精神障碍患者服务管理，做到"应收尽收、应治尽治、应管尽管"。规范管理在册严重精神障碍患者3268人，规范管理率94.70％，服药率87.66％，各项管理服务达到省级标准。

扎实提升公共卫生服务均等化水平　2020年，基本公共卫生服务项目实现城镇常住居民全覆盖，累计建立居民电子健康档案65.28万人，规范管理老年人、高血压、糖尿病患者等重点人群19.55万人，举办健康教育讲座2780余场，发放健康宣传材料36.5万余份。组建家庭医生签约服务团队128个，全市签约39万人。妇幼健康工作日益强化，完成妇女"两癌"筛查2.1万人，新生儿疾病和听力筛查3230人，产前筛查3750人，筛查率均达到99.8％以上。0～3岁婴幼儿照护服务全面开展，全市设置托育机构7家，托位370个，争取中央预算内资金370万元，列青岛市第一位。公共场所母婴设施建设加快推进，全市母婴设施配置率达90％以上。计划生育奖励扶助政策全面落实，累计发放奖励扶助金3732.2万元、计划生育特别扶助金1152万元、分娩补助金286万元、失业无业等独生子女父母年老奖励金291.57万元。

健康扶贫工作深入实施。将贫困人口列入基本公共卫生服务项目的重点服务人群。对全市3628名贫困人口实现医疗服务全程动态管理，累计入户随访12697人次。优化家庭医生签约服务流程，落实签约一人、履约一人，贫困人口签约率和随访率均达到100％，实现贫困人口基本医疗有保障。

"互联网＋医疗"服务体系进一步完善。投入370万元配置MPDS急救调度系统，运用人工智能等技术提升院前急救管理、指挥调度、院前院内服务一体化水平。全市19家预防接种门诊、7家产科接种室及18家狂犬病暴露处置门诊配备疫苗追溯系统，实现疫苗接种全过程追溯。以蓝卡智慧医疗为依托，在日庄中心卫生院试点，加快互联网社区卫生服务建设，促进基层基本医疗、基本公共卫生和家庭医生服务能力"三提高"。

全力打好疫情常态化防控持久战　2020年，严格把好"入莱"关口，精准"外防输入"强化集中隔离服务点管控。严格院感防控和消毒隔离知识培训，按照"一点一策"制订医疗服务方案，落细落实关爱服务措施，全面做好服务保障工作。组建27支医疗服务队，累计抽调医务人员972人次，服务入境隔离人员3591人、工作人员525人次。组建心理咨询团队，累计对集中隔离人员开展心理疏导480人次。收到锦旗65面、感谢信310余封，在隔离点内为18名入境人员庆祝生日。强化安全闭环管理，累计为1577名国内重点风险地区入莱返莱人员、1139名市外隔离期满返莱人员开展核酸和抗体检测，为"外防输入"提供有力保障。严格管控国内疫情重点地区入莱返莱人员，实施分类管理。累计集中隔离134人，居家隔离1117人。青岛市首家研发了"外来流动人口信息申报系统"和"发热门诊及购药人员回访信息化管理平台"，实现流动人口及有发热咳嗽症状重点人群智能化管理。累计发现红码人员3名、黄码人员9名、无码人员182名，申报有发热等症状人员25539人次，第一时间实现流行病学调查及管控。严格做好冷链食品防控。运用"莱西市冷链食品从业人员核酸采样检测综合管理系统"，将全市174家冷链相关单位信息录入平台。组织开展9轮冷链食品从业人员核酸检测，累计检测18300人次。开展农贸市场、超市、食品加工企业等区域食品和环境样本采集，累计检测冷链肉类食品8606份、水产品3247份、食品外包装1315份、进口食品储存冷库冰箱和器物表面环境样本13478份，检测结果均为阴性。

完善疫情防控设施建设，内防反弹不放松。投入4500余万元规范5处公立医院发热门诊、4处PCR核酸检测实验室建设，加强负压病房、负压急救车配备。投入 1300 余万元建设姜山中心卫生院发热门诊、入境人员专用隔离病房和中医医院 PCR 实验室。申请中央预算内资金 2000 万元实施中医医院综合救治能力提升工程建设。实施核酸检测能力"倍增工程",加大人民医院二期 PCR 实验室和海诺 PCR 实验室设施建设力度,建成后核酸检测能力将达到 22 万人/日;疫情防控以后,2860 名医务人员主动请缨,写下请战书,交通卡点上 1385 人参与组成的外围防线,成立的 8 个疫情医疗救治应急梯队,向镇街派驻专家指导队 12 个,全力保障医疗救治工作。累计治愈确诊病例 3 人、留院观察 19 人,通过远程会诊、个案讨论等形式成功处置来自疫情重点地区的透析、孕产妇等特殊患者 7 名,充分运用中医辅助治疗和预防优势为社会免费提供中药香囊、汤剂 3 万余剂。核酸检测方面,累计检测约 78.4 万人次,血清抗体检测约 3600 人次,检测结果均为阴性。对于精神障碍患者、行动不便等特殊居民,及时上门服务,共检测 3200 余人。组织 1106 名网格员进村入户发动、引导居民进行核酸检测。集中规范了核酸检测"七步"工作流程,研发"莱西市全民检测信息化系统",高效推动全民核酸检测工作开展。

全面强化医疗机构感控管理。开展"大讨论、大排查、大整改"活动,组建 4 个市级督导组对全市医疗机构进行驻点指导,发现问题 190 余个,均制定措施,整改销号。加强来院人员管控,强化病区 24 小时门禁管理,严格陪护人员核酸检测,"定人定岗",固定活动范围,防止交叉感染。严格落实全体工作人员健康状况监测报告制度。加大院感、消杀、后勤服务人员等重点岗位重点人员防控知识学习培训力度,保障全员防控到位。

深入推进行风建设　2020 年,倡导人文服务,组织各医疗机构对出院患者实行电话回访,对回访发现的一系列问题及时整改。优化医疗服务水平,依托 18 个质量控制中心开展巡回督导检查,规范临床诊疗行为,严格落实 18 项医疗质量安全核心制度,形成医疗质量闭环监管。加快服务流程再造,改进门诊导医服务,全程引导患者就诊,提升服务满意度。强化医疗资源调配,完善门诊取药、门诊治疗、日间手术等医疗服务,提高患者就诊便利性。

不断筑牢思想防线。坚持"刀刃向内、体检祛毒",持续开展医疗卫生领域民生问题专项整治行动及联合督导检查,打防结合,规范医疗秩序。累计对全市 51 处各类医疗机构提出整改意见 408 条,约谈医疗机构负责人 14 人次。累计受理为民服务热线投诉 1500 余件,即收即查即办,即时追踪落实整改情况,促进问题整改。加强教育活动与医德医风建设有机融合,通过学习强国在线学习、"我为医院发展提建议"等活动,加强医务人员职业道德培训,提高医德素养,促进医德医风转变。

贴近群众、下沉基层主动服务。从 2018 年开始,连续三年开展"走百村进万家"健康义诊活动,已走遍全市 861 个村庄。累计组建义诊团队 276 个,服务群众 16 万人次。

党组书记、局长:何贤德
党组成员、市老龄工作服务中心主任:徐鹏程
党组成员:张代波
党组成员、副局长:田晓芳、姜　宇
党组成员:臧田华
党组成员、副局长:徐玉华
党组成员:李　宏
办公电话:88484209
传真号码:88408111
电子信箱:lxchuxiao@qd.shandong.cn
邮政编码:266600
地　　址:山东省青岛市莱西市烟台路 76 号

莱西市人民医院

概况　2020 年,莱西市人民医院年内单位占地面积 58619.5 平方米,业务用房面积 77551 平方米。职工总数 1422 人,其中卫生技术人员 1237 人,占职工总数的 87%;行政工勤人员 185 人,占职工总数的 13%。卫生技术人员中,高级职称 213 人,占 17.2%;中级职称 441 人,占 35.7%;初级职称 583 人,占 47.1%;医生 401 人,护士 695 人,医生与护士的比例为 1:1.73。床位总数 1225 张。设职能科室 30 个,临床科室 40 个,医技科室 14 个。

业务工作　2020 年,门急诊总量 54 万多人次,同比下降 12.45%;其中急诊 7.69 万人次,同比增加 2.07%;收住院病人 3.44 万人次,同比下降 16.04%;床位使用率达 64%,同比下降 6.71%;床位周转次数 31.5 次,同比下降 5.69%;入院与出院诊断符合率达到 99.5%,同比增长 1.04%;抢救危重病人 1530 人次,同比下降 21.13%;抢救危重病人成功率为 83.6%,同比下降 5.0%;治愈率为 21.50%,同比下降 13.65%;好转率为 74.9%,同比增加 4.03%;病死率为 0.9%,同比增加 28.57%;院内感染率为 1.10%,同比增长 19.6%;甲级病案符合率为 96.5%,同比增长

0.26%。

业务收入 2020年,业务收入4.7亿元,同比下降4.4%。

固定资产 2020年,固定资产总值0.5亿元,同比下降81.4%。

医疗设备更新 2020年,引进飞利浦超高端CT,血管造影机,16排螺旋CT,高清腹腔镜,肿瘤热疗机,数字拍片机,车载CT,高庭功能眩晕诊疗系统等先进设备。

基础建设 2020年,投资240万元,扩建急诊医学科,建筑面积220平方米,增加急诊监护室、急诊留观室、急诊清创室等功能区,增加胸痛门诊、卒中门诊、创伤门诊等开放室诊室。投资5500万元,新建四层综合楼一座,建筑面积6348.28平方米。投资1600多万元,启动麻醉科改造工程。投资960万元,改造外科病房楼中央空调。投资46万元,对输血科进行改造。

卫生改革 2020年,建立平战结合的常态化防控体系。压实发热门诊的"前哨"责任,落实首诊负责制,医护人员严格落实新冠肺炎防控和诊疗方案。制定常态化疫情防控患者入院筛查流程,有效降低潜在院内交叉感染风险。制定严格陪护、探视制度,严格限制探视陪护人的行进路线、活动范围。实施视频探视。强化新冠病毒核酸检测,检测团队加班加点,做到应检尽检,愿检尽检,确保检验结果及时准确发出。

医疗特色 2020年,普外一科开展腹腔下骨癌根治术,双镜联合胆总管切开取石术,肝脏肿瘤射频消融术等微创新技术,部分达到三甲医院水平。神经外科开展动脉瘤介入栓塞、动脉瘤夹闭术,开创莱西市手术先例。肿瘤科开展青岛市先进的相控阵聚焦适形热疗术、肿瘤微波消融术。呼吸与危重症医学科启动"5G+医疗技术"打造呼吸云科室,与青岛市市立医院专家对6例疑难呼吸疾病患者进行支气管镜诊治操作,实现图像和操作实时传输共享,实时指导操作,使患者不出远门就能得到国内顶尖专家的医疗服务。

科研工作 2020年,获得青岛大学医疗集团资助课题2项,每项资助5万元,参与多中心课题研究2项。发表论文16篇,获实用新型专利8项。

继续教育 2020年,青岛市继续教育项目7项。

大事记

5月15日,张吉雷被莱西市人民政府任命为莱西市人民医院院长;姜茜被莱西市人民政府任命为莱西市人民医院副院长兼工会主席;黄海涛被莱西市人民政府任命为莱西市人民医院副院长。

9月28日,卒中中心通过省卫健委、省卒中学会评审,成为青岛市首批"山东省卒中防治中心"单位。

11月,呼吸与危重症医学科牵头建设科学的呼吸疾病防治体系,获国家颁发的"县域慢阻肺规范管理中心"称号。

12月,急诊医学科圆满完成"急性上消化道出血救治快速通道"建设工作,通过国家首批评审,成为全国58家医院中唯一一家市县级医院急诊专科"急诊上消化道出血救治快速通道"五星级建设单位。

荣誉称号 2020年,被青岛市委评为"青岛市文明单位标兵",被青岛市评为"青岛市院前急救工作先进集体"。

党总支书记、院长:张吉雷
副 院 长:慕卫东、张浩文
副院长兼工会主席:姜 茜
副 院 长:黄海涛
院办电话:81879222
传真电话:81879223
电子信箱:lxsrmyy001@126.com
邮政编码:266600
地 址:莱西市烟台路69号
(撰稿人:王云文)

莱西市中医医院

概况 莱西市中医医院始建于1985年7月,位于莱西市文化中路11号,是莱西市唯一一所二级甲等中医医院。2020年,占地面积9513平方米,业务用房面积18000平方米,开设床位399张,床位使用率为55.9%;设职能科室13个,临床科室18个,医技科室12个;医院职工总数507人,其中卫生技术人员443人,占职工总数的87%,行政工勤人员64人,占职工总数的12%。卫生技术人员中,高级职称32人,占7%;中级职称189人,占43%;初级职称176人,占40%。医生179人,护士185人,医护比为1:0.97。

业务工作 2020年,医院完成门急诊总量136904人次,较上年178879人次减少23%;出院病人8651人次,比上年11141人次减少22%;住院病人手术1207人次,比上年1339人次减少10%;死亡率为0.4%,院内感染率为0.07%,甲级病案符合率为99%。

业务收入 2020年,医院业务总收入9734万元,比上年11097万元减少12%;医疗收入6096万元(不含药品、耗材收入),比上年 6678 万元减少 8%;药品、卫材收入 3638 万元,比上年 4439 万元减少 18%。

固定资产 2020 年,全院固定资产总值 10680.3 万元,同比增加 8.2%。

医疗特色 2020 年,继续聘请专家、学术带头人、专家团队来院坐诊。根据医院发展需求,将内科系统进行专业分科,分为脑病科(原内一科)、脾胃病、内分泌科(原内二科)、肺病科(原内三科)、心病科(原心脑病科),以"招才引智"为契机,聘请青岛市市立医院神经内科专家邢成名主任来院坐诊,带动学科发展。依托青岛市海慈医疗集团医联体优势,成立小儿推拿诊疗中心。加强眼科、皮肤科建设工作,提升专科技术水平,聘请济南市中心医院眼科专家来院定期坐诊、手术,皮肤科增加必要的诊疗设备,采取中西医结合的方法治疗各种皮肤病。加强重点专科的服务能力提升,针推康复科增加康复项目。成立青岛市慢病管理(莱西市)专家工作站,是莱西市卫健系统第一家青岛市级专家工作站,慢病工作站首席专家、青岛大学附属医院心内科专家安毅教授专家团队定期来院坐诊、查房。加强北部新区特色门诊的综合服务能力建设,增设儿童推拿、督灸、脐灸、耳穴压豆、针灸等绿色外治疗法。

基础建设 2020 年,推进核酸检测实验室建设,确保新冠病毒检测工作顺利实施,8 月 31 日正式投入使用。进一步完善信息化建设,投资约 500 万元完善国家病案首页上传系统、国家发热门诊和流感上报系统、青岛慧医预约挂号微信支付平台建设、医保各类程序改造、电子发票建设、山东省互联接口系统、his 系统升级工程、PCR 实验室接口系统、处方审核系统、门诊电子病历系统、化验自助系统、手术麻醉系统、病历质控系统、医保日间病房报销系统、门诊排队叫号系统、国家疾病和手术编码更新系统等。

人才队伍建设 2020 年,派出 10 名医师进修学习,派出 3 名医生进行住院医师规范化培训,接收 9 名乡镇卫生院专业技术人员来院进修。

新冠疫情防控 2020 年,建立健全防控工作机制,制订医院的防控预案及应急预案。牢守预检"入口"保安全,科学设置预检分诊检测点,实行 24 小时值班制,预检入院人数 87668 人次。新建发热门诊,完善配套相关防控设施,先后投入 800 余万元,增加疫情防控专用 CT 机等 13 项医疗设备,设置发热门诊隔离病房。

加强院感管理,对全院职工分级分层进行 66 次培训,共计 6787 人次参加,进行穿脱隔离衣培训演练 19 次;加强职业防护知识的培训及防护措施的落实,对全院的医务人员防护培训开展情况进行考核;定期督促临床科室学习新型冠状病毒肺炎防控方案,对科室的质量控制工作定期总结、分析;监控住院病人 3998 人次。

落实防控要求,加强病房管理。医院投资 18 万元新安装栅栏门、感应门,落实病房 24 小时门禁制度。规范有序地开展诊疗工作,开通网上预约就诊服务,引导患者错峰就诊。加强全院职工健康监测,全院职工、健共体成员单位完成 12 轮核酸检测,检测率达到 100%。

紧跟方案,不断更新培训。随着疫情的发展变化,国家卫健委对《新型冠状病毒的肺炎诊疗方案》进行 7 次更新,组织专家讲解、视频、科室学习等培训形式,先后组织 16 次培训和 89 次演练培训 3898 人次,将最新的诊疗方案传达给全院每位医务人员,做到规范诊疗、科学防控。筑牢网底,加强督导巡检。医院成立督导巡检员,每日对全院进行督导检查,查漏洞、补短板,做到督导全员覆盖、不留死角。

发挥中医特色,为全市疫情防控提供中医药服务。先后为市民和全市疫情防控点等一线人员熬制中药防治 5366 副,中药颗粒 871 副,香囊 3116 个。做好潍莱高速路口防控工作。1 月 24 日至 3 月 2 日,医院派出 56 人 24 小时参与高速路口防控工作,检测车辆约 20000 辆,人员约 42600 人次。做好隔离点疫情防控工作,成立医疗保障领导小组,建章立制,不断完善防控工作规范,参与隔离点酒店保障的工作人员有 68 人,保障入境人员 897 人。

理 事 长:徐 玲
党总支副书记、院长:邴兴涛
党总支专职副书记:朱化儒
副 院 长:王德刚、耿英莲、温艳艳
工会主席:崔召红
院办电话:88483698
总机电话:55652001
地 址:莱西市文化路 11 号
(撰稿人:吴鹏程)

莱西市市立医院

概况 2020 年,莱西市市立医院本部占地面积 2.68 万平方米,建筑面积 2.18 万平方米。在职职工 768 人(包括实有在编人员、总量聘用制人员、劳务派遣人员),其中卫生技术人员 600 人,占职工总数的 78.13%,行政工勤人员 168 人,占职工总数的 21.88%。卫生技术人员中,高级技术职称 88 人,中级技术职称 240 人,初级技术职称 262 人,分别占卫技人员的 14.67%、40%、43%,医生与护士之比为 1:1.40。开设床位 880 张。设有职能科室 18 个,临床科室 26 个,医技科室 11 个,2 处社区诊所,2 处养老机构。

业务工作 2020 年,门诊总量为 445628 人次,比上年减少 10.90%;其中急诊 14618 人次,比上年增加 54.54%;收住院病人 16936 人次,比上年增长 4.13%;床位使用率为 89.99%,床位周转次数为 20.38 人次,入、出院诊断符合率为 99.9%,手术前后诊断符合率为 100%,抢救成功率 80.50%,治愈率 26.50%,好转率 70.10%,病死率为 0.40%,院内感染率为 0.065%。甲级病案符合率为 99.9%。

业务收入 2020 年,医院业务收入 2.33 亿元,比上年增长 14.76%。

固定资产 2020 年,医院固定资产总值 1.5 亿元,比上年增长 27.12%。

医疗设备更新 2020 年,购进荧光定量 PC 仪、康复设备、多普勒超声、细胞分析仪、全自动核酸提取仪、监护仪等医疗设备。通过融资租赁购进磁共振、螺旋 CT。

基础建设 2020 年,开工建成洗消中心,对病房空调机组进行节能改造,对停车场路面进行平整硬化,增加 3 名保安人员维护停车秩序。对住院部消防水池和消防泵房进行扩容升级改造。对视频监控系统进行搬迁和升级改造,100 余高清摄像头基本实现院区重点部位和主要出入口的全覆盖。

医疗特色 2020 年,引进西门子智能 1.5T 磁共振按期投入使用,聘请青大附院磁共振专家定期坐诊、带教,影像诊断水平进一步提升;心血管介入技术实现新突破,院胸痛中心通过国家级胸痛中心认证授牌;院脑卒中中心开展脑血管溶栓和介入取栓治疗,被山东省卫生健康委脑卒中防治工程委员会、山东省卒中学会授牌"山东省卒中防治中心";内镜室被山东省肿瘤防治研究办公室确认为癌症筛查及早诊早治工作承担单位;加入中日友好医院介入超声专科医联体,并定期邀请介入专家来院会诊、手术;华润大学眼科学院莱西基地医院在医院挂牌,国内知名专家定期来院坐诊手术,推动眼科技术水平快速提高。内镜、中医、精神科、断肢再植、外科微创治疗静脉曲张等均在莱西市形成影响,形成自己的专科特色。

科研工作 2020 年,医院发表论文 6 篇,其中核心期刊 2 篇。院中医科的"中国竖横针刺法治疗带状疱疹后遗症神经痛的临床研究"被确定为"青岛市 2020 年度中医药科研计划项目"。"持续推注隔离法在提高甲状腺危险部位结节热消融安全性的临床研究"被推荐为 2020 年度青岛市科技进步奖项目。山东省卫生健康委脑卒中防治工程委员会、山东省卒中学会在青岛市举行的山东省脑卒中大会暨山东省脑卒中防治工作总结会上,医院卒中中心被授予山东省卒中防治中心,并获"卒中质量管理最佳进步奖"。

继续教育 2020 年,派出 14 名医务人员至上级医院进修学习;开展青岛市级继续医学教育项目 2 项,申报 2021 年青岛市级继续医学教育项目 6 项;邀请省部、区市级专家现场或网络授课、带教 30 多人次。

精神文明建设 2020 年,开展"不忘初心、牢记使命"主题教育活动,严格执行"三会一课"与主题党日制度。党总支与各党支部分别组织学习党的十九届五中全会精神。党总支发展 1 名入党积极分子,1 名预备党员。全年回访出院病人满意率为 99.8%。

大事记

1 月 19 日,莱西市市立医院启动发热门诊。

1 月 26 日,康馨护理中心和沽河院区实现封院管理。

2 月 7 日,莱西市市立医院接管莱西市新冠疫情防控集中隔离点。

5 月 30 日,医院 PCR 实验室通过验收投入使用。

6 月 6 日,华润医疗眼科事业部定向捐赠公益基金,用于医院眼科学科建设及群众诊疗。

12 月 18 日,莱西市市立医院胸痛中心获得"国家级授牌"。

12 月 19 日,莱西市市立医院卒中中心被"省级认证授牌"。

12 月 22 日,莱西市市立医院区域检验中心正式揭牌。

12 月 27 日,莱西市市立医院康复医学中心揭牌。

荣誉称号 2020 年,获"知史爱党 知史爱国"——山东省庆祝中华人民共和国成立 70 周年党史国史知识竞赛活动"优秀组织奖"。

党总支书记、理事长、院长:付斐珍

党总支副书记:吴明松

副 院 长:兰付胜、王秀梅、臧远波、仇忠伟

工会主席:刘英杰

院办电话:88438353(传真)

电子信箱:lxsslyy@qd.shandong.cn

邮政编码:266600

地　　址:莱西市威海西路8号

（撰稿人:姜绍磊、宫佩佩）

莱西市卫生计生综合监督执法局

概况　2020年,莱西市卫生计生综合监督执法局位于莱西市石岛东路10号,建筑面积2654.65平方米,业务用房面积1485平方米。职工总数13人,其中,卫生技术人员8人,占职工总数61.5%;行政工勤人员5人,占职工总数38.5%。卫生技术人员中,高级职称2人,中级职称2人,初级职称4人,分别占25%、25%、50%。设医疗卫生科、公共卫生科、综合科、财务科4个职能科室。

固定资产　2020年,固定资产总值为491.4177万元,比上年增长0.28%。

业务工作　2020年,立案432起,罚款9.648万元。全员重新划分职能,成立疫情防控领导小组,实行工作日报制和挂图作战,监督检查医疗机构、学校、企业、交通留验站、社区(村)等6225单位次。对医院药店部推送的隐患问题较多的医疗机构进行速查严处,立案7起,罚款3.5万元。

加大非法医疗机构巡查力度,立案2起,罚没款2.348万元,完成放射诊疗、医疗废物及污水处置、乡村医生依法执业等13个专项检查,检查医疗机构530家次,出具监督意见书、专项检查表800余份,立案347起,罚款5.5万元。对全市口腔医疗机构随机抽取的3样医疗器械、牙枪水和漱口水,内镜诊疗机构的内镜、血液透析机构的透析用水进行采样检测,采样267份,不合格8份,对不合格机构依法进行处罚并督促整改,经重新检测均达到国标要求。

加强公共卫生监管,检测国家教育考试期间考点、涉考学校28个,检测饮用水257份,合格204份;对15所各类学校、88个教室进行环境卫生综合评价,均向市教体局发送整改函,并开展回头看专项检查。摸清861个村庄供水本底情况,进行现场监督检查,对存在问题下达《卫生监督意见书》,责令整改并完善监管档案,积极引导村庄改饮市政供水。核查供水单位234个,抽样送检水质214份,合格49份,均下达卫生监督意见书。监督检查涉水产品生产单位6个、销售单位6个,均符合相关卫生标准要求。抽检现制现供水206份,合格153份,抽检现制现供水3

个经营单位的70台现制现供水饮水机,合格2个单位、64台,对1个抽检不合格单位进行行政处罚,罚款0.5万元。对全市2个餐饮具集中消毒服务单位开展4个季度7批次产品抽检,结果均合格并将抽检结果向市场监管部门通报;检查消毒产品生产企业15家,检查销售单位78家,均未发现不符合《消毒管理办法》的消毒产品。

加强职业卫生监管,联合莱西市应急管理局开展石墨加工企业安全生产和职业安全健康联合执法检查专项行动,检查35家单位,限期整改职业安全隐患问题105项,经复查全部整改到位。做好517家企业职业病危害项目申报工作,监督职业健康危害高风险等级用人单位与密闭空间单位共106家,与12处镇街签订《尘毒攻坚行动责任书》,下达监督意见书175份,警告处罚17家,排查职业安全健康隐患719处,复查单位97个,整改职业安全隐患693处,培育青岛东方雨虹有限公司、青岛雀巢公司、山东黄金(莱西)公司3家青岛市级职业健康标杆企业,完成青岛市尘肺病防治攻坚行动评估组的档案资料评估工作。

严格按照国家要求开展随机监督抽查工作,随机抽取单位201家,完成201家。依托"省部门联合双随机一公开"平台,积极对接上级部门及莱西市市场监督管理局、市教育和体育局、市医疗保障局、市公安局开展5批次34家单位的部门联合随机监督检查,并及时录入检查结果、对外公示。认真受理、查处举报投诉案件,共受理举报投诉案件69起,查处率、回复率均达100%。

加强法制宣传和卫生监督培训,在青岛卫生监督信息平台共发表信息27篇,开展职业病防治法宣传周,发放明白纸1万份,送法到企业20次,现场解答群众关心的热点问题35次。完成医疗机构依法执业培训、放射工作人员定期培训和院感工作督导培训工作,发放新的放射工作人员证48份。对诊所、医务室、社区服务站等单位负责人66人开展疫情防控知识与要求培训。集中三天时间举办美容美发场所、消毒产品生产经营单位、游泳洗浴场所、生活饮用水和住宿场所卫生知识培训班,共培训274人。分四批次举办职业健康大培训活动,培训用人单位主要负责人、职业卫生管理人员838人,颁发培训合格证明838本,切实保障劳动者身体健康。

党建与精神文明建设　坚持以习近平新时代中国特色社会主义思想为指导,认真抓好党员干部的学习教育工作,开展党员冬季、夏季集中培训活动,召开主题党日活动12次,讲党课4次,进一步强化党员干部的党性修养和理论水平。

荣誉称号　获"青岛市文明单位标兵""2020年度莱西市优秀行政执法案卷"等荣誉。

局　　　长:周国举
副 局 长:赵树民、李　斌
办公电话:66031797(传真)
电子信箱:jdszhk@163.com
邮政编码:266600
地　　　址:莱西市石岛东路10号

（撰稿人:史文茜）

莱西市疾病预防控制中心

概况　2020年,莱西市疾病预防控制中心占地面积7803平方米,建筑面积3032平方米,业务用房面积2720平方米。在职职工87人,其中,卫生技术人员39名,占职工总数的44.8%;行政工勤人员23名,占职工总数的26.4%。卫生技术人员中,正高级职称2人,副高级职称5人,中级职称23人,初级职称10人。中心共设19个内设科室,其中管理科室3个、业务科室16个。领导职数4名,内设19个正股、6个副股级岗位,分别为办公室、财务科、设备与物资管理科、传染病防制科、性病艾滋病防制科、结核病防制科、慢性病防制科、地方病防制科、中医防病科、免疫规划科、业务应急管理办公室、健康危害因素监测科、健康教育与健康促进科、卫生检验科、质量管理科、消毒与病媒生物防制科、学校卫生科、食品卫生科、社区公共卫生服务指导科。

业务工作　2020年,全面做好新冠疫情防控工作。高效流调,规范消杀,对全市所有确诊病例、疑似病例及其密切接触者做到"应调尽调、应查尽查、应纳尽纳",开展流行病学调查780余次,累计出动流调人员2150余人次,终末消毒52场次,消杀面积120余万平方米,确定密切接触人员278人,集中隔离3528人次,评估医学观察(隔离)点23处。发挥专家优势,开展专家研判会议90余次,累计指导隔离点210余家次,复工复产企业320余家次,交通站口、机关事业单位、公共场所、学校、养老院等170余家次,冷链食品企业64家次。投入200万元,增加完成PCR实验室的工程建设和设备配备,执行全流程"清单式"质量控制和生物安全管理,累计送检样本15000余份,检测样本13000余份。全力做好冷链食品及相关从业人员的核酸检测、疫情防控的技术指导等工作,3支冷链食品疫情防控采样队伍,累计出动采样人员598人次,累计采集冷链食品、产品外包装等标本13478份,冷链食品相关从业人员标本14832份,实地察看1360多家冷库、超市、餐饮企业等,开展小规模现场冷链食品疫情防控知识讲解120余场次。

加强传染病疫情报告管理工作。莱西市报告传染病卡片731张,报告及时率99.3%,审卡及时率达100%,重卡率为零。接传染病时空聚集早期预警101起,全部及时处置、上报。加强对学校、托幼机构等人群密集区域的流感样病例、呼吸道多病原主动监测。对报告的5例出血热病人全部进行流行病学调查处置,完成2个发病村庄的鼠带毒率监测。在全市建立3处艾滋病自愿咨询检测门诊。

确保免疫规划工作持续有序开展。投资30万元的疫苗追溯系统实事项目,全市7处产科接种室、18处狂犬病暴露处置门诊和19处预防接种门诊按规定向全国疫苗电子追溯协同平台提供疫苗最小包装单位的追溯信息。

扎实推进公共卫生应急处置体系建设疾控项目。投入89万元,采购卫生应急服装30套,卫生应急队伍装备40套,应急采样检测、应急箱78套,组织开展全市常态化疫情防控演练,并对应急携行装备进行展示和使用培训。

规范开展公共卫生监测工作。对市内35个农村饮用水和3所农村学校监测点开展饮用水安全监测。多途径开展全民营养周宣传活动,按照要求开展食品安全风险监测工作,采集检测各类样品465份。完成新旧职业病报告信息系统转换和管理,开展职业病防治法宣传周活动,发放宣传资料200份,完成153例尘肺病人的基本信息的采集和完善工作。

加强健康教育宣传和慢性病、地方病管理工作。加强"公勺公筷""手卫生"等宣传。积极推进健康知识进机关、进学校、进社区,针对社区居民开展健康专题讲座22场,直接受益群众400多人次。确定5处居民健康素养调查点,将市区社区列入调查范围。5月代表青岛市接受省级多部门对重点地方病控制和消除工作的现场复核考评,通过验收。深入推进地方病防治三年攻坚行动,设立市级地方病患者救治协议定点医院,成立氟骨症专项救治专家组。多途径开展全国肿瘤防治宣传周宣传活动,累计发放折页300余册,发送公众号信息26条。

固定资产　2020年,固定资产总值1524.68万元,比上年增长100.3%。

大事记

5月,莱西市编制委员会下发《关于健全重大疾病和传染病防治工作机制和调整市疾病预防控制中心机构职能编制等事项的通知》，设立重大办，并对疾控中心职责进行明确。莱西市疾病控制中心名称规范为莱西市疾病预防控制中心。

8月，莱西市卫生健康局机关党委下文，任命张代波为莱西市疾病预防控制中心党支部书记，崔榛羽任党支部副书记。

12月，莱西市编制委员会下发《关于调整市妇幼保健计划生育服务中心编制及人员的通知》，将市妇幼保健计划生育服务中心9名全额事业编制人员调配至市疾控中心工作。

荣誉称号 青岛市文明单位，2019—2020年度"感动莱西"道德模范群体。

党支部书记：张代波
中心主任：崔榛羽
中心副主任：崔文杰、韩德岗、王庆玺
总机电话：88499800
传真号码：88499120
电子信箱：lxcdc@163.com
邮政编码：266600
地　　址：莱西市石岛东路10号

（撰稿人：葛长勋）

莱西市妇幼保健计划生育服务中心

概况 2020年，莱西市妇幼保健计划生育服务中心位于莱西市泰山路8号，是一所集妇幼保健、临床医疗、计划生育技术服务于一体的公益事业单位，承担着莱西市婚前医学检查、孕前优生检查、市直企事业单位女职工健康查体、农村妇女"两癌"筛查、计划生育技术服务和指导等工作。中心占地面积10005平方米，业务用房7480平方米。在编职工87人，其中，卫生技术人员59人，占职工总数67%，行政工勤人员28人，占职工总数的33%。卫生技术人员中，高级技术职称8人，中级技术称职28人，初级技术职称23人，分别占14%、51%、35%，医生与护士之比是1.2：1。开设床位40张。设有职能科室4个，临床科室6个，医技科室3个，保健科室2个，社区卫生服务站1个。

业务工作 2020年，门诊总量为135411人次，比上年增长17.33%；收住院病人1075人次，比上年降低33.97%；床位使用率47.10%，床位周转27.30次，抢救成功率100%，好转100%，病死率0，院内感染率0，甲级病案符合率99%。

业务收入 2020年，业务总收入3690.96万元，比上年增长32.20%。

固定资产 2020年，固定资产总值4467.52万元，比上年增长9.93%。

医疗设备更新 2020年，新购置GE V3彩超、便携式B超等设备。

医疗特色 2020年，国医大师石学敏院士传承工作室开展特色中医理疗，逐步促进中医药在妇幼保健领域发展。开展无痛分娩512例、盆底康复104例、远程胎心监护2200例、四维彩超检查350例、胎儿NT检查1036例、婚前医学检查4776人、孕前优生健康查体3806人，适龄妇女"两癌"筛查25616人，确诊宫颈病变197例，其中宫颈原位癌16例，浸润癌9例，乳腺癌可疑28例。

继续教育 2020年，派出1名医师参加变更执业范围学习，3名医师参加危重孕产妇救治和出生缺陷防治学习3个月，邀请院外专家来院举办讲座6人次，院内举办业务讲座12次，组织心肺复苏演练1次、疫情防控演练4次。

大事记

5月16日，中国健和公益发展基金会向市妇幼保健计划生育服务中心捐赠GE V3彩超1台。

12月28日，国医大师石学敏院士传承工作室落户莱西市妇幼保健计划生育服务中心，开启服务中心妇幼保健与中医药融合发展新篇章。

党支部书记、理事长、主任：赵　霞
党支部副书记：曲永安
副　主　任：程丰年、孙敬明
院办电话：88495796
邮政编码：266600
地　　址：莱西市泰山路8号

（撰稿人：曲永安、徐丰明）

莱西市皮肤病医院

概况 2020年，莱西市皮肤病医院位于莱西市广州路6号，是莱西市政府举办建设的一所集医疗、科研、预防、健康教育于一体的皮肤病、性病专科医院。莱西市皮肤病医院是莱西市城镇职工医疗保险和城镇居民医疗保险（含原新农合）定点医院。医院占地面积2755平方米，建筑面积2157平方米。有职工47人，其中卫生技术人员35人，占职工总数的74%。高级职称3人，占卫生技术人员的8%；中级职称12人，占卫生技术人员的34%；初级职称20人，占卫生技术人员的 57％。医生与护士比例为 1∶0.82。设置皮肤科、性病科、中医科、护理科、理疗科、医技科、药剂科、医疗美容科、患者服务中心、医保办、收款室、财务科、办公室等 13 个职能科室。以公立医院延伸服务的形式举办泰安路社区卫生服务站(团岛路汇景苑 1 号楼),承担 1 万余名市民的全科医学和基本公共卫生服务。

业务工作 2020 年,门诊总量 19960 人次,出院病人 1217 人次,同比增长 3.22％,入院与出院诊断符合率 99.84％,实际占用总床日数 9429 天,出院者占用总床日数 6665 天,门诊人次比上年下降 27％。

业务收入 2020 年,总收入 905.23 万元,同比下降 3.52％。医疗收入 417.19 万元,同比下降 9.14％,其中门诊收入 187.9 万元,同比下降 15.71％;住院收入 229.29 万元,同比下降 2.94％。

固定资产 2020 年,固定资产总值 456.12 万,比上年增长 4％。

医疗设备更新 2020 年,新增 UVB 治疗仪 1 台,定向药物导入仪 1 台。

基础建设 2020 年,对医院大厅以及医院门口进行改造升级,进一步提升就医环境。

医疗特色 医院突出专科优势,擅长治疗银屑病(牛皮癣)、白癜风、带状疱疹(蛇盘疮)、神经性皮炎、湿疹、荨麻疹、手足癣等常见皮肤病以及梅毒、淋病、软下疳、腹股沟淋巴肉芽肿、尖锐湿疣、非淋菌性尿道炎、生殖器疱疹、前列腺炎、盆腔炎等泌尿生殖系统疾病。引进国内外先进设备和技术,开展嫩肤、脱毛、祛皱、祛斑增白、祛痣、祛疣、祛文身、皮肤 CT 检测、中药药浴等美容项目,具有无痛苦、效果好等特点。实验室设备齐全,可迅速查找 32 种常见过敏原,对症下药,为久治不愈、反复发作的患者解除痛苦。

引进超级平台、热玛吉、色素激光治疗系统、点阵激光、黄金微针、皮肤镜、微针精雕、308 准光子治疗仪、激光脱毛系统、光波治疗仪、皮肤屏障修复系统等设备十余台,届时将能开展整形手术、注射类美容、去斑去痘去皱、嫩肤等医疗美容业务,实现医疗美容项目全覆盖,打造莱西医疗美容中心。

党支部书记、院长:李　利

副 院 长:刘晓东、姜庆廷

院办电话:58097097

电子信箱:lxspfbyy@qd.shandong.cn

邮政编码:266600

地　　址:莱西市广州路 6 号

(撰稿人:栾可静)

莱西市 120 急救调度指挥中心

概况 2020 年,莱西市 120 急救调度指挥中心下设市人民医院、市中医医院、市市立医院、姜山中心卫生院、夏格庄中心卫生院、院上中心卫生院、马连庄中心卫生院、南墅中心卫生院、沽河中心卫生院、日庄中心卫生院、河头店中心卫生院、惠民医院 12 个急救站,共 16 个急救单元。有职工 13 人,其中卫生技术人员 12 人,占职工总数的 92.31％,卫生技术人员中,高级职称 1 人,中级职称 10 人,初级职称 1 人,分别占 8.33％、83.33％、8.33％。

业务工作 2020 年,接报警电话 15169 起,派车 14193 车次,空车 1322 车次,救治病人 13385 人,其中,车祸 3108 起,心脑血管 1684 起,一氧化碳中毒 119 起,分娩 70 起,处置突发事件 168 起;中心平均等待受理用时 4 秒,平均受理用时 1 分 7 秒,平均调度用时 1 分 2 秒。

固定资产 2020 年,固定资产总值 92.8 万元。

大事记

9 月,购置 MPDS 急救调度系统和网络安全相关软硬件,更新服务器、交换机等设备设施,完善院前急救医疗服务体。

9 月 26 日,2020 年第六届山东省沿海骑行大奖赛(青岛站)、"联通 5G"杯青岛市第四届自行车公开赛在莱西举行,比赛途中设立 4 处急救车站点和 1 处医疗救助点,全程抽调 4 辆急救车和 23 名医护人员为大赛提供医疗卫生保障工作。

9 月 28 日,举行莱西市突发事件医疗卫生救援应急演,市 120 急救调度指挥中心、市人民医院、市中医医院及市市立医院等多家医疗机构参与演练和观摩。

11 月 1 日,调度中心与莱西市人民医院签订协议,约定莱西市人民医院胸痛中心与调度中心合作,做好胸痛病人的现场急救和转运,尽最大努力缩短救治时间,提高抢救成活率。

荣誉称号 获得 2020 年度"青岛市院前急救先进集体"荣誉称号。

副 主 任:郝美仙

办公电话:58562971

电子信箱:lxwjjzhzx@qd.shandong.cn

邮政编码:266600

地　　址:山东省青岛市莱西市烟台路 76 号

(撰稿人:崔菁华)

莱西市水集中心卫生院

概况 2020 年，莱西市水集中心卫生院位于莱西市石岛路 69 号，占地面积 2784 平方米，建筑面积 5378 平方米，其中业务用房面积 4778 平方米。是集预防、医疗、保健于一体的一级甲等综合医院。职工总数 85 人，编制人员 66 人，其中卫生技术人员 62 人，占职工总数的 72.94%；行政工勤人员 20 人，占职工总数的 23.53%。卫生技术人员中，有正高级职称 1 人，副高级职称 11 人，中级职称 28 人，初级职称 22 人，分别占在编卫生技术人员的 1.81%、2%、50.91%、40%，临床科室医生与护士之比为 1∶1。开放床位 80 张，设有 11 个临床科室、8 个医技科室和 6 个职能科室。

业务工作 2020 年，门诊总量 52093 人次，比上年增长 16.40%。收住院病人 1056 人，比上年增长 16.56%；床位使用率 39.4%，比上年增长 15%；平均日门诊 142 人，比上年增长 16.40%；入院与出院诊断符合率 100%，手术前后诊断符合率 100%，抢救危重病人成功率 100%、治愈率 100%、好转率 100%、病死率 0，院内感染率 0，甲级病案符合率 100%。

业务收入 2020 年，业务收入 892 万元，比上年增长 20.47%。

固定资产 2020 年，固定资产总值 1116 万元，比上年增长 23.17%。

基础建设 2020 年，核酸检测点和发热哨点完成建设并投入使用，完成 8624 人的核酸检测。

医疗特色 2020 年，中医科通过青岛市"精品国医馆"验收，为辖区居民提供中医综合服务，可开展针灸、脐灸、督灸等项目。成立周医生工作室，由莱西市人民医院中医科主治医师周鹰到医院中医科坐诊。

继续教育 2020 年，派出 1 人参加为期 1 年的儿科医生转岗培训，7 人参加周期为两年半的西医转中医转岗培训，6 人参加莱西市人民医院组织的为期半年的业务培训。

疫情防控 2020 年，1 月 23 日—3 月 2 日期间在高速路口值班预检，其间合计出动 120 人次，疫情检测点检测车辆 46000 余辆，人员 6 万余人。消杀外地车辆 15350 辆，无意外发生，圆满完成任务。积极响应水集街道办事处和市疫情指挥部安排，在 2 月 28 日至 12 月 17 日期间，派出 41 名医务人员分成 6 梯队进入集中酒店医学观察点，对境外归国人员 187 人进行每周期 14 天的医学观察工作，并圆满完成任务。

在全民核酸检测期间，派出 47 名医护工作者完成 26894 人次核酸检测，为全市全民核酸检测的完成争取时间。

基本公共卫生服务 2020 年，充分调动工作人员的积极性和能动性，累计建档 38329 人份，老年人管理 5264 人，老年人查体 5238 人，老年人中医体质辨识 5238 人，糖尿病患者管理 1798 人，随访 5870 人次，高血压患者管理 3877 人，随访 24869 人次，孕产妇管理 478 人，产前健康管理 489 人，产后访视 330 人，产后随访 330 人次，儿童管理 10335 人次，新生儿访视 334 人，精神病人管理 176 人，查体 114 人、随访 676 人次。乡医签约 20250 人，基本公共卫生服务项目总体指标已部分完成。

环境保护 2020 年，积极处理医废和污水，打好"蓝天保卫战"。回收垃圾 7606.9575 千克，其中卫生院产生垃圾 2438.3569 千克，乡医 119 家，产生垃圾 5168.6006 千克，平均每家乡医每月产生垃圾 3.62 千克。积极做好污水处理工作，更新水处理设备，从而使处理过的污水达到排放标准。设计能力为日处理 50 吨污水，实际处理量为每年 2190 吨，年消耗次氯酸钠 2 吨。处理后的达标废水排入城市污水管网。

大事记

6 月 10 日，张晓琳任水集中心卫生院党支部书记、院长。

10 月 23 日，赵少红任水集中心卫生院副院长。

党支部书记、院长：张晓琳
副　院　长：赵人峰、赵少红
院办电话：88472818
电子信箱：lxssjzxwsy@qd.shandong.cn
邮政编码：266600
地　　　址：莱西市石岛路 69 号

（撰稿人：苗钰萌）

莱西市南墅中心卫生院

概况 2020 年，莱西市南墅中心卫生院职工总数 100 人，其中卫生技术人员 80 人，占职工总数 80%；行政工勤人员 20 人，占职工总数 20%。卫生技术人员中，高级职称 8 人、中级职称 22 人、初级职称 50 人，分别占 10%、27.5%、62.5%；医护比 1.4∶1。开放床位 99 张，设职能科室 12 个、临床科室 7 个、医技科室 10 个。

业务工作 2020 年，门诊总量 46990 人次，同比下降 10.6%，其中急诊 604 人次；收住院病人 3259 人次,同比下降 11.3%;床位使用率 53%,同比下降 2%;床位周转次数 27 次,入院与出院诊断符合率 99%;治愈、好转率 98%;院内感染率 0;甲级病案符合率 97%。

业务收入 2020 年,业务收入 1099 万元,同比下降 10.6%。

固定资产 2020 年,固定资产总值 1679 万元,同比增长 6.2%。

医疗设备更新 2020 年,更换救护车 1 辆,新增麻醉机 1 台、智慧医用冷藏冰箱 6 台、智慧医用小冰箱 3 台。

基础建设 2020 年,完成医院标准化建设,进行公用设施改造,院区绿化养护,粉刷内外墙壁,铺设沥青路面,更换院内围墙栅栏。门诊安装红外线测温仪,病区安装空调、紫外线空气消毒机和过滤热水器,制定统一标识牌,更换老旧的标识牌、办公桌椅、病区座椅和病床床单被罩,提升群众就医获得感。优化科室布局,邀请院感专家现场查看并详细指导,按照院感要求重新规划设计手术室、妇科手术室、产房。更新一部住院电梯,更换会议室多媒体,更新职工食堂老旧设备。建设核酸采样点和发热门诊哨点,病区设缓冲病房和隔离门,满足疫情防控需求。

卫生改革 2020 年,继续实施绩效管理改革,完善绩效考核体系,量化绩效考核办法,加强科学化管理,提高医疗质量和效率,提升群众满意度。成立长期家庭护理团队,配备专业护理人员,有针对性地开展业务培训,为失能失智人员提供优质上门医疗服务,提高服务质量和效率,宣讲医保政策,减轻失能失智人员就诊负担,推动医保扶贫政策惠及特殊群体。

医疗特色 2020 年,医院精品国医馆根据季节和气候特点,开展"冬病夏治""夏病冬治""三伏养生节""养生膏方节"等活动。打造两个中医药专病门诊——痛经和面瘫病门诊。采用多种中医药疗法,如中药汤剂、针灸、艾灸,以及中医特色治疗方法如中药膏方、中药保留灌肠、中药外敷等协同治疗。痛经治疗年门诊量 400 余人次,治疗有效率达 96%,治愈率 92%。面瘫病临床中采用针灸、中药、超微针刀相结合的治疗方法,治疗有效率达 95%,治愈率达 90%,平均年门诊量约 300 人次。在新冠疫情防控中,发挥中医技术特色,熬制中药预防汤剂、制作中药预防香囊,助力疫情防控。

继续教育 2020 年,完成青岛卫生人才教育平台继续教育学习 64 人次。选派 1 名临床医师,到青岛市海慈医疗集团参加为期一年的山东省 2020 年基

层人才挂职研修。选派外科、妇科、中医科等 4 名科室医师,到青岛市海慈医疗集团进行全科医师培训。选派 1 名医务人员,到青岛即墨市中医医院进行全科医师培训。

精神文明建设 2020 年,积极开展公益服务、健康宣传教育、党建学习、健康义诊等多种形式的文明实践活动,邀请医联体单位专家与科室骨干合作开展"走百村进万家"健康义诊活动、服务百姓健康行动、学雷锋志愿服务活动等各类活动。利用微信平台开通线上义诊服务,为群众提供在线诊疗、咨询服务,方便群众看病就医。大力宣传和普及健康知识,提高了辖区群众的健康保健意识和水平。组织开展庆祝护士节、医师节系列活动。积极组织无偿献血公益活动、爱心捐赠活动、妇科筛查和"两癌"筛查等活动。

大事记

3 月 21 日,青岛市胶州中心医院专家组一行到医院开展医疗帮扶工作,并签署对口帮扶协议。

4 月 8 日,山东睿实咨询绩效考核管理专家到医院召开管理层绩效服务项目沟通会。

5 月 21 日,青岛市"精品国医馆"评审验收专家组一行莅临医院对精品国医馆建设项目进行评审验收。

9 月 24 日,携手莱西市市立医院,共同开展"走百村,进万家"暨"服务百姓健康行"健康义诊活动。

荣誉称号 2020 年,获得"山东省中医药文化建设示范单位"荣誉称号。

党支部书记、院长:刘希广
副 院 长:吴文杰、吴巧辉、张金环
院办电话:83431051
电子信箱:lxsnszxwsy@163.com
邮政编码:266613
地　　址:莱西市南墅镇山秀路 9 号

(撰稿人:李明璐)

莱西市夏格庄中心卫生院

概况 2020 年,莱西市夏格庄中心卫生院位于夏格庄镇政府驻地,距莱西市区 25 千米,辖区常住人口 3.33 万人。是隶属于市卫生健康局的二级综合医院,占地面积 1.7 万平方米,建筑面积 1.33 万平方米,其中业务用房面积 1.2 万平方米,总资产 4054.9 万元,开放床位 180 张,设有职能科室 6 个、临床科室 11 个、医技科室 3 个。职工总数 223 人,其中卫生技术人员 196 人,占职工总数的 88%;行政后勤人员 27

人,占职工总数的 12%。卫生技术人员中,高级职称 16 人,占 8.2%,中级职称 54 人,占 27.6%,初级职称 126 人,占 64.2%,其他专业技术人员 5 人,占 2.5%。

业务工作 2020 年,门诊量 13.8 万人次,比上年下降 8.6%,年住院病人 7823 人次,比上年下降 2%,床位使用率 76%,入院与出院诊断符合率 92.4%,抢救危重病人成功率 79.4%,治愈率 62.5%,好转率 32.3%,病死率 0.0005%,甲级病案符合率 98%。

业务收入 2020 年,业务收入 4764.4 万元,比上年增长 12.3%,其中,医疗收入 3436.1 万元,比上年增长 26.2%。

固定资产 2020 年,固定资产总值 3475.6 万元,比上年增长 16.2%。

医疗设备更新 2020 年,新增 C 形臂、全高清腹腔镜、数字化 X 射线摄影设备、无创呼吸机、实时荧光定量 PCR 仪、全自动核酸提取仪、全自动清洗消毒器、骨科手术显微镜、利普刀、高频电刀等仪器设备。

基础建设 2020 年,发热门诊和 PCR(基因扩增)实验室建成投入使用;完成洗衣房和消毒供应室等功能用房搬迁和整体改造,增加使用面积;完成 DR 拍片室和 CT 室改造;完成办公用房改造,优化房间布局。

医疗特色 2020 年,外科新开展经瘘管胆道镜探查术和电切镜下输尿管支架取出术,骨科新开展经皮椎体成形术,无创呼吸机在心血管内科和神经内科开展临床应用,肾内科新开展颈内静脉临时透析导管置管术,PCR(基因扩增)实验室开展检测服务。

继续教育 2020 年,外派 18 人次长期培训,120 人次到青岛市市立医院、青岛市中医医院(海慈医院)、莱西市人民医院短期进修学习。

精神文明建设 2020 年,开展"关爱贫困儿童,健康伴你同行"健康查体公益活动,开展"爱眼日"健康公益义诊活动,开展"党心连民心,健康进乡村"系列义诊活动,开展"走百村进万家"健康义诊活动,组织职工参加无偿献血、"慈善一日捐"等公益活动。

大事记

3 月 24 日,青岛市卫生健康委员会批复同意莱西市夏格庄中心卫生院参照二级综合医院管理。

10 月 23 日,韩华、王光利任莱西市夏格庄中心卫生院副院长。解聘于开成莱西市夏格庄中心卫生院副院长职务。

10 月 28 日,青岛市卫生健康委员会批复同意莱西市夏格庄中心卫生院开展新冠病毒核酸检测工作。

10 月 29 日,迎接青岛市卫生健康委员会"社区医院"评审。

11 月 24 日,组织开展莱西市冬春季常态化疫情防控演练现场会。

荣誉称号 2020 年,老年骨质疏松性骨折专科获得"青岛市基层特色专科"荣誉称号。

党支部书记、院长:吴峰文
副 院 长:徐 涛、韩 华、王光利
院办电话:86433120
电子信箱:lxsy6@163.com
邮政编码:266606
地 址:莱西市青烟路 158 号

(撰稿人:张春霞)

莱西市马连庄中心卫生院

概况 2020 年,莱西市马连庄中心卫生院位于马连庄镇政府驻地,是莱西市北部有重要影响的中心卫生院。辖区一体化村卫生室 26 处,非一体化村卫生室 5 处,77 个行政村,人口 4.65 万。卫生院占地面积 3.3 万平方米,建筑面积 6230 平方米,其中门诊楼建于 1995 年约 1460 平方米,现用病房楼建于 2002 年约 1500 平方米,2016 年新建病房楼 2490 平方米,设开放床位 80 张。有职工 99 人,其中卫生技术人员 76 人,占职工总数的 76%;行政工勤人员 8 人,占职工总数的 8%。卫生技术人员中,高级职称 7 人,占 9%;中级职称 31 人,占 40.8%;初级职称 34 人,占 44.7%;无职称人员 2 人,占 2.6%;医生与护士之比为 1.5:1。卫生院除设置内科、外科、国医馆(内有中医科、养生保健门诊、针灸推拿室、理疗室、煎药室等)、妇幼保健计划生育服务站(内有妇科门诊、计生门诊、妇检室、治疗室、咨询室)、口腔科、影像科、检验科、三处护士站、公共卫生科、接种门诊、医保工作站、手术室等基本科室外,还根据患者的就医需求特别增设中医疼痛门诊。

业务工作 2020 年,门诊量 38538 人次,入院病人 1725 人次、出院病人 1744 人次。

业务收入 2020 年,业务收入 718.19 万元,其中门诊收入 373.12 万元,住院业务收入 345.07 万元。

固定资产 2020 年,固定资产总值 911.99 万元。

医疗设备更新 2020 年,新增联影多排螺旋CT。

基础建设 2020 年,建成约 3000 平方米的多功能病房楼,约 252 立方米的消防安全工程顺利完工。新病房楼其他辅助工程项目公开招标完毕,并开工建

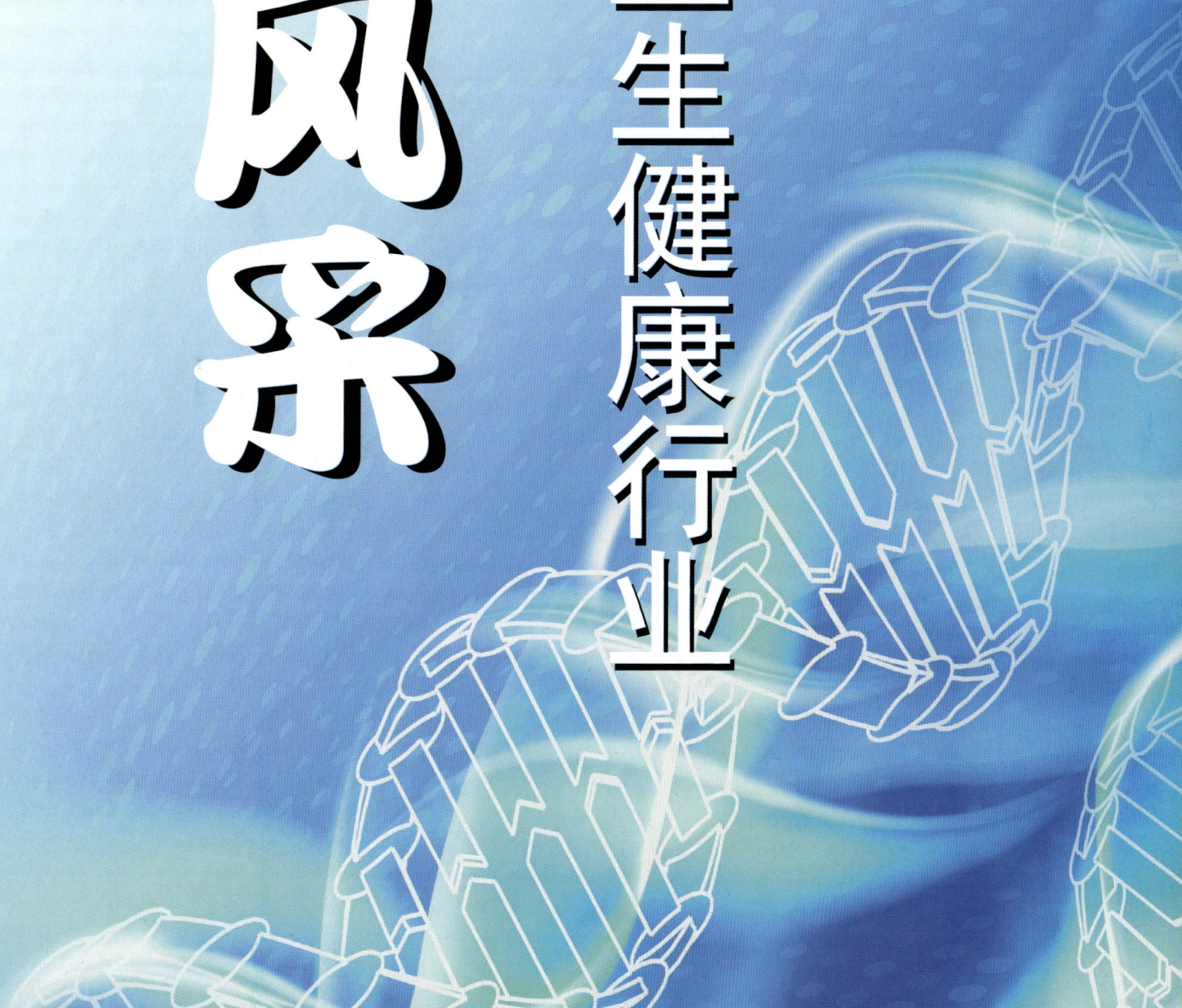

风采

青岛市卫生健康行业

青岛市市立医院

青岛市市立医院始建于1916年，拥有本部、东院、皮肤病院、北九水疗养院、徐州路院区5个院区，是集医疗、教学、科研、保健、康复、公共卫生六大功能于一体的大型综合性三级甲等医院，是2008年北京奥运会和残奥会、2018年上海合作组织青岛峰会、2019年海军节医疗保障定点医院。

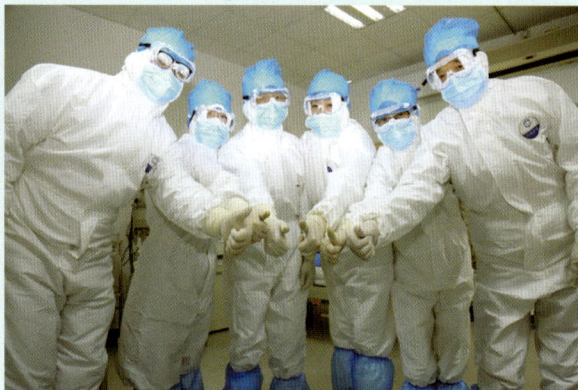

2020年1月28日，青岛市市立医院本部院区发热病房准备就绪。

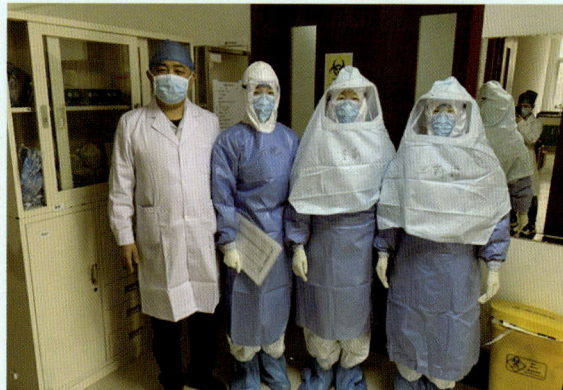

2020年2月4日，青岛市市立医院新型冠状病毒核酸检测实验室建成启用，并发出青岛市医疗机构首例新型冠状病毒核酸检测阳性报告。

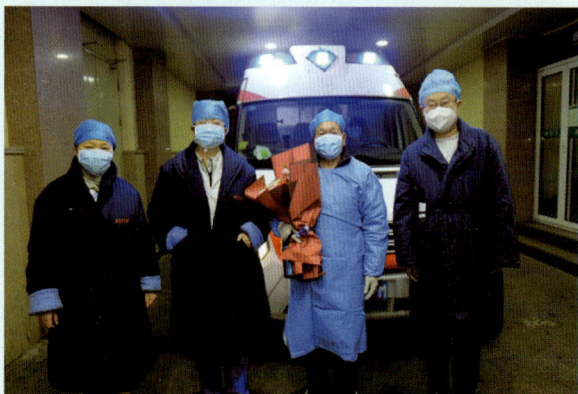

2020年2月6日，青岛市市立医院首例新冠肺炎患者治愈出院。

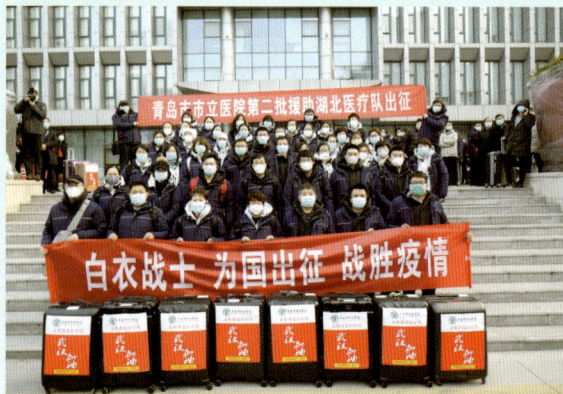

2020年2月9日，青岛市市立医院第二批援助湖北医疗队(48名队员)出征。

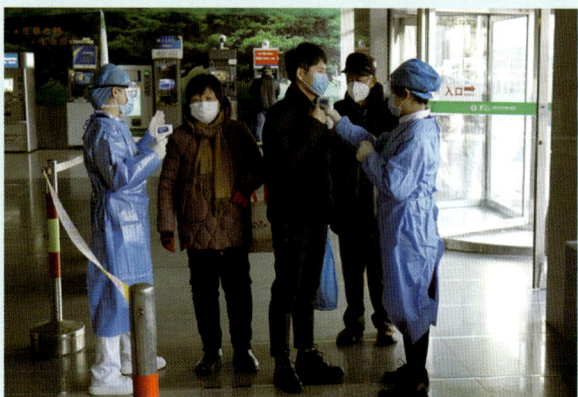

2020年3月9日，青岛市市立医院有序恢复日常诊疗服务，非急诊预约挂号实名制就诊。

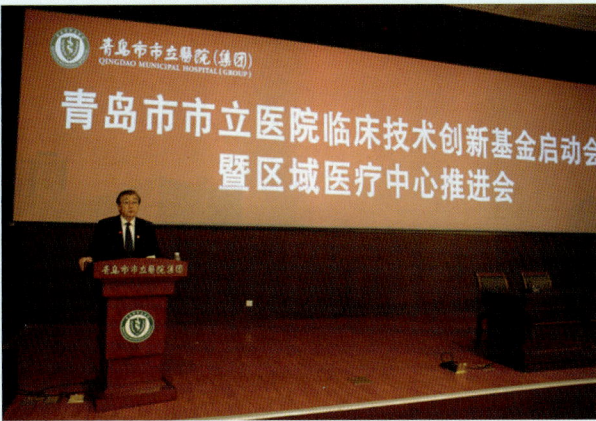

2020年5月12日，青岛市市立医院举办临床技术创新基金启动会暨区域医疗中心推进会。

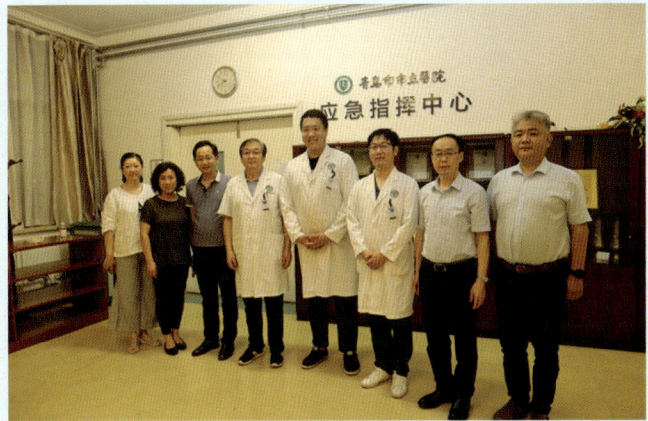

2020年7月18日，青岛市市立医院援助乌鲁木齐医疗队员整装待发，赴新疆支援核酸检测工作。

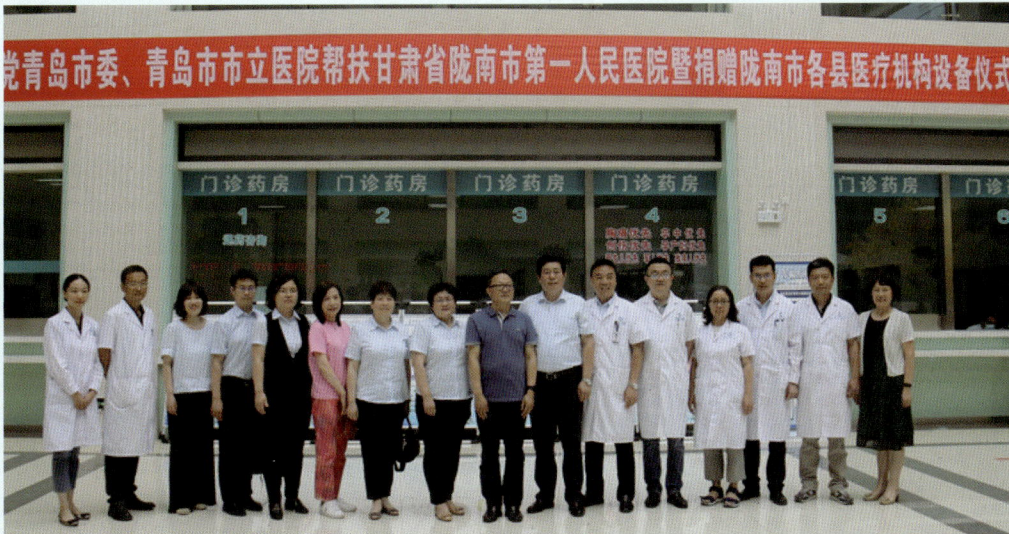

2020年7月20日，青岛市市立医院副院长刘振胜一行赴陇南开展对口帮扶工作，协助陇南市第一人民医院创建三级甲等医院。

2020年9月6日，青岛市市立医院心脏中心成功为75岁老人完成微创经心尖联合瓣膜置换手术。该手术为山东省首例，达到国际先进水平。

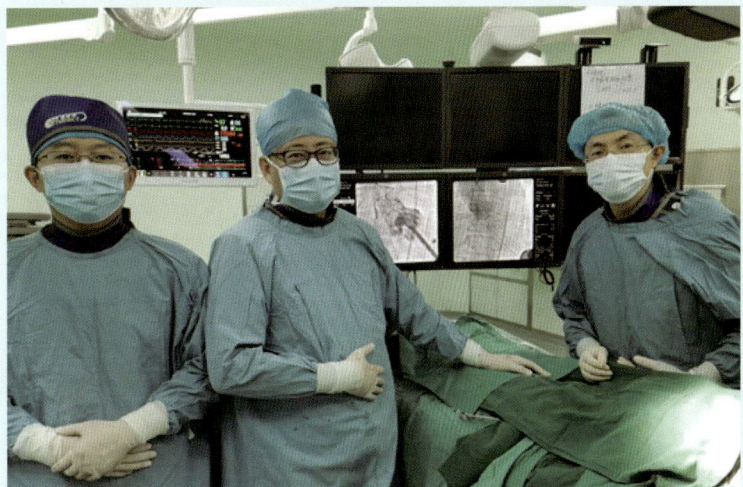

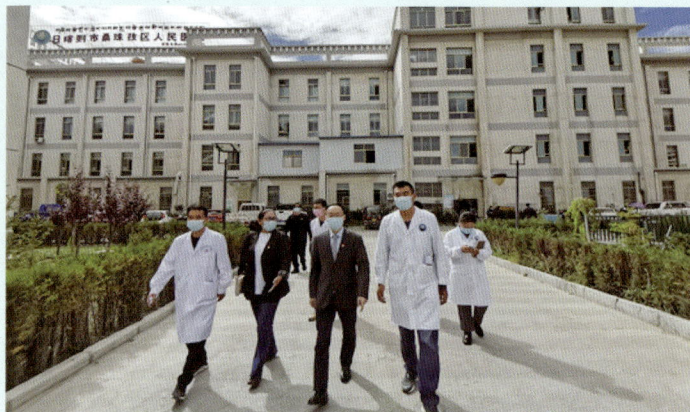

2020年9月19日-24日，青岛市市立医院党委书记杨九龙赴日喀则调研考察对口帮扶工作，并慰问医院援藏医务人员。

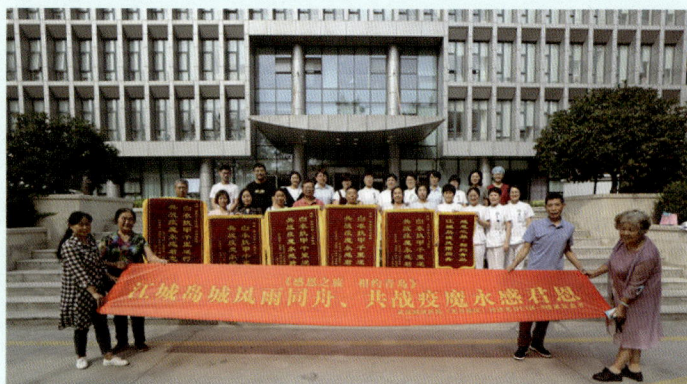

2020年9月20日，四名武汉新冠肺炎康复患者来青感谢医护人员，青岛市市立医院援鄂队员热情接待。

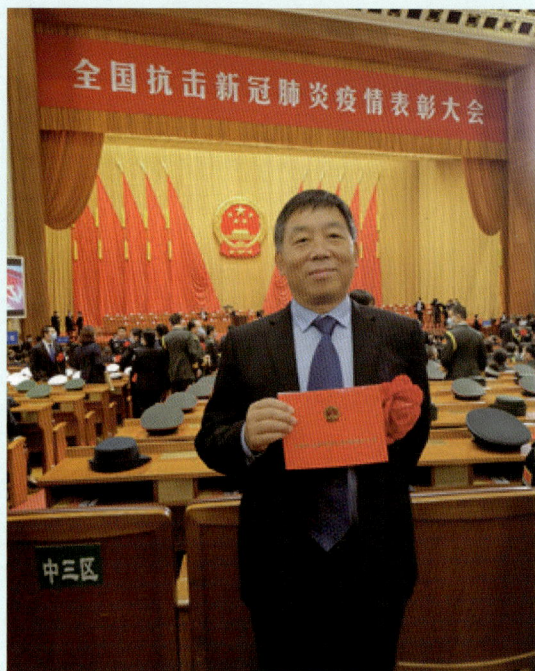

2020年9月8日，全国抗击新冠肺炎疫情表彰大会在北京人民大会堂举行。青岛市市立医院副院长、青岛市第五批援鄂医疗队二队领队李永春获全国抗击新冠肺炎疫情先进个人称号。图为李永春在北京人民大会堂现场领奖。

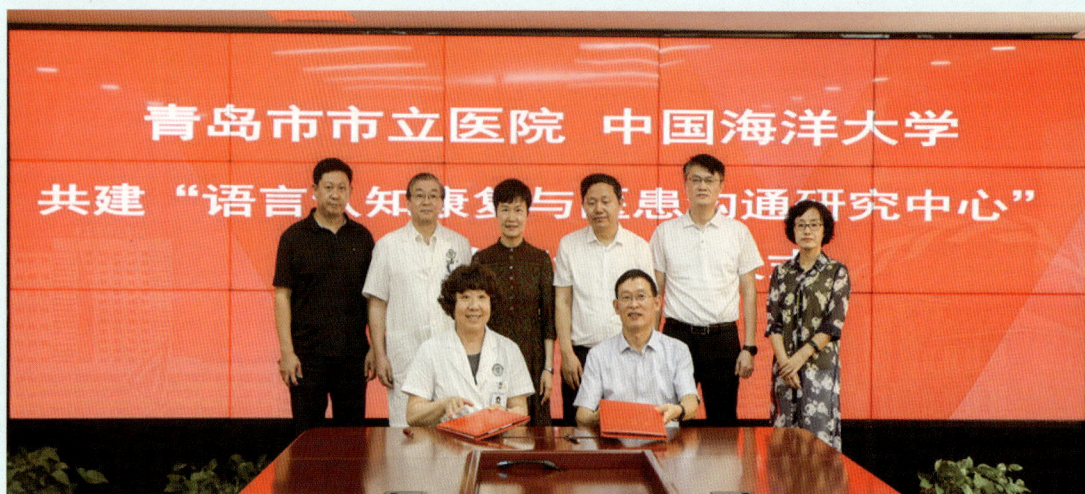

2020年9月22日，青岛市市立医院与中国海洋大学共建"语言康复与医患沟通研究中心"签约仪式举行。

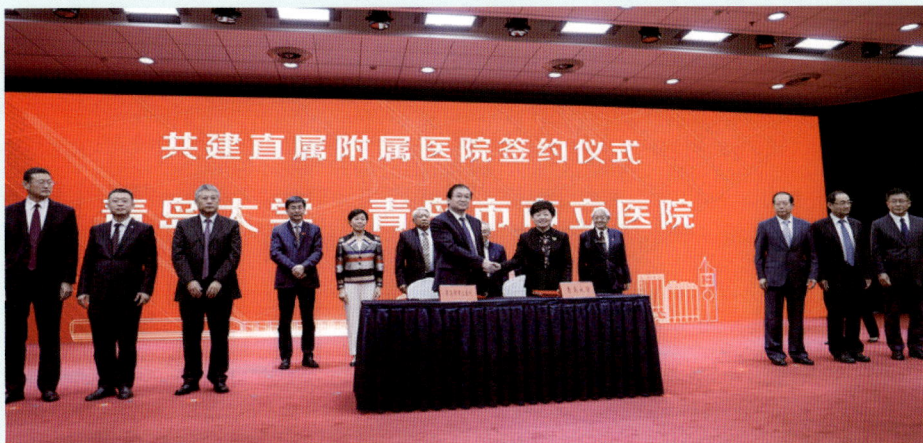

2020年10月9日，青岛市市立医院总院长管军与青岛大学医学部负责人签约并共同为"青岛大学附属青岛市市立医院"揭牌。

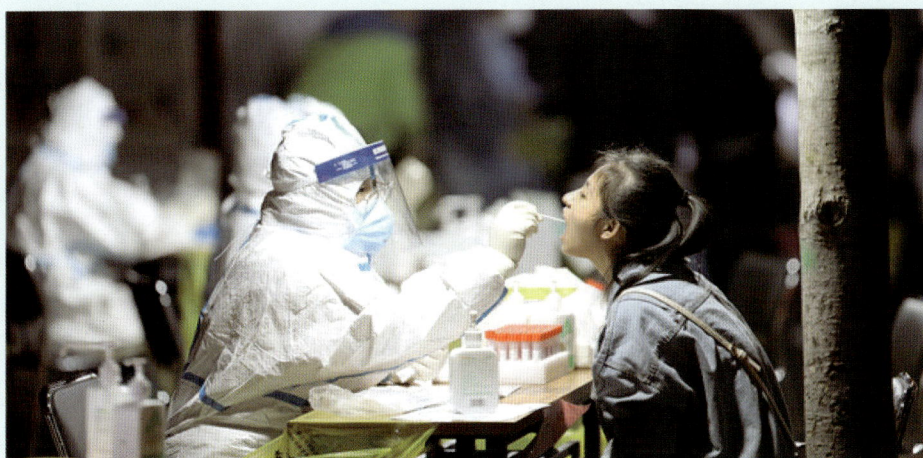

2020年10月11日，全市启动全员检测，青岛市市立医院255名医务人员参与全市核酸采样工作，高质量完成任务。

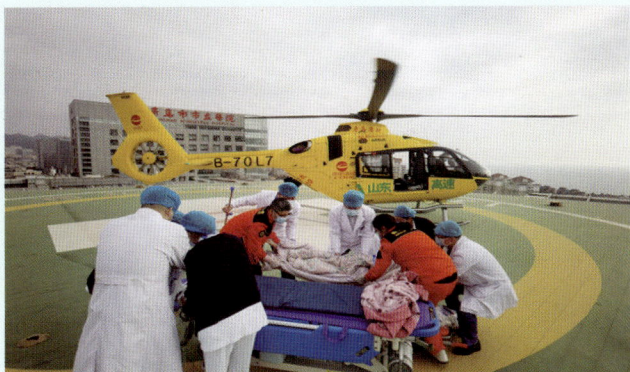

2020年11月17日，跨城救援直升机降落在青岛市市立医院东院区医疗综合楼B楼楼顶停机坪，积极救治莱州危急重症患者。

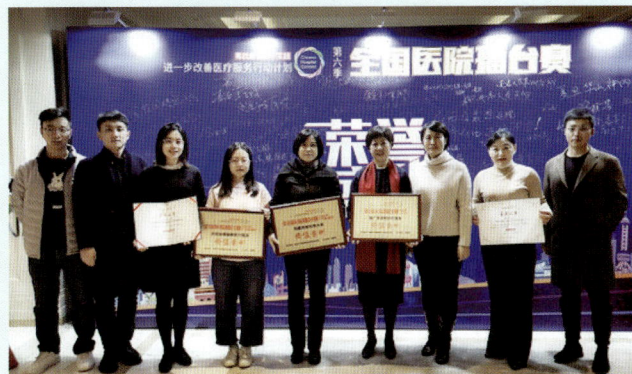

2020年11月25日-26日，在全国医院擂台赛总决赛中，青岛市市立医院有6项主题案例获奖。图为领奖现场。

青岛市中医医院（市海慈医院）

　　青岛市中医医院（市海慈医院、市康复医学研究所），是山东省省级区域中医医疗中心建设单位，青岛大学直属附属医院，国家级中医住院医师规范化培训基地，山东中医药大学、辽宁中医药大学等多所高等院校的附属医院、教学单位和研究生联合培养基地。

　　医院现有本部（人民路4号）和南院区（栖霞路18号）两个院区，实际开放床位2133张。医院目前在职职工2280人，拥有享受国务院特殊津贴专家5人，国家中医药领军人才、岐黄学者等国家级人才17人；拥有泰山学者特聘专家等省级人才22人；拥有青岛市拔尖人才等市级人才94人。医院拥有国家、省、市级重点学科33个，齐鲁优势专科集群牵头科室3个。拥有院士工作站2个，国医大师工作室8个，国家级名老中医工作室4个，泰山学者工作室、岐黄学者工作室各1个，山东名老中医工作室4个。

　　医院制定"特色鲜明、技术一流、员工幸福、现代医院"的发展愿景，正朝着建设成中医特色鲜明，传统中医与现代诊疗技术相融合的省内一流、国内知名的三级甲等综合性中医医院的目标而努力奋斗。

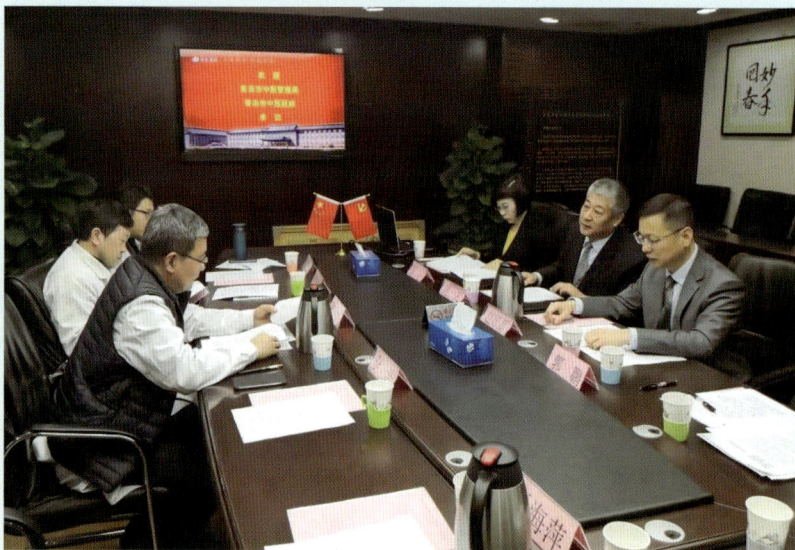

2020年1月2日，青岛市中医医院（市海慈医院）开展"双招双引"，与中国中医科学院西苑医院签署战略合作协议。

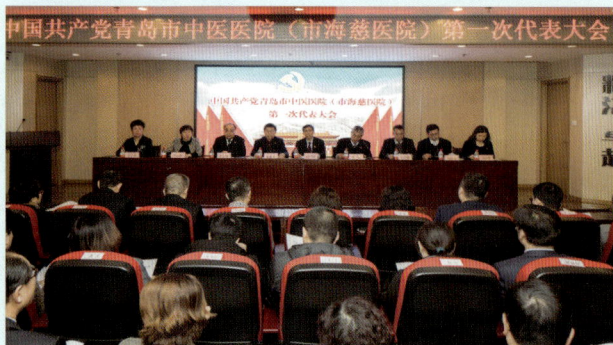

2020年1月15日，中共青岛市中医医院（市海慈医院）第一次代表大会召开。

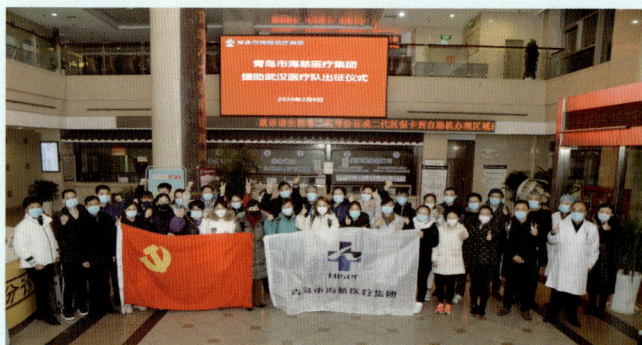

2020年2月9日，青岛市中医医院（市海慈医院）援鄂医疗队出征。

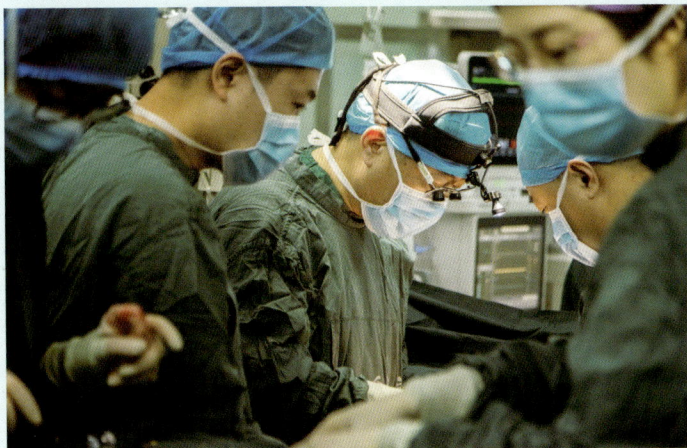

2020年3月17日，青岛市中医医院（市海慈医院）院长、主任医师池一凡带领心脏中心专家完成医院首例微创不输血心脏外科体外循环心脏手术，标志着医院外科对疑难复杂疾病治疗的新突破。

2020年4月8日，青岛市中医医院（市海慈医院）南院区开诊。

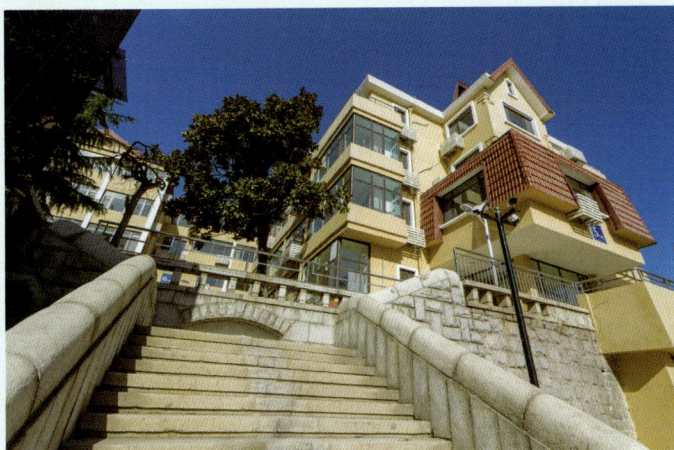

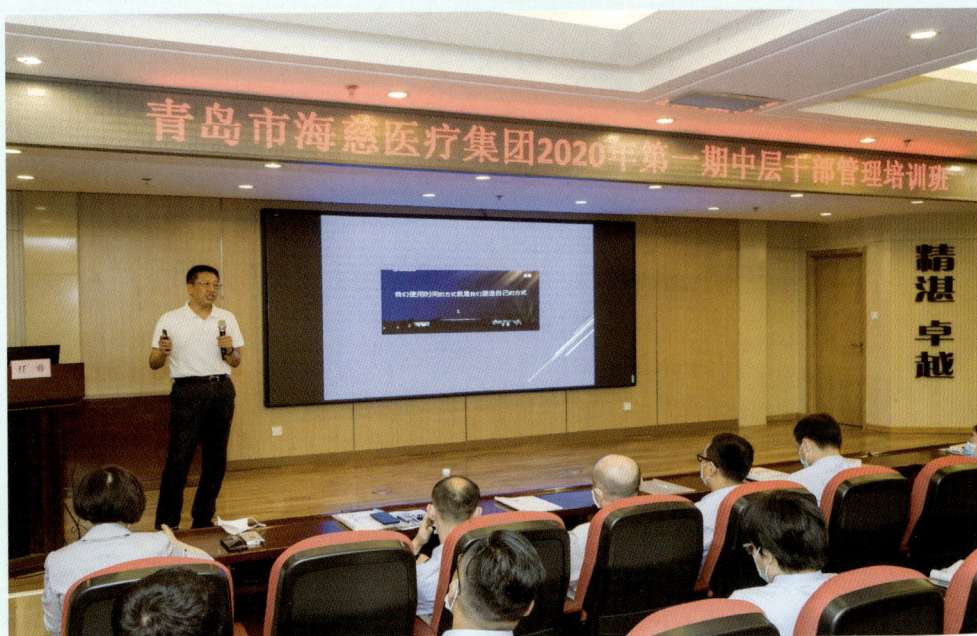

2020年7月4日，青岛市中医医院（市海慈医院）第一期中层干部管理培训班开班。

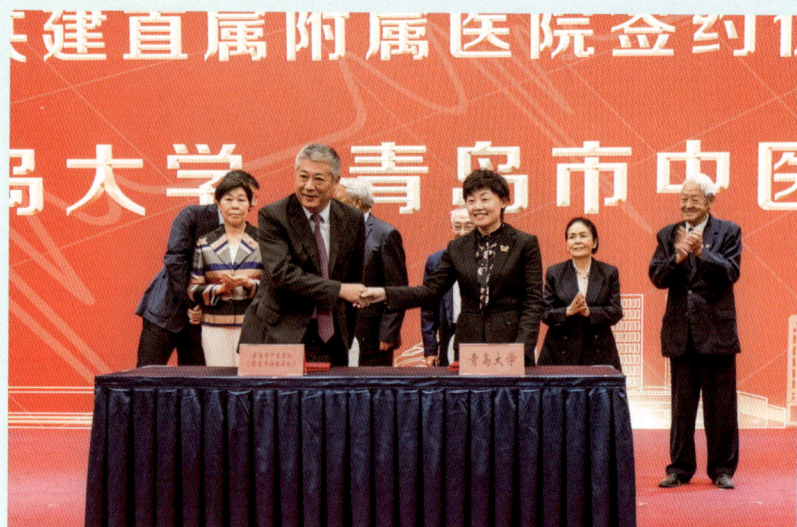

2020年10月8日，青岛市中医医院（市海慈医院）签约纳入青岛大学直属附属医院管理体系，加挂"青岛大学附属青岛市海慈医院"。

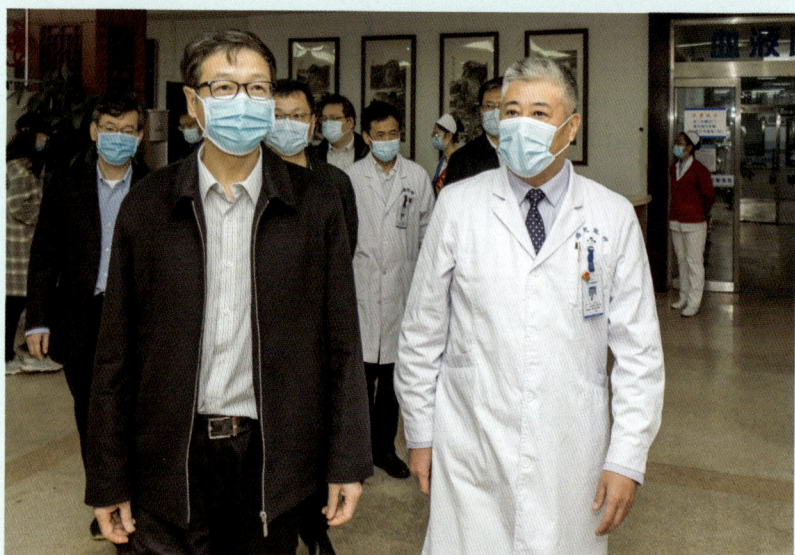

2020年11月18日，国家中医药管理局党组成员、副局长孙达（前排左）到青岛市中医医院（市海慈医院）视察调研。

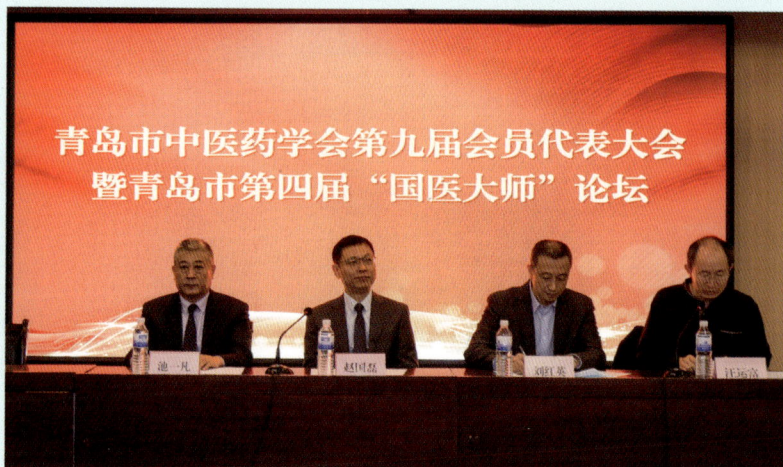

2020年11月21日，由青岛市中医医院（市海慈医院）承办的青岛市中医药学会第九届会员代表大会暨青岛市第四届"国医大师"论坛开幕。

青岛市中心医疗集团

青岛市中心医疗集团由中心院区（包括青岛市中心医院、青岛市肿瘤医院、青岛市职业病防治院）和北部院区（青岛市胸科医院）组成。其中，青岛市中心医院始建于1953年(始称青岛纺织医院)，1986年并称青岛医学院第二附属医院；1993年首批晋升为三级甲等综合医院；2001年经山东省卫生厅和市卫生局批准，更名为青岛市中心医院，并承担全市职业病防治任务；2013年3月顺利通过山东省综合医院等级（三级甲等）复审；2017年12月再次通过山东省综合医院等级（三级甲等）复审；2016年加挂青岛大学第二临床医学院；2020年加挂青岛大学青岛医学院直属附属青岛市中心医院。青岛市肿瘤医院，始建于1972年，是青岛市唯一一所市属肿瘤防治三级专科医院。青岛市职业病防治院，始建于1972年，承担青岛市职业病防治工作。青岛市胸科医院，始建于1978年，是青岛市结核病归口治疗定点医院。

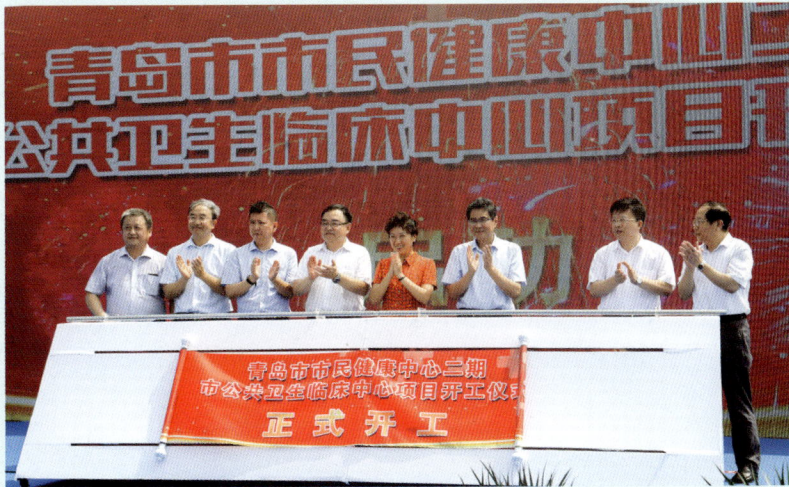

2020年8月18日，集团中心院区青岛市中心医院承建的青岛市公共卫生临床中心项目开工仪式在高新区举行。青岛市政府副市长栾新、山东省卫生健康委二级巡视员张韬出席，青岛市政府副秘书长于冬泉主持开工仪式。

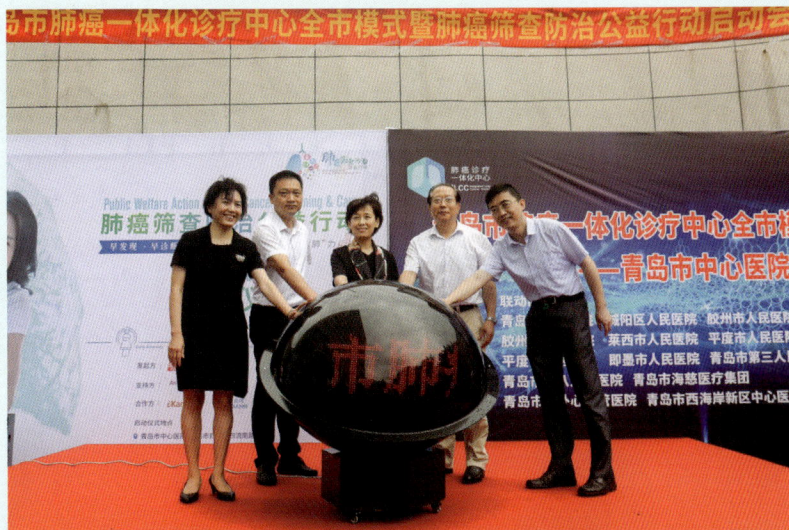

2020年9月15日，"青岛市肺癌一体化诊疗中心全市模式暨肺癌筛查防治公益行动"项目在集团中心院区青岛市中心医院正式启动。

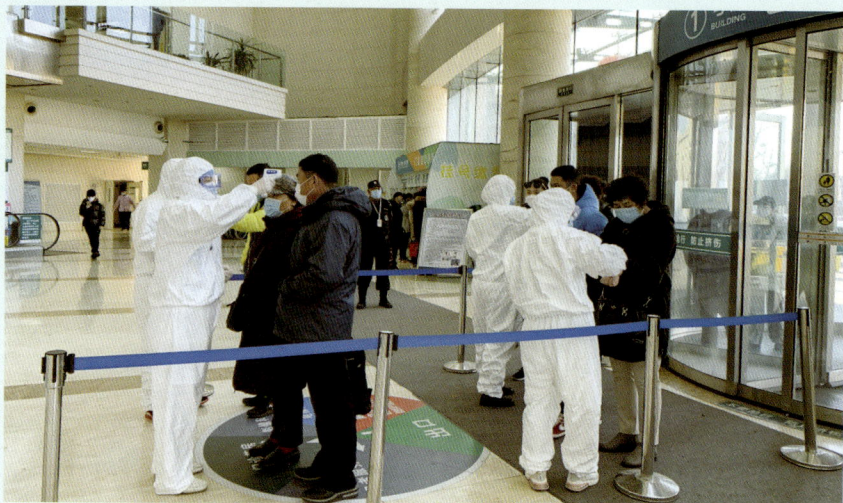

2020年1月26日，集团中心院区青岛市中心医院率先组建疫情防控志愿服务队伍，筑牢第一道防线。

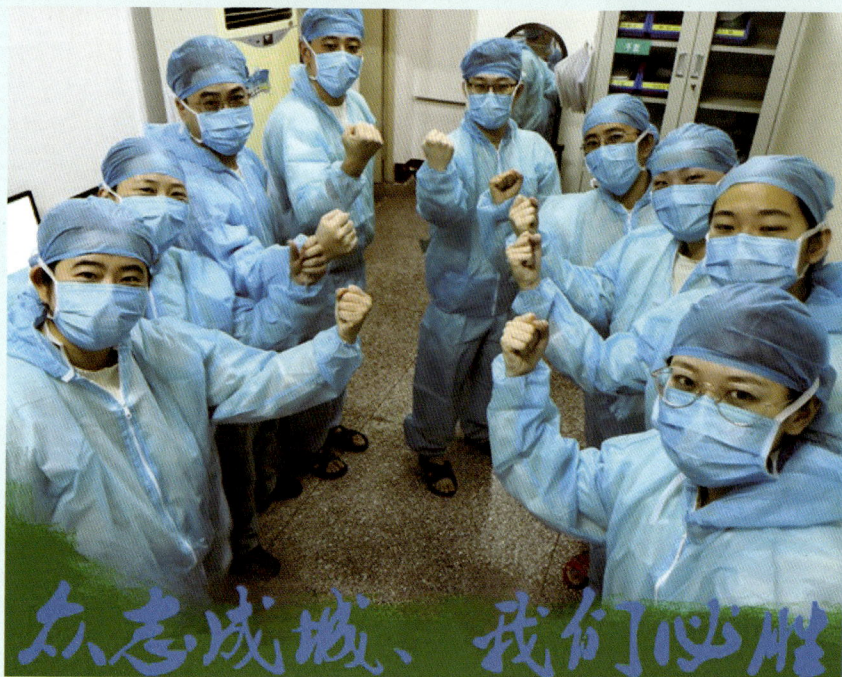

集团北部院区青岛市胸科医院承担新冠肺炎定点救治工作。图为医护人员誓与疫情战斗到底。

2020年4月15日，青岛市副市长栾新看望集团北部院区青岛市胸科医院医务人员。

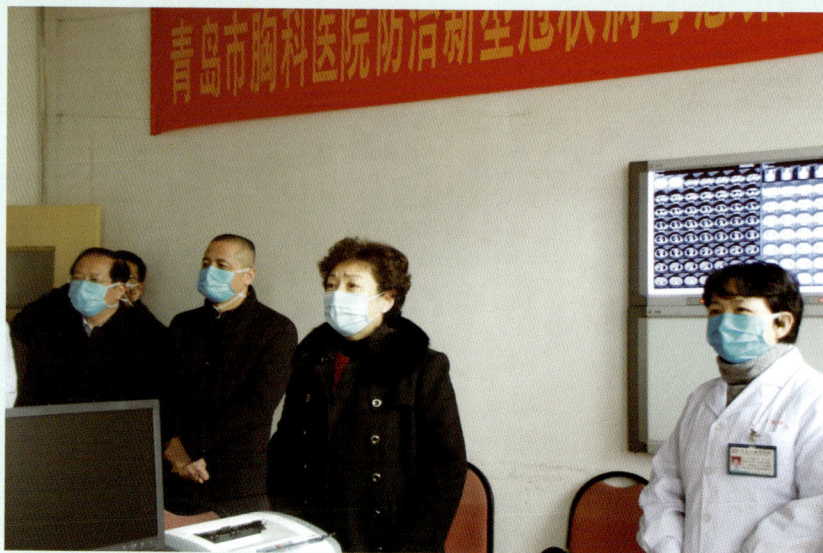

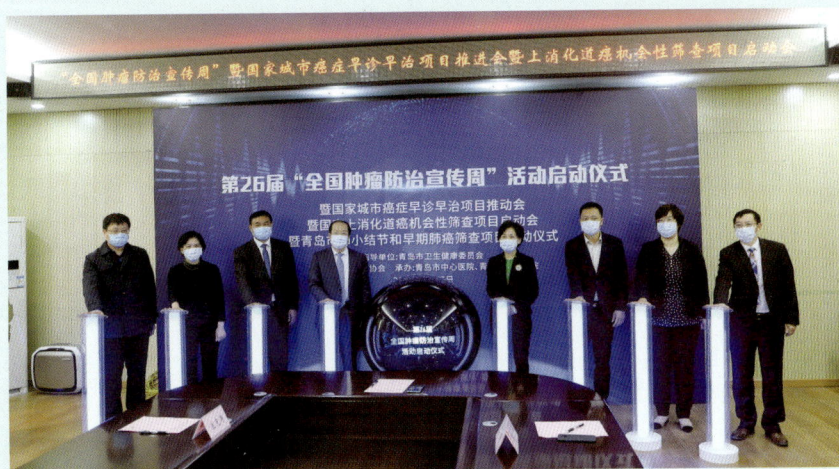

2020年4月5日，按照山东省、青岛市卫生健康委工作部署，集团中心院区青岛市中心医院驰援湖北医疗队暨青岛市第二批援鄂医疗队整装待发出征湖北。经历57天的鏖战，队员凯旋而归。图为出征仪式（上）及欢迎仪式现场。

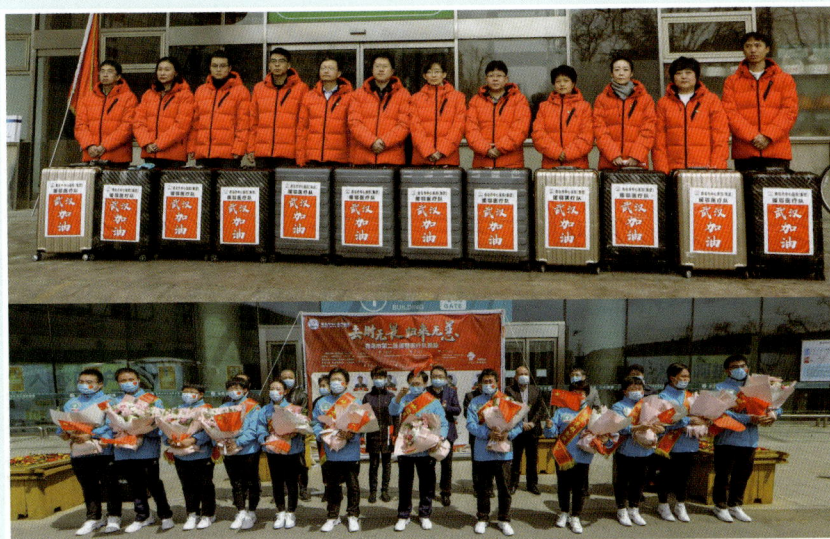

2020年4月15日，由青岛市卫生健康委指导，青岛市抗癌协会主办，青岛市中心医院、青岛市肿瘤医院和青岛市癌症中心承办的第26届"全国肿瘤防治宣传周"活动在青岛市中心医疗集团正式启动。

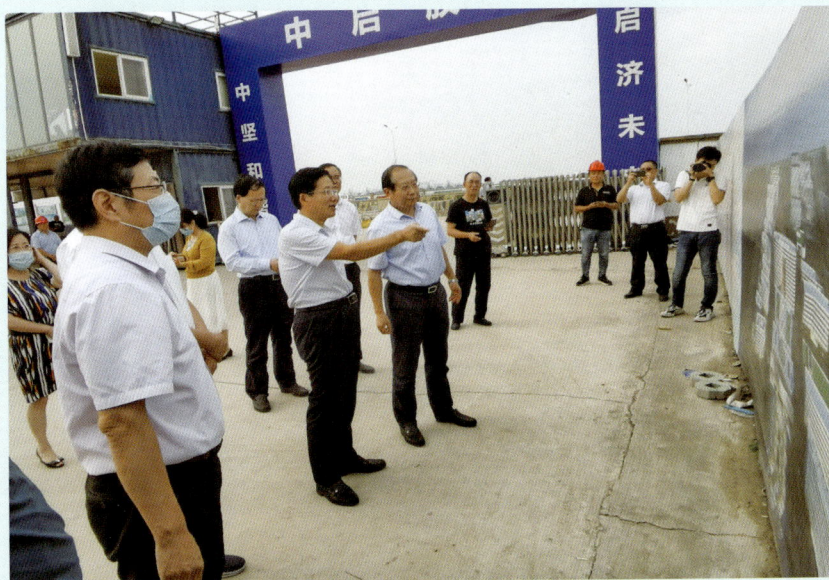

2020年9月25日，山东省副省长孙继业率山东省卫生健康委有关领导到集团承建的青岛市公共卫生临床中心调研指导。

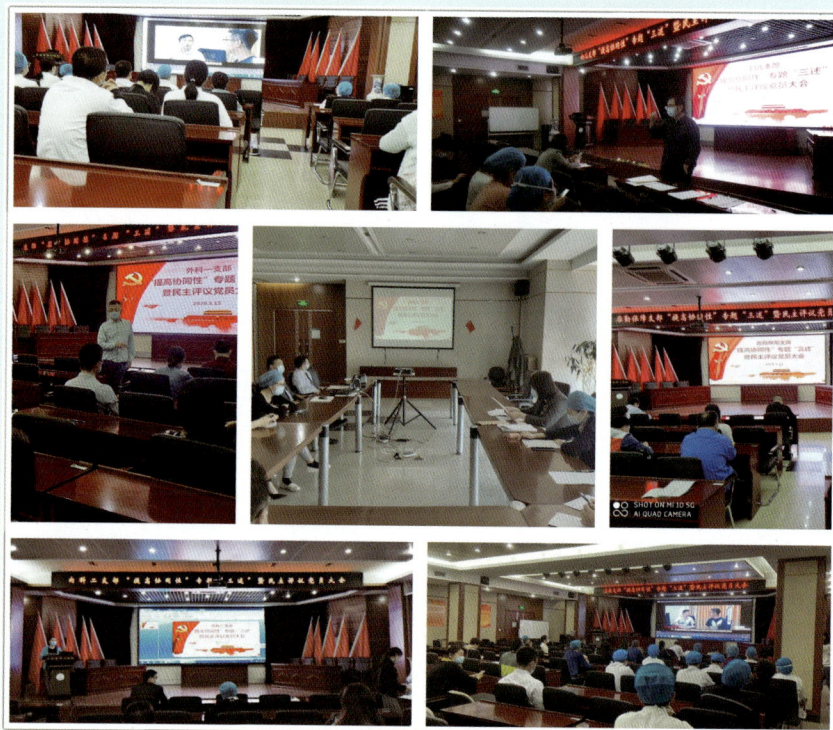

2020年5月22日，集团中心院区青岛市中心医院聚焦"提高协同性"开展专题"三述"活动。

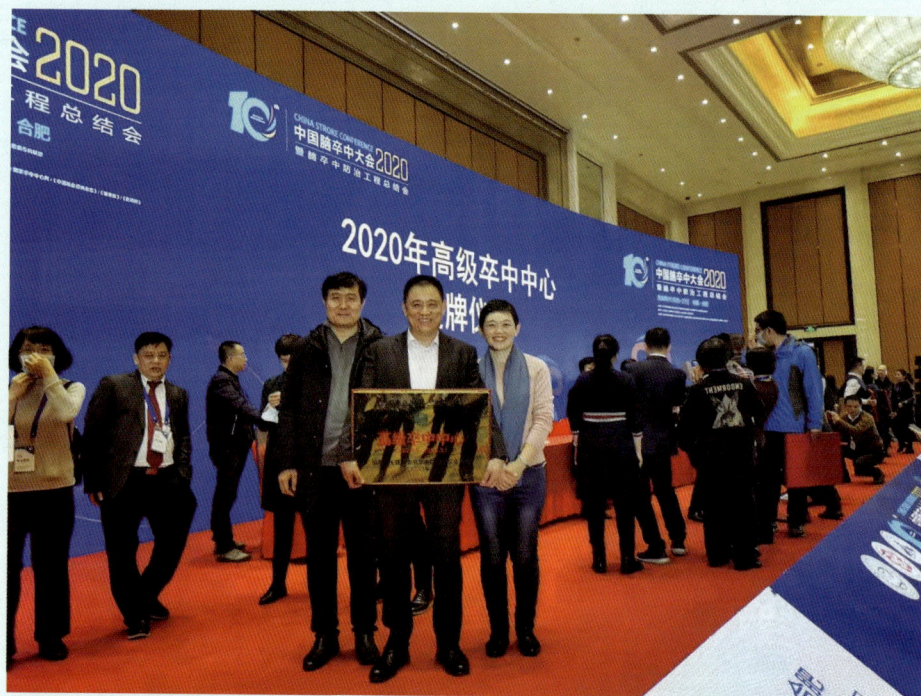

2020年11月26日，在安徽合肥召开的中国脑卒中大会暨脑卒中防治工程总结会上，集团中心院区青岛市中心医院被国家卫健委脑卒中防治工程委员会授予国家级"高级卒中中心"称号，从而成为全国2020年第一批高级卒中中心（87家单位）之一。

青岛市第三人民医院

　　青岛市第三人民医院是青岛市卫生健康委直属的三级综合性医院，是青岛大学直属附属医院。医院设有30余个临床医技科室，拥有体外膜肺氧合设备、大型C臂数字血管造影机、磁共振成像系统、超高端CT机、数字胃肠机、移动DR机、高端彩色多普勒超声诊断仪、腹腔镜、血液净化设备、心脏临时起搏／分析仪、主动脉内球囊反搏泵、体外碎石机、输尿管软镜、经皮肾镜、膀胱镜软镜、空气加压氧舱、奥林巴斯超声内镜系统等先进医疗设备。是中华医学会精准心血管病学分组合作基地、中国医师协会内镜保胆培训基地、国家远程医疗与互联网医学中心协作单位、山东省结石病微创治疗技术联盟成员单位、青岛市高血压防治临床基地、青岛市涉外定点医院。是青岛市首家基于"全景医疗数据平台"的互联网医院，首家由中国医师协会挂牌的妇科内分泌培训基地。

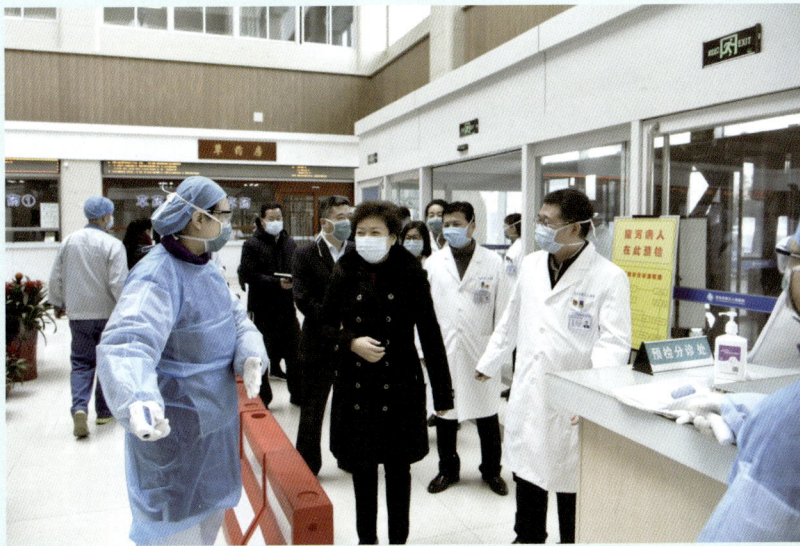

2020年2月3日，青岛市副市长栾新（前排中）一行到青岛市第三人民医院视察督导新型冠状病毒肺炎疫情防控工作开展情况。

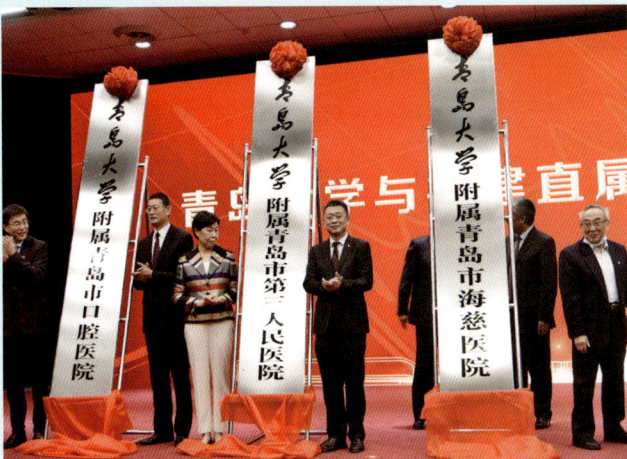

2020年10月9日，青岛市第三人民医院与青岛大学签约共建直属附属医院，成为青岛大学直属附属医院。

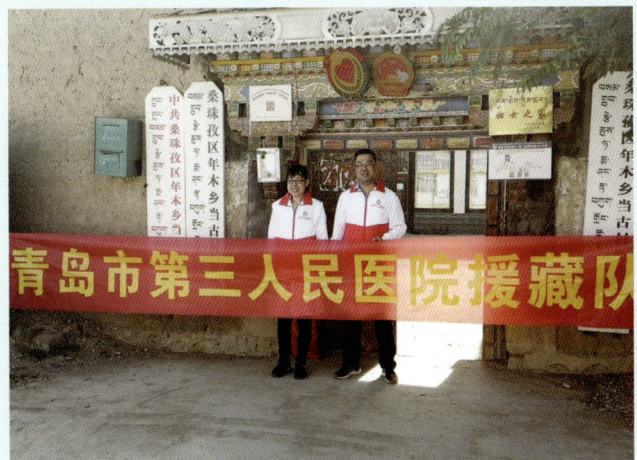

2020年，青岛市第三人民医院选派妇科副主任医师刘海霞（左）和急诊科主治医师韩燕臣（右）赴西藏日喀则市桑珠孜区参与医疗支援工作。

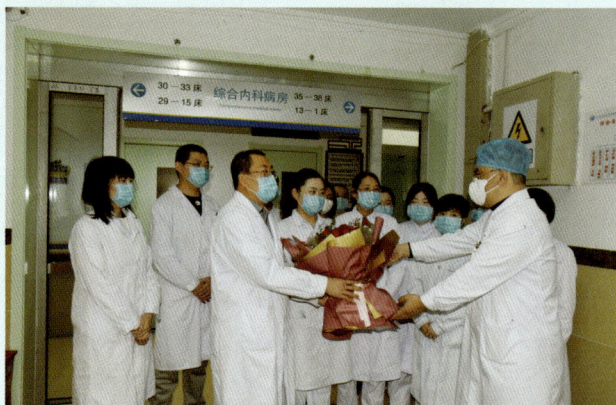

2020年3月2日，青岛市第五人民医院领导慰问隔离病区整休医护人员。

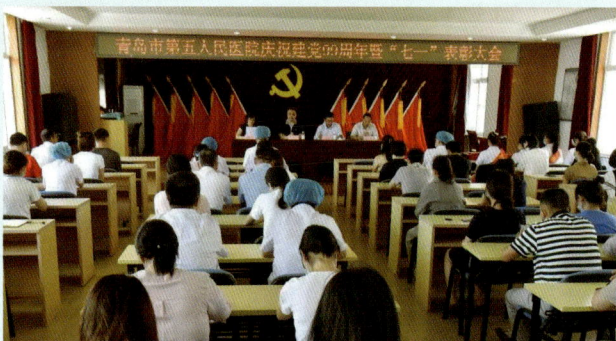

2020年7月1日，青岛市第五人民医院召开庆祝中国共产党成立99周年暨"七一"表彰大会。

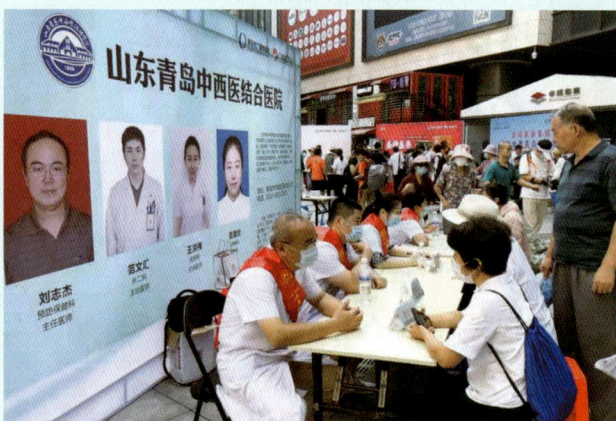

2020年9月11日，青岛市第五人民医院派出4位专家助力青岛广电银色年华"健康青岛我行动"第五届全城义诊、颐养大型公益活动，为现场100余名中老年人提供免费诊疗服务。

2020年9月18日，青岛市第五人民医院承办的青岛市中医类别全科医生转岗培训班举行开班仪式，全面启动培训工作。

青岛市第五人民医院
（山东青岛中西医结合医院）

青岛市第五人民医院暨山东青岛中西医结合医院是山东省首家中西医结合医院，亦是青岛市属综合性医疗机构。医院1995年被确立为三级甲等中西医结合医院，并于2012年、2018年通过复评。

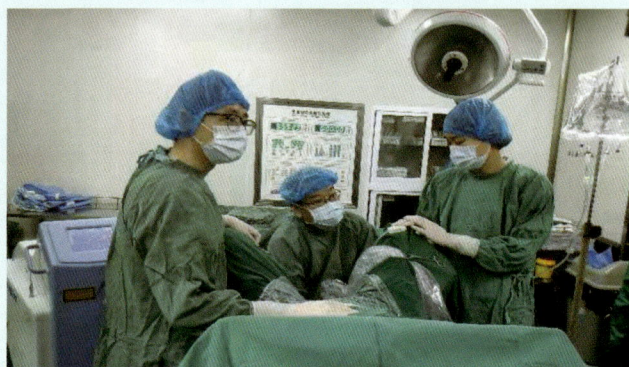

2020年7月17日，青岛市第五人民医院首例膀胱肿瘤钬激光切除术成功施行。

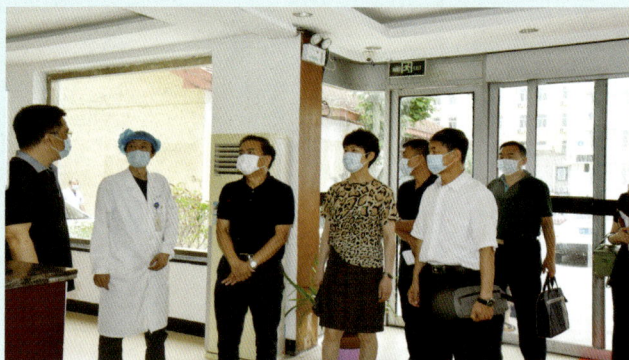

2020年8月14日，青岛市人大社会建设委员会一行到青岛市第五人民医院开展"一法两条例一规定"实施情况执法检查。

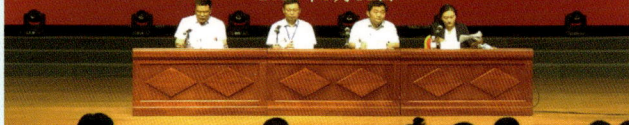

青岛市第八人民医院

青岛市第八人民医院是一所集医疗、科研、教学、预防、保健、康复和急救于一体的大型综合三级医院。是全国"模范爱婴医院"、全国"综合医院中医药工作示范单位"、山东省卒中防治中心、青岛市涉外定点医院、青岛市白内障诊疗中心、青岛市糖尿病眼病诊疗中心、青岛市胸痛中心、青岛市癌症规范化诊疗病房单位、潍坊医学院附属青岛医院、济宁医学院教学医院。医院先后获得全国卫生文化建设先进单位、山东省百佳医院、山东省文明单位等荣誉称号。

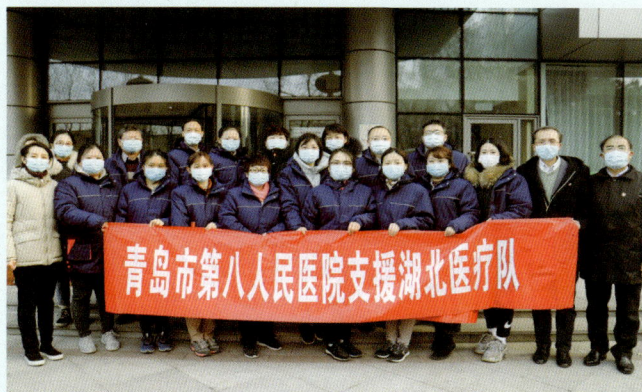

2020年2月9日，青岛市第八人民医院由16名医护人员组成的援鄂医疗队驰援武汉，执行抗击新冠肺炎任务。

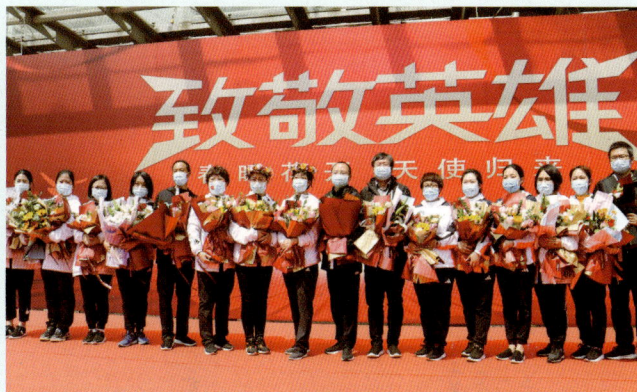

2020年4月15日，青岛市第八人民医院16名援鄂医疗队员凯旋，医院举行欢迎仪式。

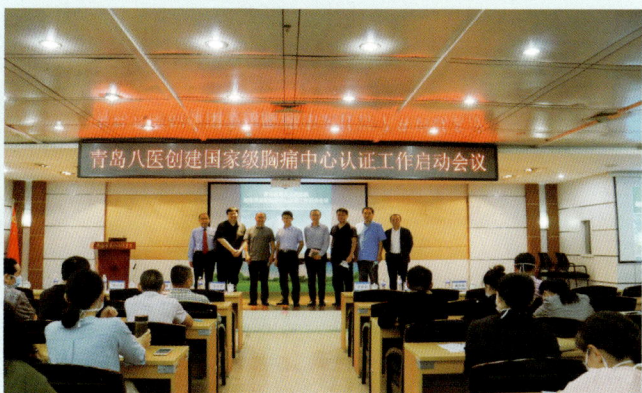

2020年6月10日，青岛市第八人民医院创建国家级胸痛中心认证工作启动。

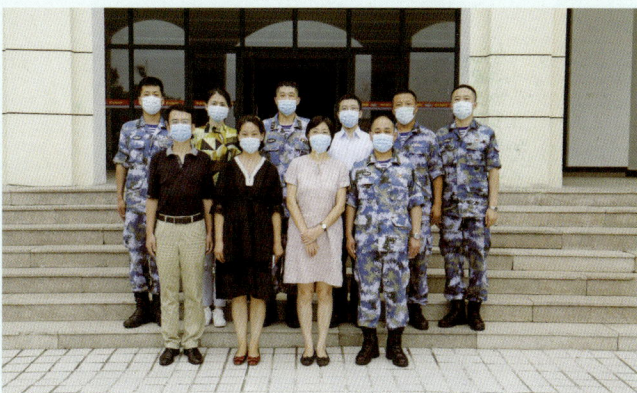

2020年7月25日，青岛市第八人民医院慰问海军某部队，与共建部队代表合影。

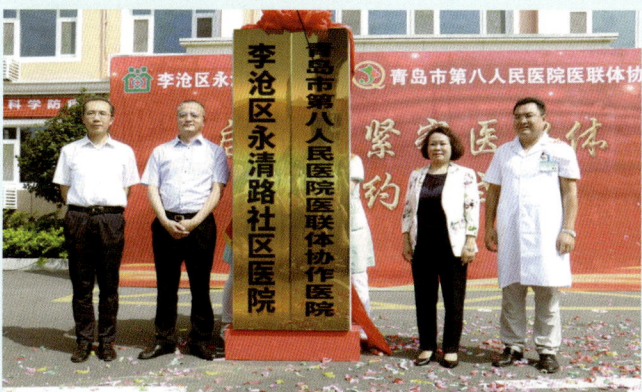

2020年8月28日，青岛市第八人民医院推进紧密医联体工作，与李沧区永清路社区医院举行紧密医联体签约仪式。

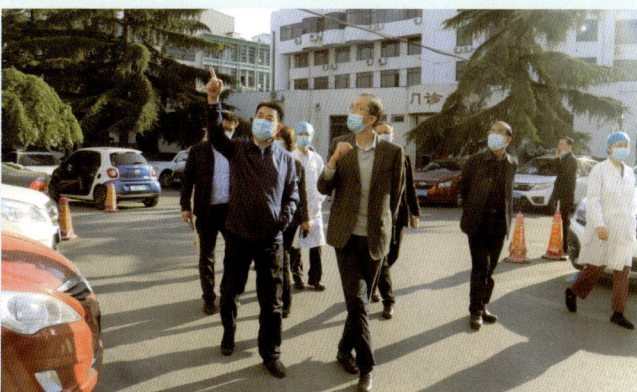

2020年11月14日，青岛市委组织部常务副部长杨锡祥(左1)到青岛市第八人民医院视察工作。

青岛市胶州中心医院

　　青岛市胶州中心医院始建于1943年，前身为八路军滨北干部休养所，拥有70多年历史，是青岛市卫生健康委直属三级综合性医院。医院占地面积2.95万平方米，建筑总面积4.46万平方米，其中业务用房面积3.13万平方米。

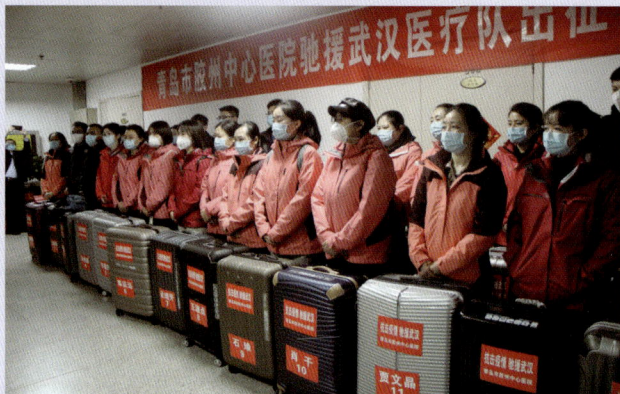

2020年2月9日，青岛市胶州中心医院26名医务人员凌晨紧急集合，组建驰援武汉医疗队并举行简单的出征仪式。

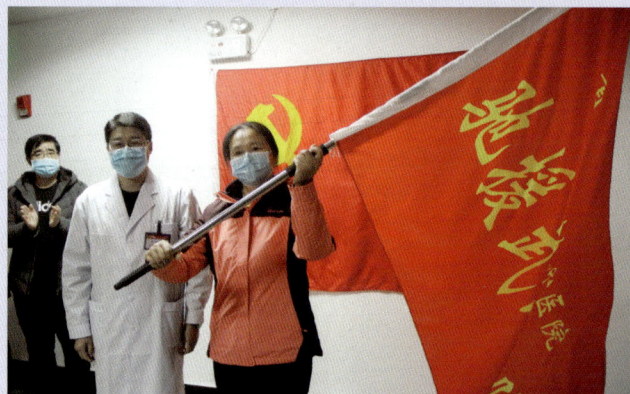

2020年2月9日，青岛市胶州中心医院驰援武汉医疗队队长刘艳丽（右）从医院党委书记、院长邢立泉（中）手中接过队旗。

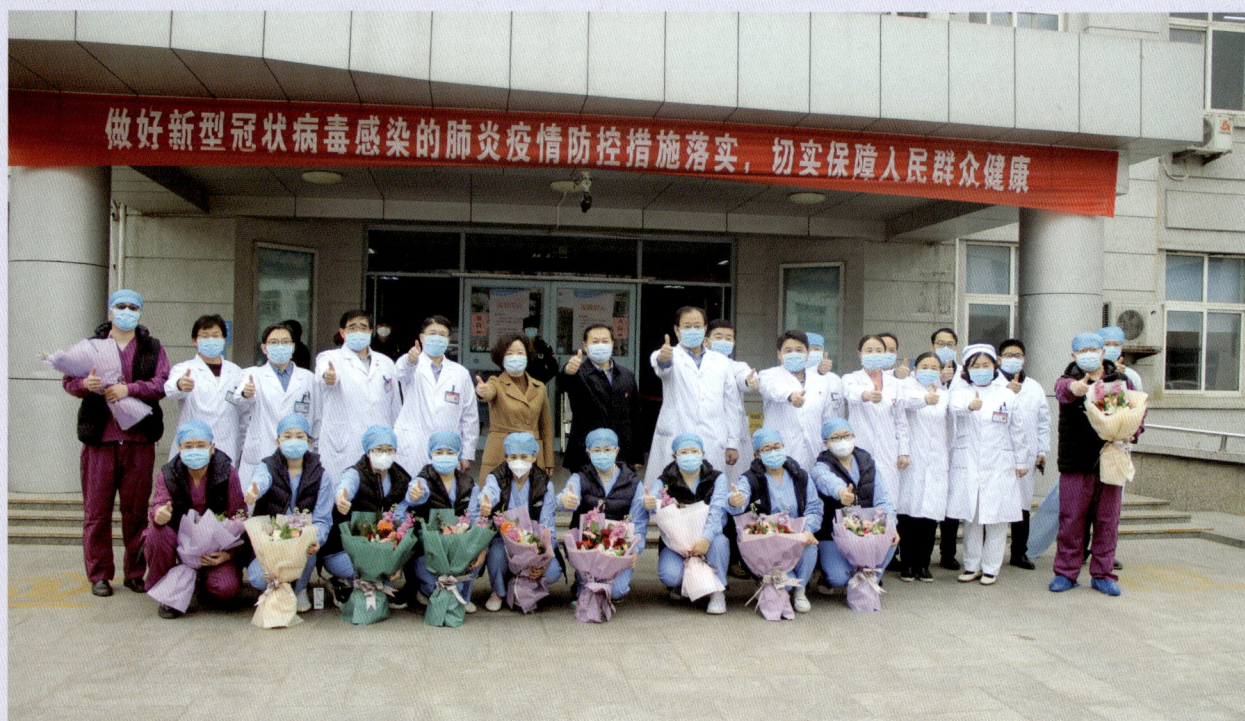

2020年2月11日，胶州市首例新冠肺炎患者经青岛市胶州中心医院治疗17天后康复出院，胶州市领导到医院慰问。

青岛市妇女儿童医院

　　青岛妇女儿童医院是省级儿童专科区域医疗中心，青岛大学附属妇女儿童医院，青岛大学医学部平行二级学科单位，是一所专业特色突出，集医疗、保健、康复、科研、教学于一体全面发展的三级甲等专科医院。是国家住院医师规范化培训基地、国家药物临床试验机构（GCP）、全国出生缺陷防治人才培训项目协同单位、中国妇幼保健协会党建工作和医院文化建设委员会主委单位，获批全国卫生计生系统先进集体、全国母婴安全优质服务单位。2020年，在中国医院影响力排行榜儿科专业全国排名第25位；中国医院科技量值排名（STEM）中，综合排名居全省第7位，入榜学科数量居省内专科医院首位。在国家三级公立医院绩效考核中，连续两年位列全省妇幼专科医院第一名。

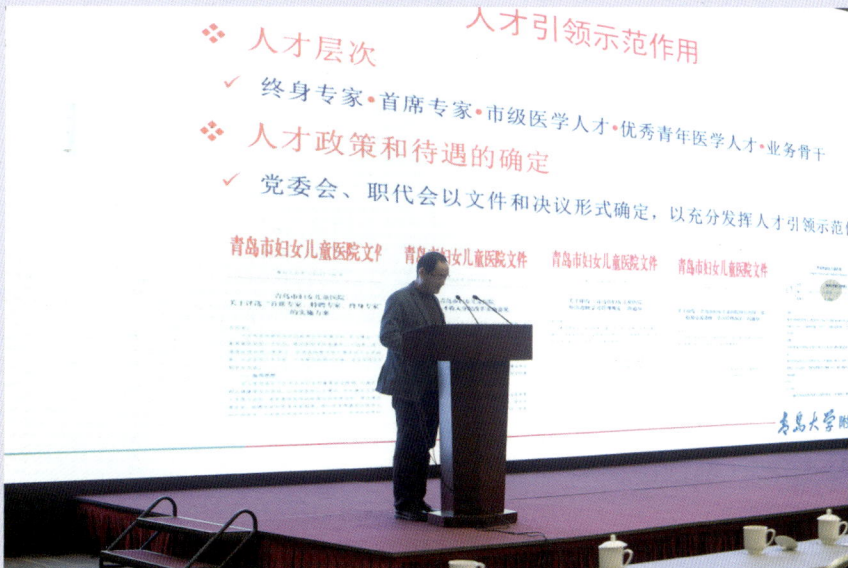

2020年1月16日，青岛市妇女儿童医院作为全国唯一一家医院代表在全国妇幼健康工作会议上作典型发言，"双中心"文化建设思路被写入工作会议主报告。

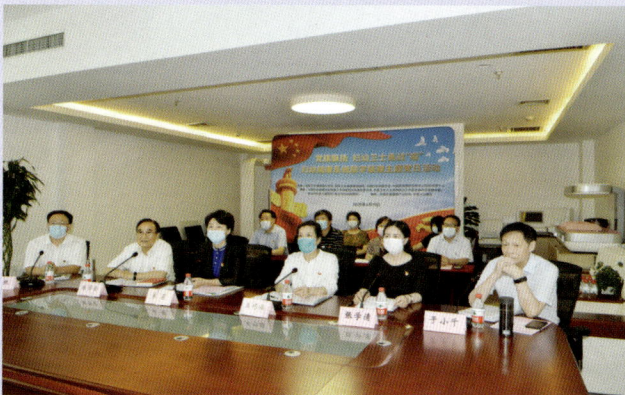

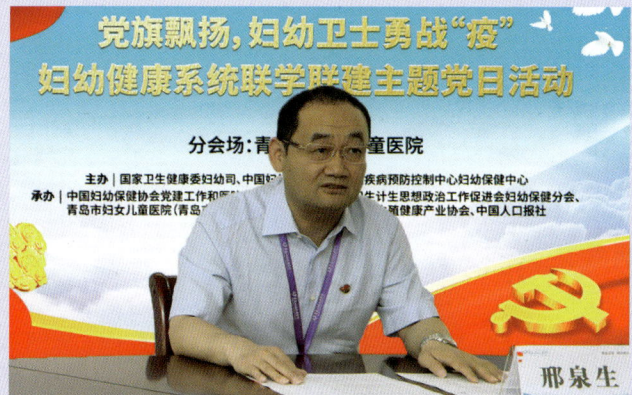

　　2020年6月19日，青岛市妇女儿童医院承办国家卫生健康委妇幼司"党旗飘扬，妇幼卫士勇战'疫'"妇幼健康系统联学联建主题党日活动并作经验交流。国家卫生健康委妇幼司、保健局等主要领导出席，全国各地各级妇幼保健机构党员干部1.3万余人参加视频会议。此次会议是2020年妇幼健康系统规格最高、规模最大的活动。

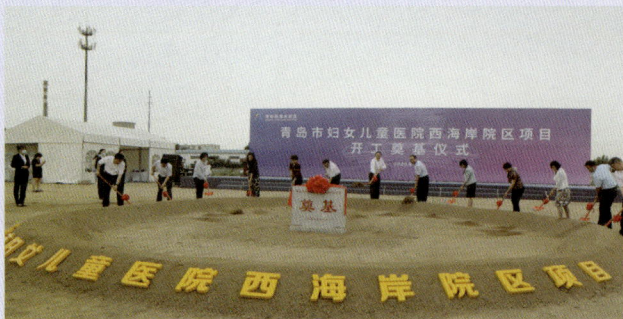

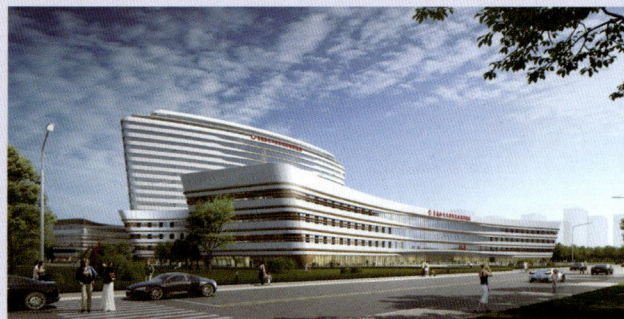

2020年7月26日，青岛市妇女儿童医院西海岸院区奠基开工，标志着医院迈入一院多区集团化发展新阶段。该项目位于青岛西海岸新区珠山南路与世纪大道交叉口东南处，占地面积约108亩，设计总床位1060张。

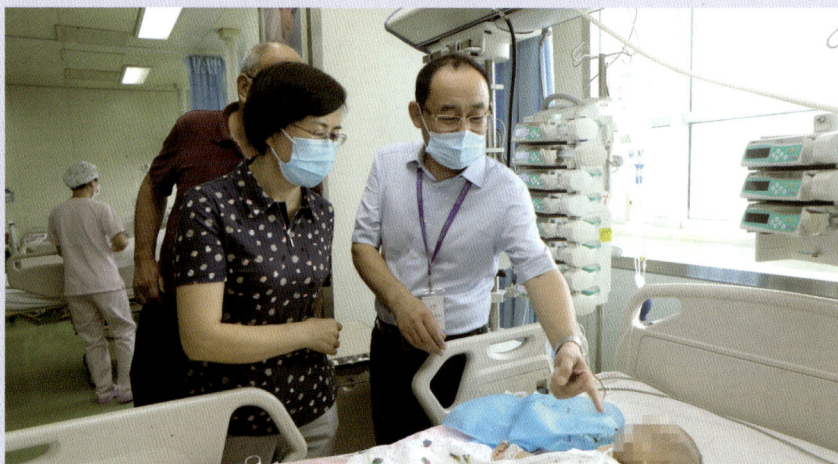

2020年8月13日，山东省卫生健康委党组书记、主任袭燕一行到青岛市妇女儿童医院调研业务发展和疫情防控工作。

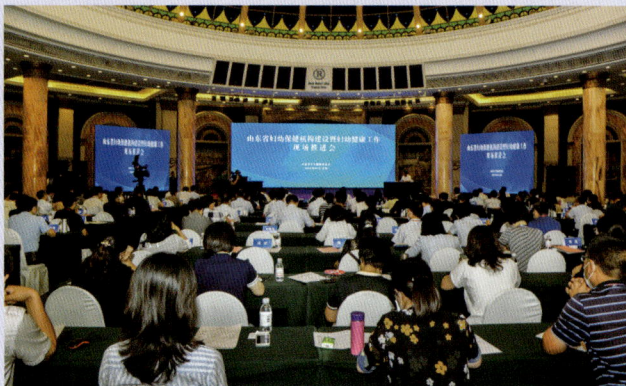

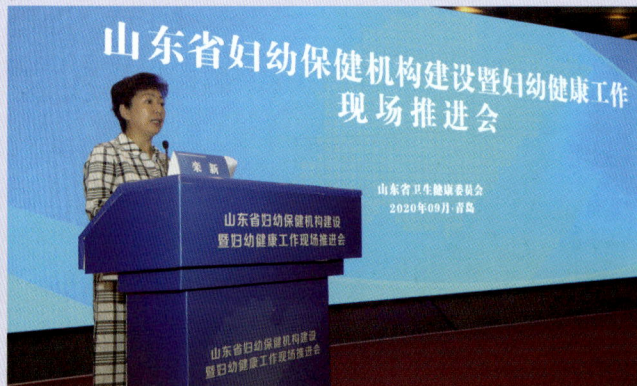

2020年9月24日，青岛市妇女儿童医院承办山东省妇幼保健机构建设暨妇幼健康工作现场推进会，此次会议是省内妇幼健康系统首次工作现场会。会后，省卫生健康委，各地市卫生健康委和省、市妇幼保健院的主要负责同志100余人到医院参观学习。

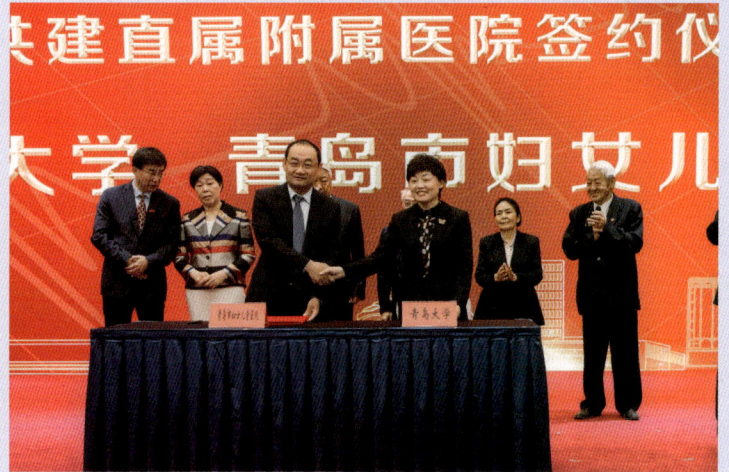

2020年10月9日，青岛大学医学部与青岛妇女儿童医院等7家医院签约，医院正式加入青岛大学直属附属医院管理体系，成为青岛大学附属妇女儿童医院。

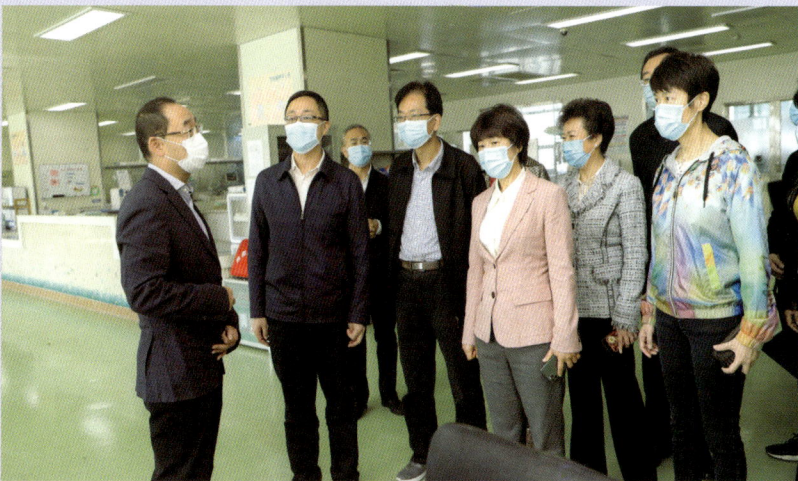

2020年10月17日，国家卫生健康委副主任于学军、疾控局一级巡视员雷正龙，国务院办公厅秘书三局一级巡视员王政敏一行到青岛市妇女儿童医院调研创新发展和疫情防控工作。

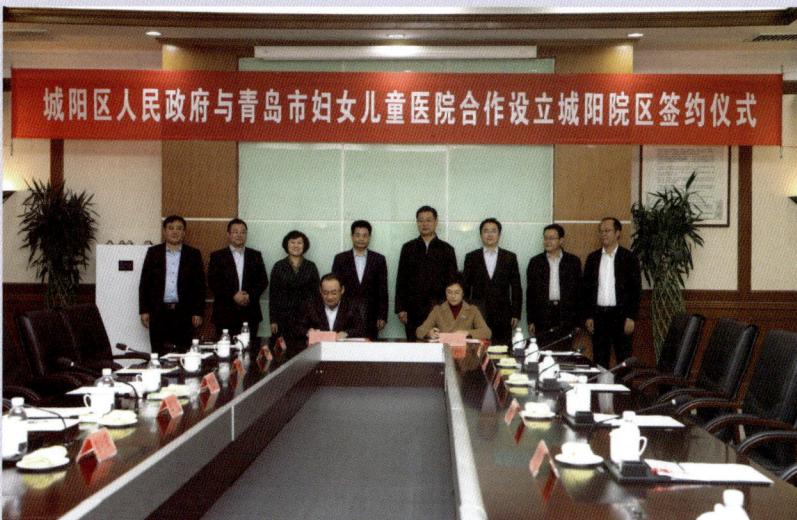

2020年11月21日，青岛市妇女儿童医院与城阳区人民政府签订合作协议，全面托管城阳区第二人民医院，共同建设"青岛市妇女儿童医院城阳院区"。医院完成环胶州湾东海岸、西海岸、北岸城区的总体布局，为长远发展奠定坚实基础。

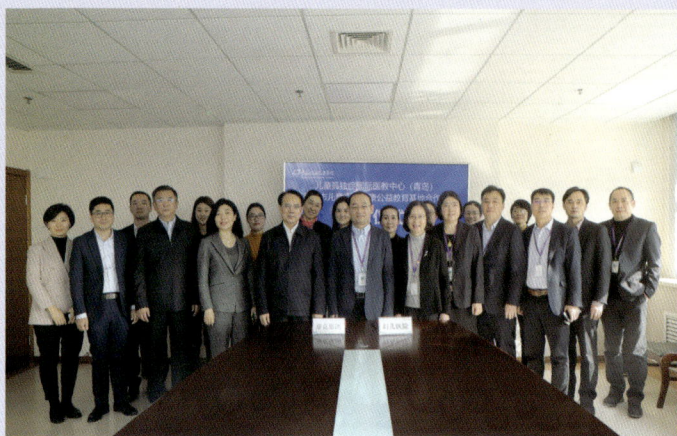

2020年12月24日，青岛市妇女儿童医院与豪克集团（中国）有限公司签订战略合作协议，建设儿童孤独症国际医教中心（青岛）暨青岛市儿童心理健康公益教育基地。

2020年12月31日，由青岛市委、市政府决定建设、委托青岛市妇女儿童医院全程参与规划设计、优化流程并托管的青岛市公共卫生应急备用医院工程建设项目基本完工，这是首个可以完全实现"平战结合"转换职能的现代化综合性医院，将补齐青岛市公共卫生临床中心建设短板。

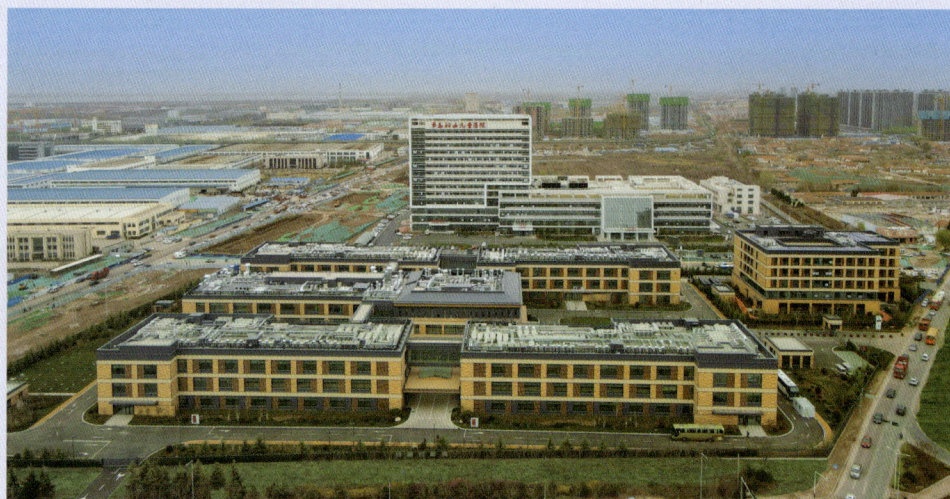

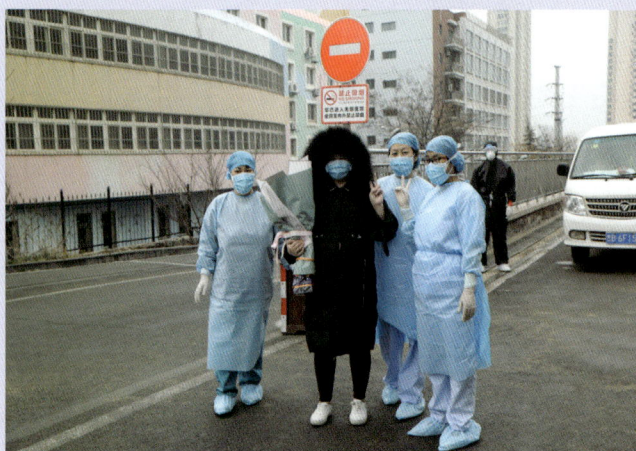

2020年2月21日，青岛市唯一一例确诊新冠肺炎孕妇由青岛市妇女儿童医院治愈出院。

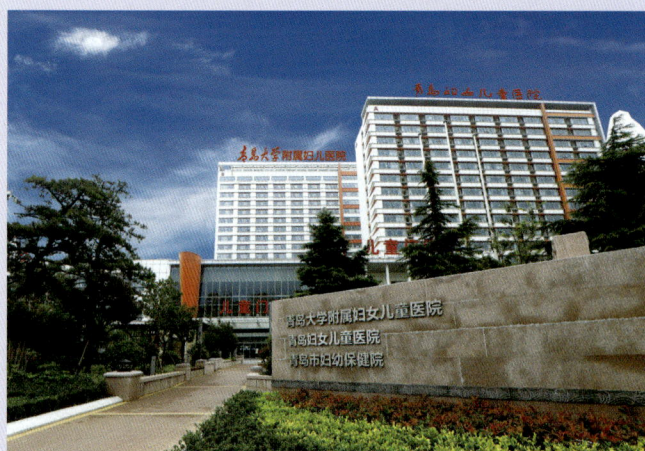

2020年12月18日，青岛市妇女儿童医院获批省级儿童专科区域医疗中心。

青岛市第六人民医院

青岛市第六人民医院始建于1906年,开放床位550张,是一所集临床、教学、科研、预防、保健于一体的三级专科医院,设有肝病科、消化内科、感染科、中医科、中西医结合科、介入科、肝胆外科、骨科、血液净化中心、物理治疗科等40多个部门、科室。荟萃了一批肝病及传染病领域著名专家教授和一支以省内首位"南丁格尔"奖章获得者李桂美护士长为代表的精干护理队伍。近年来先后获得"山东省文明单位""青岛市文明服务示范窗口"等多项荣誉称号。

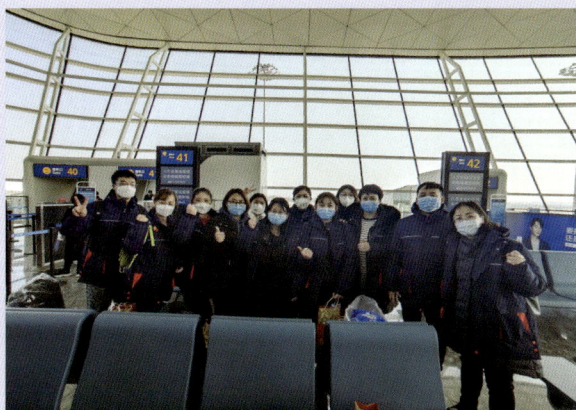

2020年2月9日,青岛市第六人民医院选派援鄂队员出发前往武汉。

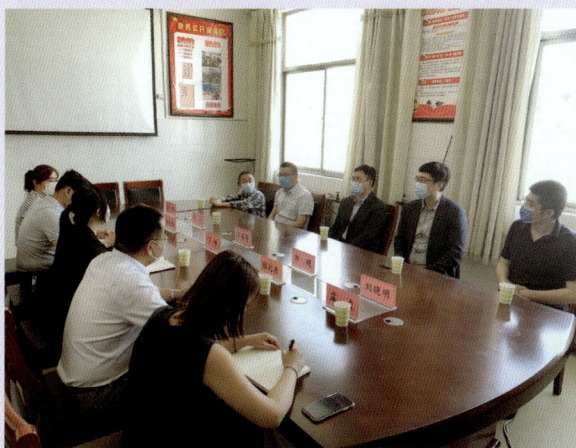

2020年5月27日,青岛市第六人民医院赴菏泽与菏泽市传染病医院签订对口支援协议,并派驻专家开展日常诊疗工作。

2020年9月22日,青岛市第六人民医院举行传染病应急集结演练。

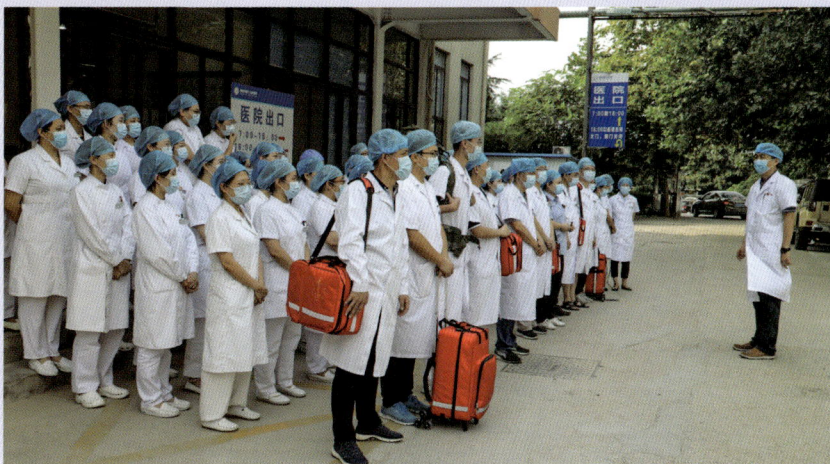

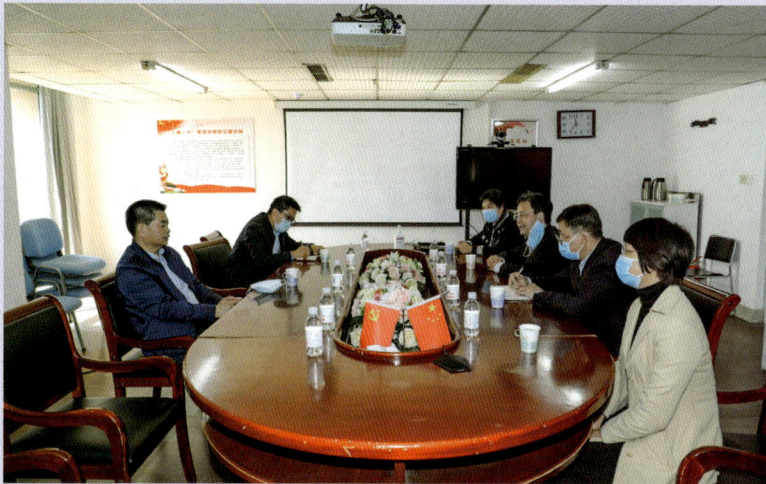

2020年11月4日，市委组织部常务副部长（主持市卫生健康委全面工作）杨锡祥（左1）到青岛市第六人民医院检查工作。

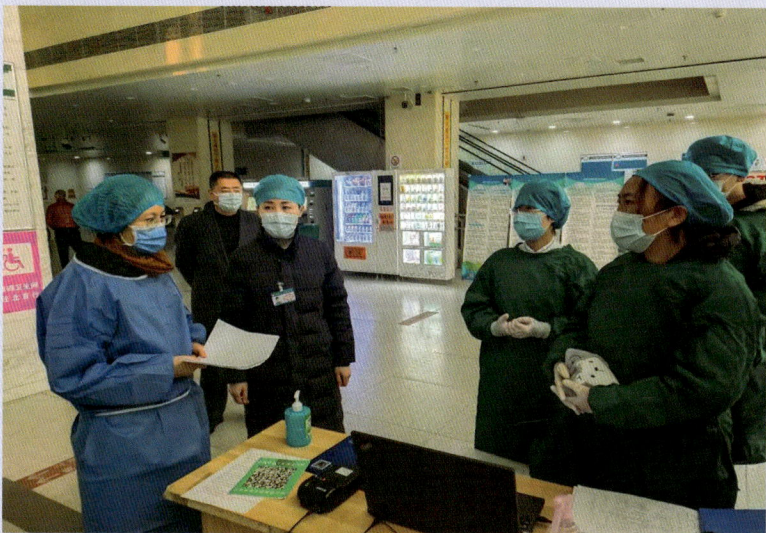

2020年12月9日，青岛市第六人民医院感染性疾病质控中心牵头开展全市感染性疾病质控管理检查。

2020年12月18日－19日，由青岛市第六人民医院协办的山东中西医结合学会传染病专业委员会第十次学术会议暨青岛市医学会第八届感染病学专科分会学术会议召开。

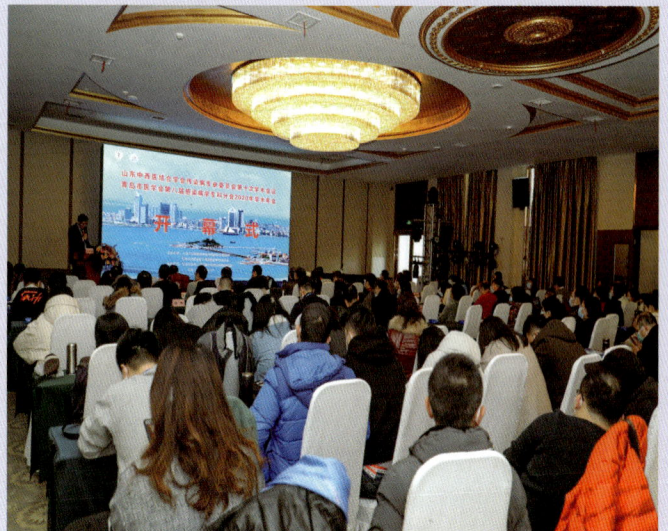

青岛市精神卫生中心

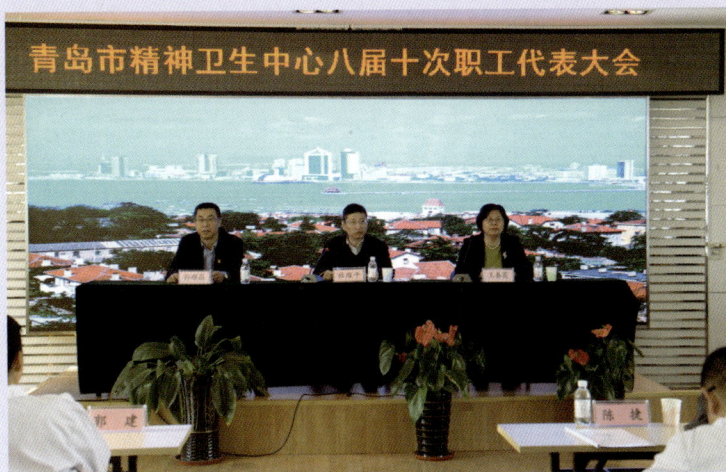

2020年1月3日，青岛市精神卫生中心召开第八届职工代表大会第十次会议，对中心领导班子和领导班子成员进行民主评议，市卫健委副主任杜维平（左2）莅临中心，并就民主评议工作提出具体要求。

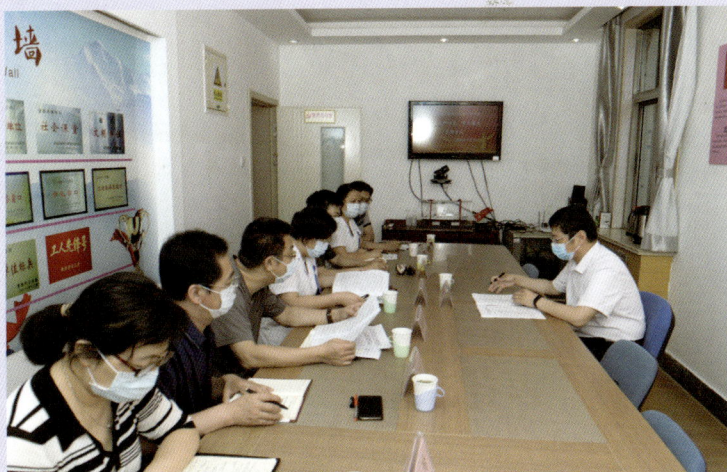

2020年7月3日，青岛市精神卫生中心召开党风廉政专题会议，市卫生健康委副主任杜维平及中心领导班子参加会议，会议由党委书记孙顺昌主持。

青岛市精神卫生中心始建于1958年，是一所技术力量雄厚、设备先进、具有现代化科学管理体系的三级甲等专科医院，是青岛大学医学院、济宁医学院、山东中医药大学教学医院，苏州大学医学院硕士研究生培养点，青岛市精神医学临床教学基地，北京大学第六医院合作医院，国家精神心理疾病临床研究中心青岛分中心，全国十大心理健康宣教示范基地。

中心占地1.6万平方米，建筑面积17473.71平方米，设置老年、心理咨询、失眠等特色门诊，其中美沙酮维持治疗门诊是山东省首家社区药物维持治疗门诊，精神科获评山东省临床重点专科；精神卫生专业是山东省医药卫生重点学科（公共卫生领域）；老年精神科获评青岛市重点学科，重性精神病诊疗成为青岛市特色专科之一。建院以来，医院积淀宝贵的经验和丰富的文化底蕴，逐步实现集医疗、康复、预防、教学和科研于一体的精神专科医院的发展目标，在保障公众心身健康、促进社会和谐稳定等方面发挥重要作用。

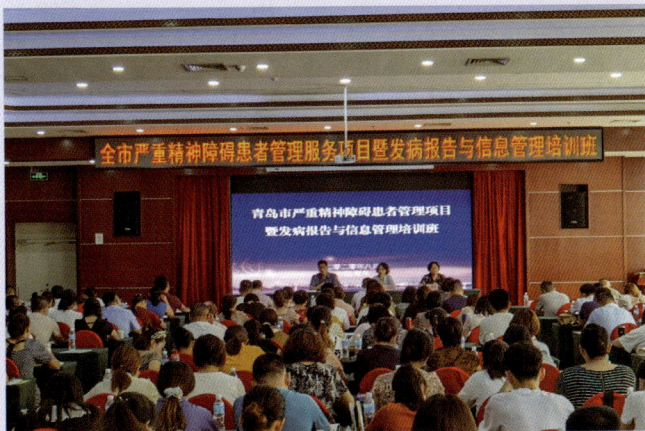

2020年8月19日，由青岛市精神卫生中心举办的全市严重精神障碍患者管理服务项目暨发病报告与信息管理培训班开班，市卫健委疾病预防控制处三级调研员于建政（左2）出席会议。

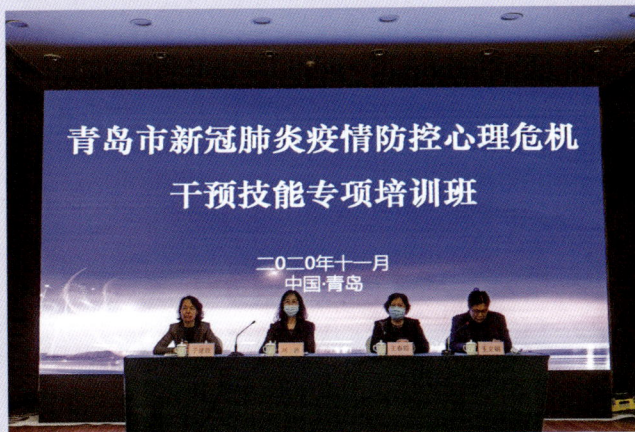

2020年11月3日，由青岛市卫生健康委员会主办，青岛市精神卫生中心承办的青岛市新冠肺炎疫情防控心理危机干预技能专项培训班开班。

青岛市口腔医院

青岛市口腔医院位于青岛市德县路17号，是青岛市卫生健康委员会直属的三级甲等口腔专科医院、国家住院医师规范化培训基地，青岛大学及潍坊医学院附属医院，北京大学口腔医学院学科发展联合体，承担多所院校的本科和研究生教学工作。

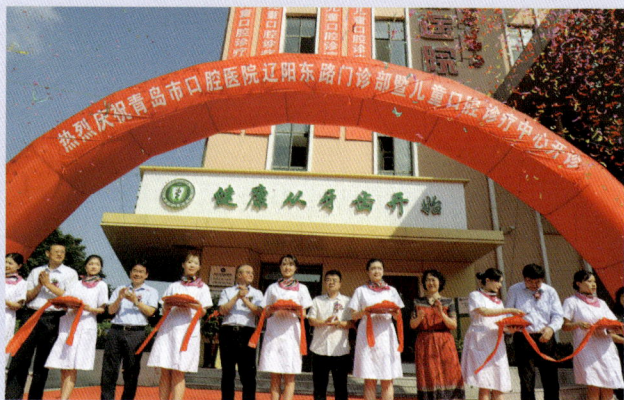

2020年8月29日，青岛市口腔医院辽阳东路门诊部暨儿童口腔诊疗中心正式开诊，医院进入新的历史发展阶段。

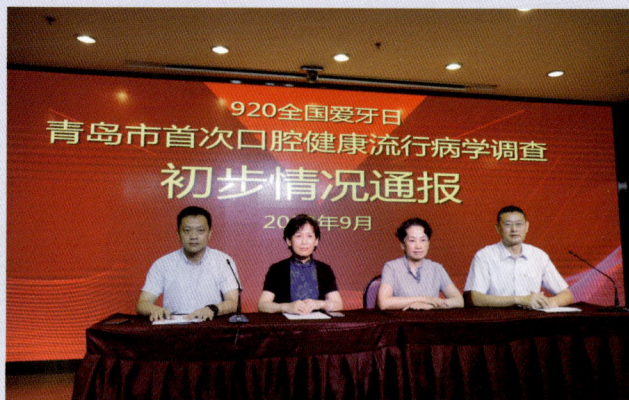

2020年9月18日，青岛市卫生健康委召开新闻发布会，公布青岛市首次口腔健康流行病学调查相关情况。

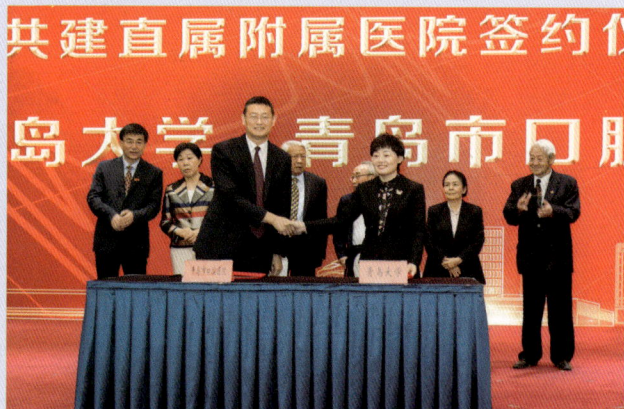

2020年10月9日，青岛市口腔医院成为青岛大学直属附属医院，开启探索建立市校共管共建的医教研一体化发展模式。

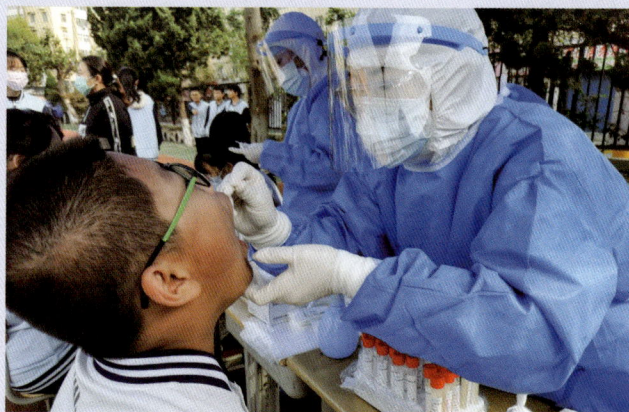

2020年10月12日，青岛市口腔医院出动169位医务人员和保障人员，圆满完成近10万人的核酸采样任务，贡献疫情防控的"口腔力量"。

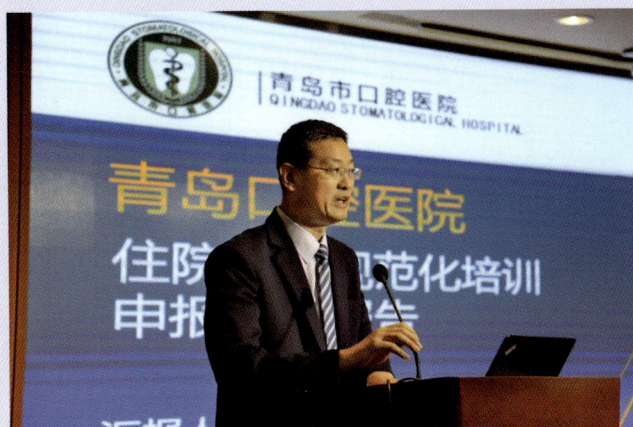

2020年12月，国家卫健委、财政部、国家中医药管理局联合下发《关于公布第三批住院医师规范化培训基地名录的通知》，青岛市口腔医院被评定为国家住院医师规范化培训基地。

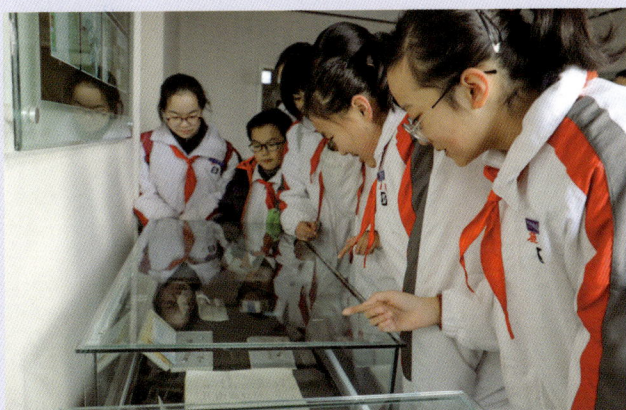

2020年12月18日，经全国评比达标表彰工作协调小组核准，青岛市口腔医院再获国家级殊荣，被表彰为全国科普工作先进集体。

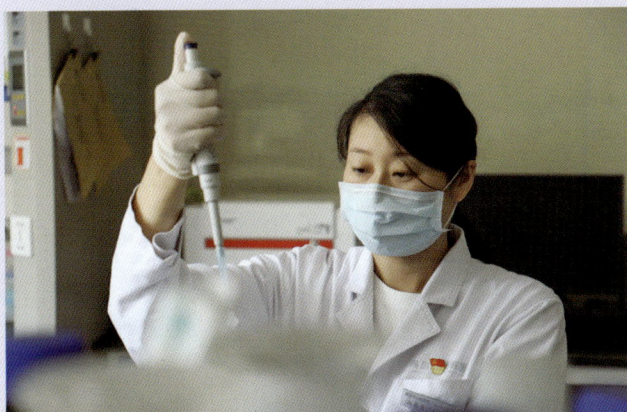

2020年12月18日，山东省卫生健康委员会发布《关于确定2020年度省级临床重点专科的通知》，青岛市口腔医院口腔科获评"2020年度省级临床重点专科"，标志着医院专科建设水平又迈向一个新台阶。

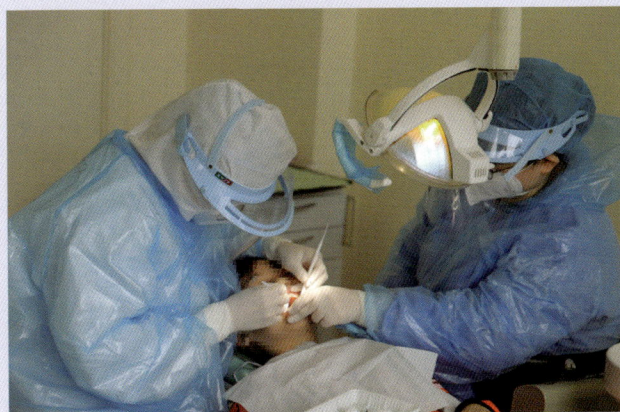

2020年，抓好常态化疫情防控不松劲，青岛市口腔医院扎实开展"三大活动"，积极参与全市防控工作。

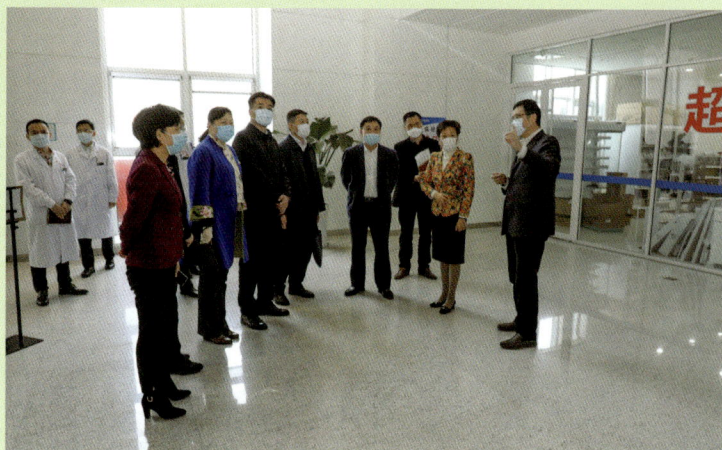

2020年4月28日,青岛市副市长栾新到青岛阜外心血管病医院调研指导新冠肺炎疫情防控工作。

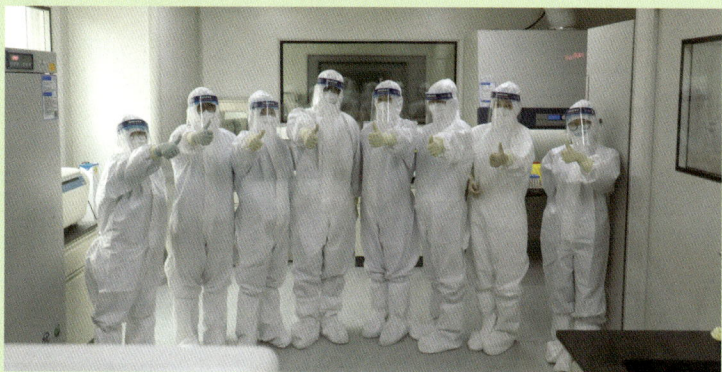

2020年6月19日,青岛阜外心血管病医院核酸检测实验室正式建成使用。图为核酸检测实验室工作人员互相打气加油。

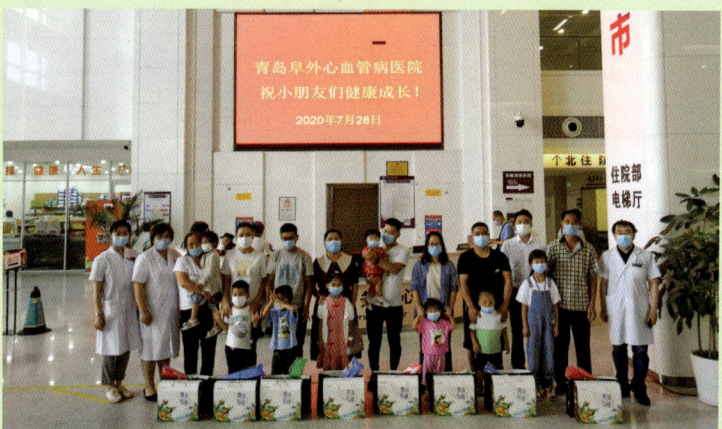

2020年,青岛阜外心血管病医院救助55名符合条件的先心患儿,健康脱贫为他们照亮人生路。

2020年12月26日,青岛阜外心血管病医院举办第十五届心血管病论坛暨冠脉介入精准治疗研讨会。

青岛阜外心血管病医院

青岛阜外心血管病医院由山东港口集团举办,前身是青岛港口医院。2006年5月12日,在卫生部、中国医学科学院及省、市政府的支持下,山东港口集团青岛港与中国医学科学院阜外医院合作成立。十余年来,医院开展的心脏手术复杂程度、手术质量指标和手术总量位于山东省前列。

医院位于青岛市中央商务区核心区,占地3万平方米,建筑面积10万平方米,设900张床位(开放750张),在岗职工1000人。年门(急)诊量40万人次,年心脏手术近5000例,是集医疗、科研、教学、预防、康复功能于一体的公立医院。

医院特色专科心脏中心采用内外科一体化管理,是山东半岛规模最大、专业最细、手术量最多的心血管病诊疗中心,率先在青岛市开展心脏康复,建设有国家级胸痛中心、心脏康复中心、房颤中心、高血压达标中心和心衰中心"五大中心"。医院康复中心为青岛市工伤康复中心,设有5个病区和1个康复治疗区,规模和社会效益行业领先。综合内科、神经内科、急诊科、查体中心等快速发展。

2020年,新冠肺炎疫情发生后,医院快速反应、全院动员、全面部署,建成核酸检测实验室,常态化做好疫情防控,高质量完成青岛市社区居民和青岛港职工核酸采集、疫苗注射任务,为保障人民群众生命健康作出积极贡献。

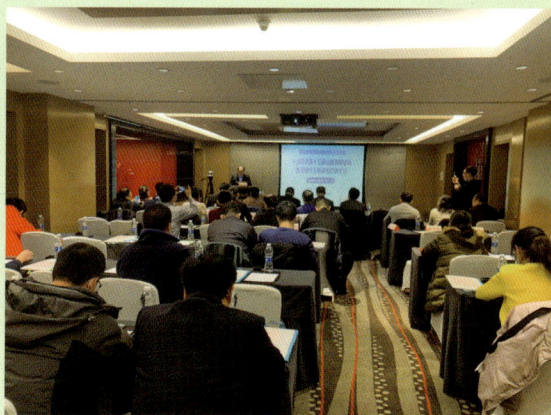

青岛市疾病预防控制中心
（青岛市预防医学研究院、青岛市卫生健康大数据中心）

　　青岛市疾病预防控制中心（青岛市预防医学研究院、青岛市卫生健康大数据中心）是市卫生健康委直属的承担政府疾病预防控制职能的公益一类事业单位和预防医学研究机构，办公大楼近17000平方米，其中实验室用房7800余平方米。规划中的青岛市公共卫生中心于2016年开工建设，建筑面积约12万平方米，总投资8.9亿元，主要承担全市疾病预防与控制、检测检验与评价、健康教育与促进、应用研究与指导、技术管理与服务、对外交流与合作等职能，先后与美国、芬兰、丹麦等国多所国际知名高校建立科研合作关系，是北京大学、山东大学、青岛大学等6所高校的预防医学教研实习基地。

　　中心（研究院、大数据中心）持续推进体系建设、能力建设、文化建设，推动党建、业务、项目、科研等各项工作全面发展，确保全市艾滋病、结核病等重大传染病得到有力控制，确保H7N9流感、新冠肺炎等突发、新发传染病得到有效处置，确保全市各类重大活动公共卫生安全，为推动青岛市经济社会发展，建设开放、现代、活力、时尚的国际大都市提供有力的公共卫生保障。

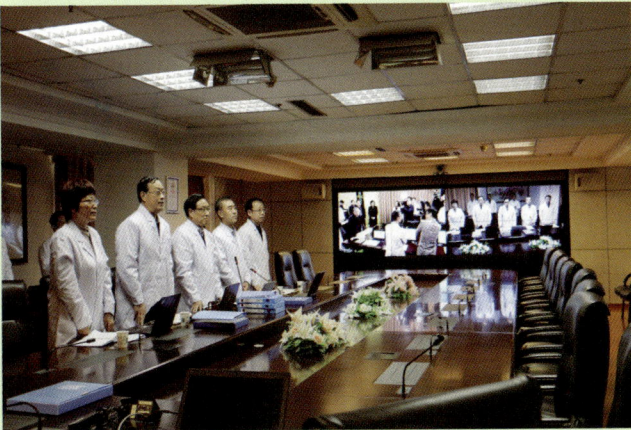

2020年1月22日，山东省委书记、省人大常委会主任刘家义，山东省人民政府副省长孙继业通过电话视频连线对青岛市疫情防控工作组进行视察调研与慰问。刘家义书记对青岛市前期"新型冠状病毒感染的肺炎"疫情防控工作进行充分肯定，并对下一步疫情防控工作作出重要指示。

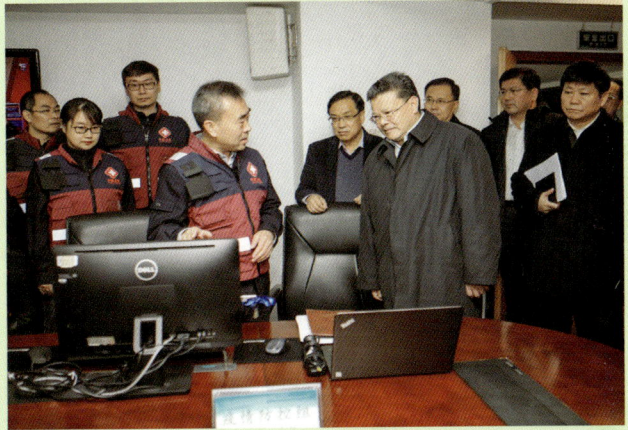

2020年1月24日，青岛市市长孟凡利、副市长栾新、市政府副秘书长孙继、市政府研究室主任李令建到市疾控中心调研新型冠状病毒感染的肺炎疫情防控工作。

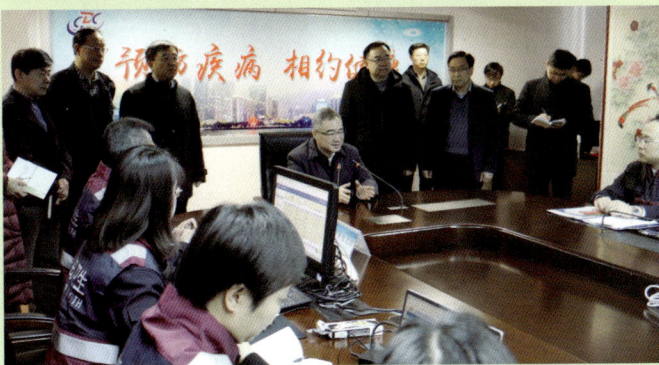

2020年1月25日，山东省委常委、青岛市委书记王清宪，青岛市委常委、副市长薛庆国，市委常委、市委秘书长祝华到市疾控中心调研新型冠状病毒感染肺炎疫情防控工作，并代表市委、市政府慰问坚守在岗位一线的全体疾控队员。

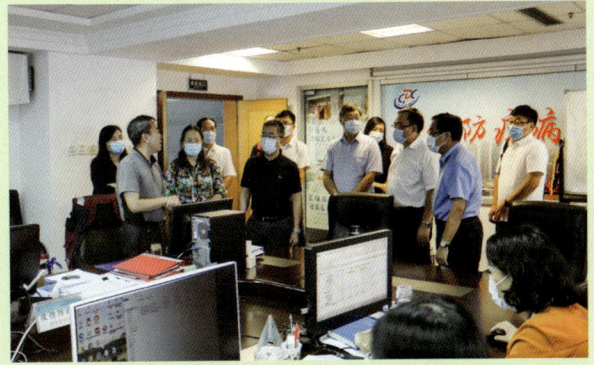

2020年9月27日，国家卫生健康委疾控局副局长吴良友、疾控局免疫处处长金同玲等一行，在市疾控中心组织召开"国家卫生健康委员会疫情防控工作座谈会"，同省指挥部特派专家组成员以及青岛市卫生健康委员责同志，围绕大港公司2例无症状感染者及其密接人群的行动轨迹、流调情况和冷链食品仓库环境等问题，进一步完善传播链条、梳理流调报告、细化疫情处置工作，并总结此次疫情防控经验。

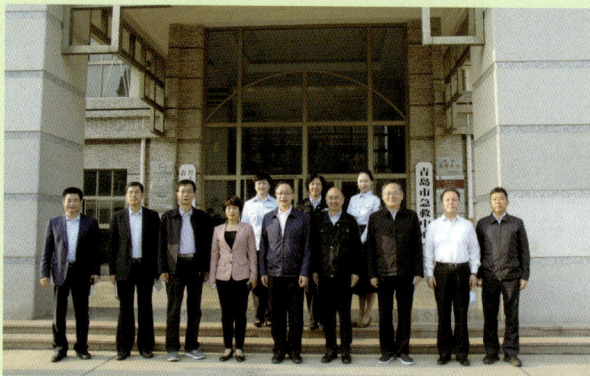

2020年10月19日，国家卫生健康委副主任于学军率督导组莅临市急救中心调研智慧急救体系建设工作。

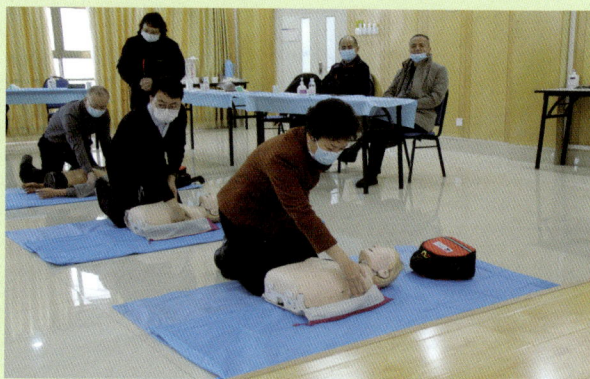

2020年12月31日，青岛市副市长栾新到青岛市急救中心指导社会化急救培训工作。

2020年10月18日，国家卫生健康委医政医管局副局长李大川、医政医管局医疗管理处处长王曼莉到青岛市急救中心调研指导院前急救工作。

青岛市急救中心

　　青岛市急救中心始建于1965年12月2日，为市卫生健康委所属正处级公益一类事业单位。2020年，全面落实市卫生健康委12项改革攻坚行动，坚决打赢新冠疫情防控"持久战"，年度接听急救电话258494次、救护车出诊74551次，全市转运新冠肺炎相关病例，流行病学史、发热患者转运任务8614人，圆满完成各级各类年度工作任务。全力打造航空医疗救援的青岛样板，承办博鳌亚洲论坛全球健康论坛航空医疗救援论坛，紧急转运伤病员7人。健全急救与非急救分级分类调派机制，年度非急救转运出车14255次，有效解决群众出转院痛点、难点问题。深入实施健康青岛提升行动，发布青岛市卒中急救地图（第3版），推广应用"急救绿道"APP，联合市立医院等医疗机构成功创建国家级、省级胸痛中心或卒中中心，持续开展规范化急救培训126期、培训15016人，群众满意度和公众形象得到显著提升。

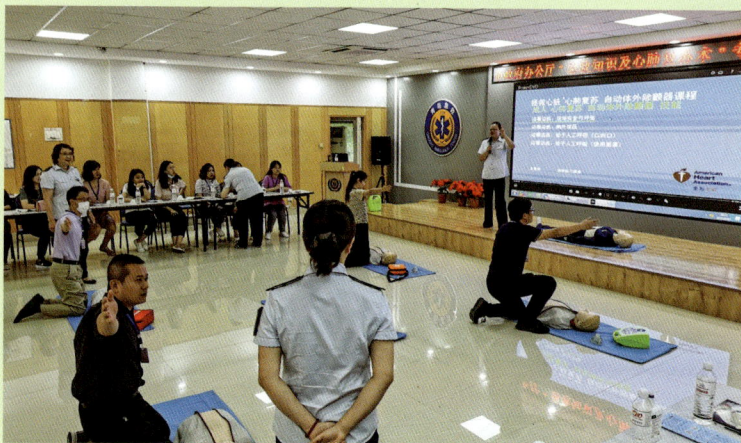

2020年8月14日，青岛市急救中心组织开展青岛市人民政府办公厅机关干部"急救知识与心肺复苏"专题培训活动。

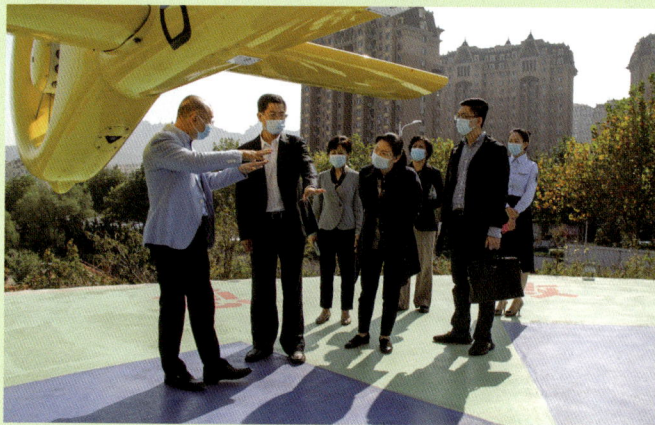

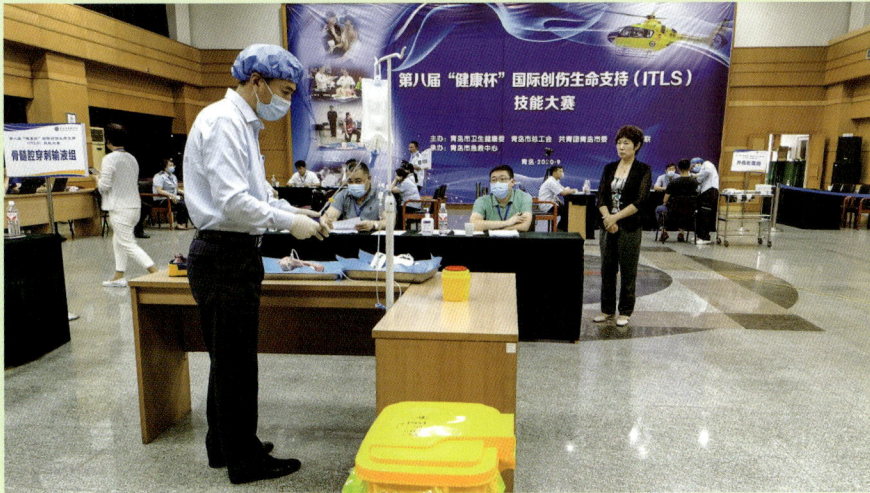

2020年9月29日，青岛市急救中心承办市卫生健康委、市总工会等联合主办的第八届"健康杯"国际创伤生命支持技能大赛。青岛市急救中心代表队荣获团体一等奖。

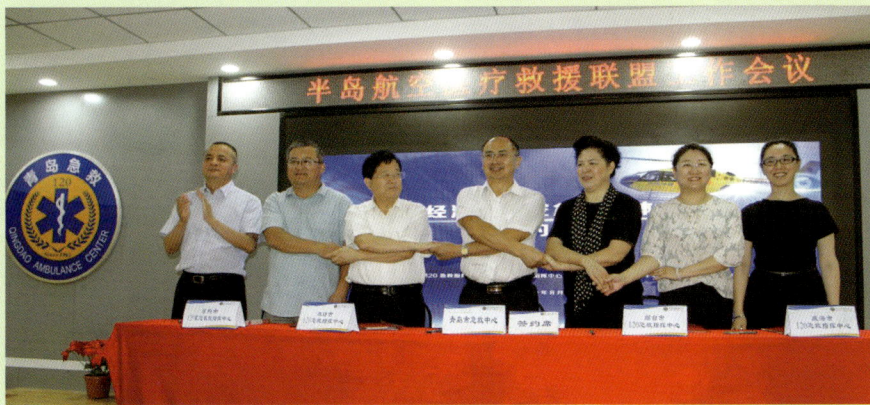

2020年8月20日，青岛、日照、潍坊、烟台、威海五市急救中心签订胶东经济圈航空急救一体化发展协议。

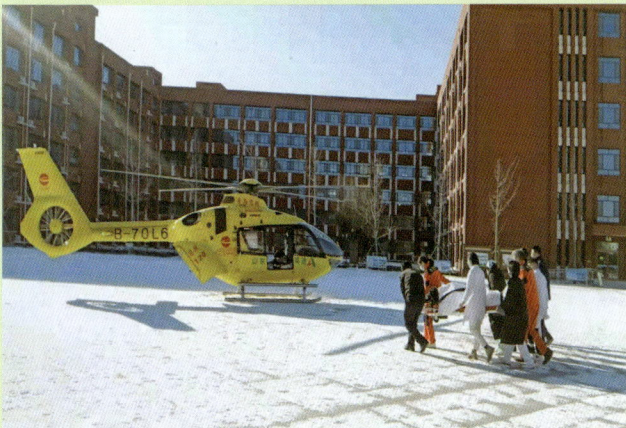

2020年，青岛市急救中心积极畅通空中救护绿色通道，年度直升机飞机转运伤病员7人。图为12月30日，市急救中心克服雪天封路困难成功将一例主动脉夹层病人从诸城转运至青大附医东部院区。

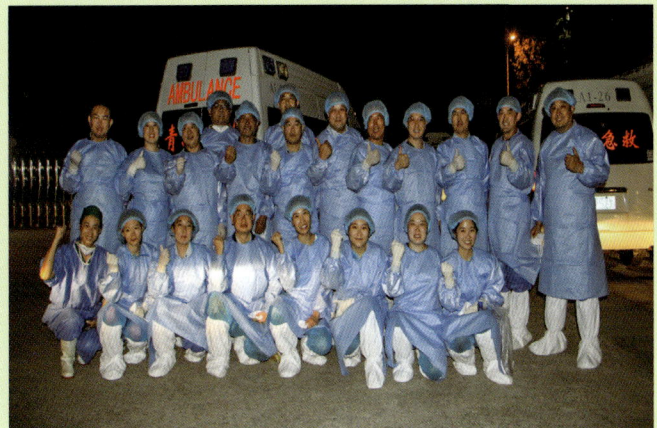

2020年，青岛市急救中心实现"零责任、零传播"完成全市确认或疑似新冠肺炎患者、市第三人民医院住院病人腾空、市胸科医院到青岛大学附属医院平度院区等多项指令性集中转运任务。图为10月1日，完成市胸科医院至青岛大学附属医院平度院区的129名结核患者转运任务。

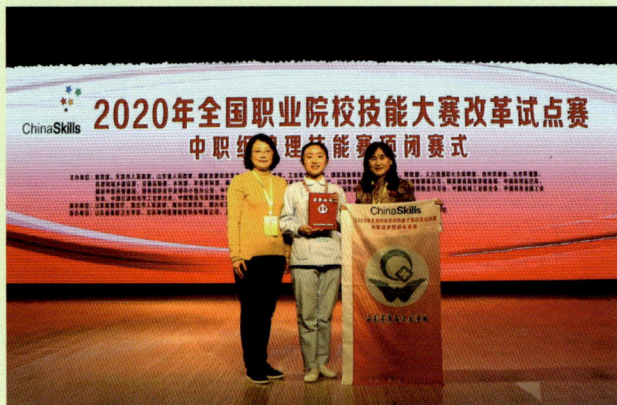

2020年全国职业院校技能大赛改革试点赛，山东省青岛卫生学校肖苗苗同学代表青岛参赛，理论成绩满分，总成绩94.6分获全国第七名。

山东省青岛卫生学校

山东省青岛卫生学校占地面积4.4万平方米。教学及辅助用房建筑面积2.51万平方米，行政办公用房建筑面积0.1万平方米，生活用房1.05万平方米。学校设有办公室、人事科、安保科、老干科、总务科、财务科、审计科、学生科、招生就业办、教务科、成教科、设备仪器管理科、信息技术科、工会14个职能科室；设有公共基础课教研室一、公共基础课教研室二，专业基础教研室，基础护理教研室，临床护理教研室，药学专业教研室，口腔专业教研室7个教研室。

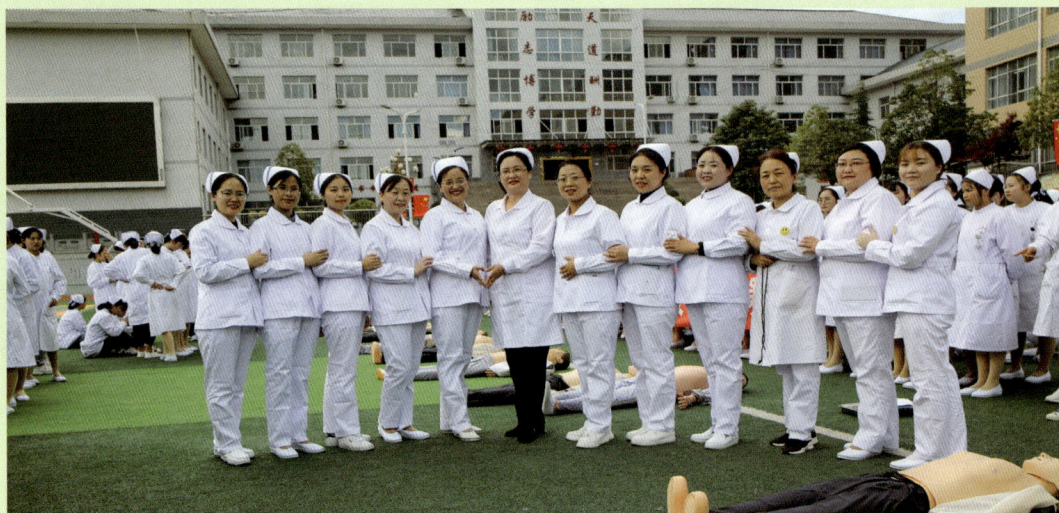

山东省青岛卫生学校基础护理教研室胡晓老师在甘肃陇南卫校进行精准帮扶。

在"5·12"国际护士节这个特殊的节日，抗疫学子们在山东省青岛卫生学校参加青岛市卫生健康委组织的庆祝活动。

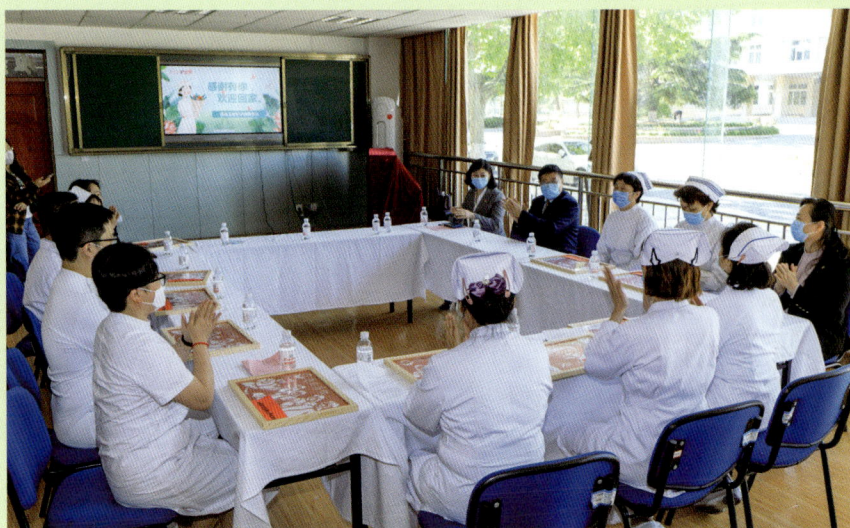

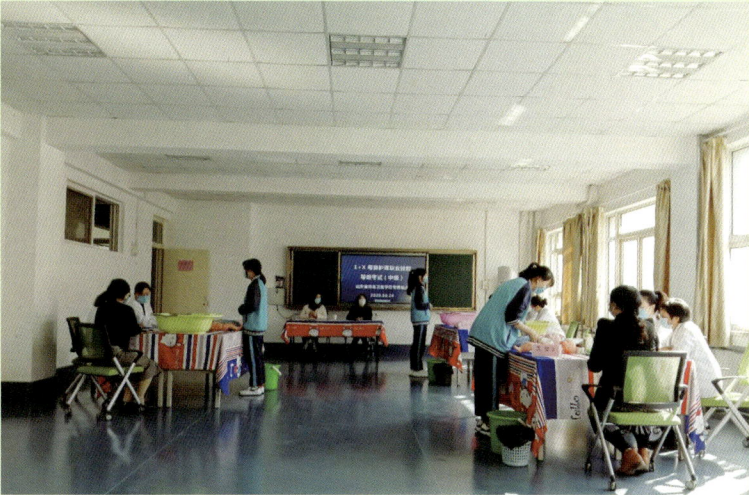

山东省青岛卫生学校50名护理、助产专业学生参加"1+X"母婴护理考核等级考评,通过率达到100%,理论考试平均分96分。

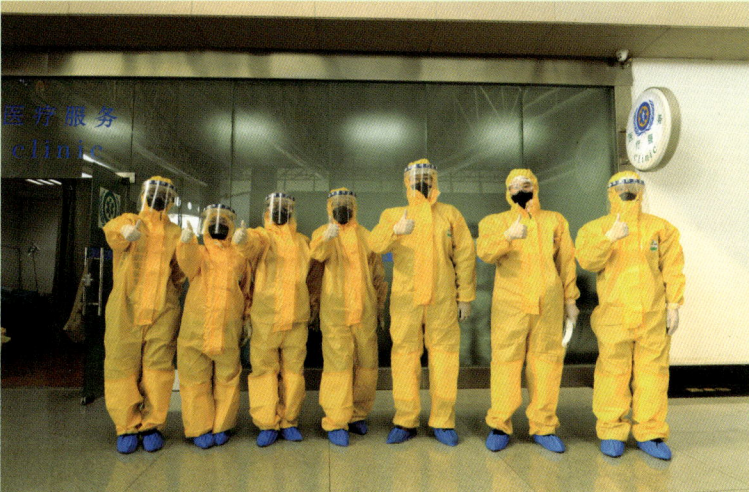

山东省青岛卫生学校教师志愿服务队26人参加青岛流亭机场新冠疫情防控志愿服务。

山东省青岛卫生学校举行2020年国培教师学习分享交流会,学校选派17名骨干教师、12名5年内新入职教师参加13个班次的国培项目。

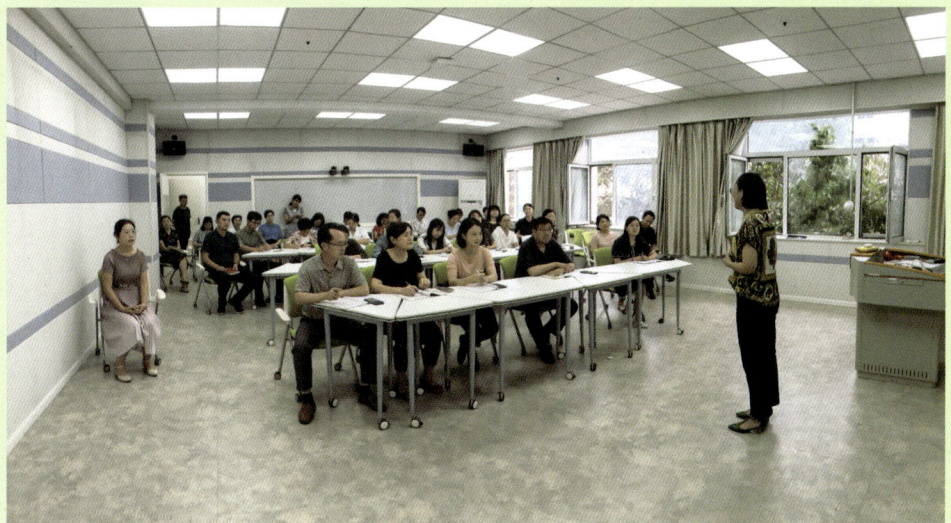

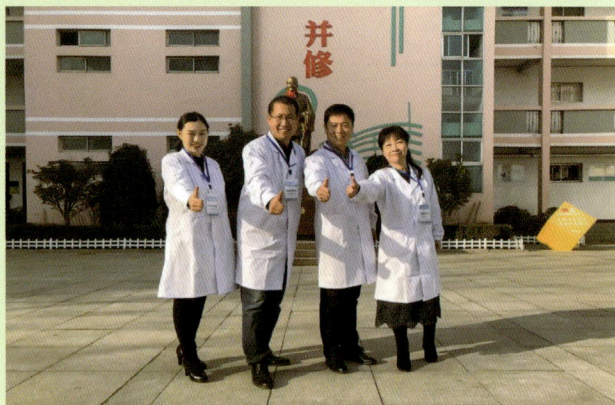

山东省青岛第二卫生学校获得全国职业院校技能大赛教学能力比赛三等奖。

山东省青岛第二卫生学校

山东省青岛第二卫生学校，始建于1958年，坐落在"空港新城"胶州市，是国家级重点中等职业学校、山东省规范化中等职业学校、山东省中等职业教育教学示范学校、山东省优质特色中等职业学校建设工程立项建设学校、省级文明单位、青岛市中小学文明校园、青岛规范管理优秀校园、北京中医药大学远程教育学院青岛教学中心、青岛市乡村医生培训基地。

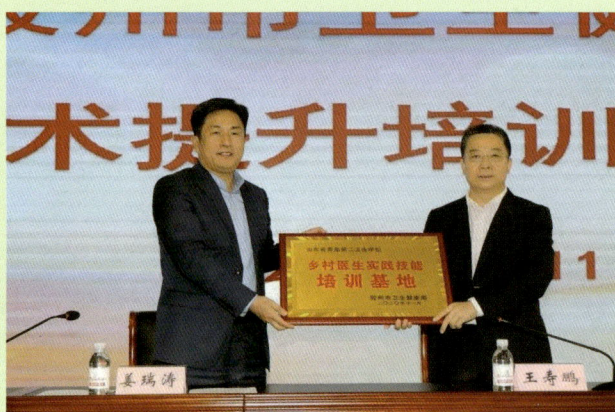

山东省青岛第二卫生学校被胶州市卫生健康局授予"乡村医生实践技能培训基地"。

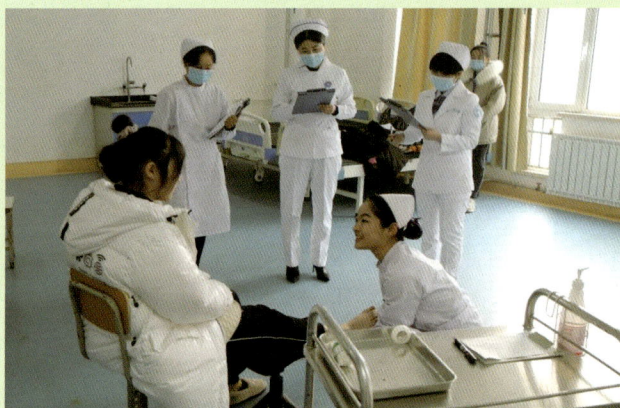

山东省青岛第二卫生学校承办青岛市中等职业学校技能大赛护理技能赛项。

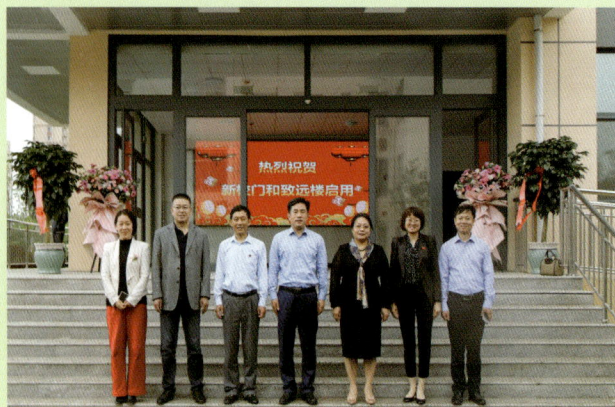

国家"十三五"产教融合发展工程——山东省青岛第二卫生学校助产专业实训基地投入使用。

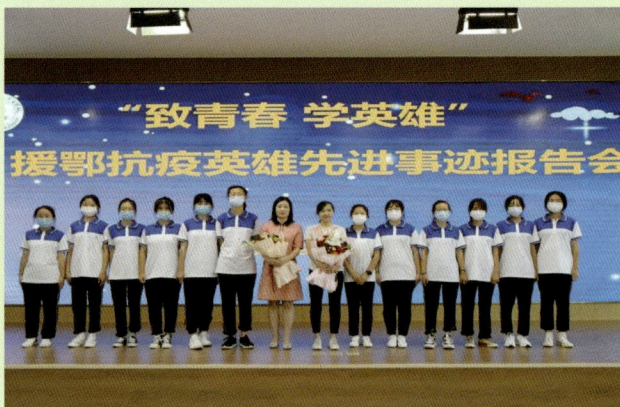

山东省青岛第二卫生学校举办"最美逆行者"进校园系列活动。

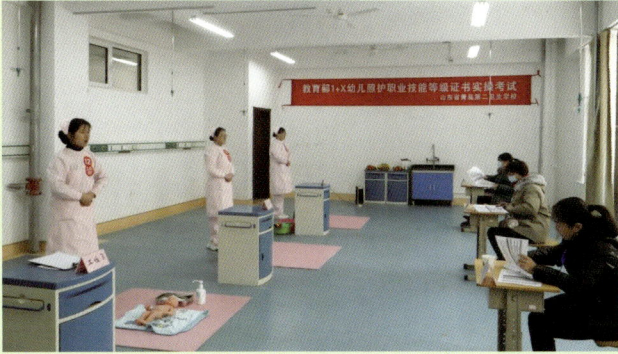

山东省青岛第二卫生学校举办教育部"1+X"幼儿照护职业技能等级证书考试。

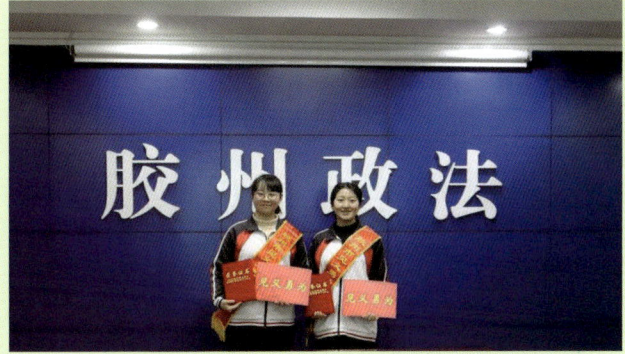

山东省青岛第二卫生学校两名学生被评为胶州市见义勇为先进分子。

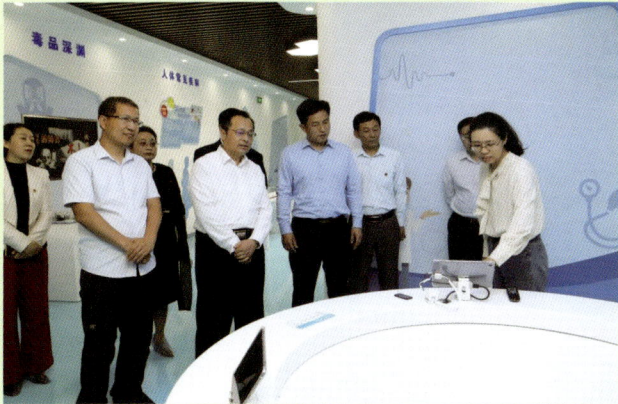

青岛市教育局总督学李岷莅临山东省青岛第二卫生学校指导工作。

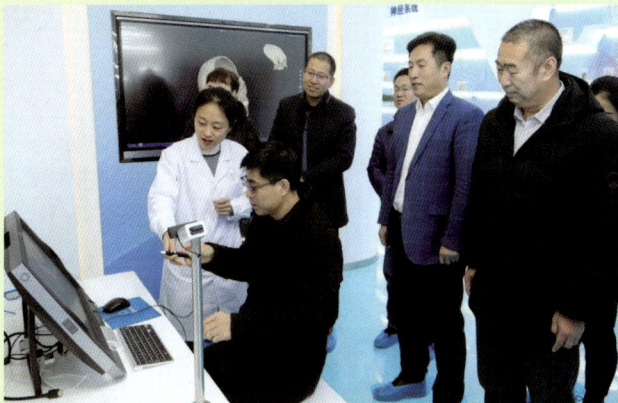

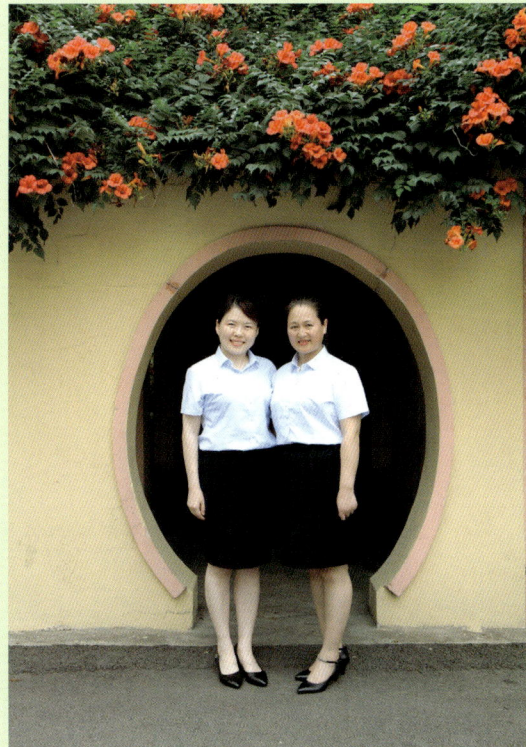

山东省青岛第二卫生学校教师吴清叶、宋良人选"青岛市名师"培养工程

山东省省级健康教育基地建设评估验收组专家莅临山东省青岛第二卫生学校指导工作。

青岛市卫生健康科技教育中心

  青岛市卫生健康科技教育中心位于青岛市市南区龙山路1号甲，占地面积3100平方米，机构编制32人，是隶属于青岛市卫生健康委员会的全额财政拨款事业单位。中心前身为青岛市卫生科技宣传馆，成立于1982年5月，由市卫生局图书馆、科技情报室、业余医科大学和市卫生防疫站宣传科组成。1996年经市人事局批准，市卫生科技宣传馆与市卫生防疫站《健康生活报》编辑部组成青岛市健康教育所，系独立建制的正处级全额事业单位。2003年经市人事局批准，恢复青岛市卫生科技宣传馆的独立建制，名称、单位性质、人员编制不变。2015年、2019年经市机构编制委员会批复，先后更名为青岛市卫生计生科技教育中心、青岛市卫生健康科技教育中心。

  中心主要承担国家医师资格考试青岛考点的组织工作，全市卫生健康系统专业技术人员继续医学教育工作，全市卫生科技成果评价、医学科技奖评审的具体组织工作，全市病残儿医学鉴定、计划生育手术并发症鉴定、预防接种异常反应及伤残等级鉴定及医疗事故技术鉴定的具体组织工作，《青岛卫生健康年鉴》《青岛医药卫生》的编发工作。设医鉴办、继教办、考试办、年鉴办、杂志编辑部、学术部、综合办、工会监察室、财务科和总务科。中心秉承"爱心传承仁术，精心引领健康"的宗旨，以"诚实、守信、求实、创新"为训，以"亲切、公正、严谨、高效"为风，用科学的理念努力打造"播洒医学科技之光"的服务品牌，本着立足本职、发挥优势、拓展空间、创新发展的思想，全面地服务于青岛市卫生健康事业发展。

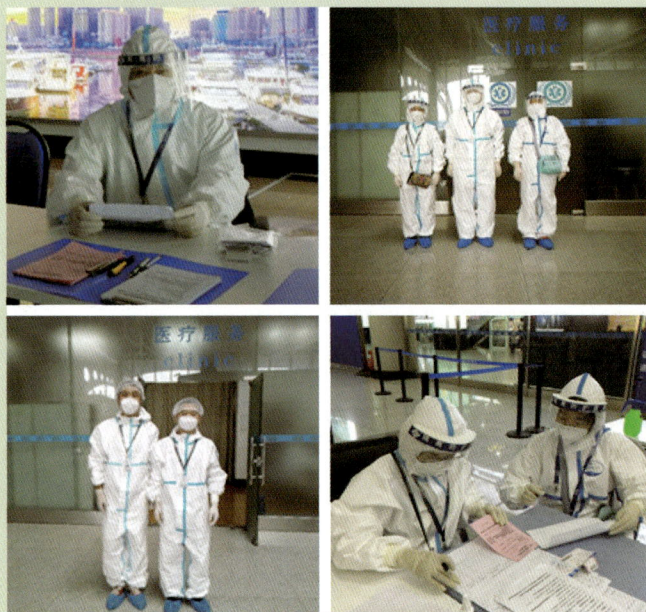

2020年7月10日—23日，由青岛市卫生健康科技教育中心承担的国家医师资格考试青岛考点实践技能考试在青岛市市立医院东院区举行。

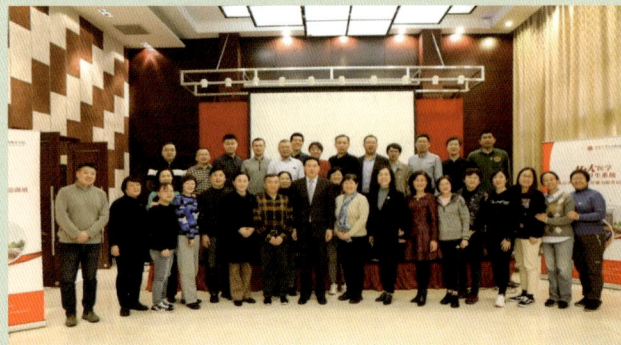

2020年4月—5月，青岛市卫生健康科技教育中心党员志愿服务队先后分两批次到青岛流亭机场开展新冠疫情防控志愿服务工作。

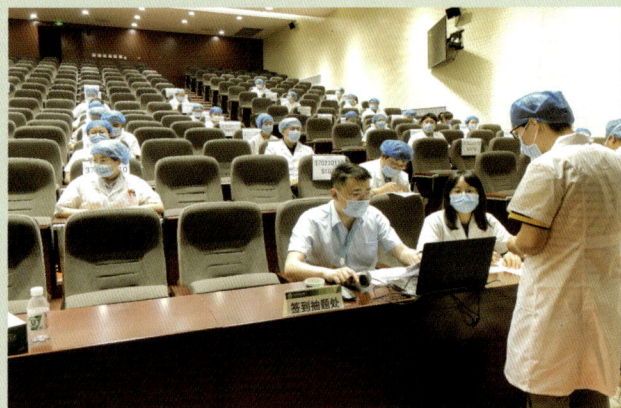

2020年12月1日，青岛市卫生健康科技教育中心举办青岛市卫生系统重点学科岗位胜任能力提升培训班。

青岛市李沧区卫生健康局

  2020年，全区有各级各类卫生机构524家，床位4532张，常住人口每千人拥有床位7.6张。其中，三级医院2家、二级医疗机构12家、一级医院30家、社区卫生机构60家，门诊部、诊所等其他医疗机构417家，疾病预防控制中心、卫生计生综合监督执法局、妇幼保健计划生育服务中心各1家。医疗机构卫生技术人员总数7530人，其中，执业（助理）医师3317人，注册护士3504人，其他卫生技术人员709人。

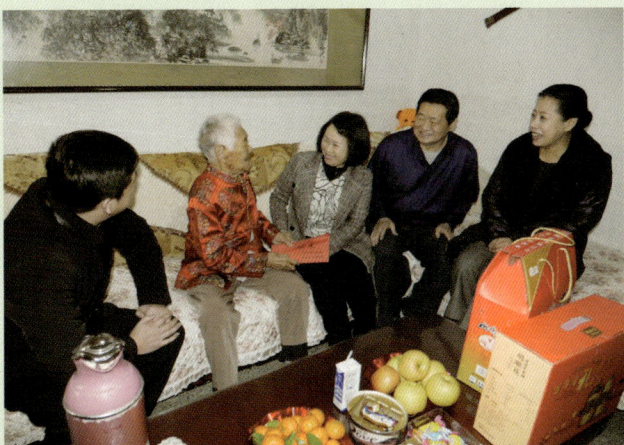

2020年1月17日，李沧区政协副主席李蕾一行走访慰问沧口街道紫荆苑社区百岁老人。

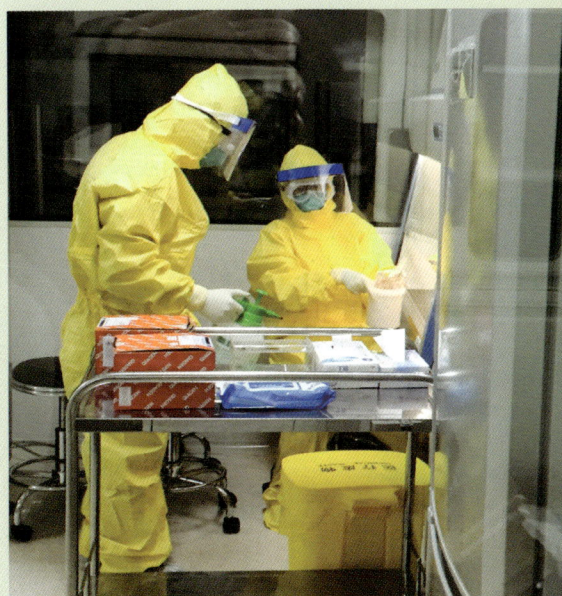

2020年2月1日，李沧区疾病预防控制中心在全市率先正式启动新冠病毒核酸检测实验室，首次开展密接人员核酸检测工作。

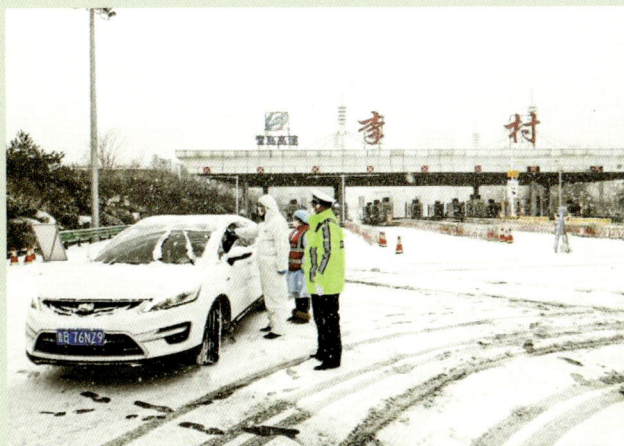

2020年2月15日，李沧区卫生健康系统工作人员在青银高速东李出口对外来车辆及人员进行检查。

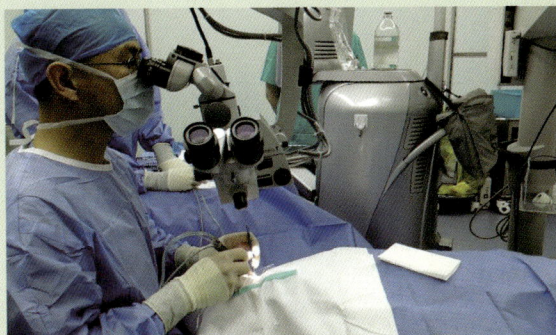

2020年5月，青岛眼科医院北部院区为李沧区白内障患者进行白内障康复手术。

青岛市崂山区卫生健康局

　　2020年，崂山区有各级各类医疗机构507家。其中，二级以上综合医院2家，其他各级各类医院25家，卫生院（社区卫生服务中心）5家，社区卫生服务站30家，卫生室132家，其他医疗卫生机构352家。全区每千常住人口拥有床位6.8张。全区共有执业（助理）医师2010人、执业护士1866人，平均每千人拥有执业医师4.4人、执业护士4.09人。崂山区全年出生2400人，出生率7.64‰，自增率3.98‰，合法生育率99.42%，出生年报男女性别比为106.7。

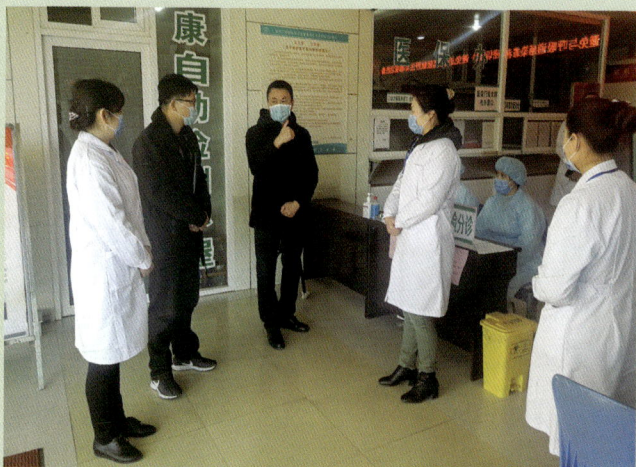

2020年1月30日，崂山区卫生健康局督察组一行视察沙子口卫生院预检分诊筹备情况。

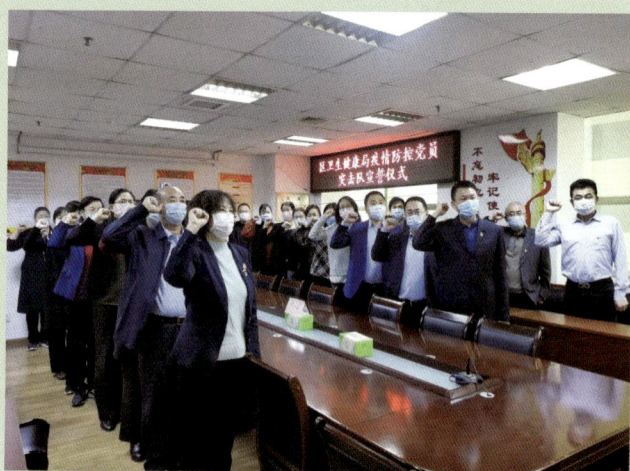

2020年2月1日，崂山区卫生健康局机关党委充分发挥党员模范带头作用，组织局属各党支部党员成立突击队并进行集体宣誓，号召全区卫生健康系统党员干部忠诚履职，不畏艰辛，坚决打赢疫情防控阻击战。

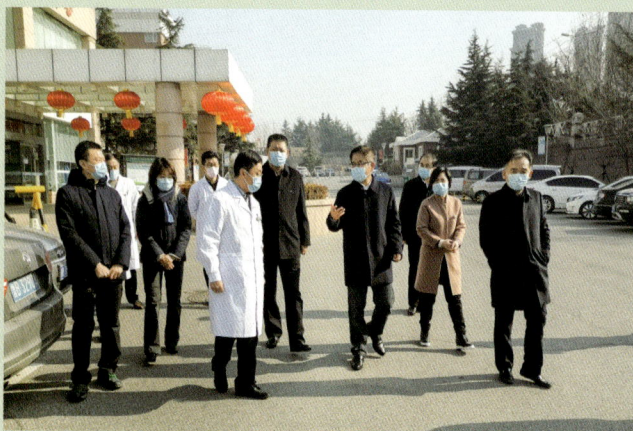

2020年2月10日，崂山区委书记、区疫情防控指挥部总指挥孙海生（右3）一行到崂山区社区卫生服务中心看望慰问工作在疫情防控一线的干部职工和医务人员。

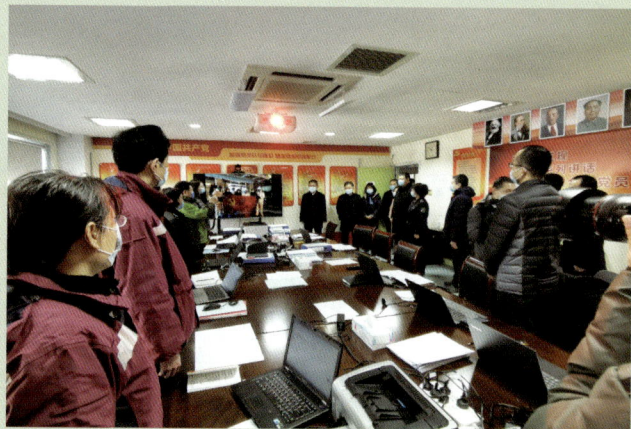

2020年2月10日，崂山区委书记、区疫情防控指挥部总指挥孙海生一行到崂山区疾病预防控制中心看望慰问疫情防控一线人员。

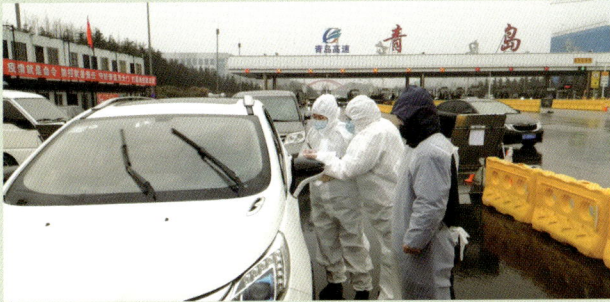

2020年2月24日，崂山区启动汽车东站、青银高速青岛东出口体温检测工作，区卫生健康系统医护人员及医学志愿者承担体温复测、留观、物资保障等工作。图为奋战在外防输入第一线青银高速留验站的医务人员段雯娟（左1）、张楠楠（左2）。

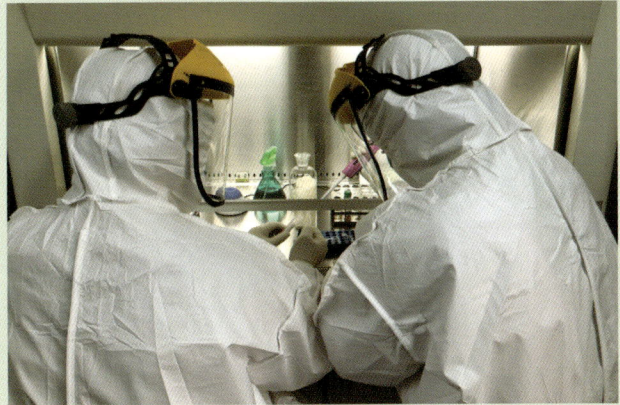

2020年3月2日，崂山区疾病预防控制中心核酸检测实验室建成并投入使用。图为检验科工作人员张慧龙（左）、刘广燕（右）在进行核酸检测。

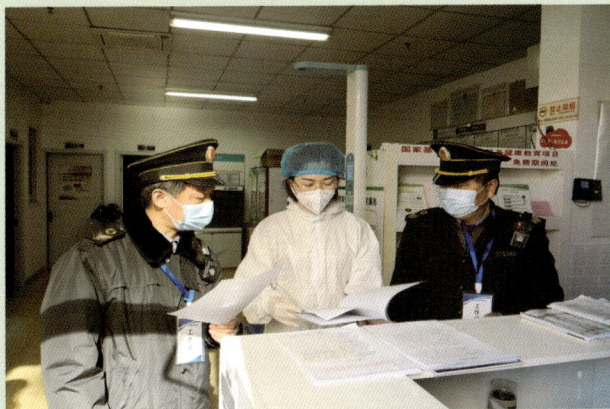

2020年3月10日，崂山区卫生健康局综合监督执法局对社区卫生服务中心进行疫情督导检查。

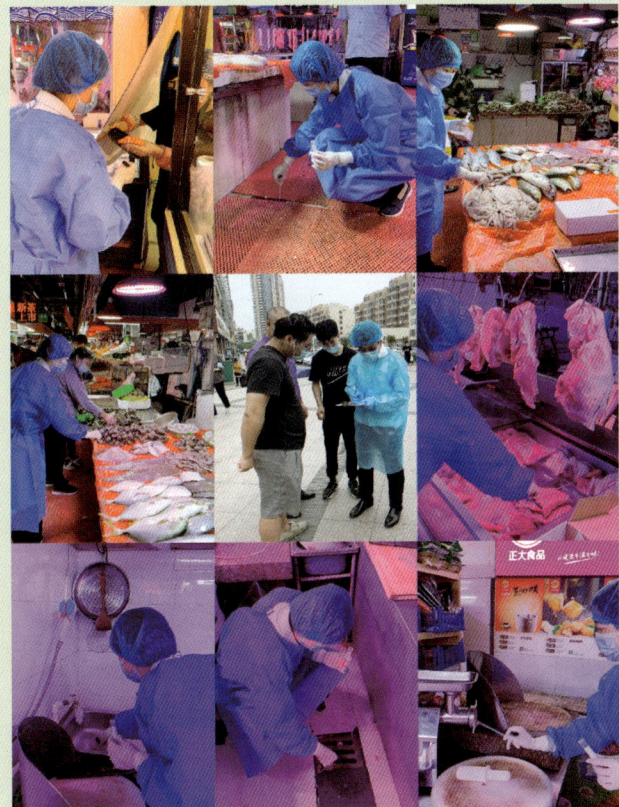

2020年6月13日，崂山区疾病预防控制中心在麦岛家园农贸市场开展食材及外环境新冠病毒检测。

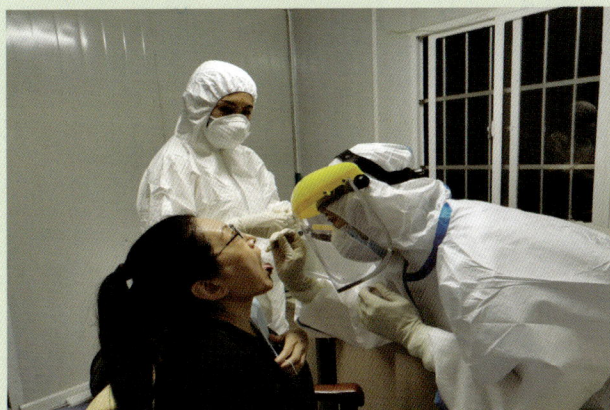

2020年5月2日，崂山区社区卫生服务中心设立核酸采样点，面向社会居民开展新冠病毒核酸检测。

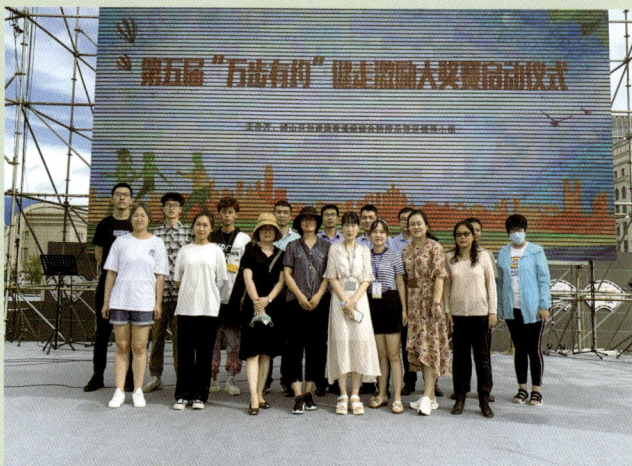

2020年8月3日，崂山区在啤酒城举行第五届"万步有约"职业人群健走激励大赛启动仪式。

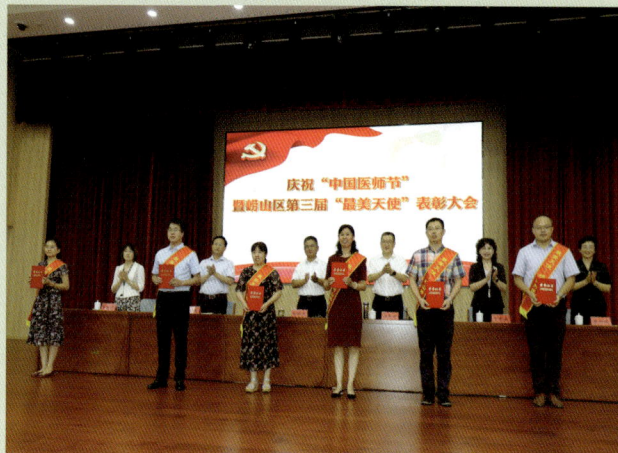

2020年8月14日，崂山区举办庆祝"中国医师节"暨崂山区第三届"最美天使"表彰大会。

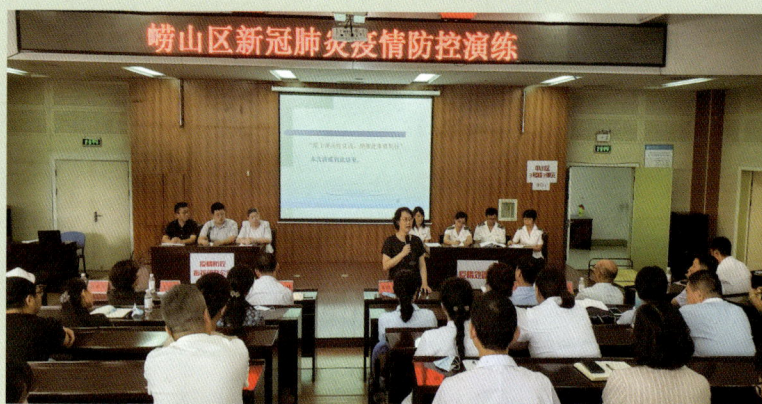

2020年9月11日，崂山区举办全区新冠肺炎疫情防控演练。

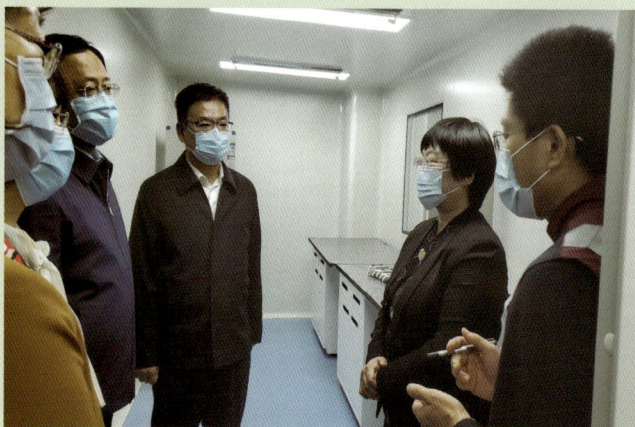

2020年10月20日，崂山区委书记孙海生（右3）到区疾病预防控制中心调研。

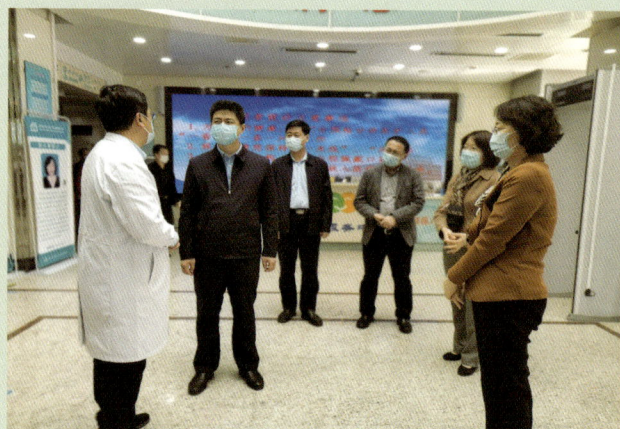

2020年10月22日，崂山区委副书记、代区长王锋（左2）、副区长张咏雁（右2）到社区卫生服务中心就做好常态化疫情防控工作进行督导。

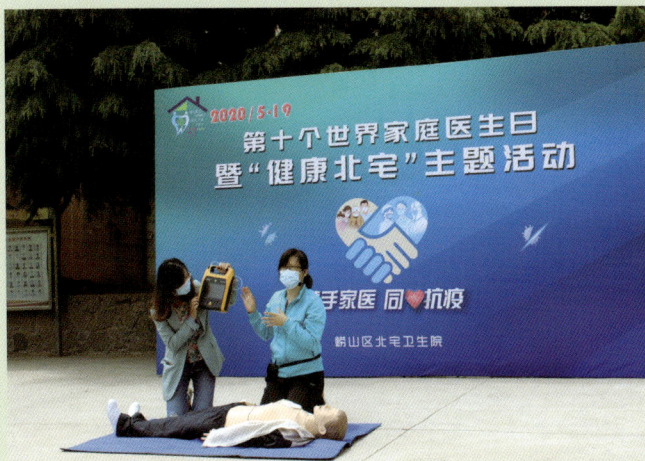

2020年5月19日，崂山区北宅卫生院开展第十个世界家庭医生日暨"健康北宅"主题活动，医护人员现场向群众详细讲解AED的使用方法，提高公众急救能力，保障群众生命安全。

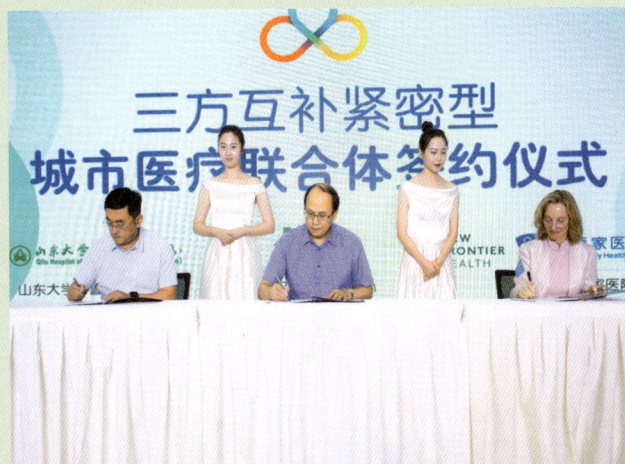

2020年8月27日，崂山区社区卫生服务中心与青岛和睦家医院、山东大学齐鲁医院（青岛）共建三方互补紧密型城市医疗联合体。图为签约仪式。

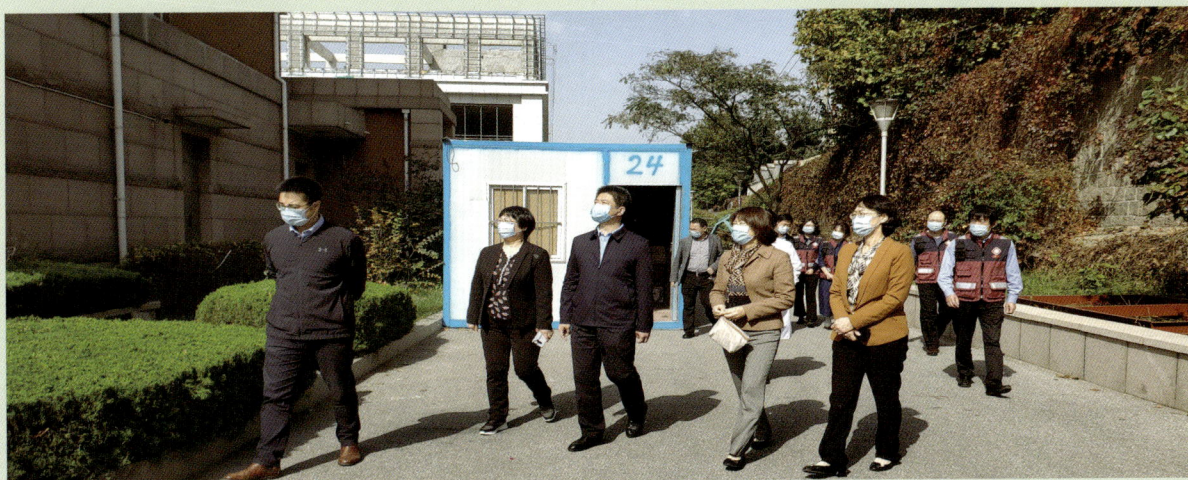

2020年10月22日，崂山区委副书记、代区长王锋（前排中），副区长张咏雁（前排右2）到区疾病预防控制中心调研疫情防控工作。

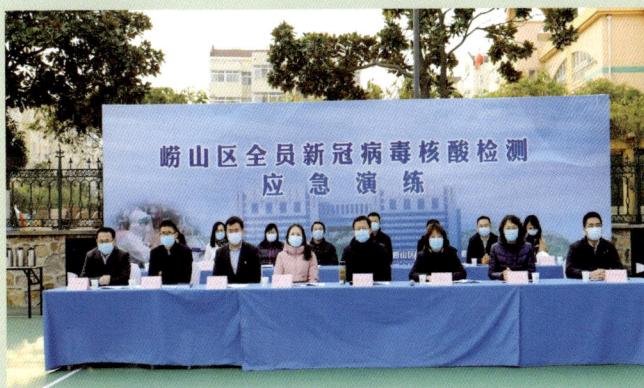

2020年11月30日，为认真贯彻落实国家、省、市新冠肺炎防控工作的决策部署，积极应对冬春季新冠肺炎疫情，崂山区社区卫生服务中心在金家岭街道金家岭社区举行"崂山区全员新冠病毒核酸检测应急演练"。

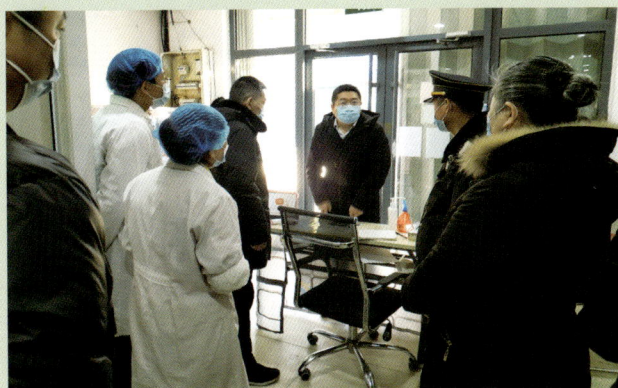

2020年12月25日，崂山区卫生健康局组织疫情防控督导检查。

青岛西海岸新区中医医院

青岛西海岸新区中医医院是一所集医疗、预防、保健、教学、科研、康复与心理医学于一体的三级甲等中医医院，是山东中医药大学非直属附属医院，始建于1978年，总建筑面积4.77万平方米，业务用房4.47万平方米。设71个科室，其中职能科室27个、临床科室34个、医技科室9个、综合门诊部1个。开放床位683张，2020年有职工1075人。

医院以弘扬祖国医学为使命，突出中医药优势，拥有2个全国农村医疗机构中医特色专科——肝胆病科和康复科，3个山东省中医重点专科——肝胆病科、骨伤科和内分泌科，4个青岛市重点学科——康复科、内分泌科、肾病科和肝胆病科，2个青岛市引进类知名中医药专家工作室，2个青岛市专家工作站——国家名老中医专家工作站、脑卒中分型诊疗专家工作站，7个青岛市专病专技门诊。

医院是国家首批中医住院医师规范化培训（培养）基地、国家中医全科医生规范化培训（培养）基地、山东省文明单位、山东省中医药预防保健服务中心、山东科技大学国际学生中医药文化体验基地、山东省基层中医药适宜技术推广项目培训基地、青岛市中医养生保健基地、青岛市膏方示范单位等。

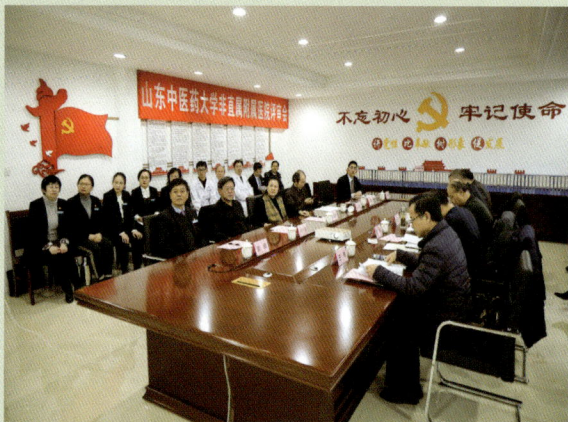

2020年1月，青岛西海岸新区中医医院成功创建山东中医药大学非直属附属医院。

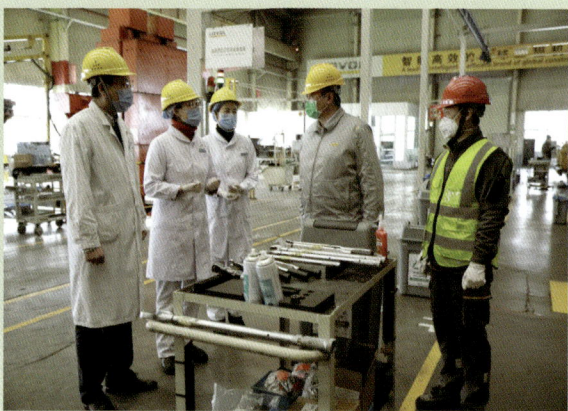

2020年2月，青岛西海岸新区中医医院"金银花"医疗服务队深入企业指导疫情防控工作。

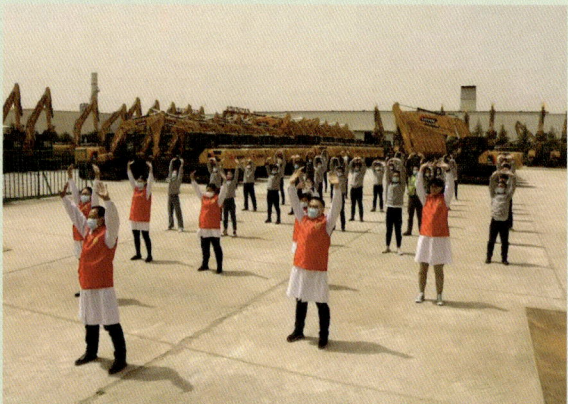

2020年5月13日，青岛西海岸新区中医医院"莲子心"服务队到企业传播中医药文化。

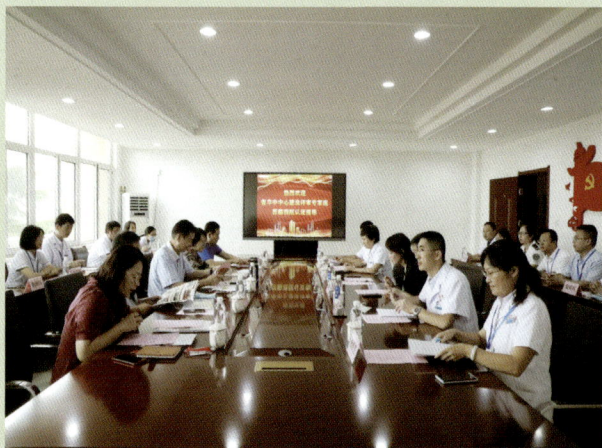

2020年10月，青岛西海岸新区中医医院被确定为山东省卒中防治中心单位。

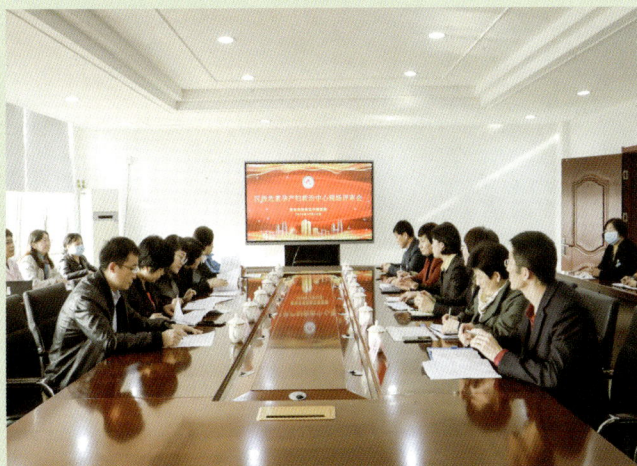

2020年10月30日，青岛西海岸新区中医医院顺利通过区级危重孕产妇救治中心现场认证。

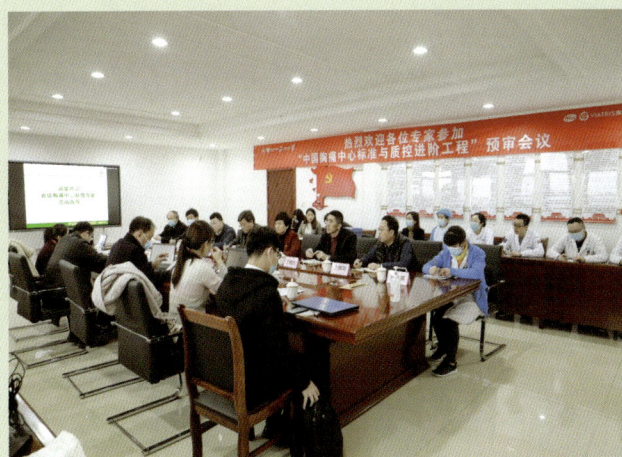

2020年12月，青岛西海岸新区中医医院成功创建山东省胸痛中心。

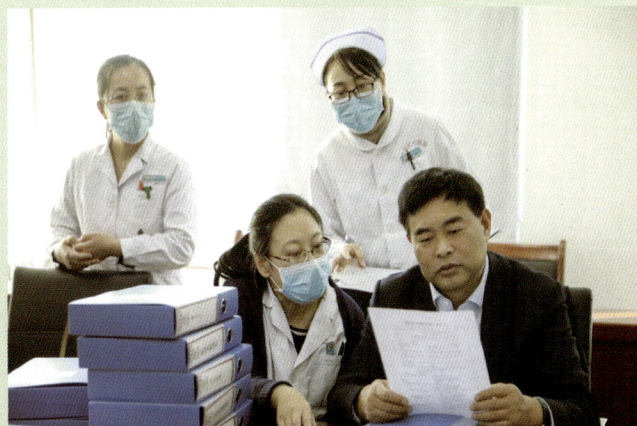

2020年12月，青岛西海岸新区中医医院顺利通过青岛市癌症规范化诊疗病房评审，被确认为青岛市癌症规范化诊疗病房（县级癌症规范化病房）。

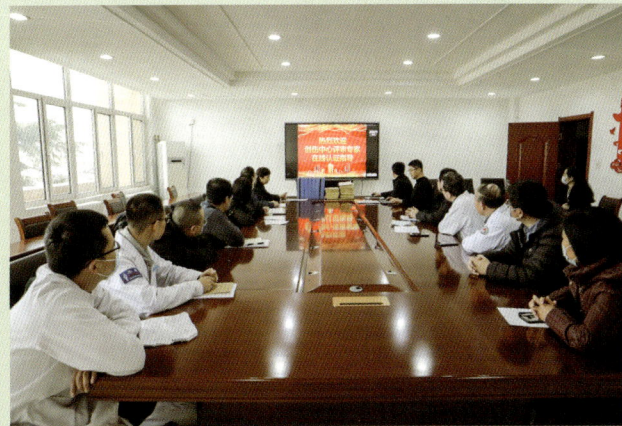

2020年12月，青岛西海岸新区中医医院顺利通过青岛市创伤中心建设评审，被确定为青岛市创伤中心单位（县级创伤中心）。

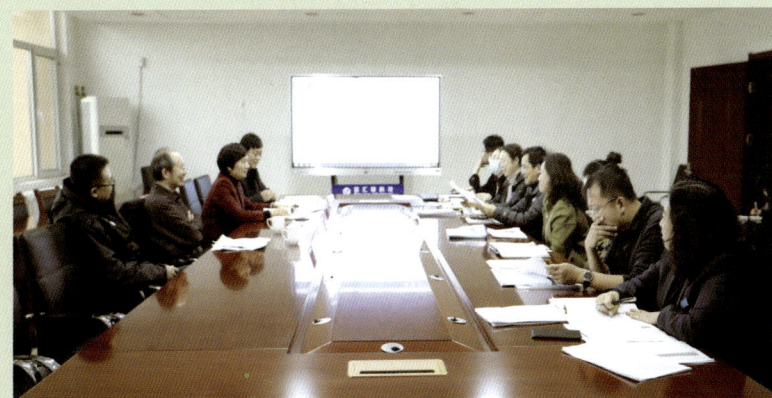

2020年12月9日，青岛市卫生健康委员会中医药管理指导处处长汪运富、中医药政策规划处二级调研员（主持工作）王振合，到青岛西海岸新区中医医院督导三级公立医院绩效考核工作。

青岛西海岸新区区立医院

　　青岛西海岸新区区立医院是一所集医疗、教学、科研、预防、保健、急救于一体的二级甲等综合性医院。医院占地100余亩，现有床位400余张，建筑面积18760平方米，二期综合病房楼建筑面积4.8万平方米，计划于2022年正式投入使用，床位将扩增至800张。医院职工670余人，其中享受国务院津贴、硕士生导师、青岛市著名好医生、专业技术拔尖人才、专业学科带头人等高级专业技术人员74人。

　　医院现有26个临床医技科室，按照"院有重点、科有特色、人有专长"的办院思路，医院注重加强学科建设，超声科现为青岛市医疗卫生C类重点学科，呼吸内科、普外科、骨科为院级重点学科，耳鼻咽喉头颈外科、放射科为院级重点扶持科室，部分学科专业达到三级医院水平。医院现为山东省卒中防治中心单位，青岛市胸痛中心单位、青岛市创伤中心单位、青岛市癌症规范化诊疗病房单位、青岛西海岸新区骨伤诊疗中心，拥有青岛市眼部疾病治疗研究专家工作站、青岛市骨科专家工作站、青岛市介入超声专家工作站等多个专家工作站。

　　医院注重人才培养、支持学科发展、激励学术科研、稳步推进科教兴院战略。近年来，先后有26项科研成果获区级、市级及以上科技进步奖，申请国家专利8项，在国家级、省级刊物发表论文500余篇。

　　医院先后被授予全国医药行业质量可靠、患者至上、诚信经营十佳医院，省级文明单位、省级卫生先进单位、青岛市文明单位标兵等荣誉称号。

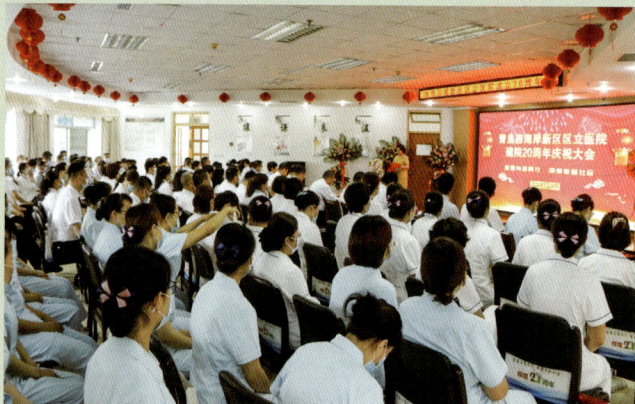

2020年6月18日，青岛西海岸新区区立医院召开建院20周年庆祝大会。

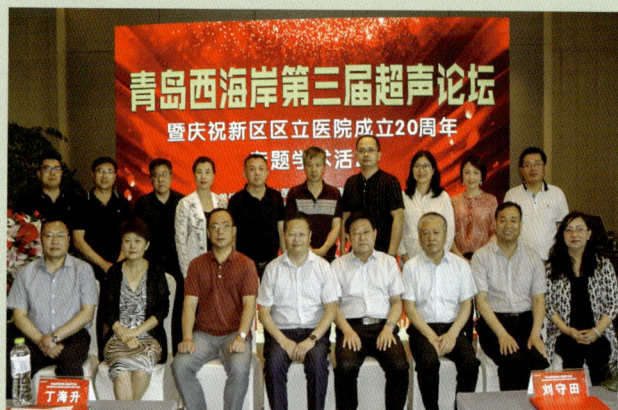

2020年6月20日，青岛西海岸新区区立医院举办青岛西海岸第三届超声论坛暨庆祝医院成立20周年专题学术活动。

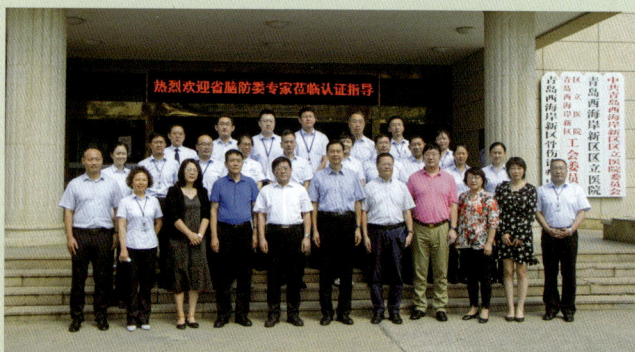

2020年9月11日，山东省卒中中心建设专家委员会评审认证专家对青岛西海岸新区区立医院卒中防治中心建设工作进行现场评审认证。

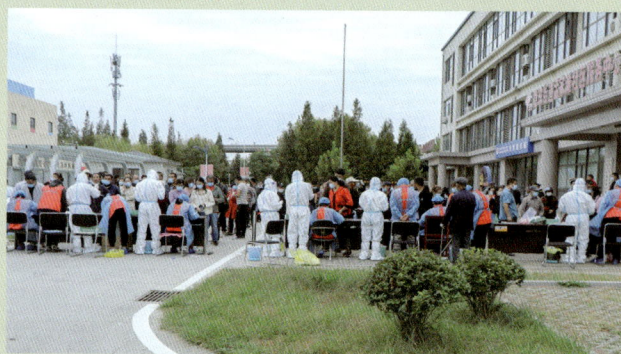

2020年10月11日，根据青岛市全民核酸检测方案、市卫健委及区卫健局统一部署，青岛西海岸新区区立医院组织近千人次的医护人员分组分批进入辖区街道、学校、企业、村庄等地，开展全员核酸检测采样工作。

青岛西海岸新区妇幼保健院
（青岛市黄岛区妇幼保健院、青岛市黄岛区妇女儿童医院）

青岛西海岸新区妇幼保健院（青岛市黄岛区妇幼保健院、青岛市黄岛区妇女儿童医院）始建于1952年4月，占地15553平方米，业务用房建筑面积16482平方米，设住院床位120张，承担辖区妇幼保健业务指导、管理和服务等职能，是一所技术力量雄厚、仪器设备先进的集保健、医疗、科研于一体的专科医院，国家二级甲等妇幼保健院。医院先后荣获青岛市文明单位、山东省妇幼保健先进集体、全国计划生育科技工作先进集体等称号，是国家级妇幼健康优质服务示范区、互联网+儿童早期发展行动联盟理事单位、山东省儿童早期发展示范基地。

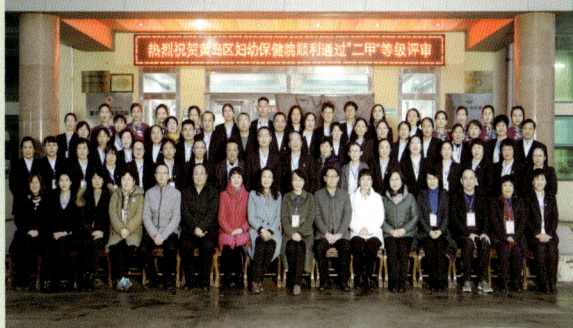

2020年1月6日，青岛西海岸新区妇幼保健院（黄岛区妇幼保健院）顺利通过二级甲等医院评审。图为现场合影。

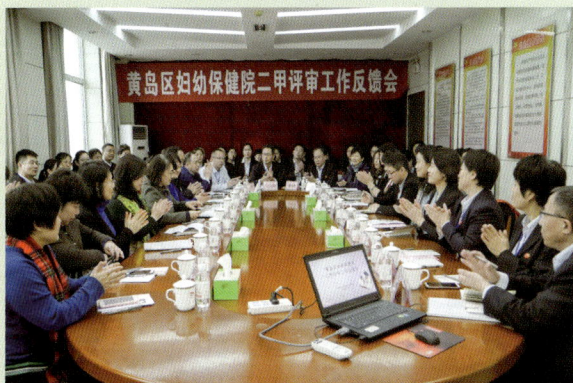

2020年1月6日，青岛西海岸新区妇幼保健院（黄岛区妇幼保健院）二级甲等医院评审现场。

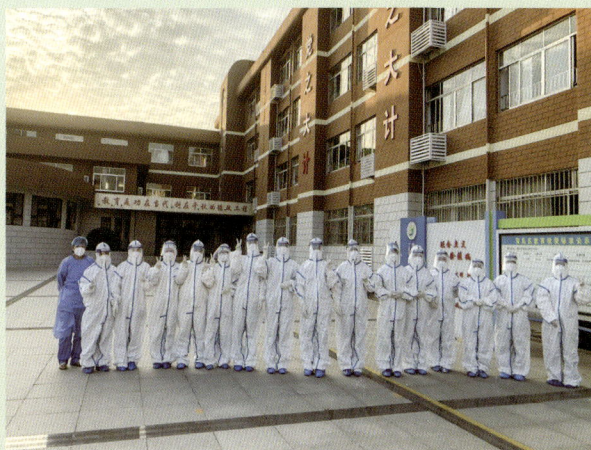

2020年10月13日，青岛西海岸新区妇幼保健院医务人员到学校进行全员核酸检测。

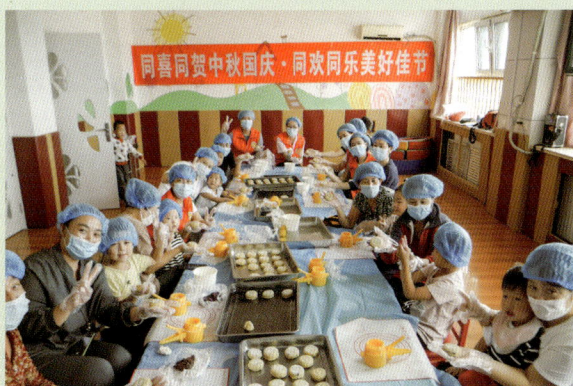

2020年9月29日，青岛西海岸新区妇幼保健院医务人员与儿童保健部的孩子们做月饼欢度中秋节。

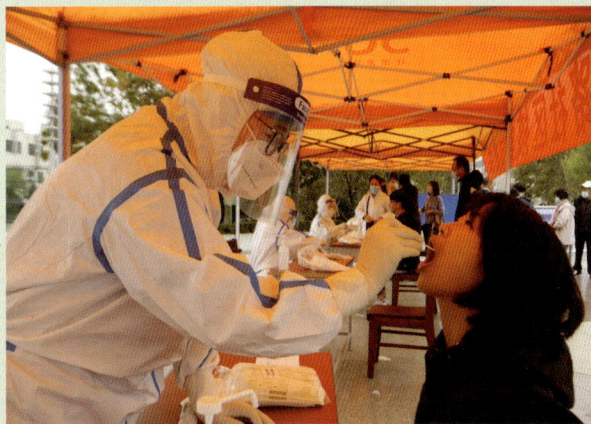

2020年10月13日，青岛西海岸新区妇幼保健院医务人员到学校准备进行全员核酸检测。

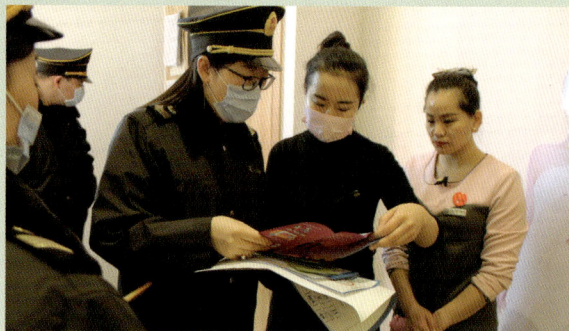

2020年4月，青岛西海岸新区卫生健康综合行政执法大队开展打击非法行医、打击非法医疗美容专项整理。图为卫生监督员为美容机构发放法律法规宣传页。

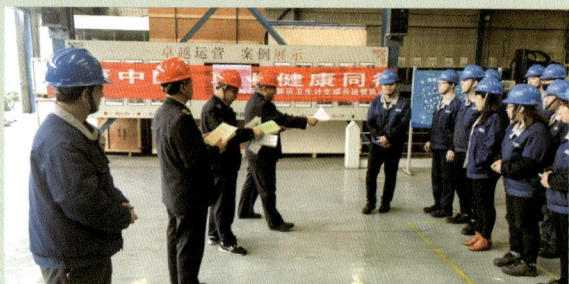

2020年5月，青岛西海岸新区卫生健康综合行政执法大队开展职业病防治法宣传周活动。图为卫生监督员为企业员工发放宣传品。

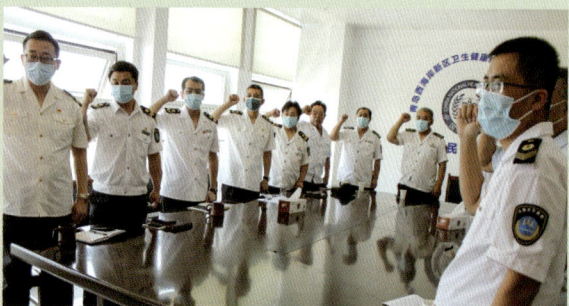

2020年7月1日，青岛西海岸新区卫生健康综合行政执法大队开展"不忘初心跟党走，做忠诚担当卫监卫士"主题党日系列活动。图为全体党员集体宣誓。

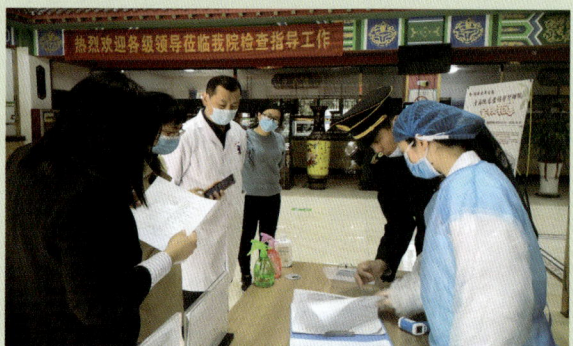

2020年，青岛西海岸新区卫生健康综合行政执法大队多次开展一级以上医疗机构疫情防控专项督查。图为卫生执法人员现场督查医疗机构各项措施落实情况。

青岛西海岸新区卫生健康综合行政执法大队

　　青岛西海岸新区卫生健康综合行政执法大队是副处级全额拨款事业单位，人员编制78名，现有72人，设有办公室，综合业务科，法规稽查科，职业卫生科4个科室。设有10个执法中队，承担全区卫生健康监督执法工作。

　　近年来，西海岸新区卫生健康综合行政执法工作以"走在前列、全面开创"为思路，发扬"先行先试、善作善成"的西海岸新区精神，着力推进卫生健康综合行政执法工作机制创新，建立起一套具有西海岸特色的"1+7+N"网格化的卫生健康综合行政执法新模式（一个"中枢"决策部署担责任，七个中队履职尽责抓落实，N个举措科学监管重实效），形成网格化、全覆盖、职责明确、运行高效的卫生健康执法体系。

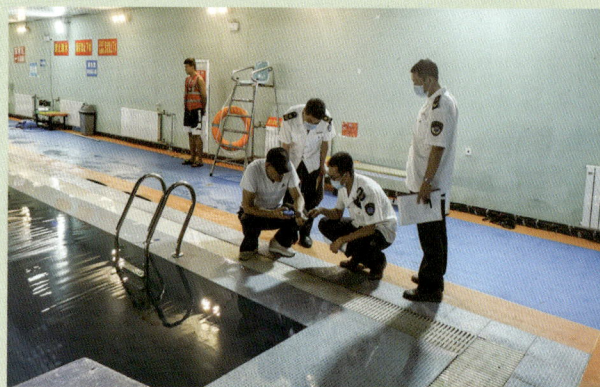

2020年，青岛西海岸新区卫生健康综合行政执法大队开展公共场所专项治理工作。图为卫生监督员对公共游泳池各项指标进行执法检查。

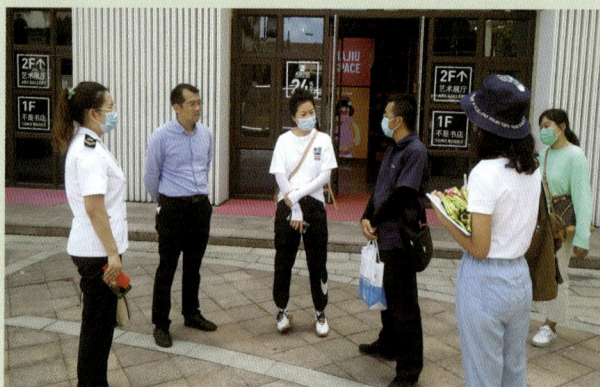

2020年，青岛西海岸新区卫生健康综合行政执法大队完成"第84届原料药会""2020首届西海岸国际车展""北方茶产业博览会""第30届青岛国际啤酒节"等卫生保障任务25次。图为杨帆大队长带领监督员现场督查青岛国际啤酒城卫生防疫工作。

设。旧病房楼抗震加固工程顺利完工,门诊、病房楼陈旧线路全部更新并且更换大功率变压器。更换空气能集中供暖设备并投入使用。

卫生改革 2020年,进一步落实绩效工资考核,根据市卫健局的要求,结合卫生院实际情况,制定完善的绩效工资发放办法。

医疗特色 马连庄中心卫生院开设颈肩腰腿痛专科,开展的特色诊疗项目有中医正骨、脊椎矫正、针灸、刺血疗法、穴位注射、刮痧、拔罐、全身经络保健推拿、小针刀、康复指导等,并结合现代的声、光、电、磁等治疗,在骨折、脱位、急慢性软组织损伤、肩周炎、骨性关节炎、腱鞘炎、颈椎病、腰椎间盘突出症、胸椎间盘突出症、胸椎小关节紊乱症等脊椎及其相关病症治疗,以及脊椎保健治疗、亚健康调养上极具特色。

镇村卫生服务一体化 2020年,制订村医培训计划,做到每月4日、19日开例会,每季度进行4次培训,不断提升村医公共卫生服务和医疗卫生水平。建立健全卫生室的各项管理制度,制定乡村医生工作目标和公共卫生考核分配方案,以群众满意为基准,深化基本公共卫生服务。规划设置一体化卫生室26处,覆盖率达到100%。

窝沟封闭 2020年,完成3所学校194人次的检查,窝沟封闭防龋受益学生142人,封闭牙273颗,涂氟防龋受益学生194人,早期龋充填受益3人,充填牙3人,完成率100%。

继续教育 2020年,外派5名医师到二级以上医院进修。

精神文明建设 2020年,全院职工积极投入路口执勤、隔离点执勤、全民核酸检测、新冠疫苗接种等抗疫工作中,困难面前勇敢向前,彰显医务人员的责任与担当。

党支部书记、院长:王晓刚
副院长:闫保成、吴瑞梅
工会主席:赵雪霞
院办电话:85431217(传真)
邮政编码:266617
地　址:莱西市马连庄镇政府驻地
（撰稿人:张映雪）

莱西市李权庄中心卫生院

概况 2020年,莱西市李权庄中心卫生院占地1.2万平方米,业务用房面积5684平方米,开放床位40张,设有内科、外科、妇科、妇产科、预防保健科、中医科、放射科、公共卫生科等科室。有职工39人,其中,卫生技术人员30人,占职工总数77%,行政工勤人员4人,占职工总数10.2%,卫生技术人员中高级职称2人,中级职称7人,初级职称12人,分别占6.7%、23.3%、40%,医生14人,护士9人,医护比1.56:1。

业务工作 2020年,实现总收入1146.3万元,比上年768.6万元增加377.7万元,增幅49.1%;实现医疗收入271.1万元,比上年215.4万元增加55.7万元,增幅26%;实现纯收入78.6万元,比上年61.9万元增加16.7万元,增幅27%。门诊总量20217人次,比上年18792人次增长7.6%,人均门诊费用为109元;出院病人为424人,比上年294人增长44.2%,每床日收费130元。病床使用率31%。入院与出院诊断符合率99%,治愈率和好转率96%,病死率、院内感染率均为0。

业务收入 2020年,收入1146.3万元,比上年增长49.1%,

固定资产 2020年,固定资产总值802万元,比上年增长19.3%。

医疗设备更新 2020年,增加尿分析仪、麻醉机、短波治疗仪、脑电中频治疗仪、红外线治疗仪、钾钠氯二氧化碳测定仪、微生物净化工作台、脑电图仪、电动吸引器等设备。

基础建设 2020年,更换门诊楼、病房楼部分门窗,门诊楼病房楼水电的改造,安装400千瓦变压器,安装200千瓦备用电源,手术室改造,医院外墙涂刷,供应室改造,安装电梯等项目

卫生改革 2020年,实施全员绩效工资发放方案,规范合同制职工管理办法,医院和村卫生室加大一体化管理力度,加强乡村医生规范化培训,进一步提高落实公共卫生服务水平。

医疗特色 2020年,以内科为中心,重点开展慢性病如高血压、糖尿病、冠心病、脑梗死等常见病多发病的诊治。启用医院国医馆,结合公共卫生服务,开展慢性病的康复诊疗工作。

继续教育 2020年,组织职工加强"两会"会议精神学习;加强安全生产、传染病培训等,鼓励职工参加自考或成人高考。

基本公共卫生工作 2020年,加强内部管理全院参与,调整公共卫生科室人员及配置,实行科室人员包片划区,规划设置一体化卫生室,开展老年人规范化管理4244次、高血压患者管理3268人次、糖尿病患者管理1524人、精神病人管理159人、儿童活产

数 230 人,接受管理的 0～6 岁儿童 2747 人,28 天内接受产后访视数 238 人次,孕产妇规范管理 330 人。

党支部书记、院长:吕利华

副　院　长:刘雅丽

工会主席:赵爱英

院办电话:86491100(传真)

电子信箱:596424972@qq.com

邮政编码:266604

地　　　址:山东省青岛莱西市李权庄镇振兴路101 号

(撰稿人:赵志文)

莱西市沽河中心卫生院

概况　2020 年,莱西市沽河中心卫生院占地6566 平方米,建筑面积 3394 平方米。有职工 68 人,其中卫生技术人员 56 人,占职工总数 83%;行政工勤人员 12 人,占职工总数 17%。卫生技术人员中,副高级职称以上 3 人,占 5.3%;中级职称 21 人,占37.5%;初级职称 32 人,占 57.2%;医护之比为 1:1。共设床位 50 张,设职能科室 5 个、临床科室 8 个、医技科室 4 个,设开放式护士站。

业务工作　2020 年,门诊量 22098 人次,比上年下降 6.1%;收住院患者 662 人次,比上年下降14.8%。

业务收入　2020 年,医疗收入 186.7 万元,比上年下降 3%。

固定资产　2020 年,固定资产总值 822.5 万元,比上年增长 8.7%。

基础建设　2020 年,增设发热哨点及核酸采样点,进行预检分诊改造、院内路面重新硬化,安装病案密集柜,重新修整院内排污系统,病房安装空调,预防接种门诊安装智慧化门诊系统。

继续教育　2020 年,选派 4 名医技人员到上级医院进修学习。

精神文明建设　2020 年,加强医患沟通,通过电话回访、调查问卷等形式进行满意度调查;组织干部职工进行理论学习,参加无偿献血、"慈善一日捐",提高全员职工素质;向社会公示药品医疗收费项目和标准,净化就医环境,让患者及家属更加舒心、满意。

大事记

7 月 3 日,何晓蕾任莱西市沽河中心卫生院院长。

9 月 29 日,王晓婷任莱西市沽河中心卫生院副

院长,傅辉章任莱西市沽河中心卫生院副院长。

其他工作　2020 年,派出 16 人次对辖区中小学提供医疗保障,6 批次 40 余人为 300 余名归国人员提供隔离保障服务;为辖区 28976 人进行核酸检测取样工作;组织疫情防控演练,规范患者及发热患者出入口通道,落实疫情常态化防控工作。通过安全生产标准化建设工作。申请并通过中西医理疗特色专科建设。优质服务基层行工作通过青岛专家审核。

荣誉称号　莱西市精神文明单位。

党支部书记、院长:何晓蕾

副　院　长:荆　伟、王晓婷、傅辉章

工会主席:张云芝

院办电话:87461290(传真)

电子邮箱:guhezxwsy@163.com

邮政编码:266611

地　　　址:莱西市沽河街道水牛路 11 号

(撰稿人:张云芝)

莱西市河头店中心卫生院

概况　2020 年,莱西市河头店中心卫生院是集医疗、预防、保健于一体的一级甲等综合性医院,占地1.1 万平方米,建筑面积 5000 平方米。有职工 54 人,其中卫生技术人员 40 人,占职工总数的 72%;行政工勤人数 15 人,占职工总数的 27%。卫生技术人员中,高级职称占比 5%,中级职称占比 35%,初级职称占比 60%。临床医师占比 33%,护士占比 30%。床位设置 36 张,设置内科、外科、妇科、中医科、妇女儿童保健科、理疗科、公共卫生科、计划免疫科、医技(彩超室、心电图室、检验室、透视室、心电图室)等科室。担负着全镇 70 个自然村 4.5 万余人的疾病治疗和健康保健的责任。

业务工作　2020 年,门诊总量 1.88 万人次,比上年增长 13%。其中急诊 576 人次,抢救危重病人 107人次,抢救成功率 91%、治愈率 95%,好转率 98%,未发生院内感染。

业务收入　2020 年,医院总收入 179.12 万元,比上年增长 7.7%。

固定资产　2020 年,全年固定资产总值 872.2 万元,比上年增长 9.12%。

基础建设　2020 年,医院外围墙进行翻修重建。对医疗废物暂存间进行整改。整治医院环境,更新部分办公用具,完成标准化达标建设。

卫生改革　2020 年,深化收入分配制度改革,实

施绩效工资制度,坚持"绩效与考核挂钩"的原则,按劳取酬、多劳多得、效率优先,公开、公正、公平考核。

医疗特色 2020年,医学影像诊断,尤其B超特色突出,对妇科、泌尿系、肝胆胰脾等相关检查确诊率极高,达二级以上医疗机构诊断水平。积极发展中医特色,方剂采用我国沿用至今的一些确有疗效的成方投入临床使用,以中医科达标为契机,提高中医科人员的业务能力,加强医院中医软硬件建设。

疼痛专科PRP项目,莱西市河头店中心卫生院与潍坊市寒亭区医院合作开展腰腿疼PRP项目,主要治疗腰椎间盘突出、肩周炎、膝关节骨性关节炎、足底筋膜炎等常见疼痛病种,2020年经过多次义诊,并和当地政府合作给环卫工人进行健康宣教和疾病治疗,治疗病人118名,效果显著。

继续教育 2020年,加大培训力度,提高技术水平。定期选派一名临床医师,到上级医院进修学习,提高医务人员的整体技术水平。

疫情防控 2020年,新冠肺炎疫情防控期间,党支部成立疫情防控领导小组,制订《疫情防控实施方案》和各项措施应对疫情。全体党员和医护人员积极进入疫情防控状态,利用多种渠道传达各级关于防控疫情的知识,防控期间针对发现的短板不断完善,防控任务有序开展。

对口帮扶 2020年,龙泉湖中心卫生室正式投入使用,联系对口帮扶单位齐鲁医院(青岛),并接收齐鲁医院(青岛)对口帮扶53958元物资,用于中心卫生室的硬件投入。6月派出一名工作人员对口帮扶菏泽东明县卫生院。7月政府污水管网贯通。积极推进失职失能人员巡护工作的开展。

精神文明建设 2020年,加强思想道德建设和医院文化传承,开展"三好一满意"、"走百村进万家"服务百姓大型义诊、创建"人民满意的医疗机构"等系列活动,提高辖区居民对医院服务的认知度和满意度。

大事记

12月22日,举行"两代表一委员"座谈活动。

党支部书记、院长:王晓刚

党支部副书记:张杰政

副 院 长:孙绍江、张 越

院办电话:85483033(传真)

总机电话:85483369

电子信箱:lxshtdzxwsy@163.com

邮政编码:266621

地 址:莱西市河头店镇政府驻地

(撰稿人:张杰政)

莱西市姜山中心卫生院

概况 2020年,姜山中心卫生院占地9057平方米,建筑面积8037平方米,开放床位99张。设有9个临床科室,6个医技科室,8个职能科室。有职工115人,其中在编职工78人、编外人员37人,高级职称11人,中级职称25人,初级职称32人。

业务工作 2020年,门诊量38587人次,收住院患者1957人,床位使用率36.1%,病死率和院内感染率均为零。

业务收入 2020年,业务收入854万元,医疗收入501万元。

固定资产 2020年,固定资产总值2333万元,比上年增长15.9%。

医疗设备更新 2020年,新配置全自动化学发光测定仪1台、脑电地形图仪1台。

基础建设 2020年,投资1100万元建设发热门诊,承担全市入境人员发热病人诊疗任务。政府投资200多万元,对病房楼门诊楼的内、外墙全部粉刷,室内门窗全部更换,改造手术室、消毒供应室、分娩室、流产室、化验室、药房等,地面铺塑胶地板等。投资50万元进行社区卫生服务站升级改造,具备成人、儿童预防接种功能。

医疗特色 以中医科、肛肠科、妇产科、产后康复科为特色科室。

公共卫生服务 2020年,管理档案40173份,老年人规范管理5569人,高血压患者规范管理4498人,糖尿病患者规范管理1960人,严重精神障碍患者管理227人,儿童管理3092人,孕产妇管理443人,产后访视330人。开展多项健康教育活动,多次在姜山镇集市、养老院等地组织义诊和上门服务,共发放健康教育资料2万份、开展健康咨询6次、举办讲座6次、播放宣传片80场次。

继续教育 2020年,每月定期组织医护人员进行集中学习、考核。定期轮派医技人员到上级医院进修学习。

疫情防控 2020年,在姜山高速路口进行3个月的体温监测工作,实行12小时轮换值班制度,参与人员119人次,检测车辆1万余辆。完成外国人入境集中隔离点爱客胜飞商务酒店、厚德宾馆、交通宾馆医疗保障工作4次,参与保障的医务人员25人次,服务入境人员177人次。参与青岛市全民核酸检测,4天时间完成辖区居民4.7万人次核酸检测。成立应对新冠肺炎疫情防控工作领导小组,分工明确、职责清晰、落实到人。预检分诊处设置专人值守,严格执行24小时值班制度,加强疫情监测,做到早发现、早报告、早处置。全年共分诊3万余人次。

党建与精神文明建设 2020年,以"窗口服务行业标准"为要求,加强党员队伍建设,加快党员的发展,突出基层党组织战斗堡垒作用,积极开展党员承诺践诺,组织开展医疗志愿服务等活动,充分发挥党员的模范带头作用。

荣誉称号 莱西市文明单位。

党支部书记、院长:崔中林

副 院 长:徐高远、刘　磊、王盛琪

工会主席:于　萍

院办电话:82499333(传真)

电子信箱:jsyybgs@163.com

邮政编码:266603

地　　址:山东省青岛市莱西市姜山镇杭州路101号

(撰稿人:高　萌)

莱西市日庄中心卫生院

概况 2020年,日庄中心卫生院是一所集医疗、预防、保健、康复于一体的综合性一级医院,承担日庄镇公共卫生服务的各项工作。卫生院占地面积46400平方米,建筑面积6678平方米,其中业务用房2920平方米。职工78人,其中卫生技术人员67人,占职工总数的86%;工勤人员11人,占职工总数的14%。卫生技术人员中,高级职称10人,占14.9%;中级职称24人,占35.8%;初级职称33人,占49.3%。医院开放床位77张,设职能科室9个、临床科室7个、医技科室3个,辖区内卫生室34处。

业务工作 2020年,门诊29953人次,比上年下降19.2%;收治住院病人1099人次,比上年增长4.1%。

业务收入 2020年,医疗收入455.7万元,比上年增长13.6%。

固定资产 2020年,固定资产总值946.9万元,比上年增加99.4万元,增长11.7%。

医疗设备更新 2020年,标准化建设配备的设备到位,其中心电图机1台,人工呼吸机1台,洗胃机1台,血液分析仪1台,电动手术台2台,电脑中频治疗仪1台,脑电图仪1台,电动吸引器1台,观片灯1台。

医疗特色 2020年,医院开展各项中医适宜技术,不断加强中医药人才队伍建设,开展针灸、推拿、理疗等中医适宜技术。8月在外科基础上创建疼痛门诊,运用三联序贯疗法开展镇痛治疗,收治疼痛患者160余人。重点建设口腔科、妇科等科室。

继续教育 2020年,派出3名临床医师到三甲医院进行全科医师培训。

疫情防控 2020年,组建20个梯队,完成辖区25635人全民核酸检测任务。根据夏格庄医院疫情防控演练观摩现场会议要求,开展疫情防控多环节情景、实地演练。组织6批次梯队入驻酒店隔离点保障,参与归国人员隔离观察工作。对辖区内购买发热咳嗽药品人员进行回访,记录情况并上报,规范转诊发热病人。

大事记

12月,顺利通过山东省脱贫攻坚成效评估验收。

12月24日,通过青岛市医疗机构安全生产标准化评估达标。

精神文明建设 2020年,积极开展"群众满意的乡镇卫生院"活动,加强医患沟通,正确处理医院发展与稳定的关系。通过电话回访、调查问卷等形式进行满意度调查,及时解决发现的问题。组织全院干部职工学习党的基本理论、基本路线、基本纲领和基本经验,切实加强思想道德建设,监督激励干部普遍形成良好素养。组织职工参加无偿献血、"慈善一日捐"等公益活动。

党支部书记、院长:于继贞

副 院 长:韩吉作、尚　涛、赵丽丽

工会主席:王桂荣

院办电话:83481788

电子邮箱:531407772@qq.com

邮政编码:266614

地　　址:莱西市日庄镇政府驻地

(撰稿人:程　宇)

莱西市院上中心卫生院

概况 2020年,莱西市院上中心卫生院占地面积11333平方米,建筑面积6649.92平方米,其中业务用房面积4663.35平方米。职工总数75人,其中卫生技术人员57人,占职工总数的76%;行政工勤人员18人,占职工总数的24%。卫生技术人员中,高级职称7人,占12.3%;中级职称21人,占36.8%;初级职称29人,占50.9%。医生35人,护士14人,医护比 2.5∶1。开放床位 60 张。设 8 个临床科室,4 个医技科室,7 个职能科室。

业务工作 2020 年,门诊总量 38297 人次,比上年减少 14.8％;收住院病人 605 人,比上年增加 13.1％;床位利用率 17.4％,平均住院日 7 天;入院与出院诊断符合率 99％;院内感染率 0;甲级病案符合率 98％。

业务收入 2020 年,总收入 376 万元,比上年增长 4.16％。

固定资产 2020 年,固定资产总值 1164 万元,比上年增长 20.9％。

医疗设备更新 2020 年,新配备全自动生化仪,数字胃肠 DR 一体机,呼吸机,麻醉机,电动手术床,数字脑电图形仪。

医疗特色 2020 年,肛肠专科被评为青岛市基层特色专科。与青岛市中心医院签订对口帮扶协议,青岛市中心医院肛肠专家在卫生院先后完成环状混合痔及复杂肛瘘手术治疗多例肛肠科手术。

继续教育 2020 年,医务人员参加继续教育培训达标率 100％。选派 1 名医师到莱西市市立医院进修;1 名医师到青岛市市立医院参加全科医师培训;1 名医师到青岛市市立医院参加住院医师规范化培训。

荣誉称号 获 2020 年度山东省卫生先进单位称号。

党支部书记、院长:曲志华
副 院 长:张大磊、张 健、曹英志
院办电话:58657869(传真)
电子信箱:1309310268@qq.com
邮政编码:266609
地 址:山东省青岛市莱西市院上镇永旺路 151 号

莱西市望城卫生院

概况 2020 年,莱西市望城卫生院(莱西市精神残疾人托养服务中心)职工总数 35 人,其中卫生技术人员 28 人,占职工总数的 80％;行政工勤人员 7 人,占职工总数 20％。卫生技术人员中,副高级职称 4 人,占 14.3％;中级职称 10 人,占 35.7％;初级职称 14 人,占 50％。医生与护士之比 1.75∶1。床位总数 28 张,设职能科室 11 个、临床科室 5 个、医技科室 2 个。

业务工作 2020 年,门诊量 7106 人次,比上年下降 3.14％;累计建立 30909 份居民健康档案,登记

管理糖尿病病人 2293 人,规范管理 1996 人;登记管理高血压病人 4524 人,规范管理 3994 人;登记管理重性精神病人 192 人,规范管理 172 人;为 65 岁以上老年人规范查体 4605 人;发放健康教育宣传材料 22046 份,举办健康教育讲座 176 场。

业务收入 2020 年,全年业务收入 42.43 万元,比上年增长 54.91％。

固定资产 2020 年,固定资产总值 533.72 万元,比上年增长 28.88％。

基础建设 2020 年,新建发热哨点、核酸采样间、国医馆等。

继续教育 2020 年,医务人员年度继续教育完成率 100％,达标率 100％;选派 4 名医技人员到莱西市市立医院进修;1 人中医类全科医师转岗培训。

大事记
5 月 30 日,邵明磊任莱西市望城卫生院院长。
10 月 27 日,接收莱西市卫生健康局公开招聘人员 2 名。
11 月 20 日,卫生院成立国医馆。

精神文明建设 2020 年,组织开展"冬季送温暖""无偿献血"等系列公益活动。

荣誉称号 2020 年,获得"青岛市卫生先进单位"荣誉称号。

党支部书记、院长:邵明磊
副 院 长:王大喜
工会主席:王寿芹
院办电话:58012178
电子信箱:lxswcwsywsq@163.com
邮政编码:266601
地 址:莱西市望城街道办事处驻地(民泰街 12 号)

(撰稿人:王寿芹)

莱西市店埠卫生院

概况 2020 年,店埠卫生院位于莱西市店埠镇兴店路 63 号,占地面积 3757 平方米,建筑面积 4550 平方米,是莱西市卫生健康局所属的一级甲等公立医院。卫生院有卫生技术人员 35 人,占职工总数的 87.5％;行政工勤人员 5 人,占职工总数的 12.5％。高级职称 2 人,占卫生技术人员 5.7％;中级职称 11 人,占卫生技术人员 31.4％;初级职称 22 人,占卫生技术人员 62.9％,医生与护士比为 2.13∶1,90％工作人员拥有大专以上学历。内设内科、外科、妇科、中医

科、公共卫生科、妇幼保健计划生育服务站及多个医技科室。设病床20余张，拥有彩色B超、心电图工作站、DR机、全自动生化分析仪、全自动尿液分析仪、全自动免疫发光分析仪、中药煎药机、中药熏蒸器、针灸治疗仪、除颤仪等先进医疗设备。

业务工作 2020年，基本公共卫生服务管理高血压患者5933人，完成随访39534人次；管理糖尿病患者2518人，完成随访16710人次；管理严重精神病障碍患者265人，完成随访1079人次；完成老年人查体7061人，院内感染率0，甲级病案符合率100%。

业务收入 2020年，业务收入292.24万元，比上年增长7.5%。其中门诊收入265.26万元，住院收入26.98万元，比上年增长40.72%。财政补助收入1025.6万元，比上年增长5.02%。

固定资产 2020年，固定资产总值567.7万元，比上年增长15.8%。

医疗设备更新 2020年，新引进DR数字化医用X线摄影系统、全自动尿液分析仪等设备。

基础建设 2020年，安装电梯2部，施工和验收合格并投入使用。

卫生改革 2020年，店埠辖区人口数56273人，其中65岁以上老年人9524人，高血压糖尿病患者8467人，基本医疗需求很大，通过积极开拓新的中医服务项目和发展大内科的方式，依托精品国医馆，积极开展、推广中医疗法。依托青岛第八人民医院，合作打造消化道疾病筛查和中医治疗相结合的特色科室。

医疗特色 2020年，店埠卫生院开展多种形式的中医药诊疗服务，国医馆加大引进中医药人才及中医骨病四联疗法、中药穴位贴敷、中药治鼻炎、脐灸、督灸等中医新技术。同时结合基本公共卫生服务项目，开展中医体质辨识，实现辖区内中医服务全覆盖，提升了卫生院的服务水平。

基本公共卫生服务 2020年，为全镇居民建立更新健康档案49640份，居民健康档案建档率88.2%，并按照规定进行管理和维护。举办各类知识讲座和健康咨询活动309次，发放各类宣传材料48265份，更换健康教育宣传栏300次。对辖区内3185名0~6岁儿童按照服务规范进行查体、随访，管理率达到95%，其中343名新生儿访视2次，新生儿访视率达到98%以上。给辖区内343名孕妇建立《孕产妇保健手册》，管理率达到98.2%，孕产妇的孕期保健达到5次，产后访视达到2次。对7061名辖区内65岁以上常住居民实施健康管理，按照服务规范进行1次老年人健康查体，对8039名65岁以上老年人进行中医体质辨识和相应的健康指导。建立健全传染病报告制度，定期对本单位人员和乡村医生进行传染病知识的培训，采取多种形式对居民进行传染病防治知识教育，提高知晓率。对辖区内35岁以上居民进行高血压和2型糖尿病筛查，对5933名高血压患者和2518名糖尿病患者按照服务规范提供面对面随访，对登记的病人进行1次免费健康体检。对辖区内诊断明确、在家居住的265名重性精神疾病患者建立健康档案，对纳入重性精神病管理的患者，完成全年随访任务。

积极开展家庭医生签约服务工作，49个村卫生室累计签约48395人，签约率86%。创建"平安医院"，完善卫生院各项规章制度，围绕"治理隐患、防范事故"这一主题，对全院职工进行消防安全教育，讲解防火安全知识，召开医疗安全专题会议16次。

继续教育 2020年，先后安排内科、妇科、中医科、检验科、放射科12名医务人员到医联体医院进修，专业技术人员继续教育任务完成率达100%。加大乡村医生在岗培训力度，举办乡医培训班30余次，培训人员1300余人次。

疫情常态化防控 2020年，构建防治一体、全程闭环的常态化疫情防控体系，加强重大疫情防控能力建设。坚持非必需不陪护，新入院患者及陪护人员"应检尽检"；对医疗卫生机构工作人员全员检测，对冷链人员14天进行一次核酸检测。从严落实卫生院"健康码＋测温＋戴口罩"进入。加大卫生院的放射科、检验科、核酸采集点、发热哨点、一体化卫生室等重点科室、薄弱环节的监督指导，落实各项防控措施，压实责任。参与高速出口、庄头蔬菜批发市场入口、集中隔离点执勤体温检测工作，有序开展全民核酸检测和涉平度人员核酸检测。参与疫情防控隔离点执勤5次，累计保障49天，保障200多人；全民核酸期间店埠卫生院全体职工48小时连续作战，完成辖区4.3万人核酸采样工作，并第一时间完成数据上传工作；涉平度人员核酸采样，连续工作二天完成辖区5.6万人口的排查和4065人的核酸采样工作。

党支部书记、院长：姜洪北
副院长：王晓力、刘吉帅
工会主席：李刚
电话：82461090
邮政编码：266607
地址：莱西市店埠镇兴店路63号

（撰稿人：葛海滨）

莱西市武备卫生院

概况　2020年,莱西市武备卫生院占地6747平方米,建筑面积2648.31平方米,其中业务用房面积2285平方米。职工总数44人,其中卫生技术人员35人,占职工总数的79.5%;行政工勤人员9人,占职工总数的20.5%。卫生技术人员中,高级职称1人,占2.9%;中级职称15人,占42.9%,医生与护士之比1.5∶1。开放床位28张,设有办公室、财务科、医保科、医务科、内科、外科、儿童保健、妇科、中医科、检验、影像科、公共卫生科、药剂、医保科、护理等科室。

业务工作　2020年,门诊量32724人次,比上年增长19.7%。收治住院病人394人,床位使用率20%,入院与出院诊断符合率96%,好转率95%,病死率0,院内感染率0,甲级病案符合率98%。

业务收入　2020年,全年业务收入264.5万元,比上年增长18.7%。

固定资产　2020年,全年固定资产总值554万元,比上年增加72万元,增长14.9%。

医疗设备更新　2020年,新增全自动生化仪。

基础建设　2020年,完成卫生院标准化建设工程。卫生院大院路面硬化、路灯安装。发热哨点、核酸采样点严格按照标准建设完成。

医疗特色　2020年,设立国医馆,配备针灸治疗仪、疼痛治疗仪、牵引治疗床、药物导入治疗仪等相关设备。提供包括中医中药、预防保健、健康教育、慢性病中医药治疗康复、儿童中医保健等服务,更好地满足辖区居民的中医药保健服务。

党支部书记、院长:李振福

副　院　长:李　伟、张　霞

院办电话:82411036

电子信箱:2973636626@qq.com

邮政编码:266612

地　　　址:莱西市院上镇新华街

（撰稿人:孙国娟）

莱西市孙受卫生院

概况　2020年,莱西市孙受卫生院位于莱西市沽河街道办事处孙受驻地聚平路8号,烟青一级路西300米处,距市区11千米,是一所一级甲等卫生院。职工总数47人,其中卫生技术人员36人,占职工总数的76.59%;行政工勤人员5人,占职工总数的

10.64%。拥有高级职称5人,中级职称13人,初级职称18人,分别占卫生技术人员的13.9%、36.1%、50%。医生与护士之比为1.75∶1。编制床位20张,学科齐全,设有内科、外科、公共卫生科、妇产科、儿科、药剂科、B超室、心电图室、检验科、中医科、放射科等科室。

业务工作　2020年,全院门诊量19416人次,比上年下降10.49%;收治住院病人123人次,床位使用率15.5%,入院与出院诊断符合率100%,抢救危重病人数0,治愈率97%,好转率100%,院内感染率小于3%,甲级病案符合率100%。

业务收入　2020年,业务收入1923910元,比上年下降6.78%。

固定资产　2020年,固定资产总值561575.53元,与上年持平。

基础建设　2020年,建立发热哨点、核酸采样点,标准化建设的实施、屋顶防水处理。

卫生改革　2020年,制定门诊及病房管理制度,确保医疗诊疗和病房管理的规范,同时加强合理用药管理,加强抗菌药物使用管理,建立健全药品用量动态监测,每月对抗菌药物专项检查。全院启用支付宝、微信等电子支付方式,方便患者缴费。

医疗特色　2020年,国医馆设置中医诊室、中医康复治疗室、中医保健室、针灸治疗室、中药房、煎药室、中药展厅等,同时配备了粉碎机、煎药机、切片机、熏蒸床、牵引床、治疗仪等12种治疗设备。开展针灸、督灸、推拿、火罐、敷贴、刮痧、熏洗、针刀、穴位注射、热敷等中医诊疗服务,着重发展针灸推拿项目,2020年做督灸150余次,小儿推拿200余次,开展"三伏贴""三九贴"及脐灸疗法。

继续教育　2020年,医务人员年度继续教育完成率100%,达标率100%。选派1名医师到莱西市人民医院内科脱产学习,加强医护人员的业务培训。

精神文明建设　2020年,开展精神文明创建活动,开展道德讲堂,培养社会主义核心价值观心得交流会等。获得由青岛市卫生健康委员会、青岛市总工会、共青团青岛市委、青岛市妇女联合会共同颁发的三等奖及青岛市卫生健康系统岗位技术能手称号。

大事记

10月19日,接收护理学、康复治疗技术人员各1名。

党支部书记、院长:吴莎莎

副　院　长:高英娜、王乃福

院办电话:87483981

邮政编码:266605

地　　址:山东省青岛市莱西市沽河街道办事处孙受驻地聚平路 8 号

莱西市梅花山卫生院
(莱西市结核病防治所)

概况　2020 年,莱西市梅花山卫生院(莱西市结核病防治所)单位占地面积 5450 平方米,业务用房面积 3457 平方米。有职工 46 人,其中卫生技术人员 43 人,占职工总数的 93%;行政工勤人员 1 人,占职工总数的 2%。卫生技术人员中,副高职称 8 人,占 18.6%,中级职称 15 人,占 34.9%;初级职称 20 人,占 46.5%。医师与护士的比例为 1.62∶1,医院床位总数 40 张,拥有临床科室 5 个、医技科室 3 个。

业务工作　2020 年,门诊量 8983 人次,比上年减少 17.5%;收治住院病人 162 人次,比上年增加 25.6%。床位使用率 31.1%,比上年增加 11.6%。入院与出院诊断符合率 100%、好转率 100%、病死率 0、院内感染率 0、甲级病案符合率 100%。

业务收入　2020 年,全年总收入 1497 万元,比上年增长 49.9%。医疗收入 86 万元,与上年持平;药品收入 93 万元,比上年增长 26.9%。门诊收入 78 万元,比上年增长 13%。住院收入 101 万元,比上年增长 12.2%。

固定资产　2020 年,固定资产总值 1057 万元,比上年增长 56%。

医疗设备更新　2020 年,新增上海联影 40 排CT 1 台,价值 190 万元;数字胃肠 DR 一体机 1 台,价值 72.5 万元。

基础建设　2020 年,完成卫生院标准化工程建设。投入 48 万元建成负压病房 2 间。

卫生改革　2020 年,严格执行国家基本药物制度,合理控制药占比,继续向社会宣传国家基本药物制度,及时公布基本药物价格。

医疗特色　充分发挥中医药在结核病治疗、康复中的作用,加强对结核病的全方位治疗。特色项目有针灸、贴敷、耳穴压豆、中药汤剂等。

继续教育　2020 年,全院职工积极参加继续教育,43 名卫生专业技术人员参加青岛卫生继续教育平台学习,并取得相应积分。取得本科学历有 38 人,大专学历有 5 人。

大事记

1 月,结核病科被青岛市卫生健康委员会命名为"基层特色专科"科室。

11 月,院长王炳胜获得青岛市人力资源和社会保障局记功表彰。

12 月,顺利通过安全生产标准化达标三级单位验收。

党支部书记、院长:王炳胜

副 院 长:赵德伟、刘永杰、崔成宝

工会主席:李永燕

院办电话:87431798

电子信箱:lxsmhswsy@qd.shandong.cn

邮政编码:266623

地　　址:莱西市水集街道泉水路 7 号

(撰稿人:李言凯)

莱西市经济开发区卫生院

概况　2020 年,莱西市经济开发区卫生院位于莱西市龙水街道办事处平安路 26 号,是一所现代化综合性一级医院,是全市离退休人员医疗保险、新型农村合作医疗直接结算定点医院。医院占地面积 3494 平方米,业务用房 2906 平方米。在职职工 41 人,其中,卫生技术人员 35 人,占职工总数的 85%;副高级职称 3 人,中级职称 11 人,初级职称 21 人;医生与护士比例 1.25∶1。下设内科、外科、中医科(国医馆)、公共卫生科、药房、护理、放射科、医学检验室、B超室等临床科室。开放床位 20 张。

业务工作　2020 年,门诊总量 8472 人次,比上年减少 5%。收住院病人 51 人,比上年下降 74%;床位使用率 3%,入院与出院诊断符合率 100%,院内感染率 0,甲级病案符合率 100%。

业务收入　2020 年,全年业务收入 93 万元,比上年增长 17%。其中门诊收入 81 万元,住院收入 12 万元。

固定资产　2020 年,固定资产总值 608 万元,比上年增长 39%。医院拥有全自动生化分析仪、血液细胞分析仪、尿液分析仪、DR 数字一体机、颈颅多普勒、心电工作站、彩超、中医熏蒸机等医疗设备。

医疗特色　2020 年,制定一系列门诊及病房管理规章制度,确保医疗诊疗和病房管理的规范,并结合院实际情况,借鉴其他医院的先进经验,先后组织开展各项活动提高业务素质。采取"送出去、请进来"的方式,强化医务人员的业务能力,提高医务人员服务水平。

卫生改革　2020 年,医院通过与健共体医院莱西市人民医院对口科室普外二科、神经内二科协调，每周派2名专家到院坐诊。与青岛市第八人民医院建立帮扶关系，每周派3名专家到院坐诊，并通过网络形式对有需求患者进行线上咨询。不断加大中医科的建设力度，积极开展基本公共卫生服务，为农村居民建立莱西市居民健康档案，对于高血压、糖尿病等重点人群进行系统管理，健康指导。继续实行基本药物制度，全面推行基本药物零差价销售。

大事记

10月19日，接收事业单位公开招聘人员3名，包括外科医师1名、药师1名、会计1名。

7月19日，聘任刘华月为莱西市经济开发区卫生院工会主席。

党支部书记、院长：姜松林

副　院　长：张晓军、仇淑莉

院办电话：87421022

电子信箱：yuehuen1231@163.com

邮政编码：266600

地　　　址：莱西市经济开发区平安路26号

（撰稿人：张晓军）

卫生健康界人物

2020 年青岛市获抗击新冠肺炎疫情表彰名录

全国抗击新冠肺炎疫情先进个人

李永春	青岛市市立医院	副院长、主任医师
牛海涛	青岛大学第一临床医学院	院长、主任医师

山东省抗击新冠肺炎疫情先进个人

潘胜奇	青岛市市立医院	重症医学科主任、副主任医师
王　虹（女）	青岛市市立医院	医院感染管理科副主任
徐德祥	青岛市中心医院	呼吸与危重症科副主任、副主任医师
赵京明	青岛大学附属医院	呼吸与危重症医学科副主任医师
林　辉	青岛大学附属医院	重症医学科护士长
于文成	青岛大学附属医院	呼吸与危重症医学科主任、主任医师
孔心涓（女）	青岛大学附属医院	医务部主任、主任医师
魏丽丽（女）	青岛大学附属医院	护理部主任、主任护师
李　堃	青岛大学附属医院	科室副主任、副主任医师
王　强	青岛大学附属医院	呼吸与危重症医学科主任医师
冯　伟	青岛大学附属医院	麻醉科副主任医师
郭永芳（女）	青岛大学附属医院	心血管内科副主任医师
潘世香（女）	青岛大学附属医院	血液内科副护士长
吴倩（女）	青岛大学附属医院	新生儿科护士长
高祀龙	青岛大学附属医院	重症医学科护士长、副主任护师
李春梅（女）	青岛大学附属医院	肾病科副主任、副主任医师
陆学超	青岛市中医医院	肺病中心副主任、三病区主任、ICU 主任、主任医师
辛永宁	青岛市市立医院	感染性疾病科主任、主任医师
李芳芳（女）	青岛市第八人民医院	副主任医师

刘艳丽（女）	青岛市胶州中心医院	重症医学科副主任
段建平（女）	青岛市第六人民医院	感染科副主任、副主任医师
蒋　敏（女）	青岛市第六人民医院	ICU护士长
王雪峰（女）	青岛市第八人民医院	消化内科副护士长
张长禄	青岛市市立医院	ICU副主任、副主任医师
张明泳	青岛市市立医院	东院呼吸与危重症一科副主任医师
冷传礼	青岛市中医医院	ICU副主任医师
孙志萍（女）	青岛市市立医院	东院呼吸与危重症一科护士长
梁纪伟	青岛市疾病预防控制中心	传染病防制科副主任、副主任医师
张华强	青岛市疾病预防控制中心	副主任、主任医师
唐华平	青岛市市立医院东院	呼吸与危重症医学一科主任、主任医师
韩　伟（女）	青岛市市立医院	国际医学部主任、东院呼吸与危重症医学二科主任、主任医师
刘学东（女）	青岛市市立医院	医务科主任、呼吸与危重症医学科主任、主任医师
姜春雷（女）	青岛市第九人民医院	放射科副主任、副主任医师
黎　强	青岛市妇女儿童医院	医务科主任
汪照国	青岛市疾病预防控制中心	微生物检验科主任、主任技师
宋富成	青岛市疾病预防控制中心	消毒与病媒生物防制科医师
陈　杰（女）	青岛市市南区疾病预防控制中心	副主任、副主任医师
徐美丽（女）	青岛市市北区卫生健康局	党组书记、局长
王春辉	青岛市市北区疾病预防控制中心	科主任
孟泉禄	青岛市市北区疾病预防控制中心	中医防病科主任
栾世波	青岛市李沧区中心医院	副院长、副主任医师
孙爱国	青岛市崂山区卫生健康局综合监督执法局	副处级干部
王永先	青岛市崂山区疾病预防控制中心	卫生检验科科长
代先慧	青岛市城阳区人民医院	呼吸内科主任、副主任医师
栾素英（女）	青岛市城阳区疾病预防控制中心	副主任
孟庆步	青岛市城阳区城阳街道卫生健康工作站	主治医师
宋启京	青岛市即墨区人民医院	党委书记、院长、副主任医师
张吉胜	青岛市即墨区卫生健康局城区疾病预防控制工作站	副站长
赵建磊	胶州市疾病预防控制中心	主任、副主任医师
戴　冰	平度市疾病预防控制中心	主任、主任医师
黄海涛	莱西市人民医院	副院长
蒋　欣（女）	青岛市疾病预防控制中心	药械科主任、主任技师
潘华政	青岛大学附属医院	检验科院区副主任、副主任技师
张昀源	青岛大学附属医院	检验科院区副主任、副主任技师
徐业翔	青岛大学附属医院	急诊内科主治医师
王　刚	青岛大学附属医院	重症医学科护理单元副护士长

山东省抗击新冠肺炎疫情先进集体

青岛市疾病预防控制中心党委　　　　　　　　青岛市市北区卫生健康局机关党委

青岛市市南区卫生健康局　　　　　　　　　　青岛西海岸新区卫生健康局机关党委

青岛市即墨区卫生健康局 　　　　　　　　　　平度市卫生健康局
胶州市卫生健康局 　　　　　　　　　　　　　莱西市卫生健康局

2020 年青岛市卫生健康委员会机关人员名单

薄　涛	主任、市中医药管理局局长	于文雅	财务审计处三级主任科员
赵宝玲	党组副书记（正局级）	刘正英	财务审计处四级主任科员
张　华	党组副书记、副主任，市疾病预防控制中心党委书记（正局级）	赵士振	政策法规处处长
		隋思泪	政策法规处二级调研员
杜维平	党组成员，市计划生育协会常务副会长（正局级）	陈　睿	政策法规处二级调研员
		宗成伟	政策法规处四级调研员
赵国磊	党组成员、副主任、市中医药管理局专职副局长	李传荣	体制改革处处长、一级调研员
		纪红红	体制改革处副处长、三级调研员
隋振华	正局级领导干部	刘梦龙	体制改革处二级调研员
魏仁敏	二级巡视员	吴炳君	体制改革处三级调研员
吕富杰	副局级领导干部	王泽蛟	体制改革处四级调研员
张充力	办公室主任	杨　军	疾病预防控制处处长、市委重大疾病和传染病（艾滋病）防治工作领导小组办公室疫情研判组组长
华烨平	办公室副主任		
孙　坤	办公室二级调研员		
李　倩	办公室三级主任科员	王　浩	疾病预防控制处二级调研员
贾　珂	办公室三级主任科员	邹娅萍	疾病预防控制处二级调研员
包旭宇	办公室四级主任科员	于建政	疾病预防控制处三级调研员
武迎春	人事处处长、一级调研员	高悦茗	疾病预防控制处二级主任科员
张　进	人事处副处长	李　惠	疾病预防控制处二级主任科员
贾杉杉	人事处副处长	徐晓文	疾病预防控制处二级主任科员
陈　捷	人事处二级调研员	许万春	医政医管药政处处长
孙　堃	人事处二级主任科员	郑德霞	医政医管药政处副处长
王广斌	人事处三级主任科员	徐大韬	医政医管药政处副处长、卫生应急办公室副主任（主持工作）
王晓艳	人事处一级科员		
李文咏	四级主任科员	薛松宝	医政医管药政处二级调研员
邢朝涵	试用期人员	李静漪	医政医管药政处三级调研员
杨　超	试用期人员	王常明	医政医管药政处三级调研员
杨少梅	规划发展与信息化处处长	徐琳娜	医政医管药政处四级调研员
毕　磊	规划发展与信息化处副处长	姜兴祥	医政医管药政处一级主任科员
孙建军	规划发展与信息化处二级调研员	王扬阳	医政医管药政处四级主任科员
韩传佳	规划发展与信息化处三级调研员	赵玉腾	医政医管药政处四级主任科员
别清华	财务审计处处长	吕素玲	基层卫生健康处二级调研员
苏　怡	财务审计处副处长	卢凤辉	基层卫生健康处副处长
韩卫红	财务审计处副处长	张　东	基层卫生健康处二级调研员
石向林	财务审计处二级调研员	王宏宇	基层卫生健康处一级主任科员

于　森	基层卫生健康处一级主任科员	陈娅宁	中医药政策规划处副处长、三级调研员
罗耀钦	卫生应急办公室二级调研员	汪运富	中医药管理指导处处长
谭　淼	卫生应急办公室三级主任科员	王璟珺	中医药管理指导处副处长
李　兵	科技教育与交流合作处处长	王文佳	中医药管理指导处一级主任科员
郑　俊	科技教育与交流合作处四级调研员	刘湘琴	中医药发展处处长
徐　欢	科技教育与交流合作处一级主任科员	范存亮	中医药发展处四级调研员
于　飞	一级调研员	张　岚	一级调研员
侯德志	综合监督与食品安全监测处处长	王丽华	行业安全管理处处长
孙　铭	综合监督与食品安全监测处副处长、三级调研员	李书强	行业安全管理处二级调研员
梁　诚	综合监督与食品安全监测处二级调研员	谢文升	行业安全管理处二级调研员
王贵凤	综合监督与食品安全监测处二级主任科员	刘卫毅	行业安全管理处一级主任科员
徐加茂	综合监督与食品安全监测处四级主任科员	王景宏	爱国卫生运动办公室主任
卢成梁	老龄健康处处长	刘　原	爱国卫生运动办公室一级调研员
宋剑波	老龄健康处副处长	吕祖华	爱国卫生运动办公室二级调研员
刘大军	老龄健康处三级调研员	林京伟	爱国卫生运动办公室三级调研员
万冬华	老龄健康处四级调研员	彭贺岭	爱国卫生运动办公室三级调研员
冷亮世	老龄健康处一级主任科员	郭梦君	爱国卫生运动办公室四级主任科员
吕坤政	健康产业处处长	周　晓	保健办公室主任
薛　刚	健康产业处副处长、三级调研员	耿毅敏	保健办公室副主任、二级调研员
杨　琳	健康产业处二级调研员	赵　曜	保健办公室副主任、二级调研员
卢　阳	健康产业处四级主任科员	孙寿祥	保健办公室四级调研员
孙　森	妇幼健康处处长	邴瑞光	保健办公室四级调研员
刘习武	妇幼健康处二级调研员	邢迎春	一级调研员
张　荔	妇幼健康处副处长、二级调研员	程　毅	机关党委专职副书记
刘　珂	妇幼健康处副处长	刘　茜	机关党委副处长、三级调研员
张东辉	妇幼健康处四级调研员	叶　扬	机关党委机关纪委书记
戴相福	一级调研员	于　波	机关党委二级调研员
刘宇峰	职业健康处处长	安传京	机关党委二级调研员
李维升	职业健康处二级调研员	李学军	机关党委二级调研员
张廷雨	职业健康处二级调研员	刘学峰	机关党委二级调研员
徐文艳	职业健康处二级调研员	钱　倩	机关党委二级主任科员
吴绍文	职业健康处三级调研员	李双成	离退休工作处处长
陶永刚	试用期人员	刘国强	离退休工作处二级调研员
李红军	人口监测与家庭发展处处长	李维维	离退休工作处二级调研员
徐　艺	人口监测与家庭发展处三级调研员	孙艳青	离退休工作处一级主任科员
陈晓平	人口监测与家庭发展处四级调研员	孙健平	市委重大疾病和传染病（艾滋病）防治工作领导小组办公室综合协调组组长
官　琳	人口监测与家庭发展处四级调研员	刘可夫	市委重大疾病和传染病（艾滋病）防治工作领导小组办公室监测预警和情报信息组组长、一级调研员
田　宇	一级调研员		
王少梅	宣传处处长		
王德顺	宣传处二级调研员	陈美文	市委重大疾病和传染病（艾滋病）防治工作领导小组办公室科技攻关组组长、一级调研员
夏　晶	宣传处三级调研员		
张　妮	宣传处四级调研员		
王振合	中医药政策规划处处长		

2020 年青岛市卫生健康委员会
委机关干部及委属单位干部任免名单

2020 年 1 月 20 日青卫任〔2020〕1 号：

根据个人自愿申请，经市卫生健康委员会党组 2020 年 1 月 2 日研究，同意金志善、丁虹、徐春红、赵明东同志提前退休。

2020 年 1 月 21 日青卫任〔2020〕2 号，市卫生健康委员会党组 2019 年 12 月 12 日研究决定：

谢文升同志任青岛市卫生健康委员会行业安全管理处二级调研员；

阿古拉同志任青岛市卫生健康委员会综合监督执法局二级调研员；

刘卫毅、纪海尚同志任青岛市卫生健康委员会综合监督执法局二级主任科员。

以上同志任职时间自 2020 年 1 月起算。

2020 年 2 月 20 日青卫任〔2020〕3 号，市卫生健康委员会党组 2019 年 12 月 23 日研究决定：

张东辉同志任青岛市卫生健康委员妇幼健康处四级调研员；

王宏宇同志任青岛市卫生健康委员会基层卫生健康处一级主任科员；

钱倩同志任青岛市卫生健康委员会机关党委二级主任科员。

以上同志任职时间自 2020 年 1 月起算。

2020 年 2 月 26 日青卫任〔2020〕4 号，市卫生健康委员会党组 2 月 1 日研究决定：

陈鹏同志任青岛市卫生健康委员会综合监督执法局副局长（正处级）。

2020 年 3 月 30 日青卫任〔2020〕5 号，市卫生健康委员会党组 3 月 7 日研究决定：

李永春同志任青岛市市立医院副院长（正处级，试用期一年）；

姜法春同志任青岛市疾病预防控制中心副主任（试用期一年）。

2020 年 4 月 8 日青卫任〔2020〕6 号，市卫生健康委员会党组 4 月 7 日研究决定：

免去邢春礼同志中共青岛市胶州中心医院委员会委员、青岛市胶州中心医院副院长职务；

免去魏秀娥同志中共青岛市胶州中心医院委员会委员，青岛市胶州中心医院副院长、工会主席（按工会章程办理）职务。

2020 年 4 月 8 日青卫任〔2020〕7 号，市卫生健康委员会党组 4 月 7 日研究决定：

鉴于青岛市胶州中心医院在收治入境可疑病例过程中存在疫情防控措施落实不力等问题，青岛市胶州中心医院党委书记、院长邢立泉同志负有主要领导责任，根据《中国共产党问责条例》及有关规定，对邢立泉同志停职检查，并接受组织调查。

2020 年 4 月 20 日青卫任〔2020〕8 号：

根据个人自愿申请，经市卫生健康委员会党组研究，同意刘善坤同志提前退休。

2020 年 4 月 26 日青卫任〔2020〕9 号，市卫生健康委员会党组 4 月 14 日研究决定：

李倩同志任青岛市卫生健康委员会办公室三级主任科员；

王广斌同志任青岛市卫生健康委员会人事处三级主任科员；

于文雅同志任青岛市卫生健康委员会财务审计处三级主任科员；

苗园园、纪海尚、刘卫毅同志任青岛市卫生健康委员会综合监督执法局一级主任科员；

陈菲菲、宋作娟、董建磊、张洪磊、杨春慧、刘文涛同志任青岛市卫生健康委员会综合监督执法局三级主任科员。

2020 年 7 月 7 日青卫任〔2020〕10 号，市卫生健康委员会党组 6 月 16 日研究决定：

刘湘琴同志任青岛市卫生健康委员会正处级领导干部；

刘卫毅同志任青岛市卫生健康委员会行业安全管理处一级主任科员，不再担任青岛市卫生健康委员会综合监督执法局一级主任科员。

2020年7月17日青卫任〔2020〕11号，市卫生健康委员会党组7月7日研究决定：

管军同志任中共青岛市市立医院委员会副书记、青岛市市立医院院长；

宣世英同志不再担任青岛市市立医院院长。

2020年7月17日青卫任〔2020〕12号，根据市市立医院集团化发展需要，市卫生健康委员会党组2020年7月7日研究决定：

管军同志任青岛市市立医院（集团）总院长；

宣世英同志不再担任青岛市市立医院（集团）总院长。

2020年7月17日青卫任〔2020〕13号，市卫生健康委员会党组7月13日研究决定：

李杰同志任中共青岛山大齐鲁医院委员会委员、副书记，中共青岛山大齐鲁医院纪律检查委员会书记；

于洪臣同志任中共青岛山大齐鲁医院委员会委员、副书记；

张增方同志任青岛山大齐鲁医院副院长，不再担任中共青岛山大齐鲁医院委员会副书记、中共青岛山大齐鲁医院纪律检查委员会书记；

杨杰、高海东、孟祥水同志任中共青岛山大齐鲁医院委员会委员、青岛山大齐鲁医院副院长；

潘新良同志不再担任中共青岛山大齐鲁医院委员会委员、青岛山大齐鲁医院副院长；

张彤同志不再担任青岛山大齐鲁医院副院长。

2020年7月31日青卫任〔2020〕14号，市卫生健康委员会党组7月6日研究决定：

程显凯同志任青岛市卫生健康委员会综合监督执法局一级调研员，不再担任青岛市卫生健康委员会综合监督执法局副局长（正处级）；

刁绍华、邵先宁同志任青岛市卫生健康委员会综合监督执法局副局长（正处级，试用期一年），原任职务随机构更名自然免除；

梁学汇、李静同志任青岛市卫生健康委员会综合

监督执法局综合处二级调研员；

陈永生同志任青岛市卫生健康委员会综合监督执法局基层医疗卫生监督执法大队大队长、三级调研员，原任职务随机构更名自然免除；

任瑞美同志任青岛市卫生健康委员会综合监督执法局传染病防控卫生监督执法大队大队长、三级调研员，原任职务随机构更名自然免除；

王元林同志任青岛市卫生健康委员会综合监督执法局公共场所卫生监督执法大队大队长、三级调研员，原任职务随机构更名自然免除；

周锡科同志任青岛市卫生健康委员会综合监督执法局放射卫生监督执法大队大队长、三级调研员，原任职务随机构更名自然免除；

付广聚同志任青岛市计划生育协会综合部副部长（试用期一年）；

郭辉同志任青岛市计划生育协会综合部三级调研员；

曲延慧同志任青岛市计划生育协会综合部四级调研员。

2020年7月31日青卫任〔2020〕15号，市卫生健康委员会党组7月17日研究决定：

郭梦君同志任青岛市卫生健康委员会爱国卫生运动办公室四级主任科员；

李文咏同志任青岛市卫生健康委员会四级主任科员。

2020年7月31日青卫任〔2020〕16号：

根据个人自愿申请，经市卫生健康委员会党组2020年7月17日研究，同意赵霖同志提前退休。

2020年8月17日青卫任〔2020〕17号，市卫生健康委员会党组8月10日研究决定：

王振合同志任青岛市卫生健康委员会中医药政策规划处二级调研员（主持工作）；

汪运富同志任青岛市卫生健康委员会中医药管理指导处处长；

刘湘琴同志任青岛市卫生健康委员会中医药发展处处长；

陈娅宁同志任青岛市卫生健康委员会中医药政策规划处副处长；

王璟珺同志任青岛市卫生健康委员会中医药管理指导处一级主任科员；

范存亮同志任青岛市卫生健康委员会中医药发

展处四级调研员。

以上干部原任职务自然免除。

2020 年 8 月 17 日青卫任〔2020〕18 号,市卫生健康委员会党组 8 月 10 日研究决定:

孙健平同志任市委重大疾病和传染病(艾滋病)防治工作领导小组办公室综合协调组副组长(主持工作);

刘可夫同志任市委重大疾病和传染病(艾滋病)防治工作领导小组办公室监测预警和情报信息组组长;

杨军同志任市委重大疾病和传染病(艾滋病)防治工作领导小组办公室疫情研判组组长;

陈美文同志任市委重大疾病和传染病(艾滋病)防治工作领导小组办公室科技攻关组组长;

高汝钦同志任青岛市疾病预防控制中心党委副书记,不再担任青岛市疾病预防控制中心党委书记职务。

2020 年 8 月 21 日青卫任〔2020〕19 号,市卫生健康委员会党组 8 月 17 日研究决定:

仪玉梅同志任青岛市卫生健康委员会综合监督执法局法制稽查处三级主任科员;

刘彤同志任青岛市卫生健康委员会综合监督执法局综合处四级主任科员;

仲南同志任青岛市卫生健康委员会综合监督执法局法制稽查处一级科员。

2020 年 8 月 31 日青卫任〔2020〕20 号,市卫生健康委员会党组 7 月 17 日研究决定:

包旭宇同志任青岛市卫生健康委员会办公室一级科员;

徐加茂同志任青岛市卫生健康委员会综合监督与食品安全监测处四级主任科员;

李清林同志任青岛市卫生健康委员会综合监督执法局公立医疗卫生监督执法大队四级主任科员;

梁庆章同志任青岛市卫生健康委员会综合监督执法局公共场所卫生监督执法大队一级科员。

2020 年 8 月 31 日青卫任〔2020〕21 号,市卫生健康委员会党组 7 月 27 日研究决定:

曾磊同志挂职任青岛市卫生健康委员会人事处副处长、青岛市卫生健康人才综合服务中心副主任。

2020 年 9 月 16 日青卫任〔2020〕22 号,市卫生健康委员会党组 8 月 31 日研究决定:

张充力同志正式任青岛市卫生健康委员会办公室主任;

杨少梅同志正式任青岛市卫生健康委员会规划发展与信息化处处长;

别清华同志正式任青岛市卫生健康委员会财务审计处处长;

杨军同志正式任青岛市卫生健康委员会疾病预防控制处处长;

许万春同志正式任青岛市卫生健康委员会医政医管药政处处长;

侯德志同志正式任青岛市卫生健康委员会综合监督与食品安全监测处处长;

王丽华同志正式任青岛市卫生健康委员会行业安全管理处处长;

周晓同志正式任青岛市卫生健康委员会保健办公室主任;

李双成同志正式任青岛市卫生健康委员会离退休工作处处长;

华烨平、苏怡同志正式任青岛市卫生健康委员会办公室副主任;

张进同志正式任青岛市卫生健康委员会人事处副处长;

毕磊同志正式任青岛市卫生健康委员会规划发展与信息化处副处长;

郑德霞、徐大韬同志正式任青岛市卫生健康委员会医政医管药政处副处长;

卢凤辉同志正式任青岛市卫生健康委员会基层卫生健康处副处长;

宋剑波同志正式任青岛市卫生健康委员会老龄健康处副处长;

薛刚同志正式任青岛市卫生健康委员会健康产业处副处长;

刘珂同志正式任青岛市卫生健康委员会妇幼健康处副处长。

2020 年 9 月 16 日青卫任〔2020〕23 号,市卫生健康委员会党组 8 月 31 日研究决定:

贾珂同志任青岛市卫生健康委员会办公室四级主任科员;

赵玉腾同志任青岛市卫生健康委员会医政医管药政处四级主任科员。

2020 年 10 月 15 日青卫任〔2020〕24 号，市卫生健康委员会党组研究决定：

张春玲同志任中共青岛市胸科医院委员会委员、副书记，青岛市胸科医院副院长（主持行政工作）；

免去邓凯同志中共青岛市胸科医院委员会副书记、委员，青岛市胸科医院院长职务。

2020 年 10 月 30 日青卫任〔2020〕25 号，市卫生健康委员会党组 9 月 29 日研究决定：

武迎春同志任青岛市卫生健康委员会人事处一级调研员；

李传荣同志任青岛市卫生健康委员会体制改革处一级调研员；

刘可夫同志任青岛市委重大疾病和传染病（艾滋病）防治工作领导小组办公室监测预警和情报信息组一级调研员，不再担任青岛市卫生健康委员会卫生应急办公室主任；

陈美文同志任青岛市委重大疾病和传染病（艾滋病）防治工作领导小组办公室科技攻关组一级调研员，不再担任青岛市卫生健康委员会职业健康处处长；

刘原同志任青岛市卫生健康委员会爱国卫生运动办公室一级调研员，不再担任青岛市卫生健康委员会爱国卫生运动办公室主任；

刘宇峰同志任青岛市卫生健康委员会职业健康处处长（试用期一年），不再担任中共青岛市卫生健康委员会机关委员会委员，中共青岛市卫生健康委员会机关纪律检查委员会书记、委员；

王振合同志任青岛市卫生健康委员会中医药政策规划处处长（试用期一年），不再担任青岛市卫生健康委员会中医药政策规划处二级调研员（主持工作）；

王景宏同志任青岛市卫生健康委员会爱国卫生运动办公室主任（试用期一年），不再担任青岛市卫生健康委员会政策法规处副处长、三级调研员；

贾杉杉同志任青岛市卫生健康委员会人事处副处长（试用期一年）；

苏怡同志任青岛市卫生健康委员会财务审计处副处长，不再担任青岛市卫生健康委员会办公室副主任；

韩卫红同志任青岛市卫生健康委员会财务审计处副处长（试用期一年）；

石向林同志任青岛市卫生健康委员会财务审计处二级调研员；

陈睿同志任青岛市卫生健康委员会政策法规处二级调研员；

宗成伟同志任青岛市卫生健康委员会政策法规处四级调研员；

王常明同志任青岛市卫生健康委员会医政医管药政处三级调研员；

徐琳娜同志任青岛市卫生健康委员会医政医管药政处四级调研员；

徐大韬同志兼任青岛市卫生健康委员会卫生应急办公室副主任（主持工作）；

罗耀钦同志任青岛市卫生健康委员会卫生应急办公室二级调研员，不再担任青岛市卫生健康委员会爱国卫生运动办公室二级调研员；

郑俊同志任青岛市卫生健康委员会科技教育与交流合作处四级调研员；

孙铭同志任青岛市卫生健康委员会综合监督与食品安全监测处三级调研员；

刘大军同志任青岛市卫生健康委员会老龄健康处三级调研员；

万冬华同志任青岛市卫生健康委员会老龄健康处四级调研员；

薛刚同志任青岛市卫生健康委员会健康产业处三级调研员；

张荔同志任青岛市卫生健康委员会妇幼健康处二级调研员；

徐艺同志任青岛市卫生健康委员会人口监测与家庭发展处三级调研员；

陈晓平、官琳同志任青岛市卫生健康委员会人口监测与家庭发展处四级调研员；

夏晶同志任青岛市卫生健康委员会宣传处三级调研员；

张妮同志任青岛市卫生健康委员会宣传处四级调研员，挂职任中共青岛市口腔医院委员会委员、青岛市口腔医院副院长，挂职时间为一年；

陈娅宁同志任青岛市卫生健康委员会中医药政策规划处三级调研员；

王璟珺同志任青岛市卫生健康委员会中医药管理指导处副处长（试用期一年）；

王文佳同志任青岛市卫生健康委员会中医药管理指导处一级主任科员，不再担任青岛市卫生健康委员会办公室一级主任科员；

林京伟、彭贺岭同志任青岛市卫生健康委员会爱国卫生运动办公室三级调研员；

赵曜同志任青岛市卫生健康委员会保健办公室二级调研员；

邴瑞光同志任青岛市卫生健康委员会保健办公室四级调研员；

刘茜同志任青岛市卫生健康委员会机关党委副处长、三级调研员，不再担任青岛市卫生健康委员会卫生应急办公室副主任、三级调研员；

叶扬同志任中共青岛市卫生健康委员会机关委员会委员，中共青岛市卫生健康委员会机关纪律检查委员会委员、书记（试用期一年）；

刘学峰同志任青岛市卫生健康委员会机关党委二级调研员；

李维维同志任青岛市卫生健康委员会离退休工作处二级调研员，不再担任青岛市卫生健康委员会医政医管药政处二级调研员。

2020 年 11 月 24 日青卫任〔2020〕26 号，市卫生健康委员会党组 11 月 6 日研究决定：

孙淼同志正式任青岛市卫生健康委员会妇幼健康处副处长（主持工作）；

孙健平同志正式任青岛市卫生健康委员会科技教育与交流合作处副处长、市委重大疾病和传染病（艾滋病）防治工作领导小组办公室综合协调组副组长（主持工作）；

李慧凤同志正式任青岛市干部保健服务中心主任。

2020 年 11 月 25 日青卫任〔2020〕27 号，市卫生健康委员会党组 11 月 19 日研究决定：

邢立泉同志任中共青岛市胶州中心医院委员会副书记、青岛市胶州中心医院副院长；

孟贤涛同志任中共青岛市胶州中心医院委员会副书记，不再担任青岛市胶州中心医院副院长；

朱卫洁、董智勇同志任中共青岛市胶州中心医院委员会委员；

邢春礼同志保留原职级待遇。

2020 年 12 月 17 日青卫任〔2020〕28 号，市卫生健康委员会党组 11 月 27 日研究决定：

温成泉同志任中共青岛市第八人民医院委员会委员、副书记，青岛市第八人民医院院长，不再担任中共青岛市市立医院委员会委员、青岛市市立医院副院长；

刘学东、王伟民、韩伟同志任中共青岛市市立医院委员会委员、青岛市市立医院副院长；

张栋同志任中共青岛市第八人民医院委员会委员、青岛市第八人民医院副院长，不再担任青岛市第八人民医院院长助理；

高志棣同志任中共青岛市第六人民医院委员会委员、青岛市第六人民医院副院长，不再担任中共青岛市中医医院（市海慈医院）委员会委员；

以上干部试用期一年。

杨九龙同志任中共青岛市第九人民医院委员会委员、书记；

管军同志任中共青岛市第九人民医院委员会委员、副书记，青岛市第九人民医院院长；

宋岩同志任中共青岛市胸科医院委员会委员、书记；

兰克涛同志任中共青岛市胸科医院委员会委员、副书记，青岛市胸科医院院长；

刘振胜同志任中共青岛市第六人民医院委员会委员、副书记，青岛市第六人民医院副院长（主持工作），不再担任中共青岛市市立医院委员会委员、青岛市市立医院副院长兼中共青岛市第九人民医院委员会委员、青岛市第九人民医院副院长；

闫泰山同志任中共青岛市第九人民医院委员会委员、青岛市第九人民医院副院长（负责日常工作）；

刘双梅同志任中共青岛市第九人民医院委员会委员、中共青岛市第九人民医院纪律检查委员会书记；

袁国宏同志任中共青岛市市立医院委员会委员、青岛市市立医院副院长；

郭继梅同志任中共青岛市市立医院委员会委员、青岛市市立医院副院长，不再担任青岛市第九人民医院工会主席（按工会章程办理）；

张春玲同志任中共青岛市胸科医院委员会委员、副书记，青岛市胸科医院副院长（负责日常工作）；

曲松本同志任青岛市中心（肿瘤）医院副院长，不再担任中共青岛市中心（肿瘤）医院纪律检查委员会书记；

刘学崭同志任中共青岛市中心（肿瘤）医院委员会委员、中共青岛市中心（肿瘤）医院纪律检查委员会书记；

赵自云同志任中共青岛市中心（肿瘤）医院委员会委员；

兰立强同志任中共青岛市第六人民医院委员会委员、青岛市第六人民医院副院长，不再担任中共青岛市第八人民医院委员会委员、青岛市第八人民医院副院长；

宋玲同志任青岛市精神卫生中心副主任，不再担任中共青岛市精神卫生中心纪律检查委员会书记；

　　孙伟同志任中共青岛市精神卫生中心委员会委员、中共青岛市精神卫生中心纪律检查委员会书记，不再担任中共青岛市第六人民医院委员会委员，青岛市第六人民医院副院长、工会主席（按工会章程办理）；

　　王军同志不再担任中共青岛市胸科医院委员会书记、委员，保留原职级待遇；

　　江建军同志不再担任中共青岛市第六人民医院委员会书记、委员，保留原职级待遇；

　　王明民同志不再担任中共青岛市第六人民医院委员会副书记、委员，青岛市第六人民医院院长，保留原职级待遇；

　　官明德同志不再担任中共青岛市第九人民医院委员会委员，青岛市第九人民医院副院长，保留原职级待遇。

　　2020 年 12 月 17 日青卫任〔2020〕29 号，市卫生健康委员会党组 11 月 27 日研究决定：

　　宋岩同志任中共青岛市中心医疗集团委员会书记；

　　兰克涛同志任青岛市中心医疗集团院长；

　　潘琪、马学真、曲松本、张春玲、刘春旺、李同霞、王淼、陈崇涛同志任中共青岛市中心医疗集团委员会委员、青岛市中心医疗集团副院长；

　　潘蕾同志任中共青岛市中心医疗集团委员会委员、青岛市中心医疗集团总会计师；

　　于华同志任青岛市中心医疗集团副院长；

　　刘学峁同志任中共青岛市中心医疗集团委员会委员、中共青岛中心医疗集团纪律检查委员会书记；

　　吴雪松、赵自云同志任中共青岛市中心医疗集团党委委员。

　　2020 年 12 月 31 日青卫任〔2020〕30 号，市卫生健康委员会党组 12 月 17 日研究决定：

　　贾珂同志任青岛市卫生健康委员会办公室三级主任科员；

　　包旭宇同志任青岛市卫生健康委员会办公室四级主任科员；

　　李惠同志任青岛市卫生健康委员会疾病预防控制处二级主任科员；

　　王贵凤同志任青岛市卫生健康委员会综合监督与食品安全监测处二级主任科员。

2020 年度青岛市卫生技术职务资格高级评审委员会评审通过人员名单

正高级（384 人）：

张俊杰	李香	张金花	赵建磊	徐雯佼	于忠辉	崔召红	刘彦	胡乃利	李龙
叶欣兰	张彩霞	周爱玲	台耀军	汪宏	李永红	王波	何岩	王美芹	黄云清
高祀岩	李开敏	王文福	黄爱华	侯玉华	卢晓燕	于爱萍	范文星	李美爱	刘念贵
赵云	宋胜军	韩瑜	韩凤云	李玉杰	侯瑞美	钟红红	张正军	崔成祥	张春玲
殷蓓蓓	王奕来	杨雷	王玉明	匡如	张洪洲	别慧玲	綦美霞	刘晓玲	胡卫红
赵彩霞	武连英	祝丽萍	周恒照	张海英	鞠建华	田美香	尹行洲	周克春	彭文仪
刘瑞云	李淑芹	李士军	张萍萍	李海妍	赵修勇	崔京勇	于鸿凯	袁卫平	李宝山
张丽	吴会军	史绍山	李允荣	张述东	崔学锋	许振燕	路长鸿	秦荣凤	郭炜
王振志	马驰	王仁红	李锡军	董秀莉	张涛	张彦	黄晓辉	王海龙	梁春林
张梅香	王俊英	苏斌	邱祯涌	王春云	孙支兰	韩宇	张之栩	黄俊谦	杨延芳
刘小平	张建宁	刘英杰	冷笑松	朱秀松	杨静	邵文	秦昌金	丁艳秋	迟增臻
赵子洪	王吉英	李忠兴	李玉川	赵淑红	王继青	韩传红	杨磊	齐志勇	李祥昭
臧远波	于梅玲	张文论	徐玲	赵爱艳	缪文丽	刘尚伟	丁常红	张爱娥	王娟
					程业美	王梅	孙黎黎	李欣	李培德
					樊建娥	赵永荣	刘召茹	沈健妹	吕明录

陈 前	韩红梅	孙恭慧	丁桂华	刘向军		苏维奇	李 菁	赵明伟	徐德祥	王 岭
魏加国	赵 诚	刘伟光	徐 涛	刘增娟		孙 锋	商永芳	杨 涛	牛选民	汪学松
魏秀云	许风梅	杜桂芹	沈立华	徐玉秀		王树真	杨秀凤	林红雨	夏 青	王 晔
王景梅	张海滟	董建凤	王高英	逄锦波		马宝花	姚 娟	宋霆婷	陈耀坤	张正福
乔秀丽	徐敬芝	王光叶	丁增芹	陈淑叶		刘秀平	刘 侠	赵新风	武珊珊	
徐光明	刘丽云	刘法娟	邱中敏	于兆海						

副高级（1499 人）：

程茂玲	张振双	张桂英	陈朝晖	陈锡起		丁仁田	丁业芹	丁光辉	丁兆艳	丁明枝
张有涛	陈维爱	商进春	姜 靖	朱晓丹		丁宝业	丁建华	丁春燕	丁思华	丁 艳
刘茂东	张丽娜	夏瑾瑜	张玉莲	周晓明		丁桂芹	丁桂霞	丁 梅	丁惠荣	卜令真
王家臣	王继纲	郝风云	王晨静	孙树凯		于广宇	于元强	于月春	于可战	于 兰
王永青	王秋华	毕祥春	宋国训	刘丽娜		于兰兰	于永长	于永锋	于守福	于丽梅
赵志坚	刘瑞志	徐 艳	周晓华	于惠卿		于 秀	于秀娟	于 坤	于 杰	于国防
王丽艳	江 峰	宋卫东	苏丁绪	徐立萍		于忠芹	于 欣	于法敖	于建敏	于春红
张淑芹	孙 苓	王洪安	卢正良	孙淑芬		于春英	于春锐	于艳丽	于 莉	于 莎
范光学	魏博平	宋启京	潘延涌	黄术胜		于桂玲	于晓磊	于 涛	于海洋	于 娟
杨希重	王 澄	李大坤	宋修响	李坚恩		于雪艳	于彩虹	于 清	于 晶	于 斌
王 涛	崔美英	朱秀红	邢强强	刘 梅		于楠楠	于翠花	于翠玲	于 霞	万 飞
宫淑君	吕桂兰	李学军	高红香	孙 鹏		万 龙	万 波	万海涛	万喜超	万新霞
王希强	张丽娟	辛志宏	王玉青	王希初		万翠霞	马云云	马 平	马令贵	马光红
张 明	张晓丽	韩乃巍	钟世耀	张国荣		马 欢	马 良	马 坤	马秉正	马金龙
马维兴	宋培铎	洪光晨	秦 靖	胥凤霞		马贵亮	马 勇	马素芳	马桂梅	马晓玉
王春贞	赵向阳	王一祺	霍玉峰	焦方东		马晓健	马爱萍	王一新	王小青	王卫娜
李芳芳	杜正驰	底 玮	杨君德	孙国林		王少巧	王少伟	王少军	王少梅	王升英
侯秋雨	李建霞	于秉伦	刘珍友	韦涌涛		王仁款	王 凤	王玉红	王玉芹	王玉香
段建平	史昌河	郝新洁	刘 歆	李 晓		王玉洁	王玉霞	王东东	王东妮	王立中
王素平	刘泽涛	姜 鸿	于春英	刘 辉		王立香	王立翠	王兰英	王芝秀	王 刚
刘颖慧	王一冰	杨 春	韩晓红	张海青		王立香	王 伟	王伟志	王延涛	王全华
高 娟	刘晓宁	于桂玲	魏 涛	郑 艳		王兆红	王守光	王安娜	王 军	王聿明
常方芝	赵军绩	银建军	赵振升	白春英		王红霞	王红霞	王进燕	王芹芹	王 芳
肖 军	王健秀	张正寿	冷传礼	胡文贤		王 芳	王 芳	王芳萍	王 芯	王丽平
刘振波	唐怀好	王朝晖	高世芳	刘世舜		王丽芬	王丽丽	王丽君	王丽欣	王丽娜
王 莉	宋彩霞	李莉莎	付文胜	薛智军		王丽萍	王丽霞	王来香	王利英	王秀明
李 巍	展 翼	周 华	徐春生	王洪林		王秀莲	王希荣	王沛训	王宏波	王君涛
季福玲	石学香	綦 斐	王 慧	刘晓琳		王阿利	王 英	王国华	王国英	王国荣
朱卫洁	迟培芳	胡志向	宋秀云	刘春花		王国峰	王昌军	王 畅	王 昕	王 昕
高翠霞	刘丽华	王东明	刘小翠	赵 征		王咏梅	王咏梅	王 岩	王金玉	王金东
滕 琦	陈晓梦	张明泳	栾念旭	张 颖		王京祥	王 波	王 学	王宗秋	王建平
郝月琴	张淑立	张 梅	贺远龙	李长严		王建娥	王妮妮	王妮妮	王春花	王春雨
高 岩	谭辰辰	万 宇	王 敏	刘玉霞		王春洪	王春辉	王珍红	王玲玲	王 珉
王彩霞	张长禄	谢伟峰	潘胜奇	杨 芳		王荣荣	王 虹	王秋桦	王俊婷	王 彦
齐 宏	孙 梅	孟 晔	梁效民	张瞳光		王美玉	王美华	王炳智	王洪波	王洪建
梅 林	孟 岚	姜霄晖	王清义	张 月		王娜娜	王 艳	王 艳	王艳丽	王艳香
郭庆圆	杨 爽	管芝玲	王玉杰	潘巍巍		王振华	王晋军	王真娜	王桂芝	王桂芳
玛黎清	韩卫红	韩彤亮	原江水	李 莉						

王桂卿	王桂梅	王桂霞	王晓东	王晓红	刘伟东	刘伟丽	刘延莉	刘华强	刘充卫
王晓娟	王晓燕	王恩德	王峰先	王秘群	刘军超	刘红	刘志红	刘志翔	刘克进
王隽	王烨	王海波	王海洋	王海鹰	刘丽	刘丽丽	刘丽君	刘丽霞	刘利利
王娟	王培龙	王培圣	王萍	王雪芹	刘秀梅	刘伯芹	刘玮	刘枫枫	刘杰
王雪梅	王雪燕	王舵德	王彩云	王彩华	刘杰	刘杰敏	刘畅	刘明阳	刘凯
王彩妍	王淑贞	王淑芹	王雅妹	王雅莉	刘欣	刘京祥	刘宝龙	刘宗坤	刘妮娜
王辉	王晶	王景	王阔	王强善	刘春妮	刘春晖	刘春梅	刘春燕	刘珍红
王婷	王婷婷	王瑞荣	王瑞荣	王瑞菊	刘奎香	刘俊辉	刘美玉	刘美叶	刘美玲
王雷京	王暖霞	王鹏	王新凤	王新乐	刘炳利	刘炳荣	刘洁	刘洁	刘洁清
王静	王静娴	王锴波	王翠平	王翠翠	刘洪训	刘洋	刘艳	刘艳丽	刘振亮
王德帅	王燕	王蕾	王蕾	王蕾蕾	刘桂蕾	刘晖	刘铁英	刘爱娜	刘爱萍
王霞	王霞	王霞	王鑫	亓艳	刘烜	刘海东	刘海鹏	刘家宁	刘彬
井伟	井怡铭	韦慧	牛东霞	牛树强	刘梅	刘雪梅	刘崇恺	刘彩莲	刘焕梅
牛亮	牛颖丽	毛竹梅	毛伟东	毛丽娜	刘鸿雁	刘淑娟	刘淑萍	刘维宏	刘超
毛春艳	毛春梅	毛春霞	毛荣霞	毛晓玲	刘喜全	刘善胜	刘婷婷	刘戡来	刘蓬
仇忠伟	仇春梅	户燕姣	尹向云	尹秀娟	刘鹏	刘静	刘榕娟	刘慧	刘燕平
尹宗发	尹翠红	孔飞	邓红艳	左赤斌	刘赟	刘霞	刘霞	衣明	衣换超
左炜玲	左艳华	石运欣	石祖辉	石磊	闫方进	闫军	闫红红	闫作丽	闫洪领
卢云宏	卢乐磊	卢俊丽	卢亮	叶红	闫泰山	闫晓红	闫萍	闫舒	江文帅
田军红	田晓英	田海珍	田新涛	由日升	江竹红	江芳超	江丽	江雨珊	江波
由世浩	史本芹	史甲芬	史红梅	史利利	江游泳	江瑞平	安玉香	安红	安佰军
史洪国	史淑芹	付秋菊	付信娟	付晓波	安淑华	安琦	祁爱凤	许凤英	许尧祥
付海涛	付曙光	代卫香	代文科	代守杰	许庆超	许红霞	许桂祥	许爱梅	孙卫
代志萍	代欣芳	代培芬	白绪风	丛虹	孙卫美	孙韦丽	孙文欣	孙以兰	孙玉芳
冯万才	冯明明	冯海霞	兰玉凤	兰秀凤	孙未	孙巧平	孙巧娟	孙正考	孙平
兰迪	宁红红	宁锋	司红岩	司绍永	孙业武	孙仕兵	孙仕润	孙冬梅	孙吉序
匡玉华	匡兆年	匡秀荣	邢乃姣	邢伟萍	孙成岗	孙华	孙后芬	孙守芳	孙军
邢志军	邢建伟	邢婧	考其霞	巩霞	孙红国	孙志萍	孙芳	孙丽娜	孙坚
毕本军	毕庆庆	毕君霞	毕博学	毕媛	孙秀云	孙秀兰	孙秀华	孙秀荣	孙秀香
曲广佳	曲凤霞	曲永安	曲延文	曲向东	孙英梅	孙明洁	孙金涛	孙建业	孙建华
曲英	曲振涛	曲晓铭	曲智杰	吕化伟	孙建珍	孙春红	孙春辉	孙玲玲	孙响波
吕亚杰	吕钊红	吕希峰	吕环梅	吕宝娇	孙香玲	孙禹	孙洪波	孙艳洁	孙莹
吕宝琦	吕宗杰	吕建波	吕莉	吕琳	孙桂尚	孙晓	孙晓风	孙晓伟	孙晓玲
吕超	吕森森	吕富岩	吕鹏飞	吕燕	孙晓娜	孙爱华	孙海萍	孙海燕	孙祥虹
朱于莉	朱平	朱延朋	朱松峰	朱香玲	孙雪强	孙常成	孙彩玲	孙彩霞	孙淑萍
朱炳华	朱洪远	朱娜娜	朱贺	朱滨	孙淑梅	孙敬明	孙朝娣	孙朝霞	孙辉
乔永洁	乔伟立	乔兵	乔真理	乔群先	孙智松	孙蓬蓬	孙静	孙静静	孙慧博
乔燕	仲秀花	仲瑞娟	任书亭	任巧梅	孙磊	孙璐	牟利艳	牟晓映	牟维娜
任永东	任永环	任永强	任晓兰	任雅蔚	纪永青	纪彩霞	纪新智	苏丹	苏众祚
庄玉群	庄立琨	庄艳	庄淑卿	刘小晖	苏红霞	苏秀梅	苏治国	苏秋菊	苏海涛
刘小静	刘广伟	刘广燕	刘卫华	刘云	苏爽	苏毅	苏霞	杜文举	杜文娟
刘长仁	刘风云	刘凤鸣	刘凤麟	刘文凤	杜帅	杜安平	李卫共	李卫华	李飞
刘文陆	刘文萍	刘玉学	刘玉萍	刘东伟	李元媛	李云华	李中昕	李玉红	李玉萍
刘永军	刘永秋	刘永娟	刘成云	刘伟	李正金	李龙云	李帅修	李乐红	李冬梅

李兰芳	李永军	李永志	李永胜	李　民	张文香	张　玉	张玉叶	张玉英	张世传
李圣叶	李成芳	李光文	李光强	李同海	张本凤	张　田	张冬梅	张立娟	张　宁
李廷天	李竹彦	李　伟	李延华	李延瑞	张永妮	张永春	张永亮	张圣林	张吉宏
李华子	李华南	李　旭	李宇航	李红玉	张在芬	张成凤	张成显	张伟丽	张会玲
李红国	李远胜	李　芹	李　芳	李　丽	张　军	张　红	张红玉	张红红	张红梅
李丽华	李秀香	李秀敏	李　君	李妙玉	张进喜	张孝田	张孝令	张均凤	张志凤
李青华	李茂训	李茂雷	李　英	李英芹	张芳杰	张克宁	张丽华	张丽丽	张丽丽
李　杰	李雨真	李国平	李国菊	李　明	张秀叶	张秀红	张秀玲	张秀莲	张秀莲
李明霞	李金凤	李金红	李　波	李学森	张迎春	张　宏	张茂全	张英英	张英杰
李宝来	李春华	李春梅	李　玲	李玲玲	张明媛	张　昀	张　岩	张岱松	张金英
李政军	李　垟	李贵鑫	李思源	李香红	张　波	张建英	张建美	张承韶	张绍基
李秋丽	李胜军	李美玲	李娅萍	李　娜	张春光	张贵敏	张　俊	张　亮	张美丽
李　勇	李勇娜	李素兰	李　莹	李桂姣	张冠男	张祖江	张　艳	张　艳	张艳华
李晓明	李晓燕	李爱华	李爱萍	李凌云	张振敏	张桂英	张晓阳	张晓莉	张晓娟
李高宏	李海云	李海芳	李海艳	李海峰	张晓燕	张积友	张　倩	张爱玲	张浩文
李　娟	李　茵	李雪红	李雪梅	李雪梅	张海宁	张海燕	张海燕	张海燕	张海燕
李　敏	李　敏	李彩霞	李淑华	李淑玲	张　娟	张　萍	张　萍	张　梅	张　梅
李越凡	李葵花	李雯姗	李雯容	李　谦	张雪梅	张雪晶	张彩英	张　鸿	张淑红
李瑞玲	李蜀红	李　鹏	李鹏业	李新峰	张淑玲	张维娜	张琳琳	张　超	张　超
李　滢	李福明	李　静	李翠芹	李慧敏	张喜峰	张敬宝	张　森	张　智	张智强
李　蕊	李　燕	李　蕾	李　璐	李　霞	张道坤	张道敬	张瑞芹	张瑞雪	张雷华
李　霞	李　巍	杨为卓	杨玉广	杨玉玲	张新波	张新莉	张翠玲	张翠香	张　慧
杨生华	杨仙妹	杨竹芹	杨伟燕	杨伟燕	张慧辉	张增辉	张霄芳	张　燕	张　霞
杨进川	杨志光	杨明喜	杨绍凤	杨春英	张　霞	张露英	陈　文	陈双成	陈可峰
杨彦华	杨美东	杨美娟	杨洪光	杨娉萍	陈占文	陈仙品	陈　宁	陈　伟	陈伟伟
杨维萍	杨富丽	杨慧丽	邴兆伟	邴兴涛	陈志娟	陈　芳	陈丽丽	陈良洪	陈　君
邴君华	步芳芳	肖义青	肖飞霞	肖冬生	陈岩山	陈征远	陈俊良	陈　洁	陈　振
肖　俊	肖　雯	肖婷婷	时秀霞	吴汉星	陈晓东	陈晓静	陈爱美	陈　敏	陈照生
吴　伟	吴华萍	吴兆芳	吴红梅	吴青清	陈　静	陈　静	陈瑶刚	陈增生	陈增银
吴国才	吴金叶	吴建涛	吴　栋	吴俊杰	邵长卿	邵玉波	邵　红	邵　纬	邵　娜
吴晓宁	吴晓丽	吴彩霞	吴翠芹	邱立成	邵晓波	邵焕玉	武明红	武艳华	苗小艳
邱兴邦	邱若光	何亚萍	何　仿	何国伟	苗培利	苗　燕	苑　刚	范友金	范旭红
佟俊杰	邹少木	邹红霞	邹咏梅	邹翠莲	范振国	范靓靓	范新萍	林　卫	林少慧
况成英	冷建红	冷珊珊	冷　钦	冷晓波	林中华	林玉江	林玉箫	林永臣	林明慧
辛维栋	辛翠玉	沈阿芳	沈育娟	沈帮荣	林　艳	林　辉	林　路	林　静	贤振平
沈树花	沈晓凤	沈　峰	沈敏军	宋云峰	贤清惠	尚永芳	尚全伟	尚　涛	尚随君
宋玉波	宋玉香	宋东庆	宋　宁	宋　刚	明照亭	罗　楠	季金森	季翠杰	金立鹏
宋兆生	宋秀香	宋秀菊	宋秀媛	宋林琳	金吉安	金高信	周比冠	周少澎	周少燕
宋明进	宋姗爱	宋珍玉	宋剑成	宋美虹	周竹梅	周　华	周兆凤	周启蕾	周佩夏
宋勇刚	宋　艳	宋桂芳	宋爱芹	宋　敏	周金峰	周建玲	周妮妮	周素花	周晓燕
宋惠芸	宋媛媛	宋婷婷	宋　蕾	宋　鑫	周海燕	周　敏	周淑君	周　然	周瑞清
初德建	迟伟峰	迟延伟	迟晓云	迟晓艳	周　雷	周　静	周嫣红	郁彦卫	郑仕君
张专昌	张云芝	张云芳	张少强	张少强	郑全英	郑志强	郑金科	郑海霞	郑　鹃
张升莉	张月辉	张　凤	张　凤	张凤杰	单晓彤	宗　民	宗成阳	官　杰	房　刚

居少丽	居兴德	居淑庆	屈玮玮	屈　娜	高忠波	高宝云	高晓惠	高晓燕	高　峰
屈　艳	孟春霞	孟　彬	孟　静	孟　燕	高继强	高　霞	郭卫杰	郭志男	郭丽华
练智勇	封常刚	赵凤芝	赵文卿	赵文彬	郭相君	郭美霞	郭桂珍	郭　菁	郭　熙
赵会芹	赵会丽	赵红玲	赵丽华	赵丽丽	唐　猛	唐清娥	唐翠丽	展志欣	展辉芹
赵丽青	赵　宏	赵　妞	赵英英	赵　欣	陶风英	陶玉波	陶海涛	黄　华	黄克基
赵金香	赵建慧	赵　荣	赵显芳	赵炳华	黄丽萍	黄俊霞	黄娅玲	黄海涛	黄　琪
赵洪秀	赵振洪	赵　莉	赵桂兰	赵桂强	黄新刚	黄蕊萍	黄　磊	曹玉蓉	曹荣至
赵海蓉	赵继平	赵彩云	赵淑芹	赵淑芹	曹　原	曹　玺	曹满超	曹　磊	戚玉言
赵琳琳	赵　敬	赵景明	赵瑞英	赵　鹏	龚　艳	盛光考	盛雪梅	盛新建	常正波
赵新梅	赵　静	赵翠梅	赵翠燕	赵　蕾	崔丽霞	崔建涛	崔建萍	崔秋美	崔海涛
赵　蕾	赵　霞	郝　成	郝美仙	郝统一	崔悦欣	崔培芬	崔雪峰	崔铭娟	崔焕俊
荆本胜	荆圣涛	荆振海	荆爱花	胡文杰	崔　静	矫艳艳	矫淑桂	符　丽	鹿文静
胡玉萍	胡永玲	胡光蕾	胡军英	胡泉清	阎　萍	梁伟峰	梁秀青	梁桂丽	梁　梅
胡艳萍	胡海英	胡彩霞	胡寒竹	胡　燕	逯　丽	隋风翔	隋安奎	隋丽华	隋秀芬
相世霞	柏　翠	柳光栋	柳炳吉	咸洪震	隋　宏	隋雨婷	隋欣玉	隋春丽	隋奎玉
咸淑红	战炳炎	钟修龙	钟　亮	钟海玲	隋牮箐	隋海涛	隋淑彦	彭玉芳	彭传真
钮燕筠	修进平	修海波	信芳杰	侯　飞	彭　涛	彭　涛	彭新翔	葛进锐	葛明珠
侯可强	侯立泳	侯军霞	侯芳霖	侯炳辉	葛宝芬	葛建华	葛炳友	葛桂霞	董文静
侯准昌	侯雪芹	侯　鹏	侯　磊	俞　静	董方慧	董永珍	董　华	董全宇	董　芳
郗蓉蓉	逄金香	逄素燕	逄淑秀	逄淑静	董良红	董学刚	董建波	董振辉	董晓辉
逄淑德	逄雯丽	逄增艳	饶珊珊	姜天寿	董站成	董　娟	董维浩	蒋文丽	蒋　艳
姜云顺	姜少霞	姜心成	姜玉红	姜玉玲	蒋　敏	韩凤花	韩玉全	韩永吉	韩先涛
姜付涛	姜永华	姜　伟	姜　华	姜秀香	韩先章	韩守波	韩红艳	韩　兵	韩　坤
姜宏青	姜　波	姜建玲	姜春平	姜　茜	韩明宏	韩　岩	韩春华	韩春蕾	韩　洁
姜俊华	姜振芹	姜振娟	姜　涛	姜　娟	韩　娅	韩莎莎	韩　莹	韩晓蕾	韩培海
姜　萍	姜清华	姜　鸿	姜　婷	姜瑞华	韩梁生	韩翠燕	韩燕臣	韩霜枫	嵇淑玲
姜瑞英	姜福恺	洪　青	宫志华	宫　静	程丽丽	程咏梅	程盼盼	程　娜	程勇杰
祝增华	费晓璐	胥董香	姚庆龙	姚松楠	傅建亭	傅洪英	傅晓倩	焦世峰	焦　伟
姚春红	姚　萍	贺西亮	贺　晶	贺　淼	焦安雪	焦金山	焦京霞	焦栋山	鲁　妮
骆　锋	秦世旭	秦　杰	秦　贤	秦晓波	谢宗凯	谢晓燕	蓝蓉蓉	蓝新颜	楚晓笋
袁文娜	袁丽丽	袁显娥	袁海霞	袁　静	楚蔚琳	路　明	鲍永新	解西河	解　娟
耿守孟	耿守科	耿英莲	耿洪林	耿　强	解维玉	解维星	廉　慧	窦彩艳	慕　强
聂娜娜	贾月峰	贾光英	贾振丽	贾晓君	臧　丽	管美霞	管清霞	谭卫丽	谭作华
贾爱迪	贾　琳	贾　超	贾　静	原　鹏	谭言玲	谭晓艳	祥慧丽	翟军清	翟俊洁
顾丽娜	徐文竹	徐文娟	徐玉云	徐　迈	滕文丽	滕丰峰	滕　峰	滕　娟	滕清光
徐　刚	徐　芹	徐秀堂	徐　坤	徐佳青	颜士芹	颜廷斐	潘玉梅	潘世香	潘永红
徐欣欣	徐金丽	徐　波	徐建波	徐妮娜	潘　华	潘会芝	潘　蓓	潘黎晓	薛永强
徐春玲	徐春霞	徐俊明	徐彦娜	徐美玲	薛　伟	薛秀霞	薛建来	薛建宏	薛春玉
徐　艳	徐艳丽	徐晓光	徐爱玉	徐　娟	薛　娇	薛素莉	薛　峰	薛爱丽	薛继军
徐继轶	徐　菲	徐　彬	徐淑青	徐琳娜	薛萍萍	薛梅村	薛　辉	薛慧芳	薛　霞
徐道慧	徐　静	徐　祺	徐翠艳	殷　凡	穆宝忠	戴庆涛	戴梓宁	鞠　婧	魏风芹
殷巧云	殷志伟	殷　彬	殷婧婧	殷瑞华	魏平平	魏秀芝	魏英梅	魏彩丽	
栾淑芹	栾谦梅	栾照家	高　玉	高玉霞					
高伟娜	高会江	高　丽	高秀芳	高现同					

2020 年度青岛市基层卫生技术职务资格高级评审委员会评审通过人员名单

正高级(24 人):

刘军	李利	王英	何志德	段治松
苏玲	徐海燕	王宝成	崔春美	杨忠玉
沈呈献	武艳丽	周杰	李湘	王峰
孙文杰	孙瑞萍	张淑秋	刘翠传	高秀苹
张军	李素华	徐书屏	梁宏	

副高级(80 人):

于丰收	于丽霞	于振雨	王本章	王向峰
王旭强	王闫慈	王军华	王秀琴	王坤
王金华	王威	王星化	王保华	王美莲
王艳	王晓燕	王晓霞	王琳琳	王蕾
史甲蓉	史琰	兰福花	全彦杰	刘玉香
刘正波	刘苟	刘香花	刘美霞	刘海辉
孙庆华	孙学武	李云	李永燕	李华
李爱萍	李惠	杨秀芳	邴丕芬	吴文杰
吴玉丽	何晓蕾	冷晓炜	宋瑞红	宋翠霞
张玉杰	张玲	张桂艳	张晓红	张晓燕
苟淑华	林成辉	贤业丽	岳为民	金美凤
周永佳	周李梅	周建英	郑军郁	赵芬
赵海红	郝美玲	姜清辉	胥正花	秦太基
袁令	晋利红	夏金花	候文平	徐松泉
徐咏梅	徐润国	高云燕	高建华	郭建红
黄佳丽	黄洪清	焦翠艳	潘国栋	潘彩红

2020 年全国卫生专业中、初级技术资格考试青岛市合格人员名单

中级(3157 人):

杨晓华	刘蕾	徐洪波	董富国	战凯
王鸿宇	王丽丽	邹鹏程	刘志晶	李博
刘希飞	胡沙沙	种道臣	崔玉霞	张静
杨宗旭	贾乘英	周滨	王淑红	赵大钧
隋仑	陈丽娟	鞠欣	宋慧婷	赵春晓
朱苗苗	王洪梅	初旭	张玉竹	姜明
孔祥崇	宫坤	孙婷	王建波	王付平
苏子涵	刘永明	姜爱华	谭丽	张盈盈
石燕	孙言	赵振钊	贾克倩	李丹丹
陶延丽	王增梅	董方	刘鹏辉	于志颖
张峰	王婷	王莉娜	杨超	梁坤
杨玉玲	徐晨	于晓飞	王珍	尹莹
王春雁	李文君	王春英	赵越	刘如霞
于倩倩	赵文萍	吕蓓蓓	展晓梅	籍春丽
谭云霞	王晓飞	阎倩倩	王亚琼	王萌琳
邸宏浩	傅晓琳	周萍	赵芳芳	王静
王汝汝	郭荣春	侯玉姣	刘文丽	赵文娟
宋宇	李慧	王雅楠	贾皓	魏晓丹
马宁宁	胡永欣	曹树雪	许晶晶	高志强
陈青	王俊婷	丁志猛	张璋	王红
吕娟	张金	傅春燕	王本臻	殷晓航
邹洋	杜玮	于程	陈诚	陈慧
李诚	张璇	程童菲	闫琳	于军
董旭	杨倩	刘振娟	申金梅	郭玉玲

安琪	孙海祥	宋涛	冯启笛	邴振	刘哪哪	王丽莉	崔欣鑫	刘娜	杨涵旭
赵佩	张玉英	杨洪秀	董明君	张梦雪	胡晓庆	孙玉梅	王一茜	管东方	陈晶
易致	柳佳	岳爱梅	冯璇	宋苗苗	曹全红	李玉珍	管晓慧	王新	侯婷婷
毛敏	陈晓平	于文文	张永春	邓荃荃	冯珊	杜佳	宗绍丽	赵珍丽	隋伟伟
陈茜	隋伟伟	刘玉雪	马强	杨成青	曹珊珊	刘晓菲	侯若娟	迟晓倩	张霞
徐英	杨博文	史代雷	许彤	朱琳	仲珊珊	王继梅	江瑞芳	张茜	相广洋
杨娜娜	姜晖	刘文杰	高峰	庞文会	孙燕	魏娜	戚业芬	贾钰洁	李巧丽
宋玲玲	杜国强	薛萍	金海涛	姜秀华	曹瑜	高新艳	张风	李勇	宋洪艳
郭珺	闫志生	赵霞	刘文辉	毛铭阳	曹梦杰	房晓平	颜莉莉	翟霄霄	吴爱丽
孙悦	孙世瑶	管慧	李杨	李英	谷雪	王琨	解秀杨	宋维伟	武国艳
夏友冬	高斌瀚	蓝海菲	孙士庆	张利娟	张惠文	薛杰	赵秀君	刘青云	于晓敏
刘芳	万光耀	王林帅	娄和南	王便	王芳	姜欢欢	王英	任秀云	史丽娜
于海洋	贾龙威	孙超超	李超伟	王泽国	单秀梅	耿雪娟	张志蕾	李淑红	吴艳丽
靳飞	杨蕾	张炳	顾立君	焦玉芳	栾晓丽	褚杰	刘冲	周桓生	张文秀
逄磊	孙海森	张学帅	王明慧	李洋	侯长江	罗文强	赵敏楠	陈雅暖	刘翔宇
孙忠博	李文	丁伟波	马龙	朱媚	王慧	赵婉玲	王静远	王雁飞	顾双燕
王俊超	赵姿钧	孙乃超	张帅	王亚丽	刘丹	赵宁宁	姜源远	崔贞	赵姝
刘爱玲	孟凡彤	姜蕾	王富田	殷凤伟	郝淑红	刘春晖	马迎梅	刘娟	李梦霞
杨洪霞	李彬彬	禚魁	薛太成	徐华	张绍华	刘梦	林丹	韩雅琳	李国菊
赵文欣	孙倩	泥吉彬	岳金娟	李晓辉	迟乃山	徐辉	邓妍	姜超	陈文静
李玉霞	陈国文	徐芳	刘晓娜	张大光	傅泳	王江霞	黄晓贝	史志平	马猛
王晓	马锦竹	赵晓丹	赵帅	王璐璐	孙燕佩	韩赛赛	刘学城	宋富成	张平
张德剑	王勇勇	杜楠森	许秀红	贾小宾	李帅	王体俊	郝锰	杨威	范金山
张鑫	石芙蓉	许志强	相凤	陈昭	吕江涛	韩春晓	王丹	厉亚男	周峰
刘娜	刘振	宁圆	盛百丽	王雪	王琪	宋梦雄	刘桂东	沈峰	纪祥
王丽亚	郭晓锋	董洁	赵琼琼	霍双双	张益	钱源	任翀旻	翟睿	李成
潘璐	姜晓慧	吴凤	范作娜	王蕾	姜良海	任国清	董维华	陈龙伟	王洋
王翠玲	张丽	杨启立	张静	傅妍	高超华	陈东翔	王孝亮	初永康	陈纪伟
王格	薛莹蕾	兰晓晨	高金凤	纪娜娜	管恩超	李娇	张莹莹	王善容	唐仁明
王爱萍	刘倩倩	刘晓峰	邱天真	夏翠萍	赵倩	刘德顺	栾述健	邢钰	曲丽丽
王怀青	刘婷婷	江玲	韩晓燕	胡娟	毕兆莎	李钊	崔青	王青青	杨柳
刘伟	魏佳	林晓凤	罗济霞	韩海娟	孙晓丽	王筱茜	金莲花	高田田	韩绪
薛晓丽	张琪	刘翔凤	李春	李文莉	张晶	于洋	杨春晖	李玉卉	李婵
李雪	马倩倩	高扬	付晓君	王雪蕾	薛永红	葛晓蕾	王臻	于文霞	卢大娇
王菲菲	闫芳	于成凤	郭倩倩	孟燕	葛艺元	孙婷婷	崔婷婷	刘春梅	栾程程
李晶	冯晓丽	李颖香	于继燕	刘晓玉	吕静静	张绍丽	何春玲	王筱	张颖
孙梅	曹艳艳	孙豆豆	李佳波	庞博	常楠	孙楠楠	田晨晨	徐红	王青
王云	褚文娟	孙蕴倩	宋小雨	姜彦丽	李培洁	梁凤	任娟	李清清	台蕾
许红	潘颖超	滕荣	姜鲁燕	张娟	张青	张雪梅	赵金梅	王丕环	都桂莉
李倩	张玉芬	徐红	孙香玉	喻娇	许晓倩	高红岩	李燕	徐文静	崔秀丽
王彦孜	刘晓婷	陈阳阳	程金霞	丁琳	董晓宁	张洁	杜巧燕	刘琼	管丽敏
陈雪峰	高敏	李丽	王平	唐艺铭	赵娟	卢聪聪	何婕	苏飞	范苗娟
吕芳菲	刘杰	代琳	侯娜	薛丽莎	宗绪霞	徐娟	管文瑞	于娟	马淑玲
孙静	毕斐	赵雪华	陈艳丽	刘侃	王中元	刘丽	牟晓婷	杨明月	王晓华

纪　仰	冯沙沙	徐丹丹	李程程	杨　莉	刘文娜	孙　娜	王　晓	鲍松淑	顾亚杰
程　蕾	姜静静	冀新荣	王小霞	朱效文	冯艳琴	薛巧艳	董　昕	李苗苗	姬　莹
郭媛媛	李　艳	石洪燕	于芝玲	李爱彬	徐　宁	孙　静	兰孝岩	刘　娜	董芳芳
董　伟	盛贤莉	彭　俊	高媛媛	宋海香	亓丰华	马　铭	石专平	王　俊	曹　晶
李纳纳	荆汉英	封　景	袁燕燕	叶　婷	徐冰凌	李飒飒	王馨瑶	魏永红	孙志香
梁　红	丁尊雪	于蕾颖	张　静	王　娟	田　艺	于鹏飞	姜　堃	杨钰坤	刘瑞荣
孟　丹	王晶晶	程汉红	杨　靖	李百惠	张晓燕	陈关勇	孙　杰	付晓芝	徐林姣
杨婷婷	徐　慧	王文杰	孙　翔	高　佩	代　伟	鲁　静	王　玲	赵丽娜	王小蕊
吕利新	王　飞	黄　艳	李　蕾	郭晓梅	刘　蕾	赵　伟	王平平	杨郝艳	武小娜
范丽丽	孙文杰	姜彩云	王　茜	姜　航	李臻臻	姜　莉	董晓艳	卢　芳	武志花
郑　芸	赵亚娟	赵　沂	陈佳佳	潘健健	薛丹萍	尤春娜	陈晓彤	姜晓松	刘月玲
郭伟娜	赵　静	杨晓丽	李美荣	王　秀	崔保红	张晓涵	杨晓娜	王米娜	徐英慧
张　瑜	杨德芹	刘　林	朱巧霞	刘青峰	宫　雪	丁宇冰	李玉芝	胡婷婷	李　雪
于蓓蓓	刘　旭	王　静	崔　珺	宋　娜	张凤敏	侯佳佳	任晓燕	马文婷	宋赛赛
邴魏魏	徐　梦	尹　艳	张丽萍	戴莎莎	相　梅	赵娅楠	季　清	姜　俊	高　萍
贾甜甜	李　贝	侯　敏	冯静静	韩　雪	栾鲁娜	王　彬	张雪艳	逄淑欣	田伟伟
张　帅	滕佳佳	陈　玙	李　雪	李　杨	李建洁	蔡尚志	李　姣	张　雪	张　力
王　展	董力清	宋伟娜	陈　惠	周庆菊	高甲栋	曹瀚方	苏　敏	盖云杰	王竹卿
孙　冉	韩美玲	程　敏	牟文超	李　倩	赵晓凤	于　慧	于海娇	李　雪	董　晓
孙建明	薛　静	王芳媛	李　瑜	崔凌惠	孙筱筱	郭晓玲	孟丽群	栾维玲	何晓云
辛萌萌	时存超	王从从	刘享尹	秦　文	庆程玉	李　坤	孙雯雯	周小燕	薛鹏程
张秀凤	王萌萌	宋珍环	马晓飞	薛世超	徐娜娜	刘少凤	杨金岩	孙甜甜	张　煜
袁　婷	孙　宁	仲　洁	栾　玲	尹凤飞	杨莎莎	柳爱林	周　冲	刘雪娇	刘　慧
王凤媛	魏　丽	齐　玮	王美英	江　婷	李　伟	孙雅楠	解　梵	张　丹	葛　倩
于　和	陈　鑫	杨　娜	隋琳琳	布晓霞	张　纯	刘美聪	王金玲	周栋栋	李　莎
牛绯绯	张晓琳	车鹏英	李延娜	牟　玲	吴亚旭	薛　杨	陈焕娥	俞清汶	宋　笑
于　超	韩晓旭	王文科	杜　晓	聂安徽	王　宁	徐琨凤	邓翠荣	陈　倩	李玉霞
李阿芳	王琳琳	王　媛	石成龙	张　惠	边　娜	裴伟姬	姜碧云	怀婵娟	刘晓娟
高　玮	吴春宇	逄梦丽	曲　蓬	孙月娟	董腾腾	徐美玉	高慧敏	徐佳宁	李永艳
孙倩倩	隋　方	于庆玲	谢翠英	王惠娟	叶云霞	梁　君	李　婷	范　蕾	陈凤玮
陈　冰	邹　凤	杨国宏	宋小洁	王　晖	高岭岭	王盼盼	荆晓英	王晓倩	李红艳
赵军玲	张元青	丛　珊	孙亚婵	董秋菊	武晓云	谢爱静	吕会琼	于寿莉	张爱文
孙国华	曹巧巧	谢桂兰	张秀香	杨　静	张　蕾	禚海妮	修娟娟	王　群	蒋　茜
贺水馨	王晓莉	贺　婧	时彩霞	王昕虹	王　笑	尹雪燕	宋云燕	刘婷婷	孙爱玲
苏楠楠	陈　菲	王圆圆	张翠玲	傅妮娅	周小芳	黄高云	孟　瑶	王　暖	赵丽华
卢小燕	崔晓洁	肖金鑫	刘　叶	陈　璇	李彦洁	王颖新	贺悦然	郑媛媛	张奎凤
董美辰	杨旭苹	任　欣	朱述芹	朱　品	孙　辉	李林蔚	刘力华	马纪蕾	林森森
刘　芳	张希云	李飞飞	高　乐	王金凤	许　红	丁　雪	谷如婷	贾　然	郑孟孟
于海燕	庞金梦	苗　雨	薛丁畅	杨　靖	布纪伟	孙田田	段新艳	刘　伟	李　菲
隋文红	赵晓东	纪晓燕	李　婷	谷育卿	周维芳	叶润泽	仕玉敏	张少婷	李雨珊
巩贵连	苟云逸	蔺晓斌	杜伟伟	罗雅芝	王　芸	田泽丹	王永华	谭小雪	解沛沛
韩新梅	刘　婷	沈学飞	黄晓鹏	唐　芳	王兆平	赵慧春	钟晶晶	霍丹丹	刘玉玲
李小利	全贤洲	李莹昕	薛　静	王美玲	刘玉梅	宋庆娜	马　倩	王迎春	赵　伟
孙海燕	段淑静	胡春玲	吴丹凤	李　芳	李　萌	张晓梦	裴　菊	孙绪霞	王丽娜

刘菲菲	孙 菊	成 诚	王佩佩	管克伟	黄 菊	陈 璇	衣 鹏	陈静斯	李凯琳
臧梦真	齐润润	荆建波	张 雪	李佳玲	张 健	袁文惠	刘维娜	李 欢	王 雪
魏蕾蕾	任胜男	闫志云	刘雪梅	张祥林	刘菲菲	高士芳	徐 霞	蓝佑贞	郝雁飞
王 欣	刘 辉	陈楠楠	于婷婷	王翠兰	兰婷婷	杨 静	迟燕飞	刘 莉	刘 霞
史玉飞	苗孟孟	郑 菲	杜晓丽	陈 霞	纪 娜	赵新丽	宋晓琳	刁素飞	姜娜娜
张丹丹	陈 菲	史赵云	钟征辉	张 丽	李成成	曹 璐	李晓聪	乔 欣	程 特
官 娜	沈蒙蒙	闫明霞	李阿辉	高 婷	季 君	高春雨	宋雅丽	纪怡锟	魏 姗
张 莉	毛帅帅	王君英	马菱菱	兰淑红	孟珊珊	薛彩虹	徐 珍	凌文娟	刘馨阳
刘甜甜	肖春萍	郭凤云	姜沙沙	宗茂茂	丁晶晶	吕 静	张晓玲	王静波	张艳艳
高 彩	于 珉	朱瑞芹	焦娜娜	王在青	金丛丛	孙梦真	程双双	李亚娜	张瑶瑶
孙雪琴	王延红	苏 振	赵立月	陈媛媛	张骏浩	王 慧	李 菁	葛会香	潘舒涵
陈 玲	宋雅群	李荟荟	曲 鑫	于燕兴	王 珺	赵连兴	刘东阳	刘 漠	白小帅
赵魏芳	张艳艳	郑 鑫	葛红彦	苗雅帅	李 阳	杨 鲁	杜 冰	辛若赛	刘大成
张煊烃	张春波	戴 静	李 倩	李 静	李学奎	渠刘中	刘珍珠	信雪苓	代晓琦
李秋燕	王赵凤	范雪梅	姜海丽	李晓斐	贾佳佳	于 陶	马 密	张国龙	王晓亮
孙 静	孙 琳	李天宇	王姗姗	葛晓芹	匡晓丽	胡琼月	陈曼曼	谭 歆	孟玉洁
徐春霞	张婷婷	石 蕾	杨光荣	孙莎莎	夏铭晨	马书文	王晓燕	刘显超	鞠兆园
付聪聪	刘海英	陈晓琳	秦蓉蓉	李 晓	张佩海	李小平	罗光金	陈 福	高正玉
尚 欣	叶倩倩	满孝云	毛晴晴	陈永翠	薛俊强	吴珍珍	程雪娜	李玉娟	孙 岗
窦 玮	谢 斐	赵 铭	孙作君	李珊珊	张 璐	江守强	刘文会	吴佳妮	尹吉君
周 亚	周淑英	蒋 琦	张雅杰	韩 娜	刘 晓	赵瓅玮	王玉岩	孙珺瑶	王 晗
韩文静	毛宏元	芦桂霞	王笑笑	张 丽	匡立田	高呈飞	冯晓晨	李展菲	张延川
王 帅	李佳俊	董 瑜	周 洁	徐长玉	赵亚君	赵静茹	孙永强	葛美慧	仲丽丽
王 蕾	周晓梅	丁 艳	刘 新	孙 媛	薛 超	李冠颖	李少明	初晓艺	杨银辉
崔 玉	张佳佳	温美玲	兰丽娜	王燕燕	王奇民	杨亚娜	刘贝蓓	王树人	滕 飞
韩 张	宋 伟	林 杉	宋筱丹	杨小倩	陈 青	丁 峻	徐小川	纪鸿宇	陈 昕
邵 妍	李春燕	张燕莉	辛 月	郝燕丽	毛学锋	方志强	邢建军	付 洁	李瑶芹
王滨滨	李燕飞	董 雪	王 艳	万鹏程	崔建丽	于彦君	万 超	孙新平	郭巧妮
崔 娟	孙晓萌	孙 静	郝永梅	郭文霞	雒 慧	杨海青	崔建伟	杜 鹃	杜德奖
陈英英	张秀艳	黄 冬	袁 梦	陈付娟	张 渊	郭 锐	王 红	孙方磊	赵孝显
刘伟伟	潘玉芳	李亮月	姜燕青	孙妮妮	李延群	班岩松	姜亚鹏	陶 静	陈 丽
高 梅	孙娜娜	印晓品	赵美娜	张 帅	刘 芳	安莎莎	张永喆	于 强	张 菲
牟佳佳	王丽娜	徐 童	路 静	蓝彩风	冯昱昊	张 坤	姜登榜	赵 湘	李 楠
孙小川	刘 娜	曹晓清	宋远丽	辛丽鹏	刘 羽	马萌珠	申洪伟	朱 成	张彩娟
周冬冬	李文超	王 琳	徐晓梅	陈皖鲁	陈 康	于晓诺	尹 伟	李 威	聂倩倩
孙 蕾	陈 霞	毕梦梦	王 婷	邝雅梦	张丽娜	李秉寅	王艳玲	邓盼盼	金成男
周 琳	傅俊洁	肖 华	张 乐	耿晓妮	于珊珊	顾祥祥	刘赛松	宁润来	孙丽娜
任 静	赵 艳	刘洪芹	张 琦	孙毅菲	王晓晴	朱倩倩	杨 光	王君健	孙钦梅
丁婷芝	展笑伟	盛喜娟	林 琳	徐云云	宋 涛	齐海生	许 丹	韩 冰	范雪梅
王 欢	迟金凤	马文佳	高丽娜	韩 菲	张家明	张朋梅	刘鸿志	王 霞	吴元征
王晓晓	田雪芬	宗 艳	贾允飞	孙秋梅	张 凯	庄亚云	甄福东	万春燕	安文秀
苗 欣	朱欣欣	荆 云	王丽丽	成 敏	王 斌	柳大海	李 伟	王 蕾	李 洁
张 婷	刘成成	栾 霞	王尚允	段晓霞	衣春宁	高倩倩	任 瑟	陈姵仔	刘 佳
万雪雪	张静妹	闫奕君	吴建宇	陈玉婷	朱婷婷	张瑞清	王帅淇	赵 静	钟 昊

刘学玉	冯 娜	周 兵	王 凤	于 龙	李尧尧	宋丹平	田风明	王曼曼	张宗良
林海涛	王钧正	栾少波	石 磊	李欣欣	王淑花	薛 丹	薛怡琳	杨 丽	周荣娜
房瑞贞	刁嫣妮	张 平	宋欣波	崔玉芝	贾世冉	孔田甜	来晓英	刘 莉	齐惠娴
蔡生泽	王浩然	王 慧	王 龙	谢江徽	刘永莉	樊明明	董 琪	高 翔	朱秀丽
毛 静	高百鑫	付春辉	杜 森	王 红	姜 欣	张文华	何 花	陈 洁	刘 姣
田丹利	王晓婧	庞永波	姜文心	韩红钰	刘风姣	徐 丽	张 娜	张南南	李振云
李 慧	王春红	车桂林	杨玉超	孙继红	杨 帅	赵 燕	孙盼盼	李 洁	张甜甜
张 丹	高婷婷	刘岩琳	王 晓	李晓平	孙珍珍	刘萌敏	王俊岩	孙春蕾	陈玉梅
逯琳琳	顾郑慧	孙俊燕	周 彩	彭高峰	韩荣荣	姜 越	刘 璐	张海燕	董玉婵
张鲁安	陈梦梦	刘玲玲	孙兴坤	王 新	代文辉	刘得亮	于 慧	杨帅帅	刘梦姣
宋青山	姜妍玲	高 卉	王蕾娜	张 亮	潘 鑫	郝丹丹	于 蕾	孙翠翠	吴晓燕
杜昭霞	刘合亮	吕 鹏	张 丽	葛海滨	李 慧	李 林	战雅琦	王天玫	张 萌
王沛沛	马 璇	罗 丹	赵 婕	王大伟	马秀娟	王永佳	尹立辉	王世淑	张 衡
毕 宇	王 娜	于喜龙	梁金香	李珊珊	杨晓倩	刘文娟	王 鹏	杜 雪	姜 萍
庞立文	周泽华	张本峰	郭 靖	张 群	路 婧	孙阿妮	盛 健	靳永雪	王 月
冯 静	侯琳磊	贾晓静	刘晓东	卜德云	杜甜甜	张翠翠	常 燕	王 颖	孙晶晶
慈 天	尹 飞	崔梦丽	李 琦	姜晓伟	姚真真	袁红蕾	孙城城	邢娇娇	周 敏
王 宇	刘宗宝	倪照兰	刘珊珊	焦红涛	贺 雯	张秀红	华 伟	李志坤	刘晓燕
夏 琳	李慧洁	刘晓平	许茜茜	刘建波	王 燕	渠媛媛	解加达	范 娟	毛雯雯
廉佩佩	朱心云	许 婷	周 凤	高 瑜	李文菊	赵慧聪	孙丽莎	王秀佳	赵 丹
冯文丽	逄晓芳	徐 雯	徐 颖	唐学婷	宋莉莎	孙晓丽	尚培莲	吕瑛蕾	郑佳佳
杨珊珊	陈 佳	唐潇竹	邱 艳	李 静	吴文平	赵冉冉	王雪燕	王 程	何 洁
田 雪	姜彩红	吴学伟	王洪姣	王 旭	李明龙	宋洪艳	张 燕	张 鑫	徐 珊
邵明禹	丁 慧	张 翔	张 扬	张京涛	魏先悦	杨 乐	潘 雨	张 新	吴雯伟
郭双双	林 岩	苗红霞	冯晓冬	孟庆慧	陈 窈	周玉菲	孙文丽	宋秀梅	王晓璐
于 腾	张 丹	刘 婧	赵 辉	徐瑛蕾	张玉翠	周玉娟	王君丽	李 静	王英力
程学弟	崔亚男	柳彩玲	肖洁琼	刘秋媛	宿娜娜	夏银梅	张家丽	孟丽菲	臧 娟
王月丽	朱丹妮	贾斐斐	王文珠	潘旻升	马慧慧	姜 晨	束然然	马虹媛	卢晓萌
刘林杰	闫 清	张敏强	路 冲	范 培	杜 卉	张红畅	孙娜娜	郝少菲	盖丁凯
韩燕聪	李 倩	王 欣	陈筱旻	郭 红	丁佳雯	肖 华	于美丽	于暖暖	蒲建春
张晓微	于秀远	余文娟	孔令凯	姜 超	张 玲	赵 娜	臧 雪	黄荟颖	胡珊珊
李守蕾	郭 晶	李晓婷	王茹瑶	李利群	宋 艳	曲 静	王 影	王建丰	王梦雨
隋普城	白惠萍	彭 刚	崔淑梅	王菲菲	刘元丽	邱明秀	张 宇	孙 静	杨小玉
李园园	杨振凯	王靖雯	赵昌盛	钱宇婷	李雪梅	梁晓燕	苗萌萌	雷 珊	邢玉虹
张爱华	高清华	张军伟	赵洪山	贾媛芳	崔玉梅	王美铃	刘瞻琳	薛秀娟	高 宁
张 冰	沈孜颖	刘 雪	徐 乐	杨晓红	张晓庆	冯晓峰	李 建	刘 斌	徐晓芳
柴东岳	赵利鹏	薛 欣	姜润芝	杨玲玲	刘娅萍	王振艳	张伟娜	付 颖	范 红
魏彭辉	冀 静	刘 贝	马荣焕	赵政政	杨 菲	尹 莉	高新香	袁丽萍	于沙沙
刘 冰	孙志刚	胡乃友	曹源超	王 楠	杨 丽	郝宗佳	徐新秀	孙 芳	陈丽娜
张晓彤	郭长春	安 勇	史鸿志	王泽华	王 娜	姜灵灵	王 飞	韩 坤	邵 娜
张长存	吴登爽	冷鹏飞	张振宇	崔丽丽	李 霞	李亚楠	崔 洁	周 鑫	卢 婷
王广炜	赵蕙琛	朱绪华	王翠香	程世会	苏钰晶	王笑荷	王文采	毕文婷	宫晓菁
刘 锋	王盼盼	王素娟	郝德丽	王奉涛	宋燕妮	唐文倩	王 钦	梁延芝	徐一惠
李 娜	高雪姣	韩梦梦	张 娜	李姗姗	原晓娜	李海林	王伟伟	林晓燕	崔 香

王 辛	梁继化	姜 泉	杨晓君	宋正芳	马艳红	张鸿雁	王 娜	丁春林	孙丰帅
张 娟	王如美	刘玉玲	赵洪祥	牟 瑞	李翠翠	邱铭月	赵慧莉	张 茜	刘 锐
滕 佳	赵 鹏	刘超袖	刘翠翠	薛白雪	陶荣华	刘 晓	崔明清	徐 硕	孙鹏收
殷倩文	石 雪	刘永超	顾婷婷	徐明月	任 振	徐相飞	张德建	姜永臣	刘玫莹
张艳丽	于丽红	逄国娟	魏佳慧	庄 君	高鲁伟	李瑞利	崔 毅	苑广堂	孙欣祖
许 萍	韩 雪	于玲燕	林璐璐	李艳丽	巩美娟	张丽君	王 霞	张慧颖	苗翠平
王 梅	周 倩	王珂珂	迟 玲	黑珊宁	李 伟	朱玉华	张玉花	丁树芹	寻增艳
李 玲	叶 迪	沈 婕	赵晓荣	宋彩玲	王灯英	孙晓晓	闫晓芸	韩亚汇	纪金龙
汤 青	霍 宁	李 萍	周启闻	黎 新	王文娟	赵 晴	宋叶娟	于华月	肖金潭
宋文暄	徐凤娟	唐秀丽	赵美丽	王 芳	马明超	刘金霞	林苏杰	李佳怡	王 宁
安 静	李 娜	魏安迪	王冠君	贾瑞风	曾传林	魏京霞	王 丹	刘 佳	陈 萍
刘 洁	王晓娜	张 莉	林 倩	吕红蕾	宋 灿	管成飞	王 娟	许璐璐	申 青
管清芳	顾晓婷	孙丽栋	展慕蕾	徐 怡	游 进	李金涛	刘 磊	邱文亮	吴志超
王晓宇	边 辉	贾春芬	孙佩佩	于立学	孙映荷	季洪明	李曰平	郭春芝	姜英健
朱惠冉	徐非凡	于 红	李 骧	刘倩倩	张志坚	李守川	孟 臻	曲 超	马绪辉
姬 丽	许 静	翟媛媛	潘 雪	初阳蕾	赵志杰	王 琳	路扬勇	黄凯华	孙铁峰
禹化菊	徐雪姣	王 雪	姜 新	王海燕	李相峰	石华伟	李友西	王开宇	庄培涛
杨 雯	吴丽媛	赵 婷	冯文静	汤 迟	于腾飞	刘建安	董 科	王龙辉	程吉日
左秋琳	成 程	孙聪聪	王宝梅	王 敏	张相春	曲钦志	冯 超	刘 青	王永梅
徐颖超	刘 晨	孙珊珊	于 慧	张晓燕	孙晓智	刘 超	谭 斌	薄 岩	肖 顺
孙巍巍	张 帅	姜 雪	邹媛媛	单保华	焦 阳	张红来	王 聪	李 超	吕志祥
毛丛林	赵 丹	许宗磊	袁月婷	李瑞玲	张嘉峻	亓 超	刘玉坤	任 红	于腾飞
刘美霞	肖园园	高林林	张 茜	高玉山	邵明山	林 瀚	孙丕杉	刘 璐	姜深鹏
薛振江	郭婷婷	孙洪凤	张 群	周文杰	崔华磊	郭 磊	刘玉成	魏召年	尹 蕾
詹晓婷	魏 敏	钟晓玮	李绍杰	纪 欣	王显广	王 丹	张婧婧	袁延奎	钱卫龙
张晓南	宋 旭	李晓艳	刁健倬	王春珍	张振坤	杨康贤	王莉军	张 莉	潘珊珊
赵燕飞	张丽娜	张 雷	郑红霞	戴仲秋	崔 晶	张海国	肖海英	穆娜娜	赵 婷
胡绪森	杨丽娜	武春敏	李全磊	刘山秀	姜爱红	臧淑凤	赵 峰	万振芹	张国苹
丁美玉	梁 琰	徐艳秋	于 敏	姜 茂	郑明涛	崔 梅	于家盛	崔丽霞	姜晓礼
王希梅	孙 娟	赵佳佳	肖易辰	相世波	杨 慧	邱静谋	白志强	徐丽丽	芦文秀
郑 敏	杨 俊	叶瑞鹏	孙佳玉	管延林	张文山	韩树松	吕玉玺	郭文文	徐治玮
赵 华	叶 凤	陈 洁	许传玺	吴海东	郭秀花	滕 斐	孟 霞	张 莎	王妮敏
郭 丹	石莹心	姜洪丽	李雪杰	刘常安	乐 靓	隋 华	刘 霞	黄 翠	刘 正
牛壮飞	江丽丽	朱庆轩	崔连相	孙慧娟	王向荣	滕文豪	李焕英	谢立军	王蕴慧
张 雨	李 娜	张贵芝	郑晓文	宋云超	卢 凯	唐娇娇	刘辉旭	姜 娜	高 珊
苑晓倩	巩翠苹	李 妍	董惊心	朱晓晴	金 菲	吴相喜	邱吉娜	王 军	杜 涛
况彦栋	孙晓艳	逄锦娜	欧阳娟	刘双录	邹红芳	林志强	于彩红	孙云才	肖 遥
吕少波	耿国红	樊翠苹	李 倩	种法浩	逄玉凤	周 毅	刘新苗	高春香	栾红星
薛 芸	陆修峰	王 妍	王鹏飞	丁 霞	高 燕	穆岑岑	王涛涛	杨春媚	魏萍萍
鞠志涛	秦冉冉	杜芯瑜	戴德淑	刘 虹	彭珍燕	栾松海	齐春凤	孙伟峰	郭学德
宋丽娟	杨鹏鹏	冯文静	王 涛	韩 滨	刘学琪	曾祥慧	王清龙	张玉华	段飞飞
钟丽娜	王丹丹	王亚文	吴 萍	李 婷	董建明	崔珈铭	田 雷	苏鲁安	高苗苗
张 敏	张 茜	宋 伟	高 翔	边文超	王传燕	辛建坤	张素菡	付蕾蕾	李艳芳
王宗秋	于 婧	李 艳	徐娇娇	李小霞	唐腾腾	王晓丽	刘 利	李林浩	李金红

崔艳青	孙 菲	张新悦	单体花	孟秀一	李青青	刘相玉	代 梦	何倩倩	姜楠楠
周兆娥	李 辉	夏秀娟	姜萌萌	张 芳	盛圆圆	许郎运之	吕丽娜	魏春红	苏晴晴
李孟云	封振霞	宋立超	刘俊花	祝翠翠	纪文博	谭莎莎	陈丹丹	王 斌	高瑞娜
姜 宁	江 文	林雪飞	李龙飞	郭晓凤	侯学娜	贾培培	李 群	李冉冉	刘冬梅
李慧敏	胡桂英	钟春娟	丁 菡	唐凤娇	刘 霞	郭晓玲	魏国平	张 弟	朱 静
李村涛	党庆浩	王亚男	王 娟	黄 樊	丁燕美	张书岩	刘华言	高 冬	魏玉玲
李卓坤	孔 瑞	王 静	孙家浩	孙玉杰	张永佳	王艳丽	邢淑云	桑倩倩	臧倩倩
刘彤晖	蒋晓东	刘 哲	郎文娟	马 琳	曹丹丹	李阳阳	李冰清	丁 悦	宋楠楠
徐一心	刘述磊	赵宝华	王蒙蒙	林 宁	孙晓伟	王 敬	于福霞	王 潇	赵 晨
侯永新	李晓东	刘 汉	王 勇	胡 刚	崔 艳	杜 鹃	姜卫波	李 倩	李 晓
李 鹏	赵 波	孟 凯	邵铂添	鄢 伟	李彩云	王健强	王振苹	刘 潇	马春燕
危兆胜	郭文强	刘 斌	鲍 跃	陈岩山	武 伟	闫 鑫	张凤花	隋晓晓	张 慧
满晓朏	毕文华	孙兆娟	董利民	刘 静	鲍 宁	韩佳佳	沈 倩	王珍珍	褚夫梅
初 慧	黄祖洲	王青君	魏隆隆	张 瑜	林树翠	刘 娜	钟丽媛	闫菲菲	董萍萍
李亚青	徐立娟	李 程	王丽娜	刘倩宏	王 鑫	滕俊超	王 倩	杜晓妍	刘克红
王少文	马 新	宗秀红	刘晓鹏	冷雪艳	毛范范	杨翠丽	张春阳	张 惠	苏秀芹
李晓燕	曲晓丽	黄 梅	迟金梅	任娟娟	王曼瑾	王英姿	祝恩霞	王伟霞	于 鹏
侯 菲	周 静	陈 旭	冯 丽	王 娟	张妮娜	刘景春	陶雅丽	张 敏	王昌俊
徐晶晶	齐晓敏	梁丛丛	杨晓红	王文静	郁晓曼	马晓晶	黄秀东	李 娜	路宁娜
杨晓辉	姚 榆	谢秀平	黄 珊	王智峥	王艺茜	史燕青	李振华	姜丽美	董阿丽
张晓东	徐 芬	张 迪	杨晓慧	李 珊	宋梅香	王春叶	滕 娜	万敏敏	刘金凤
徐晓萍	韩 红	李丛红	金雅楠	王 健	许慎用	史李菲	杨 欣	朱文瑶	李 蕾
杜 鹃	徐江霞	王 倩	潘 婕	生雅琳	周 蕊	李 娜	钱 佳	韩 鹏	王亚莉
王华超	明丽美	李 慧	隋光丽	张笑蕾	任佩佩	张佩佩	赵晓红	姜山山	安伟娜
李育乘	管 晓	李靖宜	薛 佩	范翠丹	张珊珊	马凤霞	李玉娟	李媛媛	李 爽
张淑蕾	王 赛	董文文	耿珊珊	尤淑娟	于 琨	王秀兰	李新超	高 晨	王玫瑰
孟宪娜	王姿月	孙文文	王 新	周 艳	刘浩燕	吴放放	李 林	李春梅	孙 洁
丁丛丛	王佳佳	赵 阳	陈 杨	温 莉	程云梅	王雪君	王 青	徐 琨	王晓迪
于晓宁	王飞飞	赵 燕	鲁 忆	陈巧玉	李红霞	张希芹	张 欣	孙梦云	宋少武
魏 琳	吴晓凤	李衍霞	王玉霞	杜铭娟	周政池	杨 慧	李美娜	许丽娜	于仙迪
叶会芹	宋若桐	许荣荣	邓红娟	刘 超	宋箫红	刘翠霞	宋程程	盛翠翠	解祥鹏
张爱萍	由新婷	马佳超	张 帅	杜非妮	姚 君	徐 姣	王春林	陈玉姣	张晓梅
鲁 伟	刘 佳	李宜静	顾 欣	牛美微	张丽娜	陆沛沛	徐玲福	朱晓梅	于凯丽
王睿婷	尹雪云	乔 萍	田 璐	王 姗	唐 凯	付璐璐	王庆梅	徐兴法	周小凤
高丽莎	王少荣	孙 萌	朱文燕	林学慧	赵晨阳	刘子然	路 杰	吕秋兰	常兴华
辛 娣	马 玉	董晓军	王 飞	刘 洋	武彬蔚	徐晓娜	周志伟	王 波	宋丽晴
刘立洁	苏文文	郝玉慧	江雨辉	贾玉环	陶凤萍	吴康康	于翠凤	张津铨	王玉霞
杨 潇	张 雪	王洪旭	李福玉	薛 竹	于 颖	陈 燕	张筱秋	杨孝海	孙娟娟
李倩倩	张玉环	王 雪	卢晓艳	傅宁宁	王森森	赵尚飞	齐贞光	刘礼萍	左丽丽
丁相翠	陈晓燕	李 丽	曲帅帅	白 贝	董 琳	邓润钧	沈剑华	王 超	刘晓艳
房泰然	周新月	殷 玮	赵丹丹	柳玲玉	刘爱玲	赵 睿	张 旸	杨 楠	周瑞琼
潘建欣	隋盛楠	杨 波	刘月霞	白秀燕	弭 杰	李维宇	柴家超	徐 升	于 仑
党相娥	高 瑜	薛伟芹	高 艳	李 静	刘 超	马 芳	刘继鹏	陈 丹	王 顺
李永华	金 迪	吕亚丽	孙文文	郭 倩	衣 磊	孔伶俐	于 慧	张 娜	王百灵

陈红　孙博　张爱娥　薛伟　孙再兴
李甜甜　窦利强　刘凌　徐晶晶　金海君
韩春芳　李玉平　宋冰雪　徐兴晟　徐琛基
何志英　罗济喜　杨磊　张君鹏　陈敏
仲宝华　张迎中　高杰　刘鑫　丁易
张炎　张平　刘文亨　王丹　孙利娜
牟俊宇　孙纯刚　王丽　张彬彬　刘少帅
李清霞　周亚群　马万省　王荣　邹月柳
李超　骆效青　乔友进　赵真庆　吕洪福
冯遵义　陈照鹏　徐全宽　杨记农　衣舜
徐汉林　徐荣建　王清江　胡学磊　李好友
王磊　高升　董文灏　于淑媛　姜丽萍
闫瑞嘉　王寒　殷华蔓　徐方　周晓伟
夏一萍　赵静　赵陈培　李德卫　郑坤坤
崔嵬　李华　冷林　张志纯　胡迭
于梦丹　王楠　李长菲　张怡　黄立群
刘璐　黄丽丽　徐敏　邹雪　李玮
王琪　刘佳　魏海田　郭艳　薛迪
鲁连平　徐莉　霍桂梅　高雯　李金斌
赵杉杉　刘珺　乔琳　刘国亮　张洪峰
张金鹏　荆恩赐　姜硕硕　顾佩全　邱士玉
王俊伟　韩亚斐　张科　吕维宁　周春敏
宋现芹　张琦　傅晓晨　侯婷婷　刘倩
于真　刘樊　薛超　徐珊　段娜
崔宏霞　李卓运　刘杰　郭焕亮　李雪
王晓倩　王红红　王晓娟　霍丹丹　马明星
单丽丽　王莹　王玄　孙美霞　张维娜
张玉静　胡范刚　王萍　梁丽斐　王蓉
刘长姣　韩丽燕　赵海峰　管丽丽　朱阿颖
董雪　黄旭　连敬　段婷婷　王叶娟
李昀烨　张明艳　史飞飞　靳瑾　陆静
张学杰　程玉进　岳彤　安彩红　陈常贤
纪小纯　崔晓燕　付晓娟　李进　彭桂娟
丁婕　邵长稳　薛雪　葛新　于慧
李鸿翔　许焕丽　张言捷　李平　臧珂宁
周阳　李文静　刘永芹　孙勇　朱垚
赵真真　陈潇　冯丽芳　张英　赵兰霞
胡妍　李旭　王文玲　孟佩佩　张辉
戚艳艳　李玲玲　矫宽本　徐源　李阳
张秋灵　傅金　闵祥慧　朱忙忙　张强
张越　杨秀秀　许田田　马珊珊　胡晓文
张玉娟　赵金泉　李志涛　李腾飞　管晓蕾
廖倩　王燕　李存玺　徐长帅　陈昇广
汪帅　马昕　张新美　常越洋　程华龙

高健　武伟亮　薛芳　王永杰　丁赟昊
胡克峰　刘发成　王怀平　刘丽平　佟慧
王健　宋清山　李善亮　王凤婵　张燕
郝彩霞　王欢　马汝涛　殷宏　于泽凯
史文蓉　臧雷杰　李翔宇　张凤莲　王婷婷
张云涛　陈双泉　王文晋　肖凤鸣　董小硕
王欢　王惠玲　王维钢　纪毓钊　辛波
李庆　田茂金　李菲　邓芳　张晓菲
韩军营　王琳　黄真　杜中英　孙立勋
李迎春　高慧卿　姜敏　孙明真　周官睿
宋芳　王瑜　邵珠德　辛兆洋　丁媛媛
隋营营　宋应璀　徐莉　纪涛　胡梦倩
周姝君　张婷婷　范长欣　赵娣　赵娣
刘真真　赵飞燕　冯丽雪　叶君辉　袁璟
韩旭　张春艳　高树慧　戴晓蕙　逄承健
赵松帅　陶平静　吴婷婷　王海瑞　李媛媛
王娇　赵太星　张超越　李明心　宫苏娜
董浩　刘璐　王大伟　刘丽婷　殷小倩
马国强　马宏伟　张玉琦　黄兆娟　孙茂国
吴琼　周韶爽　徐洁　吴东明　高玉杰
刘畅　张静　王晓梅　王亚云　周晓虹
韩烨　刘娜　宋文鑫　李文甲　孙健
孙志新　王艺飞　刘云秀　田田　马明京
王志强　范苗苗　刘长英　于姚　刘如慧
赵龙　王先明　郑妍　尹晓蕾　冯超
尹发明　陈丽娜　王兰兰　刘尚策　耿维平
满文心　鞠晓晶　邱文竹　历思好　矫翠翠
刘慧　王春红　袁青宝　何甜　韩树贤
胡范祥　赵伟　杨静　刘晓　高志位
于晓莉　姜召峰　秦虹　郭曼　赵芝梅
徐菲　刘明　杨斌　安宁　程敬敬
杨雪　陈文秀　李晓　聂晓飞　吴大鹏
张宏岩　王荣荣　徐金鹏　谭坤　徐常力
张超凡　徐熙鹏　姚波　王健　刘金泉
冯帅　杨君　孙振　万有栋　王睿
江泽宇　朱国腾

初级（师）（3424 人）：

刘晓宇　韩金秀　巩方旭　薛丽　任文文
刘敏　李洋　孙霞　逄淑江　都风平
程雅洁　阮迎春　刘荟婷　姜腾飞　盖晓英
官洁　单正宜　张博华　刘江民　张帆
韩星　岳庆云　任建婷　庞星佐　朱振超
黎美霞　李作勇　考君　王胜磊　姜丽丽

王 现	鞠冠华	孙双全	王吉星	张伟华	秦浩鑫	李胜兰	曾文斌	姜钧海	毕晓晗
张云飞	刘 爽	邹林原	郭天然	王瑞娜	赛 雪	刘春蕾	乔 羽	朱文倩	姜晶晶
苏清安	陈 锐	文 宁	高兴义	张鹏飞	李鲁飞	翟耐荣	张宝凤	王 瑜	王园园
陈 凤	吕丽坤	陈佳佳	乔春悦	吕明霞	刘 辉	路惠婷	尹 飞	刘心雨	崔 峥
张向晓	戴宜君	石孝丽	白 迪	宫泽恩	王 佩	孙晓娜	刘欣欣	刘育宏	吴 君
严亚军	徐孟辉	林翠翠	丁文龙	褚藤藤	刘 晴	牛 倩	于伟洋	赵园春	朱静静
王红妍	崔仁宇	陈复兰	崔振东	乔聪聪	王双双	李帅杰	吕 霞	李艳红	郑 冬
姜婷婷	齐红艳	李浩然	杨晓庆	段庆芳	周 凯	李晓甜	温晓云	张 娜	魏建鋈
李 颖	别同伟	谭立煌	王宝玺	张新菊	孙 慧	王莺晓	苏传婕	牟爱影	李蓓蓓
潘思慧	梁雨寒	李旭利	周丰祥	仪 阳	张婷婷	郭 洋	张栩栩	宋晓云	韩晓静
张昱钰	谢 扬	毕云菲	李晨冬	李盼乐	滕晓飞	崔 雪	王 雪	丁晓云	赵心颖
李 宇	许丛丛	王 钊	慕家平	姜雪莲	郭长庆	张 澜	王培香	战晓燕	刘 琦
赵建准	褚洪锐	姜朱珊	邸田田	周 洋	徐 蕊	徐雪梅	丁凤凤	陈倩倩	王 雨
孙臣瑛	王道晴	崔 倩	陈治宇	武子英	冯金凤	王鹏钧	孙晓玲	张淑娇	杨 霞
崔金鑫	王一安	胡 幸	曹 崇	刘竹君	张红红	张 瑜	纪雅宏	许兴华	赵芳玉
吴秀敏	周振军	宋 帅	付水源	丁秋雨	苗志辉	张 娜	任业华	姜雪妮	马雪莉
李 昱	陈 璐	孙 晶	李文静	纪沛姗	孙晓庆	滕 悦	杜丽杰	高正欣	薛心怡
王 虹	王彬杰	利文凯	刘 颖	刘 扬	张梦媛	庄 骅	薛淑娟	李文硕	李 瑞
纪松花	尚亚杰	苏 峻	刘 强	刘 超	姚久洁	孙如欣	苟文雪	于佩君	宋宇山
王鹏辉	孙克豪	孙妮妮	王亚萍	庞春晖	黄贤申	陈 红	王俊娜	张明霞	张纳鑫
江振兴	王小彤	梁玉洁	张胜男	王雅馨	董 彬	祝新塑	江丛丛	兰柯慧	刘千会
刁尚业	安景皎	王 艳	张梅红	董婉洁	周依依	吴媛媛	贺晓璐	刘玉娜	于程程
张 野	刘雪丽	林 萌	王 迪	高 静	郭程鑫	乔 雪	车浩男	傅 蕊	刘盼盼
赵雅丽	于笑笑	展云涵	周苗苗	董咏菡	苗玲玲	邹 琳	孙 楠	刘乐乐	李镜楚
曹秋宁	林蕾蕾	郭煜宣	于孟琪	阎 肃	李梦洋	王海秋	王展娜	徐雅静	马 凯
肖慧慧	任吉平	齐绪欣	王好玉	仝 乐	解彩婷	王如意	徐丽萍	王晓锋	许文静
苏丹宏	李 喆	宋苗苗	武 再	苏 丹	韩秄健	纪盈盈	王 馨	史伟萍	兰欣欣
商云禄	沙田田	袁 霞	张 旺	李君迪	栾晓洁	田 月	李婉荻	黄 晶	沈 洋
郭丰硕	迟鑫鑫	孙利英	高翠芳	徐 欣	李 杰	沈孟云	鞠丽娜	纪 艺	郭 超
郭建伟	李漫漫	李雪凤	刘玉敏	马 萌	孙艳梅	刘永洁	杨茹梦	郭 茜	张 雪
刘玲利	孙贝贝	王 楠	胡 雪	刘敬云	杨 冉	荣丽娜	郭晓莹	徐若双	金 晨
李 雪	褚春艳	于江菲	张健萍	陈 云	刘聪聪	郑 婷	张 艺	张 玉	林盈状
鲍辉冉	郭彩凤	徐 坤	何倩倩	张 研	王 安	张向敏	佟美欣	韩 雪	赵 珊
王少洁	于 姣	高馨蕾	刘雯超	吕文慧	韩 翔	黄星晨	王 琦	高 缘	何 琦
王 洁	宋艺璇	王 蕾	周含笑	徐 艳	张 洁	高 娟	刘 珊	孙 磊	徐 萍
刘欣仪	崔 欢	任程文	朱晓丹	鹿钰灵	崔凤华	杜 娜	张乐圆	吴胜男	殷莉荔
冯 蕾	汪 翔	李慧华	薛 楠	曹魏靖	薛黎晨	王熙来	薛 莉	尹风霞	马晓钰
于丹苹	宋 洁	赵 娜	汪 静	徐文婕	张云双	田 晨	王彦良	董瑰枝	李亚男
丁春晓	王梦婕	薛 秀	周 娜	李美鑫	冯晓艳	于林燕	孙雪飞	朱镜瑾	李长谦
袭迎春	周晓佳	孙 惠	张 宇	姜 辉	杨媛珺	李 静	张梦雪	张婷婷	栗彩霞
刘 妍	宗 超	胡春艳	王文萍	王 琦	纪春琳	才中慧	张 悦	武育旭	高 娜
敖 雪	陈倩倩	朱雅玲	锁京丽	宋燊飞	黄海丽	王淑燕	张 妮	刘奇奇	康艳玉
张 震	孙雪洁	王 芳	张 丽	王超洁	王瑶瑶	廉珊珊	王 雪	钟 翠	徐立安
张丽媛	张淑敏	景会梦	李建英	张晓庆	蒋正评	韩沁妤	孙阳坤	徐心雨	袁欣欣

孙婷婷	陈 杰	李 莉	李 欢	刘 敬	张靖翊	师长丽	孙永娥	伏 昕	陈国红
韩萍萍	刘 璐	刘 琪	姜笑笑	王胜超	孙 巧	张 敏	吕喜萍	刘 琪	王 妍
任雪棋	赵 坤	韩维伟	袁翠翠	孙凤娇	赵粒汝	朱君茹	徐 静	王健伟	王雪琪
孙彤彤	王瑶瑶	聂鹏宇	刘志娜	石辰莹	于小清	张科颖	张祥蓉	丁玉琳	张 洋
张 晶	杨舒宇	马思思	刘文强	王 丽	朱柏宜	孙青青	王 菲	王倩楠	陈 鹤
乔 奇	朱爱萍	吴鲁男	岳俊男	李云翯	栾晓茗	刘 璇	张耀元	赖婷婷	董春梅
张新明	王 玮	崔 健	张佩佩	牛一竹	王 真	侯 涛	刘 丽	赵晓怡	赵 玮
魏晓玲	黄 威	孙茂梅	陈 阳	徐 洁	郑彤彤	付 姣	王 菲	曹海霞	王玉玺
李欣悦	李博涵	黄佑红	吴雨帆	王璐瑶	赵秋雨	蒋淑真	李丹林	张 瑜	李冰杰
任田芳	于彩艳	苗婷婷	潘 露	张晓铃	沈微微	刘 丽	岳聪聪	邴亚丽	王淑娜
周婷婷	王格格	于海娜	李兰杰	毕安妮	曹方昱	杨 鑫	任警娜	杨金荣	康媛媛
韩翠萍	张佳慧	孙秀秀	邹慧丰	王筱晴	宋田瑛	刘莉莉	张小慧	何 聪	王 静
王怡方	李艳丽	赵丹丹	徐晓飞	王亚飞	张 爽	周茂华	杨玉霞	张雪薇	许宗珍
逄佳慧	张 婧	宫晓燕	张兴旺	候鲁园	刘亚亚	后亚霏	朱 戈	唐 艺	徐 慧
王 敏	璩婷婷	邢 越	孙素素	张苗苗	刘 婧	史秀妮	管欣怡	王 晶	谢玉娇
刘代红	渊鹏鹏	罗 娜	王惠仙	牛会秀	邵文文	安凤佳	孙小卫	刘 煜	李彩朋
周 艺	邢亚男	牟新月	张瑶瑶	张晓璐	薛 妍	滕紫云	陈 莉	李 丹	李 雪
张丽娟	杨 苗	孟祥敏	韩 仙	何中欢	林凤娇	孙之娟	王 悦	吴 琳	赵 璐
姚秀娟	张 超	崔艳春	王 慧	张楠楠	马跃如	王 琦	韩小美	高雯雯	徐宇航
赵 倩	强 奕	公芳芳	刘 荟	郑世娇	张小娟	赵学梅	程环环	孙 华	尹新萍
夏 丽	于雯姣	张 雪	林殿丽	万一敏	于珂鑫	韩栋栋	徐 芸	刘云云	李苗苗
张 薇	方朝霞	原少梅	贾丽静	邱丽娜	崔文聪	段潇宇	崔凯悦	许传蕾	张宇超
栾延爽	何晓菲	于明晓	宗苗苗	姜彤彤	陈天娇	刘莉风	宗志丹	田文书	王 璐
昌娜娜	辛 敏	时一平	张 慧	吕双宏	高婷婷	李 娜	杨国玉	战梦梦	王鹤儒
兰彤彤	陈 燕	张晓玲	宋晓晗	徐龙飞	周维芳	刘沛沛	邹 丽	宋 靓	于成林
何俊雷	姜玉琛	姜晓萌	吕海菲	孙如意	林晓媛	刘恬恬	文静静	万雪梅	代黎明
徐 昕	王 倩	田 润	章利微	王成铖	满俞含	许琪苑	林 红	孙 晨	刘 潇
栾豪豪	王璐璐	王妮妮	马会莹	李晓佩	李丛丛	焦晓俊	赵 博	陈 雪	王婧阳
倪 艳	冯 毅	于 杰	姜 珊	徐 帆	崔坤鹏	王梦帆	王蓓蓓	张靖旻	于艳宁
张金环	管雅梦	李 俊	张 倩	邢金梅	丁华芳	刘 雨	徐全菊	唐 倩	逄泽蒙
马玉琨	蒲文雪	周萌萌	袁秋蓬	徐晓道	赵露露	董亚亚	张 一	孙婷婷	吴增娟
孙晓艳	孙秀涛	李 欣	周 娜	刘婷婷	姜 卉	姜盟欣	沈 羽	胡菲菲	王春凤
齐风雪	孙凯悦	孙志静	李文雍	杨 杰	薛 同	王亚赛	马雪惠	于倩倩	邢 颖
王梦雪	姚俊俊	毛苗苗	马娅平	毕亚楠	尹佳丽	曹为琼	薛慧伊	刘华超	安 菲
苏百华	徐宜楠	孙丛丛	徐 源	黄妮妮	毕慧萍	杨桂雪	薛 飞	孙金雪	郭玉婷
杨舒雯	孙袁芳	孙雪燕	侯文璇	刘亚萍	高 晗	薛 慧	李俏怡	王 慧	周宏亮
江 斌	杨 宁	李萌尧	解 萍	曲立鹏	张 文	崔 晓	张 玉	黄旭东	戴琳琳
李玲玉	单冰倩	李媛媛	牛少锋	刘 倩	康 卉	刘雅楠	付佳敏	高 倩	姜 柳
马欣欣	吴权恒	于洁浩	秦 雪	史丹丹	杨秋玲	张梦楠	李倩倩	王潞媛	傅 琪
马 天	冯慧慧	赵 帅	尹文杰	王新园	李 晨	王 鹤	任星宇	王亚惠	王 欣
迟军艳	栾 娟	刘梦雨	孙晓娜	王彤彤	李超娜	周 萍	庄 琳	郝春雪	姜丹丹
陈 萌	孙雅萌	刘晓琳	邹晓彤	陈凯丽	牛青霞	常仁香	杨景堂	姜群飞	刘佳宝
战 晓	夏 菲	刘鹏程	谭 越	张 箫	付晓青	邓 跃	崔亚平	马绪青	李增秀
庄 慧	宋雪婷	柳 焱	任 佳	马淑媛	修晓涵	于乾乾	王 骞	曲新华	柴清红

解美艳	李晓飞	张益玮	江 熙	纪美琪	刘玉明	张 烨	曹开红	刘 鑫	牟娅薪
韩 辉	侯春晖	杜 玉	孙梦梦	崔彤彤	魏 彬	韩 宁	杨 静	于 杰	汲雅儒
王冬霞	常 红	戴文平	张梦圆	仇昊玉	崔玲玲	单晓鹭	潘羿璇	黄 慧	王 伟
焦玉鸽	吴云云	薛 涵	郭欢欢	吴 晗	王海燕	苑 莹	王亚楠	初建辉	姜春梅
牛 群	王康宁	吕恩惠	左雯雯	迟淑玲	吕玫洁	徐鲁贞	程晓琪	周 超	武 蕾
周嘉慧	韩 梅	殷茂超	刘欣怡	刘小萍	纪 奕	解莉红	晏 蕾	张正云	由 扬
杨一帆	赵 方	丁 晓	董 珂	崔 玲	刘怡含	王 瑜	张彦鹏	赵启琪	窦春玲
郝 鹏	刘 杰	王晓辉	许丹阳	蒋素萍	王 健	武景钰	谭美琳	赵伊莎	王 璐
赵 佳	赵 媛	赵淑红	韩世晶	杨萌萌	李腾飞	李倩倩	田珊珊	戴小玲	耿 涛
徐 月	李 慧	程 准	孟繁强	蒋 慧	姜彦辰	陈秀华	李建喆	姜佳佳	郭 丽
宋晓燕	李亚楠	任文静	李炳秀	李烯玉	郑凤艳	王雪晶	周玉洁	范 珉	朱世婷
王 晗	薛文涵	周贵贵	尉文奇	于明珠	徐 晴	李婷婷	韩程程	徐 凤	秦文燕
贾玉琪	李 文	刘程程	陈 琪	孙 岩	王玉娇	宋爱玲	高文超	付翠玉	徐书琪
李玲玲	王 欣	李 静	黄苗苗	邓婕茹	杨 婧	彭荣玲	袁玺玺	苗璐瑶	范明雪
隋磊晶	卢 堃	赵姣姣	宋林柏	迟晓艳	朱佩佩	朱 欣	王 肖	秦 莉	张立新
王 晨	柳丽丽	金欢欢	于笑笑	张 琦	仲维玲	朱 帆	孙伟丽	迟林林	付 健
张译匀	黄晶晶	赵 会	李 超	许程程	刘沙沙	王璐凤	耿 欣	董怡旖	傅明峰
林 倩	张诗琪	王琳娜	崔子辉	于春云	耿燕梅	李淑媛	高晓艳	史 晶	刘树欣
唐 飞	邰会利	张 倩	王康鲁	尤崇祥	王司华	任亚宁	王佳佳	李荣翠	孙淑霞
张瑶瑶	黄俊艳	解晓萍	于梓萌	孙 健	刘 洋	闫 萍	郑海伦	崔秀秀	侯佳丽
姜彤斐	刘潇洁	李 欣	赵菲菲	邵 翔	李 静	聂秀晓	万孟杰	王 玥	咸 琳
于 滢	宋 雪	刘 倩	郑 淇	柴 坤	张婷婷	管 倚	张 雪	李文娟	赵 霞
陈晓宇	陈晓燕	考倩男	仇欣欣	王青云	高 蕾	张成成	李 红	张丹旎	邱明月
逄泽辉	陈金冉	黄 鑫	李雅茹	宋婷婷	林彩辉	马晓艳	周巾雁	张文菲	王晓燕
贺晓彤	何廷廷	王 蕾	庄瑶瑶	王兰心	曹志诚	王晓艳	吕 玮	刘文倩	周 群
姜 毅	孙媛媛	李 梅	柴雨秋	吕 娇	孙丽燕	张文晖	金文辉	程祥梅	孟凡婷
刘 敏	唐晓梅	贤 敏	刘鑫园	李 婧	郭常慧	庞明鑫	孙云秀	杨惠媛	刘云婷
石 瑜	韩雪婧	崔古瑞	刘 晨	丁凤兰	管 超	刘 欣	薛 珂	张秀琳	史 怡
陶雅婷	王 晗	王 营	吴新璐	徐见见	许展华	臧云清	毕丽娜	张文倩	王胜男
徐一铭	张玉杰	马 丹	赵少萍	渠雪寒	姬 梅	金 帆	王 珊	张文艳	马腾腾
韩美杰	张晓琳	左雅靓	牟 赫	万洪梅	张倩倩	陈晓锟	欧文玉	赵璐梦	张栩栩
李程程	张雪梅	王 璇	王蓉蓉	潘金华	王梦娇	张 宁	冯聪聪	韩笑笑	张籍方
薛 藤	樊传奇	张 欣	张 梦	王思怡	徐雪燕	许文霞	张 千	梁梦瑶	吴玉雪
张 梦	刘晓莲	赵筱雨	刘长燕	陈 笑	董文贤	焦晓倩	刘淑洁	耿 芹	赵 斐
孙立颖	左凤姗	魏 祎	李 雪	王永超	鄢文丽	杨亚楠	隋晓静	史宁宁	孙 凤
于 敏	戚婧怡	王晓艺	初明茹	孔方圆	阎甜甜	刘运美	蒲 爽	刘 红	葛晓静
辛 杰	张 旋	宗志林	高爱华	王 晨	耿晶晶	刘 娇	谢 冰	邢惠萍	杨帆帆
许 好	丁 超	姜海萍	许 迅	李 娜	褚海琪	毛孜聪	刘升蕾	卢芳秀	毛锡英
徐 敏	张 喆	杜 娟	李佳奇	胥程程	陶双双	谭 磊	王 鑫	姜 倩	纪雪萍
徐 婧	杨玉峰	张 婷	吴亚倩	张妮娜	包 蕊	王晓风	邓贺超	王莉莉	宋倩倩
祝文莉	苏新俊	臧崇上	廉 红	王 煦	樊 杰	许晓帆	徐晓庆	王 娟	崔玉杰
邱凤娟	魏 婷	安娇红	张 丹	崔 婧	山 雯	崔晓萌	赵晓君	刘晓东	徐佳慧
辛太政	孙 琳	王翠晓	宋士萌	毛婷婷	张 鹏	陈英花	刘 东	孔 雪	崔 萍
冷静静	赵显鹏	纪岩晓	宫明月	马洪骁	董春玲	刘 菲	张君竹	董新宇	王 硕

李欢欢	杨丹丹	耿晓喻	张显慧	薛菡	邹婷婷	刘贞贞	仇乙茹	宋芸	李晓岩
刘迪	张美玲	孙蕾	陈慧慧	李阳	史乙彤	封晨晓	范莹莹	刘文月	程飞
唐梦群	赵丽双	邹鸿雨	宋笑	薛永慧	陈赛凤	于萍	李冬梅	倪梦晓	刘心怡
赵焕焕	邵宇	陈云	杜星彤	李倩	张嫄婕	张思琴	于淼	臧淑彩	祝晓菲
于璐	李婷	徐帅帅	王月	余蕾	刁淑妮	王文英	李倩	孙珊珊	张悦
王雨下	吴欣睿	李梦琦	尹彩英	于会杰	赵雪君	纪家华	宋晴	黄伟平	邹江峰
张翔斐	张晓莉	耿福倩	董旭坤	代娇娇	曲田田	王丽丽	袁新宁	祝青	金铭
荆潇	孙晓妮	程睿	宋知春	王馨靓	崔美艳	全晓丽	徐凤腾	江伟菱	陈梦雪
王文杰	刘金新	温博	许梦璐	黄萌萌	刘月娇	孔文婕	宋娟	张瑶瑶	张婷婷
唐瑜蔚	孙涛涛	迟雯珍	任春燕	胡曼	柴玲	孙丽	高甜甜	王双双	褚智
侯春燕	李静	刘风	王丽娜	李甜甜	张盼	李梦梦	韩晓燕	朱晓宁	陈元甲
李盈	刘超	李若宁	滕佳佳	苗晓琳	徐慧	张炎	高丽	赵静	景钰
王玉婷	冷姗姗	徐静	张程程	马豪杰	韩倩倩	邹藤藤	李宏佼	李丛丽	郭嘉
蒋晓芳	赵晓丽	许文静	董冉冉	孙艳玲	解晓晖	于娜	张珊珊	张乾	曾媛
朱文超	王翠翠	刘飞杰	王小彤	李静	刘亚军	刘兴灵	韩雪	肖宇	魏璇
高颖	管晓丹	孙艾丽	于彤彤	王娜	林娴彤	万洋	房雨杰	郭超	孙亚男
刘珍珍	徐雁凤	戴晓艳	左文华	代笑笑	张丽丽	赵丽媛	安文静	张玉萍	杨鑫
卢洁	牛蕾欣	姜丽华	李静静	高萌璐	杨令梓	王宁	董非	张晓	宋艳
尚春娇	曹楠	史伟芝	王丽	尹艳梅	张影	薛淑萍	赵琳	孙静	岳聪聪
郑俊雷	顾晓菲	张华	葛芳芳	王娜	修浩	王雷	李合	张伟	王咪咪
张珊	綦腊梅	张清	李艳艳	卢赟	王钲鑫	王智民	杨一鸣	张超	张港静
赵斐	刘静	陶莉泱	于旭红	孙倩倩	汪笑	孙雪芸	王俊	赵丹	吴霞
王天昊	代宝慧	王瑶瑶	陈晓晴	孙悦	孙程程	牛晓菲	刘雨	汪峡	刘培
李红	田灏漩	孙世玉	隋晓凤	李文秀	范佩佩	刘国苗	刘翠翠	付贝贝	刘亚玲
陈楠	张倩倩	吕肖妹	郝英君	刘起荣	曹姗姗	刘晓燕	段佩欣	王晓菲	王菊花
张叶花	姜梦瑶	耿鲁琦	刘翠娜	张杰	鲁玉	刘成成	范梦娇	刘淑萍	杨天雪
王文蕾	王馨翊	姜晶晶	孙彤	汪昱晔	赵俊彦	纪凯旋	陈炜恒	谭园园	王萌
任学臣	程美佳	赵坤	丁帆	尹纪翠	张丽萍	贺美玲	张琪	王丽	张文平
殷美玲	刘倩倩	滕跃	张静	徐璐瑶	邢亚旭	王慧颖	葛梦梦	鲁志华	柳欣
夏群	张璐	贾杏	韩蕾	冯敏	庄煜	赵伟霞	华玉婕	秦璐璐	于晓梅
薛翔	陈炜	李静静	徐静	王梦	王慧峰	李春艳	张颜	王子妤	王朋霞
胡文倩	张丽萍	王绍凤	邱志鑫	董梅	卢葆华	张馨悦	张菁华	管文	叶丽君
李林风	罗欢	代秀欣	邢书心	刘晨晨	姜琳	程雪	高蕾	来顺萍	林璐璐
李媛媛	王玉瑶	王敏	黄蕾	于琪	于蕾	房丽丽	李雅洁	曾辉	陈恒
何彤晓	涂凤瑶	赵双凤	陈安冉	李慧	冯麒璇	薛欣茹	孙焕瑶	徐晓彤	窦文秀
韩亚男	崔虹	赵雪姣	王森森	解晨晨	高赛赛	王蕾	匡荣慧	李彤	谢妍
孙肖肖	张燕丽	孙壮壮	张爱欣	董豪	陈菲	于晓彤	张雷	王雅妮	付翠翠
刘泽群	王浩	彭海霞	尚禹彤	倪良成	隋笑笑	麻洁	焦倩	綦祺	李淑萍
张春雨	王梦林	孙文英	匡泽洲	金环	胡婉诗	李萌	宋美妮	陈亚男	徐岩
刘萍	王秀峰	张惠文	王璐	陈玥	张丽	李萧萧	张秋硕	于文琪	马强
迟雅楠	崔宏伟	郭洪霞	侯晓菲	李铭锋	李红静	宋菲菲	季本丽	邵燕萍	王楠
李妍	李智	宋晓宇	王健	张佳辉	徐晓鹏	王青	张琳	张莹莹	高萌芸
张敏	卢毛毛	何宇	王慧	程聪	张婕	黄帅	陈天资	蒋春凤	孙乾乾
左徐娇	崔雪	江茗彤	吕晓娟	陈艳楠	魏梦婷	逄楠楠	李媛媛	孙伟	徐双燕

王莹莹	宫晶晶	王雅琳	宋杨	国晶	宿莉敏	曹守惠	王树珍	马小辰	曾银银
詹梦	马俊	刘雪丽	孙婷婷	林慧敏	孙奕	方丹	姜沛杉	江晓琳	牛杉
孙光晓	李怡慧	于超男	苑慧慧	周晓霞	万雪蕾	刘晓彤	王雯	李娟	于敏
陈静	岳洁	刘珊珊	孙燕红	吕旭飞	毛晓飞	徐照玉	李欣	吕娜娜	刘畅
张春云	李群	王雪艳	陈蒙飞	赵薇	田福亮	房晓	曹景月	步丽波	宫慧
王洋	冯芬	李淑霞	刘文静	武春雪	梁淑贞	崔洪燕	陶莉莉	张晓	刘梅玉
苏潇潇	林潇潇	王倩倩	于杰	刘萌萌	邢蕾	沙静	江莎莎	刘慧	李涵涵
张静	孙倩倩	徐晓喆	袁梦雪	臧宏慧	姜佩佩	李磊	曲伟杰	张瑜	蒋梦娜
王婷婷	邢鑫	林璐	刘佩玲	丁文惠	王雪	张媛媛	柳丽影	刘晓彤	董佳
李瀚田	王玮	韩赏德	苏晨晨	张袁	刘芮	孙敏	邵祺	辛晓辉	张璐
田永	于敏	曲馨	周丽雯	姚晨	刘雯	李红芳	李慧明	刘静	丁鑫
王燕春	历程	宫凯旋	曲春艳	赵旭霞	颜研	倪文玉	杨滕滕	宁乐乐	宋修萍
杨滨	王然然	王民红	于爱莹	杨秋萍	尚婵	李慧	牟文莹	赵方菊	王立臣
吴雪艳	张秦	张雅青	张鑫	姜述翰	徐遥	刘静	苏亚辉	刘杰	袁丛丛
李丽娜	曹永晓	盛舰瑶	矫媛媛	丁丽超	尚微	勇梅颖	张琦	张鹏程	刘莎
刘秀秀	刘咨言	孙怡	董俊楠	李玉宁	宋丽丽	韩雨	刘艳宏	董云泽	杨海利
耿文静	袁海霞	殷梦阳	刘晓飞	桑帆	赵麒瑜	宗瑞锦	张维雁	朱蕾	王琦琛
刘红梅	王镁祎	王颂娇	任静	孙华	王晓峰	王月	吴圣华	解英	朱朝阳
刘赛	马晓帅	邝文飞	张艳娇	周晓宇	周颖	陈方	谢文兰	徐丽智	殷雪峰
况晨曦	高金玉	矫成成	詹航	时月华	梁丹	陈韶华	崔莉	冯敏	王晴
兰萌萌	李雪	李春婷	沙之博	徐超凡	王淑君	王翔宇	王晓晓	徐海燕	付晓莹
张佳慧	李晓婷	徐沛	陈晓丽	钟慧	辛梦瑶	刘晶	高君艳	王倩	王瑞
王萌颜	任双园	魏居宁	王超超	赵怡	姜琳琳	雷亚军	王鑫	王亚楠	乌宁高蔓
张洪梅	江秀霞	许维洋	吴艳	邵文君	王敏健	王琪	李涛	刘璇	王颖卓
殷萌	张梦坤	孙丽君	宋庚真	朱浩杰	王子瑜	吴晓瑶	苑宝娟	侯潇	张倩
曲鑫	赵婷婷	石林	王金婕	高佳	于佳	李玉琳	赵绪彤	王晓晶	冷佩珊
王金阳	赵影	周珊梅	崔昶	李东儒	赵志文	沈夏楠	王延欣	董晓	李淑婷
孙文洁	袁阔	高杰	宋天成	陈晓慧	焦旭菲	赵晶晶	张玉婷	吕爱迪	高竹
王健	王玉媛	林艳	史柯	李素娜	王加振	王群群	桑晨晨	王冬雪	王敏敏
房晓	李雪	赵迪	薛婷	张颖	张宁	程秀	夏凯旗	辛静	徐慧
王俊青	张雅利	刘庆伟	邱筱婷	林婻婻	张乃媛	陈晓	陈淑婷	陈琳琳	杨文辉
徐美娟	金梦婷	黄鹤来	姜榕	管培美	颜君	高朗朗	张路彦	张慧	张成志
陈颖	张珊珊	杨旭	刘艳	刘梦园	段亚龙	高明慧	刘泽香	刘伟	刘冬蕾
史金梦	付昆	燕菊	李文杰	吴婉萍	宋洋	刘杰	蔡春旭	纪雪飞	孔慧慧
王欣玲	陈欣	张晓燕	陈萌艺	吕会彤	李思宛	吴琼	王佳讯	方堃	李璐
王璐	赵莹莹	蔡玮	黄彩暖	李东鸽	刘丽娜	丁馨	滕雪萍	毕淑联	林蕾
李欣颖	安丰琴	孙孟珂	牛军	王声韵	孙昭晖	姜文超	赵晓宇	王晓芸	吴若森
赵慧	刘楠	崔晓钰	李青平	纪华超	刘梦凡	王鑫	王旭莹	孙娜	徐婷婷
朱莲静	徐璐	刘立荣	李童珍	崔娜溪	初璇	金岩	邵晓彤	王慧	战秀峰
王晓恬	蔡宝华	王显美	王帆	魏爱新	郭安其	华鑫	王玉环	李姣	丁丽丽
隋晓萌	陈美洁	付丽霞	孙春梅	李芳	孙志宏	刘晓玮	周立荣	邓恋青	李梦瑶
陈晓辉	王秀秀	韩贵业	冷咏芳	王丝雨	王予祺	刘莉	孙燕燕	蔡玥	赵炯毓
王喜梅	孙新辉	马运丽	于晓敏	李孟菌	李玲飞	朱逢宝	牟家宇	张婷	孟琰
李文倩	葛欢欢	崔重阳	宫雪	崔穆华	黄晴	崔铖梅	郭萌萌	韩佳佩	刘凤茹

李春霞	陈琳	肖承君	于娜	焦瑞翠	杨晓华	臧梦诗	刘鑫	王璐	刘海娜
张彩云	李妍	陈成林	赵睿君	周宇	徐维维	李欢欢	刘倩	武琼	王晓彤
郝梦真	赵翠	孙文慧	孙铖	李燕	王丹	朱雅洁	邓鑫	毕晓菲	李亚冉
徐瑜	王苗苗	管甜甜	赵诚	王佩	陈雪菲	陈惬	王文倩	刘茹楠	马珊珊
闫会敏	王家琪	周瑞雪	赵淑冉	于艳	于燕	衣琴	吴金燕	刘德欣	刘琪
姜丹凤	王苗苗	陈小妮	赵玥	林俊	匡晓雯	李艺	许文琪	王丽君	皮站路
史文虹	王云	张雪	赵丽丽	匡菲菲	江瑄	崔净净	李莹	侯慷	郑涵文
陈佳宁	周怡	贾采	汪雅萌	韩蕾	徐真	郑萌玺	宋佳欣	许玉珊	冯程
刘彤彤	王明丽	郝菁菁	史亭亭	高倩	张丽伟	王洁	贾晓萌	王倩	付金林
吕妍洁	张佳伟	梁爽	丁书凡	孙华	范迪	吴璇	亓鑫玺	迟芳芳	张维
赵正亮	艾珂欣	崔艳玲	李姝敏	王胜楠	刘园园	程珂	杨洪苗	邝小迪	王庆
孙玉洁	陈立英	耿晓涵	李青原	黄河	王亚男	林彤	姜晓娜	王雅雯	贾文莹
孙洋洋	董晖	张甜甜	孙荣芳	王燕	芦秀燕	赵莉莉	赵蕾	姜灵蕾	夏立晴
贾林凤	孙梦瑶	黄垚	侯瑞瑶	包玉涛	郑云霞	孙萌慧	赵臻	马萌	刘依璠
毕耀华	陈惠娟	程燕	丁晓艳	王其琛	公冶慧娟	张玉露	董晓燕	汪进娜	赵心宇
于静静	宋楠楠	生春月	赵丽婷	朱凯迪	王凯	于少通	李若	邱伊帆	马媛媛
杨沛蕾	陈鑫	戴晓雯	董宏艳	陈佳林	陈旭辰	张向学	孙千惠	侯百徽	王拓
董利波	王业婷	谢林林	辛鑫	冯晓鹏	黄亚男	王文远	张泽坤	高长清	洪艳
刘煦	侯雅楠	汲利	蒋坤倩	李贵花	马心怡	石卉	王晓杰	徐兴伟	张馨心
王淑娜	庄智婷	王晓玉	邸洁	宋文静	张慧雯	李红岩	王文静	刘婷	张雪超
杨杨	张哲瑜	高娉娉	赵雯雯	宋翔宇	马黎明	庞帆帆	阎立	尹舜	于传博
赵瑜	朱晓慧	陈熙	林莉	孙玉玲	陈同同	宋柳营	臧琦琦	王美娇	谭苗苗
姜雨	崔钰	张晓晖	王梦凡	梁紫	乔珊	陈书华	陈萌丹	任甜甜	王铭莉
刘静	刘莎莎	谢潇	陈国翠	王振飞	赵祥祥	孙孟然	王苗苗	刘涛	于倩倩
张楠	李倩倩	宋佳	付明英	高珅茜	冯月	穆姣姣	李欣	王璐	孙晓文
李英	刘慧	武秀炫	鹿瑶	王晓霞	王凤媛	姜亚利	张在丽	王芳玉	任梦茹
孙家荟	文娟	邹恩敬	纪文博	赵雪	马琪	张晓琴	李玲	谭菁雯	于宗英
宗雪华	张瑜	刘超	党童飞	孙利莹	王文竹	林艺	李丽	王悦	任永康
刘嘉程	张晴	李皓林	曹务兰	汪全珍	张波	谭新雨	展文红	刘行	陈玉超
孙倩男	王晴辉	王煊	滕雪	王璐璐	刘彤彤	张维佳	杨琳	孙瑞月	杨晓彤
朱静	王如意	薛阳	孙萍	党艳红	仲倩倩	张静	徐洁	黄俊杰	任婷
李靖	赵彤	王娇	李金芮	张瑜	张迎香	柳蒙蒙	宋文娟	陈钰	王迎通
汪霏	臧新梅	温彩虹	于文娜	于林森	卜祥乐	薛宇	韩娜娜	马乐	周小轩
薛雪	杨晗誉	高晓卿	吕云蕾	祝松梅	李宏宇	王莉	肖林	张娟	姜宁
席晓丽	范小凤	韩阳	郭青茹	王瑛	王静	王颖	张雪	姜鑫磊	刘晓丹
刘淑云	宋晓燕	程亚晶	高欢	高孟薇	赵楠	沈怡同	魏笑	李元娟	马雪
孙晓怡	赵悦	孙晓丰	夏鑫裕	张美	臧钰	张婷婷	张文晓	王燕	张雪
刘欢	郑丽萍	楚尚尚	房悦	郭延秀	武一凡	门彦蓉	潘红岩	魏丛	刘桂君
黄瑞雪	解学秀	马杨	陈森森	张德健	迟仙祝	孙丽燕	沈玲玲	米园洁	刘晓泉
仪艳芳	张帅	鲍关华	迟增莉	何茜	毕汝佳	陈园园	赵晓真	李新航	李敏
郭倍宏	杨婉婷	丁琪	赵钰	齐云芝	刘翠霞	刘海	安萍萍	燕明洁	崔晓婉
张静雅	李慧	李云	陶徐丹丹	王晓娟	段凤瑞	张海宁	梁宸	陈修竹	姜晓琦
周兰	祁晓瑜	王飞彦	李悦	杜亚静	邹芸	袁铃淇	臧晓慧	申思	孙桦鑫
周香宇	战姜凤	刘方媛	张宝梅	董飞飞	兰小容	刘丹丹	费凡	于海清	田旭

王　钧	王晓奂	段佳怡	李　莹	朱黎明	隋　钦	赵　琳	孙佳坤	李　康	王永波
张文文	董光坤	明　月	赵怀志	李晓妤	李家旋	周慧源	黄　山	陈　睿	冷向东
贾诗瑶	张永强	陶述清	林益群	马丹丹	薛璐敏	张　蕾	徐宏岩	辛　昊	石春燕
刘秋枫	马晓琳	杨　雪	牛　伟	李　祎	丁羽晴	王文倩	周　泉	曹俊娟	李　璐
周晓敏	卞伟琦	崔　萌	高　雨	王　捷	徐炜欣	宋　涛	孙　岩	王　琴	王　荃
孙　馨	周晓晨	赵　倩	孙朝艳	马　莹	张　斌	李宛泽	赵闵华	马秀凤	王　战
逢　凤	齐　蕊	苑飞霞	李瑞敏	赵改云	路　冉	宁慧敏	魏　姣	董志龙	邵　钰
石　坤	张清华	邵雪洁	李　欣	孙　雪	王云云	韩　迪	陈晶莹	杨蒙南	王玉珏
宗　超	岳　红	张孝严	侯　芳	韩苗苗	王晓娅	房钰良	郑云龙	张倩文	万　亿
刘浩臣	张　雨	周玲玲	张玉霞	王安冬	杨辉青	孟　瑾	杜晓宇	葛祥祥	郭素素
侯　晨	徐媛媛	王文君	魏孟南	杨　欣	管程程	郭元义	温钧翔	刘　琳	商原玮
倪　静	侯瑶瑶	周　硕	张雨晴	马　琴	徐　冰	王梦妍	陈玉洁	陈　红	赵吉鹏
黄彩霞	安　静	韩芬芬	王宏莉	刘　岩	匡雪艳	杨怡然	姜慧慧	盛　楠	李　丽
刘　亚	梁艺迪	王和乾	王　琪	葛忠欣	于晓浩	路文斐	王子博	房士琨	高惠茹
焦　斌	李雅慧	贾世慧	甘梦超	郭玉丽	赵　丽	张　宣	张小钰	童　尧	兰　蕾
韩　静	胡攀攀	黄婷婷	孙朝倩	郭双妮	薛俊秀	路翠秀	刘　鑫	王艺璇	栾小娟
明文鑫	康美玲	李彩荷	李　蓉	周　赟	刘　晓	赵　慧	沙文超	吕　雪	张兆芹
朱子超	邹佳美	宋玲燕	张　倩	李　妮	刘丹丹	李　杰	陈昊阳	牛艺桦	王敏敏
傅静静	孙吉腾	时　辉	杨诗慧	张晓文	李盈霏	张文巧	乔美芳	段友红	吴　雪
张　鸿	孙晓辉	刘文月	王姗姗	周　超	张英杰	刘　伟	张宇翔	于彩霞	孙克娜
臧彩云	张深林	丁晓晓	于洪力	冯晓艳	牛俊云	秦　倪	马晓菲	李　菁	于美美
于俊杰	梁　燕	杨海艳	杨　平	宋海波	曲　斐	师　朵	姜婷婷	逢晓雯	侯　崑
方广泽	刘可维	付信敏	陈崇嘉	刘桐烨	王巧祎	姜管旭	徐　洁	马　爽	杨子君
李鑫河	李金凝	石　超	郑　玲	安　婷	陈　晓	傅　咏	张秀秀	刘润颖	刘晨晨
于珊珊	王　芸	王亚梅	臧传艳	贾文萍	刘　欣	王　景	韩欣怡	王玉霞	芦　霖
张海健	袁　伦	王晓雪	李　爽	张　珊	唐　文	孙嘉政	夏　洁	韩亚婷	刘长梅
张　旭	刘美美	张　倩	赵修林	胡　媛	官文姣	李佳佳	楚健怡	王　慧	李　扬
薛光灿	徐美芹	王珈琪	刘雅梅	薛　超	张　倩	孙梦瑶	庄绪慧	段言言	陈　睿
王　坤	姚　彬	迟丽丽	唐　霞	王　鹏	宋亚超	张梦迪	邓建昭	秦海娜	姜海杰
邓　雪	王金娜	武俊杰	朱　超	徐静远	葛方旭	高海月	冷竹君	修美洁	王欣欣
胡程程	黄佩文	张晓彤	崔晓宁	安宗阳	刘方祺	李梦筱	郑　雨	王青蓝	尚绪窈
侯晓莉	邵愫愫	陈　敏	於　敏	陈　玮	于　洋	丁龙坤	边慧敏	程隆基	徐田田
李梦婕	陈道飘	王　然	司维硕	赵书豪	赵　丽	王　楠	徐康红	杜甜甜	王　闯
吴熙瑞	李明晓	王玉浩	孙诚缘	孙　晶	战映璇	刘爱萍	何庆玲	曲绘真	梁延莹
王　媛	张小琴	黄正一	戚龙凤	刘　慧	卢春青	武　琳	赵海双	赵晓雯	宗小雯
王子博	孟　双	孙伟轩	徐青青	李婧媛	李晓慧	郑　欣	肖　珂	王　丽	任晓琳
李倩倩	孙景毅	丁亚雯	陈　麒	刘　瑞	王齐霞	扈文斐	李才才	赵晨阳	徐　青
薛娜娜	王添添	窦　梅	孙颖超	崔存存	王　蕾	张珊珊	高瑞菡	赵欣雨	赵唯淳
骆晓萍	孟　哲	刘韩萍	张　浩	苏　瑶	刘苗苗	张文丽	刘方先	王志豪	左　丹
白　宇	蔡安东	刘嫣然	武超越	王　帅	张明萌	王晓丽	吴　硕	于　婷	刘秀平
杨文杰	郑　旭	黄建峰	杜卫华	张亚苗	刘　敏	陈俊婷	姜婷婷	尹皓琳	田　甜
仲红杰	徐　艳	许钰钰	姜敦予	张丽娜	姜港研	黄田田	孙晓倩	许青青	张　鹏
王　曼	周蓓蓓	孙　清	黄　峰	周升杰	安怡斐	宋雪梅	张文迪	蔡　华	韩苑苑
刘彩彩	李蔓雯	耿　兴	薛巧光	毕　静	张素玲	耿　鑫	金　燕	辛德玲	方雪艳

吴泽坤	宋娜娜	张卫平	李　静	郑宪鑫	庞海龙	吕文婷	潘赛赛	徐晓霜	傅相铭
盖伟华	徐福凯	祝　超	高黎明	王　菲	王宏金	王怡婷	孙宗倜	刘　洋	孙卓森
王欣雨	张文双	张春蕾	韩　瑜	施　爽	赵　云	刘津汝	宫玉姣	贾存花	卢家安
张书华	郭中洁	于文文	梁　倩	马昭娜	王勤娟	管雪玉	罗　前	宋海滨	谢姗姗
张　健	于娇蕊	夏应堃	赵　鹏	吴　茜	张　叶	丁兰花	韩　莉	王　涛	王一茗
王　楠	朱仁龙	王　佺	张　超	隋晓晶	付齐齐	王　旭	梁京梅	法少丹	葛　冰
张彩霞	常立娜	封佳臻	尹晓翔	孙茜茜	葛付存	李东雪	袁杨杨	胡明秀	曲　爽
杜鹏英	刘丽娜	胡　娜	李佳遥	代珊珊	蒋旭梅	张　超	周　洁	杨　丽	王臣美
孙修仙	牛爱珍	崔海萍	单　钢	徐　飞	李亚秀	孙廷廷	党相玉	李　婷	吕晓林
张　琪	刘玉美	罗　迪	王　姣	王　浩	何其萌	张文科	张伊娜	湛　曦	赵　宁
李怡颖	代子媛	陈　雪	刘展艺	王彩虹	朱建耀	张春晖	孙小青	李春晔	孙静淑
鲁　汉	杜丽娜	臧珊珊	张艳艳	路　璐	董彩娜	连英杰	黄清燕	韩　楠	王　盈
尹　奕	刘　佩	刘　洋	黄倩倩	李　雪	李　乔	王岫云	管婷婷	刘玉芳	黄　青
臧绪静	董飞飞	许晓静	柳苗苗	周　晓	纪弘顺	李福玉	邢祝斌	兰顺顺	南梦迪
夏　娟	李　修	陈　敏	徐安安	曾志慧	李丹丹	于　琦	王飞雁	刘梦迪	郭晓琦
赵倩倩	王晓丽	董美辰	金　鑫	姜　虹	杜晓彤	逢传红	张　梅	王春花	孙丹丹
于　晓	张　凤	刘双峰	王文艳	张　盟	马钧元	刘金安	于淑汇	董洁洁	李　夏
季　腾	鞠凤凤	高　静	崔勇立	王　双	王建龙	祝　捷	刘　董	陈智超	张　芮
咸美凤	孙　欣	李政溱	张美红	马丽君	姜文娇	宋大同	曹红梅	刘涵涵	
王　萍	金昱慧	梁　艳	孙　苗	史云萍					

初级（士）（595 人）：

秦秀侠	曲亚宾	丁金翠	庄　源	高晶晶	吕晓慧	朱寿美	宫　捷	赵雅倩	徐诗婷
于沙沙	吕宜霏	于金龙	逄雯惠	周晓彤	陈颖超	鲁彦成	冯　娣	卜婷婷	许彤彤
罗　君	王春晓	王侣文	王一帆	周　赛	王　彤	周彩虹	曲佳慧	姜潇潇	赵延郡
张　聪	马毓敏	邵　斌	葛　菁	陈程程	窦小韦	朱向金	葛晓彤	董雪梅	迟　颖
姜子雯	裴鑫欣	宋亚楠	蔺成英	赵欣宇	许　佳	陈静素	田　苗	滕兆丹	王亚青
江伟涛	殷晓妮	祝雨薇	邵琪琪	张晓天	丁山峰	车紫荆	王琛世	吴　艳	田雅琴
刘梦梵	宋江先	曾　琦	金晓莉	孙莉莉	李凯旋	胥忠委	王德铭	毛红艳	刘　旭
王娜娜	姚　斌	任琳琳	高凡洁	曾　晓	许　慧	杨　蕾	杨丽鑫	何昱轩	矫安琪
张淋淋	常秋阁	刘玉华	刘　静	王文静	李　英	高上强	刘春晓	高安宁	陈佳怡
栾曾惠	王瑞芹	郑文静	李汶洁	赵　楠	李汶聪	王立雪	韩　笑	刘　爽	张沥丹
李　旸	边丽梅	徐冬梅	姜思婕	王欣婷	安　康	杨继玉	李　鑫	魏彦玲	马丽萍
李　娜	张雪莹	刘晓斌	薛　静	刘建芹	胡鑫杨	赵璐苑	刘资政	林　婷	李桐桐
刘海泉	薛静静	周文静	李　平	刘文博	高　翔	李亚倩	张雯凤	马文杰	葛　浩
刘天慧	孙晓琛	张　颖	周　敏	肖　悦	郭晓宁	赵一诺	迟涵文	杨梓琦	王蓝贺
崔绣绣	张　虹	王健伟	周　娜	宋春花	谢本鑫	王　鑫	赵文科	刘帅奏	赵子浩
张锡馨	王月月	陈雪婧	薛　贝	王　珍	许钦凯	杜　锐	邵　敏	于　飞	王培林
张　舒	周　妮	史中花	刘丽华	贾建伟	陈潇菲	房　晨	刘元武	葛媛媛	徐欢欢
陈超宇	丁　丽	孙　阳	刘虹雁	张丽君	刘晓燕	苗俊岳	庚璐璐	张　凯	程培浩
孙　悦	李大伟	柳倩倩	赵　洁	孙晓杰	栾晓霖	赵俊明	孟　琳	郭玉香	王乐乐
蔡　政	王钰华	王　慧	孙书芳	孙　一	綦亚丽	矫冬庆	刘　欣	周　娜	姜　红
王媛丽	于红霞	侯玉雪	任文婕	曲　帅	董慧敏	薛恬梦	谭　灵	于凯璇	刘　江
柳潇潇	徐于人	刘　岩	刘颖琪	孔令昱	吴　霞	郝宪通	赵昱翔	王　佟	王文銮
曹晓凤	孙俊杰	赵晓倩	陈丽娜	于　静	巩汉超	孙福磊	孙倩雯	张　慧	孙佳佳
孙　昕	孙雪婷	宋小红	万　娟	徐　杰					

王 静	韩 笑	宋旭升	刘 铭	修新杰	孙 鑫	颜永虎	刘子锋	韩 峰	许伟香
孟晓红	程 超	宋 帅	韩同鑫	乔玉波	高佳慧	王 艺	栾 琛	吴金凤	李 岩
孙文雅	高庆霖	王 伟	韦昌环	曾桂芳	宗传荣	林晓雨	周连贝	冯军城	王翠霞
庄 壮	纪力铭	张簪立	尤艳楠	刘 畅	王洁澄	张希超	苏甜甜	崔琼丹	张腾飞
李 于	张名奇	赵伟博	王 歌	王兆昊	毛宏基	辛 倩	刘 璐	王 鑫	刘健旭
高焕召	袁 莉	李 振	刘煜莹	相文丽	姜佳佳	纪田田	李露露	王 月	田才江
张梦洁	张 慧	慕熙闻	王钰斐	郝守杰	曹雪晶	刘香华	高 爽	张 悦	孙永超
栗胜男	高 腾	任晓亚	段海霞	闫 晗	姚赛赛	苗鹏飞	刘小瑞	赵 楠	柴 瑶
陈 琪	周春磊	马军继	滕锡厚	孟雯静	贾 丽	秦乙云	孙昕悦	韩燕平	李 帅
乔华瑛	李梓群	韩若彤	刘旭刚	阎泽萍	徐 堃	于 璐	刘 学	周 娜	于 洋
许青云	孙帅军	杨晓艳	侯文峰	李馥材	马欣蕾	辛 鑫	姜 凯	曲宏蕾	曲前前
王 强	张晨曦	王汝帅	付连臣	彭焕南	战田堃	赵本浩	袁 鹏	江春雨	刘雪晗
杜向珺	卢俊清	王 辰	胡耀文	孙靖雯	逄文婷	徐雯雯	孙一萌	李爱欣	宋晓晨
黄玉坤	董怡林	黄 杰	马润龙	杨红爽	苟婷婷	叶玉茹	张盈盈	王彩蓉	张梦甜
张娅楠	姜 瑜	郜成杨	王 鑫	王思璇	朱红英	陈聆玉	王 琰	史玮婧	朱相如
孙梦莹	葛 萍	赵旭硕	刘晓爽	郭秀敏	刘珈瑜	王晓璇	杨 扬	刘 旭	孙千惠
王俊鹏	刘 茜	王昆仑	王 阳	胡 冉	房 乐	叶 萍	姜 晶	李 梅	王 榕
董相涛	程可心	刘 洁	李 敬	魏子豪	孙珊珊	杜燕萍	韩晓晴	王 珊	马喜悦
刘 璐	高方圆	张雨晗	刘晓辉	刘 敏	万丛丛	罗 烊	江林蒿	张田馨	王 浩
李 妍	王 珂	王 萱	冯琳琳	曹容菓	李海燕	胡学慧	杨文娇	郑玉翎	刘 欣
刘轶珊	左佳慧	陈美霖	赵 敏	于 腾	宋 虹	刘俊峰	刘若彤	杨 丽	陈庆雪
张 珊	王艺颖	刘亦瑾	张 政	李 霄	姜仁翱	李璐杨	唐家容	徐永玮	谷彦洁
魏秀明	赵雅婷	刘 笑	穆海燕	侯文涛	周美红	徐长富	刘艳妮	李蕴涵	逄 洋
王聪娜	于 浩	张怡超	王秋菊	李艺艺	冯 睿	韩雨彤	赵汝梅	王 晨	庄玉晓
吕红岩	崔艳丽	葛釜均	宋 萌	张 奇	胡 畔	董 蕾	王晓涵	刘孟莹	梅 靖
董晓洁	郑楚婷	赵金健	周娜娜	崔 华	衣新琪	徐 倩	潘正斌	仇慧鑫	韩艺璇
崔 航	翟文静	高安靓	董一帆	邱 媛	于聪慧	王建英	李培馨	李 璟	李春梅
辛海杰	宫祥旭	孔甜甜	陈佳玮	李梦琦	田晓琪	丁玉国	林 卉	岳小平	徐 阳
李秀娟	赵乾文	崔 颖	丁 英	王一淼	李娟娟	管文静	刘丽华	孙佳琪	于文萱
田王百慧	刘雪杨	刘宝英	肖建豪	顾文静	闫慧云	孔 笑	吕玫霖	张钰昕	乔鑫鑫
周鑫娅	陈佳琳	孙 悦	薛雨彤	于晓月	段存帅	赵 龙	王文斌	朱炳艳	袁文清
陈志慧	曹 雨	赵文丽	王 晖	袁飞龙	翟俊杰	于文琪	江晓彤	王 凯	王慧彦
徐钰婷	朱靓潇	孟霄晗	梁明瑞	薛 平	张志华	高 倩	段雅楠	贺桂臻	唐 帆
薛玉蓉	王美玉	于启霞	王 虹	张清淑	李文静	顾晓丽	朱 宇	王 晓	姜钧凤
薛浩成	王金秋	马欣悦	逄琳琳	刘圣琳	王昊林	王 琛	刘恺祺	王 倩	薛兰兰
刘彦琳	孙煊怡	吕嘉昊	宋宁宁	辛 璐	李 迪	林丽红	殷瑶瑶	李晓萱	董 扬
宋晓梅	李欣芮	侯 越	李 蕾	巩湘峰	张慧霞	潘梦欣	张晓芸	高 源	孙娅静
吴超怡	张 莹	刘姬璇	许 鹏	张晓伟	陈金玲	任晓明	时蕾蕾	孙吉江	李秀梅
吴 萌	孙 琰	付 麒	王紫雯	孙广悦	付琪钰	卢玫彤	王玉洁	牛震东	李雨红
郝晓凡	辛 旭	管 航	朱俊兆	许文静	张 艳	唐 冉	袁文靖	袁 帼	韩冰清
徐甜甜	崔峻玮	刘 洋	王全顺	孙 悦	宋 晓	徐盼盼	纪 顺	周怡彤	吕泽平
秦梦菲	刘翔宇	代亚男	张文秀	钟文静	魏绪博	付从玉	孙亭亭	窦 倩	李 静
刘韵韵	乔倩倩	孙晓林	潘昊楠	于宛宏	杨 晴	赵博欣	付圆圆	刘晓晨	丁洪池
于晴雯	郎一乐	任成文	秦艳霞	崔文霞	储于月	朱 萌	韩振楠	林真轩	魏茂楠

安 珞	张 杰	刘 义	彭 超	刘 杰	丁颖慧	汪运强	潘昱竹	孙晓倩	徐 艳
张佩瑜	贾冬明	刘芸含	王菲菲	于世淼	杨 洋	高小婷	臧春钰	李 丹	昌新风
侯英超	刘燃铂	赵 婷	樊 婷	郑玉文	于 瑜	郭梦雪	路大婵	张云菊	唐文隆
赵芳妍	纪 萌	迟玉杰	胡苏艳	安 娜	周亚楠	姜 萌	曹洪茜	江润意	孟丽滟

典型经验材料与调研报告

聚力改革　守正创新
推动中医药高质量发展

青岛市政府

（2020 年 11 月 25 日栾新副市长在山东省中医药大会上交流发言）

近年来，青岛市深入贯彻习近平总书记重要指示精神，全面落实省委、省政府关于推动中医药高质量发展的部署要求，以深化中医药综合改革为动力，以满足人民群众对中医药服务的新期待为目标，传承精华、守正创新，推动中医药高质量发展。目前，全市中医医院增至 47 所，居山东 16 市首位。其中，三甲中医医院 4 所，在计划单列市中与深圳并列第一。全市已建成 155 个国医馆、60 个精品国医馆，100％的政府办社区卫生服务中心和镇卫生院能够提供中医药服务。

特别是在新冠肺炎疫情防控中，青岛市"三级指导、三因制宜、三阶干预"的做法［省、市、区（市）三级中医药专家联动指导，因时因地因人制订预防方案，病前、病中、病后进行不同的中医药干预］，受到国家中医药管理局充分肯定并向国务院联防联控机制作专题汇报。

一是强化组织领导和运行机制。加强对中医药工作的领导，今年 7 月，将中医药工作联席会议升格为促进中医药发展工作领导小组，由省委常委、市委书记王清宪任组长，顶格推进全市中医药发展工作。不断充实中医药管理力量，市级层面，将市卫生健康委中医药行政管理处室从 1 个扩增为 3 个，并增设中医药执法大队，在市疾控中心新设中医防病业务科室；区（市）层面，10 个区（市）中已有 6 个设置了独立的中医药科。全市中医药行政管理人员从 15 人增加到 35 人。研究制定务实管用的中医药发展政策，先后印发了《推进国家中医药综合改革试验区建设实施方案》等系列文件，有效解决了财政投入、医保支持、产业发展、人才培养等方面的问题。

二是全面提升中医药服务能力。创新中医药服务模式，我市探索实施的差异性中医药医保支付、中医医疗质量信誉等级评定、外埠中医专家存案、中医体质辨识与健康指导等 4 种服务模式被国家评估专家组认定为全国首创，相关做法在全国范围内推广。打造中医药优势专科集群，全市已建成国家级重点专科、实验室和名中医工作室 14 个，省级重点专科、传承工作室 37 个，市级中医综合诊疗中心 15 个，县域中医药龙头专科 8 个，形成了涵盖国家、省、市、区（市）四级，以心脑血管病、肺病等为优势的中医药专科集群。引进中医药优质资源要素，与山东中医药大学共建青岛中医药科学院，目前该科学院下设的中医研究院已挂牌成立，占地 210 亩的研究生院正加紧建设；与中国中医科学院共建的青岛技术合作中心、与山东中医药大学共建的附属青岛医院，均已签订合作协议；全省十大区域诊疗中心之一的中医肺病诊疗中心也已落户青岛。

三是全力推动中医药产业发展。建立中医药产业项目库,已有 56 个项目纳入全市医养健康产业专班重点推进。利用中医药产业链长、融合性强的特点,实施"中医药+"战略。立足海洋产业优势,推进"中医药+海洋",实施"蓝色药库"开发计划,管华诗院士团队联合青啤集团研发出国内首款海洋中药健康饮品。推进"中医药+养老",引进青岛国金中医养老院等大型康养建设项目 4 个,总投资 32.4 亿元。同时,加快推进"中医药+农业""中医药+旅游""中医药+国际化"等,着力推进中医药现代化、产业化。

我们将以本次大会召开为契机,认真落实中央部署和省委、省政府要求,坚定文化自信,深化改革创新,不断推动中医药高质量发展,为建设健康山东、打造"齐鲁中医"品牌贡献青岛力量。

2020 年青岛市居民健康素养基本情况调查报告

青岛市疾病预防控制中心

为了解青岛市居民健康素养水平现状及变化情况,科学分析影响居民健康素养的因素,按照国家居民健康素养监测工作部署和青岛市居民健康素养监测工作方案要求,2020 年 8 月—11 月,青岛市疾病预防控制中心组织开展了全市居民健康素养调查。本次调查覆盖全市 10 个区(市),60 个居(村)委会,共抽取调查对象 6000 人。结果显示,青岛市 2020 年居民健康素养水平为 24.38%,其中城市为 31.08%、农村为 18.37%。

一、监测方法与内容

(一)监测范围

本次健康素养监测在 10(区)市 60 个监测点开展,其中城市监测点 30 个、农村监测点 30 个,抽取样本具有全市代表性。

(二)监测对象

全市 15~69 岁城乡常住居民为监测对象。共调查 6000 人,回收有效问卷 4911 份,应答率为 81.9%。

(三)监测方法

将居(村)委会作为居民健康素养调查的抽样单位,采用分层多阶段、按规模大小成比例概率抽样(简称 PPS 抽样)、简单随机抽样相结合的抽样方法。以城乡进行分层,采用 PPS 抽样方法随机抽取 60 个居(村)委会(城区抽取 30 个,农村抽取 60 个),每个居(村)委会随机抽取 100 户,每户随机抽取 1 名 15~69 岁常住居民作为调查对象。由经过培训的调查员入户调查,通过在手机/平板电脑上安装调查专用 APP 填写问卷,完成数据收集。

(四)监测内容

本次监测使用中国健康教育中心编制的《全国居民健康素养监测调查问卷》(2020 年),调查问卷的主要内容包括基本健康知识和理念、健康生活方式与行为、基本技能等方面,以及科学健康观素养、安全与急救素养、健康信息素养、基本医疗素养、慢性病防治素养和传染病防治素养等健康问题素养水平问题。

健康素养水平指具备健康素养的人在总人群中所占的比例。具备健康素养的标准:问卷得分达到总分的 80% 及以上,即问卷得分≥59 分,被判定具备健康素养。

(五)数据处理及分析

根据 2020 年青岛市人口数据对样本数据的基础权重、无应答权重和事后分层调整权重进行了加权调整。利用相对数、构成比和率等指标进行一般描述性统计分析。统计软件为 SPSS21.0,检验水准为 $\alpha = 0.05$。

二、监测结果

(一)监测对象的人口学和社会学特征

本次监测共回收问卷 4911 份。监测对象包括城市居民 2131 人(43.39%),农村居民 2780 人(56.61%);男性 2490 人(50.70%),女性 2421 人(49.30%);各年龄组中以 55~64 岁年龄组占比较大(26.96%);文化程度以初中(37.49%)、大专及以上(22.97%)为主;职业以农民(41.38%)、其他企业人员(20.69%)为主,监测对象的人口学特征分布见表 1。

表1 青岛市居民健康素养监测对象的人口学和社会学特征分布

人口学特征	组别	调查人数	构成比(%)	加权后构成比(%)
城乡	城市	2131	43.39	47.28
	农村	2780	56.61	52.72
性别	男	2490	50.70	51.89
	女	2421	49.30	48.11
年龄	15~24 岁	213	4.34	12.04
	25~34 岁	560	11.40	24.77
	35~44 岁	927	18.88	18.17
	45~54 岁	1307	26.61	21.85
	55~64 岁	1324	26.96	16.24
	65~69 岁	580	11.81	6.95
文化程度	小学及以下	891	18.14	10.97
	初中	1841	37.49	31.72
	高中/职高/中专	1051	21.40	24.42
	大专及以上	1128	22.97	32.89
职业	机关事业单位人员	276	5.62	7.10
	教师	72	1.47	1.96
	医务人员	71	1.45	1.69
	学生	99	2.02	6.21
	农民	2032	41.38	31.35
	工人	924	18.81	18.10
	其他企业人员	1016	20.69	25.76
	其他	421	8.57	7.85
合计		4911	100.00	100.00

(二)青岛市居民健康素养监测结果

1. 青岛市居民健康素养水平

2020 年,青岛市居民健康素养水平为 24.38%,比 2019 年(21.84%)上升 2.54%。总体呈现以下特点:城市居民(31.08%)高于农村居民(18.37%);45 岁以下年龄组高于 45 岁及以上年龄组;文化程度越高,健康素养水平越高;医务人员、教师和其他企业人员的健康素养水平高于其他职业。见表 2。

表2 青岛市居民健康素养水平的人群分布(加权后)

调查内容		样本率(%)	加权率(%)	加权率 95%CI(%)
城乡				
	城市	27.40	31.08	23.30~40.09
	农村	14.42	18.37	12.39~26.38
性别				
	男	19.96	24.07	18.82~30.24
	女	20.16	24.71	19.49~30.79

（续表）

调查内容	样本率(%)	加权率(%)	加权率95%CI(%)
年龄			
15～24 岁	31.46	30.71	20.92～42.61
25～34 岁	30.71	30.98	23.37～39.78
35～44 岁	30.53	32.13	24.99～40.21
45～54 岁	17.90	18.77	14.30～24.24
55～64 岁	12.31	13.37	9.97～17.70
65～69 岁	11.38	12.98	8.35～19.63
文化程度			
小学及以下	8.42	8.72	4.91～15.02
初中	12.28	13.47	9.50～18.75
高中/职高/中专	25.88	28.90	21.11～38.17
大专及以上	36.52	36.76	29.23～45.00
职业			
机关事业单位人员	31.52	31.35	22.35～42.01
教师	41.67	39.68	21.88～60.70
医务人员	52.11	53.67	38.23～68.43
学生	29.29	29.55	18.76～43.26
农民	8.56	8.65	5.80～12.69
工人	19.05	21.05	14.12～30.19
其他企业人员	34.74	38.04	29.09～47.89
其他	23.52	29.54	20.64～40.32
合计	20.06	24.38	19.35～30.23

2. 青岛市居民三个方面健康素养水平

2020 年青岛市居民三个方面健康素养水平：基本知识和理念素养水平为 37.63%（2019 年为 36.36%），健康生活方式与行为素养水平为 29.91%（2019 年为 23.53%），基本技能素养水平为 31.57%（2019 年为 28.88%），均高于 2019 年水平。见表 3。

表 3　青岛市居民健康知识、行为和技能素养水平（加权后）（%）

组别	基本知识和理念	健康生活方式与行为	基本技能
城乡			
城市	47.15	35.01	36.98
农村	29.09	25.33	26.73
性别			
男	36.78	30.38	30.46
女	38.54	29.40	32.78

(续表)

组别	基本知识和理念	健康生活方式与行为	基本技能
年龄组(岁)			
15～24	38.71	37.63	38.31
25～34	43.93	36.99	36.61
35～44	47.98	35.70	40.58
45～54	34.01	24.81	27.89
55～64	25.94	18.32	18.92
65～69	24.89	19.25	19.58
文化程度			
小学及以下	18.53	14.33	15.08
初中	27.28	20.22	21.66
高中/职高/中专	41.13	31.98	35.16
大专及以上	51.37	42.91	43.98
职业			
机关事业单位人员	43.91	34.05	33.36
教师	58.11	49.48	52.20
医务人员	64.98	50.52	50.16
学生	43.84	36.78	37.74
农民	21.86	15.50	17.03
工人	31.65	27.78	29.15
其他企业人员	52.36	42.61	44.38
其他	44.43	32.20	37.58
合计	37.63	29.91	31.57

3. 青岛市居民六类健康问题素养水平

青岛市居民六类健康问题素养水平由高到低依次为:安全与急救素养 56.88%(2019 年 57.30%)、科学健康观素养 49.50%(2019 年 47.61%)、健康信息素养 39.75%(2019 年 39.73%)、传染病防治素养 32.62%(2019 年 17.47%)、慢性病防治素养 31.27%(2019 年 29.86%)、基本医疗素养 27.69%(2019 年 27.42%),见表 4。其中,传染病防治素养水平提高幅度最大,在六类健康素养中由 2019 年的第六位提高到 2020 年的第四位。

表 4 青岛市居民六类健康问题素养水平(加权后)(%)

组别	科学健康观	传染病防治	慢性病防治	安全与急救	基本医疗	健康信息
城乡						
城市	56.74	36.34	37.87	66.00	28.43	46.04
农村	43.01	29.28	25.36	48.69	27.03	34.11
性别						
男	49.09	31.07	31.23	57.55	28.50	39.12
女	49.94	34.29	31.31	56.15	26.81	40.42

(续表)

组别	科学健康观	传染病防治	慢性病防治	安全与急救	基本医疗	健康信息
年龄组（岁）						
15～24	59.27	37.12	37.74	61.98	33.70	43.54
25～34	57.91	38.98	38.47	64.29	31.96	49.40
35～44	59.21	38.52	36.72	63.05	31.26	50.71
45～54	43.55	29.68	25.99	51.61	24.97	34.72
55～64	33.64	21.53	21.53	46.83	20.56	23.63
65～69	32.97	21.86	19.52	45.50	17.97	23.59
文化程度						
小学及以下	28.15	16.04	14.80	37.31	16.79	20.10
初中	39.11	23.77	21.37	47.12	22.05	29.05
高中/职高/中专	53.95	35.04	34.47	60.80	29.30	43.59
大专及以上	63.33	44.87	43.93	69.90	35.57	53.76
职业						
机关事业单位人员	55.44	37.61	37.55	69.45	27.88	51.56
教师	67.88	45.90	49.82	74.32	40.32	64.52
医务人员	63.85	47.69	64.10	75.56	52.45	66.77
学生	63.26	35.89	39.07	61.30	39.53	45.13
农民	32.39	20.46	16.19	37.47	20.13	24.70
工人	46.11	27.05	26.63	56.09	25.67	36.92
其他企业人员	63.08	47.09	44.12	70.98	33.03	51.03
其他	57.19	32.88	36.50	66.70	27.01	42.44
合计	49.50	32.62	31.27	56.88	27.69	39.75

三、结论与分析

（一）青岛市居民健康素养水平稳步提升，实现规划总体目标

2020年青岛市居民健康素养水平为24.38%，意味着每100个15～69岁的人群中，有24个人具备了基本的健康素养。较2017年、2019年青岛市居民健康素养水平分别增加了8.26%和2.54%，且高于2019年全国19.17%和山东省21.56%的水平，呈现稳步上升态势，实现了《全民健康素养促进行动规划（2014—2020年）》提出的"到2020年全国居民素养水平提高到20%"的目标；超过《健康青岛健康知识普及行动方案（2020—2022年）》提出的2020年、2021年分别提升到23%、24%的目标。但与一线城市，如北京32.30%（2018年）、上海32.31%（2019年）、深圳31.74%（2019年）和同类城市，如宁波30.03%（2019年）相比还有很大的差距。

（二）健康素养水平在不同地区、不同人群中存在一定差异

从城乡分布看，青岛市城市居民健康素养水平为31.08%，农村居民健康素养水平为18.37%，城市居民的健康素养水平普遍高于农村居民，与2019年相比，城市居民健康素养水平提升更为明显。从总体情况来看，农村地区经济、文化、卫生条件、医疗卫生服务的覆盖率和可及程度仍然较低，农村地区依然是今后健康素养提升工作的重点。

从年龄分布看，35～44岁年龄组人群健康素养水平最高，55～64岁、65～69岁人群健康素养水平较低；从文化程度分布看，文化程度高者健康素养水平明显高于文化程度较低者；职业人群中，医务人员、教师健康素养水平较高，而工人、农民健康素养水平较低。

监测结果提示,农村地区仍是今后健康教育工作的重点地区,老年人、文化程度较低者、工人和农民是健康素养提升的重点人群。

(三)基本知识和理念素养相对较高,促进行为改变是工作重点

监测结果显示,青岛市城乡居民基本知识和理念素养水平为 37.63％,健康生活方式与行为素养水平为 29.91％,基本技能素养水平为 31.57％。与 2019 年相比,健康生活方式与行为素养水平有了显著的提升,但在健康素养的三个方面中仍为最低水平。

监测结果提示,今后健康促进和健康教育工作要不仅要注重健康知识传播,而且要更加注重行为的改变,不断探索形成健康行为和生活方式的方法和技术。

(四)传染病防治素养提升明显,基本医疗素养和慢性病防治素养亟待提高

六类健康问题素养中,青岛市居民安全与急救素养和科学健康观素养水平相对较高,分别为 56.88％和 49.50％;基本医疗素养和慢性病防治素养较低,分别为 27.69％和 31.27％;传染病防治素养提升明显,较 2019 年提升了 15.15％。

公众传染病防治素养的显著提升,与 2020 年全球新冠肺炎疫情密切相关。疫情期间,政府加大了对传染病防治知识的宣传,公众也提升了对传染病防治知识的关注和了解,主动采取健康的生活方式。目前,我国仍面临着新发和原有传染病的双重威胁,公众健康素养作为重要的社会决定因素会对传染病相关的临床诊断治疗和防治水平产生重要影响。

青岛市居民基本医疗素养水平较低,提示群众对医改相关政策、寻医问药途径、科学就医和合理用药常识等方面了解和利用亟须加强。近年来,我国慢性病发生呈"井喷"状态,慢性病造成的经济负担增长速度已经超过了 GDP 的增长速度。但城乡居民对糖尿病、高血压等常见慢性病的知识知晓率却普遍偏低,出现慢病防治工作中常见的"三高三低"现象,即慢性病发病率高、患病率高、致残致死率高、知识知晓率低、控制率低、治疗率低。因此,进一步加大慢性病防治知识和技能健康教育力度迫在眉睫。

四、工作建议

(一)提升全民健康素养水平,推进健康中国建设

提升城乡居民健康素养水平是改善人民群众健康状况、推进健康中国建设的重要策略和措施,居民健康素养水平是健康中国的重要衡量指标。2019 年

6 月,国务院发布《健康中国行动(2019—2030)》,明确提出"到 2022 年和 2030 年,全国居民健康素养水平分别不低于 22％和 30％"的目标。

目前,青岛市居民健康素养水平为 24.38％,较 2017 年、2019 年监测结果虽有提高,但仍处于较低水平。健康素养水平的提升是一个社会系统工程,需要全社会的共同努力。建立和完善"政府主导、多部门合作、全社会参与"的工作机制,各级政府及成员部门要履行对社会健康的责任,提高对健康教育与健康促进工作的重视,实施"将健康融入所有政策"策略,在制定政策时要评估这些政策可能对健康产生的影响,加大经费投入,建立健全健康教育体系,为提升城乡居民的健康素养水平提供持续、稳定的政策保障。各级医疗卫生机构要牢固树立"健康教育先行"理念,进一步整合内部健康教育资源,依托国家基本公共卫生服务项目及中央补助地方健康素养促进行动项目等重点工作,采取多种形式,充分利用传统媒体和新媒体平台,普及推广《中国公民健康素养——基本知识与技能(试行)》等。拓展健康促进医院、健康促进学校、健康促进机关、健康促进社区、健康促进企业等健康场所和健康教育基地建设,发挥场所和基地的示范效应和辐射效应。

(二)完善健康促进与教育体系,加强专业队伍能力建设

各级政府要高度重视健康教育体系建设,建立健全以健康教育专业机构为龙头,以基层医疗卫生机构、医院、专业公共卫生机构为基础,学校、机关、社区、企事业单位内设的健康教育职能部门为延伸的健康促进与教育体系。加强各级健康教育专业机构建设,加大投入,充实人员队伍,加强专业人员培养,改善工作条件,优化管理体制和运行机制,建立健全健康教育与健康促进工作体系,切实为推进健康中国建设做好技术保障。

各区(市)要加强健康教育专业队伍能力建设,加大培训和继续教育力度。以健康教育专业九大能力为核心,开展专业队伍培训,并强化科普能力、传播能力和创新能力建设。积极引入国际健康教育与健康促进先进理念,结合辖区内的实际情况,勇于创新,做好辖区内的健康教育工作。

(三)加强重点地区、重点人群、重点领域健康教育与促进工作

加大对农村地区、老年人、文化水平较低者、农民和工人等重点人群的健康教育工作,加强科学就医、合理用药、慢性病防治和传染病防治等重点领域的健

康教育工作。加强覆盖生命全周期、健康全过程的健康教育,针对不同人群、不同健康问题,开发有针对性的健康传播材料和工具,建立完善健康科普专家库和健康科普资源库,构建全媒体健康科普知识发布和传播机制。以健康家庭为基本健康单元,大力开展健康家庭、健康促进县(区)等活动。加强对农村地区健康素养促进工作的业务指导和技术支持,提高农村地区健康教育专业机构和从业人员工作能力。

(四)不断优化健康素养监测体系

进一步加强健康教育专业机构建设,建立健全市、区(市)两级专业机构工作网络,提升各级专业机构监测能力,提高监测数据质量,保证监测结果的客观性和可信性。认真总结、研究往年健康素养监测工作中出现的问题,进一步优化监测方案,不断提高健康素养监测工作水平。

在经费方面,要保证监测工作经费的常规投入,专款专用,使监测工作常态化、制度化。定期发布监测结果,针对监测中发现的问题,展开重点解读和宣传,引导健康传播的方向。通过连续监测,掌握人群健康素养的变化规律,评价卫生政策和健康教育工作效果,确定优先工作领域,为政府决策提供循证支持。

(五)开展健康素养相关研究

开展健康素养实证研究,从健康素养与生命质量、人均期望寿命、疾病管理、健康结局之间的关系,健康素养对经济社会发展的贡献,健康素养对生活满意度、幸福感和福祉的意义和作用等方面进行研究,丰富健康素养促进工作的理论基础和实践经验。

开展健康素养测评工具研究,研制针对特定人群,如老年人、学生、流动人口、育龄妇女等人群,特定领域,如对公众健康影响较大的慢性非传染性疾病(如高血压、糖尿病、恶性肿瘤等),以及心理健康、中医等领域的健康素养测评工具。借鉴国外测评工具快速有效的优点,研制面向临床视角的健康素养测评工具,便于借助健康素养测评结果,更有针对性地进行临床健康教育。

统 计 资 料

青岛市 2020 年卫生健康事业发展统计简报

一、卫生资源概况

（一）医疗卫生机构数

2020 年,全市各级各类医疗卫生机构 8531 个。其中:医院 357 个,基层医疗卫生机构 8044 个,专业公共卫生机构 95 个,其他卫生机构 35 个。

与上年相比,全市医疗卫生机构增加 214 个。其中:医院增加 33 个,基层医疗卫生机构增加 174 个,专业公共卫生机构和其他卫生机构共增加 7 个(图1)。

按经济类型分:公立医疗卫生机构 4347 个(占全市 50.96％)、民营医疗卫生机构 4184 个(占全市 49.04％)。

按医院等级分:三级医院 28 个、二级医院 122 个、一级医院 162 个、未定级医院 45 个。

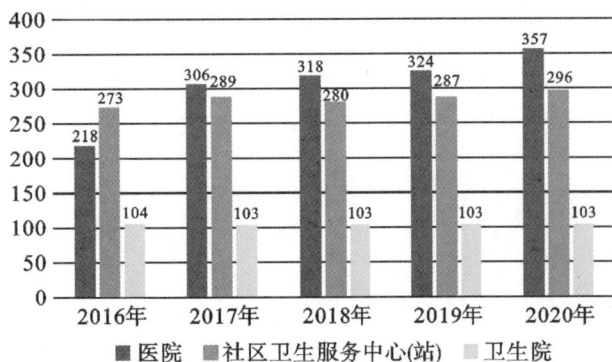

图 1　全市主要医疗卫生机构数量情况(单位:个)

(二)床位数

2020 年,全市医疗卫生机构床位 64423 张。其中:医院 55452 张(占全市 86.07％),基层医疗卫生机构 7797 张(占全市 12.10％),专业公共卫生机构 617 张(占全市 0.96％),其他卫生机构 557 张(占全市 0.86％)。每千人口医疗卫生机构床位 6.40 张。

与上年相比,全市医疗卫生机构床位增加 3904 张,增幅为 6.45％(图2)。其中:医院增加 4141 张,增幅为 8.07％;基层医疗卫生机构减少 112 张,减幅为 1.42％;专业公共卫生机构减少 27 张,减幅为 4.19％;其他卫生机构减少 98 张,减幅为 14.96％。每千人口医疗卫生机构床位增加 0.03 张,增幅为 0.47％。

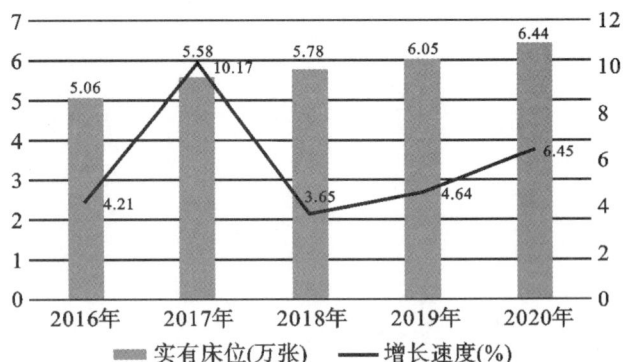

图 2　全市医疗卫生机构床位及增长速度

按经济类型分:公立医疗卫生机构 47292 张(占全市 73.41％),民营医疗卫生机构 17131 张(占全市

26.59%）。

按医院等级分：三级医院 29106 张（占全市 45.17%），二级医院 18519 张（占全市 28.75%），一级医院 6208 张（占全市 9.64%），未定级医院 1619 张（占全市 2.51%）。

（三）卫生人员数

2020 年，全市卫生人员总数 114244 人。其中：卫生技术人员 94854 人，其他技术人员 5482 人，管理人员 4271 人，工勤技能人员 5685 人，乡村医生 3866 人，卫生员 86 人。每千人口卫生技术人员 9.42 人，每千人口执业（助理）医师 3.94 人，每千人口注册护士 4.25 人（图 3）。

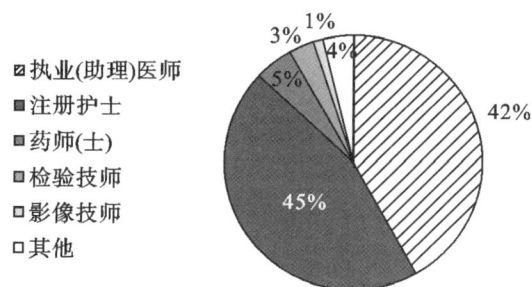

图 3　2020 年医疗卫生机构卫生技术人员构成情况

与上年相比，全市卫生人员增加 5516 人，增幅为 5.07%。其中：卫生技术人员增加 4493 人，增幅为 4.97%；其他卫生技术人员增加 652 人，增幅为 13.50%；管理人员增加 495 人，增幅为 13.11%；工勤技能人员增加 328 人，增幅为 6.12%（图 4）。每千人口卫生技术人员减少 0.09 人，每千人口执业（助理）医师减少 0.04 人，每千人口注册护士减少 0.05 人。

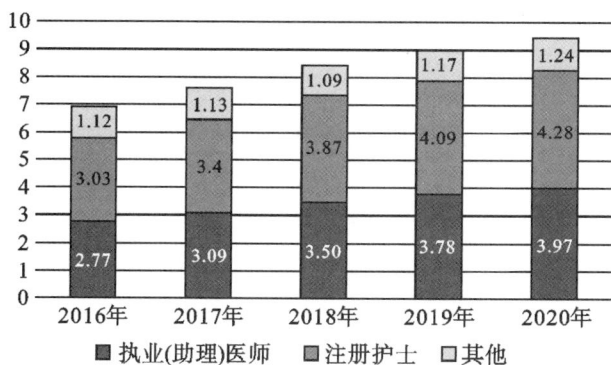

图 4　全市卫生技术人员构成情况（单位：万人）

按机构类别分：医院卫生人员 68929 人（占全市 60.33%），基层医疗卫生机构 40138 人（占全市 35.13%），专业公共卫生机构 3883 人（占全市 3.40%），其他卫生机构 1294 人（占全市 1.13%）（图 5）。

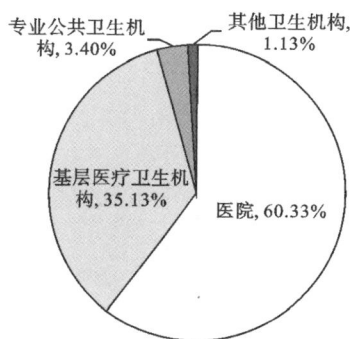

图 5　2020 年医疗卫生机构卫生人员分布情况

按经济类型分：公立医疗卫生机构卫生人员 73807 人（占全市 64.60%），民营医疗卫生机构人员 40437 人（占全市 35.40%）。

按医院等级分：三级医院卫生人员 40001 人（占全市 36.79%），二级医院 20663 人（占全市 19.00%），一级医院 6044 人（占全市 5.56%），未定级医院 2221 人（占全市 2.04%）。

二、医疗服务

（一）门诊量

2020 年，全市医疗卫生机构总诊疗 6730.73 万人次。其中：医院 2802.52 万人次（占全市 41.64%），基层医疗卫生机构 3792.70 万人次（占全市 56.35%），专业公共卫生机构 124.46 万人次（占全市 1.85%），其他机构 11.06 万人次（占全市 0.16%）。

与上年相比，全市医疗卫生机构总诊疗减少 825.58 万人次，减幅为 10.93%。其中：医院减少 621.6 万人次，减幅为 18.15%；基层医疗卫生机构减少 184.14 万人次，减幅为 4.63%；专业公共卫生机构减少 17.87 万人次，减幅为 12.56%；其他机构减少 1.96 万人次，减幅为 15.05%（图 6）。

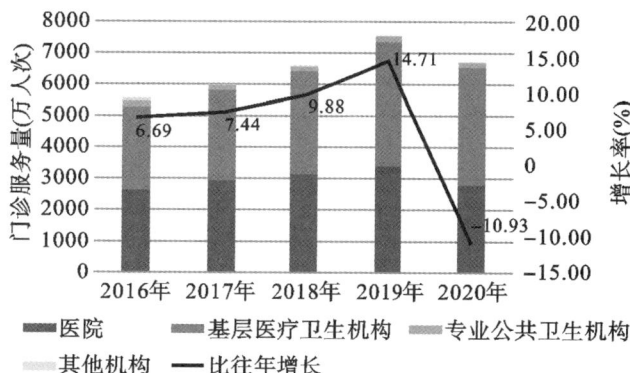

图 6　全市门诊服务情况及增长速度

按经济类型分：公立医疗卫生机构总诊疗 4399.45 万人次（占全市 65.36%），民营医疗卫生机构

2331.27 万人次(占全市 34.64%)。

按医院等级分:三级医院总诊疗 1943.8 万人次(占全市 28.88%),二级医院 558.57 万人次(占全市 8.30%),一级医院 248.20 万人次(占全市 3.69%),未定级医院 51.95 万人次(占全市 0.77%)。

(二)住院量

2020 年,全市医疗卫生机构入院 138.65 万人。其中:医院 122.68 万人(占全市 88.48%),基层医疗卫生机构 14.50 万人(占全市 10.46%),专业公共卫生机构 1.45 万人(占全市 1.04%),其他机构 0.03 万人(占全市 0.02%)。

与上年相比,全市医疗卫生机构入院人数减少 36.4 万人,减幅为 20.79%。其中:医院减少 31.86 万人,减幅为 20.62%;基层医疗卫生机构减少 3.89 万人,减幅为 21.15%;专业公共卫生机构减少 0.4 万人,减幅为 21.62%;其他机构减少 0.24 万人,减幅为 88.89%(图 7)。

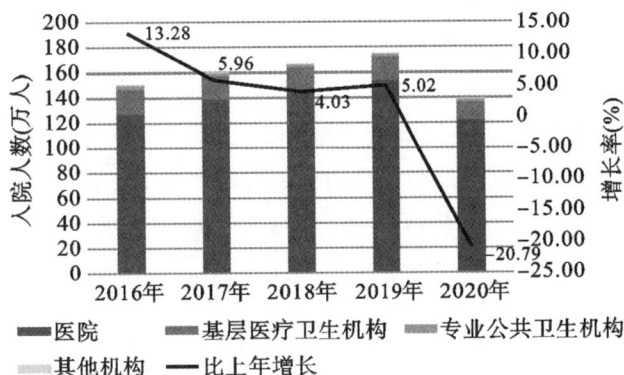

图 7　全市入院人数情况及增长速度

按经济类型分:公立医疗卫生机构入院人数 119.22 万人(占全市 85.99%),民营医疗卫生机构 19.43 万人(占全市 14.01%)。

按医院等级分:三级医院入院人数 84.1 万人(占全市 68.55%),二级医院 28.9 万人(占全市 23.56%),一级医院 8.11 万人(占全市 6.61%),未定级医院 1.57 万人(占全市 1.28%)。

(三)医院医师工作负荷

2020 年,全市医院医师日均担负诊疗 5.4 人次和住院 1.5 床日。其中:公立医院医师日均担负诊疗 6.0 人次和住院 1.6 床日(表 1)。

表 1　医院医师担负工作量

机构类别	医师人均全年担负		医师人均每日担负	
	诊疗人次	住院床日	诊疗人次	住院床日
医院	1342.5	550.2	5.4	1.5
按医院等级分:三级医院	1563.4	578.2	6.3	1.6
二级医院	965.5	606.9	3.9	1.7
一级医院	1185.3	307	4.8	0.8
按经济类型分:公立医院	1500	587	6	1.6
民营医院	833.3	431.3	3.3	1.2

(四)床位使用

2020 年,全市医疗卫生机构病床使用率为 59.45%。其中:医院 62.92%,基层医疗卫生机构 39.9%。全市医疗卫生机构出院者平均住院日为 8.7 天,其中:医院 8.9 天,基层医疗卫生机构 7.0 天。

与上年相比,全市医疗卫生机构病床使用率降低了 17.72 个百分点。其中:医院降低 18.92 个百分点,基层医疗卫生机构降低 13.58 个百分点。

按经济类型分:公立医疗卫生机构病床使用率为 63.86%,民营医疗卫生机构为 44.35%。全市公立医疗卫生机构出院者平均住院日为 8.6 天,民营医疗卫生机构为 9.3 天。

按医院等级分:三级医院病床使用率为 72.74%,二级医院 56.15%,一级医院 39.35%。三级医院出院者平均住院日 8.4 天,二级医院 10.8 天,一级医院 7.7 天。

三、病人医药费用

(一)医院病人医药费用

2020 年,医院次均门诊费用 341.5 元,按当年价格比上年上涨 13.64%;人均住院费用 13502.7 元,按当年价格比上年上涨 10.04%;日均住院费用 1513.9 元。

(二)基层医疗卫生机构病人医药费用

2020 年,社区卫生服务中心次均门诊费用 151 元,按当年价格比上年上涨 33.16%;人均住院费用 3849.3 元,按当年价格比上年上涨 12.08%。卫生院次均门诊费用 101.9 元,按当年价格比上年上涨 9.69%;人均住院费用 3303.6 元,按当年价格比上年上涨 12.31%;日均住院费用 471.5 元。

四、中医药服务

(一)中医类机构、床位及人员数

2020年,全市中医类医疗卫生机构724个,比上年增加65个。其中:中医类医院47个(三级医院3个、二级医院21个、一级医院20个、未定级医院3个),中医类门诊部、诊所、卫生所、医务室677个。与上年相比,中医类医院增加4个,中医类门诊部及诊所增加61个。

2020年,全市中医类医疗卫生机构床位7647张,比上年增加684张。

2020年,全市中医类医疗卫生机构卫生人员11126人,比上年增加637人,增长6.07%。其中:执业(助理)医师4173人,注册护士4157人。

(二)中医医疗服务

2020年,全市中医类医院总诊疗332.34万人次,中医类门诊部及诊所总诊疗232.31万人次。

2020年,全市中医类医院出院人数14.70万人。

五、疾病控制与公共卫生

(一)免疫规划情况

2020年,国家平台接种率监测系统显示,全省常规免疫卡介苗接种率99.78%,乙型肝炎疫苗接种率99.94%,脊髓灰质炎疫苗接种率99.83%,麻疹类疫苗接种率99.75%,百白破三联疫苗接种率99.88%,流脑疫苗接种率99.67%,乙脑疫苗接种率99.90%,甲肝疫苗接种率99.86%。

(二)地方病防治

2020年,全市8～10岁儿童尿碘中位数197.95 $\mu g/L$;碘缺乏县(市、区)10个;饮水型地方性氟中毒县(市、区)7个。

六、妇幼卫生

(一)妇幼保健

2020年,孕产妇系统管理率96.35%,3岁以下儿童系统管理率94.69%,7岁以下儿童健康管理率95.64%。

(二)孕产妇死亡率

2020年,孕产妇死亡率为4.26/10万,比2019年降低2.96/10万。

(三)5岁以下儿童死亡率

2020年,全市婴儿死亡率1.67‰、5岁以下儿童死亡率2.37‰,比上年分别降低0.22个千分点和0.36个千分点。

(四)国家免费孕前优生项目

2020年,全市为50437人提供孕前优生健康检查服务,国家免费孕前优生目标人群覆盖率达138.38%。

(五)婚前检查保健

2020年,全市婚前医学检查率为73.21%。全市完成计划生育技术服务133731例,免费计划生育技术服务覆盖率达97%。

(六)妇女病查治

2020年,全市进行宫颈癌检查171240人,乳腺癌检查171988人。

七、食品安全与卫生监督

(一)食品安全风险监测

2020年,全市食源性疾病监测哨点医院数量达到164家,监测网络延伸至全部乡镇级行政区域,食品中化学污染物及有害因素监测实现所有县级行政区域全覆盖,在全市范围内推进食源性疾病监测县乡村一体化试点工作。全年食品污染物及有害因素累计监测样品2268份、报告食源性疾病病例11880例、调查处置食源性疾病暴发事件48起。

(二)公共场所卫生监督

2020年,全市公共场所卫生被监督单位10370个,从业人员64146人,持健康合格证明人数占99.21%。经常性卫生监督18580户次,监督覆盖率为100%,依法查处案件1811件,行政处罚案件1811件。

(三)生活饮用水卫生监督

2020年,全市生活饮用水卫生(供水)被监督单位167个,从业人员1228人,持健康合格证明人数占99.59%。经常性卫生监督271户次,监督覆盖率为100%,依法查处案件42件,行政处罚案件42件。

(四)消毒产品生产企业及餐饮具集中消毒单位卫生监督

2020年,全市消毒产品被监督单位164家,从业人员1613人,持消毒产品卫生安全评价报告37个。经常性卫生监督347户次,查处案件87件。全市餐饮具集中消毒单位19家,监督覆盖率100%,监督检查82户次,依法查处违法案件35件,行政处罚案件35件。

(五)医疗卫生、采供血和传染病防治监督

2020年,医疗卫生经常性卫生监督10804户次,监督覆盖率99.96%,依法对医疗机构或医务人员作出卫生行政处罚766件。全市采供血被监督单位1

家,经常性卫生监督 4 户次,监督覆盖率 100％。传染病防治被监督单位 7712 家,经常性卫生监督 17623 户次,监督覆盖率 100％,依法查处案件 1361 件,行政处罚案件 1361 件。

八、人口家庭

（一）全面两孩政策稳步实施

2020 年,出生人口 6.59 万人,出生率为 7.93‰,二孩占比为 48.21％,出生人口性别比为 106.81。妇幼健康服务积极推进,生育全程服务得到加强,母婴设施建设扎实推进,协调相关部门促进托育、学前教育、就业、住房、税收等相关经济社会政策与生育政策配套衔接。

（二）计划生育家庭奖励和扶助政策

2020 年,计划生育家庭奖励和扶助"两项制度"投入资金 4.21 亿元,比上年增加 0.55 亿元;农村部分计划生育家庭奖励扶助制度受益 30.47 万人;计划生育家庭特别扶助制度受益 1.74 万人。

九、老年人口信息

（一）老年人口数量

2020 年,青岛市老年人户籍人口约为 191.69 万人,在全市户籍人口中占比约为 22.91％,较上年提高 0.37 个百分点。

（二）年龄构成

2020 年,65 周岁以上老年人户籍人口约为 136.77 万人,在全市户籍人口中占比约为 16.35％;80 周岁以上老年人户籍人口约为 28.85 万人,在全市户籍人口中占比约为 3.45％。

（三）性别构成

2020 年,青岛市户籍老年人口中,男性占 47.54％,女性占 52.46％。

注解：

（1）医疗卫生机构包括医院、基层医疗卫生机构、专业公共卫生机构、其他机构。

（2）公立医院指经济类型为国有和集体办的医院（含政府办医院）。

（3）民营医院指公立医院以外的其他医院,包括联营、股份合作、私营、台港澳投资和外国投资等医院。

（4）基层医疗卫生机构包括社区卫生服务中心（站）、街道卫生院、乡镇卫生院、村卫生室、门诊部、诊所（医务室）。

（5）专业公共卫生机构包括疾病预防控制中心、专科疾病防治机构、妇幼保健机构、健康教育机构、急救中心（站）、采供血机构、卫生监督机构、计划生育技术服务机构。

（6）政府办医疗卫生机构指卫生、教育、民政、公安、司法、兵团等行政部门举办的医疗卫生机构。

（7）中医类医疗卫生机构包括中医、中西医结合、民族医的医院、门诊部、诊所及科研机构。

（8）卫生人员包括卫生技术人员、乡村医生和卫生员、其他技术人员、管理人员、工勤技能人员。按在岗职工数统计,包括在编、合同制、返聘和临聘半年以上人员。

（9）卫生技术人员包括执业（助理）医师、注册护士、药师（士）、技师（士）、卫生监督员（含公务员中取得卫生监督员证书的人数）、其他卫生技术人员。

（10）执业（助理）医师指取得医师执业证书且实际从事临床工作的人员,不含取得医师执业证书但实际从事管理工作的人员。

（11）注册护士指取得注册护士证书且实际从事护理工作的人员,不含取得护士执业证书但实际从事管理工作的人员。

（12）每千人口卫生技术人员数、执业（助理）医师数、注册护士数、全科医生数、专业公共卫生机构人员数、医疗卫生机构床位数按常住人口计算。

2020 年青岛市医疗卫生机构、床位、人员数

机构分类	机构个数	编制床位数	实有床位数	编制人数	在岗职工 合计	卫生技术人员 小计	执业(助理)医师 小计	执业医师	注册护士	药师(士)	技师(士) 小计	检验师	其他 小计	见习医师	其他技术人员	管理人员	工勤技能人员
总计	8531	63877	64423	59740	114244	94854	39708	35124	42760	4534	4140	2980	3712	436	5482	4271	5685
一、医院	357	53836	55452	44390	68929	58650	20993	19998	29915	2970	2682	1891	2090	269	3566	2731	3982
综合医院	178	32190	33375	32019	44859	38728	14005	13456	19806	1811	1737	1174	1369	171	2250	1591	2290
中医医院	41	6775	7038	5415	8739	7559	2885	2703	3553	535	309	222	277	59	441	266	473
中西医结合医院	6	660	609	694	742	636	238	232	273	67	38	25	20	5	65	17	24
专科医院	107	12597	12891	6240	14287	11485	3796	3538	6126	544	595	467	424	34	775	837	1190
护理院	25	1614	1539	22	302	242	69	69	157	13	3	3	0	0	35	20	5
二、基层医疗卫生机构	8044	8198	7797	10419	40138	32568	17446	13926	11855	1452	968	624	847	126	1420	1014	1184
社区卫生服务中心(站)	296	1060	724	2227	7123	5963	2798	2513	2251	514	256	165	144	10	508	316	336
社区卫生服务中心	90	1051	585	1898	4173	3448	1557	1395	1309	294	188	118	100	8	374	152	199
社区卫生服务站	206	9	139	329	2950	2515	1241	1118	942	220	68	47	44	2	134	164	137
卫生院	103	7118	6998	7317	8489	7341	3000	2458	2702	577	490	320	572	94	591	238	319
村卫生室	4073	—	0	—	5878	1926	1815	494	111	0	0	0	0	0	0	0	0
门诊部	404	0	35	606	6510	5523	2744	2361	2324	200	201	122	54	5	252	285	450
诊所、卫生所、医务室	3168	20	40	269	12138	11815	7089	6100	4467	161	21	17	77	17	69	175	79

(续表)

在岗职工

机构分类	机构个数	编制床位数	实有床位数	编制人数	合计	卫生技术人员小计	执业(助理)医师小计	执业医师	注册护士	药师(士)	技师(士)小计	检验师	其他小计	见习医师	其他技术人员	管理人员	工勤技能人员
三、专业公共卫生机构	95	758	617	3905	3883	2894	1083	1021	760	91	281	262	679	36	332	454	203
疾病预防控制中心	41	0	0	1643	1095	782	417	397	49	12	94	89	210	13	106	183	24
专科疾病防治院(所,站)	6	264	232	300	255	187	82	74	62	15	15	13	13	0	13	29	26
妇幼保健院(所,站)	12	494	385	927	1488	1189	461	436	479	62	113	102	74	22	117	114	68
急救中心(站)	7	0	0	212	234	158	63	59	88	1	5	5	1	0	15	15	46
采供血机构	1	0	0	220	249	183	49	49	79	1	53	53	1	1	36	11	19
卫生监督所(中心)	12	0	0	521	481	373	0	0	0	0	0	0	373	0	22	68	18
计划生育技术服务机构	16	0	0	82	81	22	11	6	3	0	1	0	7	0	23	34	2
四、其他卫生机构	35	1085	557	1026	1294	742	186	179	230	21	209	203	96	5	164	72	316
疗养院	4	1085	557	881	592	349	142	138	145	11	19	14	32	1	70	17	156
临床检验中心(所,站)	12	0	0	66	471	243	17	15	8	0	178	178	40	4	62	37	129
统计信息中心	1	0	0	12	12	0	0	0	0	0	0	0	0	0	10	2	0
其他	18	0	0	67	219	150	27	26	77	10	12	11	24	0	22	16	31

注:本表人员合计中包括乡村医生3866人和卫生员86人和诊所乡村医师数0;不含乡镇卫生院在村卫生室工作的执业(助理)医师、注册护士数。

2020年青岛市医疗卫生机构收入与支出

机构分类	总收入（万元）						总费用（万元）							
	总计	财政拨款收入	事业收入			上级补助收入	总计	业务活动费	单位管理费	业务活动费用和单位管理费用中				
			合计	医疗收入						财政基本拨款经费	财政项目拨款经费	科教经费	人员费用	药品费
				小计	药品收入									
总计	3936580.8	675851.5	3045899.2	3015089.6	1025148.2	16230.2	3738441.8	3133426.1	328154.8	193541.9	122635.5	5885.3	1474716.4	924070.1
一、医院	2983655.0	302608.0	2625696.9	2617148.4	785202.0	1260.9	2930050.4	2560563.3	306659.2	143572.9	75771.3	5882.9	1140081.9	734701.0
综合医院	2200033.9	228027.5	1932831.9	1925751.4	583895.3	92.4	2162031.7	1934096.7	193172.6	104521.1	53385.3	3472.8	826983.1	560078.4
中医医院	294891.4	30232.2	259479.4	259309.4	91847.5	0.0	304671.3	272718.2	27965.5	17074.1	9299.4	199.0	129976.9	83460.3
中西医结合医院	17909.7	4146.1	13095.3	13095.3	6117.2	0.0	18211.6	14924.4	3062.8	1642.3	446.5	0.0	8007.8	5408.6
专科医院	467172.2	40202.2	417592.6	416294.6	102545.4	1168.5	444309.5	338085.2	82384.8	20334.2	12639.4	2211.1	174905.2	85689.6
护理院	3647.8	0.0	2697.7	2697.7	796.6	0.0	826.3	738.8	73.5	1.2	0.7	0.0	208.9	64.1
二、基层医疗卫生机构	648880.3	205658.1	377277.6	368903.6	234677.0	12528.3	585711.5	411421.7	15.0	0.0	742.9	0.0	255736.5	184111.5
社区卫生服务中心（站）	203630.9	63180.2	137169.7	134193.2	112921.8	492.1	191837.1	178668.3	0.0	0.0	0.0	0.0	56580.2	79982.3
社区卫生服务中心	130633.4	56662.5	71130.5	69197.5	53832.2	359.2	120795.2	114929.4	0.0	0.0	0.0	0.0	40158.2	43166.3
社区卫生服务站	72997.5	6517.7	66039.2	64995.7	59089.6	132.9	71041.9	63738.9	0.0	0.0	0.0	0.0	16422.0	36816.0
卫生院	253273.0	142477.9	104806.1	104799.5	51646.0	4.0	247151.6	231999.5	0.0	0.0	0.0	0.0	129252.5	50291.0
村卫生室	35635.5	—	22640.3	17249.4	13006.9	12032.2	28360.5	—	—	—	—	—	14589.8	12406.8
门诊部	72583.4	0.0	52297.5	52297.5	22766.7	0.0	52105.0	0.0	0.0	0.0	0.0	0.0	23593.0	19016.5
诊所、卫生所、医务室	83757.5	0.0	60364.0	60364.0	34335.6	0.0	66257.3	753.9	15.0	0.0	742.9	0.0	31721.0	22414.9

(续表)

机构分类	总收入(万元)						总费用(万元)							
	总计	财政拨款收入	事业收入			上级补助收入	总计	业务活动费	单位管理费	业务活动费用和单位管理费用中				
			合计	医疗收入						财政基本拨款经费	财政项目拨款经费	科教经费	人员费用	药品费
				小计	药品收入									
三、专业公共卫生机构	192176.0	157085.3	31315.5	23155.9	4951.3	471.9	173376.3	137705.0	12700.5	43597.2	45108.7	0.0	65237.9	4929.6
疾病预防控制中心	103534.7	92814.9	8152.3	0.0	0.0	167.5	86605.4	64341.4	2702.4	12673.1	26722.5	0.0	23273.8	0.0
专科疾病防治院(所、站)	5417.6	2483.0	2892.6	2892.6	1074.3	0.0	5638.5	4336.7	1301.6	1994.7	484.6	0.0	3302.0	1030.8
妇幼保健院(所、站)	40714.6	19864.3	20263.3	20263.3	3877.0	178.5	42120.6	34589.0	6322.4	11101.1	5362.1	0.0	19672.9	3898.8
急救中心(站)	9497.2	9414.4	0.0	0.0	0.0	0.0	9561.3	9477.5	0.0	4637.5	4797.5	0.0	3451.3	0.0
采供血机构	16614.0	16598.5	5.5	0.0	0.0	0.0	13366.8	11054.0	2312.7	4586.7	6467.3	0.0	4372.6	0.0
卫生监督所(中心)	14130.7	14068.9	1.8	0.0	0.0	0.0	14007.5	13245.3	24.3	8308.9	1172.7	0.0	10243.3	0.0
计划生育技术服务机构	2267.2	1841.3	0.0	0.0	0.0	125.9	2076.2	661.1	37.1	295.2	102.0	0.0	922.0	0.0
四、其他卫生机构	111869.5	10500.1	11609.2	5881.7	317.9	1969.1	49303.6	23736.1	8780.1	6371.8	1012.6	2.4	13660.1	328.0
疗养院	20248.2	7270.1	7338.8	5881.7	317.9	1968.2	18630.5	10885.3	6345.5	5814.6	1012.6	2.4	8604.9	328.0
临床检验中心(所、站)	85998.5	0.0	3574.4	0.0	0.0	0.0	24456.9	8806.7	1990.4	0.0	0.0	0.0	2574.8	0.0
统计信息中心	564.6	547.5	0.0	0.0	0.0	0.0	583.6	0.0	0.0	0.0	0.0	0.0	179.8	0.0
其他	5058.2	2682.5	696.0	0.0	0.0	0.9	5632.6	4044.1	444.2	557.2	0.0	0.0	2300.6	0.0

2020 年青岛市医疗卫生机构门诊服务情况

机构分类	总诊疗人次数 总计	总诊疗人次数 合计	门诊人次	急诊人次 小计	急诊人次 死亡人数	家庭卫生服务人次数	互联网诊疗服务人次数	观察室留观病例数 小计	观察室留观病例数 死亡人数	健康检查人数	预约诊疗人次数	上级医院向下转诊人次数	向上级医院转诊人次数	急诊死亡率(%)	观察室病死率(%)	预约诊疗人次占总诊疗人次百分比(%)
总计	67307284	64489874	61661273	2828601	4072	1146692	128974	212610	2049	3195393	7884487	7539	20553	0.14	0.96	11.71
一、医院	28025162	27263240	24774495	2515745	3882	106167	100789	188022	2049	1599580	7878316	0	0	0	1	28
综合医院	20049204	19657547	17712259	1945288	2962	88682	63560	147022	1640	1189228	5831754	0	0	0.15	1.12	29.09
中医医院	3179381	2932067	2598208	333859	803	2882	1386	28618	293	289251	755736	0	0	0.24	1.02	23.77
中西医结合医院	144055	141797	130053	11744	7	0	159	467	10	1900	18236	0	0	0.06	2.14	12.66
专科医院	4609824	4500931	4276277	224654	110	2803	35684	11555	106	118407	1272202	0	0	0.05	0.92	27.60
护理院	42698	30898	30698	200	0	11800	0	360	0	794	388	0	0	0.00	0.00	0.91
二、基层医疗卫生机构	37926958	35922582	35757745	164837	190	1040525	28185	21794	0	1383101	5	7539	20553	0	0.00	0
社区卫生服务中心(站)	8361156	7580710	7508791	71919	51	465337	24989	2823	0	638676	0	6924	13710	0.07	0.00	0.00
社区卫生服务中心	4427976	3885356	3860577	24779	10	325242	22071	2371	0	443284	0	5218	8396	0.04	0.00	0.00
社区卫生服务站	3933180	3695354	3648214	47140	41	140095	2918	452	0	195392	0	1706	5314	0.09	0.00	0.00
卫生院	5878593	5242601	5149683	92918	139	572207	3196	18971	0	449873	0	615	6843	0.15	0.00	0.00
村卫生室	8439429	8168472	8168472	—	—	—	—	—	—	—	—	0	0	0.00	0.00	0.00
门诊部	2710375	2432375	2432375	0	0	0	0	0	0	0	0	0	0	—	—	0.00
诊所、卫生所、医务室	12537405	12498424	12498424	0	0	2981	0	0	0	294552	5	0	0	—	—	0.00
三、专业公共卫生机构	1244569	1218505	1070486	148019	0	0	0	2794	0	175799	6166	0	0	0	0	1
专科疾病防治院(所、站)	55785	55785	55785	0	0	0	0	0	0	77	311	0	0	—	—	0.56
妇幼保健院(所、站)	1044503	1018439	1014701	3738	0	0	0	2794	0	175722	5855	0	0	0.00	0.00	0.56
急救中心(站)	144281	144281	0	144281	0	0	0	0	0	0	0	0	0	0.00	—	0.00
四、其他机构	110595	85547	85547	0	0	0	0	0	0	36913	0	0	0	—	—	0
疗养院	110595	85547	85547	0	0	0	0	0	0	36913	0	0	0	—	—	0.00

2020 年青岛市医疗卫生机构住院服务情况

机构分类	入院人数	出院人数		转往基层医疗卫生机构人数	基层转入医院人数	住院病人手术人次数	每百门急诊的入院人数	死亡率（%）	医院向基层医疗卫生机构转诊率（%）	基层医疗卫生机构向医院转诊率（%）
		小计	死亡							
总计	1386511	1388790	7994	12320	1438	443723	3.36	0.58	0.89	0.10
一，医院	1226755	1228973	7975	12316	0	440121	4.50	0.65	1.00	0.00
综合医院	888277	891503	5524	1790	0	336556	4.52	0.62	0.20	0.00
中医院	141231	140752	1590	686	0	26521	4.82	1.13	0.49	0.00
中西医结合医院	6263	6244	153	305	0	762	4.42	2.45	4.88	0.00
专科医院	189666	189061	708	9335	0	76282	4.21	0.37	4.94	0.00
护理院	1318	1413	0	200	0	0	4.27	0.00	14.15	0.00
二，基层医疗卫生机构	144994	145041	19	4	1438	0	1.11	0.01	0.00	0.99
社区卫生服务中心（站）	6506	6503	0	0	20	0	0.09	0.00	0.00	0.31
社区卫生服务中心	6086	6083	0	0	20	0	0.16	0.00	0.00	0.33
社区卫生服务站	420	420	0	0	0	0	0.01	0.00	0.00	0.00
卫生院	135825	135872	19	0	1418	0	2.59	0.01	0.00	1.04
门诊部	2623	2623	0	0	0	0	—	0.00	0.00	0.00
三，专业公共卫生机构	14452	14450	0	0	0	3602	1.35	0.00	0.00	0.00
专科疾病防治院（所、站）	1652	1610	0	0	0	0	2.96	0.00	0.00	0.00
妇幼保健院（所、站）	12800	12840	0	0	0	3602	1.26	0.00	0.00	0.00
四，其他机构	310	326	0	0	0	0	0.36	0.00	0.00	0.00
疗养院	310	326	0	0	0	0	0.36	0.00	0.00	0.00

2020 年青岛市妇女常见病筛查情况

地区	妇女常见病筛查覆盖情况		实际筛查				妇女常见病患病		妇女常见病患病情况													
	20~64岁妇女人数	应查人数	妇女病总人数	筛查率%	宫颈癌筛查人数	乳腺癌筛查人数	总人数	患病率%	阴道炎		急性子宫颈炎		尖锐湿疣		子宫肌瘤		宫颈癌		乳腺癌		卵巢癌	
									人数	患病率%	人数	患病率%	人数	患病率1/10万	人数	患病率%	人数	患病率1/10万	人数	患病率1/10万	人数	患病率1/10万
总计	2100596	727469	643999	88.53	239507	236810	94436	14.66	41671	6.47	21398	3.32	25	3.88	30772	4.78	44	18.37	141	59.54	12	1.86
市南区	144780	48260	45894	95.10	11055	14843	8452	18.42	1897	4.13	1887	4.11	2	4.36	2551	5.56	1	9.05	2	13.47	1	2.18
市北区	200100	66700	57819	86.69	28523	16357	11016	19.05	5099	8.82	3803	6.58	9	15.57	6322	10.93	12	42.07	9	55.02	10	17.30
李沧区	69323	23078	20941	90.74	8111	5006	5014	23.94	1850	8.83	752	3.59	1	4.78	2303	11.00	1	12.33	0	0	1	4.78
崂山区	82427	26044	21728	83.43	8547	8467	1062	4.89	525	2.42	255	1.17	0	0	272	1.25	4	46.80	6	70.86	0	0
西海岸新区	309931	113204	101615	89.76	33600	33600	13958	13.74	9068	8.92	2636	2.59	8	7.87	3483	3.43	4	11.9	62	184.52	0	0
城阳区	152848	55613	47225	84.92	24322	27783	5271	11.16	1479	3.13	191	0.40	2	4.24	3587	7.60	6	24.67	6	21.60	0	0
即墨区	281726	98930	90273	91.25	34610	34610	19243	21.32	10697	11.85	5191	5.75	0	0	3747	4.15	3	8.67	12	34.67	0	0
胶州市	209548	70442	68164	96.77	27862	33979	4477	6.57	1698	2.49	660	0.97	0	0	1461	2.14	1	3.59	11	32.37	0	0
平度市	425342	150787	124224	82.38	35109	35467	16346	13.16	5519	4.44	4233	3.41	3	2.41	4272	3.44	4	11.39	27	76.13	0	0
莱西市	224571	74411	66116	88.85	27768	26698	9597	14.52	3839	5.81	1790	2.71	0	0	2774	4.20	8	28.81	6	22.47	0	0

2020 年青岛市孕产妇保健和健康情况

地区	产妇数	孕产妇管理								孕产妇产前筛查				死亡		孕产妇死亡									
		产妇早孕建册		产妇产前检查情况						筛查		高危		死亡人数	死亡率1/10万	产科出血		妊娠高血压疾病		内科合并症		羊水栓塞		其他原因	
				产检		产检≥5次		早检																	
		人数	%	人数	%	人数	%	人数	%	人数	%	人数	%			人数	%	人数	%	人数	%	人数	%	人数	%
总计	69927	68603	98.11	69802	99.06	68145	96.70	68603	97.35	73902	105.68	6828	9.24	3	4.26	0	0	1	33.33	1	33.33	0	0	1	33.33
市南区	3164	3094	97.79	3164	99.03	3094	96.84	3094	96.84	3105	98.14	389	12.53	0	0	0	—	0	—	0	—	0	—	0	—
市北区	6085	5964	98.01	5982	97.27	5877	95.56	5964	96.98	6682	109.81	776	11.61	2	32.52	0	0	1	50.0	0	0	0	0	1	50.0
李沧区	5633	5554	98.60	5633	99.02	5554	97.19	5554	97.63	6030	107.05	602	9.98	0	0	0	—	0	—	0	—	0	—	0	—
崂山区	2589	2502	96.64	2589	99.42	2501	96.04	2502	96.08	2830	109.31	289	10.21	0	0	0	—	0	—	0	—	0	—	0	—
西海岸新区	13943	13573	97.35	13943	99.34	13460	95.9	13573	96.71	15444	110.77	1432	9.27	1	7.13	0	0	0	0	1	100	0	0	0	0
城阳区	8052	7933	98.52	8048	99.08	7911	97.39	7933	97.66	9650	119.85	767	7.95	0	0	0	—	0	—	0	—	0	—	0	—
即墨区	9472	9319	98.38	9464	99.29	9250	97.04	9319	97.77	10489	110.74	939	8.95	0	0	0	—	0	—	0	—	0	—	0	—
胶州市	7618	7541	98.99	7612	99.00	7497	97.50	7541	98.08	7221	94.79	598	8.28	0	0	0	—	0	—	0	—	0	—	0	—
平度市	8764	8540	97.44	8760	99.40	8507	96.53	8540	96.90	8124	92.70	672	8.27	0	0	0	—	0	—	0	—	0	—	0	—
莱西市	4607	4583	99.48	4607	99.35	4519	97.46	4583	98.84	4327	93.92	364	8.41	0	0	0	—	0	—	0	—	0	—	0	—

2020 年青岛市 7 岁以下儿童保健和健康情况

地区	儿童数			6 个月内婴儿母乳喂养情况					7 岁以下儿童保健服务						0～6 岁儿童眼保健和视力检查				
	7 岁以下	5 岁以下	3 岁以下	调查人数	母乳喂养		纯母乳喂养		新生儿访视		7 岁以下儿童健康管理		3 岁以下儿童系统管理		0～6 岁儿童眼保健和视力检查		6 岁儿童视力检查		
					人数	%	人数	%	人数	%	人数	%	人数	%	人数	覆盖率 (%)	检查人数	视力不良检出人数	视力不良检出率(%)
总计	584735	435805	263653	53403	50279	94.15	43790	82.00	68829	97.68	559250	95.64	249662	94.69	541078	92.53	91384	5356	5.86
市南区	27694	17275	11066	1401	1320	94.22	1068	76.23	3094	96.84	26870	97.02	10856	98.10	27146	98.02	7712	466	6.04
市北区	52762	38122	22703	2709	2584	95.39	2197	81.10	5867	95.40	50203	95.15	21580	95.05	48711	92.32	9088	609	6.70
李沧区	33730	27531	17930	4388	4183	95.33	3147	71.72	5683	99.89	32119	95.22	17436	97.24	30599	90.72	3064	362	11.81
崂山区	23844	18843	10526	877	803	91.56	759	86.55	2551	97.96	22669	95.07	9485	90.11	21654	90.82	2052	172	8.38
西海岸新区	106691	81303	51975	12662	11700	88.22	10593	83.66	13623	97.06	103065	99.60	49688	95.60	98782	92.59	15917	1210	7.60
城阳区	58933	44039	27782	5240	4737	90.40	4244	80.99	8000	98.49	56263	95.47	26296	94.65	54963	93.26	10503	894	8.51
即墨区	82037	59955	37141	9172	8527	92.97	7346	80.09	9311	97.68	77984	95.06	35693	96.10	76844	93.67	13280	451	3.40
胶州市	65570	50054	30442	7135	6950	97.41	5729	80.29	7475	97.22	64079	97.73	29248	96.08	59508	90.75	9486	544	5.73
平度市	83029	60027	29219	5248	5073	96.67	4553	86.76	8654	98.20	77751	93.64	26502	90.70	77235	93.02	10906	434	3.98
莱西市	50445	38656	24869	4571	4402	96.30	4154	90.88	4571	98.58	48247	95.64	22878	91.99	45636	90.47	9376	214	2.28

2020 年青岛市居民主要死因死亡率（1/10 万）、构成比（%）及死因顺位

顺位	合计			男性			女性		
	疾病名称	死亡率	构成比	疾病名称	死亡率	构成比	疾病名称	死亡率	构成比
1	心脏病	238.11	32.01	恶性肿瘤	282.39	32.91	心脏病	229.03	36.22
2	恶性肿瘤	213.91	28.76	心脏病	247.43	28.83	恶性肿瘤	147.25	23.29
3	脑血管病	122.74	16.50	脑血管病	134.64	15.69	脑血管病	111.15	17.58
4	呼吸系统疾病	39.65	5.33	呼吸系统疾病	48.64	5.67	呼吸系统疾病	30.89	4.89
5	伤害	29.60	3.98	伤害	40.00	4.66	内分泌营养和代谢疾病	20.30	3.21
6	内分泌营养和代谢疾病	19.13	2.57	消化系统疾病	20.11	2.34	伤害	19.48	3.08
7	消化系统疾病	15.63	2.10	内分泌营养和代谢疾病	17.93	2.09	消化系统疾病	11.27	1.78
8	神经系统疾病	7.28	0.98	神经系统疾病	8.02	0.93	神经系统疾病	6.56	1.04
9	泌尿生殖系统疾病	5.78	0.78	泌尿生殖系统疾病	7.15	0.83	泌尿生殖系统疾病	4.46	0.70
10	传染病和寄生虫病	3.14	0.42	传染病和寄生虫病	4.43	0.52	精神障碍	2.71	0.43
11	精神障碍	2.39	0.32	血液、造血器官及免疫疾病	2.06	0.24	传染病和寄生虫病	1.89	0.30
12	血液、造血器官及免疫疾病	1.96	0.26	精神障碍	2.06	0.24	血液、造血器官及免疫疾病	1.86	0.29
13	肌肉骨骼和结缔组织疾病	0.93	0.13	肌肉骨骼和结缔组织疾病	0.85	0.10	肌肉骨骼和结缔组织疾病	1.01	0.16
14	先天畸形变性和染色体异常	0.65	0.09	起源于围生期的某些情况	0.70	0.08	先天畸形变性和染色体异常	0.64	0.10
15	起源于围生期的某些情况	0.57	0.08	先天畸形变性和染色体异常	0.65	0.08	起源于围生期的某些情况	0.45	0.07
16	妊娠、分娩和产褥期并发症	0.01	0.00	妊娠、分娩和产褥期并发症	0.00	0.00	妊娠、分娩和产褥期并发症	0.02	0.00
17	诊断不明	2.74	0.37	诊断不明	3.78	0.44	诊断不明	1.72	0.27
18	其他疾病	39.54	5.32	其他疾病	37.35	4.35	其他疾病	41.67	6.59

2020 年青岛市居民主要死因、减寿年数（年）及平均减寿年数（年）

顺位	合计			男性			女性		
	疾病名称	减寿年数	平均减寿年数	疾病名称	减寿年数	平均减寿年数	疾病名称	减寿年数	平均减寿年数
1	恶性肿瘤	90797.50	5.07	恶性肿瘤	58989.50	5.06	恶性肿瘤	31808.00	5.09
2	心脏病	42073.50	2.11	心脏病	32538.50	3.19	伤害	9770.00	11.83
3	伤害	34518.50	13.94	伤害	24748.50	14.99	心脏病	9535.00	0.98
4	脑血管病	22851.50	2.22	脑血管病	16114.50	2.90	脑血管病	6737.00	1.43
5	消化系统疾病	6946.50	5.31	消化系统疾病	5655.50	6.81	呼吸系统疾病	2124.00	1.62
6	呼吸系统疾病	6222.50	1.88	呼吸系统疾病	4098.50	2.04	内分泌和营养代谢疾病	1705.00	1.98
7	神经系统疾病	4792.50	7.87	神经系统疾病	3092.00	9.34	神经系统疾病	1700.50	6.12
8	内分泌和营养代谢疾病	4315.00	2.70	内分泌和营养代谢疾病	2610.00	3.53	起源于围生期的某些情况	1320.50	69.50
9	起源于围生期的某些情况	3336.00	69.50	起源于围生期的某些情况	2015.50	69.50	消化系统疾病	1291.00	2.70
10	先天畸形、变性和染色体异常	2662.50	49.31	先天畸形、变性和染色体异常	1906.50	10.42	先天畸形、变性和染色体异常	1287.00	47.67
11	传染病和寄生虫病	2341.00	8.90	泌尿生殖系统疾病	1439.50	4.88	血液、造血器官及免疫疾病	724.50	9.17
12	泌尿生殖系统疾病	2139.50	4.42	先天畸形、变性和染色体异常	1375.50	50.94	泌尿生殖系统疾病	700.00	3.70
13	血液、造血器官及免疫疾病	1249.50	7.62	血液、造血器官及免疫疾病	525.00	6.18	肌肉骨骼和结缔组织疾病	447.50	10.41
14	精神障碍	772.00	3.86	精神障碍	452.50	5.32	传染病和寄生虫病	434.50	5.43
15	肌肉骨骼和结缔组织疾病	647.50	8.30	肌肉骨骼和结缔组织疾病	200.00	5.71	精神障碍	319.50	2.78
16	妊娠、分娩和产褥期并发症	37.50	37.50	妊娠、分娩和产褥期并发症	—	—	妊娠、分娩和产褥期并发症	37.50	37.50
17	诊断不明	2750.50	12.01	诊断不明	2156.00	13.82	诊断不明	594.50	8.14

2020 年青岛市各区（市）居民粗死亡率（1/10 万）

区（市）	粗死亡率		
	合计	男性	女性
市南区	625.04	716.78	540.24
市北区	783.41	902.96	669.38
李沧区	535.32	628.71	445.43
西海岸新区	664.45	764.79	565.74
崂山区	560.63	632.63	493.36
城阳区	608.30	706.68	517.23
即墨区	825.91	945.74	708.18
胶州市	771.24	901.81	643.65
平度市	847.46	972.60	720.92
莱西市	883.61	1017.05	751.04
合计	743.76	858.19	632.37

2020 年青岛市各年龄组人群分性别死亡率（1/10 万）

年龄（岁）	合计	男性	女性
0-	169.02	197.29	138.76
1-	11.54	13.83	9.08
5-	10.95	9.82	12.20
10-	16.12	18.49	13.55
15-	23.70	29.14	17.93
20-	30.39	44.80	15.73
25-	27.99	38.44	17.56
30-	46.20	62.02	31.41
35-	64.94	93.04	38.26
40-	106.72	153.73	61.84
45-	189.84	265.67	115.11
50-	323.07	467.99	182.87
55-	490.99	714.26	275.40
60-	779.21	1122.57	447.89
65-	1184.27	1624.00	769.13
70-	2020.75	2641.80	1441.73
75-	3489.49	4468.46	2603.79
80-	6614.93	7984.73	5482.67
85-	13714.07	15345.44	12747.04
合计	743.76	858.19	632.37

2020 年青岛市人口一般情况表

地区	期末人口总数	已婚育龄妇女人数	领取独生子女证		女性初婚			死亡人数	当年初婚未报
			人数	其中18周岁以下人数	人数	其中:19岁以下人数	其中:23岁以上人数		其中:女性人数
总计	8352711	1324130	341352	160386	19885	0	18266	45327	5315
市南区	558493	90018	26430	14395	1480	0	1465	2435	195
市北区	916348	148183	47466	28770	1953	0	1915	3832	271
崂山区	432925	79276	22500	11437	449	0	429	2526	164
李沧区	318100	50911	13003	7073	891	0	850	1148	435
西海岸新区	1346868	221838	53553	23506	3240	0	2953	3415	1491
城阳区	581465	97189	22941	9917	1672	0	1593	2626	690
即墨区	1186507	182165	43336	16876	2596	0	2352	8619	453
胶州市	871458	137296	30025	12841	2004	0	1699	7271	823
平度市	1399711	210405	54524	22148	3476	0	3080	7125	697
莱西市	740836	106849	27574	13423	2124	0	1930	6330	96

附　　录

2020 年度"青岛好医生、青岛好护士"名单

（按姓氏笔画排序）

一、2020 年度十佳"青岛好医生、青岛好护士"（20 名）

（一）2020 年度十佳"青岛好医生"

于文成　青岛大学附属医院呼吸与危重症医学科主任

孙运波　青岛大学医疗集团副院长、青岛大学附属医院重症医学中心主任

刘学东　青岛市市立医院医务部主任兼本部医务科主任兼本部呼吸与危重症医学科主任

刘家明　青岛市市北区延安路街道丹东路社区卫生服务中心主任

刘艳丽　青岛市胶州中心医院急诊科副主任兼重症医学科副主任

陆学超　青岛市中医医院（市海慈医院）肺病诊疗中心副主任、三病区主任、监护室主任

姜法春　青岛市疾病预防控制中心副主任兼传染病防制科主任

徐德祥　青岛市中心医院呼吸与危重症医学科副主任

解维星　平度市人民医院感染科医生

潘胜奇　青岛市市立医院本部重症医学科主任

（二）2020 年度十佳"青岛好护士"

王　刚　青岛大学附属医院重症医学科市南护理单元副护士长

王雪峰　青岛市第八人民医院消化内一科副护士长

龙文娟　李沧区湘潭路街道社区卫生服务中心预防接种门诊主任

位兰玲　青岛市市立医院东院急诊科总护士长

杨　洁　青岛西海岸新区灵山岛社区卫生服务中心公共卫生科主任

吴　伟　青岛思达心脏医院护理部主任

赵　霞　青岛市即墨区人民医院神经内一科护士长

徐　慧　青岛市妇女儿童医院产科护士

蒋　敏　青岛市第六人民医院 ICU 护士长

程　鹤　山东大学齐鲁医院（青岛）呼吸风湿内科护理单元护士

二、2020 年季度"青岛好医生、青岛好护士"名单（80 名）

（一）第一季度"青岛好医生、青岛好护士"（20 名）

1. 第一季度"青岛好医生"

牛海涛　青岛大学第一临床医学院院长、青岛大学附属医院泌尿外科主任

孙运波　青岛大学医疗集团副院长、青岛大学附属医院重症医学中心主任

李永春　青岛市市立医院党委委员、副院长

李芳芳　青岛市第八人民医院呼吸内科主任助理

陆学超　青岛市中医医院（市海慈医院）肺病诊疗中心副主任、三病区主任、监护室主任

邹　悦　青岛市胸科医院胸二科主任

姜法春　青岛市疾病预防控制中心副主任兼传染病防制科主任

秦　文　青岛大学附属医院崂山院区护理与院感管理处医生

徐德祥　青岛市中心医院呼吸与危重症医学科副主任

解维星　平度市人民医院感染科医生

2. 第一季度"青岛好护士"

王　刚　青岛大学附属医院重症医学科市南护理单元副护士长

王雪峰　青岛市第八人民医院消化内一科副护士长

孙文欣　青岛市市立医院东院呼吸内科护士长

曲梦媛　青岛市中心医院消毒供应中心护士长

位兰玲　青岛市市立医院东院急诊科总护士长

林　辉　青岛大学附属医院重症医学科市南护理单元护士长

陈伟伟　青岛市胸科医院胸五科护士长

周佩夏　青岛市中医医院（市海慈医院）肺病诊疗中心护士长

赵　霞　青岛市即墨区人民医院神经内一科护士长

蒋　敏　青岛市第六人民医院ICU护士长

（二）第二季度"青岛好医生、青岛好护士"名单（20名）

1. 第二季度"青岛好医生"

于文成　青岛大学附属医院呼吸与危重症医学科主任

孔存广　青岛市崂山区沙子口卫生院中医科主任

万　好　青岛市精神卫生中心开放病房副主任

刘艳丽　青岛市胶州中心医院急诊科副主任兼重症医学科副主任

张　涛　青岛阜外心血管病医院内科副主任兼17病区主任

张　倩　青岛西海岸新区妇幼保健院儿童保健部部长

苏维玮　山东大学齐鲁医院（青岛）肝病科、感染病科医生

胡　云　青岛市城阳区上马街道社区卫生服务中心妇幼保健科主任

高　杨　青岛市妇女儿童医院副院长

潘胜奇　青岛市市立医院本部重症医学科主任

2. 第二季度"青岛好护士"

徐　慧　青岛市妇女儿童医院产科护士

王　婧　青岛市胶州中心医院康复医学科护士

龙文娟　李沧区湘潭路街道社区卫生服务中心预防接种门诊主任

朱　雪　青岛市中医医院（市海慈医院）重症医学科副护士长

刘　静　山东青岛中西医结合医院肺病科护士长

孙晓娜　青岛市中心医院呼吸与危重症医学科护士长

张　莉　青岛市第三人民医院静配中心护士

栾　娜　山东省青岛卫生学校基础护理教研室教师

矫春峰　青岛市第九人民医院中医科护士长

蒋　嫣　青岛市胸科医院胸三科护士长

（三）第三季度"青岛好医生、青岛好护士"名单（20名）

1. 第三季度"青岛好医生"

邓　悦　青岛市口腔医院口腔种植科主任

王燕青　青岛市中医医院（市海慈医院）肺病诊疗中心主任、一病区主任

刘学东　青岛市市立医院医务部主任兼本部医务科主任兼本部呼吸与危重症医学科主任

刘家明　青岛市市北区延安路街道丹东路社区卫生服务中心主任

汪照国　青岛市疾病预防控制中心病原微生物检验科主任

金高信　青岛市即墨区人民医院质量管理办公室副主任

姜淑平　青岛新阳光妇产医院业务副院长

徐　涛　青岛市中心医院医务部副主任

扈国杰　青岛大学附属医院中医内科主任

潘惟华　青岛市精神卫生中心心理科主任

2. 第三季度"青岛好护士"

王　璐　青岛市中心医院感染性疾病科护士长

孙倩云　青岛市第三人民医院呼吸科护士

朱　毅　青岛市崂山区王哥庄街道社区卫生服务中心护士长

陈天资　青岛市市立医院东院麻醉手术科护士

吴　伟　青岛思达心脏医院护理部主任

邱　斐　青岛市城阳区红岛街道卫生院护士长

李　琳　青岛大学附属医院血液净化中心护士

法晓坤　青岛市胶州中心医院护士

郭　娜　青岛市妇女儿童医院感染科护士

程　鹤　山东大学齐鲁医院(青岛)呼吸风湿内科护理单元护士

(四)第四季度"青岛好医生、青岛好护士"名单(20 名)

1. 第四季度"青岛好医生"

王京祥　山东青岛中西医结合医院肾病科主任

丛培芳　青岛市中心血站成分科主任兼供血科主任

李　昂　青岛市崂山区社区卫生服务中心中医理疗科医生

宋明进　胶州市人民医院呼吸内科主任

张晓丽　青岛市即墨区中医医院肛肠科主任

姜洪荣　青岛市疾病预防控制中心消毒与病媒生物防制科主任

姜春雷　青岛市第九人民医院放射科主任

郭　磊　青岛市第六人民医院感染科医生

崔　勇　青岛开泰耳鼻喉头颈外科医院耳鼻喉科主任

董维浩　青岛市第三人民医院重症医学科主任

2. 第四季度"青岛好护士"

丁秀娜　青岛市口腔医院牙体牙髓科护士

于　蕾　青岛市中医医院(市海慈医院)消化科护士

王　超　青岛大学附属医院儿童器官移植科副护士长

王　菁　青岛市市北区兴隆路街道联创社区卫生服务中心预防接种科主管

尹艺睿　青岛市第六人民医院肝病五科护士

汤晓南　青岛市市南区人民医院国医馆及外科病区总护士长

张婷婷　青岛市第八人民医院呼吸内科护士

杨　洁　青岛西海岸新区灵山岛社区卫生服务中心公共卫生科主任

姜　萍　青岛市市立医院本部发热门诊护士长

徐　超　平度市人民医院普外科护士

2020 年青岛市社会办医疗机构概况

市南区社会办医疗机构

概况　2020 年,市南区有社会办医疗机构 355 家,其中一级医院 7 家、门诊部 45 家、综合诊所 88 家、口腔诊所 85 家、中医诊所 64 家、社区卫生服务中心(站)25 家、其他 41 家。从业人员总数为 4489 人。全年总收入 72200 万元。新增社会办医疗机构 35 家,注销 14 家。

市南区 2020 年新增社会办医疗机构

机构名称	地址	负责人
市南徐健医疗美容诊所	青岛市市南区山东路 27 号港澳大厦 101 室	徐　健
青岛莲菊医疗管理有限公司市南中医医院	青岛市市南区闽江一路 33 号	卢莲菊
市南景文中西医结合诊所	青岛市市南区大尧二路 22 号 1 单元 101 户	张景文
青岛大族都安健康管理有限公司市南门诊部	青岛市市南区福州南路 45 号	苏新伶
青岛欣博海医疗咨询管理有限公司市南奥帆口腔诊所	青岛市市南区东海中路 16 号 1 号楼 2 单元 101 户	杨　洁
青岛上元康复医疗有限公司市南康复医疗中心	青岛市市南区东平路 50 号	杨子妮
青岛市南惠康医疗管理有限公司惠康护理中心	青岛市市南区南京路 27 号一层、三层	张宏山
青岛博恩医疗投资有限公司市南博医泰康口腔门诊部	青岛市市南区江西路 28 号二层	刘新艳

（续表）

机构名称	地址	负责人
青岛水上伊人医疗美容有限公司市南医疗美容诊所	青岛市市南区澳门路 86 号百丽广场西区 257 号	南　涛
青岛市南王季宁口腔诊所	青岛市市南区栖霞路 26 号 103 户	王季宁
青岛泰康拜博口腔门诊部有限公司市南泰康拜博口腔门诊部	青岛市市南区山东路 17 号	潘　彤
青岛国风大药房连锁有限公司市南金百合诊所	青岛市市南区延安三路 101 号 12 号楼三楼	蔡青林
青岛欣博海医疗咨询管理有限公司市南奥帆诊所	青岛市市南区东海中路 16 号 1 号楼 2 单元 101 户	杨　洁
市南郭兴利尚医诊所	青岛市市南区新湛二路 7 号 1 单元 102 室	郭兴利
市南区李艳玲口腔诊所	青岛市市南区肥城路 28 号内 5 户	李艳玲
青岛坤灵美业科技有限公司市南坤灵医疗美容诊所	青岛市市南区澳门路 86 号 310 户	陈瑞修
青岛元德医疗管理有限公司市南诚德诊所	青岛市市南区闽江路 114 号甲-3 户	张曙光
青岛嘉朗医疗管理有限公司市南诊所	青岛市市南区如东路 7 号 A 座裙楼一层	郭信娜
青岛佰安医疗管理有限公司市南佰安诊所	青岛市市南区彰化路 1 号北区 39 栋 1 户	王雪峰
青岛青尚医疗管理有限公司市南青尚口腔门诊部	青岛市市南区东海中路 18 号 5 栋 206 户（网点）	朱　琳
青岛华益德健康咨询有限公司市南德意信诊所	青岛 8 市市南区新湛一支路 13 号、15 号网点	付志红
青岛善至美口腔医疗有限公司市南南京路口腔门诊部	青岛市市南区南京路 96 号	孙静姝
青岛青悦医疗管理有限公司青谊口腔门诊部	青岛市南区福州南路 46 号 8 栋 1-2 层网点（二层）	许晓燕
青岛笑然口腔诊所有限公司市南笑然口腔诊所	青岛市市南区新湛二路 9 号 4 单元 104 户	万志华
青岛和爱慈管理有限公司市南艾诺口腔诊所	青岛市市南区江西路 107 号甲网点	于　焕
青岛优时颜医学美容管理有限公司市南优时颜医疗美容诊所	青岛市市南区闽江二路 11 号	刘闫红
青岛嘉朗医疗管理有限公司市南康复医疗中心	青岛市市南区如东路 7 号 B 座东裙楼	王建忠
青岛海信光学眼镜有限公司市南海信广场眼科诊所	青岛市市南区澳门路 117 号 0117-1 号	赵桂来
青岛市南金湖路街道江西路社区卫生服务站	青岛市市南区江西路 28 号一楼	马　瑞
青岛海信电子产业控股股份有限公司市南医务室	青岛市市南区东海西路 17 号五楼东侧	徐　娟
青岛金门路街道一家亲为老服务中心护理站	青岛市市南大尧三路 8 号一楼北侧	李　煜
青岛博尔视光科技有限公司市南眼科诊所	青岛市市南区高雄路 16 号 102 户	于常红
青岛仁吉堂大药房有限公司市南仁吉堂诊所	青岛市市南区台北路 9 号乙、丙	丁秀君
青岛福寿康圣德医养服务有限公司市南康南护理站	青岛市市南区徐州路 2 号 1 号楼 102	于　婷
青岛普仁堂医疗管理有限公司市南普仁明堂诊所	青岛市市南区闽江路 76 号丙	张传英

市南区 2020 年注销社会办医疗机构

机构名称	地址	负责人
青岛市南康贝口腔诊所	青岛市南肥城路 28 号 5 户	李艳玲
青岛市市南区王季宁口腔诊所	青岛市南栖霞路 26 号	王季宁
青岛市南宏中德中医诊所	青岛市南寿张路 28 号	陈林本
青岛市南何永彬中医诊所	市南区南京路 12 号 303 户	何永彬

（续表）

机构名称	地址	负责人
市南王海宝口腔诊所	市南区南京路 175 号	王海宝
市南刘晋胜医疗美容诊所	青岛市市南区香港中路 61 号公寓路楼 21C 户	刘晋胜
青岛市南佰安诊所	青岛市市南区彰化路 1 号 39 号楼 1 户	迟艳芳
青岛市南博研口腔诊所	青岛市市南区山东路 1 号 1 号楼 101 户	于河莲
青岛善悦医疗投资有限公司市南优悦诊所	青岛市市南区新湛一支路 13 号、15 号	孙伦功
青岛市南卓凡口腔诊所	青岛市市南区东海西路 36 号	张则军
海信集团有限公司门诊部	青岛市市南区东海西路 17 号	范中腾
青岛医珍堂中医诊所有限公司市南医珍堂中医诊所	山东省青岛市市南区江西路 95 号甲	周　绮
青岛洋美毛发管理有限公司市南洋美医疗美容诊所	青岛市市南区南京路 80 号 1-2 层 3 户 1 楼右侧	张豪伟
青岛李德修中医研究院有限公司市南德修中医诊所	青岛市市南区闽江三路 8 号北楼 5 楼	许会珍

市北区社会办医疗机构

概况　2020 年,青岛市市北区有社会办医疗机构 740 家,从业人员 7350 人,新增社会办医疗机构 17 家,注销社会办医疗机构 42 家。

市北区 2019 年新增社会办医疗机构

机构名称	地址	负责人
市北唐鸿泰中医诊所	市北区宣化路 80 号麦迪坤小区 10 号楼一楼	唐鸿泰
青岛天舒星美医疗管理有限公司市北山东路口腔诊所	青岛市市北区山东路 138 号 34 号	田　青
青岛遇见揉腹慷医疗管理有限公司市北第一中医诊所	市北区山东路 117 号-13	王中现
市北圣鹤堂中医诊所	市北区青沙路 33 号 101 户	刘方玺
市北康名萱口腔诊所	青岛市市北区历城路 16 号	李　泉
市北慈荣堂中医诊所	青岛市市北区嘉定路 23 号 104 户	李　卓
青岛丹艾堂中医药有限公司市北丹艾堂中医诊所	山东省青岛市市北区敦化路 381 号 513 户	李晓杰
青岛添姿医疗美容管理有限公司市北添姿医疗美容诊所	青岛市市北区重庆南路 79 号-10	苗春雷
青岛腾康汇医眼科诊所有限公司市北眼科诊所	青岛市市北区黑龙江路 18 号凯德 MALL 内 3 层 10 号	张凯帆
和春堂中医药科技发展有限公司市北和春堂中医诊所	青岛市南昌路 200 号 4 号楼一单元 102 户	娄爱国
市北传汉堂朗朗诊所	青岛市市北区同乐三路 3 号	孙永春
青岛瑞林医养产业有限公司市北金坛路诊所	青岛市市北区金坛一路 16 号乙	王遥庆
市北康德祥诊所	青岛市市北区富环路 125 号 4 单元 101 户	王国垒
市北区四方街道民生社区卫生服务中心	青岛市市北区杭州路 131 号 59 户、82 户、32 号甲	崔美英
青岛美辰生物科技有限公司市北王爱芹中医诊所	青岛市市北区铁山路 10 号甲	王爱芹
市北唐鸿泰中医诊所	市北区宣化路 80 号麦迪坤小区 10 号楼一楼	唐鸿泰
青岛天舒星美医疗管理有限公司市北山东路口腔诊所	青岛市市北区山东路 138 号	田　青

市北区 2020 年注销社会办医疗机构

机构名称	地址	负责人
青岛恒懿堂大药房有限公司中医坐堂医诊所	青岛市市北区杭州路 9-9 号	王化芝
市北区镇江路街道福彩社区卫生服务站	青岛市市北区乐陵路 32 号甲一层网点	齐雅君
市北光明西医内科诊所	青岛市市北区河清路 46 号	白朝阳
市北顺天恩诊所	青岛市市北区重庆南路 15 号	左晓青
市北新康安诊所	青岛市市北区标山路 38 号乙	李光宇
市北延军口腔诊所	青岛市市北区嘉兴路 32 号-11	姜成桂
青岛易达康医疗管理有限公司市北瑞海北路诊所	青岛市市北区黑龙江南路 10 号-4 地下 1-1 层	任慧娟
青岛市北金坛诊所	青岛市市北区台柳路 153 号-29	张小红
市北盛福牙科诊所	青岛市市北区镇江北路 31 号乙	李玲君
市北曹美琴诊所	青岛市市北区同安路 719 号	王德瑶
山东泰康云医疗集团有限公司市北泰康云诊所	青岛市市北区人民路 120 号	万素凡
青岛爱莎医疗有限公司市北辽阳西路诊所	青岛市市北区广昌路 6 号	赵贤慧
市北慈荣堂中医诊所	青岛市市北区辽宁路 94 号	王建宇
青岛尚医堂健康管理有限公司市北尚医堂中医诊所	青岛市市北区宣化路 105 号	张建国
青岛海晶化工集团有限公司医务室	青岛市市北区南京路 289 号-1 户	李永洁
青岛福善和春医疗有限公司市北和春堂中医诊所	青岛市市北区台柳路 218 号	嵇文全
青岛传汉堂医疗管理有限公司市北汉传中医诊所	青岛市市北区泰山路 133 号 1 单元 103 户	李淑香
青岛万科长者公寓运营管理有限公司诊所	青岛市市北区浮山后四小区 26 号楼 3 单元 101 室	于舟民
青岛慈爱颐养医疗管理有限公司杭州路诊所	青岛市市北区镇江路 27 号	白　蕾
青岛医保城医疗投资管理有限公司乐陵路诊所	青岛市市北区丰盛路 20 号甲、丙	于少平
青岛世海医疗管理有限公司市北静慈诊所	青岛市市北区萍乡路 12 号	刘新陆
青岛世海医疗管理有限公司市北安海诊所	青岛市市北区宜阳路 8 号甲	张　弘
青岛普康医疗管理有限公司市北标山路门诊部	青岛市市北区黑龙江南路 2 号万科中心 2 楼 51-56	王海波
青岛华仁堂医疗管理有限公司嘉兴路门诊部	青岛市市北区镇江路 6 号丁单元 103 户	杨瑞军
青岛叮叮健康管理有限公司市北诊所	青岛市市北区杭州路 9-9 号	王化芝
青岛七正堂健康科技有限公司市北七正堂中医诊所	青岛市市北区乐陵路 32 号甲一层网点	齐雅君
青岛普康医疗管理有限公司市北华康诊所	青岛市市北区河清路 46 号	白朝阳
青岛国风大药房连锁有限公司市北国风中医诊所	青岛市市北区重庆南路 15 号	左晓青
青岛丰硕堂医疗管理有限公司民德康诊所	青岛市市北区标山路 38 号乙	李光宇
青岛四方康乐(广昌)老年爱心护理院医务室	青岛市市北区嘉兴路 32 号-11	姜成桂
青岛市北博士医院	青岛市市北区黑龙江南路 10 号-4	任慧娟
市北区四方街道广济社区卫生服务站	青岛市市北区台柳路 153 号-29	张小红
市北同祥安康诊所	青岛市市北区镇江北路 31 号乙	李玲君
市北鑫億健圆诊所	青岛市市北区同安路 719 号	王德瑶
市北博尔美口腔诊所	青岛市市北区人民路 120 号	万素凡

（续表）

机构名称	地址	负责人
青岛市北永礼诊所	青岛市市北区广昌路 6 号	赵贤慧
山东省青岛第三十七中学卫生保健所（拟注销）	青岛市市北区辽宁路 94 号	王建宇
山东大学齐鲁医院（青岛）台东门诊部	青岛市市北区宣化路 105 号	张建国
市北仁馨和诊所	青岛市市北区南京路 289 号-1 户	李永洁
市北宜弘大口腔诊所	青岛市市北区台柳路 218 号	嵇文全
青岛艾勒凛香生物科技有限公司市北医疗美容诊所	青岛市市北区泰山路 133 号 1 单元 103 户	李淑香
市北军怡口腔诊所	青岛市市北区浮山后四小区 26 号楼 3 单元 101 室	于舟民

李沧区社会办医疗机构

概况　2020 年,青岛市李沧区有社会办医疗机构 495 家,从业人员 4863 人,其中 17％为中专及以下学历,83％为大专及以上学历,全年业务总收入 84851.8 万元。新增社会办医疗机构 49 家,注销 40 家。

李沧区 2020 年新增社会办医疗机构

机构名称	机构地址	负责人
青岛须摩提医疗管理有限公司李沧鑫西山诊所	李沧区玉清宫路 38-1 号	裴文彬
青岛华博医疗管理有限公司李沧华博诊所	李沧区十梅庵路 85 号 109	占先棋
李沧优诺富嘉诊所	李沧区唐山路 87 号 35 号楼 4 单元 101、102	郭海泉
李沧万佳康诊所	李沧区青山路 267-20 号	谷林通
青岛医保城医疗投资管理有限公司李沧永清路诊所	李沧区永清路 29 号甲	何红梅
青岛诚顺康医疗管理有限公司李沧新春旭诊所	李沧区虎山路 11-19 号	郭晓燕
李沧明德康苑诊所	李沧区九水路 60 号 7 号楼 2 单元 101、102 户	徐奎明
青岛浩海铭捷医疗咨询有限公司李沧霍普兰德诊所	李沧区九水东路 266 号 10 号楼 1 楼	周正伟
李沧优典振杰口腔诊所	李沧区京口路 51 号甲-2 户	朱元龙
青岛全薇佳健康管理咨询有限公司李沧煜满意口腔诊所	李沧区源头路 60 号 101 户	孙长华
青岛美旸口腔医疗有限公司李沧君峰路口腔诊所	李沧区延寿宫路 2-104 号	仇玉翠
青岛荣域医疗有限公司李沧荣域诊所	李沧区文昌路 41 号甲-43-1	栾延佩
青岛泰尔格口腔健康管理有限公司李沧大象口腔诊所	李沧区永平路 80 号内 55 户	刘大伟
青岛百灵百悦健康管理有限公司李沧百灵百悦诊所	李沧区汉川路 796-4 号	吕俊霞
青岛恒志医疗管理有限公司李沧口腔诊所	李沧区永清路 75-17 号	王炳一
青岛汇海医养管理有限公司李沧永安护理中心	青岛市李沧区永宁路 18 号 2-5 层	周晓娜
青岛九州福卓邦健康管理有限公司李沧重庆中路护理院	李沧区重庆中路 943 号	井美香
青岛佳家康医疗管理有限公司李沧第一护理中心	李沧区九水东路 189-27、28、29、30 号网点	袁敏敏
青岛佳家康医疗管理有限公司李沧第七护理中心	李沧区永年路 15 号甲-6、7、8、9、10 号	于仁增
青岛佳家康医疗管理有限公司李沧第六护理中心	李沧区升平路 36 号	张　靖
李沧南王社区护理中心	李沧区东川路 59 号南王社区 38 号楼 1 层	李玉梅

（续表）

机构名称	机构地址	负责人
青岛佳家康医疗管理有限公司李沧护理院	李沧区青山路 718 号鼎世华府 C 区 20 号楼	梁建华
青岛佳家康医疗管理有限公司李沧第五护理中心	李沧区虎山路 88 号甲	马　英
青岛佳家康医疗管理有限公司李沧第八护理中心	李沧区台柳路 687-38 号	袁晶晶
青岛佳家康医疗管理有限公司李沧第十一护理中心	李沧区万年泉路 237-159 号	李英兰
青岛佳家康医疗管理有限公司李沧第二护理中心	李沧区金水路 757-7、8、9 号	尹太江
李沧中南世纪城护理中心	李沧区重庆中路 905 号	王甜甜
青岛虹美医疗医养有限公司李沧虹美护理中心	李沧区衡水路 115 号北楼	夏淑燕
李沧铜川护理中心	李沧区铜川路 48 号	张美华
李沧升平护理中心	李沧区升平路 34 号一号楼	赵淑民
青岛铭妍艺美医疗美容有限公司李沧铭妍医疗美容诊所	李沧区夏庄路 159-丙	常越洋
青岛安民康医疗有限公司李沧梅庵卫联诊所	李沧区十梅庵社区 1110 号	傅文娟
李沧华医堂诊所	李沧区青峰路 8 号	徐　靖
青岛蔚蓝口腔医疗有限公司李沧宾川路口腔诊所	青岛市李沧区宾川路 51-3 号	孙　荣
青岛福寿康圣德医养服务有限公司李沧福寿康圣德诊所	李沧区永平路 2 号甲	黑　晶
青岛全薇佳健康管理咨询有限公司李沧臻满意口腔诊所	李沧区金水路 1068-93 号	王　龙
青岛盛欣养老服务管理有限公司李沧盛欣护理院	李沧区文昌路 459 号-1	李　龙
青岛与卓健康管理有限公司李沧与齿同行口腔诊所	李沧区虎山路 27-35、36 号	张美微
青岛喵星医疗管理有限公司李沧邢台路诊所	李沧区邢台路 57 号	王元玲
李沧温丽娜口腔诊所	李沧区枣园路 19-1	温丽娜
青岛君俪康达医疗有限公司李沧君俪康口腔诊所	李沧区东山四路 36-41 号	袁春生
青岛康诚兴华医疗管理有限公司李沧圣德康诚护理中心	李沧区峰山路 13 号	肖竣元
青岛瑞延世吉医疗管理有限公司李沧瑞泽诊所	李沧区文昌路 155 号 10 幢丁号	盛修智
青岛天启韵医疗管理有限公司李沧永吉康诊所	李沧区兴国路 1 号甲 2 号楼自北向南第三块网点	孙淑芝
青岛东凯福华医疗投资有限公司李沧爱悦康医院	李沧区衡水路 37-2 号	王庆新
青岛金盛水健康管理有限公司李沧金盛水口腔诊所	李沧区金水路 1014 号	宋小帆
青岛宝贺含健康管理有限公司李沧宝含口腔诊所	李沧区青峰路 60-8 号	巴亚玛
李沧归德堂诊所	李沧区重庆中路 903 号甲-38 户	范瑞良
青岛唯美口腔医疗有限公司李沧金水路口腔门诊部	李沧区金水路 181-20-1 号	王　杰

李沧区 2020 年注销社会办医疗机构

机构名称	机构地址	负责人
李沧华医诊所	李沧区青峰路 8 号	徐　靖
李沧乐善堂中医诊所	青岛市九水东路 37-43 号	王瑞道
李沧建毅诊所	李沧区夏庄路 157-7 号	包永毅
李沧梅庵诊所	李沧区十梅庵 1110 号	姜俐俐
李沧利胜华诊所	李沧区振华路 175 号	姜思恺

（续表）

机构名称	机构地址	负责人
青岛国风大药房连锁有限公司李沧中医诊所	李沧区向阳路 23 号	付 刚
李沧尚苑堂中医诊所	李沧虎山路 77-28 号	孙秀芬
李沧卓尔口腔诊所	李沧区万年泉路 63 号	刘 阳
李沧黄氏中医诊所	李沧区金水路 817-11 号	黄秀丽
李沧田忠贵诊所	李沧区金水路 318 号（西侧 4-5 门）	田忠贵
青岛小医狮医疗有限公司李沧万合鼎盛中医诊所	李沧区东山一路 11 号甲 1 层	于 洋
青岛全薇佳健康管理咨询有限公司李沧煜满意口腔诊所	李沧区源头路 60 号 101 户	孙长华
李沧张冬口腔诊所	李沧区金水路 699 号 77-3 网点	张 冬
李沧新春旭诊所	李沧虎山路 11 号-19	曹峰云
李沧爱华仁口腔门诊部	青岛市李沧区文昌路 41 号甲-21、43 号	王 杰
李沧侯振杰口腔诊所	李沧区京口路 51 号乙	侯振杰
青岛市李沧区圣德老年护养院医务室	青岛市李沧区黑龙江中路 392 号	张 敏
李沧明德康苑诊所	李沧区九水路 60 号 7 号楼 2 单元 101、102 户	李维通
李沧戴大夫中医诊所	李沧区浮山路 80 号东 6-101 户	戴敬敏
青岛丰硕堂医疗管理有限公司李沧安德堂门诊部	李沧区九水路 60 号-15	王清玉
青岛本真手足医院管理有限公司李沧本真中医诊所	李沧区金水路 735-27 号二层	郭君哲
李沧佳安和中医诊所	李沧区东山二路 1 号 1 单元 101 户	徐潘增
李沧胡珍玉内科诊所	李沧区唐山路 87 号 35-3-101 室	胡珍玉
李沧同德中医诊所	李沧区金水路 1057-9 号	刘文斌
李沧祥瑞诊所	李沧区邢台路 11-24 号	王 强
李沧张大夫内科诊所	李沧区东南渠 548 号	张衍群
李沧雅皓口腔诊所	青岛李沧区青峰路 26 号丁	吕 慧
李沧金盛水口腔诊所	李沧区金水路 1014 号网点	吕平芳
李沧永平老年养护院医务室	李沧区永平路 2 号	宫 浩
青岛须摩提医疗管理有限公司李沧鑫西山诊所	李沧区玉清宫路 38-1 号	裴文彬
李沧徐增强诊所	李沧区枣园路 19-1 号	徐增强
李沧百善堂诊所	李沧区西山二路 18 号楼 2 单元 101 户	王仕伶
李沧吴文刚中医诊所	李沧区夏庄路 89 号	吴文刚
青岛博厚医疗管理股份有限公司李沧富嘉诊所	青岛市李沧区唐山路 87 号 35 号楼 4 单元 101、102 户	张曙光
青岛窈美堂医疗管理有限公司李沧中医诊所	李沧区金水路 817 号 11 号楼 1 单元 701 户	田建群
李沧仁济广慈诊所	李沧区东山四路 58 号 1 单元 102 户	赵 腾
李沧永吉康诊所	李沧区兴国路 1 号甲 2 号楼自北向南第三块网点	闫桂英
李沧君俪康口腔诊所	李沧区东山四路 36-41 号	曲 静
李沧亿瑞诊所	李沧区永安路 53 号	于 洁
青岛亿茂堂大药房连锁有限公司李沧亿康中医诊所	李沧区夏庄路 139 号丙	孙金芳

崂山区社会办医疗机构

概况　2020年,青岛市崂山区新增社会办医疗机构33家,新增中医备案机构12家,注销社会办医疗机构28家。

崂山区2020年新增社会办医疗机构

机构名称	地址	负责人
青岛百果山医疗管理有限公司崂山和悦诊所	青岛市崂山区青大一路17号3层	包满都拉
青岛企杏综合门诊部	青岛市崂山区东海东路58号1号楼205室(复式)	范正田
青岛海信电子产业控股股份有限公司崂山门诊部	青岛市崂山区松岭路399号	范中腾
青岛崂山妍美综合诊所	青岛市崂山区白金广场文岭路5号1号楼	王家斌
青岛佳家康医疗管理有限公司崂山同安医院	山东省青岛市崂山区同安路929号-2网点	梁玉华
青岛中承中医医院	青岛市崂山区深圳路177号	苗凤岗
崂山济楚护理院	青岛市崂山区劲松七路237号左岸风度小区55号楼一、二层	陈元珍
崂山区疾病预防控制中心健康查体门诊	青岛市崂山区辽阳东路35号	宫相令
香奈仕医疗健康崂山综合诊所	青岛市崂山区九水东路615号院内	郭安丽
崂山轻颜医疗美容诊所	山东省青岛市崂山区东海东路56-13号一层	朱继锋
崂山壹零捌医疗美容诊所	青岛市崂山区青大三路世茂拾贰府10-00网点二楼	李明阶
崂山宇东口腔诊所	青岛市崂山区麦岛路9号弘信花园6号楼1单元101	何开云
崂山兴尚医疗美容诊所	山东省青岛市崂山区香港东路69号28号楼负1层3甲号	武　彬
青岛崂山百草医坊综合诊所	青岛市崂山区辽阳东路16-22号2层网点房	马培泽
崂山广禾诊所	青岛市崂山区王哥庄街道王哥庄社区西12号网点房	李爱珍
青岛崂山美吉拉医疗美容门诊部	青岛市崂山区东海东路58号2号楼104(复式)	呙长模
青岛凤梧医疗有限公司东韩中西医综合诊所	山东省青岛市崂山区深圳路67号东韩小区2号楼1号网点	刘立奎
青岛喜悦美医疗美容门诊部	青岛市崂山区东海东路58号2号楼110复式	刘　顺
青岛盈康一生互联网医院	青岛市崂山区海尔路180号大荣中心A座9楼903室	彭　文
左岸诊所	青岛市崂山区劲松七路237号左岸风度小区60号楼2单元101	刘信强
青岛崂山新华锦长乐居护理中心	青岛市崂山区松岭路127号1号楼1层	李国玉
崂山艾诗格美医疗美容诊所	青岛市崂山区香港东路138号201户	张元柱
崂山德润泰安诊所	青岛崂山区中韩街道董家下庄社区282号	胡树臣
崂山明雅口腔诊所	青岛市崂山区劲松六路98号98-1	辛耀巍
青岛崂山欢乐固瑞口腔门诊部	青岛市崂山区香港东路195号乙金狮广场L1-67店铺	卢晓南
崂山洛春堂中医门诊部	青岛市崂山区深圳路88号车宋社区3-88-63	刘国升
青岛苏文阁健康管理有限责任公司崂山诊所	青岛市崂山区劲松五路179-5号网点	梁　晨
崂山耿立杰骨科诊所	青岛市崂山区沙子口街道南崂社区九水东路656号	耿立杰
崂山宗峰综合诊所	青岛市崂山区香港东路295号石老人花园3号楼2号网点	袁　军

(续表)

机构名称	地址	负责人
崂山凯旋诊所	青岛市崂山区香港东路 69 号凯旋山庄 36 号楼 4 号网点	黄树魁
青岛嘉沐口腔医疗有限公司崂山嘉沐齿科诊所	青岛市崂山区同兴路 677 号印象畔网点 39 号	杨 超
青岛博城医疗有限公司惠安诊所	青岛市崂山区北宅街道孙家村小区 102 户	李洪鹏
崂山鑫宝口腔诊所	青岛市崂山区银川东路 31 号金岭新村 33 号楼 4 号网点	李晓静

崂山区 2020 年新增中医备案机构

机构名称	地址	负责人
青岛厘正本草健康管理有限公司崂山中医诊所	山东省青岛市崂山区海口路 223 号东户	李艳玲
青岛方合元蓄生堂中医健康管理有限公司崂山蓄生堂中医诊所	青岛市崂山区王哥庄街道曲家庄社区 519 号	时星月
青岛崂山贝琪中医诊所	青岛市崂山区海尔路西高科园居民一小区 17 号楼 1 单元 101 户	李海源
青岛崂山济德康中医诊所	青岛市崂山区劲松五路临 18 号 12 号楼 3 单元 401	魏 震
崂山贵生堂中医诊所	青岛市崂山区香港东路 66 号 4 号楼乙号	付桂苓
青岛崂山坤元中医诊所	崂山区王哥庄街道王哥庄裕祥景苑北 15 号	宋发科
青岛正悟堂中医健康管理有限公司正悟堂中医诊所	山东省青岛市崂山区崂山路 1 号森林公安局西侧 1-2 楼	杨子华
青岛真善堂生物科技有限公司崂山真善堂中医诊所	青岛市崂山区海口路 33 号麦岛家园 18 号楼	郭 炜
百草医坊(北京)医院管理有限公司青岛崂山圣水中医诊所	青岛市崂山区松岭路 333 号 2 号楼 3 楼	段肖予
崂山由克举中医诊所	青岛市崂山区崂山路 101 号京沪山庄 C6 号 3-4 网点	由克举
崂山宏安堂中医诊所	崂山区沙子口街道南岭沟小区 9 号楼 101	朱敬秀
崂山汉德堂中医诊所	崂山区北宅街道周哥庄社区	李德汉

崂山区 2020 年注销社会办医疗机构

机构名称	地址	负责人
崂山安益诊所	青岛市崂山区中韩街道西韩社区左岸风度 58 号楼 4 单元 101-102 室	刘元喜
金家岭街道王家麦岛社区卫生室	青岛市崂山区海口路 33 号麦岛家园 13 号楼中单元 102 号	王鲁青
崂山宗峰综合诊所	青岛市崂山区香港东路 295 号石老人花园 3 号楼 2 号网点	曲宗峰
崂山可雅口腔诊所	青岛市崂山区同兴路 677 号 38-39 号	刘桂红
宏安堂诊所	青岛市崂山区沙子口街道南岭沟	朱敬秀
青岛崂山颐佳康复医疗中心	青岛市崂山区海尔路 61 号 2 号楼裙楼 1-2 层	李 玲
崂山明雅口腔诊所	青岛市崂山区劲松六路 98 号 98-1	郭祥冰
崂山艺琪医疗美容诊所	青岛市崂山区东海东路 58 号 2 号楼 104(复式)	刘洪海
崂山苏文阁综合诊所	青岛市崂山区劲松五路 179-5 号网点	苏文阁

（续表）

机构名称	地址	负责人
益安民诊所	青岛市崂山区中韩街道董家下庄社区	陈洪英
青岛欢乐固瑞口腔崂山门诊部	青岛市崂山区香港东路 195 号乙金狮广场 L1-67 店铺	刘子纶
金家岭街道金家岭社区卫生室	青岛市崂山区金家岭街道金家岭社区	马宗杰
崂山助安堂综合诊所	山东省青岛市崂山区株洲路 177 号 2 号楼 5 楼 508	于舟民
崂山北凤鸣中医诊所	青岛市崂山区九水东路 605-24 号 100（复式）	范立飞
青岛盈海综合门诊部	青岛市崂山区海尔路 180 号大荣中心裙楼 1-2 层,4 层	王　谦
崂山亿嘉琏医疗综合诊所	青岛市崂山区东海东路 5 号海信天悦-24-2	曾　云
青岛崂山医保城中医医院	青岛市崂山区东海东路 58 号	车承财
青岛美拓健康管理有限公司天悦综合诊所	青岛市崂山区东海东路 5 号海信天悦网点 41 户	曹玉民
青岛蒙特勒尔医疗科技有限公司崂山门诊部	青岛市崂山区东海东路 58 号 1 号楼 205 复式商业	宓传刚
崂山广济堂中医门诊部	青岛市崂山区香港东路 97 号甲 1-5 号楼（一层）	王玉玲
崂山瑞丽诗医疗美容诊所	青岛市崂山区香港东路 69 号凯旋山庄 28 号楼 3 号网点	陈文品
青岛缤悦容医疗美容门诊部	青岛市崂山区东海东路 58 号 2 号楼 110（复式）	童新辉
青岛崂山博士盟医疗美容诊所	青岛市崂山区海尔路 61 号天宝国际 306 户	王波涛
青岛大学东校区门诊部	青岛大学东校区西院 2 号教学楼	张　笛
崂山区疾病预防控制中心健康查体门诊	青岛市崂山区辽阳东路 35 号	林思夏
贝琪儿童中医诊所	青岛市崂山区劲松七路 228 号 10 号网点	金勇成
青岛永缘韩美医疗管理有限公司丽德诊所	青岛市崂山区香港东路 137 号	杨丽华
海信集团有限公司崂山门诊部	青岛市崂山区松岭路 399 号	范中腾

城阳区社会办医疗机构

　　概况　2020 年,城阳区有社会办医疗机构 595 家,其中医院 23 家、门诊部 68 家、诊所 266 家、卫生室 211 家、社区卫生服务机构 14 家、医务室 13 家。新增社会办医疗机构 44 家,注销 33 家。

城阳区 2020 年新增社会办医疗机构

机构名称	地址	负责人
青岛欧盛康健康管理有限公司欧盛康诊所	青岛是高新区华东路 89 号中欧国际城金茂悦西区东户 1 单元 1-2 层	卢华香
青岛恒泰源健康管理有限公司皓齿口腔诊所	青岛市城阳区黑龙江中路 789 号鑫江花园 43 号楼 03 网点	温宝波
青岛美牙丽齿医疗管理有限公司美牙丽齿口腔诊所	青岛高新产业开发区华贯路 1 号中欧金茂悦三期 4-15 商铺	孟　婕
青岛增方君悦医疗技术有限公司君悦诊所	青岛市城阳区国城路 96 号	赵真真
青岛美润口腔医疗有限公司仁川口腔门诊部	青岛市高新区宝源路 628 号	梁　贝
胡贻浩轩宸口腔诊所	青岛市城阳区玉晖路彭家台职工公寓 2 号楼 4B 网点房	胡贻浩

（续表）

机构名称	地址	负责人
青岛尚正顺安医疗管理有限公司城阳霆震口腔诊所	城阳区黑龙江中路 789 号 32-8 网点	张守慧
青岛魏氏医疗有限公司中大口腔门诊部	青岛市城阳区锦宏东路 131 号 31 号楼 113 号网点	金 晗
青岛庆祥泰经贸有限公司盐业社区内科诊所	青岛市高新区岙东路 101 号 113 号网点房	李秉成
青岛博恩康医疗管理有限公司城阳华胥美邦社区综合门诊部	青岛市城阳区湘潭路 9 号华胥美邦小区 1 号楼 13、14 号网点	陈炎新
城阳姜登榜锦益口腔诊所	青岛市城阳区双元路 16 号龙湖滟澜海岸 1 期 015 商铺	姜登榜
城阳王树国众茂生中西医结合诊所	青岛市城阳区双元路 18 号 29 号楼 1 号 1-2 层	王树国
青岛亿嘉琏医疗服务有限公司城阳亿嘉琏医疗美容诊所	青岛市城阳区春城路 557 号	李倩倩
青岛爱齿佳美容健康管理有限公司爱齿佳口腔诊所	青岛市城阳区流亭街道白沙路 297 号 98 号楼 6 号、7 号网点	李玉琴
城阳王建成口腔诊所	青岛市城阳区夏庄街道夏塔路 11 号	王建成
青岛瑞美恩口腔医疗有限公司瑞恩口腔诊所	青岛市城阳区黑龙江路 789 号 43 号楼 13 号网点	孙明圆
青岛洋美毛发管理有限公司城阳洋美医疗美容诊所	青岛市高新区招商蛇口青岛网谷基金谷 26 号楼 104 室	刘淑梅
青岛琳康医疗管理有限公司民康诊所	青岛市城阳区河套街道西河套社区解困房北 2 号网点	吴元爱
青岛民意齿康口腔健康管理有限公司民意齿康口腔诊所	青岛市城阳区正阳路 77 号御景尚都一期沿红子河北岸 25-1	柴云利
青岛鑫达洁雅医疗有限公司洁雅口腔诊所	青岛市城阳区正阳路 77 号 14 号楼 112 号网点	葛宏秀
青岛辰丰健康产业管理有限公司万家康诊所	青岛市城阳区荟城路西田社区 3 号网点	李学涛
青岛峰华医疗管理有限公司康德内科诊所	青岛市城阳区城阳街道德阳路与泰城路交叉路口北曲商圈停车场南 1 号商铺	李家祥
青岛爱牙健齿口腔医疗有限公司爱牙口腔诊所	青岛市城阳区惜福镇街道正阳东路 67 号 19 号楼 4 号网点 1 层	曲竹萍
青岛城阳言林医院	青岛市城阳区铁骑山路 188 号	王茂松
城阳江崇鹏千和口腔诊所	青岛市城阳区流亭街道丰海路 18 号	江崇鹏
城阳潘悦升口腔诊所	青岛市城阳区康城路 232 号	潘悦升
青岛行知医疗管理有限公司易正诊所	青岛市城阳区瑞阳路 117 号 1-03	马彦明
城阳街道明阳路社区卫生服务站	青岛市城阳区明阳路 273 号、275 号 1 层	王建英
城阳朱本章华益口腔诊所	青岛市城阳区中城路 278 号	朱本章
青岛东荆博仁医疗有限公司东荆诊所	青岛市城阳区惜福镇街道驯虎山路 106 号	周 红
李启敏民轩堂中医诊所	青岛市高新技术产业开发区和源路 40-3、40-4 号	李启敏
城阳袁健精诚口腔诊所	青岛市城阳区泰城路 535 号 17 号楼 106 网点	袁 健
青岛锐馨康健康管理有限公司锐馨口腔诊所	青岛市城阳区夏庄街道王沙路 773-2 号，773-3 号	杨亚娜
青岛姜升集医疗管理有限公司升集口腔诊所	青岛市城阳区崇阳路 418 号	索玉玲
青岛中瑞新创医疗管理有限公司同瑞堂诊所	青岛市城阳区崇阳路 169-16 号	李增森

（续表）

机构名称	地址	负责人
青岛纯逸信息科技有限责任公司城阳仁逸堂内科诊所	青岛市城阳区和阳路 138 号	林以法
青岛瑞思德医院有限公司瑞思德医院	青岛市高新区河东路 368 号青岛蓝色生物医药产业园 7 号楼	王福斌
山东省青岛第三十九中学城阳校区医务室	山东省青岛市城阳区惜福镇街道仙苑路 5 号	韩保苍
青岛江南名悦医疗美容有限公司城阳江南名悦医疗美容诊所	青岛市城阳区城阳街道阜成路 398 号	李　纵
青岛天一牙博士医疗管理有限公司牙博士综合门诊部	青岛市城阳区正阳中路 160-3 号	王崇军
青岛福生医疗管理有限公司福生诊所	青岛市城阳区泰城路 535 号 18 号楼 02 号网点	代桂花
青岛城阳圣林源养老院医务室	青岛市城阳区艳阳路 98 号	庄文青
城阳刘成果口腔诊所	青岛市城阳区河套街道龙海路 640 号	刘成果
青岛泽嘉爱目眼科诊所有限公司泽嘉眼科诊所	青岛市城阳区泰城路 533 号	杜玉敏

城阳区 2020 年注销社会办医疗机构

机构名称	地址	负责人
城阳郭成悦君悦外科诊所	青岛市城阳区城阳街道国城路 96 号	郭成悦
山东泰康云医疗集团有限公司城阳泰康云内科诊所	青岛市城阳区崇阳路 177-5 号 1-2 层	李志慧
青岛庆祥泰经贸有限公司盐业社区内科门诊部	青岛市城阳区岙东路 101 号 113 网点	李秉成
城阳王宪臣华胥美邦社区综合门诊部	青岛市城阳区湘潭路 9 号华胥美邦小区 1 号楼 13、14 号网点	王宪臣
城阳梁贝仁川口腔诊所	青岛市高新区宝源路 628 号	梁　贝
青岛仁康医疗管理有限公司路加易口腔诊所	青岛市城阳区流亭街道洼里社区银河路北	任广来
城阳区城阳街道栾家沟岔卫生室 6	青岛市城阳区城阳街道栾家沟岔社区	仇兆功
青岛城阳言林医院	青岛市城阳区铁骑山路 188 号	王茂松
城阳于焕悦升口腔诊所	青岛市城阳区康城路 232 号	于　焕
城阳区惜福镇街道卫生院第二诊所	青岛市城阳区惜福镇街道东荆社区	陈高本
城阳万新刚华海综合门诊部	青岛市城阳区流亭街道鑫山路 8 号	郝立学
青岛瑞思德生物科技有限公司综合门诊部	青岛市高新区河东路 368 号青岛蓝色生物医药产业园 7 号楼 2 层	王福斌
城阳索玉玲口腔诊所	青岛市城阳区崇阳路 418 号	索玉玲
城阳方雪娟口腔诊所	青岛市城阳区夏庄街道夏庄村 6 号楼网点	方雪娟
青岛纯逸信息科技有限责任公司城阳仁逸堂内科诊所	青岛市城阳区和阳路 169-9 号	林以法
城阳区夏庄街道夏庄村卫生室 8	青岛市城阳区夏庄街道夏庄村	王志兑
城阳邓效明万家康综合门诊部	青岛市城阳区荟城路西田社区 3 号网点	邓效明
城阳区城阳街道京口卫生室 1	青岛市城阳区城阳街道京口社区	任全彩

（续表）

机构名称	地址	负责人
赵明文中医诊所	青岛高新区华贯路 374 号	赵明文
夏庄街道辛家曹村社区卫生室	青岛市城阳区夏庄街道辛家曹村社区	孙莉莉
城阳李金贤硕宇口腔诊所	青岛市城阳区民城路 477 号 1-2 层	李金贤
城阳郝代生内科诊所	青岛市城阳区史家泊子社区 1 号楼 3 号网点	郝代生
城阳黄国栋中医诊所	青岛市城阳区夏庄街道天泰城迦南美地 92 号网点	黄国栋
城阳区流亭街道西果园卫生室 2	青岛市城阳区流亭街道西果园社区	崔明精
城阳杨亚娜锐馨口腔诊所	城阳区夏庄街道王沙路 775-12 号	杨亚娜
青岛双辉美容科技有限公司诺宝丝医疗美容诊所	青岛市城阳区正阳路 157-2、159-2	许克明
青岛市城阳区城阳村社区居家养老服务中心医务室	青岛市城阳区华城路小区 17 号楼	雷玉玲
青岛泓光医疗管理有限公司泓源堂中医诊所	青岛市城阳区民城路 491-1	李泽华
青岛市城阳区夕阳红老年公寓医务室	青岛市城阳区小北曲社区	李军鹏
城阳方毅仁和内科门诊部	青岛市城阳区正阳路 117 号青特城小区 A 区 39 号	方　毅
青岛海惠康健康管理有限公司海惠康内科门诊部	青岛市城阳区正阳路 77 号 113、114 网点	杨广英
城阳刘清田口腔诊所	青岛市城阳区龙海路 640 号	刘清田
城阳葛宏秀洁雅口腔诊所	青岛市城阳区正阳路 77 号御景尚都二期 14 号楼 112 网点	葛宏秀

青岛西海岸新区社会办医疗机构

概况　2020 年，青岛西海岸新区有社会办体医疗机构 619 家，从业人员总数 4827 人，其中，初级职称 3151 人，中级职称 1268 人，高级职称 408 人；本科以下学历 2887 人，本科及以上学历 1940 人。业务收入 9729.3 万元。新增社会办医疗机构 82 家，注销 69 家。

青岛西海岸新区 2020 年新增社会办医疗机构

机构名称	地址	负责人
黄岛崔基千口腔诊所	山东省青岛市黄岛区长江路街道九华山路 19-17 号网点	崔基千
黄岛惠众内科诊所	山东省青岛市黄岛区隐珠街道世纪大道 977 号	孙　欣/曹广珍
黄岛润泽口腔诊所	山东省青岛市黄岛区隐珠街道海王路 2239 号	于增泽/杨　磊
青岛润福康诊所	山东省青岛市黄岛区长江路街道团结路 157 号家和花园四期 157-27 号网点 201	陈　莉/潘海燕
黄岛王江丽口腔诊所	山东省青岛市黄岛区薛家岛街道汉江路维多利亚湾 49-28 号	王江丽
青岛黄岛万姿综合门诊部	山东省青岛市黄岛区隐珠街道车轮山路 28 号	董培玉/姚洪伟
青岛科技大学中德校区医务室	山东省青岛市黄岛区红石崖街道团结路 3698 号	陈克正/贾晓宁
青岛中康爱邻里智慧医养服务有限公司滨海一居医务室	山东省青岛市黄岛区隐珠街道双珠路 217 号	张彦琼/郑志瑞

（续表）

机构名称	地址	负责人
青岛海华生物医药技术有限公司医学检验实验室	山东省青岛市黄岛区望江路 23 号	刘　刚/李明义
青岛华大医学检验实验室	山东省青岛市黄岛区红石崖街道横云山路 2 号	杜红宝/王志卫
黄岛嘉态盈仁诊所	山东省青岛市黄岛区前湾港路 217 号 2 栋 2 单元 103 户	赵　芬/孙敏杰
黄岛陈培洁口腔诊所	青岛市黄岛区隐珠街道月亮湾路 1087 号	陈培洁
黄岛同康诊所	青岛市黄岛区薛家岛街道珠江路 2 号 2-1	凌福财/凌福财
黄岛艾顿医疗美容诊所	青岛市黄岛区隐珠街道兰东路 69 号	王　昌/王　昌
黄岛维湾社区卫生服务站	山东省青岛市黄岛区薛家岛街道汉江路 1 号内 49-81 号	刘和满/刘和满
黄岛王从运中医诊所	山东省青岛市黄岛区辛安街道团结路 1678 号	王从运
青岛鸿通医疗管理有限公司医务室	山东省青岛市黄岛区黄岛街道灵山岛街 150 号网点	王　军/刘新利
黄岛江丽斌口腔诊所	山东省青岛市黄岛区黄岛街道崇明岛西路 244 号网点	江丽斌
黄岛红河路内科诊所	山东省青岛市黄岛区红石崖街道中德生态园弗莱社区中央大街 FIW2 号	孙希娥/张传军
青岛灵枢医疗有限公司医务室	山东省青岛市黄岛区珠海街道西宁路 81 号	赵鑫源/闫凤娟
青岛瑞和泰医疗管理有限公司医务室	青岛市黄岛区隐珠街道灵海路 5711 号	赵　亮/田丽萍
黄岛安愈诊所	山东省青岛市黄岛区香江路 1017 号商业网点 1-6 号	胡景萍/张春红
黄岛贝齿健口腔诊所	山东省青岛市黄岛区隐珠街道海王路 2389 号	周晓晓
青岛康之友医疗管理有限公司医务室	山东省青岛市黄岛区隐珠街道炜伦广场 C 区 3 号楼	毕海防/李绍衡
黄岛铭熙眼科诊所	山东省青岛市黄岛区长江路街道长江中路 485 号国汇金融大厦 A 座 1008 号	丁桂芳/赵　芳
黄岛王新华内科诊所	山东省青岛市黄岛区隐珠街道月亮湾路 277 号	王新华
黄岛鑫盛口腔诊所	山东省青岛市黄岛区泊里镇红石路 102 号	马春晓/孔祥伟
黄岛小鲨鱼口腔诊所	山东省青岛市黄岛区长江路街道金竹山路 10 号 10-9 网点	谷　雪/刘子纶
黄岛玉杰万康诊所	山东省青岛市黄岛区薛家岛街道同江路 1 号内 49-20 号	张　玉/于晓杰
黄岛李淑香口腔诊所	山东省青岛市黄岛区长江路街道富春江路 110 号	李淑香
黄岛优美口腔门诊部	山东省青岛市黄岛区长江路街道长江路 514 号	沈吉龙/郑晓明
黄岛坤盛堂诊所	山东省青岛市黄岛区隐珠二路（原黄岛路 64 号）	李爱荣/宋香芹
黄岛戚明杰中医诊所	山东省青岛市黄岛区隐珠街道竹子山路 6 号	戚明杰
黄岛海西老年公寓医务室	山东省青岛市黄岛区珠海街道胶河路 85 号	张玉福/杨和增
黄岛唯老汇诊所	山东省青岛市黄岛区灵山卫街道灵海路 148 号	孟中华/张广勤
黄岛家和健康管理有限公司医务室	山东省青岛市黄岛区隐珠街道凤凰山路 1075 号	薛光彩/张圣兰
黄岛贾霖口腔诊所	山东省青岛市黄岛区薛家岛街道东江路 229 号网点	贾　霖
黄岛黄立平口腔诊所	山东省青岛市黄岛区长街路街道五台山路 169-6 网点	黄立平
黄岛惠德康诊所	山东省青岛市黄岛区薛家岛街道衡山路 14 号鸿润金汇泉商务中心 1 楼东侧网点	刘小慧/曹广珍

（续表）

机构名称	地址	负责人
青岛爱尔眼科医院	山东省青岛市黄岛区珠江路 519 号	胡　超/李镜海
黄岛竹林诊所	山东省青岛市黄岛区隐珠街道朝阳山路 1157 号	王宗梅/张叶勤
黄岛向阳诊所	山东省青岛市黄岛区滨海街道瓦屋村	高　敏/付彬祖
黄岛迟哲峰内科诊所	山东省青岛市黄岛区灵山卫街道灵海路 601 号	迟哲峰
黄岛王春红口腔诊所	山东省青岛市黄岛区灵山卫街道泰山路 4218-6 号	王春红
黄岛首康壹家灵珠山护理院	山东省青岛市黄岛区灵珠山街道柳花泊路 59 号	季滕滕/李松美
黄岛张则军口腔诊所	山东省青岛市黄岛区隐珠街道朝阳山路 6-3/6-4 号	张则军
青岛医保城医疗投资管理有限公司医务室	山东省青岛市黄岛区长江路街道紫金山路 117 栋 1 楼 1-1 号	马守军/徐世祥
黄岛康通达诊所	山东省青岛市黄岛区隐珠街道海王路 590 号	王　匡/逄金彩
黄岛恒春康诊所	山东省青岛市黄岛区隐珠街道灵海路 6117 号	毛吉方/李　程
黄岛芙泽口腔诊所	山东省青岛市黄岛区隐珠街道龙潭山路 74 号	贾建民/李建钢
黄岛陈菊萍口腔诊所	山东省青岛市黄岛区薛家岛街道东江路怡和嘉园 45-1-107 号网点	陈菊萍
黄岛国石中医医院	山东省青岛市黄岛区胶南街道临港工业园陡楼山路 377 号	王秀英/杨　云
黄岛优诺博士马濠口腔门诊部	山东省青岛市黄岛区长江路街道黄浦江路 59 号	苏文池/姬　辉
黄岛优蓝口腔诊所	山东省青岛市黄岛区凤凰山路 1051 号	王妍妍/郑月菊
黄岛嘉宸康口腔诊所	山东省青岛市黄岛区灵山卫街道灵海北路 116 号	常玉波/陈正帅
青岛中康爱邻里智慧医养服务有限公司水城路医务室	山东省青岛市黄岛区胶南街道胶州湾西路 852 号	张彦琼/李创新
青岛中康爱邻里智慧医养服务有限公司李家石桥医务室	山东省青岛市黄岛区隐珠街道李家石桥社区居家养老服务中心 253（灵山湾路民生医院院内）	张彦琼/张广清
黄岛成波口腔门诊部	山东省青岛市黄岛区井冈山路 273 号	潘　彤/潘　彤
黄岛禛馨护理院	山东省青岛市黄岛区临海路 167 号 3 楼南侧及 4 楼	郭绍华/宋成莲
中国石油大学(华东)古镇口校区医务室	山东省青岛市黄岛区滨海街道海军路 6 号	郝　芳/栾　珊
黄岛张汉伍中医诊所	山东省青岛市黄岛区大场镇政府驻地	张汉伍
黄岛诺美德医疗美容诊所	山东省青岛市黄岛区长江路街道长江中路 489 号隆基汇源 489 栋裙房办公单元 4 层 402 户	迟守毅/张玉涛
黄岛衣春宁口腔诊所	山东省青岛市黄岛区铁山街道菊花山路 85 号（东明市场）2 栋一层	衣春宁
黄岛方圆诊所	山东省青岛市黄岛区珠海街道东新村 512 号	冯　勇/闫会勤
黄岛王美芬口腔诊所	青岛市黄岛区隐珠街道东岳中路 778 号 6-780 号商铺	王美芬
黄岛张冬口腔诊所	青岛市黄岛区隐珠街道灵海路 5853 号星河城二期门市	张　冬
黄岛德济诚信口腔门诊部	青岛市黄岛区珠海街道珠山路 419 号	丁济波/周　兵
黄岛美雅德口腔诊所	山东省青岛市黄岛区庐山路 202 号	韩　阳
黄岛博朗综合门诊部	山东省青岛市黄岛区五台山路 1689-22 号	郝　森/孙　涛

（续表）

机构名称	地址	负责人
黄岛春泉口腔诊所	山东省青岛市黄岛区灵山卫街道灵海路 684 号	张华迪/张　丽
黄岛辛安老年公寓医务室	山东省青岛市黄岛区辛安街道创业路正有花园对面（辛安老年公寓院内）	宋　娜/李秀艳
黄岛素问堂中医诊所	山东省青岛市黄岛区隐珠街道朝阳山路 1223 号	宿君平/宿国进
青岛国风黄岛辛安诊所	山东省青岛市黄岛区辛安街道开拓路（东小庄小区）203 号	张　聪/徐朝彬
西海岸供销集团九龙诊所	青岛市黄岛区灵山卫街道兰东路 368 号 11 栋	邱茂本/苑广文
黄岛徐晓辉口腔诊所	山东省青岛市黄岛区隐珠街道月亮湾路 347 号	徐晓辉
黄岛宏烁口腔诊所	青岛市黄岛区灵山卫街道北门外社区承恩路 189 号	王宏乐/韩　玉
黄岛怡春诊所	山东省青岛市黄岛区朝阳山路 2288 号	王东进
黄岛杨建敏口腔诊所	山东省青岛市黄岛区铁山工业园平湖路 346 号	杨建敏
黄岛一康诊所	山东省青岛市黄岛区薛家岛街道银沙滩路 70 号南岛小镇 G 区 21♯（公安新号网点 28 号楼）105 号商业网点	兰顺龙
黄岛秀珍诊所	山东省青岛市黄岛区胶南街道象沟头村 17 号网点	王秀珍/刘忠萍
青岛京诚医学检验实验室	山东省青岛市黄岛区红石崖街道龙首山路 190 号	栾建文/李国照
黄岛万康诊所	山东省青岛市黄岛区长江路街道香江路 869 号	张　玉/于晓杰

青岛西海岸新区 2020 年注销社会办医疗机构

机构名称	地址	负责人
黄岛张军内科诊所	青岛市开发区衡山路 14 号鸿润金汇泉商务中心 1 楼东侧网点	张　军
黄岛曹景森口腔诊所	青岛市黄岛区泰山东路 2717 号 1 栋商业 112	曹景森
黄岛胡庆喜中医诊所	青岛市黄岛区东岳东路 4218-08 号	胡庆喜
黄岛齐凤杰口腔诊所	青岛市黄岛区隐珠街道海王路 2239 号	齐凤杰
万姿美容集团有限公司医疗美容门诊部	青岛市黄岛区车轮山路 28 号	董培玉/姚洪伟
太博医院综合门诊部	青岛市黄岛区丹江路 62.64 号	魏峨尊/魏峨尊
黄岛闫为海口腔诊所	青岛市黄岛区海王路 187 号	闫为海
青岛恒德堂中医健康管理有限公司黄岛戚明杰中医诊所	黄岛区双珠路 238 号丙	王本祥/戚明杰
青岛一丰源医疗管理有限公司第五门诊部	青岛市黄岛区银沙滩路 70 号南岛小镇网点 38 号楼	杜善武/王美彩
青岛从运脊椎中医院	青岛市黄岛区团结路 1678 号	王晨懿/王从运
青岛一丰源医疗管理有限公司黄岛李君厚中医诊所	青岛市黄岛区团结路家和花园四期 157-27 号网点 11 号网点	杜善武/李君厚
黄岛航务二公司预制分公司医务室	青岛市黄岛区连江路 99 号	吴继福/顾洪仑
中建八局第四建筑有限公司医务室	青岛经济技术开发区香江一路 44 号	刘国平/孙淑杰
田胜林外科诊所	青岛市开发区香江二支路 11 号 101 室	田胜林/田胜林
开发区孙令军内科诊所	青岛市黄岛区五台山路 1925 号网点	孙令军

（续表）

机构名称	地址	负责人
黄岛隋明武内科诊所	青岛市黄岛区榕江路安居小区 8 号楼	隋明武
王汝让内科诊所	青岛经济技术开发区北江支路 25 号	王汝让
黄岛邓均彦中医诊所	青岛市黄岛区珠海街道芝子口村	邓均彦
青岛广播电视大学黄岛分校卫生站	青岛市黄岛区职业教育中心院内	石兆胜/李丽云
黄岛徐彩霞中医诊所	青岛市黄岛区新华路 59 号院内	徐彩霞
黄岛封洪申内科诊所	青岛市黄岛区珠山街道辛庄村	封洪申
黄岛王月芳内科诊所	青岛市黄岛区珠海街道王家石桥 471 号	丁玉利
黄岛纪淑香内科诊所	青岛市黄岛经济开发区袁家村 710 号	纪淑香
青岛多元建设有限公司医务室	青岛经济开发区长江路多元商城	赵克胜/车开萍
青岛经济技术开发区陵江工贸中心医务室	青岛经济技术开发区钱塘江路 290 号 8-9 号网点	赵洪山/杨文军
青岛黄岛蔡新章中医诊所	青岛市黄岛区漓江东路 509-6 号 509-16 号	蔡新章
刘增成内科诊所	青岛经济技术开发区开发区扒山村 297 号	刘增成
青岛育仁堂中医门诊部	青岛市黄岛区千禧龙花园南侧网点武夷山路 167 号	韩秀红/常希燕
黄岛孔祥奎中医诊所	青岛市黄岛区大湾港路 317 号	孔祥奎
黄岛丁逊聚内科诊所	青岛市黄岛区灵山岛街(路)150 号网点栋	丁逊聚
黄岛王宏伟内科诊所	青岛市黄岛区朝阳山路康大世纪新村 1 号楼	王宏伟
黄岛鞠文翰中医诊所	青岛市黄岛区临港经济管区九龙社区 42 号网点	鞠文翰
黄岛戚长江外科诊所	黄岛区长江路街道九华山路社区 19-19 号	戚长江
黄岛健安中医诊所	山东省青岛市黄岛区双珠路 1778 号	滕学良/黄一洪
青岛澳医堂健康产业有限公司东岳东路中医诊所	青岛市黄岛区灵山卫街道东岳东路 67 号	郑　伟/赵仕磊
黄岛何茂成中医诊所	青岛市黄岛区长江东路南侧薛家岛示范 B 区 32＃-33＃号网点(青云山路 510 号)	兰顺龙/何茂成
黄岛于晓杰内科诊所	黄岛区薛家岛街道同江路 1 号内 49-20 号	于晓杰
黄岛尹继锞中医诊所	青岛市黄岛区新华路 96 号	尹继锞
黄岛坤盛堂诊所	山东省青岛市黄岛区隐珠二路(原黄海路 64 号)	宋香芹
黄岛徐焕风内科诊所	青岛市黄岛区世纪大道 1259 号	徐焕风
开发区刘风秀内科诊所	青岛经济技术开发区灵山卫街道办事处驻地	刘风秀
黄岛徐春波口腔诊所	青岛市黄岛区泰山路 4218-6 号	徐春波
黄岛张叶勤内科诊所	黄岛区隐珠街道办事处银盛泰星河城	张叶勤
黄岛李建钢口腔诊所	青岛市黄岛区龙潭山路 74 号	李建钢
黄岛李程内科诊所	青岛市黄岛区灵海路西卢家滩村 20 号网点	李　程
黄岛付彬祖内科诊所	青岛市黄岛区滨海街道瓦屋村	付彬祖
青岛医保城医疗投资管理有限公司黄岛王长江内科诊所	青岛市黄岛区香江路 56 号网点二层	马守军/王长江
青岛经济技术开发区崇明岛路小学卫生站	青岛经济技术开发区崇明岛东路 78 号	宋云健/李红云
青岛中康爱邻里智慧医养服务有限公司医务室	青岛市黄岛区庐山路 36 号内 1、2、3 号房间	苏亚勒/贾继武

（续表）

机构名称	地址	负责人
黄岛宋香芹内科诊所	青岛市黄岛区隐珠二路（原胶南市黄海路 64 号）	宋香芹
青岛黄岛民生医院	青岛市黄岛区隐珠街道李家石桥灵山湾路 2319 号	张彦琼/王秋玲
黄岛沈吉龙口腔诊所	青岛市黄岛区长江东路 369-3 网点	沈吉龙
黄岛区辛安老年公寓门诊部	青岛市黄岛区辛安街道老年公寓院内	宋　娜/臧家道
青岛一丰源医疗管理有限公司一康综合医院	青岛市黄岛区金沙滩路 182 号 D 区 1、2、3 号网点	杜善武/吕成禄
青岛素问堂中医文化传承健康咨询有限公司黄岛素问堂中医诊所	青岛市黄岛区隐珠二路 886 号	宿君平/刘海燕
青岛澳医堂健康产业有限公司黄河中路儿科诊所	青岛市黄岛区黄河中路 386-5 号 1 楼	郑　伟/陈姝妹
黄岛闫会勤内科诊所	青岛市黄岛区珠海街道东新村 512 号	闫会勤
黄岛益天阁中医诊所	开发区武夷山（路）号 A 段网点 494 栋	李建国/时星月
黄岛杨立杰内科诊所	青岛市黄岛区台兴一路 997 号	杨立杰
黄岛福莱中医诊所	山东省青岛市黄岛区丹河路（福莱社区养老服务中心院内）	张彦琼/于培文
青岛春天之星大药房医药连锁有限公司春天诊所	青岛市黄岛区喜鹊山路 55 号	孙代勤/李晓艳
黄岛程方敏内科诊所	青岛市黄岛区滨海新村 11 号楼网点	程方敏
开发区葛倩口腔诊所	青岛经济技术开发区灵山卫街道办事处驻地	葛　倩
开发区王晓辉内科诊所	青岛经济技术开发区长江路街道五台山路 810 号楼	王晓辉
黄岛徐庆内科诊所	青岛市黄岛区胶南街道办事处象沟头村 17 号网点	徐　庆
黄岛逢敏儿科诊所	青岛市黄岛区灵山卫街道月亮湾小区 102 号网点	逢　敏
黄岛丁培智内科诊所	青岛市黄岛区隐珠街道办隐珠三路 35 号	丁培智
胶南市国旅大酒店卫生站	青岛市黄岛区灵山湾路 211 号	葛春彬/高　磊
黄岛信达康中医诊所	山东省青岛市黄岛区泊里镇董家口路 181 号	陈　卓/尹继锞

即墨区社会办医疗机构

　　概况　2020 年,即墨区社会办医疗机构 334 家,新增社会办医疗机构 71 家,注销 41 家。其中,口腔门诊部 3 家,口腔诊所 25 家,普通诊所 12 家,中西医结合科诊所 3 家,中医综合诊所 4 家,中医备案诊所 22 家,综合门诊部 1 家,医疗美容诊所 1 家,美容门诊部 1 家。

即墨区 2020 年新增社会办医疗机构

机构名称	地址	负责人
北京同仁堂山东医药连锁有限公司即墨中医诊所	即墨区通济街道蓝鳌路 1119 号	贺永瑚
即墨兰彩孝中医诊所	即墨区潮海街道东障村 86 号	兰彩孝
即墨黄飞宙中医诊所	即墨区店子山二路 399 号	黄飞宙
即墨俞志洁中医诊所	即墨区通济街道新昌街 1 号	俞志洁
青岛祥源医疗管理有限公司盛德堂中医诊所	即墨区环秀街道壹品华庭 225-20	徐关冰

（续表）

机构名称	地址	负责人
青岛铭聚中医医疗管理有限公司成祥中医诊所	即墨区长江一路 118 号	孙梦桐
即墨刘飞中医诊所	即墨区惠众街 126 号	刘 飞
青岛祥福达医疗管理有限公司祥福达中医诊所	即墨区烟青路 337 号	胥 旸
青岛翙桐缘健康产业管理有限公司和合中医诊所	即墨区环秀珑湖东门韩柞路 793 号	孙将德
青岛华益鑫医疗管理有限公司海波中医诊所	即墨区通济街道淮涉河一路 966 号	刘炳武
青岛汇佳健康服务有限公司云善堂中医诊所	即墨区店子山二路 295-2 号	戴婷婷
即墨张爱国中医诊所	即墨区环秀街道西兴家疃村 14 号	张爱国
青岛德寿康医疗有限公司德寿康中医诊所	即墨区环秀街道王家庄村 68 号	闫瑞强
青岛新乐福医药科技有限公司同乐堂中医诊所	即墨区文峰路 882 号	韩同伦
青岛维道中医医疗管理有限公司维道第一中医诊所	即墨区流浩河三路 310 号	李正直
青岛缤纷宏德健康咨询有限公司宏德堂中医诊所	即墨区龙山街道环保产业园 204 国道东	张淑坤
青岛惠泽堂健康管理有限公司惠泽堂中医诊所	即墨区通济街道天山一路云桥花园网点房 450 号	蔡俊锋
青岛鸿元健康管理有限公司京德中医诊所	即墨区环秀街道健民街 31 号	吴乃增
即墨刘清盛中医诊所	即墨区流浩河三路 366 号	刘清盛
青岛维道中医医疗管理有限公司维道中医诊所	即墨区店子山一路 3-3、3-5 号	吕 茹
青岛红景天中医门诊有限公司第一中医诊所	即墨区永合硕丰苑三期 18 号楼 2 号网点	吕建新
青岛启航医疗管理有限公司康华中医诊所	即墨区大信镇新胜村 86 号	杨朝彬
青岛润晟医疗管理有限公司即墨润晟综合门诊部	即墨区蓝鳌路 452、454 号	韩 芳
青岛润泉医疗管理有限公司润泉诊所	即墨区蓝村镇南泉村政和路 100 号	裴艳玲
青岛益尔康医疗管理有限公司益尔康中医诊所	即墨区学府路 263 号	何雨倩
青岛同健医疗管理有限公司同健口腔诊所	即墨区田横镇南王村 823 号	杨安华
青岛半岛伊人医疗美容有限公司即墨医疗美容诊所	即墨区共济街 112 号、116 号	亓 麟
青岛义尔丽口腔健康管理有限公司宅子头口腔诊所	即墨区潮海街道宅子头村 100 号	佟忠志
青岛康盛医疗管理有限公司即墨康盛口腔诊所	即墨区通济街道店子山二路 189-30 甲号	王 柳
青岛东哲医疗管理有限公司爱诺第一口腔门诊部	即墨区通济街道天山路 129 号	李东哲
青岛方华楚昊健康管理有限公司弘兴口腔诊所	即墨区田横镇王村岛里街 87 号 47 户	王薇薇
青岛市晨渝医疗有限公司晨渝中西医结合诊所	即墨区龙泉街道修家街村南	刘宗祥
青岛昊亿口腔健康管理有限公司昊亿口腔诊所	即墨区天井山一路 310 号附 6	邢雯雯
青岛康鹏健康管理有限公司康鹏诊所	即墨区天井山二路 190-4 号	辛立华
青岛蓉蓉医疗管理有限公司即墨蓉蓉口腔诊所	即墨区学府路 202 号	秦 姝
青岛康齿馨医疗管理有限公司即墨乐齿馨口腔诊所	即墨区通济街道华山二路 567 号 12 号楼 7 户	刘岩琳
青岛博弈瑞医疗管理有限公司博弈瑞口腔诊所	即墨区北安街道营东村 1358 号	全 泉
青岛坤昊口腔医疗有限公司即墨韩氏口腔诊所	即墨区段泊岚镇刘家庄三村西兴路 68 号	韩 坤
青岛国奥源生物医疗有限公司医疗美容门诊部	即墨区创智新区宁东路 168 号 B 楼三层	孙 伟
青岛健朗医疗管理有限公司第一诊所	即墨区大信镇新胜庄新胜隆苑 1-7 网点	万年为

（续表）

机构名称	地址	负责人
即墨殷杰中医综合诊所	即墨区辽河一路 121 号	殷　杰
青岛主尖锉口腔健康管理有限公司树人口腔诊所	即墨区长江一路 883 号	杨德武
青岛锦鲁通医疗管理有限公司锦鲁通诊所	即墨区通济办吴家沟岔村 25 号	赵顺义
即墨王维敬诊所	即墨区通济街道蓝鳌路 1305 号	王维敬
青岛精诚全科医疗有限公司安康诊所	即墨区通济街道盛兴路 325-4 号	苑广堂
青岛恩泽医疗管理有限公司康馨中医诊所	即墨区学府路 264 号	董振泉
青岛博裕医疗管理有限公司曙光口腔诊所	即墨区通济新经济区吴家沟岔村城马路 23 号-1	林茂鹏
青岛卓越康嘉医疗管理有限公司山口口腔诊所	即墨区王村镇兴王路 98 号 2 号楼 37 户	庄明辉
青岛国鸥塞恩医疗管理有限公司即墨塞恩口腔诊所	即墨区蓝村镇三城路 129 号	侯梁生
青岛康华医疗管理有限公司康华口腔诊所	即墨区移风店镇七级社区府前街 42-45 号	雒　慧
青岛坤昊口腔医疗有限公司即墨坤昊口腔诊所	即墨区嵩山二路 657 附 6 号	杨　振
青岛至善医疗管理有限公司润生堂中医诊所	即墨区通济街道嵩山三路 2 号附 19 号	周培竹
青岛笑傲口腔健康管理有限公司金华口腔诊所	即墨区潮海街道兴城一层 6 号楼 32 号	苗廷志
青岛龙志健康管理有限公司龙志口腔诊所	即墨区通济街道海尔路 15 号	周晓梅
青岛博霖医疗管理有限公司博霖第一口腔门诊部	即墨区通济街道天山一路 352 号	阎瑞信
青岛笑傲口腔健康管理有限公司花城口腔诊所	即墨区鹤山路 166 号 1 号楼附 2 户	朱志惠
即墨孙爱萍口腔诊所	即墨区通济街道盛兴路 174-16 号	孙爱萍
青岛至臻医疗管理有限公司至臻口腔诊所	即墨区通济街 161 号	张　弘
青岛子康医疗管理有限公司仁康诊所	即墨区通济新区西元庄新城二路 8 号	孙永志
青岛康汇德药房有限公司即墨慧民诊所	即墨区环秀街道李家西城东村 10 号	咸荣华
青岛骏洁健康管理有限公司康源口腔诊所	即墨区经济开发区江家西流村村东 013 号	王美萍
青岛康顺医疗管理有限公司康顺诊所	即墨区店子山三路 614 号	李素珍
青岛韵莲达国际美容养生有限公司医疗美容诊所	即墨区港中旅度假区拾乐街 B 区-2040	吴德华
青岛启辰医疗管理有限公司启辰第一中西医结合诊所	即墨区店子山二路 663-1	陈海强
青岛升平口腔医疗有限公司即墨升平口腔诊所	即墨区东关街 19 号	何天宇
青岛海医医疗有限公司营东诊所	即墨区烟青路 1129 号	李治明
青岛亮洁口腔医疗有限公司亮洁口腔诊所	即墨区通济街道前枣杭村城马路 18 号	王红霞
即墨凯修口腔门诊部	即墨区岘山路 12 号	宋凯修
青岛健福医疗有限公司八里庄中西医结合诊所	即墨区通济街道八里二村文化街 273 号-1	王　琳
青岛健福医疗有限公司美雅口腔诊所	即墨区通济街道八里二村文化街 272 号	王翠兰
青岛博弈瑞医疗管理有限公司金博瑞口腔诊所	即墨区潮海街道黄河三路 186-3 号	孙赛超

即墨区 2020 年注销社会办医疗机构

机构名称	地址	负责人姓名
即墨张丽萍口腔诊所	即墨市段泊岚镇政府驻地	张丽萍
青岛圣得康健康管理有限公司嘉美口腔诊所	即墨区金口镇店集社区即东路 2 号	韩永昌

（续表）

机构名称	地址	负责人姓名
即墨朱志惠口腔诊所	即墨区潮海街道鹤山路 166 号万科四季花城 1 号楼 2 户	朱志惠
青岛天润瑞康口腔医疗有限公司和平四区口腔诊所	即墨区黄河三路 583 号	刘力力
即墨崔斗千口腔诊所	即墨市嵩山二路 657 号附 6 号	崔斗千
即墨李峰口腔诊所	即墨区泰山二路 316 号	李　峰
即墨刘德允诊所	即墨区青威路 2027 号	刘德允
即墨高光伦诊所	即墨区泰山二路与文化路十字路口南路东 50 米	高光伦
山东泰康云医疗集团有限公司即墨泰康云诊所	山东省青岛市即墨区潮海北关街 158 号	许国磊
青岛益尔康医疗有限公司益尔康诊所	即墨区学府路 261 号	朱雪英
青岛启辰医疗管理有限公司启辰第一诊所	即墨区店子山二路 663-1	李桂香
即墨爱康诊所	即墨市通济街道西元庄新城二路	孙永志
即墨国强诊所	即墨市文化路 675 号江南六期 B-13 号	国　强
青岛德寿康医疗有限公司德寿康诊所	即墨区环秀街道王家庄村 68 号	张智生
即墨贾桂兰诊所	即墨区蓝村镇政和路 100 号	贾桂兰
即墨吴学义诊所	即墨市新兴路 325-4 号	吴学义
即墨姜振涛诊所	即墨市长江一路 799 号	姜振涛
青岛国奥源生物工程技术集团有限公司赛奥诊所	即墨经济开发区蓝色新区宁东路 168 号 B 区 4 楼北侧	杨晓莉
青岛德尔美客瑞韩医疗管理有限公司美容门诊部	即墨区鹤山路 369 号	郑淑云
青岛天熙乐生老年服务有限公司医务室	即墨市鳌山卫街道冯家河村西	国华智
即墨刘清盛诊所	青岛市即墨区黄河三路 366 号	刘清盛
即墨佳家康中医医院	即墨市黄河三路 498 号幸福家园 8-11 号网点	李晓玲
青岛紫光药业有限公司弘德振华街中医诊所	即墨区振华街 170 号	杜吉俊
即墨王雯中医诊所	即墨市田横镇西王村	王　雯
即墨姜平先中医诊所	即墨区嵩山三路 2 号附 22 号	姜平先
青岛鸿元健康管理有限公司京德中医诊所	即墨区环秀街道健民街 31 号	吴乃增
即墨张爱国中医诊所	即墨市环秀街道西兴家疃村	张爱国
即墨晨渝中医诊所	即墨市龙泉镇段村修家街村村南居民楼	孙善瑞
即墨刘飞中医诊所	即墨区樱花街 126 号	刘　飞
即墨黄飞宙中医诊所	即墨市通济街道嵩山二路 12-189-22 甲	黄飞宙
即墨乔伟训中医诊所	即墨市嵩山二路壹品华庭 17-225-20	乔伟训
青岛正林健康产业管理有限公司即墨京源第一中医诊所	即墨区创智新区市民广场商业街 12 号	周　杨
青岛紫光药业有限公司鹊华堂第三中医诊所	即墨通济街道新兴路 281 号	乔伟训
青岛芭东菁古堂养生文化有限公司即墨芭东菁古堂中医诊所	即墨区温泉街道府东一路 9 号	张桂花
青岛盛恩中医医疗管理有限公司德馨中医诊所	即墨区通济街道店子山二路 221 号	陈　治

（续表）

机构名称	地址	负责人姓名
青岛至善医疗管理有限公司润生堂中医诊所	即墨区通济街道嵩山三路 2 号附 19 号	周培竹
青岛安合盛医疗管理有限公司康泰中医诊所	即墨区青石路 83 号	郭靖环
青岛盛恩中医医疗管理有限公司德馨中医诊所	即墨区店子山二路 295 号	钟金铃
青岛恩泽医疗管理有限公司康馨中医诊所	即墨区湘江三路 172 号	董振泉
即墨贺永瑚中医诊所	即墨区潮海街道古城西门里大街 15 号、17 号、19 号二楼	贺永瑚
青岛向日葵健康管理有限公司即墨普惠综合门诊部	即墨区长江一路 131 号	吕锡鹏

胶州市社会办医疗机构

概况　2020 年,胶州市新增社会办医疗机构 4 家,注销 45 家。胶州市有个体医疗机构 227 家,其中,口腔诊所 72 家,中医科诊所 34 家,内科诊所 46 家,其余为综合、外科及其他诊疗科目。

胶州市 2020 年新增社会办医疗机构

机构名称	地址	负责人
胶州陈庆内科诊所	胶州市李哥庄镇龙翔大街 8 号	陈　庆
胶州普生盲人医疗按摩所	胶州市株洲路 159 号联谊景尚名都 A 区小区 42 号楼	姜桂文
青岛一九八五口腔医疗有限公司胶州小高一九八五口腔诊所	胶州市胶莱街道小高李家村 256 号	耿亚伟
胶州市胶莱街道解家大高村卫生室	胶州市胶莱街道解家大高村	吴素娟

胶州市 2020 年注销社会办医疗机构

机构名称	地址	负责人
胶州周兆运内科诊所	胶州市惠州路惠锦小区	周兆运
胶州马汝谦口腔诊所	胶州市南坦综合楼小区 7 号	马汝谦
胶州市胶北街道刁家屯村第二卫生室	胶州市胶北街道刁家屯村	邓维持
胶州市胶东街道大麻湾二村卫生室	胶州市胶东街道大麻湾二村	王竹堂
胶州市胶东街道宋家泊子村卫生室	胶州市胶东街道宋家泊子村	李桂美
青岛易生元中药饮片有限公司惠仁乐康诊所	胶州市阜安街道新立街小区 11 号楼网点	魏国兰
胶州曹奕牙科诊所	胶州市胶莱镇小高李家村	曹　奕
胶州市阜安街道向阳居委会卫生室	胶州市阜安街道向阳居委会	李大鹏
胶州市中云街道西宋戈庄村第二卫生室	胶州市泰州路西侧商城中段	孙兆芝
胶州市物资总公司卫生室	胶州市胶州西路 118 号	冷延琛
胶州吕平中口腔诊所	胶州市胶莱镇东王延庄村	吕平中
胶州市洋河镇宋家村卫生室	胶州市洋河镇宋家村	相彩云

（续表）

机构名称	地址	负责人
青岛智美好医医疗美容有限公司胶州智美好医诊所	胶州市阜安街道蔚蓝半岛南区 2 幢 107 网点	和晓培
胶州李恩举口腔诊所	胶州市杭州路 692 号甲	李恩举
胶州张会昌皮肤科诊所	胶州市三里河街道北三里河 3 号村民楼网点	张会昌
胶州市李哥庄镇小窑村第二卫生室	胶州市李哥庄镇小窑村	叶瑞鹏
青岛齿美口腔医疗有限公司胶州齿美口腔诊所	胶州市阜安街道泸州东路 27 号将军花园小区 10 号楼 2 号网点	迟运达
胶州市胶西镇苑戈庄村第三卫生室	胶州市胶西镇苑戈庄村	薛 仁
青岛华凯健康产业集团有限公司胶州老有所医诊所	胶州市阜安街道福州南路 33 号富民广场西门	赵新建
胶州王倩口腔诊所	胶州市胶北街道莱州路 112 号	王 倩
胶州港城医院	胶州市福州北路 66 号	曹海涛
青岛一九八五口腔医疗有限公司胶州小高一九八五口腔诊所	胶州市胶莱镇小高李家村	曹 奕
胶州市胶莱镇孟家村卫生室	胶州市胶莱镇孟家村	杨素秀
胶州市胶莱镇刘家荒村卫生室	胶州市胶莱镇刘家荒村	刘宗珊
胶州市李哥庄镇矫戈庄村第五卫生室	胶州市李哥庄镇矫戈庄村	姜 海
胶州市胶东街道大半窑村第二卫生室	胶州市胶东街道大半窑村	范兴伦
胶州恩泽综合门诊部	胶州市北京路正北名苑小区 108 号网点	刘志远
胶州杨世宝中医诊所	胶州市东五里堆小区 185 号	杨世宝
北京中油斯派克商务服务中心胶州分中心医院水寨卫生所	胶州市常州路 157 号	邓玉珠
中铁三局五公司青岛地区办事处卫生所	胶州市阜安街道胶州东路 461 号	刘树森
胶州市胶东街道温家庄村卫生室	胶州市胶东街道温家庄村	孙维霞
胶州市里岔镇前芦村卫生室	胶州市里岔镇前芦村	刘洁财
胶州市九龙街道同心村第二卫生室	胶州市九龙街道同心村	于源波
胶州市胶北街道玉皇庙村卫生室	胶州市胶北街道玉皇庙村	曲友贵
胶州市胶西镇马家村第二卫生室	胶州市胶西镇马家村	马传武
胶州市里岔镇大草泊村卫生室	胶州市里岔镇大草泊村	张道聚
胶州市胶北街道前七城村卫生室	胶州市胶北街道前七城村	王美霞
胶州市胶西镇北杜村卫生室	胶州市胶西镇北杜村	王官福
青岛亚泰齿美健康管理有限公司胶州亚泰口腔诊所	胶州市泸州东路 27 号将军花园小区 10 号楼 2 号网点	迟运达
胶州市胶西镇高家河崖村卫生室	胶州市胶西镇高家河崖村	常 涛
胶州市中云街道油坊台子村第二卫生室	胶州市中云街道油坊台子村	陈 宇
胶州杨超口腔诊所	胶州市新立街小区 26 号楼 10 号网点	杨 超
胶州市阜安街道胜利居委会第五卫生室	胶州市广州南路新源小区网点	高 青
胶州市中云街道振华居委会卫生室	胶州市杭州路 136 号	隋昌秀
胶州杨帆口腔诊所	胶州市胶莱镇马店嘉进园	杨 帆

平度市社会办医疗机构

　　概况　2020 年,平度市有社会办医疗机构 42 家,其中口腔诊所 26 家,中医医疗机构 16 家。新增社会办医疗机构 11 家,注销社会办医疗机构 14 家。

平度市 2020 年新增社会办医疗机构

机构名称	机构地址	负责人姓名
平度初心口腔诊所	平度市店子镇店子路 100 号	孙建强
青岛泽辰宇健康医疗咨询有限公司亭兰诊所	平度市南村镇亭兰东北街 68 号	尹维连
平度府苑居诊所	平度市白沙河街道育英路 19 号	李京明
平度锦瑞堂康安诊所	平度市明村镇胶东大道 131 号	周德辉
平度王玉花口腔诊所	平度市云山镇石柱洼村 308 国道北	王玉花
平度纽博恩医疗美容诊所	平度市东阁街道红旗路 28 号 36 号楼 28-22 号 104	彭天真
平度康宁心理医院	平度市广州路 16-1 号	董俊杰
青岛国康泰药业有限公司平度诊所	平度市李园街道办事处人民路 168-11 号	郭立琪
平度宝民堂诊所	平度市店子镇三城路 49 号	陈光坤
平度天江中医诊所	平度市南村镇东环路 123 号	张美玲
平度国平永泰诊所	平度市李园街道王家疃村兴华路路北	杨克玲

平度市 2020 年注销社会办医疗机构

机构名称	机构地址	负责人姓名
平度王蕾娜口腔诊所	平度市南京路 317 号	王蕾娜
平度王淑英诊所	平度市温州路 6-13	王淑英
平度市南村镇洪兰北村卫生所	南村镇洪兰北村	王建业
平度惠康医院	平度市胶平路 241 号	周　伟
平度正祺堂综合门诊部	平度市泉州路 375 号	崔进磊
平度馨区医院	平度市东阁街道人民路 64 号	周　伟
平度艾树鹏诊所	平度市东阁菜园村 438 号	艾树鹏
平度信济综合医院	平度市开发区金沙江路 3 号	葛守超
平度新区医院	平度市胶平路 288-2 号	邢锡娟
平度天江中医诊所	平度市东阁街道红旗东路 18 号	张美玲
潍坊未来康门诊部有限公司平度中医诊所	平度市东阁街道崔召社区南 804 省道北	王公民
青岛玉杰口腔医疗有限公司南村口腔诊所	山东省青岛市平度市南村镇建设路 18 号	刘玉杰
平度李明康口腔诊所	平度市人民路 161-1 号	王晓婧
平度市白沙河街道麻兰中心社区卫生所	平度市白沙河街道麻兰中心社区	万法玉

莱西市社会办医疗机构

概况 2020 年,莱西市有社会办医疗机构 89 家,从业人员 218 人,其中 29% 为中专学历、71% 为大专以上学历。全年业务收入约为 1100 万元。注销个体医疗机构 7 家,新增个体医疗机构 19 家。

莱西市 2020 年新增社会办医疗机构

机构名称	地址	负责人
山东省莱西市实验学校医务室	莱西市北京东路 33 号	李茂泰
青岛宜合嘉医疗管理有限公司博仁口腔诊所	莱西市石岛东路 583-2 号	王 林
青岛移民口腔医疗有限公司莱西东庄头移民口腔诊所	莱西市店埠镇白杨街 8 号	陈 建
莱西市盛和中医诊所有限公司莱西盛和中医诊所	莱西市北京路 26 号 36 栋一层网点	窦兆欣
莱西夏格庄益民内科诊所	莱西市夏格庄镇夏格庄一村	陈克田
莱西徐民胜口腔诊所	莱西市日庄镇青年东路原良茂东	徐民胜
青岛家云博恩医疗管理有限公司莱西博恩口腔诊所	莱西市水集街道上海中路 128 号 21 栋网点 1-213-15 户	董加云
莱西涵溪中医诊所	莱西市龙口中路 10 号	沈旭勤
青岛树正医疗管理有限公司莱西树正口腔诊所	莱西市水集新村 3 区 28 号	沈肖芸
莱西徐媛惠口腔诊所	山东省青岛市莱西市水集街道琴岛东路 96 号 9 栋 116 户	徐媛惠
青岛康益佳医疗管理有限公司莱西青怡口腔诊所	莱西市水集街道后于格庄村 910 号	孙元宝
青岛好牙医疗管理有限公司莱西牙牙乐口腔门诊部	莱西市香港路 66 号 43 栋商业网点 110、111	吴忠广
青岛梦真口腔医疗有限公司莱西团岛东路口腔门诊部	山东省青岛市莱西市水集街道团岛东路 18 号网点 106 栋	刘春松
莱西国开恒星医务室	莱西市国开中学内	张信永
青岛口口泰健康管理有限公司莱西口口泰口腔诊所	莱西市姜山镇阳安路 257 号	周保胜
莱西程淑琴内科诊所	莱西市店埠镇后水口村	程淑琴
青岛和和口腔诊所有限公司莱西和和口腔诊所	莱西市琴岛路 77 号 15 号网点 1 单元 1-224 户	王洪芳
青岛椿欣口腔医疗有限公司莱西石岛路口腔诊所	莱西市水集新村 2 区 21 号楼大门西东数第 5 户 01-02 层网点	李丕俭
青岛丽齿康口腔医疗有限公司莱西团岛路口腔诊所	莱西市团岛东路 89 号 2 号楼 2 单元 101	段淑莲

莱西市 2020 年注销社会办医疗机构

机构名称	地址	负责人
莱西王丽家云博恩口腔诊所	莱西市上海路 122 号 4 栋 1 单元 1-211	王 丽
莱西王军内科诊所	莱西市店埠镇兴店路 43 号	王 军
莱西张洪志眼科诊所	莱西市水集一村豪帝商城	张洪志
莱西王兴媛口腔诊所	莱西市团岛东路 18 号 13 栋网点 106	王兴媛
莱西王梅珍内科诊所	莱西市经济开发区烟台南路 90 号 13 栋网点 107	王梅珍
莱西市马连庄中心卫生院长岛路医务室	莱西市长岛路	宫晓芳
莱西市明珠瑜菲中医药文化传播有限公司中医诊所	莱西市水集街道琴岛东路 267 号	王跃先

2020 年中等医学教育情况一览表

	青岛卫生学校	青岛第二卫生学校
在校生数	2873	3133
招生数	583	1006
毕业生数	543	590
教职工数	161	109
专职教师数	126	96
高级讲师人数	42	23
中级讲师人数	65	45

2020 年媒体新闻宣传报道条目

标题	媒体名称	发表时间
国家卫健委确认青岛首例输入性新型冠状病毒感染的肺炎病例	华人频道	2020.1.22
青岛市疾控中心专家就新型冠状病毒感染肺炎的相关问题答疑解惑	腾讯网	2020.1.22
青岛市新增2例新型冠状病毒感染的肺炎确诊病例	腾讯新闻	2020.1.23
青岛市新型冠状病毒感染的肺炎定点救治医院名单	青岛早报	2020.1.23
出征！青岛首批医疗队驰援湖北	青岛财经网	2020.1.25
敬请收启:致青岛市广大市民朋友的一封信	青岛财经网	2020.1.25
万众一心抗疫情,越是艰险越向前——致敬最美逆行者!	青岛日报	2020.1.26
2020年1月26日青岛市新型冠状病毒感染的肺炎疫情情况通报	中国民生新闻网	2020.1.26
好样的！青岛各区市积极备战新型冠状病毒感染肺炎	蓝睛	2020.1.26
紧急通知:有疫情较重地区居住旅行史者尽快联系相关部门登记	青岛财经网	2020.1.26
湖北,我们来了！青岛13名医务工作者驰援湖北 扛起医者担当	青岛新闻网	2020.1.27
好消息！青岛市首例确诊病例呼吸道症状明显好转	大众网	2020.1.27
青岛新增5例新型冠状病毒感染的肺炎确诊病例	青岛新闻网	2020.1.27
致敬最美逆行者	青岛新闻网	2020.1.27
致全市卫生健康工作者的一封信	搜狐新闻	2020.1.27
青报君走进市疾控中心探访青岛疫情战线上的"隐秘战士"	青岛日报网	2020.1.27

（续表）

标题	媒体名称	发表时间
最新！青岛确诊病例人数无新增！目前依然 13 例！	青岛新闻网	2020.1.28
目的地：湖北！青岛第二批援助湖北医疗队出征	大众日报	2020.1.28
平度新增 1 例确诊病例，青岛共确诊 18 例	搜狐网	2020.1.29
快讯：山东首例新型冠状病毒感染的肺炎确诊患者治愈出院	大众网	2020.1.29
我市启动新冠肺炎疫情心理危机干预 心理援助热线 24 小时开通	青岛新闻网	2020.1.29
这就是山东|山东首例新型冠状病毒感染的肺炎确诊患者今天治愈出院（视频）	大众网	2020.1.29
【直击隔离区】肺炎患者：没有他们我肯定精神崩溃	青岛新闻网	2020.1.29
青大附院副院长孙运波回顾山东首例治愈患者收治经过：17 名医护人员"零距离"护理	大众网	2020.1.29
青岛启动疫情心理干预，这个热线电话请记住！	青岛日报	2020.1.29
泪目！青岛市第二批驰援湖北医疗队"战疫日记"	大众网	2020.1.29
一线直击|青岛市市立医院首批赴湖北工作实况	山东商报	2020.1.29
青岛儿童预防接种门诊开诊暂停	中国山东网	2020.1.30
青岛医护人员援鄂日记：忙得连害怕的时间都没有了！	大众日报	2020.1.30
青岛市组建全国第一支非公立医院医疗队 今起出发支援武汉	今日头条	2020.1.30
前线温暖|青岛战地女将孙晓娜在湖北黄冈的特殊生日	今日头条	2020.1.30
"隔离病毒，但绝不隔离爱！"护士妈妈八天未回家 四岁萌娃发视频为妈妈加油	齐鲁网	2020.1.30
在奔赴武汉疫情防控一线之际 她递交了入党申请书	齐鲁网	2020.1.30
青岛市开设发热门诊的医疗机构名单（新）	搜狐新闻	2020.1.31
健康青岛全面上线"网上发热咨询门诊"	搜狐新闻	2020.1.31
战"疫"传真|不畏艰险 不放弃一丝希望	腾讯新闻	2020.1.31
青岛待命支援湖北中医专家徐文刚：没有考虑太多！只是觉得医生职责就是救人，我是一名中医	大众网	2020.1.31
援鄂实录|1 月 30 日青岛市第二批援鄂医疗队樊雷的日记	山东商报	2020.1.31
援鄂实录|1 月 30 日青岛市第二批援鄂医疗队徐德祥的战地日记	山东商报	2020.1.31
2020 年 1 月 31 日 0 时至 12 时青岛市新型冠状病毒感染的肺炎疫情情况	网易青岛	2020.1.31
只要需要，随时待命！海慈 ICU 主管护师石惠姗：疫情面前，我们就是战士！	大众网	2020.1.31
青岛驰援武汉医疗队：40 小时建成隔离病区	中国山东网	2020.1.31
这就是山东|出发！山东省第二批援助湖北医疗队第一批 11 名队员奔赴救治点	大众网	2020.1.31
青岛连续 36 小时无新增病例 仍纳入医学观察的密切接触者 331 人	搜狐网	2020.2.1
在线问诊！青岛 11 家医院开通"互联网＋发热咨询门诊"服务	大众日报	2020.2.1
青岛连续 2 天无新增确诊病例，现有 21 例疑似病例	搜狐网	2020.2.1
打赢抗"疫"阻击战 青岛卫监在行动	腾讯新闻	2020.2.1
战"疫"时期！孕妈们应如何做？青岛市妇儿医院专家为您解答	大众网	2020.2.1
青岛市胸科医院戚艳：抗疫"老兵"再上一线	大众网	2020.2.1
这就是山东|全身心抗击疫情 即墨一护士提前给孩子断奶	大众网	2020.2.1
2020 年 2 月 1 日 0 时至 12 时青岛市新型冠状病毒感染的肺炎疫情情况	网易青岛	2020.2.1
青岛无新增新型冠状病毒感染的肺炎确诊病例	山东商报	2020.2.1

（续表）

标题	媒体名称	发表时间
【战地日记】青岛医疗队赴黄冈五日:鄂东无眠	青岛新闻网	2020.2.1
这就是山东|来自湖北的"战地日记":鄂东无眠 大爱无边	中国山东网	2020.2.1
山东青岛第三批援助湖北医疗队今日出征	腾讯新闻	2020.2.2
青岛新增 2 例确诊病例! 具体细节公布	凤凰网	2020.2.2
疾控战疫 24 小时疫情不止,战斗不息	腾讯新闻	2020.2.2
青大附院"兄弟连"奔赴湖北疫情最前线	青岛早报	2020.2.2
勇士出征! 青大附院医疗队奔赴湖北 10 名队员全部由男医生和男护士组成 年龄最小的只有 26 岁	青岛财经日报	2020.2.2
感动! 10 个援鄂名额,青岛近千名医护人员请缨上阵!	大众日报	2020.2.2
抗疫前沿青岛卫生健康系统万众一心救治防控新型肺炎(一)	华人频道	2020.2.2
青岛为病例密切接触者及防控人员免费发放中医药方剂	大众日报	2020.2.2
战疫行动|全国公立医院医生在线免费问诊,青岛军团上线	齐鲁壹点	2020.2.3
青岛市"健康彩虹"志愿者共筑疫情防御长城	搜狐新闻	2020.2.3
胶州市创新"互联网＋疫情防控"新模式助力打好打赢疫情防控阻击战	腾讯新闻	2020.2.3
青岛新增 1 例,情况公布! 曾去湖北探亲,自驾回即墨!	大众网	2020.2.3
这就是山东|"战疫日记":共产党员就是要让自己冲到最危险的地方去	大众网	2020.2.3
这就是山东|青岛市援鄂医疗队队员孙晓娜:减掉长发"战疫"胜利会来得更早	大众网	2020.2.3
战过非典又战"新冠"的感染防控"老将"——青岛市胶州中心医院院感防控科主任 王清妍	网易新闻	2020.2.3
与病毒"短兵相接"的姑娘——胶州市疾病预防控制中心 杨雯	网易新闻	2020.2.3
【热血战"疫"我行动】绵绵细雨挡不住热血真情	鲁网	2020.2.3
与病毒"短兵相接"的姑娘——胶州市疾病预防控制中心 杨雯	华人频道	2020.2.3
慢病患者"足不出户"互联网医院 17.3 万医生免费问诊市卫健委联合微医为市民开通免费问诊服务	青岛早报	2020.2.3
微小火花也灿烂——上马街道卫生健康工作站疫情阻击记	腾讯新闻	2020.2.3
青岛市卫生健康委员会联合微医为市民开通网上免费问诊服务	腾讯新闻	2020.2.3
2 月 3 日 0—12 时,青岛市新增 1 例新型冠状病毒感染的肺炎确诊病例	腾讯新闻	2020.2.3
互联网医院助力抗击疫情	华人频道	2020.2.3
市卫健委主任在发布会上再次呼吁:出门要戴好口罩,杜绝各种家庭聚会	青岛日报	2020.2.4
2 月 3 日 12—24 时,青岛市新增 3 例新型冠状病毒感染的肺炎确诊病例	腾讯新闻	2020.2.4
【最新】青岛市第 27 例、28 例、29 例详情公布!	青岛新闻网	2020.2.4
青岛市新型冠状病毒感染肺炎疫情防控指挥部召开第二次新闻发布会	华人频道	2020.2.4
城阳区"阳光城阳"建设见成效打出防疫"安心"组合拳	腾讯新闻	2020.2.4
2 月 4 日 0—12 时青岛新增 3 例,城阳即墨市南各 1 例,累计确诊 32 例	搜狐网	2020.2.4
援鄂战地日记:冒雨进驻大别山区域医疗中心 体验了又一个人生第一次	山东广播电视台	2020.2.4
好消息! 青大附院又成功治愈 2 名确诊新型冠状病毒感染的肺炎患者	大众网	2020.2.4
青岛卫生健康系统在行动二——胶州市、平度市、莱西市	搜狐网	2020.2.4

（续表）

标题	媒体名称	发表时间
"这个时候，医生就得站出来"	经济日报	2020.2.4
战役必胜青岛医疗系统在行动	凤凰网	2020.2.4
青岛新增 2 例确诊病例 市北、李沧各 1 例：一名 60 岁女性 一名 5 岁男性	半岛网	2020.2.5
【朝闻天下】山东青岛 战疫情·出院了 又有两名确诊患者治愈出院	中央电视台	2020.2.5
青岛卫生健康系统在行动三——疾控中心、市立医院、中心医院	搜狐	2020.2.5
2 月 5 日，青岛市新增 6 例确诊病例，最小 1 岁	腾讯新闻	2020.2.6
青岛城阳街道卫生健康工作站推行"4＋7＋1"密接管理新举措	华人频道	2020.2.6
守望相助拉起疫情防控屏障——城阳区民营医疗机构共克时艰打好疫情防控阻击战	网易青岛	2020.2.6
【抗疫前沿】胶州市疾控中心：一份疫情流行病学报告的产生	中国民生新闻网	2020.2.6
第二批援鄂医疗队 2020.02.05 战地日记	网易青岛	2020.2.6
山东青岛和湖北黄冈的两封信："非常期待您能平安归来"遇上"做好自己的事，一起加油"	山东商报	2020.2.6
战"疫"传真|张月："对不住他们了，国家有难哪还顾得小家"	山东商报	2020.2.6
青岛卫生健康系统在行动（四）——中医医院、五医、三医、八医	搜狐青岛	2020.2.6
捋清患者发病前 14 天生活轨迹……确诊病例报告是这样出炉的	青岛日报	2020.2.6
首例阳性报告！青岛市市立医院新型冠状病毒核酸检测实验室启用	大众网	2020.2.6
这就是山东|"医二代"为援鄂医疗队员写下动人信件："非常期待您能平安归来！"	大众网	2020.2.6
这就是山东|援鄂医疗队战疫日记：比药品更重要的是人们的信心	大众网	2020.2.6
"让我来 我们更专业"青岛六医请战支援青岛市疫情防控一线	大众网	2020.2.6
青岛：紧急！高速口孕妇分娩 防疫护士帮忙接生	新华网	2020.2.6
青岛新增 2 例确诊病例 详情发布：二人是夫妻 曾乘 A67107 航班由昆明返回青岛	半岛网	2020.2.7
青岛疾控专家呼吁：为了今后长聚会，今年十五不聚会	中国民生新闻网	2020.2.7
姜洪荣：战"疫"中专门消毒的隐形战士	腾讯新闻	2020.2.7
坚守|守护健康，守望春天	腾讯新闻	2020.2.7
转运确诊患者 他是岛城第一人	青岛早报	2020.2.7
最美逆行者|疾控"福尔摩斯"，剥开患者身上层层谜团	青岛早报	2020.2.7
青岛 1 名检验科技师确诊感染，曾接触两确诊病例的血液样本	大众日报	2020.2.7
别样团圆节——医务工作者夫妻除夕元宵节都在一线度过	腾讯新闻	2020.2.8
青岛市市北区 24 小时记：只有跑赢时间才能战胜疫情	华人频道	2020.2.8
画面感人 在青岛被隔离的武汉小朋友为白衣战士献上一幅画	青岛早报	2020.2.8
青岛又有 2 名新型冠状病毒感染的肺炎确诊患者治愈出院	山东商报	2020.2.8
2 月 8 日 0—12 时，青岛市新增治愈出院 2 例，无新增确诊病例	腾讯新闻	2020.2.8
青岛新增 2 例确诊病例 累计确诊 46 例	澎湃新闻	2020.2.8
山东省第二批援鄂医疗队救治的首位治愈患者出院	网易青岛	2020.2.8
好消息！青大附院今日又有 2 名患者治愈出院，青岛累计治愈 7 例	大众日报	2020.2.8
青岛卫生健康系统在行动（六）——监督执法局、西海岸新区、崂山区、即墨区	搜狐新闻	2020.2.8
"天团"出征！青岛又有 264 名医护人员驰援湖北！全市人民为他们壮行！	青岛早报	2020.2.9

（续表）

标题	媒体名称	发表时间
公布:青岛援助湖北的所有医护人员名单,看看有没有你认识的朋友……	青岛早报	2020.2.9
好消息！我市又有 3 例确诊新型冠状病毒感染的肺炎患者治愈出院	搜狐新闻	2020.2.9
岛城已有 10 名确诊患者治愈出院	青岛早报	2020.2.9
青岛第 10 名新冠肺炎确诊患者治愈出院	大众日报	2020.2.10
第二批援鄂医疗队 2020.02.09 战地日记	腾讯新闻	2020.2.10
2 月 9 日 12—24 时青岛新增 3 例,莱西 2 例市北 1 例,累计确诊 52 例	搜狐新闻	2020.2.10
2 月 10 日 0—12 时青岛市累计确诊病例 53 例,黄岛区新增 1 例,详情公布	青岛日报	2020.2.10
驰援武汉·青岛白衣天使手记|264 人青岛"白衣天团"武汉上战场	青岛早报	2020.2.10
2 月 10 日 12—24 时青岛无新增新型冠状病毒肺炎病例 新增治愈出院 1 例	网易新闻	2020.2.11
2 月 11 日 0—12 时,我市无新增新型冠状病毒肺炎确诊病例	华人频道	2020.2.11
战"疫"日记 我们要同武汉人民一起扛下这座山,直到拨云见日！	人民网	2020.2.11
2 月 10 日 12—24 时,青岛市无新增确诊病例,新增治愈出院 1 例	华人频道	2020.2.11
青岛多措并举确保新冠肺炎患者"应收尽收"	光明日报	2020.2.11
驰援武汉·青岛白衣天使手记|青岛是我们最坚实的后盾！	青岛早报	2020.2.12
基层卫健工作者抗"疫"剪影——黄晓贝:舍亲情 抗疫情	山东商报	2020.2.12
全力协助企业复工生产 青岛市卫生健康局开展防控工作技术指导	山东商报	2020.2.12
2 月 12 日 12—24 时,青岛市无新增新型冠状病毒肺炎确诊病例！	腾讯新闻	2020.2.13
区市联动推进核酸检测实验室进度 快速提升新冠肺炎病人诊断时限和能力	青岛财经日报	2020.2.13
青岛目前有 12 家机构具备新冠病毒核酸实验室检测能力 数量居全省之首	大众网	2020.2.13
好人一生平安——山东省第二批援鄂医疗队收到黄冈患者手写感谢信	网易新闻	2020.2.13
胶州市里岔镇卫生院:疫情来袭 为五保老人筑起"心灵港湾"	网易新闻	2020.2.13
2 月 13 日 0—12 时,青岛市无新增新型冠状病毒肺炎确诊病例,新增治愈 1 例	华人频道	2020.2.13
山东:不在同一"战壕",抗"疫"夫妻用最美情话打 call	人民网	2020.2.14
2 月 14 日战地日记:青岛第二批援鄂医疗队徐德祥的《沁园春·新冠肺炎》	山东商报	2020.2.14
2 月 15 日 12—24 时青岛新增 1 例,常住大港海逸景园,系确诊病例密切接触者	搜狐网	2020.2.14
冒雪出征 青岛疾控战士今晨驰援黄冈	青岛人民广播电台	2020.2.15
2 月 15 日 12—24 时,青岛市新增 1 例确诊病例,新增治愈出院 1 例	腾讯新闻	2020.2.16
青岛市又有 2 名新冠肺炎患者治愈出院	青岛早报	2020.2.16
2020 年 2 月 16 日 12 时至 24 时青岛市新型冠状病毒肺炎疫情情况	搜狐网	2020.2.16
集中优质力量发起重症患者阻击战——第二批援鄂医疗队 2020.02.16 战地日记	网易新闻	2020.2.16
确保新冠肺炎患者应收尽收不漏一人	光明日报	2020.2.16
山东首例新冠肺炎危重患者在青岛治愈出院	人民网	2020.2.17
山东:青岛累计治愈 26 例新冠肺炎确诊患者	人民网	2020.2.17
第二批援鄂医疗队集中力量发起重症患者阻击战	青岛晚报	2020.2.17
2020 年 2 月 17 日 0—12 时,青岛市无新增新型冠状病毒肺炎确诊病例	腾讯新闻	2020.2.17
青岛市卫生健康委走访慰问援鄂抗疫医疗队队员家属	搜狐网	2020.2.17

（续表）

标题	媒体名称	发表时间
并肩上火线,守护你平安! 青岛民营医院医疗队在武汉的难忘瞬间	人民网	2020.2.17
驰援武汉·青岛白衣天使手记1|第二批援鄂医疗队发起重症患者阻击战	青岛早报	2020.2.17
疾控战士姜法春:疫情不除,誓不收兵	青岛新闻网	2020.2.17
青大附院援鄂医疗队队员日志	搜狐网	2020.2.18
八医援鄂医疗队队员⑦|坚决打赢疫情防控阻击战——重症医学科 杜正驰	搜狐网	2020.2.18
市北区疾病预防控制中心副主任杨敏:不在疾控,就在去疾控路上	搜狐网	2020.2.18
疫情防控新举措:城阳区设全市首个严重精神障碍患者隔离观察病区	腾讯新闻	2020.2.18
青岛疾控"战士"姜法春:连续35天不回家,每天工作十八九个小时	大众日报	2020.2.18
青岛设首个严重精神障碍患者隔离观察病区	大众日报	2020.2.18
2020年2月17日12时至24时青岛市新增1例确诊病例,常住四川路68号	华人频道	2020.2.18
青岛医护人员在湖北:7名队员主动加入救治重症队伍	新华网	2020.2.18
2020年2月18日0时至12时青岛市新型冠状病毒肺炎疫情情况	搜狐网	2020.2.18
青岛思达心脏医院5名赴武汉医护人员:只恨没有三头六臂	大众日报	2020.2.18
武汉战"疫"日记|当新冠病毒在靠近	搜狐新闻	2020.2.18
新时代最可爱的人——青大附院抗"疫"勇士(一)	搜狐新闻	2020.2.19
战"疫"手记⑤|海慈援鄂医疗队高茜护士长:当好暖心"大管家"	搜狐新闻	2020.2.19
武汉战"疫"日记|使命在肩 我们义无反顾	搜狐新闻	2020.2.19
复工潮下,平度市医疗机构筑牢疫情防控"外防输入"防线	搜狐新闻	2020.2.19
为病人竭尽所能——重症医学科 张群	腾讯新闻	2020.2.19
2月18日12—24时青岛新增1例,现住浮山新区街道明翠雅庭	华人频道	2020.2.19
青岛又治愈2例新冠肺炎确诊患者累计治愈28例	华人频道	2020.2.19
走心支援! 山东青岛援助湖北医疗队在武汉同济医院改造出"标杆"病房	人民网	2020.2.19
2月19日0—12时青岛无新增病例,累计出院29例,现有疑似16例	搜狐网	2020.2.19
您和他们有一个共同的名字"最美逆行者":写给山大齐鲁医院(青岛)赵赞的家书	大众日报	2020.2.19
八医援鄂医疗队队员 越是艰险越向前——甲介消护理组 马莹	腾讯新闻	2020.2.20
她以柔弱双肩担起防控重担—即墨区和平社区卫生服务中心副主任牟秀霞	网易新闻	2020.2.20
青岛市疾控中心新冠肺炎防控指挥部应急消杀组关于居民关心消毒问题的建议	华人频道	2020.2.20
2020年2月20日0时至12时青岛市新型冠状病毒肺炎疫情情况	搜狐新闻	2020.2.21
从拒不配合到恳请原谅,山东医疗队再收患者感谢信	大众日报	2020.2.21
2020年2月20日12时至24时青岛市新型冠状病毒肺炎疫情情况	搜狐新闻	2020.2.21
青岛市又治愈4例新冠肺炎确诊患者累计治愈33例	腾讯新闻	2020.2.21
黄冈战"疫"日记—青黄心相连,风雪"宋"温暖	腾讯新闻	2020.2.21
2月23日12—24时青岛新增1例,系已确诊病例亲属,新增治愈出院2例	搜狐新闻	2020.2.24
抗击新冠肺炎 青岛市疾控中心在行动	青岛广播电视台	2020.2.24
2020年2月24日0时至12时青岛市无新增新型冠状病毒肺炎确诊病例,新增治愈2例	华人频道	2020.2.24
"铿锵玫瑰"绽放防控护理最前线	经济日报	2020.2.24

（续表）

标题	媒体名称	发表时间
中医药百分百参与治疗新冠肺炎，"青岛模式"初见成效！	华人频道	2020.2.25
战"疫"家书：从女儿日记看到她善意的谎言，哪位白衣天使不是报喜不报忧？	人民网	2020.2.25
我们除了胜利，没有别的选择	人民网	2020.2.25
三级指导　三因制宜　三阶干预　中医药百分百参与治疗新冠肺炎"青岛模式"初见成效	澎湃新闻	2020.2.25
2020 年 2 月 25 日 0 时至 12 时青岛市无新增新型冠状病毒肺炎确诊病例，	华人频道	2020.2.25
中西医结合　山东青岛 38 例新冠肺炎患者治愈出院	新华网山东	2020.2.25
青岛第 5 批支援湖北医疗队接管病区 2 例病人治愈出院	新华网山东	2020.2.25
最美医护者①青岛市第二批支援湖北医疗队队长李永春：只要祖国需要，我便请战一线	凤凰网青岛	2020.2.25
青岛平度市旧店中心卫生院养老中心项目开工建设	网易新闻	2020.2.26
用过硬的专业技术与死神抗争——第二批援鄂医疗队 2020.02.24 战地日记	网易新闻	2020.2.26
胶州市保护精神病患为其筑疫情隔离墙	华人频道	2020.2.26
青岛部署建设远程医疗多点会诊系统　3 月 1 日前全部上线	澎湃新闻	2020.2.26
今晚，最美医务人员点亮浮山湾	青岛晚报	2020.2.26
厉害了！3 月 1 日之前，青岛各救治医院远程会诊平台将全部建成上线！	青岛新闻网	2020.2.26
2020 年 2 月 26 日 12 时至 24 时青岛市新型冠状病毒肺炎疫情情况	网易新闻	2020.2.27
为减轻患者负担　青岛将新冠肺炎在定点机构留观患者纳入医保范围	央视新闻	2020.2.27
山东：救治新冠肺炎，青岛 17 所医院远程会诊平台 3 月 1 日前全部上线	人民网	2020.2.27
复工复学潮陆续来临　平度市卫健局出实招破解战疫三大难点	网易新闻	2020.2.27
黄冈患者竖大拇指"青岛市太伟大了，你太优秀了"	网易新闻	2020.2.27
直击黄网：强化院感管理守护医患健康的山东医疗队	青岛广播电视台	2020.2.27
青岛：3 月 1 日起这 32 种药可以门诊报销了	华人频道	2020.2.27
2 月 27 日 0 时至 12 时青岛市无新增新型冠状病毒肺炎确诊病例	华人频道	2020.2.27
战"疫"日记转业军人患者发来自制感谢图：你们是最勇敢的战士！	人民网	2020.2.27
青岛市新冠肺炎中医药健康管理专家指导意见	腾讯新闻	2020.2.28
点赞奋斗在抗疫一线的最美夫妻！	腾讯新闻	2020.2.28
一封家书纸短情长	大众日报	2020.2.28
专家与患者线上面对面问诊	齐鲁晚报	2020.2.28
青岛市新冠肺炎中医药健康管理专家指导意见	华人频道	2020.2.28
温暖着患者的心房照亮了胜利的方向——《你笑起来真好看》	网易新闻	2020.2.28
2020 年 2 月 27 日 12 时至 24 时青岛市新型冠状病毒肺炎疫情情况	网易新闻	2020.2.28
2020 年 2 月 28 日 12 时至 24 时青岛市新型冠状病毒肺炎疫情情况	搜狐新闻	2020.2.28
武汉战"疫"日记　跟着"父亲"出征	腾讯新闻	2020.3.2
战"疫"一线党旗飘扬——记援鄂医疗队青岛市胶州中心医院临时党支部	腾讯新闻	2020.3.2
青岛市胸科医院：团结一心　向"战"而行	青岛广播电视台	2020.3.2
热血"战疫"　为爱逆行	青岛广播电视台	2020.3.2
八医援鄂医生、重症医学科杜正驰	腾讯新闻	2020.3.2

（续表）

标题	媒体名称	发表时间
2020 年 3 月 1 日 12 时至 24 时青岛市新型冠状病毒肺炎疫情情况	网易新闻	2020.3.2
胶州健共体在战"疫"中彰显优势与担当	网易新闻	2020.3.2
黄冈大别山区域中心隔离病房再收一封感谢信	网易新闻	2020.3.2
3 月 2 日 0—12 时,青岛市无新增病例,新增治愈出院 1 例	腾讯新闻	2020.3.2
战疫之情直击黄网山东医疗队在黄冈成绩斐然	青岛广播电视台	2020.3.2
【山东新闻联播】【众志成城 抗击疫情】青岛唯一新冠肺炎婴幼儿患者治愈出院 已累计治愈出院 58 例	山东广播电视台	2020.3.2
防控疫情:两代呼吸守护人	青岛广播电视台	2020.3.3
胶州市人民医院:为医学生实习开启线上教学模式	网易新闻	2020.3.4
2020 年 3 月 3 日 12 时至 24 时山东省新型冠状病毒肺炎疫情情况	网易新闻	2020.3.4
又见花开,黄冈的春天来了	澎湃新闻	2020.3.4
青岛市疫情防控与日常诊疗双下沉 家庭医生显担当	华人频道	2020.3.4
直击黄冈之战"疫"日记——别怕,我在您身边	青岛广播电视台	2020.3.4
战疫情之直击黄冈不一样的生日	青岛广播电视台	2020.3.4
1 天 6 人出院！纸短情长诉不尽救命之恩	人民网	2020.3.5
武汉 61 岁患者建微信群,感谢"以命相搏的青岛人"	大众日报	2020.3.5
城阳街道社区卫生服务中心"五举措"夯实集体卫生室网底防控功能	网易青岛	2020.3.5
胶东中心卫生院组织开展"与祖国同行 为人民奉献"学雷锋主题志愿服务活动	网易青岛	2020.3.5
筑牢疫情防控"网底",青岛出动基层医务人员 17 万余人次	青岛日报	2020.3.5
视频|感动！武汉出院患者鞠躬致谢青岛支援武汉医疗二队医护人员	大众网	2020.3.5
69 秒|"我喜欢你们 我爱你们！"六旬出院患者鞠躬致谢山东医疗队	齐鲁网	2020.3.6
新冠肺炎疫情阻击战 青岛党员干部带头冲在前面	民生新闻网	2020.3.7
青岛市卫健委致敬全市抗疫英雄:特别的祝福献给特别的你	华人频道	2020.3.8
3 月 8 日 0—12 时,青岛市无新增病例	华人频道	2020.3.8
泪水夹着汗水洒在护目镜里,我的好多"第一次"都留在了武汉	人民网	2020.3.9
在这座遍布英雄的城市,爱和希望比病毒蔓延得更快	人民网	2020.3.9
隔空的爱最有温度的抗疫宣传片	青岛广播电视台	2020.3.9
3 月 9 日 0—12 时,青岛市无新增病例	华人频道	2020.3.9
青岛疾控开展医院等公共场所新冠病毒核酸检测,并发出"特别提醒"	大众日报	2020.3.11
市民户外休闲切莫聚集扎堆！青岛公布公园浴场等户外活动场所新冠病毒检测结果	大众日报	2020.3.11
青岛启动 2018—2019 年度全国无偿献血奉献奖申报工作	大众日报	2020.3.11
2020 年 3 月 10 日 12—24 时,青岛新增 1 例新型冠状病毒肺炎确诊病例,系来自意大利境外输入病例	华人频道	2020.3.11
奋战 30 天青大附院援鄂医疗队取得阶段性成果	华人频道	2020.3.11
青岛市北新增 1 例新冠肺炎病例 13 名密切接触者开展医学观察	腾讯新闻	2020.3.11
众志成城防控疫情 青岛市:疫情防控与日常诊疗"双下沉"	中国人口报	2020.3.12

（续表）

标题	媒体名称	发表时间
身处荆楚大地残酷的"战场"，但爱让我无比温暖与坚定	人民网	2020.3.12
海慈援助湖北医疗队：坚定信心打赢疫情防控阻击战	澎湃新闻	2020.3.12
战疫之情直击黄冈：连线随行记者	青岛广播电视台	2020.3.12
近期青岛2例确诊病例最新情况	腾讯新闻	2020.3.13
家长们注意！青岛已有205家儿童接种门诊恢复服务！	青岛新闻网	2020.3.14
市疾控中心对复工企业进行公共环境监测采样	青岛广播电视台	2020.3.16
李沧区沧口街道社区卫生服务中心：坚守疫情防控第一线	青岛广播电视台	2020.3.16
青岛市疾控中心开展儿童预防接种门诊复诊督导	澎湃新闻	2020.3.16
战役先锋—青岛附院重症医学科奋勇当先	华人频道	2020.3.16
齐心"鲁"力	央视新闻	2020.3.17
青岛开展预防接种门诊新冠病毒核酸抽检，结果均为阴性	大众日报	2020.3.17
51天！在山东医疗队的努力下，湖北黄冈新冠肺炎患者清零！	人民网	2020.3.18
"一人一码"！山东省电子健康通行码普及，快来申领！	时代星报	2020.3.18
连线湖北|我们做到了！坚守到最后一名患者出院	青岛早报	2020.3.18
战疫情之直接黄冈：黄冈清零	青岛广播电视台	2020.3.18
果然视频|结束51天奋战，青岛中心医院援湖北医疗队胜利待归	齐鲁壹点	2020.3.18
青岛疾控中心开展公共场所新冠病毒检测——理发店篇	华人频道	2020.3.19
摘下口罩！记住他们！	大众网	2020.3.22
@青岛人 健康出行快来领取你的"健康通行码"6种途径可申请	青岛日报	2020.3.22
英雄凯旋欢迎回家	青岛早报	2020.3.23
平安归来便是春天	青岛早报	2020.3.23
青岛新增1例法国输入新型冠状病毒肺炎确诊病例，新增本地治愈出院1例	网易新闻	2020.3.23
3月22日0—12时青岛新增1例德国输入新型冠状病毒肺炎确诊病例	华人频道	2020.3.23
青岛：信息化抗疫情 "互联网＋医疗"显身手	大众网	2020.3.23
青岛市着力发挥信息化作用 助力疫情防控	澎湃新闻	2020.3.23
【你有多美】英雄归来！青岛市第一、第二批援鄂医疗队成员启程"回家"	健康中国	2020.3.23
战疫情之直击黄冈：共同抗疫的记忆	青岛广播电视台	2020.3.23
36所医院开通"网上发热咨询门诊"，青岛市着力发挥信息化作用 助力疫情防控	半岛都市报	2020.3.23
用"智慧"抗击疫情 青岛市17所救治医院20个院区建成远程会诊视频系统	青岛早报	2020.3.23
青岛36所医院开通网上发热咨询门诊 2.3万人咨询	青岛新闻网	2020.3.24
青岛开展宾馆酒店新冠病毒核酸检测，结果均为阴性	大众日报	2020.3.24
直击：青岛第三批援鄂医疗队平安回家	青岛广播电视台	2020.3.26
青岛新增2例新型冠状病毒肺炎确诊病例 均为境外输入病例	网易青岛	2020.3.26
最高礼遇迎接英雄！首批凯旋援鄂医疗队员今日抵青	青岛新闻网	2020.3.26
英雄回家！青岛第三批援鄂医疗队9名队员今天抵青	青岛广播电视台	2020.3.26
英雄凯旋鲜花红毯夹道欢迎	青岛早报	2020.3.27

（续表）

标题	媒体名称	发表时间
2020 年 3 月 27 日 0—12 时，青岛新增一例德国输入病例	华人频道	2020.3.27
圆满完成救治任务！驰援武汉的青岛医护人员将载誉凯旋	半岛新闻	2020.3.27
交卷了！青岛驰援武汉两支医疗队圆满完成任务	蓝睛	2020.3.29
驰援武汉的青岛第五批援鄂医疗队圆满完成救治任务重症病区清零，医疗队近日凯旋！	青岛日报	2020.3.30
疾控"独行侠"坚守黄冈至最后一刻	青岛日报	2020.3.30
2020 年 3 月 29 日 12—24 时，青岛新增一例英国输入确诊病例	华人频道	2020.3.30
清零！山东援助湖北医疗队又交上一张满分"答卷"	人民网	2020.3.30
智慧战疫互联网＋医疗显身手	青岛早报	2020.3.31
2020 年 3 月 30 日 12 至 24 时青岛市新型冠状病毒肺炎疫情情况	鲁网	2020.3.31
青岛无偿献血者三免政策实施细则来了	华人频道	2020.4.2
青岛市首日 936 人领无偿献血荣誉卡	华人频道	2020.4.2
青岛新增 2 例境外输入确诊病例，治愈出院 1 例	腾讯新闻	2020.4.3
防疫有我，爱卫同行 爱国卫生月邀请全体青岛市民参与	半岛网	2020.4.3
青岛卫健委：几个关键词带你了解爱国卫生运动	华人频道	2020.4.3
防疫有我，爱卫同行！青岛向全体市民发出爱国卫生运动倡议	大众日报	2020.4.3
去时无畏，归来无恙！青岛市第一、第二批援鄂医疗队回青！	青岛早报	2020.4.4
活动轨迹公布！青岛新增确诊病例 3 次核酸检测均为阴性！20 岁，在美国留学	山东商报	2020.4.7
3 次核酸检测均为阴性！青岛新增美国输入确诊病例详情通报！	网易新闻	2020.4.7
2020 年 4 月 6 日 0 至 24 时青岛市新型冠状病毒肺炎疫情情况	鲁网	2020.4.7
【健康大学堂】青岛市民健康大学堂第 1 讲 当心胃炎	华人频道	2020.4.7
英雄在休整父母盼重逢	青岛早报	2020.4.8
青岛新增英国输入无症状病例，详情通报！	网易新闻	2020.4.9
2020 年 4 月 8 日 0 至 24 时青岛市新型冠状病毒肺炎疫情情况	鲁网	2020.4.9
春季如何治未病？来看青岛官推"顺应天时治未病"之春季篇	大众日报	2020.4.9
青岛集中隔离酒店外环境新冠病毒核酸监测，均为阴性	大众日报	2020.4.9
【健康大学堂】青岛市市民健康大学堂：关注出生缺陷 孕育健康宝宝	青岛早报	2020.4.9
【健康大学堂】青岛市市民健康大学堂：脑卒中的预防	青岛早报	2020.4.11
【健康大学堂】第 5 讲睡眠障碍	华人频道	2020.4.13
青岛市第三人民医院神经内科主任医师李克波：脑卒中的预防	半岛网	2020.4.13
【健康大学堂】第 6 讲乳腺癌的筛查	华人频道	2020.4.13
战疫英雄谱	齐鲁晚报	2020.4.15
青岛市疾控专家@学生和家长复课"防控答疑"请查收	华人频道	2020.4.16
306 名援鄂队员全部平安凯旋	青岛日报	2020.4.16
【青岛市市民健康大学堂】青岛市口腔医院院长王万春：口腔溃疡会癌变吗？	大众网	2020.4.16
青岛市市民健康大学堂：什么是口腔溃疡	大众网	2020.4.16
居民志愿者齐动手！青岛全面开展环境卫生整治活动	青岛新闻网	2020.4.16

（续表）

标题	媒体名称	发表时间
青岛新增本地确诊2例、英国输入1例，详情公布	网易青岛	2020.4.17
【健康大学堂】青岛市市民健康大学堂：科学献血 无损健康	青岛早报	2020.4.17
【健康大学堂】第9讲青岛市市民健康大学堂：科学献血 无损健康	华人频道	2020.4.17
【健康大学堂】第10讲如何正确拨打120	华人频道	2020.4.19
【健康大学堂】第11讲懂健康知识做健康老人	华人频道	2020.4.19
别让烟草夺走健康呼吸	青岛早报	2020.4.21
【健康大学堂】青岛市市民健康大学堂：中医药家庭适宜技术	青岛早报	2020.4.22
【健康科普】山东青岛中西医结合医院推出顺应天时治未病之春季篇	华人频道	2020.4.22
【健康大学堂】第13讲青岛市市民健康大学堂：中医药家庭适宜技术	华人频道	2020.4.22
视频|青岛市职业病防治系列公益宣传片(1)：职业健康保护 我行动	大众网	2020.4.23
视频|青岛市职业病防治系列公益宣传片(2)：建设健康企业 助力健康中国	大众网	2020.4.23
视频|青岛市职业病防治系列公益宣传片(3)：劳动者自我防护篇——职业健康 从我做起—海报新闻	大众网	2020.4.23
健康工作 远离职业病|2020年青岛市职业病防治法宣传周公益歌曲《珍爱生命》MV	大众网	2020.4.23
【健康大学堂】青岛市市民健康大学堂：中医体质辨识，您值得拥有	青岛早报	2020.4.23
【健康大学堂】14脂肪肝科普	华人频道	2020.4.23
提高劳动者自我防护意识和能力	华人频道	2020.4.25
【健康大学堂】15解析生长奥秘助力孩子长高	华人频道	2020.4.25
【健康大学堂】青岛市市民健康大学堂：解析生长奥秘 助力孩子长高	青岛早报	2020.4.26
疫情防控与医疗服务两手抓——进一步加强病房管理	青岛早报	2020.4.26
速看！关于健康通行码，青岛发布最新通知！	青岛早报	2020.4.26
必须凭"健康码"出入小区！山东多地发布最新防控要求	青岛早报	2020.4.26
【健康大学堂】16急性脑卒中治疗的黄金三小时	华人频道	2020.4.27
"五一"假期疫情防控措施三十五条	青岛财经网	2020.4.28
青岛加强新冠病毒检测！二级以上医院四类人员全部检测，费用看这里！	大众日报	2020.4.28
青岛四类人群就医须做新冠核酸和抗体检测，患者费用纳入医保	齐鲁壹点	2020.4.28
应检尽检！青岛市明确四类人员必须进行核酸和血清抗体检测	澎湃新闻	2020.4.28
青岛发布最新通知！事关新冠病毒检测	青岛日报	2020.4.28
青岛市加强新型冠状病毒检测工作	华人频道	2020.4.28
低风险不等于零风险！青岛疾控提醒高危人群"五一"不宜出行	大众日报	2020.4.29
假期首日，记者走进PCR仪器室，探访新冠病毒核酸检测人员24小时待命的"病毒捕手"	大众日报	2020.5.2
会客厅|对话"中国青年五四奖章"获得者张孝田：奔赴前线，这是我的使命	大众日报	2020.5.4
把好"内部关"！青岛妇儿医院全院全员接受新冠病毒核酸检测	大众日报	2020.5.7
会客厅|对话山东医疗队赵京明：在前线治病救人，也要教书育人	大众日报	2020.5.7
护士节当晚浮山湾畔将为白衣天使点亮	青岛财经日报	2020.5.10
青岛"5·12"国际护士节健康擂台赛落幕！20件作品获奖	蓝睛	2020.5.11

（续表）

标题	媒体名称	发表时间
青岛市举行 2020 年"5·12"国际护士节庆祝大会 80 名医护获表彰	大众网	2020.5.12
半岛 V 视｜谢谢你们，用生命守护生命！第 109 个护士节，青岛 80 名医护人员获表彰	半岛新闻	2020.5.12
山东故事｜青岛市 2020 年第一季度"青岛好医生、青岛好护士"人物展	学习强国	2020.5.12
山东省援鄂、抗疫一线医务人员心理休养活动今起在城阳区启动	澎湃新闻	2020.5.15
青岛好医生｜2020 年第一季度"青岛好医生"牛海涛——交上一份学霸级的"武汉答卷"	半岛新闻	2020.5.15
2020 年第一季度青岛好医生、好护士先进事迹展播	大众网	2020.5.15
半岛 V 视｜健康教育进农村，专家科室"搬"到山村	半岛新闻	2020.5.15
归国女子隔离期突发急症，青岛开通绿色通道紧急手术救治	大众日报	2020.5.18
青岛卫生健康系统公开招聘推迟了？12345 帮您梳理	新华网山东	2020.5.18
青岛市"健康大学堂"首批精品课程登陆青岛干部网络学院	澎湃新闻	2020.5.18
战"疫"青岛家庭医生团队出动 40 万人次 "世界家庭医生日"带你看看身边的健康守护者	青岛早报	2020.5.19
国内率先开展中医医疗质量量化分级管理 市卫健委(市中医药管理局)专职副局长赵国磊做客《民生在线》	青岛早报	2020.5.19
携手家医 同心抗疫——胶州市 1222 名家庭医生"最美逆行"战疫情	中国民生新闻网	2020.5.19
青岛市"健康大学堂"首批精品课程登陆青岛干部网络学院	大众网	2020.5.19
我市中医医疗质量分三等九级	青岛早报	2020.5.20
岛城 1800 多家庭医生团队"疫"线冲锋	青岛早报	2020.5.20
山东故事｜青岛援鄂医护人员眼里的"520"	学习强国	2020.5.21
青岛市疾病预防控制中心：常态化疫情防控重点场所防范指引	大众网	2020.5.26
全面加强青岛潍坊卫生健康领域合作 以实际行动扎实推进胶东经济圈一体化发展	大众网	2020.5.26
青岛市进一步强化社区和公共场所常态化疫情防控措施	半岛网	2020.5.26
五大措施！青岛市进一步强化社区和公共场所常态化疫情防控	澎湃新闻	2020.5.26
青岛发布最新通知！将体温检测和健康通行码查验推广至所有社区、企事业单位、公共场所	半岛新闻	2020.5.27
肿瘤患者该怎么吃？青岛首家肿瘤营养门诊 6 月 1 日开诊	大众日报	2020.5.28
山海相连～青岛安顺陇南三地妇幼健康"互联网＋"培训如火如荼	蓝睛	2020.5.30
青岛安顺陇南三地妇幼健康"互联网＋"培训如火如荼	青岛财经日报	2020.5.30
2021 年底所有市、区、镇街党政机关均达到无烟示范机关标准	青岛财经日报	2020.5.30
超长假期将结束，重返校园不要放松近视防控！	搜狐新闻	2020.6.3
【全国爱眼日】儿童篇(一)｜关注眼健康，从娃娃做起	半岛新闻	2020.6.6
【全国爱眼日】儿童篇(二)｜科学防控近视，拥有光明未来	半岛新闻	2020.6.6
【全国爱眼日】儿童篇(三)｜做好眼保健，促进宝宝视觉发育	半岛新闻	2020.6.6
【全国爱眼日】爱护眼睛，世界等你去发现	青岛财经网	2020.6.6
电子烟危害不容忽视	老年生活报	2020.6.6
青岛市首批 113 个发热少点诊室投入使用	中国人口报	2020.6.11
打赢脱贫攻坚战青岛市市立医院精准帮扶受援医院	中国人口报	2020.6.12
青岛市卫健委：排除北京丰台新冠肺炎确诊病例刘某某在青岛感染可能	央视新闻	2020.6.14

（续表）

标题	媒体名称	发表时间
莱西:健康知识进村入户　健康扶贫情暖人心	半岛新闻	2020.6.14
健康帮扶助脱贫,致富路上健康行——平度市深入开展健康教育志愿服务活动	半岛新闻	2020.6.15
2020 年青岛市健康科普大赛全面启动	青岛民生新闻网	2020.6.16
服务周边百万人　青岛滨海学院附属医院本月 26 日试营业	青岛新闻网	2020.6.17
讲好抗疫故事,强信心、暖人心、聚民心——青岛市卫生健康系统"学习青岛楷模争做新时代最可爱的人"宣讲比赛成功举办	青岛早报	2020.6.22
小习惯大文明:倡导使用公勺公筷,《青岛市文明就餐健康指南》发布	山东商报	2020.6.23
青岛市第六人民医院:医护人员进社区,健康服务零距离	山东商报	2020.6.23
精准发力　青岛市市立医院助力突破莱西攻势	山东商报	2020.6.24
青岛市疾控中心帮扶手记——攻坚克难、助力提升	山东商报	2020.6.24
岛城将在镇街卫生院(社区卫生服务中心)培育和打造 100 个特色专科科室	半岛新闻	2020.7.1
青岛完成 13 个城市医联体网格细化工作	青岛日报	2020.7.1
补助 30 万! 青岛西海岸新区出台全科医师引进优惠政策	半岛新闻	2020.7.8
青岛市中心医院举办"超级医声"健康宣讲员大赛	新华网	2020.7.10
青岛市 3 岁以下婴幼儿照护服务稳步发展　新增普惠性托位 920 个	大众网	2020.7.10
第五届"三伏养生节"来了	青岛早报	2020.7.14
"最美护士"李琳获天天正能量特别奖,决定将万元奖金捐给患者	半岛都市报	2020.7.21
青岛市在婚姻登记处开展妇幼健康宣教工作	半岛网	2020.7.27
一图读懂婴幼儿健康喂养	搜狐网	2020.8.3
青岛大学附属医院护士李琳——一次细心救助　网友纷纷称赞	人民日报	2020.8.4
干事业就该多留心	人民日报	2020.8.4
"燃烧激情、建功青岛"——青岛市第八届"健康杯"基本药物合理使用技能大赛圆满落下帷幕	大众网	2020.8.5
签约医养健康项目资金超 94 亿元,上半年青岛市医疗卫生服务成绩单来了!	青岛日报	2020.8.8
"最美护士"李琳:青岛卫生健康系统学习榜样	青岛日报	2020.8.11
青岛卫健系统学楷模塑形象	大众日报	2020.8.12
致敬! 第三个"中国医师节"青岛 103 名医生受表彰	大众报业	2020.8.18
致敬最美医者! 医师节,我想对您说……	青岛新闻广播	2020.8.18
"80 后"最美医生孔存广:最年轻的"老中医"	蓝睛	2020.8.18
青岛大学附属医院教授孙运波荣获中国医师奖	新华网	2020.8.19
青岛市公共卫生临床中心开工,"战时"聚焦重大疫情防控救治	齐鲁壹点	2020.8.19
"弘扬抗疫精神,护佑人民健康"青岛市召开 2020 年"中国医师节"庆祝大会	大众网	2020.8.19
北方第一高岛上的医者——青岛首批 6 名医务人员入驻灵山岛守护海岛健康	大众报业	2020.8.21

索　　引

图书在版编目(CIP)数据

青岛卫生健康年鉴. 2021 / 青岛市卫生健康委员
会医院发展中心编. —青岛:中国海洋大学出版社,
2021.12

ISBN 978-7-5670-3073-2

Ⅰ.①青… Ⅱ.①青… Ⅲ.①卫生工作—青岛—
2021—年鉴 Ⅳ.①R199.2-54

中国版本图书馆 CIP 数据核字(2022)第 001600 号

出版发行	中国海洋大学出版社			
社 址	青岛市香港东路 23 号		**邮政编码**	266071
出 版 人	杨立敏			
网 址	http://pub.ouc.edu.cn			
电子信箱	coupljz@126.com			
订购电话	0532—82032573(传真)			
责任编辑	李建筑		**电 话**	0532—85902505
印 制	青岛国彩印刷股份有限公司			
版 次	2021 年 12 月第 1 版			
印 次	2021 年 12 月第 1 次印刷			
成品尺寸	210 mm×285 mm			
印 张	23			
插 页	56			
字 数	728 千			
印 数	1—1000			
定 价	198.00 元			